# 精编临床护理学

（上）

王丽芹等◎编著

吉林科学技术出版社

图书在版编目（CIP）数据

精编临床护理学/王丽芹等编著.--长春:吉林科学技术出版社,2017.5

ISBN 978-7-5578-2450-1

Ⅰ.①精…Ⅱ.①王…Ⅲ.①护理学Ⅳ.①R47

中国版本图书馆CIP数据核字(2017)第119330号

# 精编临床护理学

JINGBIAN LINCHUANG HULIXUE

编　　著　王丽芹等
出 版 人　李　梁
责任编辑　刘建民　韩志刚
封面设计　长春创意广告图文制作有限责任公司
制　　版　长春创意广告图文制作有限责任公司
开　　本　889mm×1194mm　1/16
字　　数　1312千字
印　　张　41.5
印　　数　1—1000册
版　　次　2017年5月第1版
印　　次　2018年3月第1版第2次印刷

出　　版　吉林科学技术出版社
发　　行　吉林科学技术出版社
地　　址　长春市人民大街4646号
邮　　编　130021
发行部电话/传真　0431-85635177　85651759　85651628
85652585　85635176
储运部电话　0431-86059116
编辑部电话　0431-86037565
网　　址　www.jlstp.net
印　　刷　永清县晔盛亚胶印有限公司

书　　号　ISBN 978-7-5578-2450-1
定　　价　165.00元（全二册）

# 编委会 Editorial Committee


主　编

王丽芹　刘　宇　张　敏

郝　倩　席月东　刘红娟

副主编（按姓氏笔画排序）

邓玉峰　刘　凤　刘艳华

李学银　杨兰玉　黄雪芹

鲁志强

编　委（按姓氏笔画排序）

王丽芹（甘肃省渭源县人民医院）

邓玉峰（湖北省恩施自治州中心医院）

史翠英（河北省秦皇岛市青龙满族自治县医院）

任红梅（新乡医学院第二附属医院）

刘　凤（山东省潍坊市临朐县海浮山医院）

刘　宇（山东省临清市人民医院）

刘红娟（河南省洛阳正骨医院＜河南省骨科医院＞）

刘艳华（湖北省宜昌市优抚医院）

闫俊荣（河北省邯郸市中心医院）

李　姗（河北省眼科医院）

李学银（甘肃省兰州石化总医院）

杨兰玉（甘肃中医院白银分院）

邱金娥（河北省秦皇岛市青龙满族自治县医院）

张　敏（山东省平原县第一人民医院）

张　敏（济南军区总医院）

张华伟（蚌埠医学院第一附属医院）

陈永蓉（安徽省宣城市人民医院）

招　青（河北省唐山市开滦总医院）

郝　倩（山东省菏泽市单县东大医院）

殷　敏（济南军区总医院）

郭丽丽（中国人民解放军白求恩国际和平医院）

席月东（山东省阳谷县人民医院）

黄雪芹（湖北省恩施自治州中心医院）

崔向莉（河北省辛集市第二医院）

鲁志强（甘肃中医院白银分院）

# 主编简介

Editor introduction

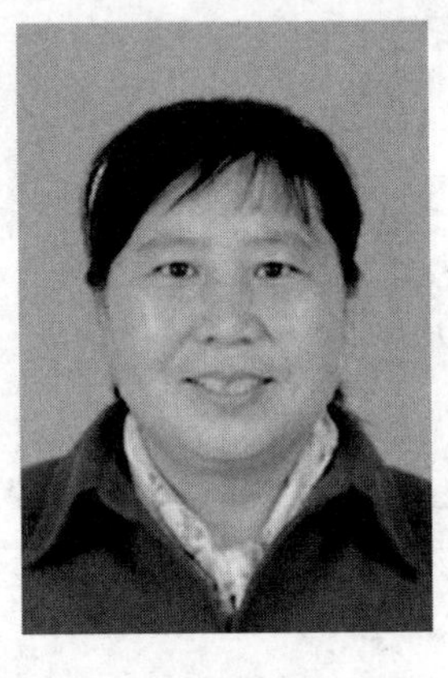

## ◎王丽芹

女，1971年5月生，主管护师、消毒供应中心副主任。1991年7月毕业于定西市卫生学校护理专业。先后在急诊科、感染科、内儿科、内窥镜室、消毒供应中心从事相关专业及临床带教工作。期间就读于甘肃省广播电视大学学习深造，在定西市人民医院多次进修学习。参与了《呼吸内科中西医结合诊疗》的编写工作，发表论文七篇。在多年的临床护理工作中积累了丰富的实践经验，带出了一批批优秀的护理人才，并多次受到医院的表彰奖励。

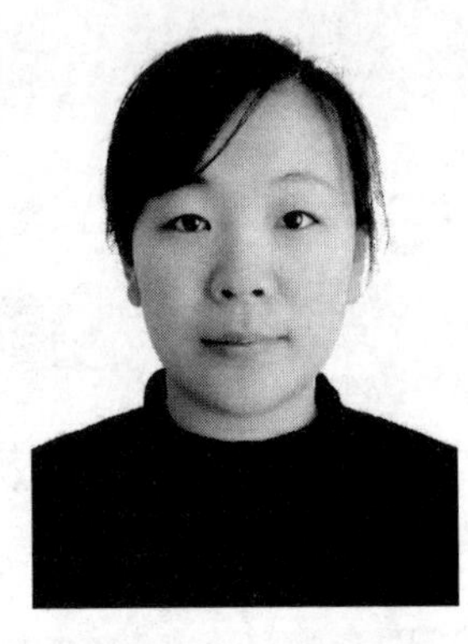

## ◎刘　宇

女，1985年11月出生，本科学历。现任临清市人民医院耳鼻喉科主管护师。曾在齐鲁医院参观学习纯音听阀及声导抗技术，多次被单位评为先进工作者，曾获得“临清市三八红旗手”荣誉称号。工作十多年来，一直以病人为中心，想病人之所想，急病人之所急。能熟练掌握各项仪器操作技能，并协助医师做好各种疑难病情的诊断。

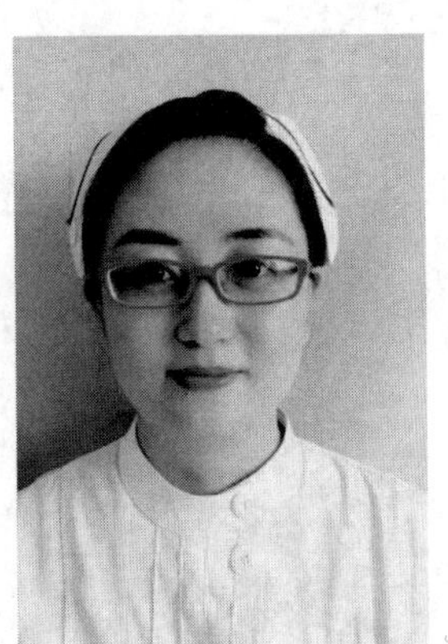

## ◎张　敏

1985年7月出生，山东省平原县人，毕业后一直从事骨外科护理工作，2012年毕业于潍坊医学院护理本科系，2015年晋升为主管护师，2013年至今一直负责新生儿预防接种工作。

# 前言 Preface

护理学是一门实践性、应用性很强的学科。随着社会的发展、科技的进步，医学领域新知识、新技术日新月异，临床各科在原有护理技术的基础上形成了一些成熟、先进，具有专科特色的护理技术。为了扩展医护工作者的护理技能知识，提高护理人员临床综合科室护理技能水平，我们组织编写了这本《精编临床护理学》。

本书详细介绍了内、外、妇、儿、骨科、精神科、耳鼻咽喉科等常见病的护理常规性操作，着重强调先进性、科学性和实用性，每一部分都紧密结合临床，内容详细、具体、系统，是帮助各科护士从单纯生物观点向生物、心理、社会模式转变的指导性用书。

尽管本书经过反复讨论、修改和审阅，但仍有可能存在疏漏和不足之处，我们真诚地希望所有使用本书的教师、学生及临床护理人员及时给予批评指正，使我们能不断改进，提高质量。

《精编临床护理学》编委会

2017年3月

# 目录 Contents

# 第一章　护理学的内容和范畴

## 一、护理的专业特征

护理和医疗同是医院工作的重要组成部分，护理学的专业特征如下。

### （一）为人类和社会提供至关重要的有关康乐的服务

如护理的目的是提高人们的健康水平，而不完全着眼于报酬。

### （二）具有独特的知识体系并通过科学研究不断扩展护理理论

已经形成及发展，护理研究广泛开展，知识体系不断完善。

### （三）实践者具有高等教育水平

高等护理教育已广泛开展，使护士在就业之前即具有专业所需知识，并达到一定专业标准。

### （四）实践者具有自主性，并制定政策法规监督其专业活动

护理已有专门的政策、法规对护理实践活动进行监控，对护士进行管理。

### （五）有伦理准则和道德规范指导实践者在专业中做决策

国际护士会（ICN）提出的护理伦理准则指出："护士的职责是促进健康、预防疾病、恢复健康和缓解疼痛。护理需求是广泛的，护理中蕴含着尊重人的生命、尊严和权利，而且不论国籍、种族、血统、肤色、年龄、性别、政治或社会地位均获得同等的尊重。护士是为个人、家庭和社区提供健康服务，而且与其他有关专业人员共同合作完成其服务。"

### （六）有专业组织或团体支持和保证实施高标准的实践活动

护理专业组织和护士团体不断扩展，在促进专业发展中起到极大的作用。

### （七）实践者把本专业作为终生的事业

大部分护理工作者把促进护理学发展作为自己终身的目标，通过各种教育机会，提高学历，增加和更新专业知识。

## 二、护理学的任务和研究范围

### （一）护理学的任务

随着护理学的发展，护理学的任务和目标发生了深刻变化。1978 年 WHO 指出："护士作为护理的专业工作者，其唯一的任务就是帮助患者恢复健康，帮助健康的人促进健康。"WHO 护理专家会议提出了健康疾病 5 个阶段中应提供的健康护理。

1. 健康维持阶段

帮助个体尽可能达到并维持最佳健康状态。

2. 疾病易感阶段

保护个体，预防疾病的发生。

3. 早期检查阶段

尽早识别处于疾病早期的个体，尽快诊断和治疗，避免和减轻痛苦。

4. 临床疾病阶段

帮助处于疾病中的个体解除痛苦和战胜疾病。对于濒死者则给予必要的安慰和支持。

5.疾病恢复阶段

帮助个体从疾病中康复,减少残疾的发生或帮助残疾者使其部分器官的功能得以充分发挥作用,把残疾损害降到最低限度,达到应有的健康水平。

(二)护理学的研究范围

护理学的研究范围可以概括为以下几个方面。

1.护理学基础知识和技能

护理学基础知识和技能是各专科护理的基础,进一步研究相关理论在护理学中的应用,探讨护理概念和护理理论的发展以及护理程序和护理活动中的应用是护理工作者的任务。基础医学知识、基础护理措施的原理和方法以及基本的特殊护理技术操作技能是护理实践的基础。基础护理操作技术的研究和发展对护理实践具有重要意义。

2.临床专科护理

临床专科护理以各医疗专科理论、知识、技能为基础进行身心整体护理,主要包括各专科护理常规、护理措施,如手术及特殊检查的术前、术中及术后护理,各类疾病的护理与抢救,心、肾、肺、脑的监护及脏器移植等的护理。随着科学技术和医学的发展,各专科护理也日趋复杂。

3.社区护理

社区护理的对象是一定范围的居民和社会群体。以临床护理的理论知识和技能为基础,以整体观为指导,结合社区的特点,通过健康促进、健康维护、健康教育、管理协调和连续性照顾,直接对社区内个体、家庭和群体进行护理,以改变人们对健康的态度,帮助人们实践健康的生活方式,最大限度地发挥机体的潜能,促进全民健康水平提高。

4.护理教育

护理教育以护理学和教育学理论为基础,贯彻教育方针和卫生工作方针,培养护理人才,适应医疗卫生服务和医学科学技术发展的需要。护理教育一般分为基本护理教育、毕业后护理教育和继续护理教育三大类。基本护理教育包括中专教育、大专教育和本科教育;毕业后护理教育包括岗位培训、研究生教育;继续护理教育是对从事实际工作的护理人员,提供以学习新理论、新知识、新技术、新方法为目的终身性教育。

5.护理伦理

护理工作中,护士时刻面对患者的生命和利益,不可避免地会遇到需要做出决定的情境,如是否放弃抢救或治疗,是否尊重患者选择治疗方案的权利,治疗或护理方案是否损害了患者的经济利益等。护士如何做出决策,所做出的决定是正确的,还是错误的,即护理的伦理问题是护理学值得深入探讨的题目。

6.护理健康教育

护理健康教育是护理学不可缺少的一个重要部分,是护理工作者在工作中对护理对象进行健康教育、健康指导的工作。其内容根据护理对象的不同而异,其方法多种多样,可采取交谈、咨询、上课、宣传栏、电视、幻灯、电影、计算机、黑板报等形式,以达到促进患者康复和预防疾病的目的。

7.护理管理

护理管理是运用管理学的理论和方法,对护理工作人员、技术、设备、信息、经济等诸要素进行计划、组织、指挥、协调和控制等的系统管理,以确保护理工作场所能够提供正确、及时、安全、有效、完善的护理服务。近年来,护理学与现代管理学不断交叉、融合,是护理学重要的研究领域之一。不论是全国性护理团体的领导、护理学院的院长、医院的护理部主任,还是临床护士,都需要有现代管理的知识和能力,从而有效地管理各种组织,以及患者。医疗管理体制、专业政策和法规的制定、各种组织结构的设置、人力资源的管理、资金的管理、工作质量的控制和保证等都是护理管理的研究范围。

8.护理科研

运用观察、科学实验、调查分析等方法揭示护理学的内在规律,促进护理理论、知识、技能的更新。

随着科学技术的进步和护理科研工作的开展,护理学的内容和范畴将不断丰富和完善。

(王丽芹)

# 第二章　护理理论

## 第一节　系统理论

### 一、系统理论的产生

系统，作为一种思想，早在古代就已萌芽，但作为科学术语使用，还是在现代。系统论的观点起源于20世纪20年代，由美籍奥地利理论生物学家路·贝塔朗菲提出，1932—1934年，他先后发表了《理论生物学》和《现代发展理论》，提出用数学和模型来研究生物学的方法和机体系统论概念，可视为系统论的萌芽。1937年，贝塔朗菲第一次提出一般系统论的概念。1954年，以贝塔朗菲为首的科学家们创办了"一般系统论学会"。1968年，贝塔朗菲发表了《一般系统论——基础、发展与应用》。系统论主要解释了事物整体及其组成部分间的关系以及这些组成部分在整体中的相互作用。其理论框架被广泛应用到许多科学领域，如物理、工程、管理及护理等，并日益发挥重大而深远的影响。

### 二、系统的基本概念

（一）系统的概念

系统是由相互联系、相互依赖、相互制约、相互作用的事物和过程组成的，具有整体功能和综合行为的统一体。各种系统，尽管它的要素有多有少，具体构成千差万别，但总有两部分组成：一部分是要素的集合；另一部分是各要素间相互关系的集合。

（二）系统的基本属性

系统是多种多样的，但都具有共同的属性。

1.整体性

组成系统的每个部分都具有各自独特的功能，但这些组成部分不具有或不能代表系统总体的特性。系统整体并不是由各组成部分简单罗列和相加构成的，各部分必须相互作用、相互融合才能构成系统整体。因此，系统整体的功能大于并且不同于各组成部分的总和。

2.相关性

系统的各个要素之间都是相互联系、相互制约，若任何要素的性质或行为发生变化，都会影响其他要素甚至系统整体的性质或行为。如人是一个系统，作为一个有机体，由生理、心理、社会文化等各部分组成，其整体生理机能又由血液循环、呼吸、消化、泌尿、神经肌肉和内分泌等不同系统和组织器官组成。当一个人神经系统受到干扰，就会影响他的消化系统、心血管系统的功能。

3.层次性

对于一个系统来说，它既是由某些要素组成，同时，它自身又是组成更大系统的一个要素。系统的层次间存在着支配与服从的关系。高层次支配低层次，决定系统的性质，低层次往往是基础结构。

4.动态性

系统是随时间的变化而变化。系统进行活动，必须通过内部各要素的相互作用，能量、信息、物质的转换，内部结构的不断调整以达到最佳功能状态。此外，系统为适应环境，维持自身的生存与发展，需要与环境进行物质、能量、信息的交流。

5.预决性

系统具有自组织、自调节能力，可通过反馈适应环境，保持系统稳态，这样就呈现某种预决性。预决性程度标志着系统组织水平高低。

## 三、系统的分类

自然界或人类社会可存在千差万别的各种系统，可从不同角度对它们进行分类。分类方法如下。

（一）按组成系统的要素性质分类

系统可分成自然系统与人造系统。自然系统如生态系统、人体系统等；人造系统如机械系统、计算机软件系统等。自然系统与人造系统的结合，称复合系统，如医疗系统、教育系统。

（二）按组成系统的内容分类

系统可分为物质系统与概念系统。物质系统如动物、仪器等；概念系统如科学理论系统、计算机程序软件等。多数情况下，实物系统与概念系统是相互结合、密不可分的。

（三）按系统与环境的关系分类

系统可分为开放系统与封闭系统。封闭系统是指与环境间不发生相互作用的系统，即与环境没有物质、信息或能量的交换，事实上绝对的封闭系统是不存在的。与封闭系统相反，开放系统是指通过与环境间的持续相互作用，不断进行物质、能量和信息交流的系统，如生命系统、医院系统等。在开放系统中，按系统有无反馈可分为开环系统与闭环系统。没有反馈的系统称开环系统，有反馈的系统称闭环系统。

（四）按系统运动的属性分类

系统可分为动态系统与静态系统。动态系统如生物系统、生态系统；静态系统如一个建筑群、基因分析图谱等。

## 四、系统理论的基本原则及在护理实践中的应用

（一）整体性原则

是系统理论最基本的原则，也是系统理论的核心。

1.从整体出发，认识、研究和处理问题

护理人员在处理患者健康问题时，要以整体为基本出发点，深入了解、把握整体，找出解决问题的有效方法。

2.注重整体与部分、部分与部分之间的相互关系

从整体着眼，从部分入手，把护理工作的重点放在系统要素的各种联系关系上。如医院的护理系统从护理部到病区助理护士，任何一个要素薄弱，都会影响医院护理的整体效应。

3.注重整体与环境的关系

整体性原则要求护理人员在护理患者时，要考虑系统对环境的适应性，通过调整人体系统内部结构，使其适应周围环境，或是改变周围环境，使其适应系统发展的需要。

（二）优化原则

系统的优化原则是通过系统的组织和调节活动，使系统在一定环境下达到最佳状态，发挥最好功能。

1.局部效应应服从整体效应

系统的优化是与系统整体性紧密联系的，当系统的整体效应与局部效应不一致时，局部效应须服从整体效应。护理人员在实施计划护理中，都要善于抓主要矛盾，追求整体效应，实现护理质量、效率的最优化。

2.坚持多极优化

优化应贯穿系统运动全过程。护理人员在护理患者时，为追求最佳护理活动效果，从确定患者健康问题、确定护理目标、制订护理措施、实施护理计划、建立评价标准等都要进行优化抉择。

3.优化的绝对性与相对性相结合

优化本身的"优"是绝对的，但优化的程度是相对的。护理人员在工作中选择优化方案时，应从实际出发、科学分析、择优而从，如工作中常会遇到一些牵涉多方面的复杂病情的患者或复杂研究问题，往往会出现这方面问题解决较好，而那方面问题却未能很好解决，且难找到完善的方案。这就要在相互矛盾的需求之中，选择一个各方面都较满意的相对优化方案。

(三)模型化原则

预先设计一个与真实系统相似的模型，通过对模型的研究来描述和掌握真实系统的特征和规律的方法称模型化。在模型化过程中须遵循的原则称模型化原则。在护理研究领域中应用的模型有多种，如形态上可分为具体模型与抽象模型。从性质上可分为结构模型与功能模型。在设计模型进行护理研究时，必须遵循模型化原则。模型化原则有以下3个方面。

1.相似性原则

模型必须与原型相似，这样建立的模型才能真正反映原型的某些属性、特征和运动规律。

2.简化原则

模型既应真实，又应是原型的简化，如无简化性，模型就失去它存在的意义。

3.客观性原则

任何模型总是真实系统某一方面的属性、特征、规律性的模仿，因此建模时，要以原型作为检验模型的真实性客观依据。

（王丽芹）

## 第二节　应激与适应理论

### 一、应激及其相关内容

(一)应激

应激，又称压力或紧张，是指内、外环境中的刺激物作用于个体而使个体产生的一种身心紧张状态。应激可降低个体的抵抗力、判断力和决策力，例如面对突如其来的意外事件或长期处于应激状态，可影响个体的健康甚至致病；但应激也可促使个体积极寻找应对方法、解决问题，如面临高考时紧张复习、护士护理患者时遇到疑难问题设法查阅资料、请教他人等。人在生活中随时会受到各种刺激物的影响，因此应激贯穿于人的一生。

(二)应激原

又称压力原或紧张原，任何对个体内环境的平衡造成威胁的因素都称为应激原。应激原可引起应激反应，但并非所有的应激原对人体均产生同样程度的反应。常见的应激原分为以下3类。

1.一般性的

(1)生物性：各种细菌、病毒、寄生虫等。

(2)物理性：温度、空气、声、光、电、外力、放射线等。

(3)化学性：酸、碱、化学药品等。

2.生理病理性的

(1)正常的生理功能变化：如月经期、妊娠期、更年期，或基本需要没有得到满足，如饮食、性欲、活动等。

(2)病理性变化：各种疾病引起的改变，如缺氧、疼痛、电解质紊乱、乏力等，以及手术、外伤等。

3.心理和社会性的

(1)一般性社会因素：如生离死别、搬迁、旅行、人际关系纠葛及角色改变，如结婚、生育、毕业等。

(2)灾难性社会因素:如地震、水灾、战争、社会动荡等。

(3)心理因素:如应付考试、参加竞赛、理想自我与现实自我冲突等。

(三)应激反应

是对应激原的反应,可分为两大类。

1.生理反应

应激状态下身体主要器官系统产生的反应包括心率加快、血压增高、呼吸深快、恶心、呕吐、腹泻、尿频、血糖增加、伤口愈合延迟等。

2.心理反应

如焦虑,抑郁,使用否认、压抑等心理防卫机制等。

一般来说,生理和心理反应经常是同时出现的,因为身心是持续互相作用的。应激状态下出现的应激反应常具有以下规律:①一个应激原可引起多种应激反应的出现,如当贵重物品被窃后,个体可能出现心悸、头晕,同时感觉愤怒、绝望,此时,头脑混乱无法做出正确决定。②多种应激原可引起同一种应激反应。③对极端的应激原如灾难性事件,大部分人都会以类似的方式反应。

## 二、有关应激学说

汉斯,塞尔耶是加拿大的生理学家和内分泌学家,也是最早研究应激的学者之一。早在1950年,塞尔耶在《应激》一书中就阐述了他的应激学说。他的一般理论对全世界的应激研究产生了影响。他认为应激是身体对任何需要作出的非特异性反应,例如,不论个人是处于精神紧张、外伤、感染、冷热、X光线侵害等任何情况下,身体都要发生反应,而这些反应是非特异性的。

塞尔耶还认为,当个体面对威胁时,无论是什么性质的威胁,体内都会产生相同的反应群,他称之为全身适应综合征(GAS),并提出这些症状都是通过神经内分泌途径产生的(图2-1)。

全身适应综合征解释了为什么不同的应激原可以产生相同的应激反应,尤其是生理应激的反应。此外,塞尔耶还提出了局部适应综合征(LAS)的概念,即机体对应激原产生的局部反应,这些反应常发生在某一器官或区域,如局部的炎症、血小板聚集、组织修复等。

无论GAS还是LAS,塞尔耶认为都可以分为3个独立的阶段(图2-2)。

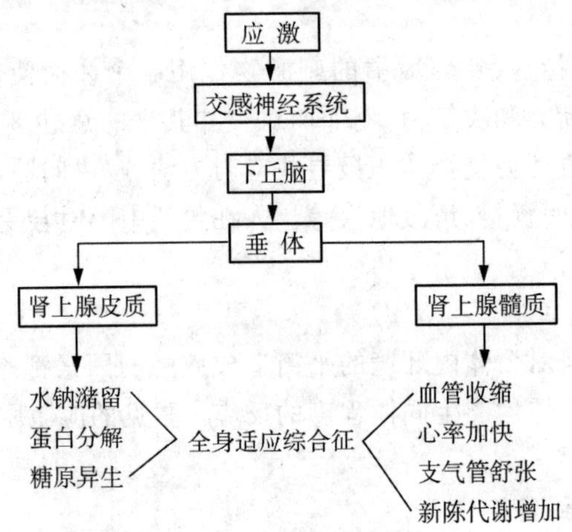


图2-1　应激反应的神经内分泌途径

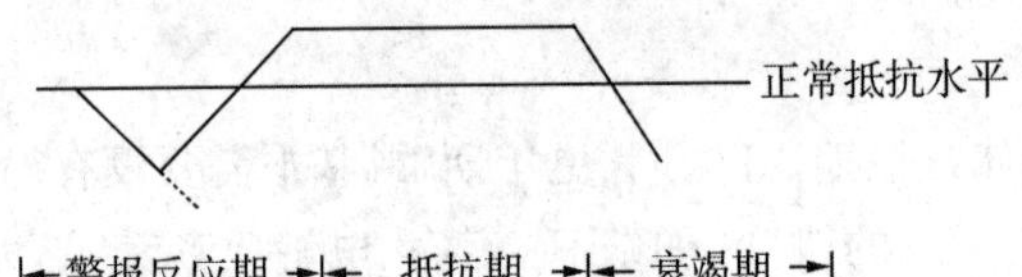


图2-2　应激反应分期

（一）警报反应期

这是应激原作用于身体的直接反应。应激原作用于人体，开始抵抗力下降，如果应激原过强，可致抵抗力进一步下降而引起死亡。但绝大多数情况下，机体开始防御，如激活体内复杂的神经内分泌系统功能，使抵抗水平上升，并常常高于机体正常抵抗水平。

（二）抵抗期

若应激原仍然存在，机体将保持高于正常的抵抗水平与应激原抗衡。此时机体也处于对应激适应的阶段。当机体成功地适应了应激之后，GAS 将在此期结束，机体的抵抗力也将由原有的水平有所提高。相反则由此期进入衰竭期。

（三）衰竭期

发生在应激原强烈或长期存在时，机体所有的适应性资源和能力被耗失殆尽，抵抗水平下降。表现为体重减轻，肾上腺增大，随后衰竭，淋巴腺增大，淋巴系统功能紊乱，激素分泌先增加后衰竭。这时若没有外部力量如治疗、护理的帮助，机体将产生疾病甚至死亡。

由此可见，为防止应激原作用于机体产生衰竭期的后果，运用内部或外部力量及时去除应激原、调整应激原的作用强度，保护和提高机体的低抗水平是非常重要的。

塞尔耶认为，不仅 GAS 分为以上三期，MS 也具有这样三期的特点，只是当 LAS 的衰竭期发生时，全身适应综合征的反应将开始被激活和唤起。

## 三、适应与应对

（一）适应

适应应激原作用于机体后，机体为保持内环境的平衡而做出改变的过程。适应是生物体区别于非生物体的特征之一，而人类的适应又比其他生物更为复杂。适应是生物体调整自己以适应环境的能力，或促使生物体更能适于生存的一个过程。适应性是生命的最卓越特性，是内环境平衡和对抗应激的基础。

（二）应对

即个体对抗应激原的手段。它具有两方面的功能：一个是改变个体行为或环境条件来对抗应激原，另一个是通过应对调节自身的情绪情感并维持内环境的稳定。

（三）适应的层次

人的适应层次不同于其他生物体，除生理层次的适应外，还有心理、社会文化、知识技术层次的适应。

1. 生理层次

生理适应是指发生在体内的代偿性变化。如一个从事脑力劳动的人进行跑步锻炼，开始会感到肌肉酸痛、心跳加快，但坚持一段时间后，这些感觉就会逐渐消失，这是由于体内的器官慢慢地增加了强度和功效，适应了跑步对身体所增加的需求。

2. 心理层次

心理适应是指当人们经受心理应激时，如何调整自己的态度去认识情况和处理情况。如癌症患者平静接受自己的病情，并积极配合治疗。

3. 社会文化层次

社会适应是调整个人的行为，使之与各种不同群体，如家庭、专业集体、社会集团等信念、习俗及规范相协调。如遵守家规、校规、院规。

4. 知识技术层次

对日常生活或工作中涉及的知识及使用的设备、技术的适应。例如电脑时代年轻人应学会使用电脑，护士能够掌握使用先进监护设备、护理技术的方法等。

（四）适应的特性

所有的适应机制，无论是生理的、心理的、文化的或技术的，都有共同特性。

（1）所有的适应机制都是为了维持最佳的身心状态，即内环境的平衡和稳定。

(2)适应是一种全身性的反应过程,可同时包括生理、心理、社会文化甚至技术各个层次。如护士学生在病房实习时,不仅要有充足的体力和心理上的准备,还应掌握足够的专业知识和操作技能,遵守医院、病房的规章制度,并与医生、护士、患者和其他同学做好沟通工作。

(3)适应是有一定限度的,这个限度是由个体的遗传因素:身体条件、才智及情绪的稳定性决定的。如人对冷热不可能无限制地耐受。

(4)适应与时间有关,应激原来得越突然,个体越难以适应;相反,时间越充分,个体越有可能调动更多的应对资源抵抗应激原,适应得就越好,如急性失血时,易发生休克,而慢性失血则可以适应,一般不发生休克。

(5)适应能力有个体差异,这与个人的性格、素质、经历、防卫机能的使用有关。比较灵活和有经验的人,能及时对应激原做出反应,也会应用多种防卫机制,因而比较容易适应环境而生存。

(6)适应机能本身也具有应激性。如许多药物在帮助个体对付原有疾病时,药物产生的不良反应又成为新的应激原给个体带来危害。

(五)应对方式

面对应激原个体所使用的应对方式、策略或技巧是多种多样的。常用的应对方式如下。

1.去除应激原

避免机体与应激原的接触,如避免食用引起变态反应的食物,远离过热、过吵及不良气味的地方等。

2.增加对应激的抵抗力

适当的营养、运动、休息、睡眠,戒烟、酒,接受免疫接种,定期做疾病筛查等,以便更有效地抵抗应激原。

3.运用心理防卫机能

心理上的防卫能力决定于过去的经验、所受的教育、社会支持系统、智力水平、生活方式、经济状况以及出现焦虑的倾向等。此外坚强度也应作为对抗应激原的一种人格特征。因为一个坚强而刻苦耐劳的人相信:人生是有意义的;人可以影响环境;变化是一种挑战。这种人在任何困境下都能知难而进,尽快适应。人的一生都在学习新的应对方法,以对抗和征服应激原。

4.采用缓解紧张的方法

包括:①身体运动,可使注意力从担心的事情上分散开来而减轻焦虑。②按摩。③松弛术。④幽默等技术。

5.寻求支持系统的帮助

一个人的支持系统是由那些能给予他物质上或精神上帮助的人组成的,常包括其家人、朋友、同事、邻居等,此外,曾有过与其相似经历并很好应对过的人,也是支持系统中的重要成员。当个体处于应激状态时,非常需要有人与他一起分担困难和忧愁,共同讨论解决问题的良策,支持系统在对应激的抵抗中起到了强有力的缓冲剂的作用。

6.寻求专业性帮助

包括医生、护士、理疗师、心理医生等专业人员的帮助。人一旦患有身心疾病,就必须及时寻找医护人员的帮助。由医护人员提供针对性的治疗和护理,如药物治疗、心理治疗、物理疗法等,并给予必要的健康咨询和教育来提高患者的应对能力,以利于疾病的痊愈。

## 四、应激与适应在护理中的应用

应激原作用于个体,使其处于应激状态时,个体会选择和采取一系列的应对方法对应激进行适应。若适应成功则机体达到内环境的平衡;适应失败,会导致机体产生疾病。为帮助患者提高应对能力,维持身心平衡,护理人员应协助住院患者减轻应激反应,措施如下。

(1)评估患者所受应激的程度、持续时间、过去个体应激的经验等。

(2)分析患者的具体情况,协助患者找出应激原。

(3)安排适宜的住院环境。减少不良环境因素对患者的影响。

(4)协助患者适应实际的健康状况，应对可能出现的心理问题。

(5)协助患者建立良好的人际关系，并与家属合作减轻患者的陌生、孤独感。

(王丽芹)

## 第三节　需要理论

### 一、需要概述

每个人都有一些基本的需要，包括生理的、心理的和社会的。这些需要的满足使人类得以生存和繁衍发展。

(一)需要的概念

需要是人脑对生理与社会要求的反应。人类的基本需要具有共性，在不同年代、不同地区或不同人群，为了自身与社会的生存与发展，必须对一定的事物产生需求，例如食物、睡眠、情爱、交往等，这些需求反映在个体的头脑中，就形成了他的需要。当个体的需要得到满足时，就处于一种平衡状态，这种平衡状态有助于个体保持健康。反之，当个体的需要得不到满足时，个体则可能陷入紧张、焦虑、愤怒等负性情绪中，严重者可导致疾病的发生。

(二)需要的特征

1.需要的对象性

人的任何需要都是指向一定对象的。这种对象既可以是物质性的，也可以是精神性的。无论是物质性的还是精神性的需要，都须有一定的外部物质条件才可获得满足。

2.需要的发展性

需要是个体生存发展的必要条件，如婴儿期的主要需要是生理需要，少年期则产生了尊重的需要。

3.需要的无限性

需要不会因暂时满足而终止，当某些需要满足后，还可产生新的需要，新的需要就会促使人们去从事新的满足需要的活动。

4.需要的社会历史制约性

人的各种需要的产生及满足均可受到所处环境条件与社会发展水平的制约。

5.需要的独特性

人与人之间的需要既有相同，也有不同，其需要的独特性是个体的遗传因素、环境因素所决定。在临床工作中，护理人员应细心观察患者需要的独特性，及时给予合理的满足。

(三)需要的分类

常见的分类有两种。

1.按需要的起源分类

需要可分生理性需要与社会化需要。生理性需要如饮食、排泄等；社会性需要如劳动、娱乐、交往等。生理性需要主要作用是维持机体代谢平衡；社会性需要的主要作用是维持个体心理与精神的平衡。

2.按需要的对象分类

需要可分物质需要与精神需要。物质需要如衣、食、住、行等；精神需要如认识的需要、交往的需要等。物质需要既包括生理性需要，也包括社会性需要；精神需要是指个体对精神文化方面的要求。

(四)需要的作用

需要是个体从事活动的基本动力，是个体行为积极性的源泉。根据需要的作用，护理人员在护理患者时，既要满足患者的基本需要，又要激发患者依靠自己的力量恢复健康的需要。

## 二、需要层次理论

许多哲学家和心理学家试图将人的需要这一概念发展成理论，并用以解释人的行为。心理学家亚伯拉罕·马斯洛于1943年提出了人类基本需要层次论，这一理论已被广泛应用于心理学、社会学和护理学等许多学科领域。

### （一）需要层次论的主要内容

马斯洛将人类的基本需要分为5个层次，并按照先后次序，由低向高依次排列，包括生理的需要、安全的需要、爱与归属的需要、尊敬的需要和自我实现的需要。

1.生理的需要

是人类最基本的需要，包括食物、空气、水、温度（衣服和住所）、排泄、休息和避免疼痛。

2.安全的需要

人需要一个安全、有秩序、可预知、有组织的世界，以使其感到有所依靠，不被意外的、危险的事情所困扰，即包括安全、保障、受到保护以及没有焦虑和恐惧。

3.爱与归属的需要

人渴望归属于某一群体并参与群体的活动和交往，希望在群体或家庭中有一个适当的位置，并与他人有深厚的情感，即包括爱他人、被爱和有所归属，免于遭受遗弃、拒绝、举目无亲等痛苦。

4.尊敬的需要

是个体对自己的尊严和价值的追求，包括自尊和被尊两方面。尊敬需要的满足可使人感到自己有价值、有能力、有力量和必不可少，使人产生自信心。

5.自我实现的需要

是指一个人要充分发挥自己才能与潜力的要求，是力求实现自己可能之事的要求。

马斯洛在晚年时，又把人的需要概括为3大层次：基本需要、心理需要和自我实现需要。

### （二）各需要层次之间的关系

马斯洛不仅将人的需要按照不同层次进行了划分，而且十分强调各层次之间的关系。他指出如下几点。①必须首先满足较低层次的需要，然后再考虑满足较高层次的需要。生理需求是最低层次的，也是最重要的，人在最基本的生理需要满足后，才得以维持生命。②通常一个层次的需要被满足后，更高一层的需要才会出现，并逐渐明显和强烈。例如，人的生理需要得到满足后，会争取满足安全的需要；同样，在安全的需要满足之后，才会提出爱和更高层次的需要。但是，有些人在追求满足不同层次的需要时会出现重叠，甚至颠倒。例如，有的科研工作者为探求科学真理（自我实现），不顾试验场所可能存在危害生命的因素（安全的需要）；有的运动员为夺冠军，为祖国争光（自我实现），不考虑自己可能会受伤甚至致残（生理和安全的需要），也要勇往直前。③维持生存所必需的低层次需要是要求立即和持续予以满足的，如氧气；越高层次的需要越可被较长久地延后，如性的需要、尊敬的需要等。但是，这些可被暂时延缓或在不同时期有所变化的需要是始终存在的，不可被忽视。④人们满足较低层次需要的活动基本相同，如对氧的需要，都是通过呼吸运动来满足。而越是高层次的需要越为人类所特有，人们采用的满足方式越具有差异性，如满足自我实现需要时，作家从事写作，科学家作研究，运动员参加竞赛等。同时，低层次需要比高层次需要更易确认、更易观测、更有限度，如人只吃有限的食物，而友爱、尊重和自我实现需要的满足则是无限的。⑤随着需要层次向高层次移动，各种需要满足的意义对每个人来说越具有差异性。这是受个人的愿望、社会文化背景以及身心发展水平所决定的。例如，有的人对有一个稳定的职业、受他人尊敬的职位就很满意了，而有的人还要继续学习，获得更高的学位，不断改革和创新。⑥各需要层次之间可相互影响。例如，有些较高层次需要并非生存所必需，但它能促进生理机能更旺盛，使人的健康状态更佳、生活质量更高，如果不被满足，会引起焦虑、恐惧、抑郁等情绪，导致疾病发生，甚至危及生命。⑦人的需要满足程度与健康成正比。当所有的需要被满足后，就可达到最佳的健康状态。反之，基本需要的满足遭受破坏，会导致疾病。

人若生活在高层次需要被满足的基础上，就意味着有更好的食欲和睡眠、更少的疾病、更好的心理健康和更长的寿命。

（三）需要层次论对护理的意义

需要层次论为护理学提供了理论框架，它是护理程序的理论基础，可指导护理实践有效进行。①帮助护理人员识别患者未满足的需要的性质，以及对患者所造成的影响。②帮助护理人员根据需要层次和优势需要，确定需要优先解决的健康问题。③帮助护理人员观察、判断患者未感觉到或未意识到的需要，给予满足，以达到预防疾病的目的。④帮助护理人员对患者的需要进行科学指导，合理调整需要间关系，消除焦虑与压力。

## 三、影响需要满足的因素

当人的需要大部分被满足时，人就能处于一种相对平衡的健康状态。反之，会造成机体环境的失衡，导致疾病的发生。因此，了解可能引起人的需要满足的障碍因素十分必要。

（一）生理的障碍

包括生病、疲劳、疼痛、躯体活动有障碍等，如因腹泻而影响水、电解质的平衡以及食物摄入的需要。

（二）心理的障碍

人处于焦虑、恐惧、愤怒、兴奋或抑郁等状态时会影响基本需要的满足，如引起食欲改变、失眠、精力不集中等。

（三）认知的障碍和知识缺乏

人要满足自身的基本需要是要具备相关知识的，如营养知识、体育锻炼知识和安全知识等。人的认知水平较低时会影响对有关信息的接受、理解和应用。

（四）能力障碍

一个人具备多方面能力，如交往能力、动手能力、创造能力等。当个体某方面能力较差，就会导致相应的需要难以满足。

（五）性格障碍

一个人性格与他的需要产生与满足有密切关系。

（六）环境的障碍

如空气污染、光线不足、通风不良、温度不适宜、噪音等都会影响某些需要的满足。

（七）社会的障碍

缺乏有效的沟通技巧、社交能力差、人际关系紧张、与亲人分离等会导致缺乏归属感和爱，也可影响其他需要的满足。

（八）物质的障碍

需要的满足需要一定的物质条件，当物质条件不具备时，以这些条件为支撑的需要就无法满足。如生理需要的满足需要食物、水；自我实现的需要的满足需要书籍、实验设备等。

（九）文化的障碍

如地域习俗的影响、信仰、观念的不同、教育的差别等，都会影响某些需要的满足。

## 四、患者的基本需要

一个人在健康状态下能够由自己来满足各类需要，但在患病时，情况就发生了变化，许多需要不能自行满足。这就需要护理人员作为一种外在的支持力量，帮助患者满足需要。

（一）生理的需要

1. 氧气

缺氧、呼吸道阻塞、呼吸道感染等。

2.水

脱水、水肿、电解质紊乱、酸碱失衡。

3.营养

肥胖、消瘦、各种营养缺乏、不同疾病(如糖尿病、肾脏疾病)的特殊饮食需要。

4.体温

过高、过低、失调。

5.排泄

便秘、腹泻、大小便失禁等。

6.休息和睡眠

疲劳、各种睡眠形态紊乱。

7.避免疼痛

各种类型的疼痛。

(二)刺激的需要

患者在患病的急性期,对刺激的需要往往不很明显,当处于恢复期时,此需要的满足日趋重要。如长期卧床的患者,如果他心理上刺激的需要、生活上活动的需要不满足,那就意味着其心理上、生理上都在退化。因此,卧床患者需要翻身、肢体活动,以减轻或避免皮肤受损、肌肉萎缩等。

长期单调的生活不但引起体力衰退、情绪低落,智力也会受到影响。故应注意环境的美化,安排适当的社交和娱乐活动。长期住院的患者更应注意满足刺激的需要,如布置优美、具有健康教育性的住院环境,病友之间的交流和娱乐等。

(三)安全的需要

患病时由于环境的变化、舒适感的改变,安全感会明显降低,如担心自己的健康没有保障;寂寞和无助感;怕被人遗忘和得不到良好的治疗和护理;对各种检查和治疗产生恐惧和疑虑;对医护人员的技术不信任和担心经济负担问题等。具体护理内容包括以下两点。

1.避免身体伤害

应注意防止发生意外,如地板过滑、床位过高或没有护栏、病室内噪音、院内交叉感染等均会对患者造成伤害。

2.避免心理威胁

应进行入院介绍和健康教育,增强患者自信心和安全感,使患者对医护人员产生信任感和可信赖感,促进治疗和康复。

(四)爱与归属的需要

患病住院期间,由于与亲人的分离和生活方式的变化,这种需要的满足受到影响,就变得更加强烈,患者常常希望得到亲人、朋友和周围人的亲切关怀、理解和支持。护理人员要通过细微、全面的护理,与患者建立良好的护息关系,允许家属探视,鼓励亲人参与护理患者的活动,帮助患者之间建立友谊。

(五)自尊与被尊敬的需要

在爱和所属的需要被满足后,患者也会感到被尊敬和被重视,因而这两种需要是相关的。患病会影响自尊需要的满足,患者会觉得因生病而失去自身价值或成为他人的负担,护理人员在与患者交往中,始终保持尊重的态度、礼貌的举止。

注意帮助患者感到自己是重要的、是被他人接受的,如礼貌称呼患者的名字,而不是床号;初次与患者见面时,护士应介绍自己的名字;重视、听取患者的意见;让患者做力所能及的事,使患者感到自身的价值。

在进行护理操作时,应注意尊重患者的隐私,减少暴露;为患者保密;理解和尊重患者的个人习惯、价值观、宗教信仰等,不要把护士自己的观念强加给患者,以增加其自尊和被尊感。

(六)自我实现的需要

个体在患病期间最受影响而且最难满足的需要是自我实现的需要。特别是有严重的能力丧失时,如失明、耳聋、失语、瘫痪、截肢等对人的打击更大。但是,疾病也会对某些人的成长起到促进作用,从而对自我实现有所帮助。此需要的满足因人而异,护理的功能是切实保证低层次需要的满足,使患者意识到自己有能力、有潜力,并加强学习,为自我实现创造条件。

## 五、满足患者需要的方式

护理人员满足患者需要的方式有3种。

### (一)直接满足患者的需要

对于暂时或永久丧失自我满足某方面需要能力的患者,护理人员应采取有效措施来满足患者的基本需要,以减轻痛苦,维持生存。

### (二)协助患者满足需要

对于具有或恢复一定自我满足需要能力的患者,护理人员应有针对性地给予必要的帮助和支持,提高患者自护能力,促进早日康复。

### (三)间接满足患者的需要

可通过卫生宣教、健康咨询等多种形式为护理对象提供卫生保健知识,避免健康问题的发生或恶化。

(王丽芹)

# 第三章　患者一般需求的护理

## 第一节　舒适与安全

### 一、满足患者舒适的需要

(一)舒适与不舒适

1.舒适

舒适是个体在其环境中处于平静安宁的精神状态，是身心健康、没有疼痛、没有焦虑的轻松自在的感觉。舒适包括身体因素、社会因素、心理精神因素、环境因素等四个相互关联的因素。

2.不舒适

不舒适是指个体身心不健全或有缺陷、周围环境刺激不良、对生活不满、身心负荷过重的一种感觉。疼痛是不舒适中最为严重的形式。

(二)不舒适的原因

1.身体方面

个人卫生、姿势和体位不当、压力和摩擦、机体内部原因等。

2.社会方面

缺乏支持系统、角色适应不良等。

3.心理精神方面

焦虑、恐惧、被忽视、被冷落、面对压力等。

4.环境方面

通风不良、陌生的环境、异味、噪声等。

(三)不舒适患者的护理原则

不舒适会影响个体的健康，护士应评估导致患者不舒适的原因，及时采取措施，满足患者对舒适的需求。

1.预防在先，促进舒适

护士应熟悉导致患者不舒适的原因，全面评估，做到预防在先。

2.加强观察，去除诱因

不舒适属于自我感觉，客观估计比较困难，需要护士细心的观察。

3.互相信任，给予心理支持

相互信任是建立良好护患关系的基础，也是护患之间进行有效沟通的关键。对于心理社会因素引起不舒适的患者，护士可与患者进行有效的沟通，正确指导患者调节情绪。

(四)增进舒适的方法

1.卧位

(1)卧位的性质。①根据卧位的自主性分：主动卧位：指患者在床上自己采取最舒适、最随意的卧位；

被动卧位：指患者自身无能力变换卧位，采取被安置的卧位。如昏迷、极度衰弱的患者；被迫卧位：指患者意识清晰，也有变换卧位的能力，因疾病或治疗的原因，被迫采取的卧位。如肺心病患者由于呼吸困难而被迫采取端坐位。②根据卧位的平衡稳定性分：稳定性卧位：支撑面大，重心低，平衡稳定，患者感到舒适，如平卧位；不稳定性卧位：支撑面小，重心较高，难以平衡。

(2)舒适卧位的重要性及其作用：①协助患者增加身心舒适，达到完全休息的目的。②维持肢体正常的功能位置，避免关节及肌肉挛缩。③至少每 2 小时变换卧位一次，预防发生压疮。④某些卧位能减轻症状，起到协助治疗的作用。

2. 常用卧位

(1)仰卧位。①去枕仰卧位：适用于全身麻醉未清醒或昏迷患者，可防止呕吐物流入气管，引起窒息或肺部并发症；行椎管内麻醉或脊髓腔穿刺后的患者，预防颅内压减低而引起头疼。②中凹卧位：适用于休克患者。抬高头胸部，保持气道通畅，有利于通气，改善缺氧症状；抬高下肢，有利于静脉血回流，增加心输出量。实施：抬高头胸部 10°～20°，抬高下肢 20°～30°。③屈膝仰卧位：适用于腹部检查或接受导尿、会阴冲洗等。

(2)侧卧位。适用于：①灌肠、肛门检查、及配合胃镜检查等。②预防压疮。

(3)半坐卧位。适用于：①某些面部及颈部手术后的患者。采取半坐卧位可减少局部出血。②急性左心衰竭患者。采用半坐卧位可减少回心血量，从而减轻肺淤血和心脏负担。③心肺疾病所引起的呼吸困难的患者。半坐卧位可使膈肌位置下降，胸腔容量扩大，同时腹腔内脏器对心肺的压力也减轻，使呼吸困难得到改善。④腹腔、盆腔手术后有炎症的患者。采取半坐卧位可使腹腔渗出液流入盆腔，促使感染局限，同时又可防止感染向上蔓延引起膈下脓肿。⑤腹部手术后的患者。采取半坐卧位可减轻腹部缝合口的张力，缓解疼痛，促进伤口的愈合。⑥疾病恢复期体质虚弱的患者。采取半坐卧位使患者逐渐适应体位改变，利于向站立过渡。

实施：先摇高床头支架 30°～50°，再摇起膝下支架，以防下滑。

(4)端坐位。适用于：心力衰竭、心包积液、支气管哮喘发作的患者。

实施：扶患者坐起，用床头支架或靠背架将床头抬高 70°～80°。患者身体稍向前倾，床上放一跨床小桌，桌上放一软枕，患者可伏桌休息。

(5)俯卧位。适用于：①腰背部检查或配合胰、胆管造影检查时。②脊椎手术后或腰、背、臀部有伤口，不能平卧或侧卧的患者。③胃肠胀气所致腹痛。

(6)头低足高位。适用于：①肺部分泌物引流使痰易于咳出。②十二指肠引流，有利于胆汁引流。③妊娠时胎膜早破，防止脐带脱垂。④跟骨或胫骨结节牵引时，利用人体重力作为反牵引力。

(7)头高足低位。适用于：①颈椎骨折的患者作为颅骨牵引的反牵引力。②减轻颅内压，预防脑水肿。③颅脑手术后的患者。

(8)膝胸位。适用于：①肛门、直肠、乙状结肠镜检查及治疗。②矫正胎位不正或子宫后倾。③促进产后子宫复原。

(9)截石位。适用于：①会阴、肛门部位的检查、治疗或手术，如膀胱镜、妇产科检查、阴道灌洗等。②产妇分娩。

## 二、疼痛患者的护理

(一)疼痛的概念

疼痛是一种令人苦恼和痛苦的感觉，多由局部特定的神经末梢受刺激所引起。疼痛具有以下三种共同的特征。

(1)疼痛提示个体的防御功能或人的整体性受到侵害。

(2)疼痛是个体身心受到侵害的危险警告，常伴有生理、行为和情绪反应。

(3)疼痛是一种身心不舒适的感觉。

(二)疼痛的原因和发生机制

疼痛的原因可以有温度刺激、化学刺激、物理损伤、病理改变、心理因素等。

痛觉感受器位于皮肤和其他组织内,各种伤害性刺激作用于机体达到一定程度时,可以引起受损部位的组织释放某些致痛物质,这些物质作用于痛觉感受器产生痛觉冲动,并迅速沿传入神经传导至脊髓,通过脊髓丘脑束和脊髓网状束上行,传到丘脑,投射到大脑皮层的一定部位而引起疼痛。

(三)影响疼痛的因素

影响个体疼痛的因素包括年龄、社会文化背景、个人经历、注意力、情绪、疲乏、个体差异、患者的支持系统、治疗及护理因素等。

(四)疼痛患者的护理

1.评估

客观收集患者有关疼痛的资料,包括患者的健康史、身体运动情况、声音、患者控制疼痛的模式、评估疼痛的程度等。世界卫生组织(WHO)将疼痛分为4级。

0级:无痛。

1级(轻度疼痛):有疼痛感但不严重,可忍受,睡眠不受影响。

2级(中度疼痛):疼痛明显,不能忍受,睡眠受干扰,要求用镇痛药。

3级(重度疼痛):疼痛剧烈,不能忍受,睡眠严重受干扰,需要用镇痛药。

目前国际上常用的疼痛程度评分法有3类:数字评分法、文字描述评分法和视觉模拟评分法。

2.疼痛患者的护理诊断

通过收集和分析资料,作出适合个体的护理诊断。护理诊断应包括疼痛的种类、性质、影响痛觉的因素、疼痛行为反应等,同时还应注意患者的整体性,这将有助于护士制定护理措施。

3.疼痛患者的护理措施

(1)止痛措施:包括药物止痛、物理止痛、针灸止痛等。

(2)心理护理:包括建立信赖关系、尊重患者对疼痛的反应、介绍有关疼痛的知识、减轻心理压力、分散注意力等。

(3)促进舒适:通过护理活动促进舒适是减轻疼痛或解除疼痛的重要护理措施。

## 三、满足患者安全的需要

(一)影响安全的因素

影响患者安全的常见因素有机械性损伤、温度性损伤、化学性损伤、生物性损害和医源性损害。

(二)保护患者安全的措施

保护具是用来限制患者身体或机体某部位的活动,以达到维护患者安全与治疗效果的各种器具。常用的保护具如下。

1.床档

主要用于预防患者坠床。

2.约束带

宽绷带约束常用于固定手腕和踝部;肩部约束带用于固定肩部,限制患者坐起;膝部约束带用于固定膝部,限制患者下肢活动。

3.支被架

用于肢体瘫痪或极度衰弱的患者,防止盖被压迫肢体,影响肢体的功能位置,而造成永久性伤害,也可用于烧伤患者的暴露疗法而需要保暖时。

在使用保护具时应注意维护患者自尊,保证患者安全、舒适,约束带下应垫衬垫,固定松紧适宜,注意观察受约束部位的血液循环,必要时进行局部按摩。

(席月东)

# 第二节　营养与饮食

## 一、人体营养的需要

人体所需要的热能由食物中的蛋白质、脂肪、碳水化合物在体内经过酶的催化作用，进行生物氧化而释放出来。蛋白质、脂肪、碳水化合物是提供热能的主要营养素，故又称为“热能营养素”。其他营养素还有各种矿物质和微量元素、水和维生素（如维生素 D 缺乏可以引起佝偻病，维生素 A 缺乏可以引起夜盲症，维生素 C 缺乏可以引起坏血病等）等。

## 二、医院饮食

### （一）基本饮食

基本饮食适用于一般患者的饮食需要，是对营养素的种类、摄入量不做限定性调整的一种饮食。基本饮食共分 4 种：普通饮食、软质饮食、半流质饮食、流质饮食。

1. 普通饮食

普通饮食适用于不需要限制饮食者，其消化功能正常，病情较轻或处于疾病恢复期。要求食物营养均衡，易消化，每日 3 餐。

2. 软质饮食

软质饮食适用于低热、消化功能差，咀嚼不便、口腔疾患、术后恢复期患者。要求食物营养均衡，食物碎、烂、软、易消化，每日 3～4 餐。

3. 半流质饮食

半流质饮食适用于消化功能不良，发热，咀嚼不便、口腔疾患及术后患者。要求食物易于咀嚼、吞咽和消化，少食多餐，每日 5～6 餐。

4. 流质饮食

流质饮食适用于高热、病情危重、口腔疾患、大手术后、急性消化道疾患等患者。要求一切食物呈流体，易吞咽、易消化，无刺激性，每日 6～7 餐，每次 200～300 mL。

### （二）治疗饮食

治疗饮食在基本饮食的基础上，根据病情的需要，适当调整总热能和某些营养素，以达到辅助治疗或治疗目的。可分以下几类。

1. 高热能饮食

高热能饮食用于热能消耗较高的患者，如甲状腺功能亢进、大面积烧伤、结核病及产妇等。高热能饮食在基本饮食基础上，加餐 2 次。

2. 高蛋白饮食

高蛋白饮食用于长期消耗性疾病的患者，如结核、恶性肿瘤、甲状腺功能亢进、营养不良、贫血、大面积烧伤、肾病综合征、低蛋白血症的患者、孕妇、哺乳期妇女等。每日蛋白质供给量为1.5～2 g/kg，每日总量不超过 120 g。

3. 低蛋白饮食

低蛋白饮食用于限制蛋白质摄入者，如急性肾炎、尿毒症、肝性昏迷等患者。成人饮食中的蛋白质每日不超过 40 g，视病情可以酌情减少至每日 20～30 g。

4. 低脂肪饮食

低脂肪饮食用于肝、胆、胰疾病，高脂血症、动脉硬化、冠心病、肥胖症及腹泻等患者。每日脂肪量低于 50 g，肝胆胰病患者低于 40 g，尤其要限制动物脂肪的摄入。

5.低胆固醇饮食

用于高胆固醇血症、高脂血症、动脉硬化、冠心病、高血压等患者。每日胆固醇的摄入量要低于300 mg。

6.低盐饮食

低盐饮食用于心脏病、急慢性肾炎、肝硬化腹水、先兆子痫、高血压及各种原因所导致的水钠潴留的患者。成人每日进食食盐要低于2 g。

7.无盐低钠饮食

无盐低钠饮食适应证同低盐饮食,但一般为水肿较重者。无盐饮食,还需控制摄入食物中自然存在的含钠量(每天低于0.5 g)。

8.高纤维素饮食

高纤维素饮食用于便秘、肥胖、高脂血症、糖尿病等患者。成人每日食物纤维量大于30 g。

9.少渣饮食

少渣饮食用于伤寒、痢疾、肛门疾病、腹泻、肠炎、食管胃底静脉曲张、咽喉部及消化道手术的患者。少用含纤维多的食物。

(三)试验饮食

试验饮食也称诊断饮食,在特定的时间内,通过对饮食内容的调整来协助疾病的诊断和确保实验室检查结果的正确性。

1.潜血试验饮食

潜血试验饮食用于诊断有无消化道出血或原因不明的贫血。试验前3天禁食血类、含血食品和大量绿色蔬菜等,不用含铁剂药物,以免产生假阳性反应。可食牛奶、豆制品、白菜、冬瓜、土豆等,第4天开始留取粪便做潜血检查。

2.胆囊造影饮食

胆囊造影饮食用于需要造影检查胆囊、胆管、肝胆管有无结石、慢性炎症及其他疾病的患者。方法是:检查前一日中午进食高脂肪饮食,以刺激胆囊收缩和排空,有助于显影剂进入胆囊。晚餐进无脂肪、低蛋白、高碳水化合物饮食,晚餐后服造影剂,禁食、水,禁烟,至次日上午。检查当日早晨禁食,第一次摄X线片后,如胆囊显影良好,可进食高脂肪餐,服后30～60 min,第二次摄X线片观察胆囊收缩情况。

3.肌酐试验饮食

肌酐试验饮食用于协助检查、测定肾小球的滤过功能。试验期为3 d,前2天为预备期,第3天开始为试验期。试验期间禁食肉类、禽类、鱼类,忌饮茶和咖啡,全日主食在300 g以内,蛋白质供给量小于40 g,以排除外源性肌酐的影响。第3天测尿肌酐清除率及血浆肌酐含量。

4.尿浓缩功能试验饮食

用于检查肾小管的浓缩功能。试验期为1 d。控制全天饮食中水分总量在500～600 mL之间,可进食含水少的食物,避免过甜或过咸饮食;全日蛋白质供给量为1 g/kg;禁饮水及食用含水量高的食物。

5.甲状腺$^{131}$I试验饮食

用于协助检查甲状腺功能。为排除外源性摄入碘对检查结果的干扰,在试验期间禁用含碘食物及其他一切影响甲状腺功能的药物及食物,试验期为2周,2周后做$^{131}$I功能测定。

## 三、特殊饮食护理

(一)管饲饮食

1.鼻饲法的定义

鼻饲法是管饲法的一种方式,是将导管经鼻腔插入胃内,从管内灌注流质食物、营养液、水分和药物的方法。

2.鼻饲法的适应证

鼻饲法适用于昏迷患者或不能经口进食者;不能张口的患者,如破伤风患者;早产儿和病情危重的患者以及拒绝进食的患者。

3.鼻饲法的操作

(1)护士衣帽整洁、洗手、戴口罩,向患者解释操作的目的、简要过程。

(2)根据患者病情采取半坐卧位或坐位(减少胃管通过鼻咽部时引起呕吐反射),无法坐起者取右侧卧位(可借助解剖位置使胃管易插入)。

(3)患者颌下铺治疗巾,用棉签清洁鼻腔。

(4)测量胃管插入的长度:前额发际至胸骨剑突处的距离,并作一标记。一般插入长度为45～55 cm。

(5)润滑胃管前段,轻柔插入,插入至 10～15 cm 时,嘱患者做吞咽动作。插管过程中若出现剧烈恶心、呕吐,可暂停插入,嘱患者做深呼吸动作,以分散患者的注意力。若患者出现咳嗽、呼吸困难、发绀等现象,表明胃管插入气管,应立即拔出,休息后再重新插入。为昏迷患者插管时,插管前先撤去患者枕头,头向后仰,当胃管插入 15 cm 时,将患者头部托起,使下颌靠近胸骨柄以增大咽喉部通道的弧度,使胃管顺利通过会厌部,然后再缓缓插管至预定长度。

(6)确认胃管位置:有三种方法:①连接注射器于胃管末端进行抽吸,抽出胃液。②置听诊器于患者胃区,快速经胃管向胃内注入 10 mL 空气,听到气过水声。③将胃管末端置于盛水的治疗碗内,无气泡逸出。

(7)灌注食物:每次注入食物前均应检查胃管是否在胃内,并注入少量温开水冲洗胃管,每次鼻饲量不超过 200 mL,鼻饲液温度 38 ℃～40 ℃,间隔时间不少于 2 h。药片应研碎、溶解后灌入。每次抽吸鼻饲液时应将胃管末端反折,鼻饲完毕后,再次注入少量温开水以冲净胃管内残存的食物。

(8)灌注食物完毕将胃管末端反折,用纱布包好,系紧,用别针固定于大单、枕旁或患者的衣领处。长期鼻饲者应每日进行口腔护理 2 次。记录插管时间、患者反应、鼻饲液种类及量等。

(9)长期鼻饲者应定期更换胃管,普通胃管每周更换一次,硅胶管每月更换一次。拔管时应用纱布裹住胃管在患者呼气时进行,至咽喉处时快速拔出。

(二)要素饮食

要素饮食是一种化学精制食物,含有全部人体所需的易于吸收的营养成分。其特点是可直接被肠道吸收,且营养价值高,营养全面。

1.适应证

危重患者、胃肠道疾病、严重感染、重度烧伤及肿瘤患者。

2.使用途径

可口服、鼻饲、经胃或空肠造瘘口滴入。

3.使用注意事项

(1)配制要素饮食时,应严格执行无菌操作原则。

(2)使用的一般原则是从低浓度、少量、慢速开始,逐步增加,待患者可以耐受时,再确定配制要素饮食的浓度标准和注入速度。

(3)已配制好的溶液应放在 4 ℃以下的冰箱内保存。防止被细菌污染,并于当日用完。

(4)要素饮食的口服温度为 37 ℃左右,鼻饲或经造瘘口注入的温度以 41 ℃～42 ℃为宜。

(5)要素饮食滴注前后均应用温开水或生理盐水冲净管腔,防止食物积滞于管腔中而腐败变质。

(6)要素饮食停用时应逐渐减量,不可骤停,以免引起低血糖反应。

(鲁志强)

## 第三节 排尿护理

### 一、排尿的评估

(一)正常尿液的观察

1.尿量与次数

成人 24 h 排出尿量 1 000～2 000 mL，一般日间排尿 3～5 次，夜间排尿 0～1 次，每次尿量200～400 mL。

2.颜色和透明度

正常新鲜尿液呈淡黄色、澄清、透明，放置后可出现微量絮状沉淀物。

3.比重

成人正常情况下，尿比重为 1.015～1.025。

4.酸碱性

正常人尿液 pH 值为 4.5～7.5，平均值为 6。

5.气味

新鲜尿液有特殊气味，来源于尿内的挥发性酸。

(二)异常尿液的观察

1.尿量异常

(1)多尿：成人 24 h 尿量超过 2500 mL。常见于糖尿病患者。

(2)少尿：成人 24 h 尿量少于 400 mL 或每小时尿量少于 17 mL。常见于心脏、肾脏疾病和发热、休克等患者。学龄前儿童少于 300 mL，婴幼儿少于 200 mL，即为少尿。

(3)无尿(尿闭)：成人 24 h 尿量少于 100 mL 或 12 h 内无尿。常见于严重的心脏、肾脏疾病和发热、休克等患者。小儿每日尿量少于 50 mL 为无尿。

2.颜色异常

尿液颜色异常包括以下几种情况。

(1)血尿：尿液呈红色或棕色，颜色深浅与尿液中红细胞的多少有关。尿液中含红细胞量多时呈洗肉水样，血尿常见于急性肾小球肾炎、输尿管结石、泌尿系统肿瘤、结核、感染等情况。

(2)血红蛋白尿：尿液呈酱油色或浓茶色。常见于溶血、恶性疟疾等情况。

(3)胆红素尿：尿液呈黄褐色。常见于阻塞性黄疸和肝细胞性黄疸。

(4)脓尿：尿液呈白色浑浊样。常见于泌尿系统感染。

(5)乳糜尿：尿液呈乳白色。常见于丝虫病。

3.透明度异常

尿中含有红细胞、脓细胞和大量上皮细胞、管型、黏液等，新鲜尿即出现浑浊。常见于泌尿系统感染等患者。

4.比重异常

当尿比重固定在 1.010 左右，提示肾功能严重受损。

5.气味异常

新鲜尿液有氨臭味，提示泌尿道感染；糖尿病酮症酸中毒时，因尿内含有丙酮，尿液有烂苹果味。

6.膀胱刺激征

表现为尿频、尿急、尿痛，常见于膀胱及尿道感染的患者。

## 二、影响排尿的因素

（一）心理因素

心理因素对正常排尿的影响较大，如果没有合适的环境和机会时，排尿活动可受到大脑皮层的抑制；当人处于焦虑、紧张的状态时，会出现尿频、尿急、尿潴留。另外，排尿还可受到暗示的影响，如听觉、视觉或身体局部的刺激均可诱发排尿。

（二）饮食与气候

液体的摄入量以及液体的性质可直接影响尿量和排尿的次数。如：饮用咖啡、浓茶、含糖类饮料可引起排尿增加；饮食中如含钠和盐类成分较高，则会引起尿量减少。夏季气候炎热，人体大量出汗、呼吸增快可引起尿液浓缩和尿量减少；冬季气候寒冷，人体血管收缩，皮肤水分蒸发减少则表现为尿量增加。

（三）治疗与检查

因为疾病的原因，如失血、失液等，导致尿液减少，外科手术中使用麻醉剂可干扰排尿反射，导致尿潴留。某些检查可能会引起尿道损伤（水肿），也可引起排尿障碍。有些药物（如止痛剂、镇静剂）的使用可导致神经系统受到干扰，从而影响排尿。

（四）疾病

神经系统病变和损伤可导致排尿意识障碍，出现尿失禁；肾脏病变可导致尿液生成障碍，出现少尿、无尿；泌尿系统的疾病（结石、肿瘤）可导致排尿障碍，出现排尿困难和尿潴留。

（五）排尿习惯

个人长期的生活习惯，如排尿的姿势、环境的要求、是否有夜间排尿的习惯等均能影响排尿。

（六）其他

婴儿因大脑发育不完善，排尿反射作用的产生不受意识的支配，通常在2～3岁后才能达到自我控制；老年人因膀胱肌肉张力减弱，出现尿频现象；妇女可因为月经周期或妊娠的原因出现液体潴留、尿量减少或排尿次数增多。男性前列腺增生压迫尿道可引起排尿困难。

## 三、排尿异常的护理

（一）尿失禁

尿失禁是指排尿失去意识控制，尿液不自主的流出。

1.分类

(1)真性尿失禁（完全性尿失禁）：膀胱完全不能储存尿液，处于空虚状态，持续发生滴尿现象，可见于昏迷、截瘫患者；手术或分娩等原因引起的膀胱括约肌损伤或支配括约肌的神经损伤。

(2)假性尿失禁（充溢性尿失禁）：膀胱充盈达一定压力时，尿液不自主的溢出或滴出，多见于前列腺增生、尿道狭窄。

(3)压力性尿失禁：腹部压力增加（如咳嗽、喷嚏、大笑）时出现不自主的排尿，多见于妊娠后期或老年女性。

2.尿失禁患者的护理

(1)心理护理：尊重、理解患者，及时给患者提供必要的帮助，消除患者的不良情绪，树立战胜疾病的信心。

(2)皮肤护理：首先，保持患者会阴部皮肤的清洁干燥很重要；其次，要保持病床的清洁与干燥，特别要注意观察患者会阴部的皮肤的状况，做到勤观察、勤整理、勤清洗、勤更换，这样可有效地防止、避免压疮的发生。

(3)尿液管理：女患者可用女式尿壶紧贴外阴接取尿液，或使用一次性成人尿布垫和纸尿裤；男患者可使用尿壶接尿，也可用阴茎套连接集尿袋，接取尿液，但这种方法不宜长期使用；长期尿失禁的患者，可采用留置导尿管的方法。

(4)室内环境:定期打开门窗通风换气,去除不良气味。

(5)健康教育。①鼓励患者适当摄入液体:在病情的允许下,指导患者每日白天摄入2 000~3 000 mL液体,以促进排尿反射,预防泌尿系统感染。②训练膀胱功能:定期使用便器,开始白天每隔1~2 h送一次便器,以后逐渐延长憋尿时间,以训练有意识排尿。③锻炼盆底肌:指导患者进行收缩和放松盆底肌肉的训练,以增强控制排尿的能力。具体方法:患者可取立、坐、卧位,试做排尿(排便)动作,缓慢收紧盆底肌肉,再缓慢放松,每次持续10 s,连续做10次,每天可练习数次,前提是患者不感到疲劳。在病情许可的情况下,鼓励患者做床上翻身、抬腿运动或下床活动,以增强腹部肌肉张力。

(二)尿潴留

尿潴留是指大量尿液留存在膀胱内不能自主排出。患者膀胱高度膨胀至脐部,膀胱容积可达到3 000~4 000 mL。患者主诉下腹部胀痛、尿意强烈但排尿困难。体检可见耻骨上膨隆,可扪及囊性包块,叩诊呈实音,有压痛。

1.分类

(1)机械性梗阻:膀胱颈部或尿道有梗阻性病变,造成排尿受阻,如肿瘤压迫尿道。

(2)动力性梗阻:排尿功能障碍引起,如外伤、疾病、使用麻醉剂等。

(3)其他:如不习惯床上排尿、某些心理因素(焦虑、紧张)、大量饮酒后。

2.尿潴留患者的护理

(1)心理护理:尿潴留患者常表现为急躁、紧张、痛苦和焦虑,护士给予安慰和解释,消除患者不良情绪,鼓励其树立战胜疾病的信心,使患者积极配合治疗和护理。

(2)姿势和环境:尽量使患者以习惯的体位和姿势排尿,在病情许可的情况下取适当的姿势排尿。对需绝对卧床休息或某些手术患者应有计划地提前训练在床上排尿,以免因改变排尿姿势而发生尿潴留。护士还应为患者提供隐蔽的排尿环境,如用屏风或床帘遮挡、关闭门窗、请探视人员回避等。

(3)诱导排尿:利用条件反射诱导排尿,如让患者听流水声或用温水冲洗会阴部,以诱导排尿。

(4)热敷、按摩:热敷、按摩下腹部,可解除肌肉紧张,促使排尿。膀胱高度膨胀时,按摩应注意力度(以免造成膀胱破裂),使肌肉放松,促进排尿。

(5)针灸、药物:采用针灸治疗(常用中极、三阴交、曲骨等穴),刺激排尿;必要时遵医嘱肌肉注射卡巴胆碱。

(6)导尿术:如经上述措施处理无效,则需采用导尿术。

(7)健康教育:教育患者预防尿潴留,如养成定时、及时排尿的习惯,前列腺肥大患者勿过度劳累和饮酒,并注意预防感冒等。

## 四、导尿术

导尿术是在严格无菌操作下,将无菌导尿管经尿道插入膀胱引出尿液的技术。

(一)目的

(1)为尿潴留患者放出尿液,以减轻痛苦。

(2)协助临床诊断,如留取无菌尿标本,做细菌培养;测量膀胱容量、压力,检查残余尿,进行尿道或膀胱造影等。

(3)治疗膀胱和尿道疾病,为膀胱肿瘤的患者进行膀胱内化疗等。

(二)准备

(1)护士准备:衣帽整洁、洗手、戴口罩。

(2)患者准备:告知患者和家属导尿的目的及安全性。

(3)用物准备:无菌导尿包:弯盘2个,粗、细硅胶导尿管各1根(8号和10号),止血钳2把,小药杯1个(内置棉球若干),液状石蜡棉球置于瓶内,标本瓶1个,有孔巾1块,纱布2块(男患者使用),快速手消毒液。

其他：弯盘1个，治疗碗1个(内置棉球若干)，止血钳1把，一次性清洁手套1副，无菌手套1副，一次性中单1块，大毛巾1条，无菌持物钳1把及容器1个，便器和便器巾，无床帘则准备屏风，无菌纱布2块(男患者使用)。

(4)环境准备：环境清洁，调节室温，酌情关闭门窗、床帘以遮挡患者。

(三)操作步骤

1.女患者导尿术

女性尿道特点：短、粗、直，长4～5 cm，且富扩张性，尿道外口位于阴蒂下方，阴道口的上方，呈矢状裂。女患者导尿术操作步骤和操作要点见表3-1。

表3-1　女患者导尿术

| 操作步骤 | 操作要点 |
|---|---|
| 核对评估 | 备好用物携至床旁，核对评估患者，向患者解释操作目的、配合方法等 关闭门窗，拉好床帘或使用屏风遮挡患者 |
| 患者准备 | 生活能自理的患者，嘱其用温热水清洗外阴；生活不能自理的患者，由护士协助其清洗外阴 |
| 安置体位 | 协助患者脱去对侧裤腿，盖在近侧裤腿上。并用大毛巾盖好，对侧用盖被遮盖，会阴部充分暴露。洗手 |
| 垫治疗巾 | 患者取屈膝仰卧位，臀下垫一次性中单，弯盘置于患者会阴部下方，治疗碗置于弯盘后，操作者左手戴一次性无菌手套 |
| 初步消毒 | 将备好的消毒用物放于患者两腿中间，右手持血管钳夹消毒棉球，进行初步消毒，其原则是由上向下，由外向内，一个棉球限用一次。顺序：阴阜→大阴唇→左手分开大阴唇→消毒小阴唇→尿道口。消毒完毕，脱下手套放于弯盘内，治疗碗及弯盘移至床尾。洗手 |
| 开包倒液 | 在患者两腿中间，打开无菌导尿包外层，用无菌持物钳打开导尿包内层，取出小药杯放在导尿包边缘，倒消毒液于小药杯中，浸湿棉球 |
| 戴手套、铺巾 | 戴无菌手套后铺上一次性有孔巾，使之与无菌导尿包形成一无菌区 |
| 检查及润管 | 整理好用物，选择合适型号的导尿管，用润滑油湿润导尿管的前端 |
| 再次消毒 | 小药杯置于外阴处，左手固定并分开小阴唇，右手持血管钳夹取棉球再次消毒。其原则是由上向下，由内向外，一个棉球限用一次。顺序：尿道口→小阴唇→尿道口(消毒尿道口需要停留片刻)。整理用物，将污染棉球、血管钳、小药杯移至弯盘内并放于床尾 |
| 插导尿管 | 将另一个无菌弯盘置于有孔巾旁，左手固定小阴唇，嘱咐患者做张口呼吸，右手持血管钳夹取准备好的导尿管。对准尿道口轻轻插入4～6 cm，见尿流出再插入1 cm(图3-1) |
| 引流尿液 | 松开左手。固定导尿管，将尿液引入弯盘内 如需留取尿培养标本，可用无菌标本瓶或试管接取尿液5 mL |
| 拔管 | 导尿完毕夹紧导尿管末端，拔出导尿管，脱下手套，清理用物，将医疗垃圾放入医疗垃圾袋内 |
| 整理 | 协助患者穿好裤子，整理床单位。洗手。询问患者感觉。交代需注意的事项，感谢患者的配合 |
| 消毒双手 | 取适量速干洗手液，消毒双手 |
| 记录 | 记录导尿时间、尿液性状、引流量、患者反应 |
| 垃圾处理 | 垃圾分类处理，放入医疗垃圾桶或生活垃圾桶内 |

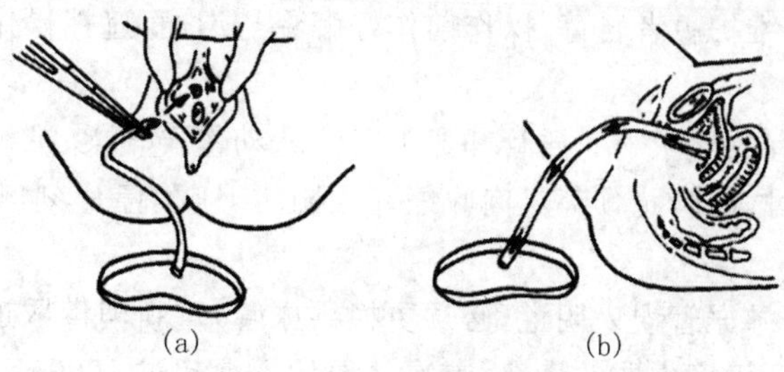


图3-1　女患者导尿术

2.男患者导尿术

男性尿道(图3-2)特点：成人男性尿道长18～20 cm，有两个弯曲(耻骨前弯和耻骨下弯)、三个狭窄(尿道外口、膜部和尿道内口)。男患者导尿术操作步骤和操作要点见表3-2。

表 3-2　男患者导尿术

| 操作步骤 | 操作要点 |
|---|---|
| 核对评估 | 备好用物携至床旁，核对评估患者，向患者解释目的、配合方法等关闭门窗，拉好床帘或使用屏风遮挡患者 |
| 患者准备 | 生活能自理的患者，嘱其用温热水清洗外阴；生活不能自理的患者，由护士协助其清洗外阴 |
| 安置体位 | 患者取仰卧位，臀下垫一次性中单。协助患者脱去裤子至膝部，暴露外阴，两腿放平略分开 |
| 初步消毒 | 弯盘置于患者两腿中间，操作者左手戴一次性无菌手套，将已备好的物品置于患者两腿中间。右手持血管钳夹取棉球进行初步消毒。消毒顺序：阴阜→阴茎（阴茎根部向尿道口方向）→阴囊；左手用纱布裹住阴茎将包皮向后推暴露尿道口，从尿道口向外旋转擦拭尿道口、龟头、冠状沟。需仔细擦拭，预防感染，整理用物，将污染棉球和血管钳、小药杯移至弯盘内放于床尾 |
| 开包倒液 | 导尿包置于患者两腿中间，先打开无菌导尿包外层，再用无菌持物钳打开导尿包内层，取出小药杯放在导尿包边缘，倒消毒液于小药杯中，浸湿棉球；戴好无菌手套，铺上有孔巾，使之与无菌导尿包形成一无菌范围。整理好用物，选择合适型号的导尿管，用润滑油湿润管子的前端 |
| 再次消毒 | 左手用纱布包裹阴茎将包皮向后推，暴露尿道口；右手持血管钳夹紧棉球，仔细擦洗尿道口→龟头→冠状沟。其原则是由内向外。一个棉球限用一次，尤其避免已消毒的部位的污染。污染物放于床尾 |
| 插导尿管 | 左手用无菌纱布包裹阴茎并提起阴茎，使之与腹壁成 60°（使耻骨前弯消失，便于顺利插管，图 3-2）。嘱患者张口呼吸，用另一把血管钳夹住导尿管轻轻插入尿道 20～22 cm，见尿液流出后再插入 2 cm。松开左手，固定导尿管，将尿液引入弯盘内。如需留取尿培养标本，可用无菌标本瓶或试管接取尿液 5 mL |
| 其余步骤 | 其余同女患者导尿术 |

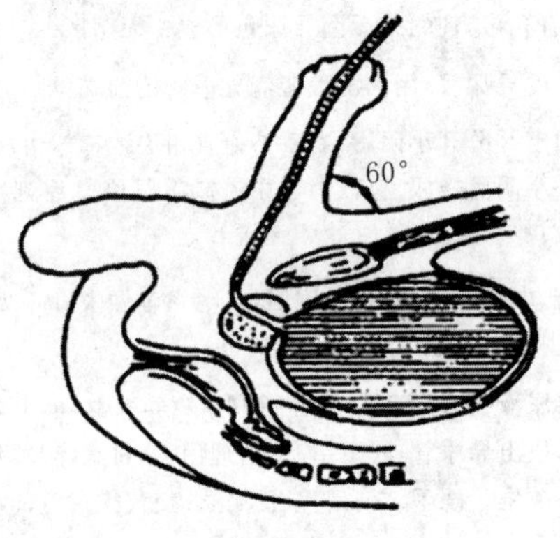


图 3-2　男患者导尿术

（四）注意事项

（1）严格执行无菌技术操作，防止泌尿系统感染。

（2）注意保护患者隐私，维护患者自尊，操作前作好解释与沟通，遮挡操作环境并采取适当的措施防止患者着凉。

（3）选择光滑和粗细适宜的导尿管。插管和拔管时注意动作要轻柔、准确，避免损伤尿道黏膜。

（4）为男患者插导尿管时，因膀胱颈部肌肉收缩产生阻力，应稍停片刻，嘱患者做张口呼吸后，再慢慢插入。

（5）为女患者导尿时，若导尿管误入阴道，必须更换导尿管，重新消毒尿道口后再插入。

（6）对膀胱高度膨胀且又极度虚弱的患者，首次放尿量不得超过 1000 mL。因大量放尿可导致腹腔内压力突然降低，大量血液滞留在腹腔血管内，引起患者血压突然下降产生虚脱；还可使膀胱内压突然降低，引起膀胱黏膜急剧充血而发生血尿。

## 五、导尿管留置术

导尿管留置术是指在导尿后，将导尿管保留在膀胱内持续引流出尿液的技术（图 3-3）。

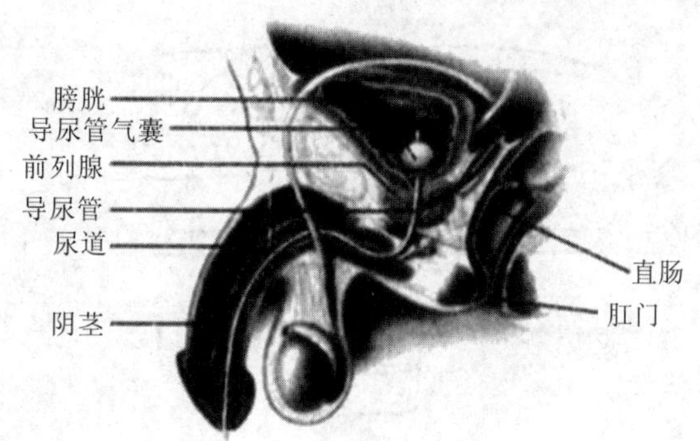


图 3-3　导尿管留置术图

（一）目的

（1）用于抢救休克、危重患者时能准确记录尿量，测量尿比重，以密切观察病情的变化。

（2）为盆腔内脏器手术患者引流尿液，以排空膀胱，避免术中误伤。

（3）某些泌尿系统的患者手术后留置导尿管，可用于持续引流和冲洗，同时可减轻手术切口的张力，以促进伤口的愈合。

（4）对昏迷、瘫痪等尿失禁患者或会阴部有伤口的患者留置导尿管，可保持会阴部的清洁干燥。预防压疮的发生。

（二）准备

（1）护士准备：衣帽整洁，洗手、戴口罩。

（2）患者准备：患者和家属知道留置导尿管的目的、注意事项。

（3）用物准备：同导尿术用物，导尿管为气囊导尿管，备 10 mL 无菌注射器及无菌生理盐水，另备无菌集尿袋、别针、胶布、快速手消毒液。

（4）环境准备：环境清洁、调节室温、酌情关闭门窗、床帘以遮挡患者。

（三）方法

剃去阴毛，行导尿术（同男、女患者导尿术），固定尿管。

（1）气囊固定法：使用双腔气囊导尿管时，插入导尿管后，见尿液流出后再插入 5～7 cm，在根据导尿管上注明的气囊容积，向气囊内注入 0.9%无菌氯化钠注射液 5～10 mL。轻轻回拉有阻力，即可证实导尿管已固定（图 3-4）。

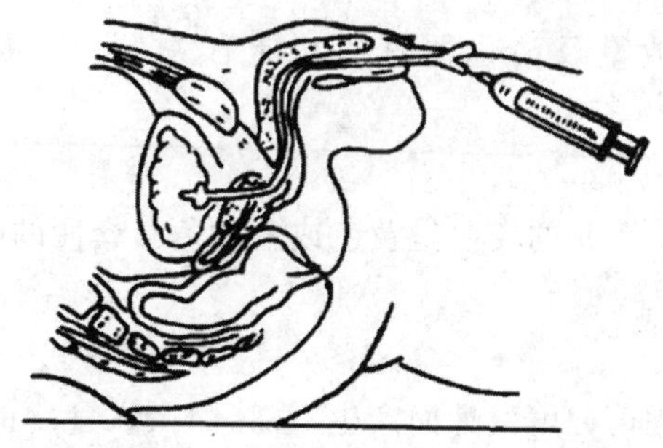

图 3-4　气囊导尿管固定方法

（2）固定后，经导尿管末端与无菌集尿袋连接，并固定于床档上（图 3-5）。

（四）护理措施

（1）向患者解释留置导尿术的重要性，使其主动配合护理。

（2）保持引流通畅，引流管要妥善固定，避免受压、扭曲、堵塞。

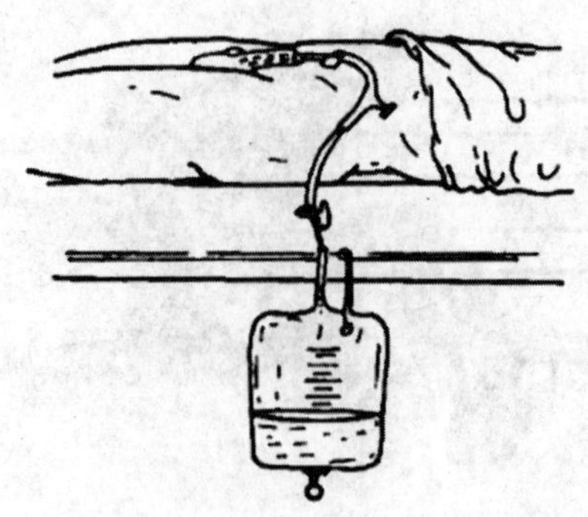

图 3-5　导尿管、引流管和集尿袋的固定

(3)防止逆行感染。①保持尿道口清洁:女患者用消毒棉球擦拭外阴和尿道口,男患者用消毒棉球擦拭尿道口、阴茎头和包皮。每日1～2次。②每日定期更换集尿袋,及时观察并排空集尿袋,注意记录尿量。③长期留置导尿管的患者,每周更换导尿管1次。④患者如离床活动,需注意安置好引流管和集尿袋,高度应在耻骨联合以下,以防尿液逆流,导致泌尿系统感染。⑤在病情允许的情况下,可鼓励患者多饮水,达到冲洗尿道的目的。⑥每周查1次尿常规。如发现尿液浑浊、沉淀、结晶,应及时做膀胱冲洗。⑦训练膀胱功能:可采用间歇式夹管方式,使膀胱定时充盈、排空,以促进膀胱功能的恢复。

(刘　宇)

## 第四节　排便护理

食物通过胃和小肠的吸收后,食物残渣储存在大肠内,一部分水分经大肠吸收,其余经细菌发酵和腐败作用后形成粪便。粪便的性质、形态可反映消化系统的功能。护士通过对患者排便活动、粪便的观察,可以及时了解患者的病情,可为诊断和治疗、护理提供依据。

### 一、粪便的观察

(一)正常粪便的观察

1.量与次数

每日排便量与食物的种类、数量及消化器官的功能有关。一般成人每日排便1～3次(婴幼儿3～5次),平均量150～200 g。

2.形状与颜色

正常粪便柔软成形,呈黄褐色,婴儿的粪便呈黄色或金黄色。粪便的颜色可因摄入的食物和药物的不同而发生不同的变化。

3.气味和混合物

粪便的气味是由于蛋白质经细菌分解发酵而产生,气味因摄入食物的种类而异。粪便中含有少量黏液,有时可伴有未消化的食物残渣。

(二)异常粪便的观察

1.次数

成人每日排便超过3次或每周少于3次且形状改变,为排便异常。

2.形状

当出现消化不良或急性肠炎时,患者的粪便表现为糊状或水样;当出现便秘时,患者的粪便表现为干结、坚硬、栗子样;当直肠、肛门狭窄或肠道部分梗阻时,患者的粪便表现为扁平状或带状。

3.颜色

①柏油样便,见于上消化道出血。②暗红色便,见于下消化道出血。③陶土色便,见于胆道完全梗阻。④果酱样便,见于阿米巴痢疾或肠套叠。⑤粪便表面有鲜血或便后有鲜血滴出,多见于直肠息肉、肛裂或痔疮。⑥霍乱、副霍乱粪便为白色"米泔水"样。

4.气味

消化不良时粪便呈酸臭味;直肠溃疡、直肠癌时呈腐臭味;上消化道出血时呈腥臭味。

5.混合物

粪便中混有大量黏液常见于肠炎;粪便中伴有脓血常见于直肠癌、痢疾;肠道寄生虫感染时粪便中可见蛔虫、蛲虫等。

## 二、影响排便的因素

(一)年龄

年龄影响个体对排便的控制,主要表现在:①2～3岁以下的婴幼儿因神经系统发育不完善,不能控制排便。②老年人因腹壁肌肉张力的下降、胃肠蠕动减慢、肛门括约肌松弛等原因出现排便功能异常。

(二)饮食

均衡的食物、充足的液体以及含有足够的纤维素的食物是维持正常排便的重要条件。当摄入不够、食物中缺少纤维素和水分时,可导致粪便变硬、排便减少。

(三)活动

适当的活动可较好的维持肌肉的张力,并能刺激肠道的蠕动,这些均有助于维持正常的排便功能。长期卧床、缺乏活动的患者,可出现肠蠕动减弱、排便困难。

(四)个人排便习惯

每个人有自己的排便习惯,如一定的排便环境、排便时间等,当这些习惯受到影响或外界环境的干扰时,正常的排便规律可受到影响。

(五)心理因素

不良的心理因素,如紧张、恐惧、焦虑、抑郁可导致排便异常。

(六)治疗因素

某些治疗和检查可引起机体疼痛和肠道平滑肌的麻痹而导致排便困难。某些药物的使用可直接影响肠道活动,如:过度使用泻药可引起严重的腹泻;长期服用缓泻剂,可导致肠道感受器的敏感性降低,出现慢性便秘;长期服用抗生素,可干扰肠道正常菌群,引起腹泻或便秘。

(七)社会文化因素

社会文化教育可影响个体的排便习惯。排便是个人隐私,当个体因排便问题需要医务人员协助而丧失隐私时,个体会出现压抑排便需要而导致排便障碍。

## 三、排便异常的护理

(一)腹泻

腹泻是指肠蠕动增快,排便次数增多,粪便稀薄而不成形,甚至呈水样。

1.去除病因

停止进食被污染的饮食,对肠道感染的患者可遵医嘱给予治疗。对患者进行耐心的解释和安慰,做好清洁护理,提高患者的自信心。

2.卧床休息

减少体力消耗,减少肠蠕动。

3.饮食护理

鼓励患者多饮水,酌情给予清淡、流质或半流质饮食。腹泻严重时可暂时禁食。

4.皮肤护理

做好肛周皮肤清洁护理，每次便后用软纸擦净肛门，再用温水清洗，肛门周围涂以油膏，减少局部刺激，以保护肛周皮肤。

5.防止水、电解质紊乱

遵医嘱使用止泻剂、并补充电解质。必要时可采取静脉输液以维持水、电解质平衡。

6.观察记录

注意观察粪便的颜色、次数、性质，及时记录，需要时留取标本送检。疑为传染病时，按肠道隔离原则护理。

7.健康教育

①向患者解释引起腹泻的原因和防治措施。②鼓励患者多饮水，饮食宜清淡并注意饮食卫生。③指导患者观察排便情况，有异常及时与医护人员联系。

(二)便秘

便秘是指排便次数减少，粪质干燥、坚硬，排便困难。

1.心理护理

解释便秘的原因及护理措施，消除患者思想顾虑及紧张情绪。

2.提供排便环境

用屏风或床帘遮挡，以保护患者隐私。

3.选取适宜排便姿势

如病情许可的情况下，患者取坐位或蹲位。能下床的患者，可扶助下床在床旁或卫生间排便。不能下床的患者，可适当抬高床头，以便于排便。

4.腹部按摩

患者排便时，可按结肠解剖位置做按摩(升结肠→横结肠→降结肠)，刺激肠蠕动，增加腹压，帮助排便。

5.口服缓泻剂

遵医嘱给口服缓泻剂，如番泻叶、果导片等。

6.使用简易通便剂

常用的有开塞露、甘油栓等。目的是软化粪便，润滑肠壁，促使排便。

7.灌肠术

如经上述措施处理无效时，则需采用灌肠术。

8.健康教育

①向患者讲解有关排便知识，养成定时排便习惯的重要性。②建立合理的食谱，多吃蔬菜、粗粮等富含纤维素的食物，多饮水，适当摄取油脂类食物。③安排适当活动，如散步、体操、打太极拳等。

(三)大便失禁

大便失禁是指由于肛门括约肌不受意识控制而不自主地排便。

1.心理护理

护士应尊重和理解患者，消除患者自卑、紧张、羞涩、焦虑等不良情绪，开导、安慰患者。

2.保持室内空气清新

定时开窗通风换气，除去室内不良气味，使患者舒适。

3.皮肤护理

重点保护肛周皮肤清洁，及时更换被污染的被单和衣裤，保持床铺清洁、干燥、平整；病床上加铺一次性中单，患者可使用成人纸尿裤，使用期间，要注意经常更换，每次更换时用温热水清洗会阴部，必要时可在肛门周围涂油膏给予保护；注意观察患者骶尾部皮肤情况，定时翻身按摩，防止压疮的发生。

4. 重建排便能力

了解患者排便时间、规律，观察排便的表现，酌情给患者使用便器。如患者因进食刺激肠蠕动而引起排便，则应在饭后及时给予便器；如患者排便无规律，则可定时给患者使用便器，以试行排便，帮助患者重建排便的控制能力。

5. 健康教育

①向患者及家属解释排便失禁的原因及肛周皮肤护理方法。②对患者及家属进行饮食卫生知识指导。③教会患者肛门括约肌及盆底肌肉收缩锻炼的方法。

## 四、灌肠术

灌肠术是将一定量的溶液由肛门经直肠灌入结肠，以帮助患者清洁肠道、排便、排气，或由肠道供给药物或营养，达到确定诊断和进行治疗目的的技术。

(一)大量不保留灌肠术

1. 目的

(1)软化和清除粪便，解除便秘和肠胀气。

(2)清洁肠道，为手术、检查或分娩做准备。

(3)稀释、清除肠道内有毒物质，减少肠道吸收。

(4)为高热患者降温。

2. 准备

(1)护士准备：衣帽整洁、洗手、戴口罩。

(2)患者准备：评估患者，使患者和家属清楚灌肠的目的及灌肠过程中的感觉，学会深呼吸和取合适的卧位，并嘱患者排空膀胱。

(3)用物准备：一次性灌肠袋1个或灌肠筒1套、肛管(18～22号)1根、弯盘1个、止血钳1把、液状石蜡1瓶、棉签1袋、纸巾、水温计、一次性尿布(治疗巾)、一次性手套、快速手消毒液。

常用灌肠溶液：0.9%氯化钠溶液 0.1～0.2%肥皂液。

灌肠溶液的量及温度：成人每次为 500～1 000 mL，小儿每次为 200～500 mL。溶液的温度为 39 ℃～41 ℃；降温时温度为 28 ℃～32 ℃；中暑患者灌肠溶液(0.9%氯化钠溶液)温度为 4 ℃。

(4)环境准备：关闭门窗，调节室温，用床帘或屏风遮挡患者。

3. 操作步骤

大量不保留灌肠(图 3-6)操作步骤及操作要点见表 3-3。

**表 3-3　灌肠术**

| 操作步骤 | 操作要点 |
|---|---|
| 核对解释 | 携带用物至床沿，核对患者，解释目的及操作方法 |
| 安置卧位 | 协助患者取左侧卧位，双膝屈曲，臀部移至床沿。一次性尿布(治疗巾)垫于患者臀下 |
| 润管排气 | 挂灌肠筒或一次性灌肠袋于输液架上，液面距离肛门 40～60 cm，戴手套，润滑肛管前端，排尽肛管内空气，关闭开关 |
| 插管灌液 | 一手垫纸巾分开患者肛门，一手持血管钳将肛管轻轻插入直肠 7～10 cm，同时嘱患者做深呼吸。小儿插入直肠 4～7 cm。固定肛管，打开开关，使灌肠液缓慢流入 |
| 密切观察 | 观察灌肠筒或袋内液面下降的情况及患者的反应，如流入不畅，可轻轻转动或挤压肛管。如患者感到腹胀和便意，应适当放低灌肠筒(袋)，并嘱患者做张口呼吸 |
| 拔管 | 灌肠溶液完全流尽，关闭开关，用纸巾包住肛管轻轻拔出，放入医疗垃圾袋内。擦净肛门 |
| 安置患者 | 协助患者取舒适卧位，嘱咐患者尽可能忍 5～10 min 后再排便 |
| 洗手记录 | 协助患者排便，安置患者，分类处理垃圾，整理床单位，开窗通风取速干洗手消毒双手。记录方法：灌肠后排便 1 次记为 1/E；灌肠后未排便记为 0/E |

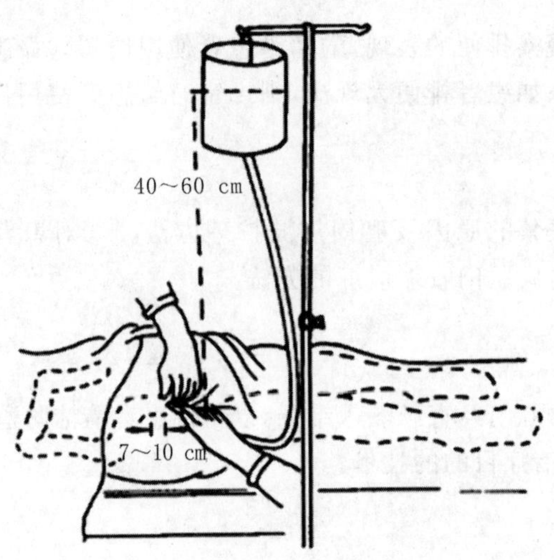


图 3-6　大量不保留灌肠术

4.注意事项

(1)禁忌证:妊娠、急腹症、严重心血管疾病、消化道出血等患者。

(2)准确掌握灌肠溶液的温度、浓度、流速、压力和溶液的量。肝性脑病患者,禁用肥皂水灌肠,以减少氨的吸收;伤寒患者灌肠,溶液量不得超过 500 mL,压力要低(即液面高度不超过肛门 30 cm);充血性心力衰竭或水钠潴留的患者,禁用 0.9%氯化钠溶液灌肠,以减少钠的吸收。

(3)灌肠过程中应严密观察患者的病情变化,如患者出现脉速、面色苍白、出冷汗、剧烈腹痛、心慌气急时,应立即停止灌肠,并与医生联系给予紧急处理。

(4)降温灌肠时,应保留 30 min 后再排出。排便后隔 30 min 测量体温并记录。

(5)注意保护患者自尊,尽量减少患者肢体暴露。

(二)小量不保留灌肠术

1.目的

(1)用于腹部、盆腔术后,保胎孕妇,危重患者,病儿,年老体弱等患者,可软化粪便,解除便秘。

(2)排出肠道内积气,减轻腹胀。

2.准备

(1)护士准备:衣帽整洁、洗手、戴口罩。

(2)患者准备:使患者和家属知道灌肠的目的、操作程序和配合要点,排尽尿液、学会深呼吸并取合适的卧位。

(3)用物准备:①治疗盘内备:注洗器、量杯或灌肠筒(小容量)、肛管(14～16 号)、温开水 5～10 mL、水温计、纸巾、棉签、液状石蜡、血管钳、弯盘、快速手消毒液。另备:一次性治疗巾、一次性手套、便器、便盆巾、大毛巾。②灌肠溶液:a.“1、2、3 溶液”(50%硫酸镁 30 mL、甘油 60 mL、温开水 90 mL);b.油剂(温开水 50 mL 和肝油 50 mL)。

(4)环境准备:关闭门窗,调节室温,用床帘或屏风遮挡。

3.操作步骤

小量不保留灌肠术(图 3-7)操作步骤及操作要点见表 3-4。

4.注意事项

(1)灌肠时插管深度为 7～10 cm,压力宜低,灌肠液注入的速度不得过快。

(2)每次抽吸灌肠液时应夹住肛管,防止空气进入肠道,导致腹胀。

(三)清洁灌肠术

清洁灌肠术是反复多次进行大量不保留灌肠的方法。方法:先用 0.1%～0.2%肥皂液行大量不保留灌肠，再用0.9％氯化钠溶液灌肠数次，直至排出液体为澄清透明、无粪块。由于清洁灌肠持续时间长，患者感到疲劳、痛苦，同时清洁肠道不彻底，临床上此方法已不常用，现多采用口服高渗溶液清洁肠道法。

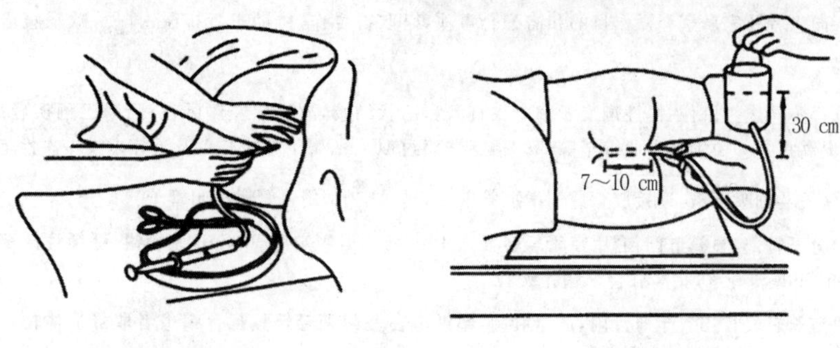


(a)注洗器示意图　　(b)小容量灌肠筒示意图

图 3-7　小量不保留灌肠术

表 3-4　小量不保留灌肠术

| 操作步骤 | 操作要点 |
| --- | --- |
| 核对解释 | 携带用物至床旁，核对患者，解释操作目的、操作方法及配合方法 |
| 安置卧位 | 协助患者取舒适卧位 |
| 润管排气 | 戴手套，将肛管前端润滑，用注洗器吸取灌肠液，连接好肛管，排尽注洗器及肛管内空气后，用血管钳夹紧肛管。或挂小容量灌肠筒于输液架上，液面距离肛门不超过 30 cm，戴手套，润滑肛管前端，排尽肛管内空气，关闭开关 |
| 插管灌液 | 一手垫纸巾分开患者肛门，一手持血管钳将肛管轻轻插入直肠 7～10 cm，同时嘱患者做深呼吸，固定肛管，打开开关或血管钳，让灌肠液缓慢流入。最后注入 5～10 mL 温开水，完毕将肛管末端抬高，直至全部流入 |
| 拔管 | 灌肠完毕，用纸巾包裹反折的肛管并拔出．放入医疗垃圾袋 |
| 交代患者 | 协助患者穿好裤子，嘱咐患者尽可能保留溶液 10～20 min 后排便 |
| 整理 | 整理床单位 |
| 洗手记录 | 洗手，记录。观察大便性状，必要时留取标本送检 |

（四）口服高渗溶液清洁肠道法

口服高渗溶液后，肠道内水分大量增加，可达到软化粪便、刺激肠蠕动，促使排便、清洁肠道的目的。

方法：患者术前3天进半流质饮食，术前1天进流质饮食，术前1天下午2:00～4:00口服20％甘露醇200 mL。＋5％葡萄糖1 000 mL，温度为10 ℃～20 ℃，服后15～30 min可反复排便。

（五）保留灌肠术

保留灌肠术是指将药液灌入到直肠或结肠内，通过肠黏膜吸收以达到治疗疾病目的的技术。

1.目的

(1)用于镇静、催眠治疗。

(2)肠道感染等。

2.准备

(1)护士准备：衣帽整洁、洗手、戴口罩。

(2)患者准备：使患者和家属了解保留灌肠的目的，取合适卧位，排净粪便和尿液。

(3)用物准备：①治疗盘内备：注洗器、量杯或小容量灌肠筒、肛管(12～14号)温开水5～10 mL、弯盘、纸巾、温度计、一次性治疗巾、一次性手套、快速手消毒液。②灌肠溶液：镇静催眠常用10％水合氯醛；肠道感染常用2％小檗碱、0.5％～1％新霉素及其他抗生素；药物剂量遵医嘱。药液量限制在200 mL以内，温度39 ℃～41 ℃。

(4)环境准备：关闭门窗，用床帘或屏风遮挡患者，酌情调节室温。

3.操作步骤

保留灌肠术操作步骤和操作要点见表3-5。

表 3-5　保留灌肠术

| 操作步骤 | 操作要点 |
| --- | --- |
| 核对解释 | 核对患者。向患者及家属解释操作目的和需配合事项，以取得合作，协助患者排尿、排便，减轻腹压，清洁肠道，便于药物保留和吸收 |
| 安置卧位 | 根据病情选择不同选择卧位：慢性痢疾者病变在直肠和乙状结肠，故应取左侧卧位；阿米巴痢疾者病变在回盲部，采用右侧卧位，可提高疗效。协助患者脱裤至膝部。抬高臀部约 10 cm，臀下垫橡胶单及治疗巾或一次性治疗巾，臀边放弯盘 |
| 润管排气 | 戴手套，用注洗器抽吸药液，连接肛管并润滑肛管前端，排尽空气，用血管钳夹闭管子 |
| 插管灌液 | 左手垫纸巾分开臀部，显露肛门，右手持管轻轻插入 10～15 cm，固定肛管，松开血管钳，缓缓注入药液，药液注入完毕后，再注入 5～10 mL 温开水，抬高肛管末端并夹管 |
| 拔管 | 用纸巾包裹肛管轻轻拔出置于弯盘内，擦净肛门，垫纸巾在肛门处轻轻按揉。嘱患者取舒适体位，让患者尽量忍耐，保留药液 1 h 以上 |
| 整理 | 分类处理垃圾，将肛管等医疗垃圾放入医疗垃圾袋内，脱手套，洗手，整理床单位，开窗通风 |
| 洗手记录 | 再次洗手后记录 |

4. 注意事项

(1)正确评估患者，了解灌肠的目的和病变部位，采取灌肠的正确的卧位和掌握插管的深度。

(2)肠道感染的患者，最好在晚上睡觉前灌肠，因为此时活动量小，药液易于保留吸收。

(3)灌肠前嘱患者排便，选用的肛管要细，插管要深，液量要小，液面距肛门不超过 30 cm，使灌入药液能保留较长时间，以利于肠黏膜对药液的充分吸收。

(4)肛门、直肠、结肠等手术后及排便失禁的患者均不宜做保留灌肠。

(六)简易通便术

简易通便术是指使用开塞露、甘油栓等简易通便剂，帮助患者软化粪便、润滑肠壁、刺激肠蠕动、排出粪便的方法。

1. 目的

软化粪便、润滑肠壁、刺激肠蠕动、排出粪便。

2. 准备

(1)护士准备：衣帽整洁、洗手、戴口罩。

(2)患者准备：使患者和家属了解简易通便的目的与配合的方法。

(3)用物准备：治疗盘内备通便剂、纸巾、剪刀、一次性手套、快速手消毒液、便盆。

3. 操作方法

(1)开塞露法：将用物携带至床旁，核对患者，解释操作目的。协助患者取左侧卧位，暴露肛门，用剪刀剪去开塞露顶端并修圆(图 3-8)，挤出少量液体润滑开口处，嘱患者深呼吸，戴好一次性手套，把开塞露前端轻轻插入肛门，将药液全部挤入直肠(图 3-9)，嘱患者忍耐 5～10 min 后再排便。洗手、整理、记录。

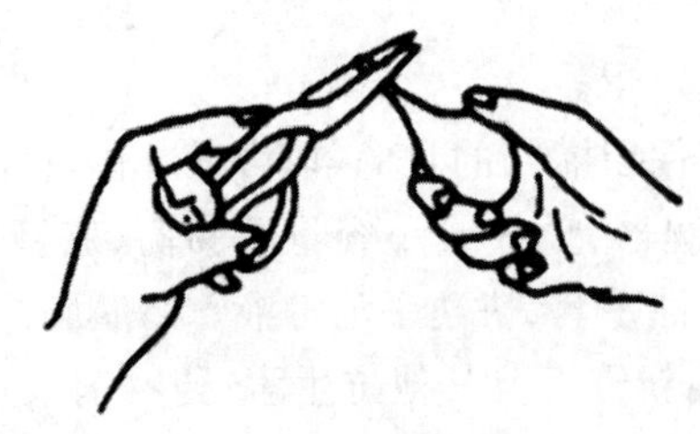

图 3-8　剪开塞露法

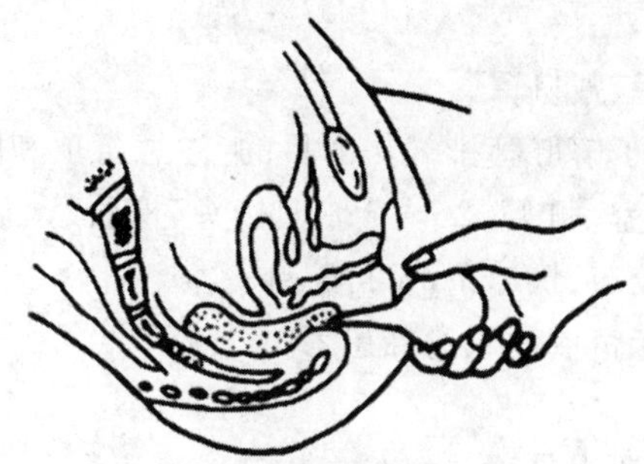

图 3-9　开塞露通便术

(2)甘油栓法:将用物携带至床旁,核对患者,解释操作目的。协助患者取左侧卧位,暴露肛门,戴好一次性手套,将甘油栓轻轻插入肛门至直肠,并用手轻轻按揉患者肛门部(图 3-10),嘱患者忍耐 5～10 min 后再排便。洗手、整理、记录。

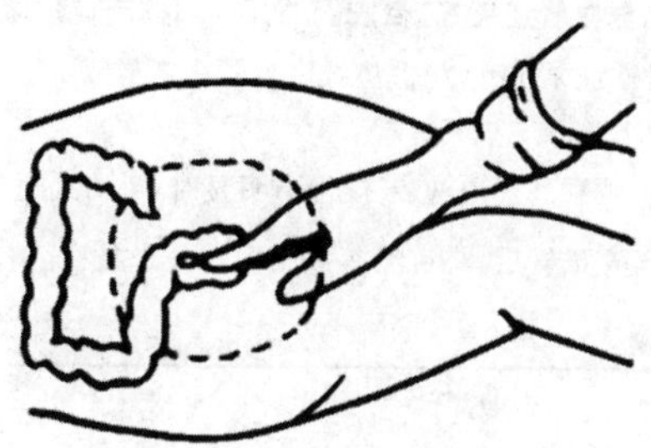

图 3-10　甘油栓通便术

4. 注意事项

(1)操作时,注意手法轻柔,以免损伤患者直肠黏膜。

(2)嘱患者忍耐 5～10 min 后再排便,以免因大便干硬,用力排便而造成患者肛裂、出血。发生大便嵌顿的患者如经简易通便或灌肠后仍无效时,可采用人工取便法,解除患者的痛苦。

(刘　宇)

## 第五节　排气护理

肠胀气是指胃肠道内有过多的气体积聚,不能排出。患者腹部膨隆,感觉腹胀、腹痛。

### 一、肠胀气患者的护理

(1)心理护理:向患者解释肠胀气的原因、治疗及护理措施,缓解患者紧张、焦虑情绪。

(2)适当活动:鼓励患者在病情的允许下,进行适当的活动,如床上翻身、下床活动等。

(3)必要时遵医嘱给药或行肛管排气。

(4)健康教育:指导患者调整食谱,注意合理的饮食,尽量不食用易产气的食物和饮料。教会患者腹部按摩的方法。

### 二、肛管捧气法

肛管排气法是将肛管从肛门插入直肠,以排除肠内积气的方法。

#### (一)目的

帮助患者排出肠腔积气,减轻腹胀,缓解不适。

（二）准备

（1）护士准备：衣帽整洁、洗手、戴口罩。

（2）患者准备：使患者和家属了解肛管排气法的目的、注意事项和配合的方法。

（3）用物准备：治疗盘内备弯盘、肛管（26 号）玻璃接头、橡胶管、玻璃瓶（盛 3/4 的水）、棉签、润滑油、纸巾、一次性手套、瓶口的系带、胶布、快速手消毒液。

（4）环境准备：关闭门窗，用床帘或屏风遮挡患者。

（三）操作步骤

肛管排气法操作步骤和操作要点见表 3-6。

表 3-6　肛管排气法

| 操作步骤 | 操作要点 |
|---|---|
| 核对解释 | 携带用物至床旁、核对患者，交代操作目的及注意事项、配合的方法 |
| 安置卧位 | 协助患者取仰卧位或左侧卧位、将裤子退至膝部露出肛门，注意遮挡、保护患者 |
| 系瓶连管 | 将肛管（26 号）、玻璃接头、橡胶管连接好，橡胶管的另一端放于玻璃瓶内（液面以下），玻璃瓶用系带固定于床边 |
| 插管固定 | 润滑肛管前端，戴手套，嘱患者深呼吸，左手垫纸巾分开患者臀部，右手持肛管轻轻插入直肠 15～18 cm，用胶布将肛管固定（图 3-11） |
| 观察排气 | 如有气体排出，玻璃瓶内可观察到气泡逸出 排气不明显时，可协助患者翻身、改变体位、按摩或做腹部热敷 |
| 拔出肛管 | 保留肛管时间不超过 20 min 拔管后，将肛管等放于医疗垃圾袋内，清洁肛门，协助患者穿好裤子，取舒适体位 |
| 整理记录 | 整理床单位，开窗通风。洗手，记录 |

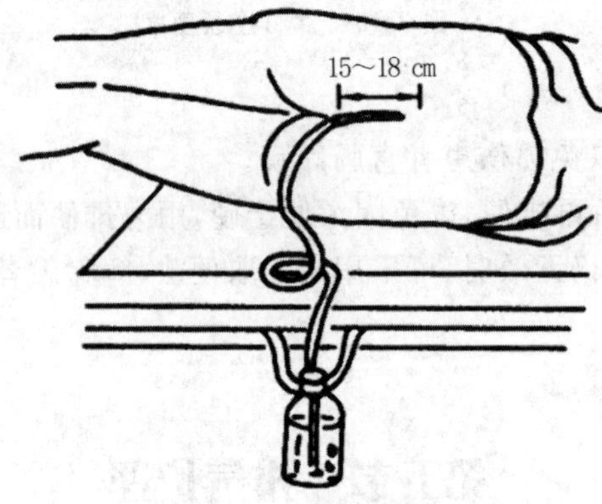


图 3-11　肛管排气法

（四）注意事项

（1）肛管保留时间在 20 min 以内，因为时间过长，会降低肛门括约肌反应，导致肛门括约肌永久性松弛，必要时可间隔 2～3 h 后重新插管排气。

（2）注意遮挡，保护患者隐私。

（刘　宇）

# 第四章　临床护理技术

## 第一节　胶囊内镜检查术护理

胶囊内镜检查术是用一种无线的、一次性使用的胶囊，借助肠道蠕动平滑地通过消化道并自然排出体外，在它穿行期间捕获消化道图像用于诊断消化道疾病。

### 一、目的

诊断消化道疾病。

### 二、适应证

(1)不明原因消化道出血。
(2)其他检查提示小肠影像学异常。
(3)慢性腹痛疑小肠器质性疾病所致。
(4)慢性腹泻。
(5)了解克罗恩病及乳糜泻的累及范围。
(6)观察小肠手术吻合口情况。
(7)监控小肠息肉综合征的发展。
(8)检测与使用非甾体类消炎药相关的小肠损害。

### 三、禁忌证

1.绝对禁忌证

已知或怀疑胃肠道梗阻、狭窄、瘘管、巨大憩室、广泛累及的克罗恩病，且无手术条件或拒绝接受手术者。

2.相对禁忌证

(1)吞咽障碍、严重动力障碍。
(2)妊娠妇女。
(3)长期服用非甾体类消炎药。
(4)已经置入电子医学仪器者，如心脏起搏器、除颤器。

### 四、评估

(1)评估患者病情、意识、心理、对疾病的认知程度，告知患者操作目的，向其解释，取得配合。
(2)评估内镜检查室环境，如光线、温度、通风等。

## 五、操作准备

1.物品准备

M2A胶囊内镜,数据记录仪套件,RIPIDTM工作站,扩张器械,解痉药及止血药。

2.环境准备

内镜室安静、整洁、温度适宜。

3.护士准备

着装整齐,洗净双手,戴口罩、手套。

4.患者准备

检查前一天晚18时以后禁食,20时服用聚乙二醇清肠剂清洁肠道,22时以后禁水。吸烟者在检查前24h禁烟。检查前20分钟口服祛泡剂。

## 六、操作程序

1.准备

按照指定位置粘贴阵列传感器,并与数据记录仪、电池包连接,通过腰带固定于患者身上。取出胶囊内镜,分别置于8个传感器位点及舌下测定记录仪的信号接收情况。

2.吞服胶囊

嘱患者不要咬破胶囊,吞服胶囊后至少2h不能进食或饮水,5h后可以吃少量简餐,但需记录用餐的时间及用餐量。

3.定位检查

在检查期间患者需每15min确认一下记录仪部的LED指示灯是否闪烁,且闪烁频率为每秒2次。如果指示灯在检查后的前6h闪烁停止或闪烁频率减慢,记录当时时间并通知医师。

4.后续处理

检查结束后回收记录仪套件,下载记录仪中的图像数据,要求患者记录胶囊内镜排出体外时间,并通知医师。如一周后不能确定胶囊是否排出体外则需进行腹部X线平片检查加以明确。

(郭丽丽)

# 第二节　内镜逆行胰胆管造影护理

内镜逆行胰胆管造影(endoscopic retrograde cholangiopancreatography,ERCP)是通过十二指肠镜插管经十二指肠乳头进入胆总管,注射造影剂使胰管及胆管显影以诊断胆胰疾病的一种诊断技术。

## 一、目的

通过胰管及胆管显影以诊断胆胰疾病。

## 二、适应证

(1)疑有胆管结石、肿瘤、炎症、寄生虫或梗阻性黄疸且原因不明者。

(2)胆囊切除或胆道手术后症状复发者。

(3)临床疑有胰腺肿瘤、慢性胰腺炎或复发性胰腺炎或原因不明者。

(4)怀疑有十二指肠乳头或壶腹部炎症肿瘤或胆源性胰腺炎需要驱除病因者。

(5)怀疑有胆总管囊肿等先天性畸形及胰胆总管汇流异常者。

(6)原因不明的上腹痛而怀疑有胆囊疾病者。

(7)因胆胰疾患需收集胆汁、胰液或进行 Oddi 括约肌测压者。

(8)因胰胆病变需进行内镜下治疗者。

(9)胰腺外伤后怀疑胰胆疾病者。

(10)胆管手术疑有外伤者。

(11)怀疑胰腺有先天性变异者。

(12)某些肝脏疾病者。

## 三、禁忌证

(1)上消化道狭窄、梗阻,估计内镜不能抵达十二指肠降段。

(2)有心肺功能不全等其他内镜检查禁忌证者。

(3)非结石嵌顿的急性胰腺炎或慢性胰腺炎急性发作期。

(4)有胆管狭窄及梗阻,而不具备引流手术者。

## 四、评估

(1)评估患者病情、意识、心理、对疾病的认知程度,了解患者有无心脏病、高血压、麻醉药物过敏等病史,有无安装心脏起搏器、凝血功能情况。

(2)内镜治疗室环境,如光线、温度、通风等。

## 五、操作准备

1. 物品准备

十二指肠镜、造影导管、造影剂、X 光机。

2. 环境准备

造影室安静、整洁、温度适宜。

3. 护士准备

着装整洁,洗净双手,戴口罩、手套。

4. 患者准备

禁食禁水 6 小时以上。取得患者同意配合。

## 六、操作程序

(1)协助患者取左侧卧位,常规准备同胃镜检查,术前肌内注射 654-2 及地西泮。有条件的医院可以静脉麻醉做无痛十二指肠镜。右前臂留置静脉通道。

(2)协助术者进行十二指肠镜检查,充分暴露十二指肠乳头。

(3)协助术者插入造影导管,导管露出先端部后,用少量生理盐水或稀释好的造影剂将管腔充满,导管插入乳头后在 X 线监视下缓慢推注(速度 0.2～0.6 mL/秒)造影剂,胰管 2～5 mL,胆总管及肝管需 10～20 mL。如发现胆管梗阻性病变,在注入造影剂前先抽出等量胆汁。

(4)整理处置,清洁内镜及导管等。

(5)洗手,记录操作过程及术后患者有无不适。

(6)嘱患者术后禁食 24 小时,卧床休息。术后 3 小时、次晨抽血查血淀粉酶、血常规,观察患者生命体征及症状,无异常者可逐步进流质、低脂少渣半流质至正常饮食。遵医嘱给予止血、消炎、抑酶及保护胃黏膜的药物。

(郭丽丽)

## 第三节　双气囊电子小肠镜检查术护理

双气囊电子小肠镜检查术(double-balloon video endoscopy，DBE)小肠镜检查方法与胃镜检查相似，但小肠镜比胃镜更长，可以看到50～110厘米的空肠，是诊断小肠病变的重要检查手段。

### 一、目的

诊断及治疗小肠疾病。

### 二、适应证

(1)原因不明的消化道(小肠)出血及缺铁性贫血。

(2)疑小肠肿瘤或增生性病变。

(3)小肠吸收不良综合征。

(4)手术时协助外科医生进行小肠检查。

(5)怀疑小肠克罗恩病或肠结核。

(6)不明原因腹泻或蛋白丢失。

(7)小肠内异物。

(8)已确证的小肠病变治疗后复查。

(9)相关检查提示小肠存在器质性病变可能者。

### 三、禁忌证

(1)严重心肺功能异常者。

(2)有高度麻醉风险者。

(3)相关实验室检查明显异常，在指标纠正前(严重贫血、血浆白蛋白严重低下者)。

(4)完全性小肠梗阻无法完成肠道准备者。

(5)多次腹部手术史者，腹腔广泛粘连。

(6)低龄儿童、无法配合检查者。

(7)其他高风险状态或病变者(如中度以上食管胃底静脉曲张、大量腹水等)。

(8)孕妇。

### 四、评估

(1)评估患者心理、对疾病的认知程度，肝肾功能及心电图、凝血功能，排除严重心肺疾患。

(2)评估内镜治疗室环境，包括光线、温度、通风等。

### 五、操作准备

1.物品准备

双气囊电子小肠镜、外套管、气囊、气泵、活检钳、黏膜下注射针、钛夹、墨汁、ICG、造影剂、EUS设备及治疗性附件、润滑剂、牙垫、治疗巾、纱布，监护仪、治疗车等监护抢救设备及药品。

2.环境准备

内镜治疗室安静、整洁、温度适宜。

3.护士准备

着装整齐，洗净双手，戴口罩、手套。

4.患者准备

经口进镜的患者，禁食禁水12小时以上，肠道准备与结肠镜检查相同。术前安抚患者，取得患者同意配合，给患者使用镇静剂及解痉剂。

### 六、操作程序

(1)安装内镜、双气囊外套管，连接气泵。

(2)内镜置入小肠：将外套管套在小肠镜身上，将内镜头部进入至十二指肠水平段后，先将小肠镜头气囊充气。将外套管滑插至内镜前部后将外套管气囊充气。

(3)气囊放气：缓慢拉直内镜和外套管，接着将内镜头端气囊放气，协助操作者将内镜缓慢向深部插入。反复以上操作，推进内镜至回肠中段或空回肠交界区。

(4)当内镜抵达相应部位后即用黏膜下注射针向黏膜内注射1%靛胭脂0.5 mL数点，作为下次检查区域标记。

(5)X线透视观察：可根据需要从钳子管道中注入30%泛影葡胺，在X线透视下了解内镜的位置、肠腔的狭窄及扩张情况、内镜与末端回肠的距离。

(6)整个操作过程护士协助医师进镜，并按照医师要求给药，操作气泵、观察患者呼吸、循环、意识状态。

(7)整理处置：清洁内镜及附属器械用物等。

(8)拔镜后，嘱患者保持左侧卧位休息，吐出牙垫，清洁口鼻腔。观察3小时，如有腹痛、恶心、呕吐等不适症状，及时报告医师处理。检查后当日不要进食产气食物，次日可进普食或根据医嘱进食。

(9)洗手，记录。

（郭丽丽）

## 第四节　内镜下黏膜肿块切除术护理

内镜下黏膜肿块切除术(endoscopic mucosal resection，EMR)是食管黏膜早期癌及早期胃癌患者可供选择的治疗方法。

### 一、目的

微创切除食管及胃早期肿瘤。

### 二、适应证

早期胃癌、早期食管癌、Barrett食管。

### 三、禁忌证

(1)已侵犯深部的胃癌。

(2)多发的早期胃癌。

(3)有淋巴结转移的可能。

(4)有远处转移。

### 四、评估

(1)评估患者病情、意识、心理、对疾病的认知程度，凝血功能检查及备血。

(2)内镜治疗室环境,如光线、温度、通风等。

## 五、操作准备

1.物品准备

胃镜、放大内镜、双腔内镜、透明帽、电极板、冲水管、热活检钳、刀、电凝抓钳、注射针、钛夹、泡沫板、大头针、染色剂(10 mL 0.4%靛胭脂、10 mL 注射用生理盐水、1 mL 1∶10000 肾上腺素、透明质酸钠 25mg 等)、电灼器、备血。

2.环境准备

内镜治疗室安静、整洁、温度适宜。

3.护士准备

着装整齐,洗净双手,戴口罩、手套。

4.患者准备

禁食禁水 12 小时以上,测定凝血功能。术前安抚患者,取得患者同意配合。

## 六、操作程序

(1)常规准备同胃检查。麻醉师评估是否可以全麻。

(2)协助术者进行胃镜检查,吸尽胃液,充分暴露病灶。

(3)在病灶黏膜下注射染色剂使病灶染色,显示界限。

(4)在病灶黏膜下注射生理盐水使病灶隆起。

(5)切除在胃镜下将病变黏膜吸成乳头状,将圈套器递给医师插入活检孔,套住吸起的乳头状黏膜,接通高频电切除。如有出血,可以及时在胃镜下止血治疗。

(6)切除黏膜回收:用抓钳或用网篮网住随内镜退出。

(7)保存切除黏膜、送检:将切除黏膜回收后用固定液保存,送病理切片检查。

(8)整理用物,清洁内镜及圈套器、注射针等器械用物。

(9)洗手、记录操作过程及术后患者有无不适。

(10)将患者收入病房观察,直至从全麻中复苏。

## 七、知识拓展

1.胃镜下宽基底切除术避免穿孔的技巧

(1)足够剂量的黏膜下注射。

(2)切除时保持视野清晰。

(3)避免在胃体小弯中上部进行切除。

2.注意事项

(1)术中密切观察患者反应和生命体征。如出现头晕、恶心、面色苍白、出冷汗或腹部剧痛等低血糖或胃肠牵拉反射反应,需立即停止治疗,予吸氧、静脉输液等处理。

(2)护士应熟悉操作的每个过程,在操作过程中协调快速,尽量缩短操作时间。

(3)术中保持呼吸道通畅,及时吸出口腔内分泌物,防止误吸或窒息。

(4)术后绝对卧床休息 24h,严密观察 T、P、R、BP 及神志,注意患者有无腹痛、腹胀及便血等症状,观察有无出血、穿孔征象,如有异常,立即通知医生,酌情处理,并做好手术准备。

(5)遵医嘱给予制酸、保护胃黏膜、止血、补液等处理。

(6)术后禁食禁水 24h,如无异常,第 2 天进清淡流质饮食,连续 3 天后可进软食。有动脉硬化、高血压者应给适当的降压药,以防术后出血。控制饮食量,防止便秘增加腹压,使焦痂过早脱落而出血。必要时使用缓泻剂。

(7)避免重体力活动1～2周，术后6个月密切随访。

（郭丽丽）

## 第五节　胃镜检查术及护理

胃镜包括纤维胃镜和电子胃镜。纤维胃镜是将光导性强、可弯曲的、极细的玻璃纤维制成内镜，通过口腔或鼻腔插入胃内，直接观察食管、胃及十二指肠溃疡或肿瘤大小、部位及范围，并可进行组织学或细胞学检查。电子胃镜是用固体摄像器件或电荷耦合器件代替纤维内镜的导像束，把图像的光信号变成电信号在监视器上表达，同时又可以对图像进行录像、即时成像、照片及其他处理。

### 一、适应证

凡食管、胃、十二指肠的疾病，诊断不明时均可行此项检查。

(1)有明显消化道症状，但不明原因者。

(2)疑有上消化道的炎症、溃疡、肿瘤、息肉或异物等，包括上腹部有症状而X线检查阴性或疑有病变但不能确诊者。

(3)X线钡餐检查发现有溃疡或充盈缺损、息肉或肿块等，但不能确定其性质者。

(4)原因不明的上消化道出血。

(5)咽下困难、吞咽疼痛及胸骨后烧灼感，疑有“食管性胸痛”。

(6)食管、胃术后，症状复发或加重，疑吻合口病变者。

(7)某些上消化道疾病的定期复查(如溃疡、萎缩性胃炎、癌前病变等)及药物治疗前后或手术后疗效的评价。

(8)上消化道肿瘤术前检查，了解其分型、分期、浸润范围，以制定手术方案。

(9)与胃有关的全身症状，如不明原因的贫血、消瘦、左锁骨上淋巴结肿大等。

(10)需作内镜治疗者，如摘取异物、急性上消化道出血的止血等。

### 二、禁忌证

(1)严重心肺功能不全、频发心绞痛、严重心律失常和主动脉瘤等。

(2)全身情况极度衰竭或休克者。

(3)急性腐蚀性食管炎、胃炎。

(4)急性食管、胃、十二指肠穿孔。

(5)神志不清或精神病不能合作者。

(6)严重出、凝血障碍，哮喘发作期，急性心肌梗死后。

(7)咽喉部畸形及严重的颈胸段脊柱畸形等。

### 三、物品准备

(1)电子或纤维胃镜、十二指肠镜检查仪器1套、活检钳。

(2)喉头麻醉喷雾器、无菌注射器及针头。

(3)药物准备：2%利多卡因、地西泮、肾上腺素等。

(4)其他用物：无菌手套、弯盘、牙垫、润滑剂、乙醇棉球、纱布、甲醛固定液标本瓶等。

### 四、方法

(1)协助患者取左侧卧位，头略后仰，双腿弯曲，解领扣和松裤带。

(2)取出患者活动义齿，口角边置弯盘，嘱其咬紧牙垫。

(3)插镜时嘱患者做吞咽动作，顺势徐徐将胃镜插入食管。直视下将胃镜从食管下端插入贲门，进入胃窦部，当镜头通过幽门、进入十二指肠降段时，反转镜身观察胃角、胃底、胃窦，并观察幽门、十二指肠球部、球后及降段各部黏膜的色泽、血管、胃小区运动和分泌改变。

(4)根据需要进行摄片、录像、取活检或刷取细胞涂片及抽取胃液检查。

(5)术中视野不清，黏液、泡沫血迹较多时，可用 50 mL 注射器抽吸 40 mL 冷开水经活检管道注入冲洗。

(6)术中发现胃内有活动性出血，或活检后出血不止时，应在镜下止血。用去甲肾上腺素 8mg 加入生理盐水 100 mL 中，或 5%孟氏液 40 mL 作局部喷洒止血，或电凝止血等。

(7)检查完毕可退出胃镜，擦净患者口鼻部。

(8)内镜及有关器械彻底清洗、消毒，妥善保管，避免交叉感染。

## 五、护理

1.操作前准备

(1)术前常规检查出、凝血时间、血小板、乙肝全套、肝肾功能，老年患者需作心电图检查。

(2)检查前 1 天晚餐进易消化食物，晚 8 时后禁食、禁水，有幽门梗阻者需禁食 2～3 天，必要时先抽尽胃内容物，再行洗胃处理。

(3)乙肝表面抗原(HbsAg)阳性者需准备专用内镜，防止交叉感染。

(4)检查前 30 分钟排空大小便。

(5)检查前 15 分钟用 2%利多卡因作咽部喷雾麻醉，每 3～5 分钟喷雾 1 次，共 3 次，精神过度紧张者可肌内注射地西泮 10mg。

2.操作中观察

应随时观察患者面色、脉搏、呼吸等变化，有无腹痛、腹胀等，出现异常时立即停止检查并作相应处理。如患者有恶心、呕吐等反应，指导患者深呼吸，肌肉放松，让唾液流入弯盘内，可缓解以上反应。

3.术后密切观察

观察患者有无消化道穿孔、出血、感染等并发症，有高血压、心脏病者，应监测其血压和心率，必要时做心电图检查。

## 六、健康教育

(1)术前向患者详细介绍胃镜检查的目的、方法及注意事项，以取得患者的配合。

(2)术后咽喉部麻醉作用未消退时，不要吞咽唾液，以免呛咳。1～2 小时麻醉作用消失后，可先饮少量水，如无呛咳可进流质或半流质饮食。行活检的患者应进温凉的饮食，如无特殊情况，即可恢复正常饮食。

(3)术后出现咽痛、咽喉部异物感，不要用力咳嗽，以免损伤咽喉部黏膜，可口含清凉喉片减轻刺激症状。

(4)如有明显黑便或剧烈腹痛者应随时就诊。

(郭丽丽)

# 第六节　结肠镜检查术及护理

结肠镜检查是将纤维结肠镜或电子肠镜由肛门送入直肠，然后沿肠道逆行，经乙状结肠、降结肠、横结肠、肝曲、升结肠、盲肠，可达回肠末端，以检查肠内病变，局部止血和用药，达到诊断和局部治疗的目的。

## 一、适应证

(1)原因不明的下消化道出血、慢性腹泻、中下腹疼痛、低位肠梗阻等,需进一步明确诊断者。

(2)原因不明的腹部肿块,不能排除大肠及回肠末端病变者。

(3)疑有良性或恶性结肠肿瘤,X线检查不能确诊者。

(4)疑为慢性肠炎者。

(5)钡剂灌肠或肠系检查发现异常,需进一步明确病变的性质和范围。

(6)结肠癌手术前,需确定病变的范围;结肠癌、结肠息肉手术后复查及疗效随访。

(7)需做止血及结肠息肉摘除、肠腔狭窄扩张、乙状结肠扭转复位等治疗者。

## 二、禁忌证

(1)全身状况极度衰竭或严重心、肺、肝、肾等疾患不能耐受检查者。

(2)大肠急性炎症性病变者。

(3)肠穿孔或急性腹膜炎者。

(4)盆腔、腹腔手术或放疗后,有腹腔广泛粘连者,或钡灌肠发现结肠解剖位置明显异常者。

(5)妇女月经期、妊娠后期。

(6)精神病患者及不合作者。

(7)患有腹主动脉瘤者。

(8)肛门、直肠严重狭窄者。

(9)急性重度结肠炎,如重症痢疾、溃疡性结肠炎及憩室炎等。

## 三、物品准备

(1)电子或纤维肠镜检查仪1套、高频电发生器。

(2)药物:2%利多卡因、地西泮、肾上腺素等。

(3)其他用物:一次性手套、弯盘、肠镜检查裤、润滑剂、装有10%甲醛固定液标本瓶、纱布、卫生纸、治疗单等。

## 四、方法

(1)协助患者取膝胸卧位或左侧卧位,在检查中保持固定的身体姿势。

(2)术前先做直肠指检,了解有无肿瘤、狭窄、痔疮、肛裂等。

(3)将肠镜前端涂上硅油润滑剂,嘱患者张口呼吸,放松肛门括约肌,以右手示指按住镜头,使其滑入肛门。遵照循腔进镜、配合滑进、少量注气、适当钩拉、去弯取直、防袢、解袢等插镜原则,逐渐缓慢插入肠镜。

(4)根据观察的情况可摄像、取活检。检查结束退镜时,应尽量抽气以减轻术后腹胀。

(5)内镜清洗消毒,妥善保管,避免交叉感染。

## 五、护理

### (一)术前准备

(1)术前作大便常规与培养,进行血小板、肝功能、乙肝全套等检查,并测量心率、血压,必要时作心电图检查。

(2)作好肠道准备。

泻剂一灌肠法:检查前晚服蓖麻油25～30 mL,同时饮水1000 mL,促进患者排泄,并于检查前1小时用38℃的温开水2000～4000 mL清洁灌肠数次，直至无粪渣排出为止。如服用蓖麻油仍不能排泄，可加服50％硫酸镁25 mL，饮水1000 mL，泻后再行清洁灌肠。

水泻法：检查前2小时口服甘露醇250 mL，急速饮糖水1000 mL，半小时后连续腹泻数次，排出清水后即可检查。但预计检查过程中要做“电凝切”手术者，不可口服甘露醇导泻，因为甘露醇在肠内被细菌分解，产生易燃气体，行高频电凝手术时可产生意外爆炸。便秘者术前1～2天用番泻叶泡茶饮用，或术前1天晚餐后服果导片2～3粒，并在检查前两小时服50％硫酸镁50～60 mL，30分钟内饮水1000～1500 mL，可达到腹泻及清洁肠腔的作用。

遵医嘱术前肌内注射地西泮5～10mg、哌替啶50mg，降低患者对疼痛的反应。术前5～10分钟肌内注射阿托品0.5mg或山莨菪碱10mg，有青光眼或前列腺肥大者忌用阿托品。

### (二)术中观察

密切观察患者反应，如患者出现腹胀不适，可嘱其作缓慢深呼吸；如面色、呼吸、脉搏等有异常，随时停止插镜，同时建立静脉通道，以备抢救及术中用药。

### (三)术后护理

注意观察患者腹胀、腹痛及排便情况。腹胀明显者，可行肛管排气或内镜下排气；腹痛明显或排出血便者应留院观察；如发现剧烈腹痛、腹胀、面色苍白、心率增快、血压下降、大便次数增多并呈黑色，提示肠出血、肠穿孔，应及时处理。

### 六、健康教育

(1)向患者详细讲解检查的目的、方法、注意事项，解除其顾虑，取得配合。

(2)嘱患者检查前2～3天进少渣半流质饮食，检查前1日进流质饮食，晚8时后不再进食，检查日晨禁食、禁水。

(3)结肠镜检查后，应在观察室休息15～30分钟方可离去。

(4)做活检或切除息肉者，3天内勿剧烈运动，不做钡剂灌肠。

(5)术后1～3天进少渣流质及半流质饮食，观察大便颜色，如无出血征象，3天后可进普通饮食。

(6)嘱患者观察大便情况，如发现有剧烈腹痛、大便次数多，呈黑色，应及时到医院就诊。

(郭丽丽)

## 第七节　内镜下微波/激光止血治疗术护理

经内镜微波/激光止血治疗术是利用激光及微波的热凝固作用，照射到消化道出血部位转化为热能，使局部组织温度升高，蛋白凝固，血管收缩闭塞，血栓形成，使出血停止的一种治疗方法。

### 一、目的

使消化道出血部位组织蛋白凝固，血管闭塞、血栓形成而止血。

### 二、适应证

非静脉曲张性消化道出血患者的紧急止血。

### 三、禁忌证

(1)有严重心肺疾患，不能耐受检查者。

(2)休克,生命体征尚未恢复正常者。
(3)疑有急性消化道穿孔与弥漫性腹膜炎的患者。

## 四、评估

(1)评估患者病情、意识、心理、对疾病的认知程度。
(2)评估内镜治疗室环,如光线、温度、通风等。

## 五、操作准备

1. 物品准备
内镜(胃镜或肠镜)、内镜激光治疗仪、内镜微波治疗仪。
2. 环境准备
内镜治疗室安静、整洁、温度适宜。
3. 护士准备
着装整齐,洗净双手,戴口罩、手套。
4. 患者准备
禁食禁水 6 小时以上。主动配合,测量血压脉搏。

## 六、操作程序

(1)常规准备同胃镜检查。一般情况差的患者给氧,进行心电监护。
(2)协助术者完成胃镜检查,明确治疗指征。
(3)激光:调整激光输出功率,氩离子激光输出端功率为 4～6W,距病灶 1～3cm,每次照射 5～15 秒;Nd:YAG 输出端功率为 45～90W,脉冲 0.5～1 秒,时间 15 秒。将光导纤维交给术者插入活检孔,头端不伸出内镜前端,将内镜与光导纤维插入后,送出光导纤维头端,对准病灶进行重复照射,直至直视下出血完全停止,并继续观察 5 分钟,无再出血即可拔镜。
(4)微波:调整输出端功率为 30W,其他同激光治疗。每次照射时间 15 秒,可重复 3～5 次,直至直视下出血完全停止,并继续观察 5 分钟,无再出血即可拔镜。
(5)治疗完毕协助医师退镜,清洗内镜及光导纤维,清洁激光仪及微波仪。
(6)洗手,整理用物。
(7)记录。
(8)嘱患者卧床休息,进行健康指导。

(郭丽丽)

# 第八节　内镜下食管支架置入术护理

内镜下食管支架置入术是通过内镜在食管狭窄部位放置内支撑管来治疗食管下段狭窄的一种介入技术。常用的内支撑管材料为乳胶橡胶、硅胶、塑料及记忆合金。

## 一、目的

治疗良恶性食管狭窄。

## 二、适应证

(1)晚期食管癌狭窄无法手术者。

(2)多次扩张后效果差的良性食管狭窄。

(3)食管癌术后瘢痕狭窄或食管癌术后复发。

## 三、禁忌证

(1)患严重心肺疾患不能承受治疗或不能合作者。

(2)高位食管狭窄不能安装支架者。

(3)狭窄段过长且程度严重。导丝无法通过狭窄段为相对禁忌证。

## 四、评估

(1)评估患者病情、意识、心理、对疾病的认知程度。

(2)评估内镜治疗室环境,如光线、温度、通风等。

## 五、操作准备

1.物品准备

胃镜、扩张器械、内镜微波治疗仪、内支撑管(多用记忆合金支架),解痉药及止血药、造影剂。

2.环境准备

内镜治疗室安静、整洁、温度适宜。

3.护士准备

着装整齐,洗净双手,戴口罩、手套。

4.患者准备

禁食禁水12小时以上。主动配合,测量血压脉搏。

## 六、操作程序

(1)常规准备同胃镜检查。根据支架释放的方式选择合适钳道内径的胃镜。检查支架包装、消毒日期。

(2)检查扩张:协助术者进行胃镜检查,明确治疗指征。在狭窄部位进行多次逐级扩张至胃镜能顺利通过。

(3)定位:内镜通过狭窄部位后,在狭窄段下段食管黏膜注入泛影葡胺造影剂,于相应部位在X光透视下在体表做一标记,用相同的方法定好狭窄上端位置。

(4)内支撑架置入:扩张及定位后经内镜活检孔插入引导导丝通过狭窄部,退出内镜后在导丝引导下插入推送器及支架,到达预定位置后逐渐将支架释放至食管狭窄部,随之即退出推送器及导丝。

(5)整理用物,清洁胃镜及导丝,洗手。

(6)记录操作过程及术后患者有无不适。

(7)嘱患者卧床休息,进行健康指导。

(郭丽丽)

# 第九节 小儿电子胃镜检查术护理

小儿胃镜是诊断和治疗上消化道疾病的重要手段之一,已在儿科广泛应用。临床上对原因不明的腹痛、呕吐、便血、厌食、X线检查难以确诊的病变、小儿消化道疾患的外科术前诊断及在判断治疗效果上等都有明显的实用价值。应用内镜止血、扩张食管狭窄、用硬化剂栓塞食管静脉曲张、切除息肉、取出异物等均已取得显著成效。

## 一、适应证

(1)反复腹痛,尤其是上腹部及脐周疼痛。

(2)上消化道出血。

(3)经常性呕吐。

(4)有明显的消化不良症状,如厌食、反酸、嗳气、上腹饱胀、胃灼热感等。

(5)原因不明的贫血。

(6)不能用心肺疾病解释的胸骨后疼痛。

(7)上消化道异物、息肉摘除、胃扭转复位。

## 二、禁忌证

(1)严重的心、肺疾病或处于休克昏迷等,不能耐受检查者。

(2)疑患有上消化道穿孔、腹膜炎、腹水伴严重腹胀者。

(3)吞食腐蚀物的急性期。

(4)有发热、急性咽喉炎、扁桃体炎者。

(5)有出血性疾病者检查时禁做活检和息肉摘除。

(6)精神病患儿、严重智力障碍、脊柱明显畸形及极不合作者。

## 三、术前护理

1.患儿准备

(1)检查前1天晚10时后禁食、禁药,检查日晨起后禁水;哺乳期婴儿小于5个月禁食4小时、禁水2小时,6～12月龄,禁食6小时以上。

(2)幽门梗阻患儿术前流质一天,禁食12～14小时。

(3)做过钡餐透视的患儿于透视后2～3天方可进行检查。

2.术前指导

评估患儿及家长对内镜检查的接受程度,有疑虑、恐惧心理的,可直接讲解或通过录像介绍有关内镜检查的内容,先解除家长的顾虑,再诱导、说服患儿,争取配合。讲清检查应取的体位,告诉患儿在插镜时配合做好吞咽动作,学做深呼吸。

3.器械准备

将胃镜与光源、吸引器、注水瓶连接好,注水瓶内应装有1/2～2/3的蒸馏水。检查胃镜角度、控制旋钮、注气注水管道是否通畅、吸引器负压及光源是否正常,观察镜面清晰与否,吸痰管、活检钳备用。HBsAg结果阳性或其他传染病患儿应使用专用胃镜,无条件使用专用内镜的,安排专用时间段进行。

4.检查用品准备

备好一次性口垫、中单,纱布,标本瓶,手套等。

5.术前用药

(1)个别精神过度紧张无法合作者,给予镇静剂,单独使用咪唑安定0.1～0.2mg/kg肌肉或静脉注射,可达满意镇静效果;或地西泮0.1～0.3mg/kg,肌肉注射与硫酸阿托品每次0.01～0.02mg/kg,肌肉注射联合应用,此法除镇静外尚能减少消化腺的分泌和胃肠蠕动。

(2)除婴儿外可用1%利多卡因或1%地卡因咽部麻醉。

6.急救药品与用品准备

包括氧气、吸氧面罩、简易呼吸器、复苏药物以及局部止血用药等。

7.检查前核对

核对患儿姓名、性别、年龄。了解检查目的,阅读有关实验室检查及其影像资料。

## 四、术中护理

(1)患儿取双下肢屈曲左侧卧位,解开衣领、皮带。

(2)在左侧颌下垫干净毛巾,检查牙齿,若有松动将要脱落的牙齿,先拔除。专人扶住患儿头部、口垫,严防口垫脱落咬伤镜身。

(3)镜进咽喉部对准悬雍垂下方,入食管口后循腔而进避免碰及、损伤黏膜,引起患儿不适。

(4)观察面色、唇色,分泌物多时应及时抽吸,并随时向医生报告患儿的呼吸情况,如由哭闹突然变为安静,发绀加重者,视情况可立即退镜终止检查。

(5)全过程中,不时地鼓励、夸奖,尽可能使患儿能配合检查;示范做深呼吸,分散注意力,缓解其紧张、恐惧心理,使患儿逐渐放松。

(6)退镜时吸出十二指肠及胃内气体,以减轻患儿不适。

## 五、术后护理

(1)术后留院观察半小时,禁食、禁水 30 分钟～2 小时,至咽麻醉感消失后方可进温凉流质或软食。术后 1 天恢复正常饮食。

(2)对在胃镜下作息肉摘除、创面止血等治疗者应严密观察有无呕血、便血、穿孔等并发症。

(郭丽丽)

# 第十节　小儿大肠镜检查术护理

大肠镜检查是指内镜经肛门、直肠、乙状结肠、降结肠、横结肠、升结肠至回盲部的检查。小儿大肠镜的开展,扩大了对结肠疾病的诊断治疗范围,对明确疾病的性质有重要价值。借助结肠镜摘除息肉、取异物等,避免了剖腹手术;减轻了患儿痛苦与家长的经济负担。

## 一、适应证

(1)下消化道出血。

(2)慢性腹泻。

(3)恶变的监视溃疡性结肠炎,家族性结肠息肉病等。

(4)肠放射学异常,但不能定性者。

(5)结肠异物,结肠息肉摘除,乙状结肠扭转的减压与复原等。

(6)腹痛,不明原因发热,消瘦。

## 二、禁忌证

(1)严重的心肺疾患无法耐受内镜检查或处于休克的危重状态者。

(2)疑有肠穿孔和腹膜炎并疑有腹腔内广泛粘连者。

(3)严重的坏死性肠炎,巨结肠危象,疼痛的肛门病变,明显腹胀及极不合作者。

(4)患出血性疾病(必须检查时,不做活检和息肉摘除)。

## 三、术前护理

(1)评估小儿全身情况、营养状况、生命体征,复核心、肝、肾功能与血常规及出、凝血时间是否正常,异常者报告内镜医生。结肠息肉摘除须住院，术前测 KPTT 和 PT。

(2)向家长与学龄儿童说明诊疗的目的和整个过程，解除疑虑，争取患儿合作并取得家长的配合与理解。

(3)肠道准备根据患儿年龄选择不同的肠道准备方法，给家长书面检查须知单，并进行耐心的解释和指导，最后评估家长理解是否正确，以保证其在家中肠道准备确实无误。具体方法如下。

饮食控制＋灌肠法：18 个月以下患儿，检查前 2 天食无渣半流质，检查前 1 天给流质饮食，检查日当天禁食。检查前 1 天晚及检查前 2 小时分别用开塞露 1～2 只通便，检查前 1 小时用温生理盐水清洁灌肠。

口服泻药法：18 个月以上患儿，用口服泻药比沙可啶。每日排便者，检查前晚顿服一次；2 天或 2 天以上排便者，检查前 96 小时服药(每日早餐后 2 小时服药，连服 3 天，检查前晚顿服 1 次)。检查前晚服药后尽量多饮糖盐水。顿服剂量：18 个月～3 岁 2 片，～7 岁 3 片，～12 岁 4 片，～14 岁 5～6 片。检查前 1 天均为流质饮食。注意末次大便是否为淡黄色透明水样便，若仍有粪质者可用开塞露 1～2 只通便。

(4)上午大肠镜检查者，检查当日早餐禁食、下午检查者，当日早餐进半量流质饮食。

(5)检查前用药口服 10％水合氯醛每次 0.5 mL/kg，对紧张不安者、内镜下介入治疗者术前 5 分钟遵医嘱静脉注射咪唑安定每次 0.1mg/kg。

(6)器械准备调试好结肠镜设备图像，将冷光源各指数调整合适。检查肠镜吸引、注气注水管道是否通畅，内镜弯角钮是否达到正常位置。根据诊疗要求，准备好各类附件。结肠息肉摘除者，准备圈套丝，电极，高频电发生器(ERBEICC200)，操作前开机检测，确保仪器性能及电极接触正常。

## 四、术中护理

(1)室内温度适宜，以 20℃～24℃为宜。

(2)为给患儿以心理支持与约束肢体，可请父母陪同检查。为患儿换上后开裆的检查裤，大于 10 岁的患儿应注意保护其自尊，让其单独更换裤子。

(3)多鼓励患儿，进行正面暗示，营造轻松气氛。

(4)在床尾垫上中单，患儿取左侧屈曲卧位，查看肛门有无肛裂、皮赘。过直肠后用双手按压右下腹防袢，根据肠腔走行，改变体位消除肠管扭曲，为防横结肠下垂，用左手从脐部向后及剑突方向推顶。

(5)注意腹壁紧张度，提醒医生合理注气。

(6)观察光轨位置，了解镜子到达部位。

(7)观察有无血性液体、患儿是否耐受，有无面色苍白，大汗淋漓，必要时可终止检查。

(8)注意婴儿的面色、唇色、脉搏、呼吸，防止低血糖发生。

(9)手术结束后及时送检标本

## 五、术后护理

(1)一般诊断性检查，不需留院观察，检查后即可进食。如术后仍有腹部不适者，留院观察 0.5～1 小时，确认无意外后方可离院。肠内积气较多一时不能排出者，2～3 小时内少活动，暂勿进食。

(2)并发症观察观察神志、面色，有无腹痛、腹胀、便血，婴幼儿注意脉搏、呼吸、唇色。有异常及时报告医生。

(3)行肠息肉切除者，3 天内卧床休息、予流质饮食，2 周无渣半流质，避免剧烈活动。术后 24 小时内排出的息肉也需送病理检查。对多个息肉切除且残留蒂部凝固范围大而深的患儿，住院观察 1 周左右，禁食 2～7 天，以减少肠蠕动与并发症的发生。

(郭丽丽)

## 第十一节　内镜的清洁消毒与灭菌

内镜检查中防止交叉感染很重要。消毒要求：方法简单，不损伤内镜；对人无害；对多种细菌、真菌及病毒在短时间内达到杀灭作用。

### 一、灭菌

#### （一）高压灭菌

压力 121.3℃ 30 分钟，适用活检钳、圈套丝。对不耐湿热的内镜用化学消毒法。

#### （二）环氧乙烷灭菌

800mg/L 环氧乙烷，55℃～60℃，相对湿度 60%～80%，在环氧乙烷灭菌容器内消毒 6 小时，适用各种内镜的消毒、灭菌。

#### （三）2%戊二醛浸泡消毒灭菌

消毒 20 分钟，使用前与使用后浸泡 30 分钟，结核、肝炎、艾滋病可疑患儿使用过的器械需浸泡 45 分钟。

### 二、消毒

采用四槽人工消毒法：A 槽流动清洗，B 槽酶解液，C 槽消毒液，D 槽流动净化水。消毒水采用酸性氧化还原电位水，pH 2.3～2.7，有效氯浓度 50PPM，氧化还原电位＋1100MV。具体流程如下。

(1)把内镜放入 A 槽中，用海绵或柔软纱布在流动水的冲击下轻轻擦拭、清洗镜身上附着的黏液，拆下并清洗注气、水按钮，吸引按钮，对活检入口阀门处进行清洗，用清洁毛刷刷洗活检管道和导光的吸引管管道，刷洗时必须两头见刷头并洗净刷头上的污物，安装全管道灌流器，高压水枪冲洗送气送水管道、活检管道。

(2)除去内镜与附件的水分，置于 B 槽酶解液内浸泡 2 分钟，使酶液充满送气一水、活检管道，操作部用酶解液擦拭，用水枪冲洗各管道及内镜外表面，最后将水分除去。

(3)内镜与附件全部浸没在消毒液中，两名检查患儿之间的器械消毒，浸泡时间不少于 5～10 分钟。终末消毒 15 分钟。从消毒槽取出前，更换手套，去除各管腔内的消毒液。

(4)在流动净化水下清洗内镜外表面，反复注水冲洗各管道。擦净吹干外表面及各管道。

HBsAg 阳性或其他传染病患儿使用过的胃镜，在执行上述流程前先用酸性氧化还原电位水消毒液流动浸泡，时间不少于 15 分钟。各清洗槽用含氯消毒液擦拭消毒。

每日诊疗结束，将消毒后的内镜用 75%乙醇擦拭外表面，干燥后存放在储镜柜内。

（郭丽丽）

## 第十二节　内镜新技术简介

### 一、放大内镜

放大内镜是将电子内镜与显微镜组合而成，能够对黏膜表层结构进行放大观察的内镜系统。其能将微小病灶放大化,从而有助于观察黏膜的早期微小形态改变及毛细血管的形态改变,可相当于实体显微镜观察到的黏膜像。放大内镜在消化道早癌的诊断中起着不可或缺的作用,显著改善了消化道肿瘤的预后。

近年来,胃癌的早期发现、早期诊断日益受到消化内科医生的重视,萎缩性胃炎伴肠上皮化生及异型增生是重要的胃黏膜癌前病变,这种胃黏膜的病变常首先引起胃小凹形态学上的改变,而在普通内镜下他们多表现为病灶黏膜的不同程度糜烂。内镜医生试图去观察胃小凹的形态而促成了放大内镜的出现。1967 年日本生产了这种特殊类型的纤维内镜——放大内镜。但是由于性能上的限制,未能在临床上得到广泛的应用。随着现代科技的发展,放大内镜已经逐步实现了电子化、数字化、可变焦、高清晰及良好的可操作性,已经逐步在临床上得到应用。目前的电子内镜检查对绝大部分的胃部疾病都能做出正确的诊断,但是对于一些微细的病变,仍不易察觉,容易造成漏诊。而放大内镜的出现,则弥补了常规内镜的这一缺憾。放大内镜作为一种诊断性内镜,现在临床上应用较好的放大内镜的放大倍数可达 80 倍左右,其放大倍数介于肉眼和显微镜之间,与实体显微镜所见相当,可以清晰显示胃肠黏膜的腺管开口和微血管等微细结构的变化,提高病变的早期诊断率。

### (一)原理

放大内镜是将电子内镜与显微镜组合而成,能够对黏膜表层结构进行放大观察的内镜系统。可相当于实体显微镜观察到的黏膜像,胃黏膜病变时通常伴有胃腺管开口胃小凹及集合小静脉等微细结构的形态学改变,这就是放大内镜诊断的基础。

放大内镜的放大倍率有多种不同的计算方法,目前使用的电子放大内镜的计算方法是以 14 英寸显示器显示出的所观察物体的大小与实际大小的比来表示。近年来伴随着电子内镜技术的进步,放大内镜在机械性能、放大倍数及图像清晰度等方面均有了很大改进。一是由固定焦距到可变焦距,使操作更为方便。二是放大倍数从最初的 20～40 倍增加到了 80～170 倍。三是高清晰度放大内镜的出现使其分辨率达了 41 万～85 万像素。

### (二)操作步骤

放大内镜在我国各单位的检查方法不尽相同。参考在放大内镜方面的文献,将放大内镜检查法的注意点总结如下。

(1)在进行放大内镜检查前,按医疗常规全面了解患者的全身情况,向患者说明检查的目的,消除患者的心理障碍,取得患者的积极配合。并签署相关医疗文书,对于内镜检查反应强烈的患者,可以考虑麻醉状态下进行检查。

(2)由于消化道黏膜的表面常有泡沫及黏液黏附,使放大内镜观察不清,因此在放大内镜检查前应当清除黏膜表面的泡沫及黏液。具体的使用方法:用注射器吸取预先准备好的温洗净液(37℃左右)30～50 mL并加入少量的去泡剂,通过活检孔注入,注入时应当冲洗病变的周围,使清洁液流入病变部位。对于必须直接清洗的病变部位应当尽量减少注入时的压力。对于难以去除的黏液,可以使用加入蛋白酶的洗净液。

(3)先行普通内镜检查,发现胃黏膜可疑病变清洗后,先用 0.5%亚甲蓝喷洒染色,3 分钟后用蒸馏水冲洗表面浮色,启动放大功能对病灶局部胃小凹进行观察及形态学分类。

(4)因胃部检查存在着随着呼吸、大动脉搏动、蠕动以及黏液较多的影响,日本八尾的建议:在观察分化型癌的不规则血管,必须使用最大的放大倍率。同时应当注意观察前必须充分去除黏液及泡沫,轻轻接触预观察的部位,在观察胃的腺口开口特征时必须使用透明帽,通过方向调节、旋转内镜、适当吸引或送气使前方的透明帽与黏膜密切接触,再以最大放大倍率来观察。在观察胃角以及小弯时应当将胃内多余的气体吸去。由于透明帽接触黏膜,故应当注意血管丰富、扩张的部位,避免引起大出血。

(5)放大肠镜检查时,开始按常规进行大肠镜检查,确定病变部位后,用蒸馏水彻底冲洗息肉周围的大肠黏膜并使冲洗液流过息肉表面,以使冲洗液将息肉及其旁黏膜表面的黏液彻底清除,尽量吸净息肉附近的潴留液后，用喷洒管将 0.4%的靛胭脂 5～10 mL 喷洒于息肉及其周围黏膜表面，观察腺管开口的形态，并于不同类型的腺管开口处分别活检 1～2 块。

## (三)放大内镜在消化道疾病诊断中的应用

1.放大内镜在诊断早期食管癌中的应用

我国是食管癌的高发地区。食管癌早期症状轻微，极易被忽视，早期诊断，早期治疗是关键。近年来，在国外特别是日本，由于色素放大内镜的应用，使早期食管癌的确诊率明显提高，改善了食管癌的预后。

根据碘染色和上皮乳头内毛细血管环变化的特点，可分为Ⅰ～Ⅴ型。早期食管癌浸润深度诊断标准早期食管癌可见上皮乳头内毛细血管环的扩张、蛇行、口径不同、形状不均。这是上皮内癌的特点。当癌浸润黏膜固有层时除上述 4 种变化外还伴有上皮乳头内毛细血管环的延长。癌浸润到黏膜肌层时上皮乳头内毛细血管环明显破坏，但可见连续性。癌浸润到黏膜下层时上皮乳头内毛细血管环几乎完全破坏、消失，出现异常的肿瘤血管。异常血管的出现是癌浸润到黏膜下层的特征。

2.放大内镜在诊断早期胃癌中的作用

放大内镜用于早期胃癌的目的主要是判断病变的良恶性、区分其组织学类型以及判断恶性病变的浸润深度和广度，有利于胃癌的早期诊断和治疗。条纹状、网络状的小凹及肿瘤血管的出现和集合静脉、真毛细血管网的消失为放大内镜下 EGC 比较有特征性的改变。但是由于黏膜的癌变一般均是在有炎症浸润和 Hp 感染的基础上发生的，炎症本身和 Hp 感染对胃黏膜的细微形态有一定的影响，所以要判断出癌变的部位及界限是比较困难的。

正常胃黏膜表面由纵横交错的浅沟分成许多胃小区，小区内遍布点状或线状的细小凹陷，称胃小凹，当胃黏膜发生病变时，首先表现为胃小凹的形态改变。在普通内镜下难于观察到胃小凹的形态改变，而放大内镜放大倍数可达到与实体显微镜相当的水平，可清晰地观察到胃小凹形态。国内外普遍认同的 Sakaki 分型标准，将胃小凹及细微结构分为 6 大基本类型：A 型：圆点状小凹；B 型：短小棒状小凹，表现为排列较为紧密规则的短线棒状形态，可出现纡曲、延长或分支；C 型：较 B 型稀疏而粗大的线状小凹；D 型：斑块状小凹，小凹扩大、纡曲相互连接而形成斑块状、网格样外观；E 型：绒毛状小凹，形似于肠绒毛样、指状外观；F 型：小凹结构模糊不清、消失，排列极度不规则，糜烂面的钵形缺损与周边界限不清，或缺损区内呈现出颗粒状隆起及不规则粗乱毛细血管。Yao 等认为内镜下的早期胃癌颜色变化与血管密度和结构的变化有关，强调放大内镜观察微血管对早期胃癌的诊断的重要性，并认为放大内镜下的微血管变化可能有助于判断胃黏膜内癌的分化程度。在放大内镜下，分化型的，癌变区界限清楚，癌变区上皮下毛细血管和集合静脉消失，并出现大小、外形和分布不规则的肿瘤微血管，黏膜一般颜色较红，而在未分化型中，癌细胞向黏膜深层侵袭而不破坏表层上皮，黏膜颜色多呈白色。Yagi 等采用放大内镜下对 45 例胃癌及腺瘤的患者病灶缓慢滴注 1.5%的醋酸，观察黏膜的变化发现，从黏膜变白到恢复正常的黏膜色时间上有利于对早期胃癌的诊断。在低度恶性的腺瘤上其恢复时间为 94 秒，高度恶性的为 24.3 秒。非侵袭癌为 20.1 秒，侵入性黏膜内癌为 3.5 秒，黏膜下癌或远处转移的仅有 2.5 秒。而在无新生物的周围黏膜的恢复时间平均为 90 秒。并且该方法简单易行，对于胃癌的早期诊断有着很大的帮助。Sakaki 利用小凹 5 型分类法对 EGC 有过描述，认为在小凹未被破坏、消失的情况下，乳头状的 EGC 常为红色病灶及不规则的 C 型小凹；高分化腺癌的特征为细条纹状，背景萎缩的胃黏膜呈 C 型，粗糙；中分化管状腺癌的小凹与周围相似，不易鉴别。而印戒细胞癌和低分化腺癌不形成明显的腺管状外观，其主要部位一般呈糜烂性改变，小凹消失，周围可出现各种形态的 D 型。而 E 型则是肠上皮化生的特征性改变。但是这些仅仅是在小凹形态上对 EGC 进行了区分，并没有涉及微小血管的变化。Tajiri 等在早期胃癌的观察中发现：①隆起性病变中，早期管状腺癌为不规则的黏膜类型，可见不规则和相对粗短状的毛细血管；早期乳头状腺癌为不规则样凸起，粗糙的黏膜类型，有长弯曲状的改变。②几乎所有的凹陷性早期胃癌均有不规则的管状结构及异常的毛细血管，呈网状或螺旋状改变。并且在早期胃癌的诊断中普通的内镜的总诊断正确率为66.7%，放大内镜为 91.7%（$P<0.01$）。说明放大内镜对于微小病变的诊断准确率优于普通胃镜。

Tobita 等根据黏膜表面的微细构造分为：①圆点状；②条纹状；③棒状；④无定形。并在此基础上将凹陷性胃部疾患分为4种，便于区分早期胃癌和溃疡：①不规则突出型(dIP)：表现为不规则性隆起，但是此类仅在胃癌出现；②正常乳头状(dN)：具有与非病变区相类似的圆点状或棒状构造，在良性糜烂及胃癌出现；③假乳头型(dP)：具有比非病变区粗大的圆点状、条纹状或棒状结构，在开放性溃疡及胃癌出现；④不定形型(dA)：外观平坦，其中可见微血管，在所有的凹陷性疾患中均会出现。有资料表明，在放大内镜较普通内镜对小胃癌具有更高的检出率，放大内镜作为诊断方法有96.0%的敏感性和95.5%的特异性，而且放大内镜所观察到的精细黏膜结构和微血管特征与组织病理学诊断有很高的相关性，有助于早期胃癌的诊断。

3.放大内镜在诊断结肠病变中的作用

结肠黏膜表面存在大量的腺管开口，在实体显微镜下观察，这些腺管开口呈凹窝状，而这些凹窝的形态是存在一定的规律的，当黏膜发生病变时，则呈现不同的形态，目前国内仍普遍采用工藤分型法：将腺管开口分型分为：①Ⅰ型：为圆形，是正常黏膜的腺管开口；②Ⅱ型：呈星芒状或乳头状，开口较正常腺管开口大；③ⅢL型：腺管开口呈管状或类圆形，较正常腺管开口大；④Ⅲs型：腺管开口呈管状或类圆形，比正常腺管开口小；⑤Ⅳ型：腺管开口呈分支状、脑回状或沟纹状；⑥ⅤI型：腺管开口排列不规则，不对称，开口大小不均；⑦ⅤN型：腺管开口消失或无结构。

通过放大及染色观察腺管开口的形态，从而判断病变的组织学类型，决定采取不同的治疗方法，有望在不取活检而仅通过观察腺管开口的形态判断其可能的病理组织学诊断，及时选择镜下切除，这样，既避免了因为活检造成黏膜及黏膜下层的炎症，进而导致与固有肌层粘连，影响病变的完全剥离，无法实施内镜下黏膜剥离术，又可以免去患者在一次肠镜检查后需要再次进行肠镜检查并治疗的痛苦，因为有一些患者在进行肠镜检查的过程中会存在一定程度的不耐受。

### (四)展望

近年来，我国部分医院已经开展放大内镜工作，尤其对发现微小病变和早期癌意义重大，为临床提供了有力的检查手段。相信随着染色内镜及共聚焦内镜等新技术的开发应用，放大内镜必将在消化道肿瘤的早期诊断中发挥更加重要的作用。

## 二、染色内镜与电子染色

染色内镜系指内镜下对要观察的黏膜或病变组织喷洒、注射导入色素(染料)，增加正常组织与病变对比度，增强黏膜表面细小凹凸改变的立体感，使病灶的范围、形态更为清晰，从而提高肉眼识别能力，有助于内镜医生诊断和精确定位活检，以便有针对性地取材，提高病变的检出率。选用的染色剂如卢戈碘、亚甲蓝、靛胭脂等。与染色内镜相比，电子染色内镜具有不需要内镜下喷洒对比染料，操作简单快捷，可以部分替代染色内镜的作用。目前应用于临床的是内镜窄带成像技术(NBI)及智能电子分光技术(FICE)。

消化道肿瘤如食管癌、胃癌、结直肠癌等在我国仍是最常见的恶性肿瘤。近年来随着内镜技术的发展，如色素内镜、放大内镜、窄带成像内镜、共聚焦显微内镜等技术的应用，早期消化道肿瘤的诊断率大大提高，而在诸多内镜技术中，染色内镜及电子染色内镜技术发展较快，其以安全、简便、快捷的优点成为了当今国内、外临床应用的首选。

### (一)染色内镜

染色内镜系指内镜下对要观察的黏膜或病变组织喷洒、注射导入色素(染料)，增加正常组织与病变对比度，增强黏膜表面细小凹凸改变的立体感，使病灶的范围、形态更为清晰，从而提高肉眼识别能力，有助于内镜医生诊断和精确定位活检，以便有针对性地取材，提高病变的检出率。根据原理将色素分为吸收和不吸收2类，前者是能与某些细胞特异性结合而使其着色，如卢戈碘染色、亚甲蓝染色等，后者则主要是起增强对比的作用，如靛胭脂等。

1. 卢戈碘染色(Lugol)

卢戈碘染色为目前较普遍使用的一种食管染色法，特别对早期食管癌的诊断是不可缺少的方法。其染色机理是成熟的非角化食管鳞状上皮内含非常多的糖原，遇碘后呈棕黄色。当食管炎症或癌变时细胞内糖原含量少甚至消失，因而碘染后浅染或不染，呈非染色区。食管卢戈碘染色判断标准：深染(多见于食管上皮增生性病变，比正常食管黏膜染色深，如糖原棘皮症)；棕褐色(见于正常食管黏膜染色)；淡染(多见于轻中度不典型增生或急慢性炎症)；不着色(多见于原位癌、浸润癌和重度不典型增生)。该染色法具有病理活检与染色结果一致性较高；操作简单、价廉以及可初步确定病变范围等优点。

2. 亚甲蓝染色

亚甲蓝染色的机制是细胞 DNA 含量从正常细胞到不典型增生，再到癌细胞逐渐增高，遇到亚甲蓝后呈蓝色，且 DNA 含量与颜色成正相关，而在正常的黏膜组织上皮则不着色。胃黏膜亚甲蓝染色后正常黏膜、糜烂、溃疡边缘瘢痕、无肠上皮化生的胃炎及良性息肉均不着色，而胃癌的黏膜、肠上皮化生及不典型增生均着色。肠上皮化生为淡蓝色，呈多发性弥漫分布；不典型增生为浅蓝色，分布较肠上皮化生更为不规则；消化道肿瘤中胃癌着色率高，病变呈黑色或深蓝色。亚甲蓝可广泛应用于临床，因其分子量相对较小、较为安全，且代谢相对较快。但检出不典型增生和癌的敏感性和特异性较低是其缺陷。

3. 靛胭脂染色

靛胭脂是最常用的对比性染色剂，其喷洒在胃、肠黏膜上并沉积于胃小凹和黏膜皱襞沟纹之间以及肠黏膜的沟纹与辨别息肉的腺窝开口，黏膜上皮不能吸收，在内镜下为青蓝色，由于色素潴留在凹陷部，使得病灶凹凸明显，从而显示隆起、凹陷、平坦的微小病灶的边界，病灶的立体结构也可显示出来，使原来普通内镜下不能显示出的病变显示出来，特别是在结直肠病变中结合放大肠镜和腺窝开口分型，可判断结肠息肉的恶性程度。

## (二)电子染色内镜

电子染色内镜主要有 2 种，一种是日本国立癌症中心发明的内镜窄带成像技术(NBI)，主要用于 Olympus公司生产的内镜设备；另一种是日本富士能公司开发的智能电子分光技术(FICE)。

1. 窄带成像(narrow band imaging，NBI)

光子渗透到黏膜组织的深度取决于光源的波长，即波长越短，黏膜渗透深度越浅。普通内镜光源采用的是宽波光，能够展现黏膜的自然原色，而窄带成像采用的是符合黏膜组织及血红蛋白光谱特性的窄波光，在 NBI 系统中通过滤光器将宽带光波进行过滤，仅留下 415nm、540nm 和 600nm 波长的蓝、绿、红色窄带光波。由于黏膜内血液的光学特性对蓝、绿光吸收较强，因此使用难以扩散并能被血液吸收的光波，能够增加黏膜上皮和黏膜下血管模式的对比度和清晰度，从而提高了内镜诊断的精确性。它大大改善了图像的对比度，与染色内镜相比，具有不需要内镜下喷洒对比染料，操作简单快捷，可以部分替代染色内镜的作用。

消化道疾病应用：NBI 作为一种新兴的内镜技术，已初步显示出它对消化道疾病的诊断价值，其窄带光谱有利于增强消化道黏膜血管的图像，在一些伴有微血管改变的病变，NBI 系统较普通内镜有着明显的优势。East 等报道 NBI 对食管、胃、十二指肠球部上皮性肿瘤的研究，以组织病理学为金标准，NBI 的敏感性为 0.94(95%可信区间 0.92～0.95)，特异性为 0.83(0.80～0.86)。SWolfsen 等报道 NBI 对 Barrett 食管腺管开口及毛细血管形态方面的研究，由于其可清晰显示腺管开口及毛细血管，可指导对病变的精确活检，有利于减少活检次数。吴承荣等采用普通模式、NBI 模式及碘染色 3 种模式诊断早期食管癌及癌前病变，结果表明碘染色对早期食管癌及癌前病变的检出率最高，其次是 NBI 模式，普通模式最低。NBI 模式对病变的检出率低于碘染色( $P<0.01$ )，但 NBI 模式对高级别黏膜内瘤变的检出率与碘染色无明显差别( $P>0.05$ )，主要差别在于 NBI 模式对低级别黏膜内瘤变的检出率低于碘染色( $P<0.01$ )，其原因可能为 NBI 对轻度异型增生改变的食管黏膜不敏感。碘染色存在一些弊端，可引起患者呛咳、胸骨后烧灼感等不适，且对于碘过敏者不能进行碘染色。对于食管入口、颈段食管及下咽均无法应用碘染色观察，而

NBI无上述弊端。Machida等报道，NBI对大肠息肉肿瘤、非肿瘤的鉴别与染色内镜相比同样有效。田中信治等对74例大肠息肉进行NBI观察后认为，增生性病变使用NBI难以观察到表面毛细血管，可与肿瘤性病变相区别；腺瘤性病变表面毛细血管较细，且较规则；癌性病变表面毛细血管粗大，不规则，特别是浸润癌有显著特征。NBI放大内镜与染色内镜不同，不受黏膜附着黏液的影响。同时得出结论，应用NBI放大对大肠肿瘤性病变进行观察，增生、腺瘤和癌的鉴别可通过腺管开口，癌的浸润度可通过毛细血管的形态（粗细；规则与否）进行诊断。国内姜泊等的研究显示，在98例患者发现新生性病变147个，其中普通肠镜发现病变为90.5%，采用NBI发现病变有98.6%，差异有高度统计学意义（$P<0.01$）。NBI观察对肿瘤性或非肿瘤性的判断符合率为91.8%，高于染色内镜的82.3%，差异有高度统计学意义（$P<0.01$）。

2.智能电子分光技术（flexible spectral imaging color enhancement，FICE）

FICE又称计算机虚拟染色内镜，指将普通的电子胃镜彩色图像经计算机数据处理、分析产生一特定波长的分光图像，采用电子分光技术选用任意波长的红绿蓝三色光组合，根据观察的病变不同设定波长，选定不同的分光图像，再将分光图像还原为FICE图像。FICE主要着眼于观察消化道黏膜表面的微细腺管形态及微血管形态，更易发现扁平病变并观察其黏膜细微结构，并可分别突出显示黏膜或血管的状态，通过观察黏膜及黏膜下血管纹理，推测病变的良恶性及浸润深度，获得与内镜下染色相同的视觉效果，从而进行靶向活检提高早癌的检出率。目前所应用的领域包括2个方面：其一是替代色素内镜用于发现扁平或浅凹陷病变并观察其黏膜小凹分型；其二是充分利用FICE技术相对于色素喷洒的优势，通过观察黏膜及黏膜下血管纹理，推测病变的组织类型及浸润深度。这项技术主要着眼于发现一些在普通内镜下难以发现的病灶，如观察消化道黏膜表面的微血管形态及微细腺管形态，从而引导活检更加精确，使消化道肿瘤的早期病变、消化道黏膜的组织学改变及异型增生的诊断大大提高。王寰等通过分析放大胃镜联合FICE诊断早期胃癌的准确度，评价其临床应用价值。他们选择常规内镜检查时发现可疑的微小凹陷病变（SDL），则分别用放大胃镜和放大胃镜联合FICE进行观察，结果74处可疑SDL中，病理组织学证实癌性病变17例，非癌性病变56例。放大胃镜的敏感度、特异度、准确度分别为41.18%、94.74%和82.43%。放大胃镜联合FICE的敏感度、特异度、准确度分别为86.67%、96.49%和91.89%。放大胃镜联合FICE诊断的敏感度明显高于放大胃镜（$P<0.05$）。结合有关放大内镜诊断消化道肿瘤和消化道癌前病变的研究结果，FICE技术在诊断早期消化道肿瘤方面已显示出良好的发展潜力。

## 三、共聚焦显微内镜

激光扫描共聚焦显微镜是在荧光显微镜成像基础上加装了激光扫描装置，利用计算机进行图像处理，把光学成像的分辨率提高了30%～40%，使用紫外或可见光激发荧光探针，从而得到细胞或组织内部微细结构的荧光图像，适合在整块组织中对显微结构进行观察，可产生来自标本内的连续焦平面的高分辨率荧光图像。行共聚焦激光显微内镜检查时，需使用荧光对比剂，以使成像对比鲜明。

激光扫描共聚焦显微镜（CLE）是20世纪80年代发展起来的一项具有划时代的高科技产品，它是在荧光显微镜成像基础上加装了激光扫描装置，利用计算机进行图像处理，把光学成像的分辨率提高了30%～40%，使用紫外或可见光激发荧光探针，从而得到细胞或组织内部微细结构的荧光图像，在亚细胞水平上观察诸如$Ca^{2+}$、pH值，膜电位等生理信号及细胞形态的变化，成为形态学，分子生物学，神经科学，药理学，遗传学等领域中新一代强有力的研究工具。

### （一）基本原理

共聚焦激光显微内镜是将激光扫描共聚焦显微镜整合于传统电子内镜远端而成，除具有常规电子内镜检查功能外，还可行共聚焦显微镜检查。传统的光学显微镜使用的是场光源，标本上每一点的图像都会受到邻近点的衍射或散射光的干扰；激光扫描共聚焦显微镜利用激光束经照明针孔形成点光源对标本内焦平面的每一点扫描，标本上的被照射点，在探测针孔处成像，由探测针孔后的光点倍增管（PMT）或冷电耦器件（cCCD）逐点或逐线接收，迅速在计算机监视器屏幕上形成荧光图像。照明针孔与探测针孔相对于物镜焦平面是共轭的，焦平面上的点同时聚焦于照明针孔和发射针孔，焦平面以外的点不会在探测针孔处成像，这样得到的共聚焦图像是标本的光学横断面，克服了普通显微镜图像模糊的缺点。

共聚焦显微镜适合在整块组织中对显微结构进行观察，可产生来自标本内的连续焦平面的高分辨率荧光图像。共聚焦激光显微内镜的光学切片厚度为7μm，侧向分辨率为0.7μm。表层下Z轴范围（自黏膜表面至黏膜下的深度）为0～250μm，其成像平面的深度由手柄上的两个遥控按钮控制。共聚焦激光显微内镜的头端包含一个共聚焦成像窗口、一个常规电子内镜的物镜、一个水和气体喷嘴、两个光导束、一个辅助喷水孔道（用于局部应用对比剂）和一个直径为2.8mm的工作孔道。检查时，发射至组织表面的氩离子激光激发波长为488nm，最大激光输出功率≤1mW。图像扫描速度为0.8帧/秒（1024像素×1024像素）或1.6帧/秒（1024像素×512像素），可与内镜图像同时生成。

行共聚焦激光显微内镜检查时，需使用荧光对比剂，以使成像对比鲜明。目前可在人体组织内应用的荧光对比剂有荧光素钠、盐酸吖啶黄、四环素和甲酚紫。对比剂可全身应用（荧光素钠或四环素），也可黏膜局部应用（盐酸吖啶黄或甲酚紫），其中最常用的为10%荧光素钠和0.05%盐酸吖啶黄。荧光素钠是一价廉、非诱变源性的荧光对比剂，静脉应用荧光素钠后20秒内即可显像，其作用可持续30分钟。应用荧光素钠可行全部Z轴范围的检测。为证实荧光素钠的组织分布，Odagi等对正常结直肠黏膜应用荧光素钠鼠单克隆抗体行免疫组化染色，结果显示阳性着色部位为间质、毛细血管壁和黏膜表面肠上皮细胞的细胞质，但上皮细胞核和杯状细胞不着色。杯状细胞中由于含有大量不被荧光素钠染色的黏蛋白，表现为大而黑的细胞，非常易于辨认。虽然由于药物代谢的特点，在共聚焦图像中不易见到细胞核，但由于共聚焦图像的分辨率非常高（侧向分辨率为0.7μm），允许基于一个简单标准的肿瘤性和非肿瘤性病变之间的快速鉴别。

荧光素钠是早为眼科医师所熟悉的一种药物，1961年即应用于荧光素眼底血管造影。不良反应轻微，主要是持续1～2天的皮肤和尿液黄染。Yannuzzi等的研究显示，荧光素眼底血管造影死亡危险为1∶222000，安全性高。盐酸吖啶黄可使细胞核和细胞质染色，局部应用后数秒内可被吸收，但仅局限于黏膜表层（自黏膜表面至黏膜下100μm的深度），对上皮内瘤变和癌的诊断和分级极为有利。但其有极轻微的致突变活性，故临床应用盐酸吖啶黄时需谨慎。

### （二）操作过程

共聚焦激光显微内镜的操作过程与标准电子内镜相似，完善内镜前检查（如血常规、凝血指标、肝炎标志物等）并获得患者的知情同意。首先行常规内镜检查，在静脉注射或局部应用荧光剂后开启共聚焦显微扫描成像系统，将内镜前端部共聚焦探头轻轻接触欲扫描的黏膜表面，开启扫描开关进行扫描。共聚焦成像平面的位置由操纵部手柄上的相应按钮控制。为获取高质量的显微图像，共聚焦探头应与被检查的黏膜组织可靠接触并尽量减少两者之间的相对运动，肌内注射丁溴东莨菪碱抑制胃肠蠕动是一有效方式。共聚焦图像可与内镜图像同时生成并经图像采集脚踏开关以数字格式单独存储于主机硬盘。检查结束后可经毗邻共聚焦探头的活检孔道进行靶向活检。

### （三）消化道疾病应用

目前共聚焦激光显微内镜的应用范围已从结肠瘤性病变和癌症的筛选检测延伸至Barrett食管、慢性胃炎、早期胃癌、幽门螺杆菌感染的诊断等诸多领域。共聚焦激光显微内镜生成的图像具有高质量、高分辨率的特点，其250μm的扫描深度可涵盖整个黏膜层，可分辨并显示胃肠黏膜上皮细胞、固有层的连接组织基质、血管和红细胞等结构，进行虚拟活体组织学检查。

1.激光共聚焦显微内镜在Barrett食管中的应用

应用荧光素钠，CLE可以清晰地显示食管复层鳞状上皮细胞和线圈状或短棒状乳头内毛细血管袢（IPCL）。Barrett食管是胃食管反流病的并发症之一，是发生食管腺癌的主要癌前病变。它以食管远端出现含有杯状细胞的特殊柱状上皮为特征。由于普通内镜下难以准确辨认病变时胃食管连接部和齿状线的关系，导致选择活检部位困难。通过激光共聚焦显微内镜则可以放大病变部位，迅速确定食管远端黏膜有无杯状细胞而诊断Barrett食管。近年国外研究发现，对63名Barrett食管的患者进行激光共聚焦显微内镜检查，能够区分食管上皮细胞，胃上皮细胞，Barrett食管上皮细胞以及Barrett食管癌变的上皮细胞，同时还能发现早期肿瘤血管病变。Dunbar等发现CLE检出率比四象限活检法几乎增加2倍，且2/3的随访患者根本不需要活检。这提示CLE可对Barett食管及上皮内瘤变提供精确的诊断。

2.激光共聚焦显微内镜在食管癌中的应用

食管鳞状上皮细胞癌是常见的消化道肿瘤。当食管肿瘤仅仅局限于黏膜，内镜下剥离切除术或者光动力学治疗将能够达到治愈目的。因此内镜下剥离切除术在国外已经成为早期鳞状上皮细胞癌患者的标准治疗方法之一。来自亚洲以及西方国家的几项研究表明，内镜下剥离切除术对局限于黏膜层的肿瘤有良好的治疗效果。它可以降低这些肿瘤患者的淋巴结转移率，但对于已经侵及黏膜下层的患者则效果较差。通常我们使用染色内镜对未被复方碘溶液着色的区域进行活检，然后经病理学证实，最后进行内镜下治疗。而激光共聚焦显微内镜则可以省去上述烦琐步骤，直接获得细胞内组织学影像，在判断良恶后通过内镜将病变部位剥离切除。Trovato等对50例Barrett食管的患者食管远端柱状上皮处每1～2cm环周进行激光共聚焦显微内镜检查，发现3例病变，与活检病理对比，激光共聚焦显微内镜预测Barrett食管相关肿瘤的准确率达98.1%。

3.激光共聚焦显微内镜在胃炎中的应用

萎缩性胃炎是一种公认的癌前病变，常伴有肠上皮化生，是肠型胃癌的危险因素，特别是不完全型肠化。CLE研究发现萎缩性胃炎腺体减少、胃小凹开口扩大、数量减少、分布稀疏、血管数目减少、黏膜浅层即可见清晰的毛细血管网。Guo等总结CLE肠化生有3个特点：杯状细胞、柱状吸收细胞和刷状缘、绒毛状小凹上皮。以此为标准判定肠化敏感度为98.13%，特异度为95.33%。此外，采用吖啶黄染色，激光共聚焦显微内镜可观察到幽门螺杆菌的形态和分布，提高活检准确率。

4.激光共聚焦显微内镜在胃癌及癌前病变的应用

激光共聚焦显微内镜可以对胃黏膜放大1000倍，通过观察细胞学形态，微血管和腺体改变以及隐窝腺管开口来区分正常黏膜，慢性胃炎，肠化生及肿瘤。有学者证实不同分化程度的胃癌在激光共聚焦显微内镜中有不同的表现。新生腺体的破坏是高分化腺癌的特征，而肿瘤组织中出现黑色多边形细胞则分化程度较低。激光共聚焦显微内镜对胃癌的诊断与病理学结果的一致率高达90%。Zhang等将CLE下胃小凹形态分为7型，用此标准去鉴别胃癌，敏感度和特异度分别为83.6%和99.6%，阳性预测值为99.4%。CLE还可以对内镜下黏膜切除术后切缘进行监测，并可在其引导下再次内镜下黏膜切除，提高切除成功率。肠上皮化生是一种癌前病变。Lim等对比了激光共聚焦显微内镜、放大电子染色内镜、自体荧光成像内镜以及常规白光内镜在诊断胃肠上皮化生中的作用，结果发现CLE有更高的敏感性(90.9%)和特异性(88.0%)($P<0.001$)。

5.激光共聚焦显微内镜在溃疡性结肠炎中的应用

采用亚甲蓝或靛胭脂进行全肠道染色内镜检查能提高溃疡性结肠炎的诊断率，而激光共聚焦显微内镜则可确定所发现的“焦点”区域有无异型增生细胞，降低溃疡性结肠炎的癌变风险。Kiesslich等采用染色内镜指导下的激光共聚焦显微内镜术检测溃疡性结肠炎患者中异型增生细胞，其诊断率显著高于普通内镜，有可能改善溃疡性结肠炎的预后。最近的一项研究则证实染色显微内镜指导下的活检优于其他筛查手段，有可能成为发现异型增生细胞的“金标准”。

6.激光共聚焦显微内镜在镜下结肠炎中的应用

镜下结肠炎是以慢性或间歇性水样泻为主要症状，钡剂灌肠和普通内镜检查无异常发现，但结肠黏膜活检有非特异性炎症的临床病理综合征。根据组织学上的特点，镜下结肠炎又可以分为胶原性结肠炎，淋巴细胞性结肠炎和其他结肠炎。胶原性结肠炎与淋巴细胞性结肠炎的显著区别在于靠近基底膜上皮下有一层大于10μm的胶原带。镜下结肠炎总发生率尚不清楚，但淋巴细胞性结肠炎的发生率3倍于胶原性结肠炎。激光共聚焦显微内镜能够定位和检测上皮下胶原带以及发现黏膜固有层淋巴细胞并指导活检，有助于疾病的诊断与分类。

7.激光共聚焦显微内镜在大肠癌中的应用

CLE较色素内镜在对早期肠癌的识别方面具有更高的敏感度。Dong等对CLE诊断结直肠肿瘤的准确性进行了荟萃分析，结果发现中总的敏感性为81%（95%CI，77～85），特异性为88%（95%CI，85～90）。Sanduleanu等用CLE对结肠癌高危人群进行筛查，显示腺瘤上皮失成熟，隐窝紊乱，血管结构改变，细胞极性消失；非肿瘤性息肉细胞成熟，隐窝结构和血管结构轻微异常，细胞极性存在。CLE可以完全区分高级别瘤变和低级别瘤变，精确度96.7%，敏感度达97.3%，特异度92.8%。这显示CLE在结肠癌高危患者监测中有很大的潜力。另一项研究通过激光共聚焦显微内镜观察大肠息肉切除术后的患者，评估远期发生癌变的危险。此外，激光共聚焦显微内镜还可以观察到不规则新生血管所漏出的荧光来协助大肠癌的诊断。

（郭丽丽）

# 第五章 心内科疾病护理

## 第一节 高血压急症

高血压急症是指患者血压显著升高并伴急性靶器官损害(如高血压脑病、脑卒中、心肌梗死、不稳定性心绞痛、肺水肿、子痫、头部外伤、致命性动脉出血或主动脉夹层),需要住院或胃肠外给药治疗。此外,若收缩压高于29.3 kPa(220 mmHg)和(或)舒张压高于18.7 kPa(140 mmHg),无论有无急性靶器官损害,亦应视为高血压急症,虽然不一定需要住院,但应立即口服降压药物联合治疗。应仔细评估、监测高血压导致的心肾损害并确定高血压的可能原因,以减轻或防止重要脏器受损。

### 一、病因及发病机制

高血压急症的病因及发病机制尚未完全阐明,但目前已知与下列因素及机制有关。

(一)病因

1.神经一内分泌失衡

(1)在各种应激因素作用下,如强烈的情绪变化、身心过劳、寒冷刺激、和外科手术等,交感神经张力亢进,肾素一血管紧张素一醛固酮系统过度激活,血液中血管收缩活性物质(如儿茶酚胺、血管加压素、肾素、血管紧张素Ⅱ、内皮素等)大量增加,周围小动脉痉挛、血压急剧增高、组织器官缺血缺氧、血小板聚集功能增强,进一步加剧血压的增高。

(2)儿茶酚胺增多综合征:血液中儿茶酚胺大量增加,见于嗜铬细胞瘤、甲状腺危象、停药后反弹性高血压(如可乐宁、心得安等撤药后)、应用交感神经系统兴奋剂(如可卡因、安非他明)、脊髓外伤、脑外伤,另外还可见于使用单胺氧化酶抑制剂的同时食用富含酪胺食物(如未消毒的乳酪、小鸡肝和酵母等)或药物(如拟交感胺、三环类抑郁剂等)的患者(MAO-酪胺反应)。

(3)其他:血浆敏感因子(如甲状旁腺高血压因子、红细胞高血压因子等)、一氧化氮不足、激肽原和激肽不足、遗传性升压因子等均在引起高血压急症中起一定作用。

2.继发于各种脏器损害,导致血压急剧增高

(1)脑血管疾病:脑卒中、脑外伤、脑瘤等。

(2)心血管疾病:急性冠脉综合征、急性主动脉夹层、冠状动脉旁路移植术后、急性左心衰等。

(3)肾脏疾病:急性肾小球肾炎、硬皮病性肾危象、肾移植术后、肾动脉栓塞、溶血性尿毒症、血栓形成性紫癜等。

(4)其他疾病:子痫、严重烧伤等。

(二)发病机制

(1)脑血管通常随血压变化而收缩或扩张,当血压升高时脑血管收缩,血压下降时则扩张,以保持脑血流量的相对稳定。正常人平均动脉压在60~120 mmHg之间,高血压患者在120~180 mmHg之间时脑血流量能保持相对稳定,当平均动脉压超过180 mmHg时,这种自动调节机制破坏,过度收缩的脑血管由于不能承受过高的压力而发生“强制性”扩张,结果脑血管过度灌注,毛细血管通透性增加,引起脑水肿和

颅内高压，诱发高血压脑病。长期高血压促成脑动脉粥样硬化后，斑块或血栓破碎脱落易形成栓子，微血管瘤形成后易于破裂，在血压急剧增高时易发生急性脑血管病。视网膜动脉持久性或强烈痉挛导致视网膜内层组织变性坏死、血一视网膜屏障破裂，诱发视网膜出血、渗出和视神经乳头水肿。

(2)高血压时血流动力学变化使外周阻力增加，心室后负荷过度，引起心室肥厚。心肌肥厚使冠状循环储备明显减少，并促使小冠状动脉或冠状动脉阻力血管管壁增厚，这使肥厚心室的舒张功能和收缩功能异常。交感神经过度兴奋，缩血管物质大量分泌时，冠状动脉持久性或强烈痉挛导致心肌明显缺血、损伤甚至坏死，诱发急性冠脉综合征；过度升高的血压使心脏后负荷急剧增高，诱发急性心力衰竭。

(3)急剧、持续的血压升高能诱发典型的肾脏病理改变，尤其是小动脉和微小动脉，主要病变有：①入球小动脉和小叶间动脉增殖性内膜炎。②小动脉呈黏液性改变。③纤维蛋白变性。除肾动脉持久性或强烈收缩导致肾脏缺血性改变、肾小球内高压外，血液中增高的血管紧张素 II 还可通过直接“血管毒性作用”损害血管，促进动脉的纤维素样坏死。血管内皮损害和血小板聚集还可诱发血管内凝血，发生微血管内溶血和弥漫性血管内溶血，使血管损伤加重，诱发肾功能衰竭或急进型恶性高血压。恶化的肾功能又反过来加重高血压，产生恶性循环，使病情不断发展。

(4)急剧升高的血压可引起主动脉内膜撕裂，导致主动脉夹层。动脉内膜撕裂、动脉管壁剥离和血肿在动脉壁内蔓延扩大是夹层动脉瘤的基本病理过程。内膜一旦撕裂，由于血流顺向和逆向冲击，剥离的范围越来越大。夹层动脉瘤可累及主动脉瓣、冠状动脉、脑血管、肾动脉等，导致各脏器功能衰竭，还可直接破入胸腔或心包，导致短时间内死亡。

## 二、临床表现及特征

高血压急症主要表现为血压急剧显著升高，短期内收缩压可升至高于 220 mmHg，舒张压可高于 140 mmHg，或虽然血压升高无上述情况显著，但出现心、脑、肾等靶器官急性损害的临床表现。

### (一)急进型高血压

此类患者大多为吸烟者，男女比例约 3：1，多在中青年发病。多见于原发性高血压，但也出现在继发性高血压如肾血管性高血压、嗜铬细胞瘤、急性肾小球肾炎。此外，原来血压正常的患者也可出现急进型高血压，而且由于缺少保护性的动脉内膜增厚，其脑血流自动调节的上限也未增加，故可在较低的血压水平发生高血压脑病。

患者常有突然头痛、头晕、视力模糊、心悸、气促和体重减轻等症状。舒张压常持续在 130～140 mmHg 或更高，常于数月至 1～2 年内出现严重的脑、心、肾损害，发生脑血管意外(脑出血、脑梗死、脑栓塞)、心力衰竭和尿毒症。并常有视力模糊或失明，视网膜可发生出血、渗出及视乳头水肿。若由继发性高血压所致者尚有相应的临床表现。危重者可有弥散性血管内凝血和微血管病性溶血性贫血。由于肾脏损害最为显著，常有持续蛋白尿(24 h 尿蛋白大于 3 g)，并伴有血尿、白细胞尿及管型尿，肾小球滤过率下降，血肌酐及尿素氮升高，短期内即可进展至尿毒症，最后多因尿毒症而死亡。但也可死于脑血管意外或心力衰竭。

### (二)高血压危象

可见于缓进型高血压各期和急进型高血压，血压改变以收缩压突然明显升高为主，舒张压也可升高。常在诱发因素作用下出现，如强烈的情绪变化、精神创伤、身心过劳、寒冷的刺激和内分泌失调(如经期和绝经)等。患者出现剧烈头痛、头晕、眩晕，亦可有恶心、呕吐、胸闷、心悸、气急、视力模糊、腹痛、尿频、尿少、排尿困难等。有的伴随自主神经紊乱症状，如发热、口干、出汗、兴奋、皮肤潮红或面色苍白、手足发抖等。严重者，尤其在靶器官病变时，可出现心绞痛、肺水肿、肾功能衰竭、脑血管病变等。发作时尿中出现少量蛋白和红细胞，血尿素氮、肌酐、肾上腺素、去甲肾上腺素可增加，血糖也可升高，眼底检查小动脉痉挛，可伴出血、渗出或视神经乳头水肿。发作一般历时短暂，控制血压后，病情可迅速好转，但易复发。在有效降压药普遍应用的人群，此危象已很少发生。

### (三)高血压脑病

本病常因过度劳累、紧张和情绪激动所诱发，出现高血压脑病一般需经 12～48 小时，短则几分钟。血压升高尤以舒张压为主，舒张压常超过 120 mmHg。主要有脑水肿和颅内高压的症状，先有严重的弥漫性头痛，以清晨较明显。初呈兴奋、烦躁不安，继而精神萎靡、嗜睡。若病情继续进展，脑水肿加剧，则在数小时或 1～2 天内出现意识模糊，甚至昏迷。除神志改变外，还常伴有呕吐，有时呈喷射性。视力障碍以偏盲、黑矇多见；有时出现一过性偏瘫、半身感觉障碍、甚至失语，有的还有颈项强直、全身抽搐、四肢痉挛等神经症状，严重者并有呼吸中枢衰竭症状。眼底检查有局限或弥漫性视网膜血管痉挛，不一定伴有视乳头水肿、渗出和出血。脑脊液压力增高，蛋白质含量增高。本病多见于急进型或严重的缓进型高血压患者，也可在妊娠高血压综合征、肾小球肾炎、肾血管性高血压和嗜铬细胞瘤患者中发生。

（四）主动脉夹层

本病主要由高血压所致，马凡综合征、动脉粥样硬化和外伤是次要的病因，马凡症常见于年轻患者。90%的病例急性发病，突然出现严重的胸痛，呈撕裂、切割样，放射到颈、颌、背或腹部，止痛剂又不能使之缓解，并伴有不同部位或累及主动脉分支的临床症状和体征，自颈动脉至股动脉的搏动减弱或消失、两侧肢体血压也会出现差异。也可出现声音嘶哑、声带麻痹及 horner 综合征的表现，以及神经系统障碍的表现。主动脉夹层可分为三型：Ⅰ型累及近端升主动脉，有时向下累及降主动脉、腹主动脉及髂动脉；Ⅱ型仅累及升主动脉，有时与Ⅰ型并存，统称近端型；Ⅲ型仅累及左锁骨下动脉远端的主动脉。前两型可累及主动脉瓣，引起主动脉瓣关闭不全和心力衰竭，较Ⅲ型更为严重。通过超高速 CT(UFCT)、核磁共振成像(MRI)或主动脉造影可显示动脉夹层的开口、夹层血肿及夹层出口。

## 三、诊断及鉴别诊断

（一）诊断

1. 病史

(1)应注意患者是否有原发性或继发性高血压病史(如嗜铬细胞瘤、肾血管或肾实质性疾病、大动脉炎等)，是否正在进行妊娠。

(2)既往应用何种降压药物，有无突然停用可乐宁、心得安等药物，是否应用可卡因、安非他明等交感神经系统兴奋剂。

(3)是否在使用单胺氧化酶抑制剂的同时食用富含酪胺的食物或药物。

2. 症状及体征

(1)反复测量血压，触摸外周脉搏搏动(桡动脉、股动脉、足背动脉)，听诊胸部及腹部杂音。若收缩压＞220 mmHg 和(或)舒张压＞140 mmHg 时，无论有无症状均应诊断为高血压急症。需注意高血压患者血压升高的速度较血压水平更重要，如短期内平均压升高＞30%有重要临床意义。

(2)高血压 2 级或 3 级伴有心、脑、肾、视网膜和大动脉等重要靶器官发生急性功能严重障碍、甚至衰竭，若怀疑嗜铬细胞瘤，可行酚妥拉明试验。

3. 实验室和仪器检查

(1)血、尿常规；血尿素氮、肌酐、肾上腺素、去甲肾上腺素、醛固酮、血糖、钠、钾；尿 3-甲氧基-4-羟基苦杏仁酸(VMA)、尿 3-甲氧基肾上腺素的测定，合并不同脏器的损害，以上检查可出现不同的变化。

(2)眼底镜可观察视网膜的改变。

(3)心电图可表现为 P 波增宽，Ptfv1 增大，左室肥厚伴劳损。

(4)胸部 X 线检查：可见主动脉迂曲、延长、扩张，左室增大，左心衰竭时有肺淤血征象。肺水肿时则可见肺门明显充血，呈蝴蝶形模糊阴影。

(5)胸、腹部超声可观察心脏结构、腹部脏器及血管的改变。

(6)CT 及 MRI 可观察各脏器有无出血、梗死、水肿及动脉夹层等的形成。

（二）鉴别诊断

高血压急症应与下列疾病相鉴别：①其他原因所致的左心衰竭，其早期可能血压偏高，但舒张压绝不会达到 140 mmHg 水平，也无相应的眼底改变。②任何原因所致的尿毒症，一般在高血压之前先有肾性、肾前或肾后病变。③脑肿瘤，即使出现高血压也仅是轻度，且视乳头水肿一般只限于单侧。④其他如脑炎、癫痫、胶原性疾病特别是红斑狼疮伴有脑血管炎以及急性焦虑等。

## 四、急救处理

(一)高血压急症的治疗原则

迅速而适当的降低血压，去除引起高血压急症的诱因，对继发性高血压进行病因治疗；努力减轻受累器官的损害，恢复脏器的生理功能；加强一般治疗：吸氧、卧床休息、心理护理、环境安静、监测生命体征，维持水、电解质平衡，防治并发症等。要达到以上目的必须抓好现场及时处理、院内抢救和恢复期巩固治疗3个环节。

(二)高血压急症的紧急治疗

1.降压治疗必须尽早开始

现场紧急处理人员对意识清楚的患者除做好心理护理外，应立即阻止病理性恶性循环，嘱患者咬碎尼群地平(10～20 mg)、维拉帕米(40～80 mg)或卡托普利(12.5～25 mg)舌下含服，一般5 min后血压开始下降，30～60 min出现最大降压效果，并能维持3～6 h。当血压下降，病情稳定后应积极组织送往医院进一步诊治。入院后应绝对卧床休息，避免过多地搬动。对昏迷或抽搐患者应加强护理，保持呼吸道通畅，防止咬伤舌唇、骨折和摔伤等。应迅速使患者血压降到安全的范围内(但并非降至正常水平)，防止靶器官急性损害，可使病情缓解。当血压已按预期下降，但颅内压增高征象仍较明显，多采用脱水降低颅内压，改善脑水肿。如有抽搐，可选用安定10～20 mg肌肉或静脉注射，亦可用苯巴比妥钠0.1～0.2 g肌肉注射。

2.降压速度和幅度要因人、因病而异

有明显靶器官损害患者应在1～2 h内将血压降至目标值，无明显靶器官损害患者应在24～48 h内将血压降至目标值。特别对已有明显靶器官损害的患者，过快和过度地降压可产生严重并发症。如有学者等报道，正常人平均动脉压快速降至60 mmHg(相当于90/45 mmHg)和高血压患者平均动脉压快速降至120 mmHg(相当于160/100 mmHg)以下时，即可产生靶器官缺血性损害。尤其为老年患者代偿能力差，过快和过度降压时，容易引起失明、昏迷、抽搐、心绞痛、心肌梗死和急性肾小管坏死等并发症。首期降压目标值有如下3种情况。

(1)首期降压目标值将明显增高的血压(3级以上)降至安全水平而非正常水平。一般认为：①收缩压下降50～80 mmHg，舒张压下降30～50 mmHg。②平均压降低20%～30%。③血压降至160/100 mmHg左右。主要适用于急性脑血管病、高血压脑病、急进型高血压、高血压伴急性肾功能衰竭或肾移植性高血压(维持每日尿量>1 000 mL)和收缩压>220 mmHg或舒张压>140 mmHg等患者，脑血栓形成患者不推荐常规降压治疗，应以减轻脑水肿、降低颅内压为主要治疗手段。

(2)首期降压目标值将血压降至正常水平(130～140 mmHg/85～90 mmHg)，适用于高血压伴急性左心衰竭、高血压伴急性冠脉综合征、抗高血压药物骤停综合征、嗜铬细胞瘤高血压危象、妊娠高血压综合征伴先兆子痫、子痫，严重烧伤性高血压、药物性高血压危象、围手术期高血压等。

(3)首期降压目标值将血压降至理想水平(120/80 mmHg)，适用于高血压伴主动脉夹层等。

3.降压药物选择

高血压急症时选择降压药物的原则与高血压病时一致，即个体化、小剂量开始，必要时联合用药，注意药物的不良反应等。常见高血压急症的首选降压药物选择及药物应用指南见表5-1、表5-2。

4.选择治疗高血压急症降压药物注意点

(1)首选降压药物：高血压急症的常见发病机制是交感神经兴奋性增高和小动脉痉挛，因而在无禁忌的情况下，首选降压药物为短效钙通道阻滞剂(除硝苯地平外)、血管紧张素转换酶抑制剂(ACEI)、β受体阻滞剂和α受体阻滞剂。因为它们起效快、使用方便、改善靶器官供血以及降压作用强度随血压下降而减弱，无须特别监护，为疗效高而安全的抗高血压急症的理想药物。

(2)慎用短效硝苯地平。硝苯地平是最早应用于临床的Ⅰa类(双氢吡啶类)钙通道阻滞剂，曾经是治疗高血压急症的常用药物，但近年发现由于其达峰时间短(0.5～1.0 h)，引起血压骤降(可降至

75/45 mmHg)、易发生盗血现象而引起和加重脑缺血、心肌缺血以及反射性心动过速等作用,引起剧烈头痛、失语、偏瘫、昏迷、昏厥、完全性房室传导阻滞、心绞痛甚至心肌梗死。其不良反应发生率为17%,冠心病患者不良反应发生率为40%。建议在其他降压药物无效时,可试用舌下含服5 mg。

**表5-1　常见高血压急症的首选降压、禁用和慎用药物**

| 临床类型 | 首选药物 | 禁用和慎用药物 |
|---|---|---|
| 急进型高血压 | 卡托普利、乌拉地尔、硝苯地平 | |
| 高血压脑病 | 拉贝洛尔、尼群地平、依那普利、乌拉地尔 | 肼苯哒嗪、甲基多巴、利血平、二氮嗪 |
| 脑出血 | 拉贝洛尔、卡托普利、尼群地平 | 肼苯哒嗪、甲基多巴、利血平、二氮嗪 |
| 蛛网膜下隙出血 | 依那普利、拉贝洛尔、尼群地平 | 肼苯哒嗪、甲基多巴、利血平、二氮嗪 |
| 缺血性脑卒中 | 硝普钠、酚妥拉明、尼卡地平 | |
| 急性左心衰竭 | 呋塞米、硝普钠、硝酸甘油、乌拉地尔、卡托普利 | 拉贝洛尔、β-受体阻滞剂、肼苯哒嗪 |
| 急性冠脉综合征 | 硝酸甘油、依那普利、拉贝洛尔、美托洛尔 | 肼苯哒嗪、二氮嗪 |
| 主动脉夹层 | 拉贝洛尔、硝普钠、艾司洛尔 | 肼苯哒嗪 |
| 可乐定停药综合征 | 酚妥拉明、拉贝洛尔 | |
| 嗜铬细胞瘤高血压危象 | 酚妥拉明、拉贝洛尔 | |
| 妊娠高血压伴子痫 | 硫酸镁、双氢克尿噻、硝苯地平、二氮嗪、拉贝洛尔、维拉帕米 | ACEI、可乐定、硝普钠 |
| 严重烧伤后高血压 | 拉贝洛尔、硝普钠 | |
| 头颅外伤后高血压危象 | 拉贝洛尔、硝普钠 | |
| 术后高血压危象 | 硝普钠、拉贝洛尔 | 阿方那特 |

**表5-2　药物应用指南**

| 卡托普利 | 12.5 mg | 嚼服/吞服 | 6.25～25 mg |
|---|---|---|---|
| 双氢克尿噻片剂 | 针剂25 mg | 肌内注射,静注 | 6.25～12.5 mg/5～15 min |
| 二氮嗪 | 针剂 | 静注 | 1～3 mg/kg |
| 依那普利 | 针剂1.25 mg | 静注 | 0.615～1.25 mg |
| 艾司洛尔 | 针剂100 mg | 静注 | 50～300 μg/(kg·min) |
| 呋塞米 | 针剂20 mg | 静注 | 40～80 mg |
| 拉贝洛尔 | 针剂20 mg | 嚼服/吞服 | 50 mg/min,重复 |
| 拉西地平 | 片剂2 mg | 吞服,喷洒 | 2～4 mg |
| 硝苯地平 | 片剂5 mg | 舌下,喷洒 | 5 mg/30～60 min |
| 硝酸甘油 | 片剂0.5 mg | 静注 | 0.5 mg |
| 硝酸甘油 | 针剂10 mg | 静注 | 0.05～1 mg/min |
| 硝普钠 | 针剂50 mg | 静注 | 0.25 μg/(kg·min) |
| 酚妥拉明 | 针剂10 mg | 静注 | 1～10 mg |
| 乌拉地尔 | 针剂25 mg | 静注 | 12.5～25 mg |
| 维拉帕米 | 针剂5 mg | 静注 | 5～10 mg |

(3)硝普钠:硝普钠是目前最有效的降压药物之一,也最常用于治疗高血压急症。给药时应注意避光,一般在给药后30 s内血压开始下降,故应严密监测血压变化并据此调整静脉注射速度,使血压维持在适当水平。其不良反应有恶心、呕吐、兴奋和肌肉痉挛等,如果血压下降过快可出现鹅皮样反应。应慎用或禁用于下列情况:①高血压脑病、脑出血、蛛网膜下隙出血。因该药可通过血脑屏障使颅内压进一步增高,影响脑血流灌注,加剧上述病情,故有颅内高压者一般不予应用。②急进型高血压、高血压伴急性肾功能衰竭、肾移植性高血压、高血压急症伴严重肝功能损害等,因该药在体内与巯基结合后分解为氰化物与一

氧化氮，氰化物被肝脏代谢为硫氰酸盐，全部须经肾脏排出。一般肾功能正常者硫氰酸盐排泄间期约为3 d。故肝、肾功能不良患者易发生氰化物或硫氰酸盐中毒，产生呼吸困难、肌痉挛、精神变态、癫痫发作、昏迷、甚至呼吸停止等严重反应。③甲状腺功能减退和孕妇。因硫氰酸盐可抑制甲状腺对碘的摄取，加重甲状腺功能减退，且可通过胎盘诱发胎儿硫氰酸盐中毒和酸中毒。

(4)拉贝洛尔在治疗高血压急症中仍有重要地位，又名柳氨苄心定，是水杨酸胺衍生物，兼有 $\alpha_1$ 和 $\beta$ 受体非选择性阻断作用，$\alpha_1$ 与 $\beta$ 受体阻滞作用比率在口服和静脉应用时分别为 1∶3 与1∶7。由于其降压作用强而平稳，起效快(5～10 min)、作用持久(10 h)，广泛应用于高血压急症伴脑损害和心脏损害患者，也适用于嗜铬细胞危象、老年患者和孕妇。常用剂量开始为 20 mg 静脉注射，如无明显效果，可每隔10～20 min缓慢注射 40 mg，总量不超过 200 mg，需注意该药偶可诱发支气管哮喘、心脏传导阻滞、尿潴留、麻痹性肠梗阻和直立性低血压等。

(5)乌拉地尔又名压宁定，对外周血管 $\alpha_1$ 受体有阻断作用，对中枢 5-羟色胺受体有激动作用，因而有良好的周围血管扩张作用和降低交感神经张力作用。其降压平稳，效果显著，有减轻心脏负荷、降低心肌耗氧量、增加心脏搏出量、抗心律失常、降低肺动脉高压和增加肾血液量等优点，且安全性好，无体位性低血压、首剂反应、反射性心动过速及耐受性等不良反应。不增加颅内压，不干扰糖、脂肪代谢。目前特别适用于高血液急症伴急性左心衰竭、急性冠脉综合征、主动脉夹层、高血压脑病、急进型恶性高血压、妊娠高血压综合征伴先兆子痫、子痫等患者，常用剂量静脉注射 10～50 mg；静脉滴注 5～9 mg/h；口服30～90 mg，2 次/d。主要不良反应有嗜睡(4.0%)、恶心(1.0%)、头痛(2.0%)、乏力(1.0%)和心悸(1.0%)，多出现在治疗早期且轻而短暂，多能耐受。

5. 高血压急症时心律失常的治疗

高血压急症时由于交感神经张力增高，儿茶酚胺类物质增加和心脏负荷加重等原因，有较高的心律失常发生率，好发于有心、脑、肾等靶器官明显损害的患者。尤以快速性心律失常多见，如窦性心动过速、早搏、室上性或室性心动过速、心房颤动、甚至心室纤维性颤动等。缓慢性心律失常好发于有颅内压增高、急性下后壁心肌梗死或肾功能衰竭患者等，如窦性心动过缓、房室传导阻滞、甚至心脏停搏等。治疗一般以降压治疗和病因治疗为主，多数心律失常在血压控制和病情缓解时随之减轻或消失，但若发生致命性心律失常时，即应采取强有力的措施。如持续性和非持续性室性心动过速在急性心肌梗死时发生率分别为10%～30%和 70%～90%；在出血性和缺血性脑血管病时发生率分别为 42%和 25%，此时应及时选用利多卡因、胺碘酮等。发生心室颤动时应及时进行非同步直流电除颤。如发生三度房室传导阻滞或心脏停搏(急性心肌梗死时分别为 5%～8%和 1%～14%)时，应及时进行临时性心脏起搏等治疗。

(三)高血压急症的恢复期治疗

高血压急症经过救治度过危险期后，对继发性高血压患者，应尽早纠正原发病，对原发性高血压患者仍需继续进行高血压的非药物治疗和药物治疗。对于血压在短期内降至安全水平的患者，应在 3～6 个月时间内将血压逐渐降至正常水平，以改善患者的预后。其中伴有糖尿病和肾脏明显的损害患者宜降至130/80 mmHg 以下。

## 五、护理

(一)病情观察

(1)如发现患者血压急剧升高，同时出现头痛、呕吐等症状时，应考虑发生高血压危象的可能，立即通知医师并让患者卧床、吸氧，同时准备快速降压药物、脱水剂等，如患者抽搐、躁动，则应注意安全。

(2)对有心、脑、肾并发症患者应严密观察血压波动情况，详细记录出入液量，对高血压危象患者监测其心率、呼吸、血压、神志等。

(二)急救护理

(1)此类患者往往有精神紧张，烦躁不安，应将患者安置在安静的病室中，减少探视，耐心做好患者的解释工作，消除紧张及恐惧心理，必要时给予镇静止痛药物。

(2)给予低钠饮食,适当补充钾盐,不宜过饱,积极消除诱发危象发生的各种诱因,防止危象反复发作。

(3)迅速降低血压,选用药物为作用快、维持时间短,将血压降至160/100mmHg为宜,降压过快过多会影响脑及肾脏的血供。

(4)同时要控制抽搐,降低颅内压、减轻脑水肿,预防肾功能不全。

(5)根据不同类型高血压急症,予以相应的护理。

(李学银)

## 第二节　原发性高血压

高血压病可导致血管、心脏和肾脏的病变,是危害人类健康的主要疾病。1979年我国采纳了1978年世界卫生组织建议的血压判别标准:①正常成人收缩压≤18.6 kPa,舒张压≤12.0 kPa。②成人高血压为收缩压≥21.3 kPa,及(或)舒张压≥12.6 kPa。③临界高血压指血压数值在上述二者之间。

在某些疾病中,高血压只是其临床症状之一,血压是随着其原发疾病的发展而变化的,此种高血压称为症状性高血压或继发性高血压。高血压作为主要临床表现而病因不明者称为原发性高血压或高血压病。临床所见高血压绝大多数属于原发性高血压。约占所有高血压的90%,是危害人类健康的常见病。

### 一、病因

#### (一)家族与遗传

国内外研究已证实,双亲均为正常血压者子女患高血压的概率是3%,而双亲均为高血压者其概率则为45%。动物实验研究已成功地建立了遗传性高血压大鼠株,繁殖几代后几乎100%发生高血压,提示本病有遗传缺陷的内在因素。

#### (二)肥胖

流行病学调查发现,无论是工业发达国家还是不发达国家,血压正常人群均显示体重与血压呈正相关性。在体重不伴随年龄增长而增加的人群,动脉压亦不随年龄的增长而升高,超重是发生高血压的独立的危险因素。因热量过剩引起肥胖而导致高血压的可能机制有以下几个方面:①血容量和心输出量增加;②因伴有高胰岛素血症或肾素与醛固酮关系异常而引起体内水钠潴留。③神经内分泌调节的紊乱。④细胞膜协同转运功能缺陷,钠一钾泵活性异常,都可能是引起高血压和肥胖的细胞病理基础。

#### (三)饮酒

酒是导致许多疾病的危险因素,有研究报告表明,饮酒量与血压之间存在着剂量一反应关系,随着饮酒量的增多,收缩压和舒张压也逐渐升高,统计学差异有显著意义。重度饮酒者(约65 g酒精),或长期饮酒者的高血压患病率及平均血压值均升高,尤其是收缩压。饮酒引起血压升高的可能机制:①长期饮酒者的皮质激素水平升高,儿茶酚胺水平上升。②饮酒影响肾素一血管紧张素及血管加压素和醛固酮的作用。③饮酒影响细胞膜的流动性、通透性,引起钠一钾泵活性异常和离子转运功能障碍。

#### (四)高盐摄入

盐摄入与高血压患病率之间呈线性相关。高血压患者有盐敏感型和非盐敏感型,盐敏感者占高血压人群的30%～50%。高钠可能通过提高交感神经活性,促进排钠激素分泌,影响机体小动脉等自动调节机制而导致高血压。

#### (五)职业与环境

凡需要注意力高度集中,过度紧张的脑力劳动,对视听过度刺激的工作环境,均易使血压增高。城市中生活和工作环境也容易促使本病的发生。

#### (六)年龄

40岁以后本病患病率明显增多,女性还常发生绝经期高血压,提示随年龄增长而发生的内在生理变化或长时间的外界因素作用，能促发本病。

## 二、发病机理

高血压病发病机制亦未完全阐明，主要学说如下。

(一)精神原学说

精神原学说认为机体内、外环境的不良刺激，引起反复的精神紧张和创伤，导致大脑皮质兴奋和抑制过程失调，皮质下血管舒缩中枢形成以血管收缩神经冲动占优势的兴奋灶，引起全身小动脉痉挛，周围阻力增高，因而导致血压升高。

(二)神经原学说

神经原学说认为周围小动脉是自主神经系统调节血压的反射弧的靶器官，当此反射弧出现异常情况，如压力感受器过度敏感，血管收缩传出神经刺激增多，加压激素释出增多，都可使靶器官—周围小动脉痉挛而致血压升高。

(三)肾原学说(肾素一血管紧张素一醛固酮学说)

肾原学说认为肾脏缺血时，或/及血钠减少，血钾增多时，引起肾素分泌增加。肾素进入血循环中将肝脏合成的血管紧张素原水解为血管紧张素Ⅰ，再在肺转换酶的作用下转化为血管紧张素Ⅱ。血管紧张素Ⅱ作用于中枢增加交感神经冲动发放，或直接收缩血管，还刺激肾上腺分泌醛固酮引起钠潴留。肾素一血管紧张素一醛固酮系统是体内调节血管阻力与细胞外液的重要机制，而后二者又是决定血压的主要因素。

(四)内分泌学说

内分泌学说认为肾上腺髓质的激素中去甲肾上腺素引起周围小动脉收缩，肾上腺素增加心排出量。肾上腺皮质激素使钠和水潴留，并影响血管的反应性，都可导致血压升高。近年来发现肾脏髓质产生前列腺素 $A_2$、$E_2$ 调节肾血流分布，使皮质血流增多，髓质血流减少，抑制钠的再吸收，并影响肾外小动脉而降低血压。此外，由肾、胰等器官产生的激肽酶作用于激肽原使其转化为激肽，激肽扩张血管，利钠利水，还促进前列腺素的释放，使血压下降。激肽酶一激肽一前列腺素系统的缺陷可以导致血压升高。

## 三、高血压病分期

根据 1979 年“心血管病流行学和人群防治科研工作汇报讨论会”修订的高血压临床分期标准，按临床表现将本病分为三期。

(一)第一期

血压达确诊高血压水平，临床无心、脑、肾表现。

(二)第二期

血压达确诊高血压水平并有下列一项者。

(1)体检、X 线、心电图或超声心动图示左心室肥大。

(2)眼底检查示眼底动脉普遍或局部狭窄。

(3)蛋白尿或血浆肌酐浓度轻度增高。

(三)第三期

血压达确诊高血压水平并有下列一项者。

(1)脑出血或高血压脑病。

(2)心力衰竭。

(3)肾衰竭。

(4)眼底出血或渗出，伴或不伴有视神经盘水肿。

## 四、临床表现

(一)缓进型高血压

起病隐匿,病程进展缓慢,故亦称良性高血压。早期多无症状,偶于体格检查时发现血压增高,或在精神紧张,情绪波动或劳累后出现轻度而暂时的血压升高,头晕、头痛、眼花、耳鸣、失眠、乏力、注意力不集中等症状。后期血压持续在高水平,可出现脑、心、肾等器官的器质性损害和功能障碍。

1.脑部表现

头痛、头晕和头胀是本病常见症状。血管急剧升高常发生脑血管痉挛,短暂性的脑血管痉挛引起一时性脑缺血,出现头痛、失语、肢体瘫痪,历时数分钟至数天恢复。普遍而剧烈的脑血管痉挛引起脑水肿,颅内压增高,此时血压显著增高,头痛剧烈,并有呕吐、抽搐或昏迷。在脑部小动脉硬化的基础上,可发生脑出血或脑血栓。脑出血的临床表现视出血部位、出血量多少而定,多在体力或脑力紧张活动时发病,起病急,可有面瘫、失语、头痛、呕吐、嗜睡、昏迷等症状。脑血栓形成多发生在休息或睡眠之中,常有头晕、肢体麻木、失语等症状,然后逐渐发生偏瘫,一般无昏迷或有短暂神志不清。

2.心脏表现

长期高血压引起心脏形态和功能改变称为高血压性心脏病。早期心功能代偿阶段,患者除有时感觉心悸外,其他心脏方面的症状可不明显。代偿功能失调时,出现左心衰竭,反复或持续的左心衰竭可发展为全心衰竭。体检发现心尖搏动呈抬举性,心浊音界向左扩大,主动脉瓣区第二音亢进。心电图示左心室肥厚及劳损,晚期有心律失常。X线检查见左心室肥大,主动脉弓延长弯曲。由于高血压可促进动脉粥样硬化,部分患者可合并冠状动脉粥样硬化性心脏病而有心绞痛、心肌梗死等表现。

3.肾脏表现

长期血压增高致肾小动脉硬化,逐渐影响肾脏功能。开始时临床上一般无明显泌尿系统症状。当肾功能减退时,可出现多尿、夜尿等,反映肾脏浓缩功能减退。当肾功能进一步减退时,尿量减少,出现血尿,最后出现氮质血症及尿毒症。

4.眼底改变

早期视网膜动脉痉挛,动脉变细(Ⅰ级);以后发展为视网膜动脉狭窄,动脉交叉压迹(Ⅱ级);眼底为出血或棉絮状渗出(Ⅲ级);视冲经乳头水肿(Ⅳ级)。

(二)急进型高血压

临床表现基本上与缓进型高血压病相似,但有病情严重、发展迅速、视网膜病变和肾功能迅速恶化等特点,故亦称为恶性高血压,占高血压的1%左右。可由缓进型突然转变而来,亦可以发病起即为急进型。血压显著升高,舒张压多持续在16.7～18.5 kPa或更高。各种症状明显,常于数月至1～2年内出现严重的脑、心、肾损害。常有视力模糊或失明,视网膜可有出血、渗出物及视神经盘水肿。迅速出现蛋白尿、血尿及肾功能减退,最后常因尿毒症死亡,也可死于脑血管意外或心力衰竭。

(三)高血压危象及高血压脑病

在高血压病程中,血压急剧升高,外周血管发生暂时性强烈痉挛,引起一系列血管加压性危象及某些器官性危象症状,称为高血压危象。脑部出现危象的严重状态,称为高血压脑病,多发生于急进型高血压。缓进型高血压患者除非血压超过33.25/19.9 kPa(250/150 mmHg)否则少见。需积极处理常可迅速缓解,否则预后凶险。

## 五、护理

1992年世界卫生日的主题是:心搏一健康的节律。它从战略的高度,在世界范围内再次向人们敲响了警钟:心血管病每年夺走1 200万人的生命,接近世界人口总死亡的1/4,已成为人类健康的头号大敌。可是,尽管心血管病是头号杀手,但如果积极开展预防,每年可挽救600万人的生命。高血压是冠心病、脑卒中的危险因素,大量材料证明高血压是可以预防的,伴随高血压病患病率的下降,脑卒中与冠心病的发病率和死亡率也下降了。

高血压病的预防策略可以分为三级，即一级预防、二级预防、三级预防。一级预防是指已有危险因素存在，而疾病尚未发生，或疾病处于亚临床阶段时即采取预防措施，控制或减少疾病的危险因素，以减少个体发病概率和群体发病率。一级预防的概念相当于祖国医学《黄帝内经》中的“上工治未病”。二级预防是指对已患病的个体或群体采取措施，防止疾病复发或加重，这些措施常包括一级预防的措施、合理药物治疗及病后咨询等。三级预防是指重病抢救，以预防其并发症的发生和患者的死亡，其中还包括康复治疗。二级预防和三级预防相当于《黄帝内经》中的“中工治已病”。

（一）一级预防措施

高血压患者群防治的目标不仅是要降低高血压患病率，更重要的是预防人群血压曲线右移，从而减少脑卒中发病，减少或延缓冠心病的发生。高血压的一级预防有两种互为补充的策略：一是针对高危人群进行，即寻找出将来可能发生高血压的人（如有明显的高血压家族史者，在儿童少年时期血压偏高者及肥胖者等），在非常早期、血压尚未升高前进行预防。二是针对整个人群进行预防，这种策略干预的是社会全体人群，促使人们从儿童－青年时期（一生习惯的形成期）就采取有益健康的生活方式和行为。

1.减轻体重

许多研究几乎一致地证明超重或肥胖是血压升高的重要危险因素。体重指数[体重(kg)/身高平方($m^2$)]在22时，心血管疾病及多种慢性病的患病率、死亡率最低，体重指数＞25称为超重，体重指数＞30称为肥胖。超重者至少有60%将发生高血压。肥胖人高血压的患病率是同年龄体重正常者的2～3倍。减重的措施一是限制过量的饮食，二是增加运动量。限制饮食要注意平衡膳食，不提倡使用抑制食欲的药物。由于各类脂肪提供的热量都很高，因此，脂肪的摄入应限制在总热量的20%以下。少吃多餐，每日四五餐有助减肥。在低热量饮食的同时，应增加体力活动，如开展一些体育运动、气功、健美操等。工作单位应提供体育活动的场所，长期坚持，定会收到很好的减肥效果。

2.改进膳食结构

(1)减少钠摄入：膳食中过多的钠盐可使血压升高，人群中高血压的患病率与平均食盐摄入量几乎呈线性相关。据WHO报告，人群每日摄盐量减少5 g，能使舒张压平均下降0.53 kPa。理想的摄钠标准应为每日5 g食盐，而我国人群中摄盐量，北方15～18 g/日，南方7～12 g/天。因此，建议北方居民第一步将食盐减到每天10 g以下，南方居民减到每日7 g以下。低钠高钾盐（含氯化钠约70%，氯化钾约25%）是一种较好的保健食盐，应推广食用。

(2)增加钾：钾与高血压之间呈明显的负相关。增加膳食钾主要是多食新鲜蔬菜、水果、豆类等。营养学建议每人每月吃蔬菜12 kg(相当于每日400 g)，水果每月1 kg(相当于每日33 g)。

(3)增加钙：膳食中低钙与高血压有关，每日摄钙450～500 mg者患高血压的危险是日摄钙1 400～1 500 mg者的2倍。我国人群普遍钙摄入量不足，营养学建议的钙供给量标准为800 mg(成年男子标准)。牛奶、豆类中含钙量较高，每毫升牛奶含钙约1 mg，每日补充250 mL牛奶即可满足需要。新鲜蔬菜中油菜、芹菜、萝卜缨中含钙较高，蘑菇、木耳、虾皮、紫菜等用以配菜也可补充钙的成分。

(4)减少膳食脂肪，补充优质蛋白质。流行病学研究表明，即使不减少膳食中钠盐摄取和减重，如能将膳食脂肪控制在总热量25%以下，多不饱和脂肪酸与饱和脂肪酸比值(P/S)维持在1，连续40天可使男性收缩压和舒张压下降12%，女性下降5%。营养学建议成人每人每月摄入谷类14 kg，薯类3 kg，蛋类1 kg，肉类1.5 kg，鱼类500 g。

3.限制饮酒

一般少量饮酒对高血压发病率并无影响，但大量饮酒（指每日饮酒超过2～4份以上，每份相当于15 mL酒精，或啤酒300 mL，或葡萄酒100 mL，或白酒25 mL）肯定促使血压上升。饮酒与血压呈U形相关，存在“阈值”反应。每日40 g酒精是阈值，每日酒精摄入量超过78 g的重度饮酒者的高血压患病率是不饮酒者的2倍，但每日40 g酒精摄入量以下的饮酒者的血压水平与不饮酒者无明显差异。因此，为预防高血压，最好不饮酒，已有饮酒习惯的人要戒酒或减少饮酒量，每天最多不应超过1两(50 g)白酒。

4.增加体力活动

经常坚持体力活动可预防和控制高血压。为取得运动训练的良好效果，要确定运动的方式、强度、时间和频度。运动的方式有两种：一种是耐力性运动训练或有氧运动训练，它是影响血流动力学改变的大肌群运动，如快走、跑步、骑自行车、游泳、滑雪等，这种运动有降压作用。另一种运动方式是无氧运动训练或力量训练如举重、角斗等，只涉及有限的肌运动，并不引起血流动力学的改变，降压效果不明显。运动强度可根据 karvonen 公式计算：

运动时心率＝[X·(最大心率－休息时心率)]＋休息时心率

X＜50％为轻度运动量

X＝50％～75％为中度运动量

X＞75％为重度运动量

（注：最大心率可由运动试验估计，也可用公式计算：最大心率＝210－年龄）。

每次运动持续的时间为 10～30 min，个人体力允许者可达 60 min。运动频度指每周运动次数，一般为 3～7 次。以上公式并非十分精确，有时受药物的影响。对个体来说，先从轻度或中等强度的运动开始，逐渐增加运动量。

（二）二级预防的实施

二级预防就是及时的，正确的治疗高血压，以预防其病情加重或发生并发症。

现代观点认为，高血压的合理治疗应当包括以下几方面。

(1)通过逐渐降压治疗，使血压降至正常范围。

(2)保持靶器官免受损害。

(3)兼顾其他危险因子的治疗。

因此，心血管病的防治应采取综合性措施及因人而异的个体化治疗方案。

二级预防的具体实施：①增强健康意识，培养健康行为：合理的膳食及其他非药物疗法，是健康的生活方式，是整个治疗必不可少的基础。对患者来说，只有提高自我保健的意识、知识和能力，提高其配合治疗的积极性，即提高“顺应性”，认识疾病的危害，看到治愈的希望和需要克服的困难，思想上有长期坚持配合的准备，才有可能在旷日持久的高血压预防中取得成功。往往因对治疗方法认识不足，许多患者不治疗，或间断治疗，或半途而废，仅有少数能坚持与医生长期配合取得良好效果。②采用简便、有效、安全、价廉的药物。③兼顾其他危险因素的治疗。

高血压的二级预防本身就是动脉粥样硬化、脑卒中、冠心病的一级预防。只有兼顾了控制吸烟、减少饮酒、控制体重、适当运动、保持心理平衡等综合治疗才能取得最佳效果。

（李学银）

## 第三节　急性心肌梗死

### 一、病因及发病机制

急性心肌梗死(acute myocardial infarction，AMI)是冠状动脉急性闭塞，血流中断，心肌因严重而持久缺血以致局部坏死，绝大多数由于冠状动脉粥样硬化所致，少数见于梅毒性主动脉炎累及冠状动脉开口，结缔组织疾病(风湿性疾病)或冠状动脉栓塞所引起。近年来发现冠脉持久痉挛，尤其在冠脉粥样硬化基础上的痉挛，也是引起心肌梗死重要原因之一。在冠状动脉粥样硬化病变的基础上并发粥样斑块破裂、出血、血管腔内血栓形成，动脉内膜下出血或动脉持续性痉挛，使管腔迅速发生持久而完全的闭塞时，如该动脉与其他冠状动脉间侧支循环原先未充分建立，即可导致该动脉所供应的心肌严重持久缺血，1 h 以上即致心肌坏死。在粥样硬化病变使冠状动脉管腔狭窄的基础上，发生心排血量骤降（出血、休克或严重的心律失常），或左心室负荷剧增（重度体力活动、情绪过分激动、血压剧升或用力大便）时，也可使心肌严重持久缺血，引起心肌坏死。饱餐（特别是进食多量脂肪时）后血脂增高、血液黏稠度增高，引起局部血流缓慢，血小板易于聚集而致血栓形成；睡眠时迷走神经张力增高，使冠状动脉痉挛；介入性诊治的操作损伤，都可加重心肌缺血而致坏死。心肌梗死既可发生于频发心绞痛的患者，也可发生在原来并无症状者中。

## 二、临床表现及特征

（一）先兆

突然发生或出现较以往更剧烈而频繁的心绞痛，心绞痛持续时间较以往长，诱因不明显，硝酸甘油疗效差，心绞痛发作时伴有恶心、呕吐、大汗、心动过缓、急性心功能不全、严重心律失常或血压有较大波动等，都可能是心肌梗死的先兆（梗死前心绞痛）。如此时心电图示 ST 段一时性明显抬高或压低，T 波倒置或增高，更应警惕近期内发生心肌梗死的可能。及时积极治疗，有可能使部分患者避免发生心肌梗死。

（二）症状

随梗死的大小、部位、发展速度和原来心脏的功能情况等而轻重不同。

(1)疼痛：是最先出现的症状，多发生于清晨，疼痛部位和性质与心绞痛相同，但多无明显诱因，且常发生于安静时，程度较重，持续时间较长，可达数小时或数天，休息和含用硝酸甘油片多不能缓解。患者常烦躁不安、出汗、恐惧，或有濒死感。少数患者无疼痛，一开始即表现为休克或急性心力衰竭。部分患者疼痛位于上腹部，被误认为胃穿孔、急性胰腺炎等急腹症；部分患者疼痛放射至下颌、颈部、背部上方，被误认为骨关节痛。

(2)全身症状：有发热、心动动速、白细胞增高和血沉增快等，由坏死物质吸收所引起。一般在疼痛发生后 24～48 h 出现，程度与梗死范围常呈正相关，体温一般在 38 ℃左右，很少超过39 ℃，持续约一周。

(3)胃肠道症状：疼痛剧烈时常伴有频繁的恶心、呕吐和上腹胀痛，与迷走神经受坏死心肌刺激和心排血量降低组织灌不足等有关。肠胀气亦不少见。重症者可发生呃逆。

(4)心律失常：见于 75%～95%的患者，多发生在起病 1～2 周内，而以 24 h 内最多见，可伴乏力、头晕、昏厥等症状。各种心律失常中以室性心律失常最多，尤其是室性期前收缩，如室性期前收缩频发(5 次/min 以上)，成对出现或呈短阵室性心动过速，多源性或落在前一心搏的易损期时(R 在 T 波上)，常为心室颤动的先兆。房室传导阻滞和束支传导阻滞也较多见，严重者房室传导阻滞可为完全性。室上性心律失常则较少，多发生在心力衰竭者中。前壁心肌梗死如发生房室传导阻滞表明梗死范围广泛，情况严重。

(5)低血压和休克：疼痛期中血压下降常见，未必是休克。如疼痛缓解而收缩压仍低于80 mmHg，有烦躁不安，面色苍白，皮肤湿冷，脉细而快，大汗淋漓，尿量减少(＜20 mL/h)，神志迟钝，甚至昏厥者，则为休克表现。休克多在起病后数小时至 1 周内发生，见于约 20%的患者，主要是心源性，为心肌广泛(40%以上)坏死，心排血量急剧下降所致，神经反射引起的周围血管扩张属次要，有些患者尚有血容量不足的因素参与。

(6)心力衰竭：主要是急性左心衰竭，可在起病最初几天内发生，或在疼痛、休克好转阶段出现，为梗死后心脏舒缩力显著减弱或不协调所致，发生率约为 32%～48%。出现呼吸困难、咳嗽、发绀、烦躁等症状，严重者可发生肺水肿，随后可发生颈静脉怒张、肝大、水肿等右心衰竭表现。右心室心肌梗死者可一开始即出现右心衰竭表现，伴血压下降。

（三）体征

心脏浊音界可轻度至中度增大；心率增快或减慢；心尖区第一心音减弱，可出现第三或第四心音奔马律。约 10%～20%患者在发病后 2～3 d 出现心包摩擦音，多在 1～2 d 内消失，少数持续 1 周以上；发生二尖瓣乳头肌功能失调者，心尖区可出现粗糙的收缩期杂音；发生心室间隔穿孔者，胸骨左下缘出现响亮的收缩期杂音。发生心律失常、休克或心力衰竭者出现有关的体征和血压变化。

## 三、实验室及其他检查

(一)实验室检查

(1)白细胞计数:发病1周内白细胞可增至$10\times10^9/L \sim 20\times10^9/L$,中性粒细胞多在75%～90%,嗜酸粒细胞减少或消失。

(2)红细胞沉降率:红细胞沉降率增快,可持续1～3周。

(3)血清酶测定:血清肌酸磷酸激酶(CK或CPK)发病6 h内出现,24 h达高峰,48～72 h后消失,阳性率达92.7%。门冬氨酸转氨酶(AST或GOT)发病后6～12 h升高,24～48 h达高峰,3～6 d后降至正常。乳酸脱氢酶(LDH)发病后8～12 h升高,2～3天达高峰,1～2周才恢复正常。近年来还用α-羟丁酸脱氢酶(α-HBDH)、γ-谷酰基磷酸转肽酶(γ-GTP)、丙酮酸激酶(PK)等。肌酸磷激酶有3种同工酶,其中CK-MB来自心肌,其诊断敏感性和特异性均极高,分别达到100%和99%,20～24 h达高峰,它升高的幅度和持续的时间常用于判定梗死的范围和严重性。乳酸脱氢酶有5种同工酶,其中LDH1来源于心肌,在AMI后数小时总乳酸脱氢酶尚未出现前就已出现,可持续10天,其阳性率超过95%。

(4)血肌钙蛋白测定:肌钙蛋白T(cTnT)t和I(cTnI)测定是诊断心肌梗死最敏感指标可反映微型梗死。正常情况下周围血液中无cTnT或cTnI(亦有报告其正常值为cTnT≤0.2 ng/ mL,cTnI<7 ng/ mL),发生AMI时,两者均在3 h后增高,其中cTnT持续10～14 d,cTnI持续7～10 d。

(5)肌红蛋白测定:尿肌红蛋白排泄和血清肌红蛋白含量测定,也有助于诊断AMI。尿肌红蛋白在梗死后5～40 h开始排泄,持续平均可达83 h。血清肌红蛋白的升高出现时间较CK出现时间略早,在4 h左右,高峰消失较CK快,多数24 h即恢复正常。

(6)其他:血清肌凝蛋白轻链或重链,血清游离脂肪酸,在AMI后均增高。血清游离脂肪酸显著增高者易发生严重室性心律失常。此外,AMI时,由于应激反应,血糖可升高,糖耐量可暂降低,约2～3周后恢复正常。

(二)心电图和心向量图检查

心电图在进行性和特征性改变,对诊断和估计病变的部位、范围和病情演变,都有很大帮助。心电图波形变化包括三种类型:①坏死区的波形:面向坏死心肌的导联,出现深而宽的Q波。②损伤区的波形:面向坏死区周围的导联,显示抬高的ST波。③缺血区的波形:面向损伤区外围的导联,显示T波倒置。

典型的心电图演变过程是:起病时(急性期)面向梗死区的导联出现异常Q波和ST段明显抬高,后者弓背向上与T波连接呈单向曲线,R波减低或消失;背向梗死区的导联则显示R波增高和ST段压低。在发病后数日至2周左右(亚急性期),面向梗死区的导联,ST段逐渐恢复到基线水平,T波变为平坦或显著倒置;背向梗死区的导联则T波增高。发病后数周至数月(慢性期),T波可呈V型倒置,其两肢对称,波谷尖锐。异常Q波以后常永久存在而T波有可能在数月至数年内恢复。

在异常Q波和ST段的抬高尚未出现前的最早期阶段,心电图可无异常,或有T波异常高大两肢不对称的变化。微型的和多发局灶型心肌梗死,Q波和ST段抬高;合并束支阻滞,尤其左束支阻滞时,心电图不一定能反映AMI表现;在原来部位再次发生AMI时,心电图表现亦多不典型。

梗死部位心电图定位诊断的根据列于表5-3。

心内膜下心肌梗死:心电图变化与重度心肌缺血者相仿,各导联除aVR表现为ST段抬高外,普遍呈ST段压低,T波呈先负后正的双向或倒置,R波降低,持续数周或数月,甚或长期存在,既往称无Q波的心肌梗死,目前称非ST段抬高心肌梗死。

心向量图有QRS环的改变,ST向量的出现和T环的变化。QRS环的改变最有诊断价值。因坏死的心肌细胞不激动,不能产生应有的电动力,心室除极时综合向量的方向遂向背离梗死区处进行,所形成的QRS环,特别是起始向量将指向梗死区的相反方,此起始向量的方位改变对定位有重要意义。ST向量的出现表现为QRS环的不闭合,其终点不回到起始点,自QRS环起始点至终点的联线为ST向量的方向,指向梗死区,ST向量多在1～2周内消失。T环的改变主要表现为最大向量与QRS最大平均向量方向相反或QRS-T夹角增大，T 环长/宽比例＜2.6：1，T 环离心支与归心支运行速度相等，此种变化历时数月至数年，可以消失。

表 5-3　心肌梗死的心电图定位诊断

| 导联 | 前间隔 | 局限前壁 | 前侧壁 | 广泛前壁 | 下壁① | 下间壁 | 下侧壁 | 高侧壁② | 正后壁③ |
|---|---|---|---|---|---|---|---|---|---|
| $V_1$ | ＋ | | | ＋ | | ＋ | | | |
| $V_2$ | ＋ | | | ＋ | | ＋ | | | |
| $V_3$ | ＋ | ＋ | | ＋ | | ＋ | | | |
| $V_4$ | | ＋ | | ＋ | | | | | |
| $V_5$ | | ＋ | ＋ | ＋ | | | ＋ | | |
| $V_6$ | | | ＋ | | | | ＋ | | |
| $V_7$ | | | ＋ | | | | ＋ | | ＋ |
| $V_8$ | | | | | | | | | ＋ |
| aVR | | | | | | | | | |
| aVL | | ± | ＋ | ± | － | － | － | ＋ | |
| aVF | | | | | ＋ | ＋ | ＋ | － | |
| Ⅰ | | ± | ＋ | ± | － | － | － | ＋ | |
| Ⅱ | | | | | ＋ | ＋ | ＋ | － | |
| Ⅲ | | | | | ＋ | ＋ | ＋ | － | |

注：①即膈面。右心室心肌梗死不易从心电图得到诊断，但 CR4R 或 V4R 导联的 ST 段抬高，可作为下壁心肌梗死扩展到右心室的参考指标。②在 $V_5$、$V_6$、$V_7$ 导联高 1～2 肋处可能有改变。③在 $V_1$、$V_2$、$V_3$ 导联 R 波高。同理，在前侧壁梗死时，$V_1$、$V_2$ 导联 R 波也增高。

"＋"为正面改变，表示典型 Q 波、ST 段上抬及 T 波变化；"－"为反面改变，表示 QRS 主波向上，ST 段下降及与"＋"部位的 T 波方向相反的 T 波；"±"为可能有改变。

（三）放射性核素心肌显影

用$^{99m}$Tc 焦磷酸盐进行心肌热点显像，多数患者坏死心肌摄取率在 48～72 h 内最高，6～7 d 后减少。阳性率在 66%（心内膜下心肌梗死）至 89%（透壁性心肌梗死）之间。用$^{99m}$Tc-MIBI 或$^{201}$Ti 作心肌冷点显像，前者在发病后 30～80 min 进行时阳性率达 100%；后者在发病后 6 h 内进行时阳性几率达 100%，24 h 后阳性率下降。用$^{99m}$Tc 标记红细胞或白蛋白行门电路控制的核素心脏血池显像，可观察心室壁的动作和左心室的射血分数，有助于判断心室功能、诊断梗死后造成室壁动作失调和室壁瘤。

（四）选择性冠状动脉造影

需要考虑施行冠状动脉内注射溶血栓药物治疗，或需施行各种介入性治疗时，可先行选择性冠状动脉造影，明确病变情况，制订治疗方案。

（五）超声心动图

心肌振幅呈节段性降低，下壁梗死常有左室后壁活动度降低，而室间隔和前壁振幅增加；前壁梗死多有室间隔及前壁活动幅度降低，而后壁振幅增加。室壁瘤形成可有心室腔突然扩大现象和室壁呈反常运动。若合并乳头肌功能不全可见二尖瓣关闭不全和收缩期反流；室间隔穿孔者在相应部位有回声失落。

## 四、诊断和鉴别诊断

根据典型的临床表现、特征性的心电图改变和实验室检查发现，诊断本病并不困难。无痛的患者，诊断较困难。凡年老患者突然发生休克、严重心律失常、心力衰竭、上腹胀痛或呕吐等表现而原因未明者，或原有高血压而血压突然降低且无原因可寻者，手术后发生休克但排除出血等原因者，都应想到心肌梗死的可能。此外，年老患者有较重而持久的胸闷或胸痛者，即使心电图无特征性改变，也应考虑本病的可能。都宜先按 AMI 处理，并在短期内反复进行心电图观察和血清心肌酶或肌钙蛋白等测定，以确定诊断。

鉴别诊断要考虑下列各病。

(1)心绞痛：心绞痛的疼痛性质与心肌梗死相同，但发作频繁，每次发作历时短，一般不超过 15 min，发作前常有诱发因素，不伴有发热、白细胞增加、红细胞沉降率增快或血清心肌酶增高，心电图无变化或有 ST 段暂时性压低或抬高，很少发生心律失常、休克和心力衰竭，含用硝酸甘油片疗效较好等，可资鉴别。

(2)急性心包炎：尤其是急性非特异性心包炎可有较剧烈而持久的心前区疼痛。但心包炎的疼痛与发热同时出现，呼吸和咳嗽时加重，早期即有心包摩擦音，后者和疼痛在心包腔出现渗液时均消失；全身症状一般不如心肌梗死严重；心电图除 aVR 外，其余导联均有 ST 段弓背向下的抬高，T 波倒置，无异常 Q 波出现。

(3)急性肺动脉栓塞：可发生胸痛、咯血、呼吸困难和休克。但有右心负荷急剧增加的表现，如发绀、肺动脉瓣区第二心音亢进、颈静脉充盈、肝大、下肢水肿等。心电图示Ⅰ导联 S 波加深，Ⅲ导联 Q 波显著、T 波倒置，胸导联过渡区左移，右胸导联 T 波倒置等改变，可资鉴别。

(4)急腹症：急性胰腺炎、消化性溃疡穿孔、急性胆囊炎、胆石症等，均有上腹部疼痛，可伴休克。仔细询问病史、作体格检查、心电图检查和血清心肌酶测定可协助鉴别。

(5)主动脉夹层：胸痛一开始即达高峰，常放射到背、肋、腹、腰和下肢，两上肢的血压和脉搏可有明显差别，可有下肢暂时性瘫痪、偏瘫和主动脉瓣关闭不全的表现等可资鉴别。二维超声心动图检查、X 线或磁共振显像有助于诊断。

## 五、急诊处理

治疗原则是保护和维持心脏功能，挽救濒死的心肌，防止梗死扩大，缩小心肌缺血范围，及时处理严重心律失常、泵衰竭和各种并发症，防止猝死，使患者能渡过急性期。

### (一)监护和一般治疗

(1)休息：患者应卧床休息在“冠心病监护室”，保持环境安静，减少探视，防止不良刺激。

(2)吸氧：最初 2～3 d 内，间断或持续地通过鼻管或面罩吸氧。

(3)监测：在冠心病监护室进行心电图、血压和呼吸的监测 5～7 d，必要时还监测肺毛细血管压和静脉压。密切观察心律、心率、血压和心功能的变化，为适时作出治疗措施。避免猝死提供客观资料。监测人员必须极端负责，既不放过任何有意义的变化，又保证患者安静和休息。

(4)护理措施：第一周完全卧床休息，加强护理，帮助患者吃饭、洗脸、翻身、使用便器。患者进食不宜过饱，食物以易消化、含较少脂肪而少产气者为宜，限制钠的摄入量，要给予必需的热量和营养。保持大便通畅，但大便时不宜用力，如便秘可给予缓泻剂。第二周在床上起坐，逐步离床，在床旁站立和在室内缓步走动。近年来有主张患者早期(在第一周)即开始下床活动，但病重或有并发症的患者，卧床时间不宜太短。

### (二)解除疼痛

选用下列药物尽快解除疼痛：①哌替啶(杜冷丁)50～100 mg 肌肉注射或吗啡 5～10 mg 皮下注射，必要时 1～2 h 后再注射一次，以后每 4～6 h 可重复应用，注意呼吸功能的抑制。②疼痛较轻者，可用可待因或罂粟碱 0.03～0.06 g 肌肉注射或口服。③或再试用硝酸甘油 0.3 mg 或硝酸异山梨酯 5～10 mg 舌下含用或静脉滴注，要注意心率增快和血压降低。④中药可用苏合香冰片滴丸、苏合香丸、冠心苏合丸、麝香保心丸或宽胸丸含用或口服。

近年有提出用β-阻滞剂如美托洛尔(15 mg 静脉注射然后口服 50 mg，4 次/d，服 2 天后改为连服 3 个月)、普萘洛尔、阿替洛尔、噻吗洛尔等，认为对血压较高、心率较快的前壁梗死患者有止痛效果且能改善预后，但用药过程要密切注意血压、心率和心功能。

心肌再灌注疗法可极有效地解除疼痛。

### (三)再灌注心肌

尽早应用溶解冠状动脉内血栓的药物或冠状动脉成形术以恢复心肌灌注，挽救濒死的心肌或缩小心肌梗死的范围，保护心室功能，是积极的治疗措施。适于：①发病≤6 h。②相邻两个或以上导联 ST 段抬高≥0.2 mV。③年龄≤70 岁，而无近期活动性出血、脑卒中、出血倾向、糖尿病视网膜病变、严重高血压和严重肝肾功能障碍等禁忌症者。

1.溶解血栓疗法

先检查血常规、血小板、出凝血时间和血型，配血备用。常用：①尿激酶(UK)在30 min内静脉滴注100万U～150万U；或冠状动脉内注入4万U，继以0.4万U～0.8万U/min的速度注入，血管再通后用量减半，继续注入30～60 min，总量50万U左右。②链激酶或重组链激酶(SK或rSK)150万U静脉滴注，在30～60 min内滴完；或冠脉内给药先注入2万U，继以0.2万U～0.4万U/min的速度注入共30 min，总量25万U～40万U。用药前半小时宜用异丙嗪25 mg肌肉注射，并用地塞米松5 mg同时滴注以防寒战发热反应。③重组组织型纤溶酶原激活剂(rt-PA)在90 min内静脉注入100 mg，先静脉注入15 mg，继而30 min内静脉滴注50 mg，其后60 min内再滴注35 mg(国内有报告用上述剂量的一半也奏效)；冠状动脉内用药量减半。④单链尿激酶型纤溶酶原激活剂(SCUPA)先静脉推注20 mg，继而60 mg静脉滴注60 min滴完。⑤甲氧苯基化纤溶酶原链激酶复合物(APSAC)一次静脉推注30 mg。⑥新制剂还有rPA、nPA、TNK-tPA、SAK(葡激酶)等。用药前服阿司匹林300 mg/d，3天后改为50 mg/d长期服用。溶栓后每4～6 h测凝血时间和血纤维蛋白原，当凝血时间恢复至正常对照值的1.5～2.0倍和血纤维蛋白原>1 000 mg/L时，给予肝素5 000 U静脉注射，继而500～1 000 U/h静脉滴注，并调节剂量保持凝血时间在正常值的2倍，5～7天后停用。用药期间密切注意出血倾向。冠状动脉内注射药物需通过周围动脉置入导管达冠状动脉口处才能实现，因此比较费时，而静脉注射药物可以迅速实行，故目前多选静脉注射给药。用药后心肌是否得到再灌注可通过冠状动脉造影来直接了解。临床上如出现：①2 h内胸痛解除。②2h内抬高的ST段恢复或每半小时比较ST段回降>50%。③血清心肌酶CPK-MB峰值提前于发病后14 h内出现。④2 h内出现室性心律失常或传导阻滞时，间接提示心肌已得到再灌注。药物溶栓再灌注率在75%左右，近年增至80%左右。

2.经皮冠状动脉介入治疗术(Percutaneous coronary intervention，PCI)

包括：单纯球囊扩张术(Percutaneous transluminal coronary angioplasty，PTCA)、支架置入术、斑块消融术(Debulking)、激光血管成形术等。在当前介入手术中，90%以上的AMI患者接受了急诊直接(原发性)支架置入术，而不需先用溶解血栓的药物，再通率可达95%。少数患者接受补救性PCI。有时需主动脉内球囊反搏术(intra-aortic balloon pump，IABP)支持。

(1)直接PCI：直接PCI与溶栓治疗相比，梗死相关动脉再通率高，达到心肌梗死溶栓试验(TIMI)3级血流者明显多，再闭塞率低，缺血复发少，且出血(尤其脑出血)的危险性低。SHOCK试验的资料表明，对AMI并发心源性休克患者，直接PCI与药物治疗(包括IABP和溶栓治疗)比较，可明显降低6个月病死率(50.3% vs 63.1%，p=0.027)；亚组分析显示年龄<75岁者主要终点指标降低15、4%(p=0.01)，而≥75岁者则结果较差。ACC/AHA指南建议：急性ST段抬高/Q波心肌梗死或新出现左束支传导阻滞的AMI并发心源性休克患者，年龄<75岁，AMI发病在36 h内，并且血管重建术可在休克发生18 h内完成者，应首选直接PCI治疗(ACC/AHA指南列为Ⅰ类适应证)。近年来，AMI患者用介入治疗达到即刻再灌注的最新进展是原发性支架置入术。根据研究表明，原发置入支架与直接PCI的随机对照研究结果，常规置入支架在降低心脏事件发生率和减少靶血管重建术方面优于直接PCI和仅在夹层、急性闭塞或濒临闭塞时紧急置入支架。因此，支架置入术可较为广泛的应用于AMI患者的机械性再灌注治疗。

(2)补救性PCI：对溶栓治疗未再通的患者使用PCI恢复前向血流即为补救性PCI。其目的在于尽早开通梗死相关动脉，挽救缺血但仍存活的心肌，从而改善生存率和心功能。溶栓治疗后仍有明显胸痛，ST段抬高无显著回落，临床提示未再通者，应尽快进行急诊冠状动脉造影，若TIMI血流0～2级应立即行补救性PCI，使梗死相关动脉再通。尤其对发病12 h内、广泛前壁心肌梗死、再次梗死及血流动力学不稳定的高危患者可能意义更大。目前尚无有关针对AMI并发心源性休克患者行补救性PCI的大型临床试验研究。

(3)溶栓治疗再通者PCI的选择：对溶栓治疗成功的患者不主张立即行PCI，心肌梗死溶栓试验-ⅡA研究表明溶栓后即刻(2 h内)与延迟(18～48 h)PCI相比，重要心脏事件(死亡、再梗死、急诊冠脉搭桥术和输血)的发生率增加,而两组左心功能相似。心肌梗死溶栓和血管成形术研究结果也表明溶栓后即刻(90 min)与7～10 d进行PCI比较,1周时两组左室射血分数相似,再闭塞率也相同,但18%患者由于介入导管检查局部并发症而需要输血。这些试验结果均表明溶栓治疗成功后即刻对梗死相关动脉的残余狭窄行PCI并无益处。这一治疗方案并不能完全挽救心肌,预防再梗死或死亡,接受PCI者不良事件发生率可能增加。因此,建议对溶栓治疗成功的患者,若无缺血复发,应在7～10 d后进行择期冠状动脉造影,若病变适宜可行PCI。行PCI时,使用糖蛋白Ⅱb/Ⅲa受体拮抗剂可降低再闭塞率,提高疗效。

(四)消除心律失常

1.室性心律失常

有主张在心肌梗死发病后立即肌肉注射利多卡因200～250 mg,预防发生室性心律失常。频繁的室性过早搏动或室性心动过速,宜用利多卡因50～100 mg静脉注射(如无效,5～10 min后可重复),控制后静脉滴注,1～3 mg/min维持(利多卡因100 mg加入5%葡萄糖液100 mL中滴注,1～3 mL/min)。或胺碘酮150 mg于10 min内静脉注入,必要时可重复,然后1 mg/min静脉滴注6 h,再0.5 mg/min维持滴注。情况稳定后可考虑改用口服胺碘酮200 mg、美西律150～200 mg、普鲁卡因酰胺250～500 mg、溴苄铵100～200 mg、丙吡胺100～200 mg、妥卡尼400～600 mg,每6～8 h一次维持。发生心室颤动时,应立即进行直流电除颤,用最合适的能量(一般300 J),争取一次除颤成功。在无电除颤条件时可立即作胸外心脏按压和口对口人工呼吸,心腔内注射利多卡因100～200 mg或普鲁卡因200～300 mg,溴苄铵250 mg,并施行其他心脏复苏处理。偶发室性早搏、加速的心室自主心律一般无需处理,但如由于心房输送血液入心室的作用未能发挥而引起血流动力失调,则可用阿托品以加快窦性心律而控制心脏搏动,仅在偶然情况下需要用人工心脏起搏或抑制异位心律的药物来治疗。

2.房室传导阻滞

对第三度(包括估计有可能发展为第三度)和第二度Ⅱ型(Mobitz Ⅱ型)的房室阻滞,宜用临时性人工心脏起搏治疗,待情况好转后撤除。如传导阻滞成为持续性,则以后再安置埋藏式的起搏器,作为永久性应用。对第一度和第二度Ⅰ型(文氏现象)的房室传导阻滞,可根据患者情况先用肾上腺皮质激素、阿托品、异丙肾上腺素或麻黄碱等治疗,并严密观察其发展。

3.缓慢的心律失常

对各种缓慢的心律失常,包括窦性、房室交接处性和室性的,可用阿托品、异丙肾上腺素、麻黄碱或克分子乳酸钠(静脉注射或滴注)等治疗。以往认为应用阿托品较为合适,如同时有低血压者也可用异丙肾上腺素,但后者还有增强心脏收缩力的作用,引起心肌氧耗量增加,并有导致心律失常的可能。近年来认为阿托品引起心率增快的同时,也使心肌氧耗氧量增加,也可引起严重心律失常,因此也应慎用。用上述药物无效或发生明显不良反应时也可考虑应用人工心脏起搏器。

4.室上性快速心律失常

如窦性心动过速、频发房性过早搏动、阵发性室上性心动过速、心房扑动和心房颤动等,可选用β阻滞剂、洋地黄类、维拉帕米、胺碘酮、奎尼丁、普鲁卡因酰胺、安他唑啉等药物治疗。对后三者治疗无效时可考虑应用同步直流电复律器或人工心脏起搏器复律,尽量缩短快速心律失常持续的时间。

5.心脏停搏

立即作胸外心脏按压和人工呼吸,心腔内注射肾上腺素、异丙肾上腺素、乳酸钠和阿托品等,并施行其他心脏复苏处理。

(五)治疗休克

1.一般处理治疗和监护

吸氧、保暖,密切注意血压、尿量、中心静脉压、肺毛细血管压(肺楔嵌压)和心排血量的变化,随时调整治疗措施。

2.补充血容量

约20%的患者由于呕吐、出汗、发热、使用利尿剂和不进饮食等原因,而有血容量不足,需要补充血容量来治疗，但又要防止补充过多而引起心力衰竭。可根据血流动力学监测结果来决定输液量。如中心静脉压低，在0.49～0.98 kPa(5～10 cm$H_2O$)之间，肺楔嵌压在0.8～1.6 kPa(6～12 mmHg)以下，心排血量低，提示血容量不足，可静脉滴注低分子右旋糖酐或10%葡萄糖液；输液过程中如中心静脉压增高超过1.96 kPa(20 cm$H_2O$)，肺楔压高于2.0～2.7 kPa(15～20 mmHg)即不应再输。

3.应用血管收缩药

收缩压低于80 mmHg，静脉输液后血压仍不上升，而肺楔嵌压和心排血量正常时，可选用血管收缩药：①多巴胺：10～30 mg加入5%葡萄糖液100 mL中静脉滴注，也可和间羟胺同时滴注。②多巴酚丁胺：20～25 mg溶于5%葡萄糖液100 mL中，以2.5～10 μg(kg·min)的剂量静脉滴注，作用与多巴胺相类似，但增加心排血量的作用较强，增快心率的作用较轻，无明显扩张肾血管的作用。③间羟胺（阿拉明）：10～30 mg加入5%葡萄糖液100 mL中静脉滴注，或5～10 mg肌肉注射。但对长期服用胍乙啶或利血平的患者疗效不佳。④去甲肾上腺素：作用与间羟胺相同，但较快、较强而较短，对长期服用胍乙啶或利血平的人仍有效。0.5～1 mg(1～2 mg重酒石酸盐)加入5%葡萄糖液100 mL中静脉滴注。渗出血管外易引起局部损伤及坏死，如同时加入2.5～5 mg酚妥拉明可减轻局部血管收缩的作用。

4.应用血管扩张药

如经上述处理，血压仍不升，而肺楔嵌压增高，心排血量降低或周围血管收缩造成总阻力增加，有病变的左心室面临高阻抗，其张力增高，耗氧增加时，休克程度将加重，患者四肢厥冷，并有紫绀。此时可用血管扩张药以减低周围阻力和心脏的后负荷，降低左心室射血阻力，增强收缩功能，从而增加心排血量，改善休克状态。

血管扩张药要在血流动力学严密监测下谨慎应用，可选用硝酸甘油（50～100 μg/min静脉滴注）或二硝酸异山梨醇(2.5～10 mg/次，舌下含服或30～100 μg/min静脉滴注)硝普钠(15～400 μg/min静脉滴注)、酚妥拉明(0.25～1 mg/min静脉滴注)等。

5.强心苷和肾上腺皮质激素的应用

这两类药在AMI并发休克时是否使用尚有不同意见。有认为有心脏扩大时强心苷仍可应用，而肾上腺皮质激素只有在用极大剂量时才有作用。

6.纠正酸中毒和电解质紊乱、避免脑缺血和保护肾功能

休克较重，持续时间较长的患者，多有酸中毒存在，影响血管活性药物的作用，可用5%碳酸氢钠或11.2%乳酸钠溶液静脉滴注；再参照血酸碱度或二氧化碳结合力测定结果来调节用量。纠正电解质失常时，特别要注意对低血钾、低血氯的纠正。避免脑缺血和注意保护肾功能。

7.辅助循环和介入或外科手术

常规药物治疗（包括溶栓治疗）AMI并发心源性休克的病死率高达80%～90%。近年来，随着诊断技术及冠状动脉介入和维持血流动力学等治疗手段的进展，使AMI并发心源性休克病死率降至40%～50%以下。主张用主动脉内球囊反搏术(Intra-aortic balloon pump ,IABP)，IABP是将气囊置于降主动脉，与心电同步式充、放气。当心脏舒张时，气囊充气使舒张早期压力、冠脉灌注压增高，冠脉血流量增加，缓解心肌缺血，同时也增加脑及肾脏血供；心脏收缩时，气囊松弛塌陷，左室后负荷降低，心肌耗氧量下降，如果联用正性肌力药物和血管扩张剂则效果更为显著。因此这对救治AMI并心源性休克患者非常有益处。GUSTO-Ⅰ研究表明，尽管IABP可能增加出血的危险性，但可明显降低心源性休克患者接受再灌注治疗过程中的死亡率。不过，单纯IABP治疗AMI并心源性休克的患者所带来的血流动力学改善通常是暂时的，而且会产生“气囊依赖”性。研究表明单纯用升压药物和IABP治疗，未能明显改善AMI并心源性休克患者的生存率。但再灌注治疗加用IABP，却能使住院病死率明显下降。因此，AMI并心源性休克时应尽早进行冠脉血运重建术。心源性休克患者行冠脉介入治疗时需IABP支持，部分患者需人工呼吸机辅助呼吸以维持正常的血氧饱和度。施行选择性冠状动脉造影，随后进行PCI或施行坏死心肌切除和主动脉一冠状动脉旁路移植手术，才可能挽救患者的生命。

8.右心室心肌梗死并发休克

其血流动力学检查常显示中心静脉压、右心房和右心室充盈压增高，而肺楔嵌压、左心室充盈压正常。治疗应给予补充血容量，每 24 h 可达 4 000～6 000 mL，以增加右心室舒张末期容量和右心房－左心房的压力差，使血液通过低阻力的肺血管床，增加左心室充盈压，从而增高心排血量和动脉压。但补液过程中肺楔嵌压应保持在 15～20 mmHg 以下。

（六）治疗心力衰竭

主要是治疗急性左心衰竭，以应用吗啡或哌替啶和利尿剂为主，亦可选用血管扩张剂减轻左心室的后负荷或用多巴酚丁胺治疗。洋地黄类药物可能引起室性心律失常，且早期出现的心力衰竭主要是心肌充血、水肿引起的顺应性下降所致，而左心室舒张末期容量并不增多，因此只宜用于心力衰竭较轻的患者，且在梗死发生后 24 h 内宜尽量避免应用。右心室梗死的患者利尿剂应慎用。

（七）其他治疗

下列疗法可能有助于挽救濒死心肌，防止梗死扩大，缩小缺血范围，加快愈合的作用，但尚未完全成熟或疗效尚有争论，可根据患者具体情况考虑选用。

(1)促进心肌代谢药物：维生素 C(3～4 g)、辅酶 A(50～100 U)、肌苷酸钠(200～600 mg)、细胞色素 C(30 mg)、维生素 $B_6$(50～100 mg)等加入 5%～10%葡萄糖液 500 mL 中，缓慢静脉滴注，1 次/日，两周为一疗程。辅酶 $Q_{10}$ 150～300 mg/d，分次口服。曲美达嗪（万爽力）20 mg，3 次/日。1,6-二磷酸果糖 10 g，稀释后静脉滴注，15 min 滴完，2 次/日，疗程 1 周。

(2)极化液疗法：氯化钾 1.5 g、普通胰岛素 8 U 加入 10%葡萄糖液 500 mL 中，静脉滴注，1～2 次/日，7～14日为一疗程。可促进心肌摄取和代谢葡萄糖，使钾离子进入细胞内，恢复细胞膜的极化状态，以利于心脏的正常收缩，减少心律失常，并促使心电图上抬高的 ST 段回到等电位线。近年还有建议在上述溶液中再加入硫酸镁 5 g。

(3)右旋糖酐 40 或淀粉代血浆 250～500 mL 静脉滴注，1 次/日，两周为一疗程。可减轻红细胞聚集，降低血黏稠度，有助于改善微循环灌流。

(4)β 受体阻滞剂、钙通道阻滞剂和血管紧张素转换酶抑制：在起病的早期即应用普萘洛尔、美托洛尔或阿替洛尔等 β 受体阻滞剂，尤其是前壁心肌梗死伴有交感神经功能亢进者，可能防止梗死范围的扩大，改善急、慢性期的预后，但应注意其对心脏收缩功能的抑制。钙通道阻滞剂中的地尔硫卓亦有类似效果。血管紧张素转换酶抑制剂中的卡托普利有助于改善恢复期心肌的重构，降低心力衰竭的发生率，从而降低死亡率。

(5)抗凝疗法：目前多用在溶解血栓疗法之后，单独应用者少。在梗死范围较广，复发性梗死，或有梗死先兆而又有高血凝状态者可考虑应用。有出血、出血倾向或出血既往史，严重肝肾功能不全，活动性消化性溃疡，血压过高，新近手术而创口未愈者禁用。先用肝素 5 000～7 500 U 静脉滴注，1 次/6 h 或 1 万 U 深部肌肉注射，1 次/8 h，共用 2 天。维持抗凝血时间在正常对照的 2～2.5 倍。同时口服华法令首剂 15～20 mg，第 2 天 5～10 mg，以后 2.5～5 mg/d 维持。维持凝血酶原时间在正常对照的 2 倍左右，疗程至少 4 周。一旦发生出血，应即中止治疗。由肝素引起的，用等量鱼精蛋白静脉滴注；口服抗凝剂引起的，给予维生素 $K_1$ 静脉滴注，20 mg/次，必要时输血。近来有用低分子量肝素取代普通肝素治疗。

（八）并发症的治疗

并发栓塞时，用溶解血栓或抗凝疗法。并发心室间隔穿孔、急性二尖瓣关闭不全或室壁膨胀瘤，都可导致严重的血流动力学改变或心律失常，宜积极采用手术治疗。这些患者多处于循环功能不全状态，先用辅助循环的措施改善循环情况，同时进行必要的术前检查，了解冠状动脉病变和心肌病变的情况，然后施行手术修补心室间隔的穿孔，替换人工二尖瓣、切除梗死的心肌或室壁膨胀瘤，同时兼作主动脉－冠状动脉旁路移植手术，改善心肌的血供。但急性的心室游离壁破裂常来不及施行手术挽救。

（九）右心室心肌梗死的处理

治疗措施与左心室梗死略有不同。右心室心肌梗死引起右心衰竭伴低血压，而无左心衰竭的表现时，宜扩张血容量。在24 h内可静脉滴注输液3～6 L,直到低血压得到纠治或肺毛细血管压达2.0～2.4 kPa(15～18 mmHg)。如此时低血压未能纠正可用正性肌力药。不宜用利尿剂。伴有房室传导阻滞者可予以临时起搏。

## 六、护理

(一)冠心病(CCU)监护病房监护

每0.5～1 h测血压、脉搏、呼吸一次,每6 h测体温一次。通过严密细微的临床观察和心电、心肌酶谱及血流动力学等检测,评估患者疼痛性质、程度、持续时间、用药效果及不良反应,及时发现心律失常、心衰、心源性休克等并发症早期表现。以下情况提示急性心肌梗死急性期预后较差,应严密观察病情变化,做好预见性护理:60岁以上;以往有过心肌梗死发作或心衰史;有休克、明显低血压、严重心律失常或心衰等伴发症;剧烈疼痛持续1～2天以上不能控制者;发作时的其他表现:ECG广泛前壁或前后壁并发梗死的变化或ST抬高,以至形成单向曲线;血清酶大幅提高;窦性心动过速持续2～3天以上,尤其HR＞110 bpm。如出现立即报告医生,并配合进行抢救护理。

1.心电监测

以及时了解心梗的演变过程与各种心律失常。急性心梗致心律失常以发病的最初24 h内发病率最高,以后逐渐减少。故一般急性心肌梗死在CCU病房监测3天。对有血流动力学不稳定、心律失常、梗死后心绞痛、溶栓治疗或行PTCA患者,则应适当延长监测时间。

2.血压监测

当出现下列情况之一应加强血压监测:①严重低血压(收缩压＜80 mmHg)或心源性休克。②心泵功能不全。③并发有严重室性心律失常。④心肌缺血应用血管扩张剂治疗者。

3.血流动力学监测

急性心肌梗死并有心泵功能衰竭(急性左心衰并心源性休克)和低排血量综合征时,需用Swan-Gan气囊漂浮导管进行监测,以估价左、右心功能;并及时指导治疗。漂浮导管放置时间一般不超过48～72 h,待病情好转后撤除。注意无菌技术操作,做好相应的护理。

4.心肌酶及其他实验室检查的监测

不仅有助于诊断,而且能估计病情演变,指导治疗。

(二)休息和活动

急性心肌梗死患者活动无耐力与其心脏泵血能力下降有关,护士应使患者理解根据病情逐步增加活动量,提高活动耐力的重要性,避免过度紧张不敢活动,也应防止盲目乐观,操之过急,根据病情调控患者活动量。

1.分阶段恢复活动耐力

无并发症患者一般可参照以下活动计划:心梗后1～3天绝对卧床,由护士进行生活护理;第4～6天,卧床休息,可进行肢体被动、主动活动,由床上坐起到坐在床边。第一到两周,开始在床边、病室内走动,床边完成洗漱、进食等,以不感到疲劳为限;第三到四周,在严密观察下,试着上下楼梯活动,病情稳定者可出院疗养。恢复正常生活至少需三个月。病情严重,有并发症的患者,卧床休息适当延长,直至并发症得到控制,病情稳定7天后再参照上述计划逐渐增加活动量。

2.活动量过大的表现

患者出现心前区不适,收缩压下降超过10 mmHg或血压异常升高,脉搏增快,心率＞110 bpm,ECG出现ST段偏移或心律失常等情况之一,表示活动量过大,应予及时调整并做好对症处理。

(三)吸氧

一般采用持续鼻导管或鼻塞给氧2～5日,流量4～6 L/min,病情稳定后,可改为间歇吸氧;重者可在血气监测下给面罩吸氧;广泛心梗并左心衰竭、心源性休克者,及时采用气管插管及呼吸机机械通气;高浓度(＞50%)给氧只宜短期或间断使用。

（四）常规开通两条静脉通道（一般补液滴速控制在 20～30 滴/分），遵医嘱合理用药

1. 及时缓解疼痛

遵医嘱用哌替啶 50～100 mg 肌内注射，或吗啡 5～10 mg 皮下注射，每 4～6 h 重复应用，可与阿托品合用。有呼吸抑制者禁用吗啡。疼痛轻者可用罂粟碱 30～60 mg 肌肉注射，每 6 h 一次。亦可试用硝酸酯类舌下含服。静脉滴注硝酸甘油时，开始 5～10 μg/min，以后视血压及病情变化逐渐加量。

2. 控制心律失常

心律失常是引起病情加重和猝死的主要原因，尤其是室性心律失常。发生频发室性过早搏动或室性心动过速时遵医嘱用利多卡因 50～100 mg 静脉注射（如无效，5～10 min 可重复），然后以 1～4 mg/min 静脉注射维持。发生心室颤动时，应立即进行电击除颤。发现心脏骤停，应立即进行心脏复苏抢救。

3. 再灌注心肌

1）溶栓疗法：遵医嘱尽早应用溶解冠脉内血栓的药物，以恢复心肌灌注。注意用药疗效、再灌注心律失常的发生及药物的不良反应。做好以下监测：

（1）症状和体征：经常询问患者胸痛有无减轻及减轻程度，仔细观察皮肤、黏膜、痰液、呕吐物及尿中有无出血征象。

（2）ECG 记录：溶栓前应做 18 导联 ECG，溶栓开始后 3 h 内每 30 min 复查一次 12 导联 ECG（正后壁、右心室心肌梗死仍做 18 导联 ECG）。以后定期做全套 ECG，导联电极位置应严格固定。

（3）实验室检查：用肝素者须监测凝血时间，定时查心肌酶（CK、CK-MB）。

2）急诊冠脉介入治疗：做好 PTCA 及支架术术前术后的护理。

4. 抗凝治疗

对防止梗死面积扩大及再梗死有积极疗效。常用肝素静脉注射。抗凝治疗时，注意观察出血倾向，嘱患者用软牙刷刷牙等，减少并尽量避免多次静脉注射（用留置套管针）。一旦发生出血应立即停止治疗，并采取相应措施。

（五）心理调适

护士应耐心听取患者的诉说，熟知患者心理活动和病情变化，实施个体化的整体护理（心肌梗死常有情绪稳定性差、暗示性高、对自身行为控制能力降低等特点，因而容易出现消极的情绪反应，常有惊恐、忧虑、抑郁、易怒等表现），护士应有高度责任心和娴熟的护理技术，增加患者的安全感，增强他们战胜疾病的信心和力量；良好的基础护理，使患者感到舒适安全，有利于情绪稳定；准确无误执行各项治疗和对症护理，促进生理功能改善和疾病康复。只有建立良好的生理状态和良好的心理状态，才能造成身心之间良性循环、身心积极效应互相促进。

（六）饮食

第一天进流食，三天后改半流食逐渐过度到普食。宜食清淡易消化低胆固醇的食物，少吃多餐，禁烟、酒。有高脂血症、糖尿病者需食低脂、低胆固醇、低糖饮食。忌过饱或油腻食物，戒烟、酒、茶。保持大便通畅，避免用力排便，必要时使用缓泻剂和开塞露。

（七）排便护理

由于卧床，消化功能减退，哌替啶、吗啡等止痛药的应用，使胃肠功能抑制，易致便秘。急性心肌梗死患者，老年人多，更易发生便秘。不少患者又不习惯卧床，使用便器，常引起排便困难或过度用力，用力排便导致心率增快，心脏负荷增加，加重心肌缺血和氧耗，并可诱发心律失常，对此不可忽视。措施：解除患者紧张情绪；训练床上排便，避免过度用力或屏气；饮食易消化、含适量纤维素和维生素，避免辛辣等刺激性食物；服用缓泻剂，必要时便前肛内注开塞露一支，以不让患者费力排便为原则。有条件时，排便过程中进行心电监测，一旦出现过早搏动等心律失常，应及时停止排便，做出相应处理。

（殷　敏）

## 第四节　心源性休克

心源性休克(cardiogenic shock)系指由于严重的心脏泵功能衰竭或心功能不全导致心排出量减少，各重要器官和周围组织灌注不足而发生的一系列代谢和功能障碍综合征。

### 一、临床表现

多数心源性休克患者，在出现休克之前有相应心脏病史和原发病的各种表现，如急性肌梗死患者可表现严重心肌缺血症状，心电图可能提示急性冠状动脉供血不足，尤其是广泛前壁心肌梗死；急性心肌炎者则可有相应感染史，并有发热、心悸、气短及全身症状，心电图可有严重心律失常；心脏手术后所致的心源性休克，多发生于手术1周内。

心源性休克目前国内外比较一致的诊断标准是：

(1)收缩压低于12 kPa(90 mmHg)或原有基础血压降低4 kPa(30 mmHg)，非原发性高血压患者一般收缩压小于10.7 kPa(80 mmHg)。

(2)循环血量减少的征象：①尿量减少，常少于20 mL/h。②神志障碍、意识模糊、嗜睡、昏迷等。③周围血管收缩，伴四肢厥冷、冷汗，皮肤湿凉、脉搏细弱快速、颜面苍白或发绀等末梢循环衰竭征象。

(3)纠正引起低血压和低心排出量的心外因素(低血容量、心律失常、低氧血症、酸中毒等)后，休克依然存在。

### 二、诊断

(1)有急性心肌梗死、急性心肌炎、原发或继发性心肌病、严重的恶性心律失常、具有心肌毒性的药物中毒、急性心脏压塞以及心脏手术等病史。

(2)早期患者烦躁不安、面色苍白，诉口干、出汗，但神志尚清；后逐渐表情淡漠、意识模糊、神志不清直至昏迷。

(3)体检心率逐渐增快，常>120次。收缩压<10.64 kPa(80 mmHg)，脉压差<2.67 kPa(20 mmHg)，后逐渐降低，严重时血压测不出。脉搏细弱，四肢厥冷，肢端发绀，皮肤出现花斑样改变。心音低纯，严重者呈单音律。尿量<17 mL/h，甚至无尿。休克晚期出现广泛性皮肤、黏膜及内脏出血，即弥漫性血管内凝血的表现，以及多器官衰竭。

(4)血流动力学监测提示心脏指数降低、左室舒张末压升高等相应的血流动力学异常。

### 三、检查

(1)血气分析。

(2)弥漫性血管内凝血的有关检查。血小板计数及功能检测，出凝血时间，凝血酶原时间，凝血因子Ⅰ，各种凝血因子和纤维蛋白降解产物(FDP)。

(3)必要时做微循环灌注情况检查。

(4)血流动力学监测。

(5)胸部X线片，心电图，必要时做动态心电图检查，条件允许时行床旁超声心动图检查。

### 四、治疗

#### (一)一般治疗

(1)绝对卧床休息，有效止痛，由急性心肌梗死所致者吗啡3～5 mg或哌替啶50 mg，静脉注射或皮下注射，同时予安定、苯巴比妥(鲁米那)。

(2)建立有效的静脉通道,必要时行深静脉插管。留置导尿管监测尿量。持续心电、血压、血氧饱和度监测。

(3)氧疗:持续吸氧,氧流量一般为 4～6 L/min,必要时气管插管或气管切开,人工呼吸机辅助呼吸。

(二)补充血容量

首选低分子右旋糖酐 250～500 mL 静脉滴注或 0.9%氯化钠液、平衡液 500 mL 静脉滴注,最好在血流动力学监护下补液,前 20 min 内快速补液 100 mL,如中心静脉压上升不超过 0.2 kPa(1.5 mmHg),可继续补液直至休克改善,或输液总量达 500～750 mL。无血流动力学监护条件者可参照以下指标进行判断:诉口渴,外周静脉充盈不良,尿量<30 mL/h,尿比重>1.02,中心静脉压<0.8 kPa(6 mmHg),则表明血容量不足。

(三)血管活性药物的应用

首选多巴胺或与间羟胺(阿拉明)联用,从 2～5μg/(kg·min)开始渐增剂量,在此基础上根据血流动力学资料选择血管扩张剂。①肺充血而心输出量正常,肺毛细血管嵌顿压>2.4 kPa(18 mmHg)。而心脏指数>2.2 L/(min·$m^2$)时,宜选用静脉扩张剂,如硝酸甘油 15～30 μg/min静脉滴注或泵入,并可适当利尿。②心输出量低且周围灌注不足,但无肺充血,即心脏指数<2.2 L/(min·$m^2$),肺毛细血管嵌顿压<2.4 kPa(18 mmHg)而肢端湿冷时,宜选用动脉扩张剂,如酚妥拉明 100～300 μg/min 静脉滴注或泵入,必要时增至 1 000～2 000 μg/min。③心输出量低且有肺充血及外周血管痉挛,即心脏指数<2.2 L/(min·$m^2$),肺毛细血管嵌顿压<2.4 kPa(18 mmHg)而肢端湿冷时,宜选用硝普钠,10 μg/min 开始,每 5 min 增加 5～10 μg/min,常用量为 40～160 μg/min,也有高达 430 μg/min 才有效。

(四)正性肌力药物的应用

1.洋地黄制剂

一般在急性心肌梗死的 24 h 内,尤其是 6 h 内应尽量避免使用洋地黄制剂,在经上述处理休克无改善时可酌情使用西地兰 0.2～0.4 mg,静脉注射。

2.拟交感胺类药物

对心输出量低,肺毛细血管嵌顿压不高,体循环阻力正常或低下,合并低血压时选用多巴胺,用量同前;而心输出量低,肺毛细血管嵌顿压高,体循环血管阻力和动脉压在正常范围者,宜选用多巴酚丁胺 5～10 μg/(kg·min),亦可选用多培沙明 0.25～1.0 μg/(kg·min)。

3.双异吡啶类药物

常用氨力农 0.5～2 mg/kg,稀释后静脉注射或静脉滴注,或米力农 2～8 mg,静脉滴注。

(五)其他治疗

1.纠正酸中毒

常用 5%碳酸氢钠或摩尔乳酸钠,根据血气分析结果计算补碱量。

2.激素应用

早期(休克 4～6 h 内)可尽早使用糖皮质激素,如地塞米松(氟美松)10～20 mg 或氢化可的松 100～200 mg,必要时每 4～6 h 重复 1 次,共用 1～3 d,病情改善后迅速停药。

3.纳洛酮

首剂 0.4～0.8 mg,静脉注射,必要时在 2～4 h 后重复 0.4 mg,继以 1.2 mg 置于 500 mL 液体内静脉滴注。

4.机械性辅助循环

经上述处理后休克无法纠正者,可考虑主动脉内气囊反搏(IABP)、体外反搏、左室辅助泵等机械性辅助循环。

5.原发疾病治疗

如急性心肌梗死患者应尽早进行再灌注治疗,溶栓失败或有禁忌证者应在 IABP 支持下进行急诊冠状动脉成形术;急性心包填塞者应立即心包穿刺减压;乳头肌断裂或室间隔穿孔者应尽早进行外科修补等。

6.心肌保护

1,6-二磷酸果糖 5～10 g/d,或磷酸肌酸(护心通)2～4 g/d,酌情使用血管紧张素转换酶抑制剂等。

(六)防治并发症

1.呼吸衰竭

包括持续氧疗,必要时呼气末正压给氧,适当应用呼吸兴奋剂,如尼可刹米(可拉明)0.375 g或洛贝林(山梗菜碱)3～6 mg静脉注射;保持呼吸道通畅,定期吸痰,加强抗感染等。

2.急性肾衰竭

注意纠正水、电解质紊乱及酸碱失衡,及时补充血容量,酌情使用利尿剂如速尿 20～40 mg静脉注射。必要时可进行血液透析、血液滤过或腹膜透析。

3.保护脑功能

酌情使用脱水剂及糖皮质激素,合理使用兴奋剂及镇静剂,适当补充促进脑细胞代谢药,如脑活素、胞二磷胆碱、三磷酸腺苷等。

4.防治弥散性血管内凝血(DIC)

休克早期应积极应用低分子右旋糖酐、阿司匹林(乙酰水杨酸)、双嘧达莫(潘生丁)等抗血小板及改善微循环药物,有DIC早期指征时应尽早使用肝素抗凝,首剂3 000～6 000 U静脉注射,后续以500～1 000 U/h静脉滴注,监测凝血时间调整用量,后期适当补充消耗的凝血因子,对有栓塞表现者可酌情使用溶栓药如小剂量尿激酶(25万～50万U)或链激酶。

## 五、护理

(一)急救护理

(1)护理人员熟练掌握常用仪器、抢救器材及药品。

(2)各抢救用物定点放置,定人保管,定量供应,定时核对,定期消毒,使其保持完好备用状态。

(3)患者一旦发生晕厥,应立即就地抢救并通知医师。

(4)应及时给予吸氧,建立静脉通道。

(5)按医嘱准、稳、快地使用各类药物。

(6)若患者出现心脏骤停,立即进行心、肺、脑复苏。

(二)护理要点

1.给氧用面罩或鼻导管给氧

面罩要严密,鼻导管吸氧时,导管插入要适宜,调节氧流量4～6 L/min,每日更换鼻导管一次,以保持导管通畅。如发生急性肺水肿时,立即给患者端坐位,两腿下垂,以减少静脉回流,同时加用30%酒精吸氧,降低肺泡表面张力,特别是患者咯大量粉红色泡沫样痰时,应及时用吸引器吸引,保持呼吸道通畅,以免发生窒息。

2.建立静脉输液通道

迅速建立静脉通道。护士应建立静脉通道一至两条。在输液时,输液速度应控制,应当根据心率、血压等情况,随时调整输液速度,特别是当液体内有血管活性药物时,更应注意输液通畅,避免管道滑脱、输液外渗。

3.尿量观察

单位时间内尿量的观察,对休克病情变化及治疗是十分敏感和有意义的指标。如果患者六小时无尿或每小时少于20～30 mL,说明肾小球滤过量不足,如无肾实质变说明血容量不足。相反,每小时尿量大于30 mL,表示微循环功能良好,肾血灌注好,是休克缓解的可靠指标。如果血压回升,而尿量仍很少,考虑发生急性肾衰竭,应及时处理。

4.血压、脉搏、末梢循环的观察

血压变化直接标志着休克的病情变化及预后，因此，在发病几小时内应严密观察血压，15～30 min一次，待病情稳定后1～2 h观察一次。若收缩压下降到80 mmHg(10.7 kPa)以下，脉压差小于20 mmHg(2.7 kPa)或患者原有高血压，血压的数值较原血压下降20～30 mmHg(2.7～4.0 kPa)以上，要立即通知医生迅速给予处理。

脉搏的快慢取决于心率，其节律是否整齐，也与心搏节律有关，脉搏强弱与心肌收缩力及排血量有关。所以休克时脉搏在某种程度上反映心功能，同时，临床上脉搏的变化，往往早于血压变化。

心源性休克由于心排出量减少，末梢循环灌注量减少，血流留滞，末梢发生发绀，尤其以口唇、黏膜及甲床最明显，四肢也因血运障碍而冰冷，皮肤潮湿。这时，即使血压不低，也应按休克处理。当休克逐步好转时，末梢循环得到改善，发绀减轻，四肢转温。所以末梢的变化也是休克病情变化的一个标志。

5.心电监护的护理

患者入院后立即建立心电监护，通过心电监护可及时发现致命的室速或室颤。当患者入院后一般监测24～48 h，有条件可直到休克缓解或心律失常纠正。常用标准Ⅱ导进行监测，必要时描记心电记录。在监测过程中，要严密观察心律、心率的变化，对于频发室早(每分钟5个以上)、多源性室早，室早呈二联律、三联律，室性心动过速，R-on-T、R-on-P(室早落在前一个P波或T波上)立即报告医生，积极配合抢救，准备各种抗心律失常药，随时做好除颤和起搏的准备，分秒必争，以挽救患者的生命。

此外，还必须做好患者的保温工作，防止呼吸道并发症和预防褥疮等方面的基础护理工作。

(殷　敏)

## 第五节　冠状动脉粥样硬化性心脏病

冠状动脉硬化性心脏病简称冠心病，是指由于冠状动脉粥样硬化或功能性冠状动脉痉挛使血管腔狭窄或阻塞，引起冠状动脉血流和心肌氧供需之间不平衡而导致心肌缺血缺氧或坏死的心脏病，亦称缺血性心脏病。血流动力学改变而引起的心肌缺血，严重心肌肥厚、主动脉瓣狭窄或关闭不全、主动脉夹层动脉瘤破裂等，则不包括在内。临床上冠心病可分成心绞痛、心肌梗死、隐性或无症状性冠心病、心肌硬化(心律失常和心力衰竭)、猝死五种类型。

### 一、冠心病与其他因素的关系

冠心病的易患因素主要有高血压、高血脂、吸烟、糖尿病等。

高血压引起心肌梗死的发病机制可能为:高血压诱发动脉粥样硬化过程的加速;左心室肥厚导致心肌代谢增加以及冠状动脉储备相对减少;高血压时血流阻力增加引起血管壁调节或机械疲劳。

(一)冠心病与高脂血症

世界各国的冠心病流行病学研究都证实了血浆胆固醇与冠心病的患病率和死亡率有肯定的关系。血浆中有各种脂质，如甘油三酯、磷脂、胆固醇及胆固醇酯等，它们以脂蛋白形式存在于血浆中，随血液循环而运转。脂蛋白对脂质代谢起调节作用。血浆的脂类和各种脂蛋白的质和量与动脉粥样硬化的发生有密切关系。一般认为动脉粥样硬化病变区的脂质来自血液，在病理情况下，血浆β脂蛋白大量透过动脉的内皮，沉积在血管壁内，可使内皮细胞及平滑肌细胞损伤，并结合其他各种因素的作用，最后形成粥样斑块。

(二)冠心病与吸烟

吸烟对心血管危害的机理是通过烟中尼古丁及血中一氧化碳含量对心血管造成损害，促使动脉壁平滑肌细胞蜕变，增加血小板凝集和血栓形成，减低室颤阈和诱发冠状动脉痉挛。

（三）冠心病与糖尿病

糖尿病患者冠心病的患病率及死亡率远较无糖尿病者高而且发病年龄早。糖尿病能单独促发冠心病，但其常伴有高血压、高脂血症、高胰岛素血症，而所有这些因子均增加冠心病的发生率。

（四）冠心病与其他易患因素

1. 肥胖

世界卫生组织的MONICA研究明确了中国人群平均体重指数与冠心病的发病率及死亡率呈正相关。肥胖是成人血脂及脂蛋白水平的一个重要决定因素。

2. 体力活动减少

体力活动减少者，冠心病发病率较高。体力活动能增加HDL2及脂蛋白脂肪酶的活性，减轻体重，降低血压，促进纤维蛋白溶解，减少血小板凝集和提高心电的稳定。

3. 心理社会因素

(1)反应过度：对体力或精神负荷的过度生理反应者易患冠心病。

(2)社会支持：配偶、亲友和团体的亲密关系对冠心病有独立的防护作用。

## 二、心绞痛护理

（一）症状

疼痛是心绞痛的主要症状，典型的发作为突然发生的疼痛，多有诱发因素，如劳力过度、情绪激动、饱餐或突然受冷等。典型的疼痛部位为胸骨后或心前区，可放射至颈颌部、左肩胛部、右臂内侧或上腹部。疼痛范围往往是一个区域，很少为一点。疼痛的性质因人而异，主诉有沉重、压榨、紧束、憋气或窒息感，刀刮样或针刺样痛大多不是心绞痛。疼痛的程度可轻可重，重者常迫使患者停止动作，面色苍白，甚至出冷汗。疼痛持续的时间多为1～5 min。

1. 劳累性心绞痛

常在运动、劳累、情绪激动或其他增加心肌耗氧量时发生心前区疼痛，而在休息或舌下含服硝酸甘油后迅速缓解。

2. 稳定型心绞痛

反复发作劳累性心绞痛，且性质无明显变化，历时1～3个月。心绞痛的频率、程度、时限以及诱发疼痛的劳累程度无明显变化，并对硝酸甘油有明显反应。

3. 恶化性心绞痛

亦称剧增型心绞痛，即原为稳定型心绞痛，但在最近3个月内心绞痛程度和发作频率增加、疼痛时间延长以及诱发因素经常变动，通常在低心肌耗氧量时引起心绞痛，提示病情进行性恶化。

4. 自发性心绞痛

心绞痛发作与心肌耗氧量增加无明显关系，疼痛时间较长并且程度较重，含服硝酸甘油不易缓解。心电图出现一过性ST－T段改变，但不伴有血清酶变化。

5. 卧位型心绞痛

常在半夜熟睡时发生，可能与做梦、夜间血压波动或平卧位时使静脉回流增加，引起心功能不全，致使冠状动脉灌注不足和心肌耗氧量增加有关。严重者可发展为心肌梗死或心性猝死。

6. 变异性心绞痛

通常在某一固定时间自发性发作心前区疼痛，心绞痛程度严重，发作时心电图示有关导联ST段抬高及相背导联ST段压低，常伴严重室性心律失常或房室传导阻滞。

7. 中间综合征

亦称冠状动脉功能不全、心绞痛状态或损害前心绞痛。患者在休息或睡眠时自发性发作心绞痛，且疼痛严重，疼痛时间在30 min以上，但无心肌梗死的心电图和血清酶变化。

8.梗死后心绞痛

梗死后心绞痛为急性心肌梗死发生后1～3个月内重新出现的自发性心绞痛。由于与梗死有关的冠状动脉发生再通(不完全阻塞)或侧支循环形成,由存活但缺血的心肌导致心绞痛。这些患者的再梗死发生率较高。

9.混合性心绞痛

患者在休息和劳累时均发生心绞痛,由于冠状动脉一处或多处严重狭窄,使冠状动脉血流突然和短暂减少等所致。

(二)体征

多数心绞痛发作时无特殊的体征,有的患者发生时可有心率增快和血压增高,发作严重者可面色苍白,满头大汗,有时可听到心尖部第3、4心音及乳头肌功能不全而产生关闭不全。

(三)检查

1.心电图

在心绞痛发作时,心电图的连续记录有助于发现各种变化,包括以R波为主的导联上可有ST段压低及T波低平或倒置等心内膜下心肌缺血性改变。超急性期的ST段抬高,R波幅度降低,出现室内或束支传导障碍和各种心律失常,最常见的是室性早搏。

2.心电图负荷试验

心电图负荷试验的主要目的是观察患者对分级负荷试验的功能反应,运动中心率增加与心肌耗氧增加呈线性关系。活动平板是大运动量试验,运动负荷通过逐级增加运动量而获得,故又称多级运动试验。当运动中心率达该年龄组最大心率时,心肌耗氧量亦达最高值,称达极量;当心率达最大心率的85%称达亚极量。

(四)护理

1.降低心脏负荷,缓解疼痛发作

(1)降低心脏负荷。当心绞痛发作时立即停止步行或工作,休息片刻可缓解。对于频发或严重心绞痛者,严格限制体力活动,直至绝对卧床休息。

(2)合理使用血管扩张剂缓解心绞痛发作。硝酸酯类是最有效的抗心绞痛药物,通过扩张全身小静脉,减少回心血量从而使心脏前负荷减轻;通过扩张全身小动脉,使外围阻力降低从而减轻心脏的后负荷,但前者作用明显地比后者作用强,由于心脏前后负荷减轻,因此心肌耗氧量减少。常用的制剂有舌下含用的硝酸甘油片,作用时间迅速,2～3 min即起作用,但维持时间短,只有15～30 min。硝酸甘油贴片敷贴于左侧胸部,每日1～2片即可有效。较长效的亚硝酸异山梨醇(消心痛),舌下含用或口服,维持时间达4～6h。这类药物的不良反应有血管扩张引起的头痛、面红。有时剂量较大,使周围血管明显扩张而产生低血压、恶心等;β受体阻滞剂主要作用为抑制或降低心肌对交感神经兴奋或儿茶酚胺的反应,减慢心率,使心肌收缩力减弱,从而降低心肌耗氧量使心绞痛缓解。但对于有潜在心衰及有支气管哮喘或阻塞性肺气肿者应忌用。

2.严密观察病情,预防诱发心肌梗死

对于不稳定型心绞痛患者应卧床休息,密切观察心电图动态变化、胸痛、心率、心律等情况,及时发现缓慢或快速心律失常,及时处理,避免发展为心肌梗死。

3.冠状动脉腔内成形术的开展

经皮腔内冠状动脉成形术(PTCA)是改善心肌血供、缓解症状并减少急性心肌梗死发生的一种内科治疗技术,其治疗效果较药物治疗可靠且理想,又较心外科冠状动脉搭桥术简单且痛苦小,是当今冠心病的主要治疗技术之一。

(五)患者教育

(1)纠正冠心病易患因素:积极治疗高血压、高脂血症;饮食要少量多餐,限制动物脂肪及高胆固醇的食物,特别肥胖者要限制食量,减轻体重,从而减少心脏负担;停止吸烟;合并糖尿病者需降低血糖;如有贫血、甲亢、心力衰竭者注意均需避免使用任何增加心肌耗氧的药物。

(2)指导调整生活方式:减轻或避免心肌缺血的发作。教会患者自测体力活动耐度,调整日常活动及工作量。避免突然型的劳力动作,尤其在较长时间休息以后(根据对昼夜心绞痛发作规律的研究发现,凌晨起来后的短时间内,心绞痛阈值较低),起床后活动动作宜慢,必要时需服用硝酸甘油作预防。性生活的劳力程度大约相当于心率120次/min的体力活动,心绞痛者应注意1 h前及15 min前分别另加口服短时作用的β阻滞剂及口含硝酸甘油片1次,多数慢性稳定型心绞痛患者可继续正常性生活。对于频发或严重心绞痛者,应严格限制体力活动,并绝对卧床休息。寒冷天气可诱发心绞痛发作,外出应戴口罩或围巾。湿热环境也可触发心绞痛,应避免进入这类环境或安置空调。焦虑、过度兴奋、竞争性活动、饱餐后劳作均会诱发心肌缺血发作,应注意避免。

(3)指导自救自护,预防病情突然加重:指导患者定期门诊检查;按医嘱服用各类药物。药物存放在避光干燥处为宜,避免潮解失效;随身携带心绞痛急救盒,当心绞痛发作时,立即就地休息,口含硝酸甘油,请求现场其他人员协助救护;备有氧气以便心绞痛发作时使用;自测心绞痛发作的特点,如果出现疼痛时间、程度等变化,立即就诊检查。

## 三、心肌梗死护理

### (一)症状

#### 1.先兆

急性心肌梗死前出现的先兆以频发心绞痛最常见,其次是胸闷。临床上有下列情况应视为急性心肌梗死的先兆:原来稳定型或初发型心绞痛患者其运动耐量突然下降;心绞痛发作的频度、严重程度、持续时间增加,诱发因素不明显,以往有效的硝酸甘油剂量变为无效;心绞痛发作时出现新的临床表现,如伴有恶心、呕吐、出汗、心悸或心动过缓,疼痛放射到新的部位,出现心功能不全或原有的心功能不全加重,出现严重心律失常;心电图出现新的变化,如T波高耸,ST段一时性明显抬高(变异性心绞痛)或压低,T波倒置加深等。

#### 2.疼痛

疼痛是急性心肌梗死中最早出现、最为突出的症状。心肌梗死与心绞痛的性质和发生部位很相似,须予以鉴别:心肌梗死的疼痛多无明显诱因,常发生于安静时;发作后经安静休息不能使之消失,含硝酸甘油也无明显效果;疼痛时间较心绞痛长,可达数小时,甚至时重时轻达数日之久;疼痛更为剧烈,难以忍受,常需用麻醉性强镇痛药才能减轻;患者常烦躁不安;疼痛的范围较心绞痛更广,常包括整个心前区,疼痛也可放射至下颌或颈、背等处,但不如心绞痛时明显。

急性下壁心肌梗死时可主要表现为上腹痛,易误诊为胃穿孔、急性胆囊炎、胆石症、急性胰腺炎等急腹症。

#### 3.全身症状

全身症状有发热、白细胞增高和红细胞沉降率增快等。一般在发病24～48 h出现,为组织坏死及炎性反应的非特异性表现。

#### 4.胃肠道症状

发病早期,特别是当疼痛剧烈时,常发生恶心、呕吐,少数患者以此为主要症状,机制可能与迷走神经受病变处的心肌刺激有关。

#### 5.心律失常

急性心肌梗死中心律失常的检出率高达75%～95%,发病早期即可出现。常见的心律失常有以下几种:窦性心律失常、房性心律失常、加速性交界性心律、室性心律失常、传导阻滞。

#### 6.充血性心力衰竭

急性心肌梗死患者24%～48%存在不同程度的左心衰竭。表现为双肺有湿啰音,窦性心动过速及第3心音奔马律,可有轻重不一的呼吸困难。严重者发生肺水肿。严重右心室梗死患者伴有右心衰竭。

7.休克

急性心肌梗死中心源性休克的发生率约为4.6%～16.1%，是由于心肌梗死面积广泛(40%以上)，心排出量急剧下降所致。

8.不典型的临床表现

急性心肌梗死可以不发生疼痛。无痛病例绝大多数有休克、重度心力衰竭或脑血管意外等并发症或发生于外科各种手术后，胸痛被其他严重症状所掩盖。

(二)检查

1.心电图

急性心肌梗死完整的心电图诊断需具备以下几点：坏死性Q波、损伤性ST段和缺血性T波的改变；上述改变的动态演变，可分为极早期、急性期、亚急性期、陈旧期四个阶段；通过一定导联上的上述改变反映心肌梗死的部位。

2.白细胞计数

白细胞增高常与体温升高平行发展，出现于发病后24～48 h，持续数日，计数在$(10 \sim 20) \times 10^9/L$，中性粒细胞减少或消失。

3.红细胞沉降率

红细胞沉降率增快约在发病后24～48 h出现，持续2～3周。常为轻、中度增快。

4.血清酶测定

血清酶的测定对诊断急性心肌梗死很有价值，尤其是对症状不典型或症状典型而心电图未出现典型改变时。目前临床上常测定的血清酶有肌酸磷酸激酶、谷丙转氨酶、乳酸脱氢酶及其同工酶。肌酸磷酸激酶增高时间最早，急性心肌梗死后5～8 h开始上升，24 h达高峰。乳酸脱氢酶增高的时间最晚，在梗死后24～48 h开始上升，3～6天达高峰。

(三)观察要点

(1)疼痛：心肌梗死疼痛与心绞痛的性质和部位很相似，在疼痛时间、范围、程度等方面须予鉴别。

(2)心电监测：持续的心电图监护，观察心电图的动态演变，判断病情的发展，确定抢救、治疗方案。

(3)血清酶监测：定时抽取血标本送检，持续监测血清酶的改变，并且进行详细记录。

(4)严密观察呼吸、血压、尿量等变化：及早发现心力衰竭、心源性休克等严重并发症的先兆。

(四)护理

1.急性期监护

在急性期，有条件时应送入冠心病监护病房(CCU)进行连续的心电、血压、呼吸的监测；无监护病房条件时，也应使用心电示波仪器或心电图机，定期观察心率、心律、血压、呼吸等各项生命指标。及时检出可能作为恶性心动过速先兆的任何室性早搏，以及室颤或完全性房室传导阻滞，严重的窦性心动过缓、房性心律失常等，及时予以诊治。每日应检查除颤器、呼吸机、临时起搏器等仪器的功能是否良好，并置于备用状态。检查和补齐抢救物品。

2.卧床休息

急性期需要绝对卧床休息，病情轻无并发症者，第3～4日可在床上活动，第2周可下床活动，先在床边站立，逐步过渡到在室内缓步走动。病情重者，卧床时间延长。

3.氧气吸入

即使无并发症的急性心肌梗死，部分患者起病初就有轻、中度缺氧，发生机制可能与通气一血流比例失调有关。合并充血性心力衰竭的患者常伴有严重的低氧血症。低氧血症使心肌更为缺氧，缺氧严重时心绞痛不易缓解，并且易并发心律失常。因此，急性心肌梗死发病一周内，给予常规吸氧。一般患者可用双鼻孔导管低流量持续或间歇给氧。并发严重心力衰竭或肺水肿的患者，必要时可作气管内插管机械通气。

4.饮食

由于患者心肌供血不足，心功能低下，心排出量减少，加上长时间卧床，胃肠蠕动减弱，消化功能低下，所以宜进低脂、低胆固醇、清淡易消化的流质或半流质饮食，避免食用辛辣食物或发酵食物，以减少便秘与腹胀。进食不宜太快及过饱，以免加重心脏负担。

5.预防便秘

无论急性期或恢复期的患者，均可因便秘排便用力而诱发心律失常、心源性休克、心力衰竭等并发症，甚至有的因此而发生心脏破裂。排便动作包含着一些生理刺激，如血压升高，脉搏加快，心脏负荷增加及在用力排便时采用乏氏动作(即深呼吸后憋住气再用力作呼气动作等)，这些刺激对急性心肌梗死的患者十分不利。因此，急性心肌梗死患者应保持大便通畅，入院后常规给缓泻剂；若两天无大便时需积极处理，可用中药番泻叶四两代茶饮或麻仁一两水煎服，有便秘者给开塞露或少量温盐水灌肠。排便时必须有专人看护，严密观察心电图的改变。饮食中适当增加纤维食物；避免用力排便，防止因腹内压急剧升高，反射性引起心率及冠状动脉血流量变化而发生意外。

6.止痛

在急性心肌梗死时，胸闷或胸痛均可使交感神经兴奋，加重心肌缺氧，促使梗死范围扩大，诱发严重心律失常或心源性休克，因此迅速止痛极为重要。轻者可肌内注射罂粟碱 30～60 mg，每 4～6 h 1 次，重者可应用吗啡 2～5 mg 或哌替啶 50～100 mg 静脉注射或肌内注射。老年患者有呼吸功能不全或休克时应慎用。也可以应用硝酸甘油 5～10 mg，溶解于 500 mL 葡萄糖溶液中静脉点滴，需密切观察血压和心率以调节滴速，止痛剂的应用应达到疼痛完全消失的目的，才能有效地制止梗死范围的扩展。

7.病情观察及心电监护

当出现心绞痛突然严重发作或原有心绞痛程度加重、发作频繁、时间延长或服硝酸甘油无效；心前区疼痛伴恶心、呕吐、大汗、心动过缓；中老年患者出现不明原因的急性左心衰竭、休克、严重心律失常；心电图检查 S-T 段上升或明显下降，T 波高尖或倒置等情况时，应考虑急性心肌梗死。心电监护如出现室性早搏呈频发性、多源性、二联律或三联律、R 波落在前一搏动 T 波上等变化，有可能发展为室性心动过速或心室颤动，应立即给予利多卡因 50～100 mg 稀释后静脉推注，当早搏消失或减少时，可继续给予 1～4 mg/min静脉滴注维持疗效。当出现室性心动过速或室颤时，予紧急电除颤复律。如发现患者烦躁、脉搏细和呼吸加快、皮肤湿冷、收缩压下降至 10.71 kPa 以下，脉压＜2.67 kPa，或原有高血压者，血压下降超过原有水平的 20％以上时，应考虑低血压或休克。每小时尿量少于 30 mL，提示肾血流灌注不足。此外，一旦发现意识状态及体温变化、肺部感染等，均应立即与医师联系，以便及时采取有效的救治措施。

8.重视血流动力学监测

预防泵衰竭的发生。血流动力学监测不仅能发现早期的左心功能不全，判断心功能不全的程度，鉴别低血容量性和心源性休克，而且可帮助判断预后，指导治疗。血流动力学监测的方法是用三腔带气囊的漂浮导管(Swan-Ganz 导管)经静脉进入到肺动脉。在导管的心房侧孔，可测得右心房压力(中心静脉压)，反映右心室充盈情况，正常值为 0.39～1.18 kPa。导管的端孔在气囊充气和放气时分别可测得肺毛细血管嵌顿压(肺楔压)及肺动脉压，前者能直接地反映左心室舒张早期压及肺淤血的程度。正常肺楔嵌压为 0.7～1.60 kPa。在距导管顶端 4 cm 处，有一个温度传感器，它通过右心房注入 0℃ 5％葡萄糖液 10 mL 可测得温度稀释曲线，输入有电脑装置的心排量测定仪，可计算出心排出量和心排指数，前者正常值为 4～8 L/min，后者为 2.4～4 L/(min·$m^2$)。急性心肌梗死时心力衰竭是以左心衰竭为主。若肺楔压＞2 kPa 以上，可选用血管扩张剂硝普钠加入 50 mL 葡萄糖液中静脉点滴，根据血流动力学的各种参数调整滴速和用量。并发休克时补充血容量或应用血管扩张剂及儿茶酚胺类药物。在做血流动力学监测时，应定期用肝素稀释液冲洗，以保持导管通畅。最好用输液泵控制血管扩张剂的滴速，以保证疗效和防止血压下降。

(五)正确执行溶栓治疗，提高溶栓疗法的有效率

溶栓疗法能使急性心肌梗死的预后明显改观，已成为急性心肌梗死治疗中最重要的方法之一。

1.常用的溶栓药物

目前使用的溶栓剂可分为两类，一类为“纤维蛋白选择性”溶栓剂，包括 rt-pA(recombinant tissue-type pasminogen activator、重组组织型纤溶酶原激活剂)和pro-uk(prourokinase，单链前尿激酶)，另一类为“非纤维蛋白选择性”溶栓剂，包括链激酶、尿激酶(urokinase)和 AP-SA-C。

2.冠脉内给药法

先做左室及冠脉造影，判明梗死相关冠状动脉狭窄或闭塞情况，向冠脉内注入硝酸甘油 0.2～0.5 mg，2 min 后重复造影，如闭塞仍存在，可排除冠状动脉痉挛。将特制的 2.5 F 滴注导管推进至血栓闭塞处，15 min 内注入链激酶或尿激酶 15 万 U，继以 4 000 U/min 速度持续滴入。输注期间每 15 min重复造影 1 次，以判明血管是否再通。血管再通后以2 000 U/min的剂量维持滴注 60 min。

3.静脉给药法

用尿激酶静脉滴注 50 万～100 万 U 左右，全剂量于 30～60 min 内输入，剂量的调整依据患者体重及体质情况而定。注明尿激酶的生产厂名、批号及有效期。溶栓剂输入后，每 2h 测激活的全血凝固时间(activated coagulation time of whole blood，ATPP)或凝血时间(Lee white 主管法)，待恢复至正常值的 1.5～2倍之间时，静脉滴注肝素，通常 500～1 000 U/h，以后依据凝血时间调整剂量，使凝血时间保持在正常值的1.5～2倍之间。5 天后停用。输注溶栓剂前，先建立可靠的静脉输液及采血通道，溶栓治疗后应避免肌内注射和反复静脉穿刺。

4.给药护理重点

溶栓药物存放在冰箱内妥善保管，药液必须新鲜配制，严格按照给药时间、剂量用药；密切观察胸痛变化、观察皮肤、黏膜、痰、呕吐物及尿有无出血征象，如出血严重者须紧急处理；观察心电图变化，治疗开始后 2 h 内每 30 min 记录 12 导联心电图。之后每 1～2 h 记录心电图，至用药后 12 h；定时测定心肌酶，每 2～4 h 测 CPK，至发病后 24 h；认真观察溶栓疗法的效果，心电监测：心电图抬高的 ST 段在输注溶栓剂后 2 h 内，在任何一个 30 min 期间内迅速回降≥50%；胸痛自输入溶栓剂后 2 h 内消失；血清 CPK 酶峰提前，在发病 14 h 以内，这是再灌注后心肌酶从不可逆损伤的心肌细胞内快速冲刷入血的结果。

(六)患者教育

1.心理支持

患者常有恐惧、忧郁、沮丧的心理反应，应加强床边巡视，给予心理支持。

2.饮食指导

康复期可恢复冠心病饮食，进食不宜过饱，有心功能不全者适当限制钠盐。

3.保健指导

注意劳逸结合，根据心功能进行康复锻炼；避免诱发因素；节制饮食，禁忌烟酒；按医嘱服药；指导患者及家属掌握简要急救措施，定期复查。

4.康复指导

有计划的康复期锻炼能使患者的体力及自我照料的能力增强，更快更好地恢复工作，更乐观更有信心地生活，康复锻炼分以下四个程序。

(1)第 1 阶段：从监护室阶段开始，适合于临床情况稳定，无并发症的患者，康复护理内容包括自我照料(进食、修面、在护理人员帮助下使用床边便器)；严密心电图监视下做主动或被动的肢体运动以减少静脉淤血及维持肌肉的张力和柔顺性，并开始床边坐椅。长时间卧床可引起“失调节现象”，包括体力活动能力降低，劳力引起不适当的心率反应，对变换体位的适应能力降低而引起体位性低血压，循环血容量降低，肺容量和肺活量降低，血浆蛋白浓度降低、钙和氮失衡及肌肉的收缩力降低等。还可引起血栓形成和栓塞以及情绪异常(如焦虑、忧郁)等。早期活动有助于减轻或克服这些“失调节现象”。在发现下述情况时应将运动量减低：出现胸痛和呼吸困难；心率增快超过 120 次/min；ST 段改变；出现有意义的心律失常；收缩压下降>2.66 kPa。

(2)第 2 阶段：从监护病室转到普通病房后，康复护理内容包括自我照料、床边坐椅逐渐增加次数、开始在病室内行走,体力活动与休息交替进行。避免餐后立即活动。用于识别运动量过大超过患者耐受力的标准与上述第一阶段的标准相同。

(3)第3阶段:是康复期的锻炼指导,其目的是逐渐增加活动量,在第8周或12周可以恢复工作。患者在这一阶段可以完全自理生活,做一些轻的家务。步行是活动的重要内容,步行距离和速度应逐渐增加。在第6周末,一般患者每日可以步行2～3 km,分2～3次完成。如患者没有不适反应,活动量再逐渐增加。在第3阶段结束,患者可以每小时步行4 km而无症状。在每一次增加活动量前,必须评价患者对按照运动计划所进行的活动的反应,做心电图检查以及做相当于或超过计划活动量时的心功能测试。只有检查结果表明患者对计划活动量无不良反应时才增加活动量。通过这一阶段的锻炼,增强患者信心和体力。

(4)第4阶段:康复护理的目的在于进一步恢复并保持患者的体力和心功能。这一阶段开始于第8或12周后,患者已恢复以前的工作或活动。可以开始更大活动量的锻炼,而在开始之前,应先做多种运动试验,制订活动计划。活动量取该患者运动试验能达到的最大心率的75%～85%。运动开始时先"预热",即做较轻的活动使心率慢慢升至合适的范围。运动结束时须"预冷",即逐渐减轻活动然后停止,使血液从肢体返回中央循环。运动时间包括"预热"和"预冷"期共30 min左右。每周作2～3次,每次隔1～2天。

指导患者随时报告胸痛、呼吸困难、心悸、头晕或其他新的症状。这些症状的出现可能需要暂时中断活动或减轻活动量。

(殷　敏)

## 第六节　心力衰竭

心力衰竭(heart failure)是由于心脏收缩机能及(或)舒张功能障碍,不能将静脉回心血量充分排出心脏,造成静脉系统淤血及动脉系统血液灌注不足而出现的综合征。

### 一、病因

(一)基本病因

1.心肌损伤

任何大面积(大于心室面积的40%)的心肌损伤都会导致心脏收缩及/或舒张功能的障碍。

2.心脏负荷过重

压力负荷(后负荷)过重,心脏排血阻力增大,心排血量降低,心室收缩期负荷过度,引起心室肥厚性心衰;容量负荷(前负荷)过重,心脏舒张期容量增大,心排血量减低,引起心室扩张性心衰。

3.机械障碍

腱索或乳头肌断裂,心室间隔穿孔,心脏瓣膜严重狭窄或关闭不全等引起的心脏机械功能衰退,导致心力衰竭。

4.心脏负荷不足

如缩窄性心包炎、大量心包积液、限制性心肌病等,使静脉血液回心受限,因而心室、心房充盈不足,腔静脉及门脉系统淤血,心排血量减低。

5.血液循环容量过多

如静脉过多、过快输液,尤其在无尿少尿时超量输液、急性或慢性肾炎引起高度水钠潴留、高度水肿等均引起血液循环容量急剧膨胀而致心力衰竭。

(二)诱发因素

1. 感染

感染可增加基础代谢，增加机体耗氧，增加心脏排血量而诱发心衰，尤其呼吸道感染较多见。

2. 体力过劳

正常心脏在体力活动时，随身体代谢增高心脏排血量也随之增加。而有器质性心脏病患者体力活动时，心率增快，心肌耗氧量增加，心排血量减少，冠状动脉血液灌注不足，导致心肌缺血，心慌气急，诱发心衰。

3. 情绪激动

情绪激动促使儿茶酚胺释放，心率增快，心肌耗氧增加，动脉与静脉血管痉挛，增加心脏前后负荷诱发心衰。

4. 妊娠与分娩

风湿性心脏病或先天性心脏病患者，心功能低下，在妊娠 32～34 周，分娩期及产褥期最初 3 天内心脏负荷最重，易诱发心力衰竭。

5. 动脉栓塞

心脏病患者长期卧床，静脉系统长期处于淤血状态，容易形成血栓，一旦血栓脱落导致肺栓塞，加重肺循环阻力诱发心力衰竭。

6. 水、钠摄入量过多

心功能减退时，肾脏排水排钠机能减弱，如果水、钠摄入量过多可引起水钠潴留，血容量膨胀。

7. 心律失常

心动过速可使心脏无效收缩次数增加而加重心脏负荷；心脏舒张期缩短使心室充盈受限进而降低心排血量，同时心脏氧渗透期缩短不利于心肌代谢。

8. 冠脉痉挛

冠状动脉粥样硬化易发生冠脉痉挛，心肌缺血导致心脏收缩或舒张功能障碍。

9. 药物反应

因用药或停药不当导致的心衰或心衰恶化不在少数。慢性心衰不该停用强心剂而停用，服用过量洋地黄、利尿药或抗心律失常药，都可导致心衰恶化。

## 二、病理生理

(一)心脏的代偿机制

正常心脏有比较充足的储备能力，以适应一般生活需要所增加的心脏负担。当心脏功能减退，心排血量降低不足以供应机体需要时，机体将同时通过神经、体液等机制进行调整，力争恢复心排血量。

(1)反射性交感神经兴奋，迷走神经抑制，代偿性心率加快及心肌收缩力加强，以维持心排血量。由于交感神经兴奋，周围血管收缩，小动脉收缩可使血压维持正常而不随心排血量降低而下降；小静脉收缩可使静脉回心血量增加，从而使心搏血量增加。

(2)心肌肥厚：心室扩张、长期的负荷加重，使心肌肥厚和心室扩张，维持心输出量。然而，扩大和肥厚的心脏虽然完成较多的工作，但它耗氧量也随之增加，可是心肌内毛细血管数量并没有相应的增加，所以，扩大肥厚的心肌细胞相对的供血不足。

(3)心率增快：心率加快在一定范围内使心输出量增加，但如果心率太快则心脏舒张期显著缩短，使心室充盈不足，导致心输出量降低及静脉淤血加重。

(二)心脏的失代偿机制

当心脏储备力耗损至不能适应机体代谢的需要时，心功能便由代偿转为失代偿阶段，即心力衰竭。

心力衰竭时，心排血量相对或绝对的降低，一方面供给各器官的血流不足，引起各器官组织的功能改变，血液重新分配，首先为保证心、脑、肾血液供应，皮肤、内脏、肌肉的供血相应有较大的减少。肾血流量减少时，可使肾小球滤过率降低和肾素分泌增加，进而促使肾上腺皮质的醛固酮分泌增加，引起水、钠潴留，血容量增加，静脉和毛细血管充血和压力增加。另一方面，心脏收缩力减弱，不能完全排出静脉回流的血液，心室收缩末期残留血量增多，心室舒张末期压力升高，遂使静脉回流受阻，引起静脉淤血和静脉压力升高，从而引起外周毛细血管的漏出增加，水分渗入组织间隙引起各脏器淤血水肿；肝脏淤血时对醛固酮的灭活减少；以及抗利尿激素分泌增加，肾排水量进一步减少，水、钠潴留进一步加重，水肿发生和加重。

根据心脏代偿功能发挥的情况及失代偿的程度，可将心力衰竭分为三度，或心功能Ⅳ级。

Ⅰ级：有心脏病的客观证据，而无呼吸困难、心悸、水肿等症状（心功能代偿期）。

Ⅱ级：日常劳动并无异常感觉，但稍重劳动即有心悸、气急等症状（心力衰竭Ⅰ度）。

Ⅲ级：普通劳动亦有症状，但休息时消失（心力衰竭Ⅱ度）。

Ⅳ级：休息时也有明显症状，甚至卧床仍有症状（心力衰竭Ⅲ度）。

## 三、临床表现

心力衰竭在早期可仅有一侧衰竭，临床上以左心衰竭为多见，但左心衰竭后，右心也相继发生功能损害，最后导致全心衰竭。临床表现的轻重，常依病情发展的快慢和患者的耐受能力而不同。

### （一）左心衰竭

1.呼吸困难

轻症患者自觉呼吸困难，重者同时有呼吸困难和短促的征象。早期仅发生于劳动或运动时，休息后很快消失。这是由于劳动促使回心血量增加，肺淤血加重的缘故。随着病情加重，轻度劳动即感到呼吸困难，严重者休息时亦感呼吸困难，以致被迫采取半卧位或坐位，为端坐呼吸。

2.阵发性呼吸困难

多发生于夜间，故又称为阵发性夜间性呼吸困难。患者常在熟睡中惊醒，出现严重呼吸困难及窒息感，被迫坐起，咳嗽频繁，咯粉红色泡沫样痰液。轻者数分钟，重者经 1～2 h 逐渐停止。阵发性呼吸困难的发生原因，可能为：①睡眠时平卧位，回心血量增加，超过左心负荷的限度，加重了肺淤血。②睡眠时，膈肌上升，肺活量减少。③夜间迷走神经兴奋性增高，使冠状动脉和支气管收缩，影响了心肌的血液供应，发生支气管痉挛，降低心肌收缩性能和肺通气量，肺淤血加重。④熟睡时中枢神经敏感度降低。因此，肺淤血必须达到一定程度后方能使患者因气喘惊醒。

3.急性肺水肿

急性肺水肿是左心衰竭的重症表现，是阵发性呼吸困难的进一步发展。常突然发生，呈端坐呼吸，表情焦虑不安，频频咳嗽，咯大量泡沫状或血性泡沫性痰液，严重时可有大量泡沫样液体由鼻涌出，面色苍白，口唇青紫，皮肤湿冷，两肺布满湿啰音及哮鸣音，血压可下降，甚至休克。

4.咳嗽和咯血

咳嗽和咯血为肺泡和支气管黏膜淤血所致，多与呼吸困难并存，咯白色泡沫样黏痰或血性痰。

5.其他症状

可有疲乏无力、失眠、心悸、发绀等。严重患者脑缺氧缺血时可出现陈一施氏呼吸、嗜睡、眩晕、意识丧失、抽搐等。

6.体征

除原有心脏病体征外，可有舒张期奔马律、交替脉、肺动脉瓣音区第 2 音亢进。轻症肺底部可听到散在湿性啰音，重症则湿啰音满布全肺。有时可伴哮鸣音。

7.X 线及其他检查

X 线检查可见左心扩大及肺淤血，肺纹增粗。急性肺水肿时可见由肺门伸向肺野呈蝶形的云雾状阴影。心电图检查可出现心率快及左心室肥厚图形。臂舌循环时间延长（正常 10～15s），臂肺时间正常（4～8s）。

（二）右心衰竭

1.水肿

皮下水肿是右心衰竭的典型症状。在水肿出现前，由于体内已有钠、水潴留，体液潴留达5kg以上才出现水肿，故多只有体重增加。水肿多先见于下肢，卧床病员则在腰、背及骶部等低重部位明显，呈凹陷性水肿。重症则波及全身。水肿多于傍晚发生或加重，休息一夜后消失或减轻，伴有夜间尿量增加。这是由于夜间休息时，回心血量比白天活动时增多，心脏能将静脉回流血量排出，心室收缩末期残留血量减少，静脉和毛细血管压力有所减轻，因而水肿减轻或消退。

少数患者可出现胸水和腹水。胸水可同时见于左、右两侧胸腔，但以右侧较多，其原因不甚明了。由于壁层胸膜静脉回流体静脉，而脏层胸膜静脉血流入肺静脉，因而胸水多见于左右心衰并存时。腹水多由心源性肝硬化引起。

2.颈静脉怒张和内脏淤血

坐位或半卧位时可见颈静脉怒张，其出现常较皮下水肿或肝肿出现为早，同时可见舌下、手臂等浅表静脉异常充盈。肝肿大并压痛可先于皮下水肿出现。长期肝淤血、缺氧可引起肝细胞变性、坏死，并发展为心源性肝硬化，肝功能检查不正常或出现黄疸。若有三尖瓣关闭不全并存，肝脏扪诊呈扩张性搏动。胃肠道淤血常引起消化不良、食欲减退、腹胀、恶心和呕吐等症状。肾淤血致尿量减少，尿中可有少量蛋白和细胞。

3.发绀

右心衰竭者多有不同程度发绀，首先见于指端、口唇和耳郭，较单纯左心功能不全者为显著，其原因除血红蛋白在肺部氧合不全外，与血流缓慢，组织自毛细血管中吸取较多的氧而使还原血红蛋白增加有关。严重贫血者则不出现发绀。

4.神经系统症状

可有神经过敏、失眠、嗜睡等症状。重者可发生精神错乱，可能是脑淤血、缺氧或电解质紊乱等原因引起。

5.心脏及其他检查

主要为原有心脏病体征，由于右心衰竭常继发于左心衰竭的基础上，因而左、右心均可扩大。右心扩大引起了三尖瓣关闭不全时，在三尖瓣音区可听到收缩期吹风样杂音，静脉压增高。臂肺循环时间延长，因而臂舌循环时间也延长。

（三）全心衰竭

左、右心功能不全的临床表现同时存在，但患者或以左心衰竭的表现为主，或以右心衰竭的表现为主，左心衰竭肺充血的临床表现可因右心衰竭的发生而减轻。

## 四、护理

（一）护理要点

（1）减轻心脏负担，预防心力衰竭的发生。

（2）合理使用强心、利尿、扩血管药物，改善心功能。

（3）密切观察病情变化，及时救治急性心衰。

（4）健康教育。

（二）减轻心脏负担，预防心力衰竭

休息可减少全身肌肉活动，减少氧的消耗，减少静脉回心血量及减慢心率，从而减轻心脏负担。根据患者病情适当安排其生活和劳动，可以尽量减轻心脏负荷。对于轻度心衰患者，可仅限制其体力活动，并规定充分的午睡时间或较正常人多一些的夜间睡眠时间。较重的心力衰竭患者均应卧床休息，并尽可能使卧床休息患者的体位舒适。当心力衰竭表现有明显改善时，应尽快允许和鼓励患者逐渐恢复体力活动，恢复体力活动的速度和程度视患者心力衰竭的严重程度和发作时间的长短及患者对治疗的反应等而定。

如心脏功能已完全恢复正常或接近正常，则每日可做轻度的体力活动。

饮食应少量多餐，给予低热量、多维生素、易消化食物，避免过饱加重心脏负担。目前由于利尿剂应用方便。对钠盐限制不必过于严格，一般轻度心衰患者每日摄入食盐 5 g 左右（正常人每日摄入食盐 10 g 左右），中度心衰患者给予低盐饮食（含钠 2～4 g），重度心衰患者给予无钠饮食。如果经一般限盐、利尿，病情未能很好控制者，则应进一步严格限盐，摄入量不超过 1 g。饮水量一般不加限制，仅在并发稀释性低钠血症者，限制每日入水量 500 mL 左右。

（三）合理使用强心药物并观察毒性反应

洋地黄类强心甙是目前治疗心力衰竭的主要药物，能直接加强心肌收缩力，增加心排血量，从而使心脏收缩末期残余血量减少，舒张末期压力下降，有利于缓解各器官的淤血，增加尿量，减慢心率。常用的给药方法：负荷量加维持量，在短期内，1～3 天给予一定的负荷量，以后每日用维持量，适用于急性心衰、较重的心衰或需尽快控制病情的患者；单用维持量，近年来证实，洋地黄类药物治疗剂量的大小与其增强心肌收缩力作用呈线性关系，故对较轻的心力衰竭和易发生中毒的患者可用较小的剂量，而不采用惯用的洋地黄负荷量法，尤其对慢性心衰更适用。

洋地黄用量的个体差异大，且治疗剂量与中毒剂量较接近，故用药期间需要密切观察洋地黄的毒性反应。洋地黄毒性反应：①消化道反应：食欲不振、恶心、呕吐、腹泻等。②神经系统反应：头痛、头晕、眩晕、视觉改变（黄视或绿视）。③心脏反应：可发生各种心律失常，常见的心律失常类型为室性期前收缩，尤其是呈二联、三联或呈多源性者。其他有房性心动过速伴有房室传导阻滞，交界性心动过速，各种不同程度的房室传导阻滞，室性心动过速，心房纤维颤动等。④血清洋地黄含量：放射性核素免疫法测定血清地高辛含量＜2.0 ng/ mL，或洋地黄毒苷＜20 μg/ mL 为安全剂量。中毒者多数大于以上浓度。

使用洋地黄类药物时注意事项：①服药前要先了解病史，如询问已用洋地黄情况，利尿及电解质浓度如何，如果存在低钾、低镁易诱发洋地黄中毒。②心衰反复发作，严重缺氧，心脏明显扩大的患者对洋地黄药物耐受性差，宜小剂量使用。③询问有无合并使用增加或降低洋地黄敏感性的药物，如心得安、利血平、利尿剂、抗甲状腺药物、异搏停、胺碘酮、肾上腺素等可增加洋地黄敏感性；而消胆胺、抗酸药物、降胆固醇药及巴比妥类药则可降低洋地黄敏感性。④了解肝脏、肾脏功能，地高辛主要自肾脏排泄，肾功能不全的宜减少用量；洋地黄毒苷经肝脏代谢，胆管排泄，部分转化为地高辛。⑤密切观察洋地黄毒性反应。⑥静脉给药时应用 5%～20% 的 GS 溶液稀释，混匀后缓慢静推，一般不少于 10～15 min，用药时注意听诊心率及节律的变化。

（四）观察应用利尿剂后的反应

慢性心力衰竭者首选噻嗪类药，采用间歇用药，即每周固定服药 2～3 天，停用 4～5 天。若无效可加服氨苯蝶啶或安体舒通。如果上两药联用效果仍不理想可以速尿代替噻嗪类药物。急性心力衰竭或肺水肿者，首选速尿、利尿酸钠或撒利尿等快速利尿药。在应用利尿剂 1 h 后，静脉缓慢注射氨茶碱 0.25 g，可增加利尿效果。应用利尿剂后要密切观察尿量，每日测体重，准确记录 24 h 液体出入量，大量利尿者应测血压、脉搏和抽血查电解质，观察有无利尿过度引起的脱水、低血容量和电解质紊乱的表现，尤其是应用排钾利尿剂后有无乏力、恶心、呕吐、腹胀等低钾表现。对于利尿反应差者，应找出利尿不佳的原因，如了解肾脏功能情况，是否存在低血压、低血钾、低血镁或稀释性低钠血症，以及用药是否合理等。

（五）合理使用扩血管药物并观察用药反应

血管扩张剂可以扩张周围小动脉，减轻心脏排血时的阻力，而减轻心脏后负荷；又可以扩张周围静脉，减少回心血量，减轻心脏前负荷，进而改善心功能。常用的扩张静脉为主的药物有硝酸甘油、硝酸脂类及吗啡类药物；扩张动脉为主的药物有平胺唑啉、肼苯达嗪、硝苯吡啶；兼有扩张动脉和静脉的药物有硝普钠、哌唑嗪及卡托普利等。在开始使用血管扩张剂时，要密切观察病情和用药前后血压，心率的变化，慎防血管扩张过度、心脏充盈不足、血压下降、心率加快等不良反应。用血管扩张药注意应从小剂量开始，用药前后对比心率，血压变化情况或床边监测血流动力学。根据具体情况，每 5～10 min 测量 1 次，若用药后血压较用药前降低 1.33～2.66 kPa应谨慎调整药物浓度或停用。

(六)急性肺水肿的救治及护理

急性肺水肿为急性左心功能不全或急性左心衰竭的主要表现。多因突发严重的左心室排血不足或左心房排血受阻引起肺静脉及肺毛细血管压力急剧升高所致。当肺毛细血管压升高超过血浆胶体渗透压时，液体即从毛细血管漏到肺间质、肺泡甚至气道内，引起肺水肿。典型发作表现为突然严重气急，每分钟呼吸可达 30～40 次，端坐呼吸，阵阵咳嗽，面色苍白，大汗，常咯出泡沫样痰，严重者可从口腔和鼻腔内涌出大量粉红色泡沫液。发作时心率、脉搏增快，血压在起始时可升高，以后降至正常或低于正常。两肺内可闻及广泛的水泡音和哮鸣音。心尖部可听到奔马律。

1.治疗原则

(1)减少肺循环血量和静脉回心血量。

(2)增加心搏量，包括增强心肌收缩力和降低周围血管阻力。

(3)减少血容量。

(4)减少肺泡内液体漏出，保证气体交换。

2.护理措施

(1)使患者取坐位或半卧位，两腿下垂，减少下肢静脉回流，减少回心血量。

(2)立即皮下注射吗啡 10 mg，或杜冷丁 50～100 mg 使患者安静及减轻呼吸困难。但对昏迷、严重休克、呼吸道疾病或痰液极多者忌用，年老、体衰、瘦小者应减量。

(3)改善通气－换气功能，轻度肺水肿早期高流量氧气吸入，开始是 2～3 L/min，以后逐渐增至 4～6 L/min，氧气湿化瓶内加 75 %酒精或选用有机硅消泡沫剂，以降低肺泡内泡沫的表面张力，使泡沫破裂，改善通气功能。肺水肿明显出现即应做气管插管进行加压辅助呼吸，改善通气与氧的弥散，减少肺内分流，提高血氧分压。肺水肿基本控制后，可采用呼吸机间歇正压呼吸，如果动脉血氧分压＜9.31 kPa 时，可改为持续正压呼吸。

(4)速给西地兰 0.4 mg 或毒毛旋花子甙 K 0.25 mg，加入葡萄糖溶液中缓慢静推。

(5)快速利尿，如速尿 20～40 mg 或利尿酸钠 25 mg 静脉注射。

(6)静脉注射氨茶碱 0.25 g 用 50％葡萄糖液 20～40 mL 稀释后缓慢注入，减轻支气管痉挛，增加心肌收缩力和尿排出。

(7)氢化考的松 100～200 mg 或地塞米松 10 mg 溶于葡萄糖中静脉注射。

(七)健康教育

随着人们生活水平的不断提高，对生活质量的要求越来越高。心力衰竭的转归及治愈程度将直接影响患者的生活质量。预防心力衰竭发生以保证患者的生活质量就显得更为重要，首先要避免诱发因素，如气候转换时要预防感冒，及时添加衣服；以乐观的态度对待生活，情绪平稳不要大起大落过于激动；体力劳动不要过重；适当掌握有关的医学知识以便自我保健等。其次，对已明确心功能Ⅱ级、Ⅲ级的患者要按一般治疗标准，合理正确按医嘱服用强心利尿扩血管药物，注意休息和营养，并定期门诊随访。

(殷 敏)

## 第七节 心绞痛

心绞痛是一种由心肌暂时缺血、缺氧所引起的，以发作性胸痛或胸部不适为主要表现的临床综合征。

### 一、病因

主要为冠状动脉粥样硬化性狭窄伴冠状动脉内血栓形成和/(或)冠状动脉痉挛、X 综合征、冠状动脉心肌桥，其次见于主动脉瓣病、肥厚性心肌病、梅毒性主动脉炎、二尖瓣脱垂综合征等。

## 二、临床表现

以发作性胸痛为主要临床表现，疼痛特点如下。

### (一)部位

主要在胸骨体上段或中段之后，可波及心前区，有手掌大小范围，甚至横贯前胸、界限不清，常放射至左肩、左臂内侧达无名指和小指，或至颈、咽或下颌部。

### (二)性质

胸痛常为压迫、发闷或紧缩性，也可有烧灼感，但不尖锐，不像针刺或刀扎痛，偶伴濒死的恐惧感觉。发作时，患者往往不自觉地停止原来活动，直至症状缓解。

### (三)诱因

发作常由体力劳动或情绪激动(如愤怒、焦急、过度兴奋)所激发，饱食、寒冷、吸烟、心动过速、休克等亦可诱发。

### (四)持续时间

疼痛出现后常逐步加重，在3～5 min内渐消失，一般在停止原来诱发症状的活动后即缓解。舌下含用硝酸甘油也能在几分钟内使之缓解。可数天、数星期发作1次，亦可1天内多次发作。

## 三、体征

平时一般无异常体征。心绞痛发作时常见心率增快，血压升高、表情焦虑，皮肤冷或出汗，有时出现第四或第三心音奔马律。可有暂时性心尖部收缩期杂音，第二心音可有逆分裂或有交替脉。

## 四、分型

### (一)劳累性心绞痛

其特点是疼痛，由于体力劳累、情绪激动或其他足以增加心肌需氧量的情况所诱发，休息或舌下含用硝酸甘油后迅速消失。包括：①稳定型心绞痛最常见，每天和每周疼痛发作次数大致相同，每次发作疼痛的性质和部位无改变，疼痛时间相仿(3～5 min)。②初发型心绞痛，过去未发生过心绞痛或心肌梗死，初次发生劳累性心绞痛时间未到1个月。③恶性型心绞痛，原为稳定型心绞痛的患者，在3个月内疼痛的频率、程度、时限、诱发因素经常变动，进行性恶化。可发展为心肌梗死或死亡，亦可逐渐恢复稳定型。

### (二)自发性心绞痛

疼痛程度较重，时限较长，含用硝酸甘油不易缓解。包括：①卧位型心绞痛，休息时或熟睡时发生，常在半夜偶在午睡或休息时发作。②变异型心绞痛，发作时心电图显示有关导联的ST段抬高，与之相应的导联则ST段可压低。患者迟早会发生心肌梗死。③中间综合征，疼痛在休息或睡眠时发生，历时较长，达30 min到1 h或以上，常为心肌梗死的前奏。④梗死后心绞痛，是急性心肌梗死发生后1个月内又出现的心绞痛。

### (三)混合性心绞痛

其特点是患者既在心肌需氧量增加时发生心绞痛，亦可在心肌需氧量无明显增加时发生心绞痛。

### (四)静息心电图

心绞痛发作时可见ST段压低或抬高，T波平坦或倒置。

### (五)动态心电图

动态心电图可观察心肌缺血昼夜规律，但70％～90％缺血性ST-T改变不伴有心绞痛发作，称为无痛性心肌缺血。

### (六)运动试验

平板或踏车运动试验在次级量运动时或后，出现心电图缺血性改变，少数患者可诱发心绞痛。

(七)放射性核素检查

$^{201}$铊心肌显像摄影示缺血区像稀疏或缺损。$^{99}$锝心室造影示室壁局部活动异常。

(八)二维超声心动图

二维超声心动图可见左冠状动脉及分支管腔狭窄,管壁不规则增厚及回声增强,缺血区局部心肌运动幅度减低或无运动。

(九)冠状动脉造影

冠状动脉造影可发现冠状动脉狭窄性病变的部位并估计其狭窄程度。

## 五、治疗

(一)终止发作

(1)立即停止活动。

(2)硝酸甘油 0.3～0.6 mg 舌下含化。

(3)消心痛 5～10 mg 舌下含化。

(4)速效救心丸或麝香保心丸 2～5 粒含化。

(5)硝酸甘油气雾剂喷于胸前或手臂皮肤,或经口腔吸入。

(二)预防发作

1.硝酸酯制剂

(1)硝酸异山梨酯(消心痛)5～10 mg,每天 3 次。

(2)硝酸甘油贴剂,每天 5～10 mg,贴于胸部或上臂内侧皮肤处。

(3)益乐定 20 mg 每天 2 次。

2.β-受体阻滞剂

(1)美多心安 5～10 mg,每天 3 次。

(2)氨酰心安 12.5～50 mg 每天 2 次。

3.肠溶阿司匹林

100 mg 每天 1 次。

4.钙拮抗剂

如果有冠状动脉痉挛可选用:①硝苯地平(心痛定)10 mg,每天 3 次口服。②硫氮草酮 30～60 mg,每天 3 次。

## 六、护理措施

(一)休息

疼痛发作时立即让患者停止活动、卧床休息,安慰其不要紧张和恐惧。

(二)吸氧

持续低流量吸氧,纠正缺氧状况,减轻疼痛。

(三)饮食

低盐、低脂饮食,避免饱餐,戒烟,控制饮酒。

(四)心理护理

用浅显易懂的语言向患者讲解疾病的病因、诱发因素、临床表现及预后情况,避免情绪急躁,保持心情舒畅,积极配合治疗。

(五)用药护理

给予硝酸甘油或硝酸异山梨酯舌下含服,若服药后 3～5 min 仍不缓解,可再服 1 片。对于心绞痛发作频繁或含服硝酸甘油效果差的患者,遵医嘱静脉滴注硝酸甘油,监测血压和心率的变化,注意滴速的调节,并嘱患者及家属切不可擅自调节滴速,以免造成低血压。部分患者用药后可出现面部潮红、头部胀痛、头晕、心动过速、心悸等不适，应告诉患者是由于药物导致血管扩张造成的，以解除其顾虑。

(六)病情观察

严密监测患者心率、血压、呼吸的变化，了解心绞痛发作的诱因、发作次数、程度、持续时间等。

(七)活动原则

鼓励患者参加适当的体力劳动和体育锻炼，最大运动量以不致发生疼痛症状为度。

(八)活动中不良反应的观察与处理

观察患者在活动中有无呼吸困难、胸痛、脉搏过快等反应，一旦出现上述症状，应立即停止活动，并给予积极的处理，如含服硝酸甘油、吸氧。

(殷　敏)

## 第八节　心律失常

正常心律起源于窦房结，并沿正常房室传导系统顺序激动心房和心室，频率为60～100次/min(成人)，节律基本规则。心律失常是指心脏冲动的起源、频率、节律、传导速度和传导顺序等异常。

### 一、分类

心律失常按其发生机制分为冲动形成异常和冲动传导异常两大类。

(一)冲动形成异常

1.窦性心律失常

(1)窦性心动过速。

(2)窦性心动过缓。

(3)窦性心律不齐。

(4)窦性停搏等。

2.异位心律

(1)主动性异位心律：①期前收缩(房性、房室交界区性、室性)。②阵发性心动过速(房性、房室交界区性、室性)。③心房扑动、心房颤动。④心室扑动、心室颤动。

(2)被动性异位心律：①逸搏(房性、房室交界区性、室性)。②逸搏心律(房性、房室交界区性、室性)。

(二)冲动传导异常

1.生理性

干扰及房室分离。

2.病理性

(1)窦房传导阻滞。

(2)房内传导阻滞。

(3)房室传导阻滞。

(4)室内传导阻滞(左、右束支及左束支分支传导阻滞)。

3.房室间传导途径异常

预激综合征。

此外，临床上依据心律失常发作时心率的快慢分为快速性心律失常和缓慢性心律失常。

## 二、病因及发病机制

（一）生理因素

健康人均可发生心律失常，特别是窦性心律失常和期前收缩等。情绪激动、精神紧张、过度疲劳、大量吸烟、饮酒、喝浓茶或咖啡等常为诱发因素。

（二）器质性心脏病

各种器质性心脏病是引发心律失常的最常见原因，以冠心病、心肌病、心肌炎、风湿性心脏病多见，尤其发生心力衰竭或心肌梗死时。

（三）非心源性疾病

除了心脏病外，其他系统的严重疾病，均可引发心律失常，如急性脑血管病、甲状腺功能亢进、慢性阻塞性肺病等。

（四）其他

电解质紊乱（低钾血症、低钙血症、高钾血症等）、药物作用（洋地黄、肾上腺素等）、心脏手术或心导管检查、中暑、电击伤等均可引发心律失常。

心律失常发生的基本原理是由于多种原因引起心肌细胞的自律性、兴奋性、传导性改变，导致心脏冲动形成异常、冲动传导异常，或两者兼而有之。

## 三、诊断要点

通过病史、体征可以做出初步判定。确定心律失常的类型主要依靠心电图，某些心律失常尚需做心电生理检查。

（一）病史

心律失常的诊断应从详尽采集病史入手，让患者客观描述发生心悸等症状时的感受。症状的严重程度取决于心律失常对血流动力学的影响，轻者可无症状或出现心悸、头晕；严重者可诱发心绞痛、心力衰竭、晕厥甚至猝死，增加心血管病死亡的危险性。

（二）体格检查

包括心脏视诊、触诊、叩诊、听诊的全面检查，并注意检查患者的神志、血压、脉搏频率及节律。

（三）辅助检查

心电图是诊断心律失常最重要的一项无创性检查技术。应记录多导联心电图，并记录能清楚显示P波导联的心电图长条以备分析，通常选择Ⅱ或 $V_1$ 导联。其他辅助诊断的检查还有动态心电图、运动试验和食管心电图等。临床心电生理检查，如食管心房调搏检查、心室内心电生理检查对明确心律失常的发病机制、治疗、预后均有很大帮助。

## 四、各种心律失常的概念、临床意义及心电图特点

（一）窦性心律失常

正常心脏起搏点位于窦房结，由窦房结发出冲动引起的心律称窦性心律，成人频率为 60～100 次/min。正常窦性心律的心电图特点（图 5-1）为：①P 波在Ⅰ、Ⅱ、aVF 导联直立，aVR 导联倒置。②PR 间期 0.12～0.20 s。③PP 间期之差＜0.12 s。窦性心律的频率可因年龄、性别、体力活动等不同有显著差异。

1. 窦性心动过速

（1）成人窦性心律的频率超过 100 次/min，称为窦性心动过速，其心率的增快和减慢是逐渐改变的。

（2）心电图特点（图 5-2）为窦性心律，PP 间期＜0.60 s，成人频率大多在 100～180 次/min。

（3）窦性心动过速一般不需特殊治疗。治疗主要针对原发病和去除诱因，必要时可应用 β 受体阻滞剂（如普萘洛尔）或镇静剂（如地西泮）。

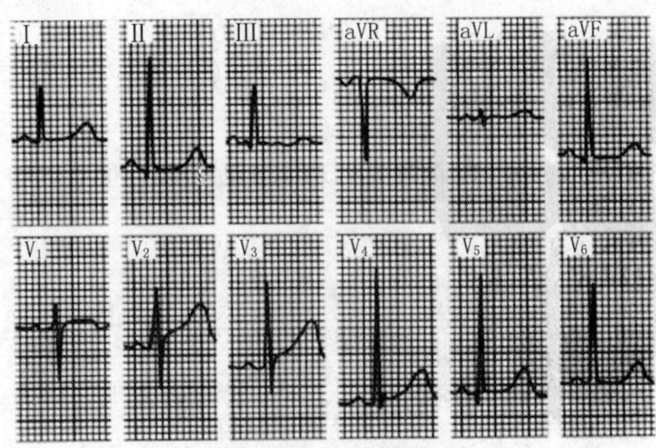


图 5-1　正常心电图

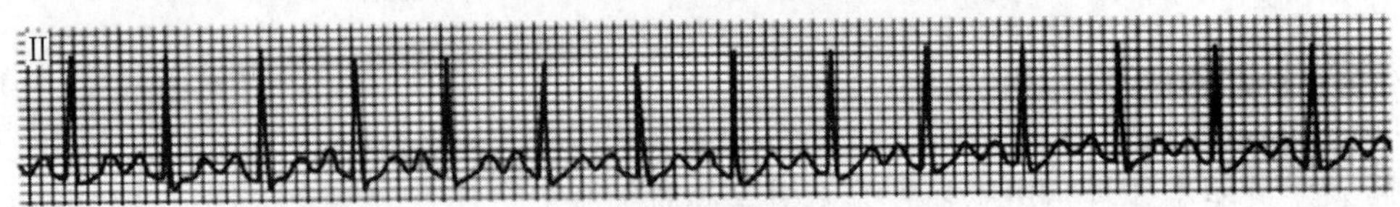


图 5-2　窦性心动过速

2.窦性心动过缓

(1)成人窦性心律的频率低于 60 次/min,称为窦性心动过缓。

(2)心电图特点(图 5-3)为窦性心律,PP 间期＞1.0 s。常伴窦性心律不齐,即 PP 间期之差＞0.12 s。

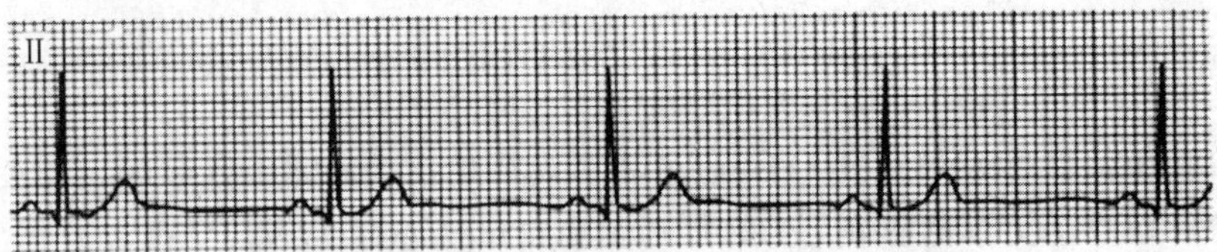


图 5-3　窦性心动过缓

(3)无症状的窦性心动过缓通常无需治疗。因心率过慢出现头晕、乏力等心排血量不足症状时,可用阿托品、异丙肾上腺素等药物,必要时需行心脏起搏治疗。

3.窦性停搏

(1)窦性停搏是指窦房结冲动形成暂停或中断,导致心房及心室活动相应暂停的现象,又称窦性静止。

(2)心电图特点(图 5-4)为一个或多个 PP 间期显著延长,而长 PP 间期与窦性心律的基本 PP 间期之间无倍数关系,其后可出现交界性或室性逸搏或逸搏心律。

(3)窦性停搏可由迷走神经张力增高或洋地黄、胺碘酮、钾盐、乙酰胆碱等药物,高钾血症、心肌炎、心肌病、冠心病等引起。临床症状轻重不一,轻者无症状或偶尔出现心搏暂停,重者可发生阿一斯综合征甚至死亡。

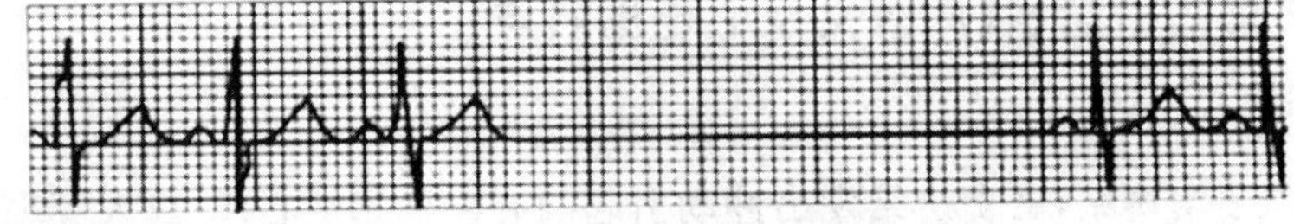

图 5-4　窦性停搏

4.病态窦房结综合征

(1)病态窦房结综合征(SSS),简称病窦综合征。由窦房结及其邻近组织病变引起的窦房结起搏功能和(或)窦房结传导功能障碍,从而产生多种心律失常的综合表现。

(2)病窦综合征常见病因为冠心病、心肌病、心肌炎,亦可见于结缔组织病、代谢性疾病及家族性遗传性疾病等,少数病因不明。主要临床表现为心动过缓所致脑、心、肾等脏器供血不足症状,尤以脑供血不足症状为主。轻者表现为头晕、心悸、乏力、记忆力减退等,重者可发生短暂晕厥或阿一斯综合征。部分患者合并短阵室上性快速性心律失常发作（慢－快综合征），进而可出现心悸、心绞痛或心力衰竭。

(3)心电图特点（图 5-5）为：①持续而显著的窦性心动过缓（<50 次/min）。②窦性停搏或（和）窦房阻滞。③窦房传导阻滞与房室传导阻滞并存。④心动过缓－心动过速综合征，又称慢－快综合征，是指心动过缓与房性快速性心律失常（如房性心动过速、心房扑动、心房颤动）交替发作，房室交界区性逸搏心律。

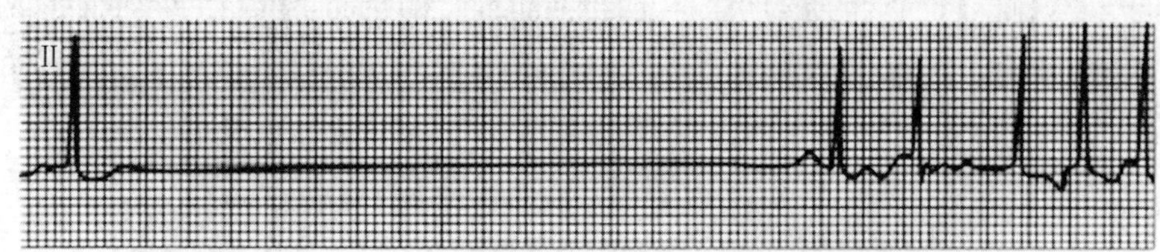


图 5-5 病态窦房结综合征（慢－快综合征）

(4)积极治疗原发疾病。无症状者，不必给予治疗，仅定期随访观察；反复出现严重症状及心电图大于3秒长间歇者宜首选安装人工心脏起搏器。慢－快综合征应用起搏器治疗后，患者仍有心动过速发作，则可同时用药物控制快速性心律失常发作。

（二）期前收缩

期前收缩又称过早搏动，简称早搏。是指窦房结以外的异位起搏点发出的过早冲动引起的心脏搏动。根据异位起搏点的部位不同可分为房性、房室交界性和室性。早搏可偶发或频发，如每个窦性搏动后出现一个早搏，称为二联律；每两个窦性搏动后出现一个早搏，称三联律。在同一导联上如室性早搏的形态不同，称为多源性室性早搏。

期前收缩可见于健康人，其发生与情绪激动、过度疲劳、过量饮酒或吸烟、饮浓茶、咖啡等有关。冠心病急性心肌梗死、风湿性心瓣膜病、心肌病、心肌炎等各种心脏病常可引起。此外，药物毒性作用，电解质紊乱，心脏手术或心导管检查均可引起期前收缩。

1.临床意义

偶发的期前收缩一般无症状，部分患者可有漏跳的感觉。频发的期前收缩由于影响心排血量，可引起头痛、乏力、晕厥等；原有心脏病者可诱发或加重心绞痛或心力衰竭。听诊心律不规则，期前收缩的第一心音增强，第二心音减弱或消失。脉搏触诊可发现脉搏脱落。

2.心电图特点

(1)房性期前收缩（图 5-6）提前出现的房性异位 P′波，其形态与同导联窦性 P 波不同；PR 间期>0.12 s；P′波后的 QRS 波群有三种可能：①与窦性心律的 QRS 波群相同。②因室内差异性传导出现宽大畸形的 QRS 波群。③提前出现的 P′波后无 QRS 波群，称为未下传的房性期前收缩；多数为不完全性代偿间歇（即期前收缩前后窦性 P 波之间的时限常短于 2 个窦性 PP 间期）。

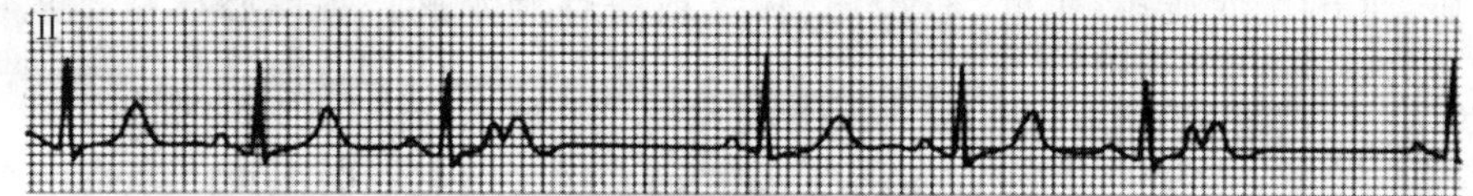


图 5-6 房性期前收缩

(2)房室交界区性期前收缩（图 5-7）提前出现的 QRS 波群，其形态与同导联窦性心律 QRS 波群相同，或因室内差异性传导而变形；逆行 P 波（Ⅰ、Ⅱ、aVF 导联倒置，aVR 导联直立）有三种可能：①P′波位于 QRS 波群之前，PR 间期<0.12 s。②P′波位于 QRS 波群之后，RP′间期<0.20 s。③P′波埋于 QRS 波群中，QRS 波群之前后均看不见 P′波；多数为完全性代偿间期（即期前收缩前后窦性 P 波之间的时限等于 2 个窦性 PP 间期）。

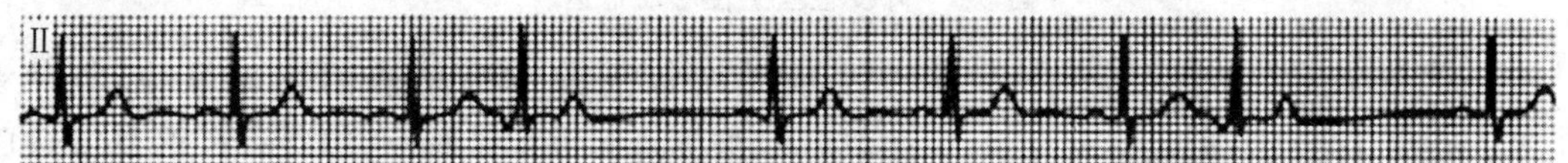


图 5-7 房室交界性期前收缩

(3)室性期前收缩(图 5-8)①提前出现的 QRS 波群宽大畸形,时限>0.12 s。②QRS 波群前无相关的 P 波。③T 波方向与 QRS 波群主波方向相反。④多数为完全性代偿间歇。

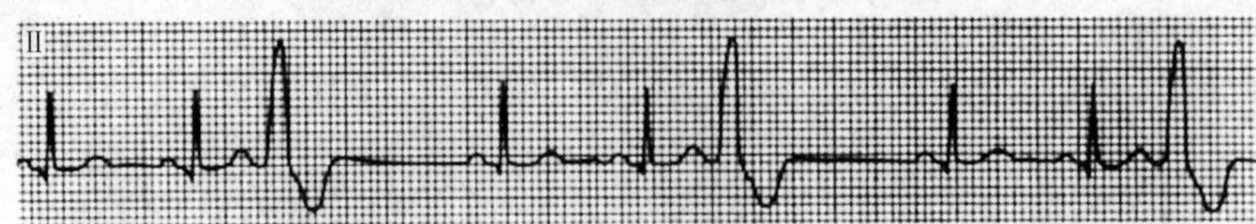


图 5-8 室性期前收缩

3.治疗要点

(1)病因治疗:积极治疗原发病,解除诱因。如改善心肌供血,控制心肌炎症,纠正电解质紊乱,避免情绪激动或过度疲劳等。

(2)药物治疗:无明显自觉症状或偶发的期前收缩者,一般无需抗心律失常药物治疗,可酌情使用镇静剂,如地西泮等。如频繁发作,症状明显或有器质性心脏病者,必须积极治疗。根据期前收缩的类型选用不同的药物。房性期前收缩、交界性期前收缩可选用维拉帕米、普罗帕酮、莫雷帕酮或β受体阻滞剂等药物。室性期前收缩选用β受体阻滞剂、美西律、普罗帕酮、莫雷帕酮等药物。

(3)其他:急性心肌梗死早期发生的室性期前收缩可选用利多卡因;洋地黄中毒引起的室性期前收缩者首选苯妥英钠。

(三)阵发性心动过速

阵发性心动过速是一种阵发性快速而规律的异位心律,是由三个或三个以上连续发生的期前收缩形成,根据异位起搏点的部位不同可分为房性、房室交界性和室性阵发性心动过速。由于房性、房室交界性阵发性心动过速在临床上难以区别,故统称为阵发性室上性心动过速(PSVT)。阵发性室上性心动过速常见于无器质性心脏病者,其发作与体位改变、情绪激动、过度疲劳、烟酒过量等有关。阵发性室性心动过速多见于心肌病变广泛而严重的患者,如冠心病发生急性心肌梗死时;其次是心肌病、心肌炎、二尖瓣脱垂、心瓣膜病等。

1.临床意义

(1)阵发性室上性心动过速突然发作、突然终止,持续时间长短不一。发作时患者常有心悸、焦虑、紧张、乏力,甚至诱发心绞痛、心功能不全、晕厥或休克。症状轻重取决于发作时的心率、持续时间和有无心脏病变等。听诊,心律规则,心率 150～250 次/min,心尖部第一心音强度不变。

(2)阵发性室性心动过速症状轻重取决于室速发作的频率、持续时间、有无器质性心脏病及心功能状况。非持续性室速(发作时间<30 s)患者通常无症状或仅有心悸;持续性室速患者常伴明显血流动力学障碍与心肌缺血,可出现低血压、晕厥、心绞痛、休克或急性肺水肿。听诊心律略不规则,心率常在 100～250 次/min。如发生完全性房室分离,则第一心音强度不一致。

2.心电图特点

(1)阵发性室上性心动过速(图 5-9):①三个或三个以上连续而迅速的室上性早搏,频率范围达 150～250 次/s,节律规则。②P 波不易分辨。③绝大多数患者 QRS 波群形态与时限正常。

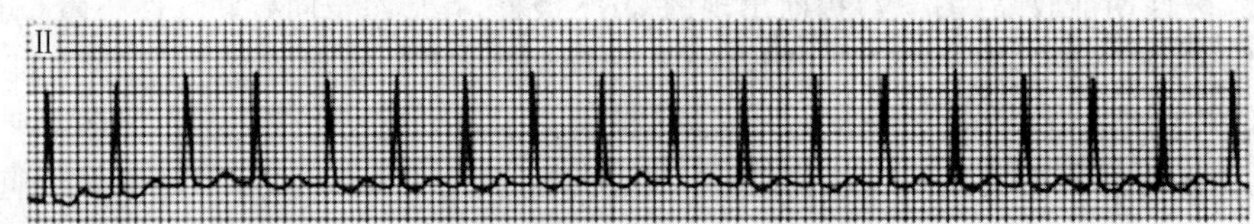


图 5-9 阵发性室上性心动过速

(2)阵发性室性心动过速(图 5-10):①三个或三个以上连续而迅速的室性早搏,频率范围达 100～250 次/min,节律较规则或稍有不齐。②QRS 波群形态畸形,时限>0.12 s,有继发 ST-T 改变。③如有 P 波,则 P 波与 QRS 波无关,且其频率比 QRS 频率缓慢。④常可见心室夺获与室性融合波。

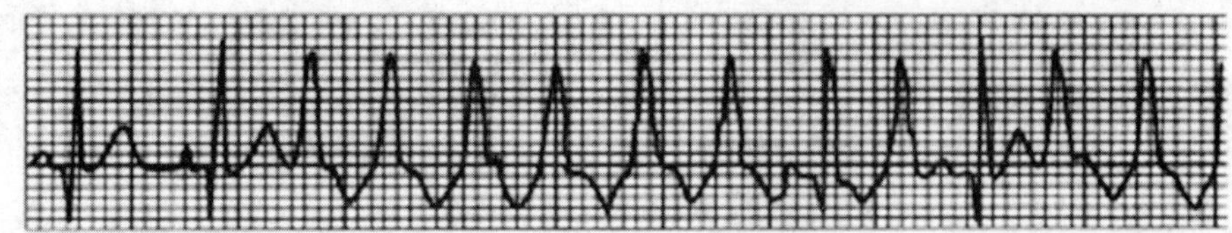

图 5-10　阵发性室性心动过速

3.治疗要点

(1)阵发性室上性心动过速。急性发作时治疗:①刺激迷走神经:可起到减慢心率、终止发作的作用。方法包括刺激悬雍垂诱发恶心、呕吐;深吸气后屏气,再用力做呼气动作(Valsalva 动作);颈动脉窦按摩等。上述方法可重复多次使用。②药物终止发作:当刺激迷走神经无效时,可采用维拉帕米或三磷酸腺苷(ATP)静脉注射。

预防复发:除避免诱因外,发作频繁者可选用地高辛、长效钙通道阻滞剂、长效普萘洛尔等药物。

对于反复发作或药物治疗无效者,可考虑施行射频消融术。该方法具有安全、迅速、有效且能治愈心动过速的优点,可作为预防发作的首选方法。

(2)阵发性室性心动过速:由于室速多发生于器质性心脏病者,往往导致血流动力学障碍,甚至发展为室颤,应严密观察予以紧急处理,终止其发作。

一般遵循的原则是:无器质性心脏病者发生的非持续性室速,如无症状,无需进行治疗;持续性室速发作,无论有无器质性心脏病,均应给予治疗;有器质性心脏病的非持续性室速亦应考虑治疗。药物首选利多卡因,静脉注射 100 mg,有效后可予静脉滴注维持。其他药物如普罗帕酮、胺碘酮也有疗效。如使用上述药物无法终止发作,且患者已出现低血压、休克、脑血流灌注不足等危险表现,应立即给予同步直流电复律。

(四)扑动与颤动

当自发性异位搏动的频率超过阵发性心动过速的范围时,形成扑动或颤动。根据异位起搏点的部位不同可分为心房扑动(简称房扑)与心房颤动(简称房颤);心室扑动(简称室扑)与心室颤动(简称室颤)。房颤是成人最常见的心律失常之一,远较房扑多见,二者发病率之比为 10∶1～20∶1,绝大多数见于各种器质性心脏病,其中以风湿性心瓣膜病最为常见。室扑与室颤是最严重的致命性心律失常,室扑多为室颤的前奏,而室颤则是导致心源性猝死的常见心律失常,也是心脏病或其他疾病临终前的表现。

1.临床意义

(1)心房扑动与心房颤动:房扑和房颤的症状取决于有无器质性心脏病、基础心功能以及心室率的快慢。如心室率不快且无器质性心脏病者可无症状;心室率快者可有心悸、胸闷、头晕、乏力等。房颤时心房有效收缩消失,心排血量减少 25%～30%,加之心室率增快,对血流动力学影响较大,导致心排血量、冠状循环及脑部供血明显减少,引起心力衰竭、心绞痛或晕厥;还易引起心房内附壁血栓的形成,部分血栓脱落可引起体循环动脉栓塞,以脑栓塞最常见。体检时房扑的心室律可规则或不规则。房颤时,听诊第一心音强弱不等,心室律绝对不规则;心室率较快时,脉搏短绌(脉率慢于心率)明显。

(2)心室扑动与心室颤动:室扑和室颤对血流动力学的影响均等于心室停搏,其临床表现无差别,二者具有下列特点:意识突然丧失,常伴有全身抽搐,持续时间长短不一;心音消失,脉搏触不到,血压测不出;呼吸不规则或停止;瞳孔散大,对光反射消失。

2.心电图特点

(1)心房扑动心电图特征(图 5-11):①P 波消失,代之以 250～350 次/min,间隔均匀,形状相似的锯齿状心房扑动波(F 波)。②F 波与 QRS 波群成某种固定的比例,最常见的比例为2∶1房室传导,有时比例关系不固定,则引起心室律不规则。③QRS 波群形态一般正常,伴有室内差异性传导者 QRS 波群可增宽、变形。

(2)心房颤动心电图特征(图 5-12):①P 波消失,代之以大小不等、形态不一、间期不等的心房颤动波(f 波),频率为 350～600 次/min。②RR 间期绝对不等。③QRS 波群形态通常正常,当心室率过快,发生室内差异性传导时,QRS 波群增宽、变形。

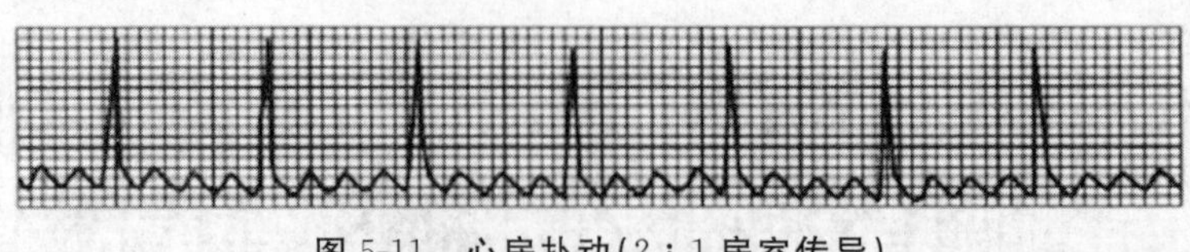

图 5-11　心房扑动(2∶1 房室传导)

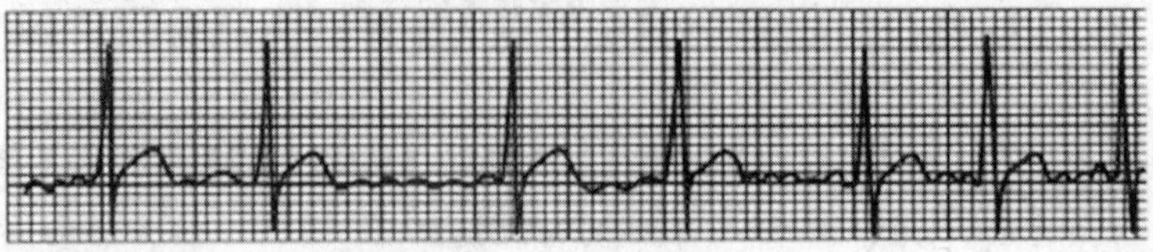

图 5-12　心房颤动

(3)心室扑动的心电图特点(图 5-13):P-QRS-T 波群消失,代之以 150～300 次/min 波幅大而较规则的正弦波(室扑波)图形。

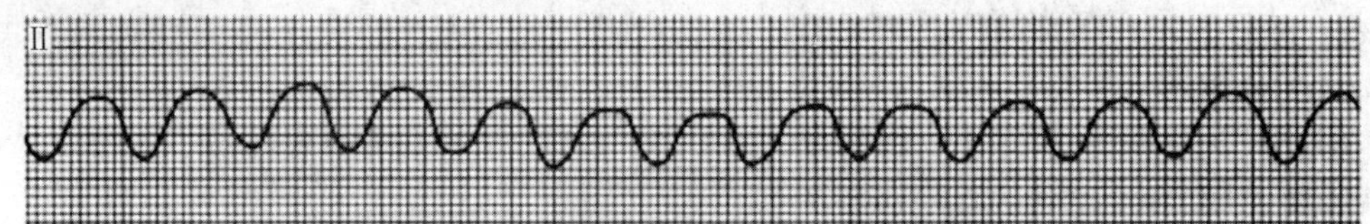


图 5-13　心室扑动

(4)心室颤动的心电图特点(图 5-14):P-QRS-T 波群消失,代之以形态、振幅与间隔绝对不规则的颤动波(室颤波),频率为 150～500 次/min。

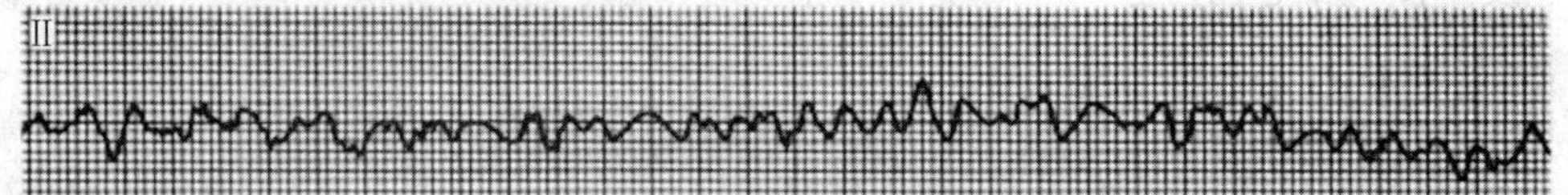


图 5-14　心室颤动

3.治疗要点

(1)心房扑动和颤动:房扑或房颤伴有较快心室率时,可使用洋地黄类药物减慢心室率,以保持血流动力学的稳定,此法可以使有些房扑或房颤转为窦性心律。其他药物如维拉帕米、地尔硫䓬等也能起到终止房扑、房颤的作用。对于持续性房颤的患者,符合条件者可采用药物如奎尼丁、胺碘酮等进行复律。无效时可使用电复律。

(2)心室扑动和颤动:室扑或室颤发生后,如果不迅速采取抢救措施,患者一般在 3～5 min 内死亡,因此必须争分夺秒、尽快恢复有效心律。一旦心电监测确定为心室扑动或颤动时,立即采用除颤器进行非同步直流电除颤,同时配合胸部按压及人工呼吸等心肺复苏术,并经静脉注射利多卡因以及其他复苏药物如肾上腺素等。

(五)房室传导阻滞

房室传导阻滞(AVB)是指冲动从心房传到心室的过程中,冲动传导的延迟或中断。根据病因不同,其阻滞部位可发生在房室结、房室束以及束支系统内,按阻滞程度可分为三类。常见器质性心脏病,偶尔第一度和第二度Ⅰ型房室传导阻滞可见于健康人,与迷走神经张力过高有关。

1.临床意义

(1)第一度房室传导阻滞:指传导时间延长(PR 间期延长);患者多无自觉症状,听诊时第一心音可略为减弱。

(2)第二度房室传导阻滞:指心房冲动部分不能传入心室(心搏脱漏);心搏脱漏仅偶尔出现时,患者多无症状或偶有心悸,如心搏脱漏频繁心室率缓慢时,可有乏力、头晕甚至短暂晕厥;听诊有心音脱漏,触诊脉搏脱落,若为 2∶1 传导阻滞,则可听到慢而规则的心室率。

(3)第三度房室传导阻滞：指心房冲动全部不能传入心室；患者症状取决于心室率的快慢，如心室率过慢，心排血量减少，导致心脑供血不足，可出现头晕、疲乏、心绞痛、心力衰竭等，如心室搏动停顿超过 15 s 可引起晕厥、抽搐，即阿一斯综合征发生，严重者可猝死；听诊心律慢而规则，心室率多为 35～50 次/min，第一心音强弱不等，间或闻及心房音及响亮清晰的第一心音(大炮音)。

2. 心电图特点

(1)第一度房室传导阻滞心电图特征(图 5-15)。①PR 间期延长，成人＞0. 20 s(老年人＞0. 21 s)；②每个 P 波后均有 QRS 波群。

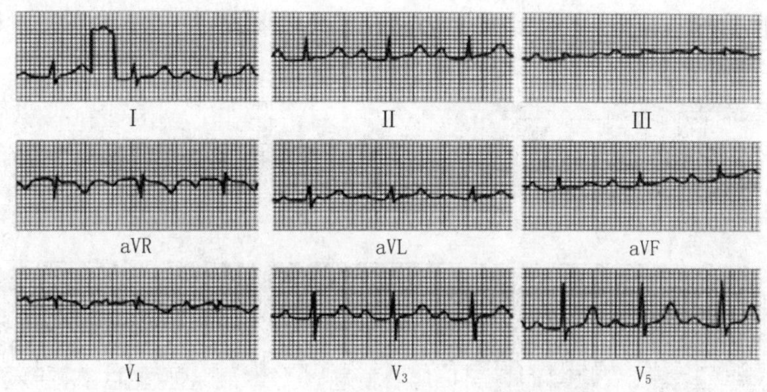


图 5-15 第一度房室传导阻滞

(2)第二度房室传导阻滞：按心电图表现可分为Ⅰ型和Ⅱ型。

第二度Ⅰ型房室传导阻滞心电图特征(图 5-16)：①PR 间期在相继的心搏中逐渐延长，直至发生心室脱漏，脱漏后的第一个 PR 间期缩短，如此周而复始。②相邻的 RR 间期进行性缩短，直至 P 波后QRS 波群脱漏。③心室脱漏造成的长 RR 间期小于两个 PP 间期之和。

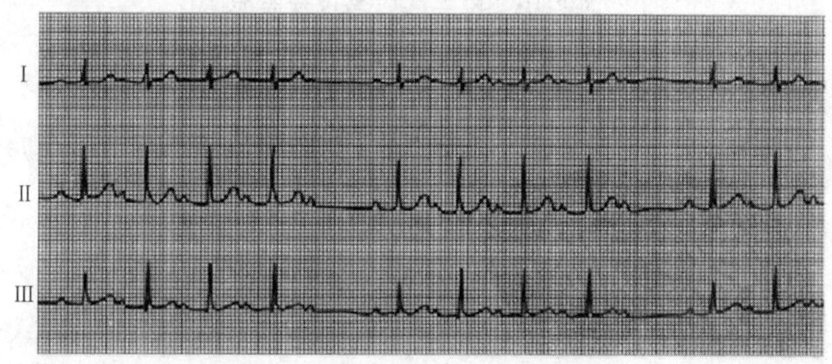


图 5-16 第二度Ⅰ型房室传导阻滞

第二度Ⅱ型房室传导阻滞心电图特征(图 5-17)：①PR 间期固定不变(可正常或延长)；②数个 P 波之后有一个 QRS 波群脱漏，形成 2∶1、3∶1、3∶2 等不同比例房室传导阻滞；③QRS波群形态一般正常，亦可有异常。

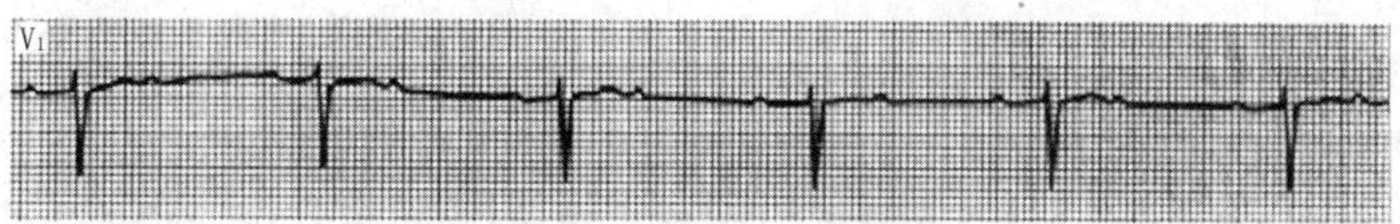


图 5-17 第二度Ⅱ型房室传导阻滞

如果第二度Ⅱ型房室传导阻滞下传比例≥3∶1 时，称为高度房室传导阻滞。

(3)第三度房室传导阻滞心电图特征(图 5-18)：①P 波与 QRS 波群各有自己的规律，互不相关，呈完全性房室分离。②心房率＞心室率。③QRS 波群形态和时限取决于阻滞部位，如阻滞位于希氏束及其附近，心室率约 40～60 次/min，QRS 波群正常。④如阻滞部位在希氏束分叉以下，心室率可在 40 次/min 以下，QRS 波群宽大畸形。

3.治疗要点

(1)病因治疗:积极治疗引起房室传导阻滞的各种心脏病,纠正电解质紊乱,停用有关药物,解除迷走神经过高张力等。第一度或第二度Ⅰ型房室传导阻滞,心室率不太慢(>50 次/min)且无症状者,仅需病因治疗,心律失常本身无需进行治疗。

(2)药物治疗:第二度Ⅱ型或第三度房室传导阻滞,心室率慢并影响血流动力学,应及时提高心室率以改善症状,防止发生阿-斯综合征。常用药物有:①异丙肾上腺素持续静脉滴注,使心室率维持在60~70 次/min,对急性心肌梗死患者要慎用。②阿托品静脉注射,适用于阻滞部位位于房室结的患者。

(3)人工心脏起搏治疗:对心室率低于 40 次/min,症状严重者,特别是曾发生过阿-斯综合征者,应首选安装人工心脏起搏器。

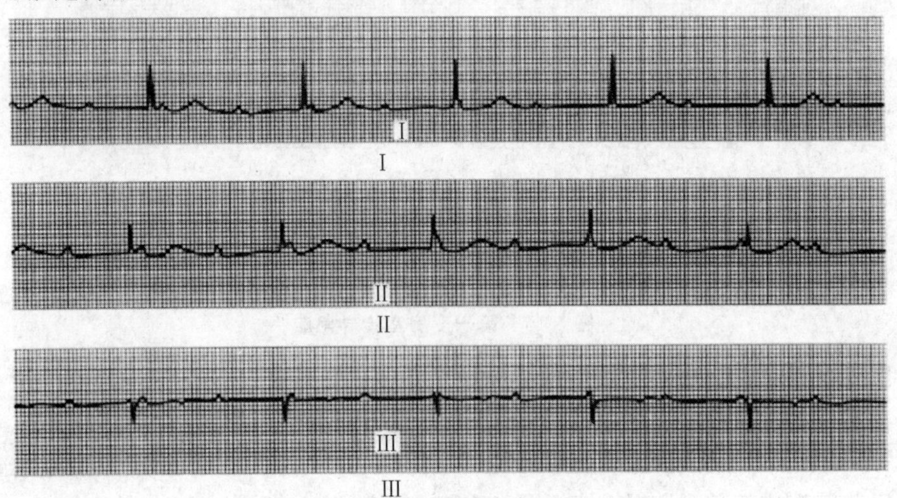


图 5-18 第三度房室传导阻滞

## 五、常见护理诊断

(一)活动无耐力

与心律失常导致心排血量减少有关。

(二)焦虑

与心律失常致心跳不规则、停跳及反复发作、治疗效果不佳有关。

(三)潜在并发症

心力衰竭、猝死。

## 六、护理措施

(一)一般护理

1.体位与休息

当心律失常发作患者出现胸闷、心悸、头晕等不适时,应采取高枕卧位、半卧位或其他舒适体位,尽量避免左侧卧位。有头晕、晕厥发作或曾有跌倒病史者应卧床休息,加强生活护理。

2.饮食护理

给予清淡易消化、低脂和富于营养的饮食,且少量多餐,避免刺激性饮料。有心力衰竭患者应限制钠盐摄入,对服用利尿剂者应鼓励多进食富含钾盐的食物,避免出现低钾血症而诱发心律失常。

(二)病情观察

(1)评估心律失常可能引起的临床症状,如心悸、乏力、胸闷、头晕、晕厥等,注意观察和询问这些症状的程度、持续时间以及给患者日常生活带来的影响。

(2)定期测量心率和心律,判断有无心动过速、心动过缓、过早搏动、房颤等心律失常发生。对于房颤患者，两名护士应同时测量患者心率和脉率一分钟，并记录，以观察脉短绌的变化发生情况。

(3)心电图检查是判断心律失常类型及检测心律失常病情变化的最重要的手段，护士应掌握心电图机的使用方法，在患者心律失常突然发作时及时描记心电图并表明日期和时间。行 24 h 动态心电图检查的患者，应嘱其保持平素的生活和活动，并记录症状出现的时间及当时所从事的活动，以利于发现病情及查找病因。

(4)对持续心电监测的患者，应注意观察是否出现心律失常及心律失常的类型、发作次数、持续时间、治疗效果等情况。当患者出现频发、多源性室性早搏、RonT 现象、阵发性室性心动过速、第二度Ⅱ型及第三度房室传导阻滞时，应及时通知医生。

(三)用药护理

严格遵医嘱按时按量应用抗心律失常药物，静脉注射抗心律失常药物时速度应缓慢，静脉滴注速度严格按医嘱执行。用药期间严密监测脉率、心律、心率、血压及患者的反应，及时发现因用药而引起的新的心律失常和药物中毒，做好相应的护理。

1.奎尼丁

毒性反映较重，可致心力衰竭、窦性停搏、房室传导阻滞、室性心动过速等心脏毒性反应，故在给药前要测量血压、心率、心律，如有血压低于 12.0/8.0 kPa(90/60 mmHg)，心率慢于60 次/min，或心律不规则时需告知医生。

2.普罗帕酮

可引起恶心、呕吐、眩晕、视物模糊、房室传导阻滞，诱发和加重心力衰竭等。餐时或餐后服用可减少胃肠道刺激。

3.利多卡因

有中枢抑制作用和心血管系统不良反应，剂量过大可引起震颤、抽搐，甚至呼吸抑制和心脏停搏等，应注意给药的剂量和速度。对心力衰竭、肝肾功能不全、酸中毒和老年人应减少剂量。

4.普萘洛尔

可引起低血压、心动过缓、心力衰竭等，并可加重哮喘与慢性阻塞性肺部疾病。在给药前应测量患者的心率，当心率低于 50 次/min 时应及时停药。糖尿病患者可能引起低血糖、乏力。

5.胺碘酮

可致胃肠道反应、肝功能损害、心动过缓、房室传导阻滞，久服可影响甲状腺功能和引起角膜碘沉着，少数患者可出现肺纤维化，是其最严重的不良反应。

6.维拉帕米

可出现低血压、心动过缓、房室传导阻滞等。严重心衰、高度房室传导阻滞及低血压者禁用。

7.腺苷

可出现面部潮红、胸闷、呼吸困难，通常持续时间小于 1 min。

(四)特殊护理

当患者发生较严重心律失常时应采取如下护理措施。

(1)嘱患者卧床休息，保持情绪稳定，以减少心肌耗氧量和对交感神经的刺激。

(2)给予鼻导管吸氧，改善因心律失常造成血流动力学改变而引起的机体缺氧。立即建立静脉通道，为用药、抢救做好准备。

(3)准备好纠正心律失常的药物、其他抢救药品及除颤器、临时起搏器等。对突然发生室扑或室颤的患者，应立即施行非同步直流电除颤。

(4)遵医嘱给予抗心律失常药物，注意药物的给药途径、剂量、给药速度，观察药物的作用效果和不良反应。用药期间严密监测心电图、血压，及时发现因用药而引起的新的心律失常。

（五）健康教育

1.疾病知识指导

向患者及家属讲解心律失常的常见病因、诱因及防治知识，使患者和家属能充分了解该疾病，而与医护人员配合共同控制疾病。

2.生活指导

快速心律失常患者应改变不良的生活习惯，如吸烟、饮酒、喝咖啡、浓茶等；避开造成精神紧张激动的环境，保持乐观稳定的情绪，分散注意力，不要过分注意心悸的感受。使患者和亲属明确无器质性心脏病的良性心律失常对人的影响主要是心理因素。帮助患者协调好活动与休息，根据心功能情况合理安排，注意劳逸结合。运动有诱发心律失常的危险，建议做较轻微的运动或最好在有家人陪同的条件下运动。心动过缓者应避免屏气用力的动作，以免兴奋迷走神经而加重心动过缓。

3.用药指导

让患者认识服药的重要性，按医嘱继续服用抗心律失常药物，不可自行减量或撤换药物。教会患者观察药物疗效和不良反应，必要时提供书面材料，嘱有异常时及时就医。对室上性阵发性心动过速的患者和家属，教会采用刺激迷走神经的方法，如刺激咽后壁诱发恶心；深吸气后屏气再用力呼气，上述方法可终止或缓解室上速。教会患者家属徒手心肺复苏的方法，以备紧急需要时应用。

4.自我监测指导

教会患者及家属测量脉搏的方法，每天至少一次，每次应在一分钟以上并做好记录。告诉患者和家属何时应来医院就诊：①脉搏过缓，少于 60 次/min，并有头晕、目眩、或黑矇。②脉搏过快，超过100 次/min，休息及放松后仍不减慢。③脉搏节律不齐，出现漏搏、期前收缩超过5 次/min。④原本整齐的脉搏出现脉搏忽强忽弱、忽快忽慢的现象。⑤应用抗心律失常药物后出现不良反应。出现上述情形应及时就诊，并能按时随诊复查。

（王丽芹）

# 第六章　呼吸内科疾病护理

## 第一节　支气管扩张

支气管扩张(bronchiectasis)是指直径大于 2 mm 的支气管由于管壁的肌肉和弹性组织破坏引起的慢性异常扩张。临床特点为慢性咳嗽、咳大量脓性痰和(或)反复咯血。患者常有童年麻疹、百日咳或支气管肺炎等病史。随着人民生活条件的改善,麻疹、百日咳疫苗的预防接种,以及抗生素的应用,本病发病率已明显降低。

### 一、病因及发病机制

(一)支气管—肺组织感染和支气管阻塞

是支气管扩张的主要病因。感染和阻塞症状相互影响,促使支气管扩张的发生和发展。其中婴幼儿期支气管—肺组织感染是最常见的病因,如婴幼儿麻疹、百日咳、支气管肺炎等。

由于儿童支气管较细,易阻塞,且管壁薄弱,反复感染破坏支气管壁各层结构,尤其是平滑肌和弹性纤维的破坏削弱了对管壁的支撑作用。支气管炎使支气管黏膜充血、水肿、分泌物阻塞管腔,导致引流不畅而加重感染。支气管内膜结核、肿瘤、异物引起管腔狭窄、阻塞,也是导致支气管扩张的原因之一。由于左下叶支气管细长,且受心脏血管压迫引流不畅,容易发生感染,故支气管扩张左下叶比右下叶多见。肺结核引起的支气管扩张多发生在上叶。

(二)支气管先天性发育缺陷和遗传因素

此类支气管扩张较少见,如巨大气管一支气管症、Kartagener 综合征(支气管扩张、鼻窦炎和内脏转位)、肺囊性纤维化、先天性丙种球蛋白缺乏症等。

(三)全身性疾病

目前已发现类风湿关节炎、Crohn 病、溃疡性结肠炎、系统性红斑狼疮、支气管哮喘等疾病可同时伴有支气管扩张;有些不明原因的支气管扩张患者,其体液免疫和(或)细胞免疫功能有不同程度的异常,提示支气管扩张可能与机体免疫功能失调有关。

### 二、临床表现

(一)症状

1.慢性咳嗽、大量脓痰

痰量与体位变化有关。晨起或夜间卧床改变体位时,咳嗽加剧、痰量增多。痰量多少可估计病情严重程度。感染急性发作时,痰量明显增多,每日可达数百毫升,外观呈黄绿色脓性痰,痰液静置后出现分层的特征:上层为泡沫;中层为脓性黏液;下层为坏死组织沉淀物。合并厌氧菌感染时痰有臭味。

2.反复咯血

50%~70%的患者有程度不等的反复咯血,咯血量与病情严重程度和病变范围不完全一致。大量咯血最主要的危险是窒息,应紧急处理。部分发生于上叶的支气管扩张,引流较好,痰量不多或无痰,以反复咯血为唯一症状,称为“干性支气管扩张”。

3.反复肺部感染

其特点是同一肺段反复发生肺炎并迁延不愈。

4.慢性感染中毒症状

反复感染者可出现发热、乏力、食欲减退、消瘦、贫血等,儿童可影响发育。

(二)体征

早期或干性支气管扩张多无明显体征,病变重或继发感染时在下胸部、背部常可闻及局限性、固定性湿啰音,有时可闻及哮鸣音;部分慢性患者伴有杵状指(趾)。

## 三、辅助检查

(一)胸部X线检查

早期无异常或仅见患侧肺纹理增多、增粗现象。典型表现是轨道征和卷发样阴影,感染时阴影内出现液平面。

(二)胸部CT检查

管壁增厚的柱状扩张或成串成簇的囊状改变。

(三)纤维支气管镜检查

有助于发现患者出血的部位,鉴别腔内异物、肿瘤或其他支气管阻塞原因。

## 四、诊断要点

根据患者有慢性咳嗽、大量脓痰、反复咯血的典型临床特征,以及肺部闻及固定而局限性的湿啰音,结合儿童时期有诱发支气管扩张的呼吸道病史,一般可作出初步临床诊断。胸部影像学检查和纤维支气管镜检查可进一步明确诊断。

## 五、治疗要点

治疗原则是保持呼吸道引流通畅,控制感染,处理咯血,必要时手术治疗。

(一)保持呼吸道通畅

1.药物治疗

祛痰药及支气管舒张药具有稀释痰液、促进排痰作用。

2.体位引流

对痰多且黏稠者作用尤其重要。

3.经纤维支气管镜吸痰

若体位引流排痰效果不理想,可经纤维支气管镜吸痰及生理盐水冲洗痰液,也可局部注入抗生素。

(二)控制感染

是支气管扩张急性感染期的主要治疗措施。应根据症状、体征、痰液性状,必要时参考细菌培养及药物敏感试验结果选用抗菌药物。

(三)手术治疗

对反复呼吸道急性感染或大咯血,病变局限在一叶或一侧肺组织,经药物治疗无效,全身状况良好的患者,可考虑手术切除病变肺段或肺叶。

## 六、常用护理诊断

(一)清理呼吸道无效

咳嗽、大量脓痰、肺部湿啰音与痰液黏稠和无效咳嗽有关。

(二)有窒息的危险

与痰多、痰液黏稠或大咯血造成气道阻塞有关。

（三）营养失调

乏力、消瘦、贫血、发育迟缓与反复感染导致机体消耗增加以及患者食欲不振、营养物质摄入不足有关。

（四）恐惧

精神紧张、面色苍白、出冷汗与突然或反复大咯血有关。

## 七、护理措施

（一）一般护理

1.休息与环境

急性感染或咯血时应卧床休息，大咯血患者需绝对卧床，取患侧卧位。病室内保持空气流通，维持适宜的温、湿度，注意保暖。

2.饮食护理

提供高热量、高蛋白、高维生素饮食，发热患者给予高热量流质或半流质饮食，避免冰冷、油腻、辛辣食物诱发咳嗽。鼓励患者多饮水，每天 1 500 mL 以上，以稀释痰液。指导患者在咳痰后及进食前后用清水或漱口液漱口，保持口腔清洁，促进食欲。

（二）病情观察

观察痰液量、颜色、性质、气味和与体位的关系，记录 24 h 痰液排出量；定期测量生命体征，记录咯血量，观察咯血的颜色、性质及量；病情严重者需观察有无窒息前症状，发现窒息先兆，立即向医生汇报并配合处理。

（三）对症护理

1.促进排痰

(1)指导有效咳嗽和正确的排痰方法。

(2)采取体位引流者需依据病变部位选择引流体位，使病肺居上，引流支气管开口向下，利于痰液流出。一般于饭前 1 h 进行。引流时可配合胸部叩击，提高引流效果。

(3)必要时遵医嘱选用祛痰剂或 $\beta_2$ 受体激动剂喷雾吸入，扩张支气管、促进排痰。

2.预防窒息

(1)痰液排除困难者，鼓励多饮水或雾化吸入，协助患者翻身、拍背或体位引流，以促进痰液排除，减少窒息发生的危险。

(2)密切观察患者的表情、神志、生命体征，观察并记录痰液的颜色、量与性质，及时发现和判断患者有无发生窒息的可能。如患者突然出现烦躁不安、神志不清，面色苍白或发绀、出冷汗、呼吸急促、咽喉部明显的痰鸣音，应警惕窒息的发生，并及时通知医生。

(3)对意识障碍、年老体弱、咳嗽咳痰无力、咽喉部明显的痰鸣音、神志不清者、突然大量呕吐物涌出等高危患者，立即做好抢救准备，如迅速备好吸引器、气管插管或气管切开等用物，积极配合抢救工作。

（四）心理护理

病程较长，咳嗽、咳痰、咯血反复发作或逐渐加重时，患者易产生焦虑、沮丧情绪。护士应多与其交谈，讲明支气管扩张反复发作的原因及治疗进展，帮助患者树立战胜疾病的信心，缓解焦虑不安情绪。咯血时医护人员应陪伴、安慰患者，帮助情绪稳定，避免因情绪波动加重出血。

（五）健康教育

1.疾病知识指导

帮助患者及家属了解疾病发生、发展与治疗、护理过程。与其共同制定长期防治计划。宣传防治百日咳、麻疹、支气管肺炎、肺结核等呼吸道感染的重要性；及时治疗上呼吸道慢性病灶；避免受凉，预防感冒；戒烟、减少刺激性气体吸入，防止病情恶化。

2. 生活指导

讲明加强营养对机体康复的作用，使患者能主动摄取必需的营养素，以增强机体抗病能力。鼓励患者参加体育锻炼，建立良好的生活习惯，劳逸结合，以维护心、肺功能状态。

3. 用药指导

向患者介绍常用药物的用法和注意事项，观察疗效及不良反应。指导患者及家属学习和掌握有效咳嗽、胸部叩击、雾化吸入和体位引流的方法，以利于长期坚持，控制病情的发展；了解抗生素的作用、用法和不良反应。

4. 自我监测指导

定期复查。嘱患者按医嘱服药，教患者学会观察药物的不良反应。教会患者识别病情变化的征象，观察痰液量、颜色、性质、气味和与体位的关系，并记录 24 h 痰液排出量。如有咯血，窒息先兆，立即前往医院就诊。

（王丽芹）

## 第二节　支气管哮喘

支气管哮喘是一种慢性气管炎症性疾病，其支气管壁存在以肥大细胞、嗜酸细胞和 T 淋巴细胞为主的炎性细胞浸润，可经治疗缓解或自然缓解。本病多发于青少年，儿童多于成人，城市多于农村。近年的流行病学显示，哮喘的发病率或病死率均有所增加，我国哮喘发病率为 1%～2%。支气管哮喘的病因较为复杂，大多在遗传因素的基础上，受到体内外多种因素激发而发病，并反复发作。

### 一、临床表现

（一）症状和体征

典型的支气管哮喘，发作前多有鼻痒、打喷嚏、流涕、咳嗽、胸闷等先兆症状，进而出现呼气性的呼吸困难伴喘鸣，患者被迫呈端坐呼吸，咳嗽、咳痰。发作持续几十分钟至数小时后自行或经治疗缓解。此为速发性哮喘反应。迟发性哮喘反应时，患者气管呈持续高反应性状态，上述表现更为明显，较难控制。

少数患者可出现哮喘重度或危重度发作，表现为重度呼气性呼吸困难、焦虑，烦躁、端坐呼吸、大汗淋漓、嗜睡或意识模糊，经应用一般支气管扩张药物不能缓解。此类患者不及时救治，可危及生命。

（二）辅助检查

1. 血液检查

嗜酸性粒细胞、血清总免疫球蛋白 E(IgE)及特异性免疫球蛋白 E 均可增高。

2. 胸部 X 线检查

哮喘发作期由于肺脏充气过度，肺部透亮度增高，合并感染时可见肺纹理增多及炎症阴影。

3. 肺功能检查

哮喘发作期有关呼气流速的各项指标，如第一秒用力呼气容积(FEV)、最大呼气流速峰值(PEF)等均降低。

### 二、治疗原则

本病的防治原则是去除病因，控制发作和预防发作。控制发作应根据患者发作的轻重程度，抓住解痉、抗炎两个主要环节，迅速控制症状。

（一）解痉

哮喘轻、中度发作时，常用氨茶碱稀释后静脉注射或加入液体中静脉滴注。根据病情吸入或口服 $\beta_2$-受体激动剂。常用的 $\beta_2$-受体激动剂气雾吸入剂有喘康速、喘乐宁、舒喘灵等。

哮喘重度发作时,应及早静脉给予足量氨茶碱及琥珀酸氢化可的松或甲基强的松龙琥珀酸钠,待病情得到控制后再逐渐减量,改为口服泼尼松龙,或根据病情吸入糖皮质激素,应注意不宜骤然停药,以免复发。

(二)抗感染

肺部感染的患者,应根据细菌培养及药敏结果选择应用有效抗生素。

(三)稳定内环境

及时纠正水、电解质及酸碱失衡。

(四)保证气管通畅

痰多而黏稠不易咳出或有严重缺氧及二氧化碳潴留者,应及时行气管插管吸出痰液,必要时行机械通气。

## 三、护理

(一)一般护理

(1)将患者安置在清洁、安静、空气新鲜、阳光充足的房间,避免接触过敏源,如花粉、皮毛、油烟等。护理操作时防止灰尘飞扬。喷洒灭蚊蝇剂或某些消毒剂时要转移患者。

(2)患者哮喘发作呼吸困难时应给予适宜的靠背架或过床桌,让患者伏桌而坐,以帮助呼吸,减少疲劳。

(3)给予营养丰富的易消化的饮食,多食蔬菜、水果,多饮水。同时注意保持大便通畅,减少因用力排便所致的疲劳。严禁食用与患者发病有关的食物,如鱼、虾、蟹等,并协助患者寻找过敏原。

(4)危重期患者应保持皮肤清洁干燥,定时翻身,防止褥疮发生。因大剂量使用糖皮质激素,应做好口腔护理,防止发生口腔炎。

(5)哮喘重度发作时,由于大汗淋漓,呼吸困难甚至有窒息感,所以患者极度紧张、烦躁、疲倦。要耐心安慰患者,及时满足患者需求,缓解紧张情绪。

(二)观察要点

1.观察哮喘发作先兆

如患者主诉有鼻、咽、眼部发痒及咳嗽、流鼻涕等黏膜过敏症状时,应及时报告医师采取措施,减轻发作症状,尽快控制病情。

2.观察药物毒不良反应

氨茶碱0.25 g加入25%～50%葡萄糖注射液20 mL中静脉推注,时间至少要在5 min以上,因浓度过高或推注过快可使心肌过度兴奋而产生心悸、惊厥、血压骤降等严重反应。使用时要现配现用,静脉滴注时,不宜和维生素C、促皮质激素、去甲肾上腺素、四环素类等配伍。糖皮质激素类药物久用可引起钠潴留、血钾降低、消化道溃疡病、高血压、糖尿病、骨质疏松、停药反跳等,须加强观察。

3.根据患者缺氧情况调整氧流量

一般为3～5 L/min。保持气体充分湿化,氧气湿化瓶每日更换、消毒,防止医源性感染。

4.观察痰液黏稠度

哮喘发作患者由于过度通气,出汗过多,因而身体丢失水分增多,致使痰液黏稠形成痰栓,阻塞小支气管,导致呼吸不畅,感染难以控制。应通过静脉补液和饮水补足水分和电解质。

5.严密观察有无并发症

如自发性气胸、肺不张、脱水、酸碱失衡、电解质紊乱、呼吸衰竭、肺性脑病等并发症。监测动脉血气、生化指标,如发现异常需及时对症处理。

6.注意呼吸频率、深浅幅度和节律

重度发作患者喘鸣音减弱乃至消失,呼吸变浅,神志改变,常提示病情危急,应及时处理。

(三)家庭护理

1.增强体质,积极防治感染

平时注意增加营养,根据病情做适量体力活动,如散步、做简易操、打太极拳等,以提高机体免疫力。

当感染发生时应及时就诊。

2.注意防寒避暑

寒冷可引起支气管痉挛,分泌物增加,同时感冒易致支气管及肺部感染。因此,冬季应适当提高居室温度,秋季进行耐寒锻炼防治感冒,夏季避免大汗,防止痰液过稠不易咳出。

3.尽量避免接触过敏源

患者应戒烟,尽量避免到人员众多、空气污浊的公共场所。保持居室空气清新,室内可安装空气净化器。

4.防止呼吸肌疲劳

坚持进行呼吸锻炼。

5.稳定情绪

一旦哮喘发作,应控制情绪,保持镇静,及时吸入支气管扩张气雾剂。

6.家庭氧疗

又称缓解期氧疗,对于患者的病情控制,存活期的延长和生活质量的提高有着重要意义。家庭氧疗时应注意氧流量的调节,严禁烟火,防止火灾。

7.缓解期处理

哮喘缓解期的防治非常重要,对于防止哮喘发作及恶化,维持正常肺功能,提高生活质量,保持正常活动量等均具有重要意义。哮喘缓解期患者,应坚持吸入糖皮质激素,可有效控制哮喘发作,吸入色甘酸钠和口服酮替酚亦有一定的预防哮喘发作的作用。

(王丽芹)

## 第三节 慢性阻塞性肺疾病

慢性阻塞性肺疾病(chronic obstructive pulmonary disease,COPD)是一种以不完全可逆性气流受限为特征,呈进行性发展的肺部疾病。COPD是呼吸系统疾病中的常见病和多发病,由于其患患者数多,死亡率高,社会经济负担重,已成为一个重要的公共卫生问题。在世界范围内,COPD的死亡率居所有死因的第四位。根据世界银行/世界卫生组织发表的研究,至2020年COPD将成为世界疾病经济负担的第五位。在我国,COPD同样是严重危害人民群体健康的重要慢性呼吸系统疾病,1992年对我国北部及中部地区农村102230名成人调查显示,COPD约占15岁以上人群的3%,近年来对我国7个地区20245名成年人进行调查,COPD的患病率占40岁以上人群的8.2%,患病率之高是十分惊人的。

COPD与慢性支气管炎及肺气肿密切相关。慢性支气管炎(简称慢支)是指气管、支气管黏膜及其周围组织的慢性、非特异性炎症。如患者每年咳嗽、咳痰达3个月以上,连续两年或以上,并排除其他已知原因的慢性咳嗽,即可诊断为慢性支气管炎。阻塞性肺气肿(简称肺气肿)是指肺部终末细支气管远端气腔出现异常持久的扩张,并伴有肺泡壁和细支气管的破坏而无明显肺纤维化。当慢性支气管炎和(或)肺气肿患者肺功能检查出现气流受限并且不能完全可逆时,可视为COPD。如患者只有慢性支气管炎和(或)肺气肿,而无气流受限,则不能视为COPD,而视为COPD的高危期。支气管哮喘也具有气流受限。但支气管哮喘是一种特殊的气道炎症性疾病,其气流受限具有可逆性,它不属于COPD。

### 一、护理评估

(一)病因及发病机制

确切的病因不清,可能与下列因素有关。

1.吸烟

吸烟是最危险的因素。国内外的研究均证明吸烟与慢支的发生有密切关系，吸烟者慢性支气管炎的患病率比不吸烟者高2～8倍，吸烟时间愈长，量愈大，COPD患病率愈高。烟草中的多种有害化学成分，可损伤气道上皮细胞使巨噬细胞吞噬功能降低和纤毛运动减退；黏液分泌增加，使气道净化能力减弱；支气管黏膜充血水肿、黏液积聚，而易引起感染。慢性炎症及吸烟刺激黏膜下感受器，引起支气管平滑肌收缩，气流受限。烟草、烟雾还可使氧自由基增多，诱导中性粒细胞释放蛋白酶，抑制抗蛋白酶系统，使肺弹力纤维受到破坏，诱发肺气肿形成。

2.职业性粉尘和化学物质

职业性粉尘及化学物质，如烟雾、过敏原、工业废气及室内污染空气等，浓度过大或接触时间过长，均可导致与吸烟无关的COPD。

3.空气污染

大气污染中的有害气体(如二氧化硫、二氧化氮、氯气等)可损伤气道黏膜，并有细胞毒作用，使纤毛清除功能下降，黏液分泌增多，为细菌感染创造条件。

4.感染

感染是COPD发生发展的重要因素之一。长期、反复感染可破坏气道正常的防御功能，损伤细支气管和肺泡。主要病毒为流感病毒、鼻病毒和呼吸道合胞病毒等；细菌感染以肺炎链球菌、流感嗜血杆菌、卡他莫拉菌及葡萄球菌为多见，支原体感染也是重要因素之一。

5.蛋白酶－抗蛋白酶失衡

蛋白酶对组织有损伤和破坏作用；抗蛋白酶对弹性蛋白酶等多种蛋白酶有抑制功能。在正常情况下，弹性蛋白酶与其抑制因子处于平衡状态。其中$\alpha_1$-抗胰蛋白酶($\alpha_1$-AT)是活性最强的一种。蛋白酶增多和抗蛋白酶不足均可导致组织结构破坏产生肺气肿。

6.其他

机体内在因素如呼吸道防御功能及免疫功能降低、自主神经功能失调、营养、气温的突变等都可能参与COPD的发生、发展。

(二)病理生理

COPD的病理改变主要为慢性支气管炎和肺气肿的病理改变。COPD对呼吸功能的影响，早期病变仅局限于细小气道，表现为闭合容积增大。病变侵入大气道时，肺通气功能明显障碍；随肺气肿的日益加重，大量肺泡周围的毛细血管受膨胀的肺泡挤压而退化，使毛细血管大量减少，肺泡间的血流量减少，导致通气与血流比例失调，使换气功能障碍。由通气和换气功能障碍引起缺氧和二氧化碳潴留，进而发展为呼吸衰竭。

(三)健康史

询问患者是否存在引起慢支的各种因素如感染、吸烟、大气污染、职业性粉尘和有害气体的长期吸入、过敏等；是否有呼吸道防御功能及免疫功能降低、自主神经功能失调等。

(四)身体状况

1.主要症状

(1)慢性咳嗽：晨间起床时咳嗽明显，白天较轻，睡眠时有阵咳或排痰。随病程发展可终生不愈。

(2)咳痰：一般为白色黏液或浆液性泡沫痰，偶可带血丝，清晨排痰较多。急性发作伴有细菌感染时，痰量增多，可有脓性痰。

(3)气短或呼吸困难：早期仅在体力劳动或上楼等活动时出现，随着病情发展逐渐加重，日常活动甚至休息时也感到气短。是COPD的标志性症状。

(4)喘息和胸闷：重度患者或急性加重时出现喘息，甚至静息状态下也感气促。

(5)其他：晚期患者有体重下降，食欲减退等全身症状。

2.护理体检

早期可无异常，随疾病进展慢性支气管炎病例可闻及干啰音或少量湿啰音。有喘息症状者可在小范围内出现轻度哮鸣音。肺气肿早期体征不明显，随疾病进展出现桶状胸，呼吸活动减弱，触觉语颤减弱或消失；叩诊呈过清音，心浊音界缩小或不易叩出，肺下界和肝浊音界下移，听诊心音遥远，两肺呼吸音普遍减弱，呼气延长，并发感染时，可闻及湿啰音。

3.COPD严重程度分级

根据第一秒用力呼气容积占用力肺活量的百分比（$FEV_1/FVC\%$）、第一秒用力呼气容积占预计值百分比（$FEV_1\%$预计值）和症状对COPD的严重程度做出分级。

Ⅰ级：轻度，$FEV_1/FVC<70\%$、$FEV_1\geqslant 80\%$预计值，有或无慢性咳嗽、咳痰症状。

Ⅱ级：中度，$FEV_1/FVC<70\%$、$50\%$预计值$\leqslant FEV_1<80\%$预计值，有或无慢性咳嗽、咳痰痒状。

Ⅲ级：重度，$FEV_1/FVC<70\%$、$30\%$预计值$\leqslant FEV_1<50\%$预计值，有或无慢性咳嗽、咳痰症状。

Ⅳ级：极重度，$FEV_1/FVC<70\%$、$FEV_1<30\%$预计值或$FEV_1<50\%$预计值，伴慢性呼吸衰竭。

4.COPD病程分期

COPD按病程可分为急性加重期和稳定期，前者指在短期内咳嗽、咳痰、气短和（或）喘息加重、脓痰量增多，可伴发热等症状；稳定期指咳嗽、咳痰、气短症状稳定或轻微。

5.并发症

COPD可并发慢性呼吸衰竭、自发性气胸、慢性肺源性心脏病。

（五）实验室及其他检查

1.肺功能检查

肺功能检查是判断气流受限的主要客观指标，对COPD诊断、严重程度评价、疾病进展、预后及治疗反应等有重要意义。第一秒用力呼气容积（$FEV_1$）占用力肺活量（FVC）的百分比（$FEV_1/FVC\%$）是评价气流受限的敏感指标。第一秒用力呼气容积（$FEV_1$）占预计值百分比（$FEV_1\%$预计值），是评估COPD严重程度的良好指标。当$FEV_1/FVC<70\%$及$FEV_1<80\%$预计值者，可确定为不能完全可逆的气流受限。$FEV_1$的逐渐减少，大致提示肺部疾病的严重程度和疾病进展的阶段。

肺气肿呼吸功能检查示残气量增加，残气量占肺总量的百分比增大，最大通气量低于预计值的80%；第一秒时间肺活量常低于60%；残气量占肺总量的百分比增大，往往超过40%；对阻塞性肺气肿的诊断有重要意义。

2.胸部X线检查

早期胸片可无变化，可逐渐出现肺纹理增粗、紊乱等非特异性改变，肺气肿的典型X线表现为胸廓前后径增大，肋间隙增宽，肋骨平行，膈低平。两肺透亮度增加，肺血管纹理减少或有肺大泡征象。X线检查对COPD诊断特异性不高。

3.动脉血气分析

早期无异常，随病情进展可出现低氧血症、高碳酸血症、酸碱平衡失调等，用于判断呼吸衰竭的类型。

4.其他

COPD合并细菌感染时，血白细胞增高，核左移。痰培养可能检出病原菌。

（六）心理、社会评估

COPD由于病程长、反复发作，每况愈下，给患者带来较重的精神和经济负担，病现焦虑、悲观、沮丧等心理反应，甚至对治疗丧失信心。病情一旦发展到影响工作和会导致患者心理压力增加，生活方式发生改变，也会影响到工作，甚至因无法工作孤独。

## 二、主要护理诊断及医护合作性问题

（一）气体交换受损

气体交换受损与气道阻塞、通气不足、呼吸肌疲劳、分泌物过多和肺泡呼吸有关。

（二）清理呼吸道无效

清理呼吸道无效与分泌物增多而黏稠、气道湿度减低和无效咳嗽有关。

（三）低效性呼吸型态

低效性呼吸型态与气道阻塞、膈肌变平以及能量不足有关。

（四）活动无耐力

活动无耐力与疲劳、呼吸困难、氧供与氧耗失衡有关。

（五）营养失调，低于机体需要量

营养失调，低于机体需要量与食欲降低、摄入减少、腹胀、呼吸困难、痰液增多关。

（六）焦虑

焦虑与健康状况的改变、病情危重、经济状况有关。

## 三、护理目标

患者痰能咳出，喘息缓解；活动耐力增强；营养得到改善；焦虑减轻。

## 四、护理措施

（一）一般护理

1. 休息和活动

患者采取舒适的体位，晚期患者宜采取身体前倾位，使辅助呼吸肌参与呼吸。发热、咳喘时应卧床休息，视病情安排适当的活动量，活动以不感到疲劳、不加重症状为宜。室内保持合适的温湿度，冬季注意保暖，避免直接吸入冷空气。

2. 饮食护理

呼吸功的增加可使热量和蛋白质消耗增多，导致营养不良。应制订出高热量、高蛋白、高维生素的饮食计划。正餐进食量不足时，应安排少量多餐，避免餐前和进餐时过多饮水。餐后避免平卧，有利于消化。为减少呼吸困难，保存能量，患者饭前至少休息 30 min。每日正餐应安排在患者最饥饿、休息最好的时间。指导患者采用缩唇呼吸和腹式呼吸减轻呼吸困难。为促进食欲，提供给患者舒适的就餐环境和喜爱的食物，餐前及咳痰后漱口，保持口腔清洁；腹胀的患者应进软食，细嚼慢咽。避免进食产气的食物，如汽水、啤酒、豆类、马铃薯和胡萝卜等；避免易引起便秘的食物，如油煎食物、干果、坚果等。如果患者通过进食不能吸收足够的营养，可应用管喂饮食或全胃肠外营养。

（二）病情观察

观察咳嗽、咳痰的情况，痰液的颜色、量及性状，咳痰是否顺畅；呼吸困难的程度，能否平卧，与活动的关系，有无进行性加重；患者的营养状况、肺部体征及有无慢性呼吸衰竭、自发性气胸、慢性肺源性心脏病等并发症产生。监测动脉血气分析和水、电解质、酸碱平衡情况。

（三）氧疗的护理

呼吸困难伴低氧血症者，遵医嘱给予氧疗。一般采用鼻导管持续低流量吸氧，氧流量 1～2 L/min。对COPD慢性呼吸衰竭者提倡进行长期家庭氧疗（LTOT）。LTOT 为持续低流量吸氧它能改变疾病的自然病程，改善生活质量。LTOT 是指一昼夜吸入低浓度氧 15 h 以上，并持续较长时间，使 $PaO_2 \geqslant 60$ mmHg（7.99 kPa），或 $SaO_2$ 升至 90% 的一种氧疗方法。LTOT 指征：① $PaO_2 \leqslant 55$ mmHg（7.33 kPa）或 $SaO_2 \leqslant 88\%$，有或没有高碳酸血症。② $PaO_2$ 55～60 mmHg（7.99～7.33 kPa）或 $SaO_2 < 88\%$，并有肺动脉高压、心力衰竭所致的水肿或红细胞增多症（血细胞比容 > 0.55）。LTOT 对血流动力学、运动耐力、肺生理和精神状态均会产生有益的影响，从而提高 COPD 患者的生活质量和生存率。

COPD 患者因长期二氧化碳潴留，主要靠缺氧刺激呼吸中枢，如果吸入高浓度的氧，反而会导致呼吸频率和幅度降低，引起二氧化碳潴留。而持续低流量吸氧维持 $PaO_2 \geqslant 60$ mmHg（7.99 kPa），既能改善组织缺氧，也可防止因缺氧状态解除而抑制呼吸中枢。护理人员应密切注意患者吸氧后的变化，如观察患者的意识状态、呼吸的频率及幅度、有无窒息或呼吸停止和动脉血气复查结果。氧疗有效指标:患者呼吸困难减轻、呼吸频率减慢、发绀减轻、心率减慢、活动耐力增加。

(四)用药护理

1.稳定期治疗用药

(1)支气管舒张药:短期应用以缓解症状,长期规律应用预防和减轻症状。常选用 $\beta_2$ 肾上腺素受体激动剂、抗胆碱药、氨茶碱或其缓(控)释片。

(2)祛痰药:对痰不易咳出者可选用盐酸氨溴索或羧甲司坦。

2.急性加重期的治疗用药

使用支气管舒张药及对低氧血症者进行吸氧外,应根据病原菌类型及药物敏感情况合理选用抗生素治疗。如给予β内酰胺类/β内酰胺酶抑制剂;第二代头孢菌素、大环内酯类或喹诺酮类。如出现持续气道阻塞,可使用糖皮质激素。

3.遵医嘱用药

遵医嘱应用抗生素,支气管舒张药,祛痰药物,注意观察疗效及不良反应。

(五)呼吸功能锻炼

COPD 患者需要增加呼吸频率来代偿呼吸困难,这种代偿多数是依赖于辅助呼吸肌参与呼吸,即胸式呼吸,而非腹式呼吸。然而胸式呼吸的有效性要低于腹式呼吸,患者容易疲劳。因此,护理人员应指导患者进行缩唇呼气、腹式呼吸、膈肌起搏(体外膈神经电刺激)、吸气阻力器等呼吸锻炼,以加强胸、膈呼吸肌肌力和耐力,改善呼吸功能。

1.缩唇呼吸

缩唇呼吸的技巧是通过缩唇形成的微弱阻力来延长呼气时间,增加气道压力,延缓气道塌陷。患者闭嘴经鼻吸气,然后通过缩唇(吹口哨样)缓慢呼气,同时收缩腹部。吸气与呼气时间比为 1∶2 或 1∶3。缩唇大小程度与呼气流量,以能使距口唇 15～20 cm 处,与口唇等高点水平的蜡烛火焰随气流倾斜又不至于熄灭为宜。

2.膈式或腹式呼吸

患者可取立位、平卧位或半卧位,两手分别放于前胸部和上腹部。用鼻缓慢吸气时,膈肌最大程度下降,腹肌松弛,腹部凸出,手感到腹部向上抬起。呼气时用口呼出,腹肌收缩,膈肌松弛,膈肌随腹腔内压增加而上抬,推动肺部气体排出,手感到腹部下降。

另外,可以在腹部放置小枕头、杂志或书锻炼腹式呼吸。如果吸气时,物体上升,证明是腹式呼吸。缩唇呼吸和腹式呼吸每日训练 3～4 次,每次重复 8～10 次。腹式呼吸需要增加能量消耗,因此指导患者只能在疾病恢复期如出院前进行训练。

(六)心理护理

COPD 患者因长期患病,社会活动减少、经济收入降低等方面发生的变化,容易形成焦虑和压抑的心理状态,失去自信,躲避生活。也可由于经济原因,患者可能无法按医嘱常规使用某些药物,只能在病情加重时应用。医护人员应详细了解患者及其家庭对疾病的态度,关心体贴患者,了解患者心理、性格、生活方式等方面发生的变化,与患者和家属共同制订和实施康复计划,定期进行呼吸肌功能锻炼、合理用药等,减轻症状,增强患者战胜疾病的信心;对表现焦虑的患者,教会患者缓解焦虑的方法,如听轻音乐、下棋、做游戏等娱乐活动,以分散注意力,减轻焦虑。

(七)健康指导

1.疾病知识指导

使患者了解 COPD 的相关知识,识别和消除使疾病恶化的因素,戒烟是预防 COPD 的重要且简单易行的措施,应劝导患者戒烟;避免粉尘和刺激性气体的吸入;避免和呼吸道感染患者接触,在呼吸道传染病流行期间,尽量避免去人群密集的公共场所。指导患者要根据气候变化,及时增减衣物,避免受凉感冒。学会识别感染或病情加重的早期症状,尽早就医。

2. 康复锻炼

使患者理解康复锻炼的意义，充分发挥患者进行康复的主观能动性，制订个体化的锻炼计划，选择空气新鲜、安静的环境，进行步行、慢跑、气功等体育锻炼。在潮湿、大风、严寒气候时，避免室外活动。教会患者和家属依据呼吸困难与活动之间的关系，判断呼吸困难的严重程度，以便合理的安排工作和生活。

3. 家庭氧疗

对实施家庭氧疗的患者，护理人员应指导患者和家属做到以下几点。

(1)了解氧疗的目的、必要性及注意事项；注意安全，供氧装置周围严禁烟火，防止氧气燃烧爆炸；吸氧鼻导管需每日更换，以防堵塞，防止感染；氧疗装置定期更换、清洁、消毒。

(2)告诉患者和家属宜采取低流量(氧流量 1～2 L/min 或氧浓度 25%～29%)吸氧，且每日吸氧的时间不宜少于 10～15 h，因夜间睡眠时，部分患者低氧血症更为明显，故夜间吸氧不宜间断；监测氧流量，防止随意调高氧流量。

4. 心理指导

引导患者适应慢性病并以积极的心态对待疾病，培养生活乐趣，如听音乐、培养养花种草等爱好，以分散注意力，减少孤独感，缓解焦虑、紧张的精神状态。

### 五、护理评价

氧分压和二氧化碳分压维持在正常范围内；能坚持药物治疗；能演示缩唇呼吸和腹式呼吸技术；呼吸困难发作时能采取正确体位，使用节能法；清除过多痰液，保持呼吸道通畅；使用控制咳嗽方法；增加体液摄入；减少症状恶化；根据身高和年龄维持正常体重；减少急诊就诊和入院的次数。

(王丽芹)

## 第四节 肺脓肿

肺脓肿(lung abscess)是由多种病原菌引起肺实质坏死的肺部化脓性感染。早期为肺组织的化脓性炎症，继而坏死、液化，由肉芽组织包绕形成脓肿。高热、咳嗽和咳大量脓臭痰为其临床特征。本病可见于任何年龄，青壮年男性及年老体弱有基础疾病者多见。自抗生素广泛应用以来，发病率有明显降低。

### 一、护理评估

(一)病因及发病机制

急性肺脓肿的主要病原体是细菌，常为上呼吸道、口腔的定植菌，包括需氧、厌氧和兼性厌氧菌。厌氧菌感染占主要地位，较重要的厌氧菌有核粒梭形杆菌、消化球菌等。常见的需氧和兼性厌氧菌为金黄色葡萄球菌、化脓链球菌(A 组溶血性链球菌)、肺炎克雷白杆菌和铜绿假单胞菌等。免疫力低下者，如接受化学治疗、白血病或艾滋病患者其病原菌也可为真菌。根据不同病因和感染途径，肺脓肿可分为以下三种类型。

1. 吸入性肺脓肿

吸入性肺脓肿是临床上最多见的类型，病原体经口、鼻、咽吸入致病，误吸为最主要的发病原因。正常情况下，吸入物可由呼吸道迅速清除，但当由于受凉、劳累等诱因导致全身或局部免疫力下降时；在有意识障碍，如全身麻醉或气管插管、醉酒、脑血管意外时，吸入的病原菌即可致病。此外，也可由上呼吸道的慢性化脓性病灶，如扁桃体炎、鼻窦炎、牙槽脓肿等脓性分泌物经气管被吸入肺内致病。吸入性肺脓肿发病部位与解剖结构有关，常为单发性，由于右主支气管较陡直，且管径较粗大，因而右侧多发。病原体多为厌氧菌。

2.继发性肺脓肿

继发性肺脓肿可继发于:①某些肺部疾病如细菌性肺炎、支气管扩张、空洞型肺结核、支气管肺癌、支气管囊肿等感染。②支气管异物堵塞也是肺脓肿尤其是小儿肺脓肿发生的重要因素。③邻近器官的化脓性病变蔓延至肺,如食管穿孔感染、膈下脓肿、肾周围脓肿及脊柱脓肿等波及肺组织引起肺脓肿。阿米巴肝脓肿可穿破膈肌至右肺下叶,形成阿米巴肺脓肿。

3.血源性肺脓肿

因皮肤外伤感染、痈、疖、骨髓炎、静脉吸毒、感染性心内膜炎等肺外感染病灶的细菌或脓毒性栓子经血行播散至肺部引起小血管栓塞,产生化脓性炎症、组织坏死导致肺脓肿。金黄色葡萄球菌、表皮葡萄球菌及链球菌为常见致病菌。

(二)病理

肺脓肿早期为含致病菌的污染物阻塞细支气管,继而形成小血管炎性栓塞,进而致病菌繁殖引起肺组织化脓性炎症、坏死,形成肺脓肿,继而肺坏死组织液化破溃经支气管部分排出,形成有气液平的脓腔。另因病变累及部位不同,可并发支气管扩张、局限性纤维蛋白性胸膜炎、脓胸、脓气胸、支气管胸膜瘘等。急性肺脓肿经积极治疗或充分引流,脓腔缩小甚至消失,或仅剩少量纤维瘢痕。如治疗不彻底、或支气管引流不畅,炎症持续存在,超过3个月以上称为慢性肺脓肿。

(三)健康史

多数吸入性肺脓肿患者有齿、口咽部的感染灶,故要了解患者是否有口腔、上呼吸道慢性感染病灶如龋齿、化脓性扁桃体炎、鼻窦炎、牙周溢脓等;或手术、劳累、受凉等;是否应用了大量抗生素。

(四)身体状况

1.症状

急性肺脓肿患者,起病急,寒战、高热,体温高达39 ℃~40 ℃,伴有咳嗽、咳少量黏液痰或黏液脓性痰,典型痰液呈黄绿色、脓性,有时带血。炎症累及胸膜可引起胸痛。伴精神不振、全身乏力、食欲减退等全身毒性症状。如感染未能及时控制,于发病后10~14日可突然咳出大量脓臭痰及坏死组织,痰量可达300~500 mL/d,痰静置后分三层。厌氧菌感染时痰带腥臭味。一般在咳出大量脓痰后,体温明显下降,全身毒性症状随之减轻。约1/3患者有不同程度的咯血,偶有中、大量咯血而突然窒息死亡者。部分患者发病缓慢,仅有一般的呼吸道感染症状。血源性肺脓肿多先有原发病灶引起的畏寒、高热等全身脓毒血症的表现。经数日或数周后出现咳嗽、咳痰,痰量不多,极少咯血。慢性肺脓肿患者除咳嗽、咳脓痰、不规则发热、咯血外,还有贫血、消瘦等慢性消耗症状。

2.体征

肺部体征与肺脓肿的大小、部位有关。早期病变较小或位于肺深部,多无阳性体征;病变发展较大时可出现肺实变体征,有时可闻及异常支气管呼吸音;病变累及胸膜时,可闻及胸膜摩擦音或胸腔积液体征。慢性肺脓肿常有杵状指(趾)、消瘦、贫血等。血源性肺脓肿多无阳性体征。

(五)实验室及其他检查

1.实验室检查

急性肺脓肿患者血常规白细胞计数明显增高,中性粒细胞在90%以上,多有核左移和中毒颗粒。慢性肺脓肿血白细胞可稍升高或正常,红细胞和血红蛋白减少。血源性肺脓肿患者的血培养可发现致病菌。并发脓胸时,可做胸腔脓液培养及药物敏感试验。

2.痰细菌学检查

气道深部痰标本细菌培养可有厌氧菌和(或)需氧菌存在。血培养有助于确定病原体和选择有效的抗菌药物。

3.影像学检查

X线胸片早期可见肺部炎性阴影,肺脓肿形成后,脓液排出,脓腔出现圆形透亮区和气液平面,四周有浓密炎症浸润。炎症吸收后遗留有纤维条索状阴影。慢性肺脓肿呈厚壁空洞,周围有纤维组织增生及邻近胸膜增厚。CT能更准确定位及发现体积较小的脓肿。

4.纤维支气管镜检查

纤维支气管镜检查有助于明确病因、病原学诊断及治疗。

(六)心理、社会评估

部分肺脓肿患者起病多急骤，畏寒、高热伴全身中毒症状明显，厌氧菌感染时痰有腥臭味等，使患者及家属常深感不安。患者会表现出忧虑、悲观、抑郁和恐惧。

## 二、主要护理诊断及医护合作性问题

1.体温过高

与肺组织炎症性坏死有关。

2.清理呼吸道无效

与脓痰聚积有关。

3.营养失调，低于机体需要量

与肺部感染导致机体消耗增加有关。

4.气体交换受损

与气道内痰液积聚、肺部感染有关。

5.潜在并发症

咯血、窒息、脓气胸、支气管胸膜瘘。

## 三、护理目标

体温降至正常，营养改善，呼吸系统症状减轻或消失，未发生并发症。

## 四、护理措施

(一)一般护理

保持室内空气流通、适宜温湿度、阳光充足。晨起、饭后、体位引流后及睡前协助患者漱口，做好口腔护理。鼓励患者多饮水，进食高热量、高蛋白、高维生素等营养丰富的食物。

(二)病情观察

观察痰的颜色、性状、气味和静置后是否分层。准确记录24 h排痰量。当大量痰液排出时，要注意观察患者咳痰是否顺畅，咳嗽是否有力，避免脓痰引起窒息；当痰液减少时，要观察患者中毒症状是否好转，若中毒症状严重，提示痰液引流不畅，做好脓液引流的护理，以保持呼吸道通畅。若发现血痰，应及时报告医师，咯血量较多时，应严密观察体温、脉搏、呼吸、血压以及神志的变化，准备好抢救药品和用品，嘱患者患侧卧位，头偏向一侧，警惕大咯血或窒息的突然发生。

(三)用药及体位引流护理

肺脓肿治疗原则是抗生素治疗和痰液引流。

1.抗生素治疗

吸入性肺脓肿一般选用青霉素，对青霉素过敏或不敏感者可用林可霉素、克林霉素或甲硝唑等药物。开始给药采用静脉滴注，体温通常在治疗后3～10天降至正常，然后改为肌内注射或口服。如抗生素有效，宜持续8～12周，直至胸片上空洞和炎症完全消失，或仅有少量稳定的残留纤维化。若疗效不佳，要注意根据细菌培养和药物敏感试验结果选用有效抗菌药物。遵医嘱使用抗生素、祛痰药、支气管扩张剂等药物，注意观察疗效及不良反应。

2.痰液引流

痰液引流可缩短病程，提高疗效。无大咯血、中毒症状轻者可进行体位引流排痰，每日2～3次，每次10～15 min。痰黏稠者可用祛痰药、支气管舒张药或生理盐水雾化吸入以利脓液引流。有条件应尽早应用纤维支气管镜冲洗及吸引治疗，脓腔内还可注入抗生素，加强局部治疗。

3.手术治疗

内科积极治疗3个月以上效果不好，或有并发症可考虑手术治疗。

（四）心理护理

向患者及家属及时介绍病情，解释各种症状和不适的原因，说明各项诊疗、护理操作目的、操作程序和配合要点。由于疾病带来口腔脓臭气味使患者害怕与人接近，在帮助患者口腔护理的同时消除患者的紧张心理。主动关心并询问患者的需要，使患者增加治疗的依从性和信心，指导患者正确对待本病，使其勇于说出内心感受，并积极进行疏导。教育患者家属配合医护人员做好患者的心理指导，使患者树立治愈疾病的信心，以促进疾病早日康复。

（五）健康指导

1.疾病知识指导

指导患者及家属了解肺脓肿发生、发展、治疗和有效预防方面的知识。积极治疗肺炎、皮肤疖、痈或肺外化脓性等原发病灶。教会患者练习深呼吸，鼓励患者咳嗽并采取有效的咳嗽方式进行排痰，保持呼吸道的通畅，促进病变的愈合。对重症患者作好监护，教育家属及时发现病情变化，并及时向医师报告。

2.生活指导

指导患者生活要有规律，注意休息，劳逸结合，应增加营养物质的摄入。提倡健康的生活方式，重视口腔护理，在晨起、饭后、体位引流后、晚睡前要漱口、刷牙，防止污染分泌物误吸入下呼吸道。鼓励平日多饮水，戒烟、酒。保持环境整洁、舒适，维持适宜的室温与湿度，注意保暖，避免受凉。

3.用药指导

抗生素治疗非常重要，但需要时间较长，为防止病情反复，应遵从治疗计划。指导患者及家属根据医嘱服药，向患者讲解抗生素等药物的用药疗程、方法、不良反应，发现异常及时向医师报告。

4.加强易感人群护理

对意识障碍、慢性病、长期卧床者，应注意指导家属协助患者经常变换体位、翻身、拍背促进痰液排出，疑有异物吸入时要及时清除。有感染征象时应及时就诊。

### 五、护理评价

患者体温平稳，呼吸系统症状消失，营养改善，无并发症发生或发生后及时得到处理。

（王丽芹）

## 第五节 呼吸衰竭

呼吸衰竭(respiratory failure，简称呼衰)是指各种原因引起的肺通气和(或)换气功能严重障碍，以致不能进行有效的气体交换，导致缺氧伴(或不伴)二氧化碳潴留，从而引起一系列生理功能和代谢紊乱的临床综合征。临床表现特点为呼吸困难、发绀及多脏器功能紊乱。动脉血气分析可作为诊断的依据，即在海平面标准大气压、静息状态、呼吸空气条件下，排除心内解剖分流和原发心排血量降低等情况后，动脉血氧分压($PaO_2$)低于8.0 kPa(60 mmHg)，或伴有二氧化碳分压($PaCO_2$)高于6.67 kPa(50 mmHg)，即为呼吸衰竭。

(1)按动脉血气分析结果：分为Ⅰ型呼衰和Ⅱ型呼衰。Ⅰ型呼衰仅有缺$O_2$，不伴有$CO_2$潴留，即$PaO_2$<8.0 kPa(60 mmHg)、$PaCO_2$降低或正常，见于换气功能障碍的患者。Ⅱ型呼衰既有缺$O_2$，又有$CO_2$潴留，即$PaO_2$<8.0 kPa(60 mmHg)、$PaCO_2$>6.67 kPa(50 mmHg)，系肺泡通气不足所致。

(2)按疾病发生的急缓：分为急性呼衰和慢性呼衰。急性呼衰是指呼吸功能原来正常，由于突发因素的发生和发展，引起通气或换气功能严重损害，在短时间内引起呼衰。慢性呼衰多发生于一些慢性疾病，主要是在呼吸和神经肌肉系统疾病的基础上，导致呼吸功能损害逐渐加重，经过较长时间才发展为呼衰。慢性呼衰早期若机体可通过代偿适应，仍能从事个人日常生活活动，称为代偿性慢性呼吸衰竭；若并发呼吸道感染等原因进一步加重呼吸功能负担，出现严重缺氧、二氧化碳潴留和酸中毒等临床表现时，则称为失代偿性慢性呼吸衰竭。临床上以慢性呼吸衰竭较为常见。

## 一、慢性呼吸衰竭

### （一）病因

引起呼吸衰竭的病因很多，在我国以支气管—肺组织疾病引起者最为常见。

1. 呼吸系统疾病

包括呼吸道疾病如慢性阻塞性肺病、支气管哮喘等；肺组织病变如重症肺结核、肺间质纤维化、尘肺、矽肺、肺部感染等；胸廓病变如胸廓畸形、胸部手术、外伤、广泛胸膜增厚、气胸和大量胸腔积液等；肺血管疾病亦可导致慢性呼吸衰竭。

2. 神经肌肉病变

脑血管疾病、脑外伤、脑炎、多发性神经炎、重症肌无力、药物中毒、电击等抑制呼吸中枢。

### （二）发病机制

缺 $O_2$ 和 $CO_2$ 潴留的发生机制主要为肺泡通气不足、通气/血流比例失调和弥散障碍。

1. 肺泡通气不足

呼吸驱动力减弱，生理死腔增加，气道阻力增加均可导致通气不足。肺泡通气量减少，肺泡氧分压下降，二氧化碳分压上升，引起缺 $O_2$ 和 $CO_2$ 潴留。

2. 通气/血流比例失调

是低氧血症最常见的原因。正常每分钟肺泡通气量(V)为 4 L，肺毛细血管血流量(Q)为5 L，两者之比(V/Q)在正常情况下应保持在 0.8，才能保证有效的气体交换。若 $V/Q>0.8$，表明通气过剩，血流不足，部分肺泡气未能与血液气进行充分的气体交换，致使无效腔增大，即无效腔效应；若 $V/Q<0.8$，则表明通气不足，血流过剩，部分血液流经通气不良的肺泡，不能充分氧合，形成肺动－静脉样分流。通气/血流比例失调通常只引起缺 $O_2$，而无 $CO_2$ 潴留。

3. 弥散障碍

肺内气体交换是通过弥散过程来实现的。弥散过程受多种因素影响，如弥散面积、肺泡膜的厚度、气体的弥散能力、气体分压差等。氧的弥散能力仅为 $CO_2$ 的 1/20，故弥散障碍主要影响氧的交换，通常以低氧为主。

### （三）缺 $O_2$ 和 $CO_2$ 潴留对机体的影响

1. 对中枢神经系统的影响

脑组织氧耗量大，对缺氧十分敏感。轻度缺 $O_2$ 可导致注意力不集中、智力减退、定向障碍；随缺 $O_2$ 加重，可导致烦躁不安、神志恍惚、谵妄，甚至昏迷。轻度 $CO_2$ 增加，对皮质下层刺激加强，间接引起皮质兴奋，患者往往有失眠、精神兴奋、烦躁不安等兴奋症状；若 $CO_2$ 继续升高，皮质下层受抑制，可使中枢神经处于麻醉状态，患者昏迷。严重的缺 $O_2$ 和 $CO_2$ 潴留会使脑血管扩张，血管通透性增加，引起脑细胞、脑间质水肿，导致颅内压增高，压迫脑组织和血管，加重脑组织缺 $O_2$，形成恶性循环。

2. 对循环系统的影响

缺 $O_2$ 和 $CO_2$ 潴留均可刺激心脏，使心率加快、心排血量增加，血压上升。缺 $O_2$ 引起肺小动脉收缩，肺循环阻力增加，导致肺动脉高压和右心负荷加重；心肌缺氧可使心肌舒缩功能下降，导致心力衰竭。严重缺 $O_2$ 可引起严重心律失常或心脏骤停。$CO_2$ 浓度轻、中度升高时，脑血管、冠状血管舒张，皮下浅表毛细血管和静脉扩张，而使脾、肾和肌的血管收缩，因此患者四肢温暖、红润、多汗。

3. 对呼吸的影响

缺 $O_2$ 主要通过颈动脉窦和主动脉体化学感受器的反射作用刺激通气，如缺 $O_2$ 程度缓慢加重，这种反射迟钝。只有当 $PaO_2$<8.0 kPa(60 mmHg)时，才出现兴奋呼吸中枢的作用。

$CO_2$ 是强有力的呼吸中枢兴奋剂，$CO_2$ 浓度增加时，通气量明显增加，$PaCO_2$ 每增加0.133 kPa (1 mmHg)，通气量增加 2 L/min。但 $CO_2$ 过分增高时，呼吸中枢受抑制，通气量反而下降。慢性高碳酸血症患者通气量增加不明显，这与呼吸中枢反应性迟钝、肾功能的代偿使血 pH 无明显下降等综合因素有关。

4. 对肝、肾和造血系统的影响

缺 $O_2$ 可直接或间接损害肝细胞，使谷丙转氨酶升高，但随着缺 $O_2$ 的纠正，肝功能逐渐恢复正常。轻度缺 $O_2$ 和 $CO_2$ 潴留会扩张肾血管，增加肾血流量，尿量增加，严重缺 $O_2$ 和 $CO_2$ 潴留[$PaCO_2$>5.3 kPa (40 mmHg)，$PaO_2$<8.7 kPa(65 mmHg)]，可引起肾血管痉挛、血流减少，肾功能受到抑制，尿量减少。缺 $O_2$ 可使红细胞生成素增加，促进红细胞增生，有利于增加血液携氧能力，但亦增加血液黏稠度，加重肺循环和右心负担。

5. 对酸碱平衡和电解质的影响

严重缺 $O_2$ 可抑制细胞能量代谢的中间过程，不但降低产生能量效率，还因产生乳酸和无机磷引起代谢性酸中毒。急性 $CO_2$ 潴留加重酸中毒，常伴高钾和低氯血症。

(四)临床表现

1. 症状

除引起呼吸衰竭的原发症状外，主要是缺 $O_2$ 和 $CO_2$ 潴留所致的呼吸困难和多脏器功能紊乱的表现。

(1)呼吸困难：多数患者有明显的呼吸困难，表现在频率、节律和深度的改变。如上呼吸道梗阻呈现吸气性呼吸困难，伴"三凹征"。慢阻肺表现为呼气性呼吸困难，严重时发展为浅快呼吸或不规则呼吸，伴有辅助呼吸肌参与活动的点头或提肩呼吸，严重肺心病并发二氧化碳麻醉时，则出现浅慢呼吸或潮式呼吸。中枢性呼衰呈潮式、间歇或抽泣样呼吸。

(2)发绀：是缺 $O_2$ 的典型症状，是呼吸衰竭的主要表现。常在血流量较大的口唇、黏膜、甲床等处出现明显发绀。发绀的程度与还原血红蛋白含量相关，所以红细胞增多者发绀明显，而贫血患者则不明显。

(3)精神神经症状：急性呼衰的精神症状较慢性为明显，可迅速出现精神错乱、狂躁、昏迷、抽搐等症状。慢性缺 $O_2$ 多表现为智力或定向功能障碍。轻度 $CO_2$ 潴留表现为多汗、烦躁、白天嗜睡、夜间失眠等兴奋症状。随着 $CO_2$ 潴留的加重，引起呼吸中枢受抑制，发生肺性脑病。表现为神志淡漠、肌肉震颤、间歇抽搐、昏睡、甚至昏迷等。

(4)循环系统症状：早期心率增快、血压升高；因脑血管扩张，产生搏动性头痛。晚期由于严重缺 $O_2$、酸中毒引起心肌损害，出现心动过缓、心律失常、血压下降，甚至休克、心跳停搏。$CO_2$ 潴留使体表静脉充盈、皮肤潮红、湿暖多汗。慢性缺 $O_2$ 和 $CO_2$ 潴留引起肺动脉高压，患者可出现右心衰竭的症状。

(5)其他：如肝肾功能障碍，消化道出血，内分泌功能降低、循环淤血等。以上症状均可随缺 $O_2$ 和 $CO_2$ 潴留的纠正而消失。

2. 体征

主要为缺氧和二氧化碳潴留的表现。除与症状共有的表现外，可见外周浅表静脉充盈，皮肤温暖、面色潮红、多汗，球结膜充血水肿。部分患者可见视神经盘水肿，瞳孔缩小，腱反射减弱或消失，锥体束征阳性等。

3. 并发症

严重呼吸衰竭损害肝、肾功能，可出现转氨酶、血尿素氮升高，甚至黄疸、蛋白尿、氮质血症等；损害胃肠黏膜，发生充血水肿、糜烂、渗血，可引起上消化道出血，少数可出现休克及 DIC 等。

(五)辅助检查

1. 动脉血气分析

常以动脉血气分析结果作为诊断呼吸衰竭的重要依据。呼吸衰竭时，$PaO_2$<8.0 kPa(60 mmHg)、

$PaCO_2$>6.67 kPa(50 mmHg)、动脉血氧饱和度($SaO_2$)<75%。代偿性酸中毒或碱中毒时,pH在正常范围;pH<7.35为失代偿性酸中毒,pH>7.45为失代偿性碱中毒。

2.电解质测定

呼吸性酸中毒合并代谢性酸中毒时有高钾血症。呼吸性酸中毒合并代谢性碱中毒时有低钾和低氯血症。

3.痰液检查

痰液涂片与细菌培养的检查结果,有利于指导治疗。

4.肺功能检查

$FEV_1$,FVC低于正常值。

(六)诊断要点

在海平面大气压下,静息状态呼吸室内空气时,$PaO_2$<8.0 kPa(60 mmHg),或伴$PaCO_2$>6.67 kPa(50 mmHg),即可诊断呼衰。慢性呼吸衰竭失代偿期,根据患者呼吸系统慢性疾病或其他导致呼吸功能障碍的病史,有缺$O_2$和(或)$CO_2$潴留的临床表现,结合有关体征,即可确诊。动脉血气分析的测定是呼吸衰竭的重要诊断手段。

(七)治疗要点

呼吸衰竭治疗的原则是保持呼吸道通畅条件下,改善缺$O_2$和纠正$CO_2$潴留及代谢功能紊乱,积极治疗原发基础疾病,消除诱因,预防和治疗并发症。具体措施应结合患者的实际情况而定。

1.通畅气道

气道通畅是纠正缺$O_2$和$CO_2$潴留的重要保障,必须采取各种措施,保持呼吸道通畅。

(1)清除呼吸道分泌物:补充液体、口服或雾化吸入祛痰剂稀释痰液;痰黏稠不易咳出,用溴己新喷雾吸入,亦可保留环甲膜穿刺塑料管,注入生理盐水稀释分泌物,或用支气管解痉剂$\beta_2$兴奋剂扩张支气管,必要时可给予肾上腺皮质激素吸入缓解支气管痉挛;还可以机械吸痰。

(2)建立人工气道:对于病情危重者,可采取气管插管或气管切开等人工气道,以方便吸痰和机械通气治疗。

2.氧疗

是改善低氧血症的重要手段。由于呼吸衰竭病因、类型不同,则氧疗的指征、给氧的方法不同。具体给氧的方法有鼻导管、鼻塞、面罩、气管内和呼吸机给氧。临床上还应根据病情和血气分析结果采取不同的给氧浓度。一般将$PaO_2$<8.0 kPa(60 mmHg)定为氧疗的指征,$PaO_2$<7.3 kPa(55 mmHg)为必须氧疗。慢性呼吸衰竭时应低浓度给氧,使血氧分压上升至符合要求的水平即6.67~8.0 kPa(50~60 mmHg),但又不发生通气明显受抑制和pH下降。

3.控制感染

呼吸衰竭急性发作的诱因80%以上为感染所致,即使非感染因素诱发的呼衰也常继发感染。呼衰患者一定要在保持呼吸道通畅的条件下,及时选择有效的抗生素控制呼吸道感染,必要时根据痰菌培养及其药敏试验选择抗生素。慢阻肺、肺心病患者反复感染,且往往无发热,血白细胞不高等中毒症状,仅感气急加重、胃纳减退,如不及时处理,轻度感染也可导致失代偿性呼衰发生。

4.纠正酸碱平衡失调和电解质紊乱

在呼衰的诊治过程中,需纠正各种类型的酸碱平衡失调,如呼吸性酸中毒、呼吸性酸中毒合并代谢性酸中毒或呼吸性酸中毒合并代谢性碱中毒。

5.并发症的防治

积极治疗原发病的同时,还应对休克、上消化道出血、多器官功能衰竭等并发症进行相应处理。

6.呼吸兴奋剂的应用

呼吸兴奋剂刺激呼吸中枢或周围化学感受器,通过增强呼吸中枢兴奋性,增加呼吸频率和潮气量以改善通气。与此同时,患者的氧耗量和$CO_2$产生量亦相应增加,且与通气量成正相关。

患者低通气量若以中枢抑制为主，呼吸兴奋剂疗效较好；慢性阻塞性肺病呼衰时，因支气管一肺病变、中枢反应性低下或呼吸肌疲劳而引起低通气量，此时应酌情应用呼吸兴奋剂，必要时改换机械通气支持。

呼吸兴奋剂包括尼可刹米、洛贝林、阿米三嗪等。尼可刹米是目前常用的呼吸中枢兴奋剂，增加通气量，亦有一定的苏醒作用。阿米三嗪是口服的呼吸兴奋剂，适用于较轻的呼衰患者。

（八）常用护理诊断

1. 低效性呼吸形态

与肺的顺应性降低，呼吸道阻塞，不能自主呼吸有关。

2. 气体交换受损

与肺气肿引起的肺顺应性降低、呼吸肌无力、气道分泌物过多，不能维持自主呼吸有关。

3. 清理呼吸道无效

与呼吸道感染或阻塞、呼吸肌无力及无效咳嗽有关。

4. 潜在并发症

体液失衡、消化道出血、休克等。

（九）护理措施

1. 一般护理

(1)休息与环境：协助患者取半卧位或端坐位，有利于增加通气量。注意室内空气清新、温暖，定时消毒，防止交叉感染。指导稳定期患者进行呼吸功能训练，以增加肺的有效通气量，改善呼吸功能。

(2)饮食护理：患者因摄入热量不足和呼吸频率增加、发热等因素，导致能量消耗增加，降低机体免疫功能。抢救时应尽可能经肠外途径补充营养，常规给鼻饲高蛋白、高脂肪和低碳水化合物，以及多种维生素和微量元素的饮食，必要时给予静脉高营养治疗，以补充每日消耗的热量。病情稳定后，鼓励患者经口进食。

(3)保持气道通畅：清除口咽部分泌物或胃内反流物，预防呕吐物反流入气管。鼓励患者多饮水和用力咳嗽排痰；对咳嗽无力者应定时帮助翻身、拍背，边拍边鼓励排痰。可遵医嘱给予口服祛痰剂，无效时采用雾化吸入的方法以湿化气道。对昏迷患者则定时使用无菌多孔导管吸痰，以保持呼吸道通畅。

(4)安全防护：因患者常有烦躁、抽搐、神志恍惚等现象，故应加强安全防范措施，如加床栏等，以防受伤。

(5)预防感染：在实施氧疗、气管插管、气管切开、建立人工气道进行机械通气的过程中，必须注意无菌操作，并注意保暖和口腔清洁，以防呼吸道感染。

2. 病情观察

观察患者呼吸频率、节律、深度及使用辅助呼吸机的情况。观察痰的色、质、量以及缺 $O_2$ 和 $CO_2$ 潴留的临床表现，监测生命体征、意识状态及动脉血气分析值。发现病情变化，及时报告医生。

3. 合理给氧

(1)缺 $O_2$ 不伴 $CO_2$ 潴留者：可予以高浓度吸氧（>35%），使动脉血 $PaO_2$ 提高到 8.0 kPa(60 mmHg) 或 $SaO_2$ 在 90%以上。但也应避免长期吸入高浓度氧引起氧中毒。

(2)缺 $O_2$ 伴 $CO_2$ 潴留者：氧疗原则为低浓度（25%～29%）、低流量（1～2 L/min）持续给氧。在缺氧伴高碳酸血症的慢性呼衰患者，其呼吸中枢化学感受器对 $CO_2$ 的反应性差，此时呼吸的维持主要依靠缺氧对颈动脉窦和主动脉体化学感受器的兴奋作用；若吸入高浓度氧，$PaO_2$ 迅速上升，使外周化学感受器失去了缺氧的刺激，其结果是患者的呼吸变慢变浅，肺泡通气量下降，$PaCO_2$ 随即迅速上升，严重时可陷入二氧化碳麻醉状态，病情加重。在使用呼吸兴奋剂刺激通气或使用辅助呼吸机改善通气时，吸入氧浓度可稍高。

(3)专人监护：密切观察疗效，根据动脉血气分析结果及时调整吸氧浓度和流量，以防止发生氧中毒和二氧化碳麻醉；注意保持吸入氧气的湿化，以免干燥的氧气对呼吸道刺激及气道黏液栓的形成；输送氧气的面罩、导管、气管导管等应定时更换消毒，防止交叉感染。

给氧过程中，若呼吸频率正常、心率减慢、发绀减轻、尿量增多、神志清醒、皮肤转暖，提示组织缺氧改善，氧疗有效。当患者发绀消失、神志清楚、精神好转、$PaO_2$＞8.0 kPa(60 mmHg)，$PaCO_2$＜6.7 kPa(50 mmHg)时，可考虑终止氧疗。停止吸氧前必须间断吸氧，以后逐渐停止氧疗。

4.用药护理

(1)使用呼吸兴奋剂时要保持呼吸道通畅，适当提高吸氧浓度，静脉滴注时速度不宜过快，注意观察神志以及呼吸频率、幅度的变化。尼可刹米是目前常用的呼吸中枢兴奋剂，应用时要密切观察患者的睫毛反应、神志改变，以及呼吸频率、幅度和节律，复查动脉血气，以便调节剂量。若出现恶心、呕吐、烦躁、面色潮红、皮肤瘙痒、肌肉颤动等现象，应减慢滴速并及时通知医生减量；若经 4 ～12 h 未见效，或出现严重肌肉抽搐反应，应立即停药，必要时改换机械通气支持。

(2)Ⅱ型呼衰患者常因呼吸困难、咳嗽、咳痰，或缺 $O_2$、$CO_2$ 潴留引起烦躁不安、失眠，护士在执行医嘱时应结合临床表现认真判断，禁用对呼吸有抑制作用的药物，如吗啡等；慎用其他镇静剂，如地西泮等；以防止发生呼吸抑制。

5.心理护理

护士在解除患者疾苦的同时，要多了解和关心患者，特别是建立人工气道和使用呼吸机治疗的患者，应经常作床旁巡视、照料，通过语言或非语言交流抚慰患者，在采用各项医疗护理措施前，应向患者作简要说明，并以同情、关切的态度和有条不紊的工作作风给患者以安全感，取得患者信任和合作。

6.并发症的观察及防治

(1)体液失衡：定期采血进行血气分析和血生化检查，根据血气分析结果判断酸碱失衡情况。呼吸衰竭中常见的酸碱失衡包括：呼吸性酸中毒、呼吸性酸中毒合并代谢性酸中毒、呼吸性酸中毒合并代谢性碱中毒。针对这些酸碱失衡，临床上除做到充分供氧和改善通气以纠正呼吸性酸中毒外，可遵医嘱静脉滴注少量5％碳酸氢钠以治疗代谢性酸中毒，或通过采取避免二氧化碳排出过快、适当补氯、补钾等措施缓解代谢性碱中毒。

(2)上消化道出血：严重缺氧和二氧化碳潴留患者，应根据医嘱服用硫糖铝以保护胃黏膜，预防上消化道出血，同时予以充足热量及高蛋白、易消化、少刺激、富维生素饮食。注意观察呕吐物和粪便情况，出现黑便时，予以温或凉的流质饮食；出现呕血时，应暂禁食，并静脉输入西咪替丁、奥美拉唑(洛赛克)等。

7.健康教育

(1)疾病知识指导：向患者及家属讲解疾病的基本知识，使患者理解康复保健的意义与目的，对文化程度不高的老年患者应反复讲解。指导患者进行有效地咳嗽咳痰和体位引流，保持气道通畅。教会患者缩唇呼吸或腹式呼吸等呼吸功能锻炼的方法，延缓肺功能恶化，提高自我护理能力。

(2)生活指导：鼓励患者进行耐寒锻炼和呼吸功能的锻炼，积极预防和控制呼吸道感染。鼓励患者改进膳食结构，加强营养；避免吸入刺激性气体，劝告患者戒烟酒；避免劳累，情绪激动。合理安排膳食，加强营养，进食高蛋白、高脂肪、富含维生素、易消化的食物，防止便秘和腹胀。

(3)用药指导：向患者和家属讲解药物的剂量、用法和注意事项，发现不良反应，要与医生取得联系，及时停药，以减少药物对人体的损害。指导患者和家属掌握合理的家庭氧疗和蒸汽吸入湿化气道的方法，保证安全。

(4)自我监测指导：指导患者学会自我护理，咳嗽、咳痰加重，痰量增多、出现脓性痰，气急加重或伴发热，应及时就医。

## 二、急性呼吸窘迫综合征

急性呼吸窘迫综合征(acute respiratory distress syndrome，ARDS)是指患者原心肺功能正常，由于严重感染、创伤、休克等肺外或肺内的严重疾病袭击后，引起广泛肺毛细血管炎症性损伤，通透性增加，继发急性高通透性肺水肿和进行性缺氧型呼吸衰竭，属于急性肺损伤的严重阶段。表现为进行性呼吸窘迫和难以纠正的低氧血症。

ARDS是一种典型的急性呼吸衰竭，起病急、发展迅猛。尽管现代复苏技术和危重疾病的抢救水平不断提高，并在ARDS的发病机制、病理生理和呼吸支持等方面有显著的进展，但其病死率仍达40%～70%。患者常死于原发病、多器官功能衰竭和顽固性低氧血症。

(一)病因及发病机制

ARDS的病因或高危因素很多，可分为肺内因素(直接因素)和肺外因素(间接因素)两大类。

1.肺内因素

是指对肺的直接损伤，包括：①化学性因素，如溺水、吸入毒气、烟尘、胃内容物及氧中毒等。②物理性因素，如肺挫伤、放射线损伤等。③生物性因素，如重症肺炎等。

2.肺外因素

包括严重休克、感染中毒症、严重非胸部创伤、大量输血、大面积烧伤、急性胰腺炎、药物或麻药品中毒、尿毒症、妊娠并发症等。

本病的发病机制尚未完全阐明。多数学者认为是肺毛细血管内皮细胞损伤、通透性增加和肺泡表面活性物质减少的结果。上述致病因素除直接损伤肺泡膜外，更重要的是多种炎症细胞(巨噬细胞、中性粒细胞、血小板)及其释放的炎性介质和细胞因子间接介导的肺炎症反应，最终引起肺泡膜损伤、通透性增高和微血栓形成，并可造成肺泡上皮损伤，表面活性物质减少或消失，加重肺水肿和肺不张，从而引起肺的氧合功能障碍，导致顽固的低氧血症。

(二)临床表现

1.症状

(1)原发病表现：如外伤、感染、中毒等相应症状和体征。

(2)主要表现：突发性、进行性呼吸窘迫、气促、吸气时肋间及锁骨上窝下陷、发绀、心率加快，常伴有烦躁、焦虑表情、出汗等。

(3)呼吸窘迫特点：呼吸深快、费力，患者常感胸廓紧束、严重憋气，即呼吸窘迫，不能用通常的氧疗使之改善，亦不能用其他原发心肺疾病(如气胸、肺气肿、肺不张、肺炎、心力衰竭)解释。

2.体征

早期体征可无异常，或仅闻双肺干啰音、哮鸣音，后期可闻及水泡音或管状呼吸音。

(三)辅助检查

1.胸部X线检查

早期可无异常，或呈轻度肺间质改变，表现为边缘模糊的肺纹理增多，继之出现斑片状，以至融合成大片状浸润阴影，大片阴影中可见支气管充气征。其演变过程快速多变，后期可出现肺间质纤维化的改变。

2.动脉血气分析

典型改变为 $PaO_2$ 降低，$PaCO_2$ 降低，pH升高。①吸空气条件下 $PaO_2 \leqslant 8.0$ kPa(60 mmHg)，$PaCO_2 < 4.7$ kPa(35 mmHg)。②氧合指数($PaO_2/FiO_2$)正常值为53.4～66.7 kPa(400～500 mmHg)，ARDS≤26.7 kPa(200 mmHg)。氧合指数降低是ARDS诊断的必要条件。③肺泡－动脉血氧分压差[$P_{(A-a)}O_2$]>13.3 kPa(100 mmHg)(正常1.3～2.7 kPa/10～20 mmHg)，肺内分流增大，当吸纯氧时，[$P_{(A-a)}O_2$]>26.7 kPa/200 mmHg(正常<6.7 kPa/50 mmHg)。

3.肺功能检查

肺活量、残气量、功能残气量减低；呼吸死腔增加，气道阻力增加，肺顺应性减低等。

4.血流动力学测定

肺动脉压增高，肺动脉与肺毛细血管楔压差加大。

(四)诊断要点

有引起ARDS的原发病和病因，以往有心肺部疾患，且排除左心衰竭；经过潜伏期后突发性进行性呼吸窘迫，呼吸多于35次/min，常用的给氧方法不能改善。胸部X线检查所见先为间质性、后为肺泡性弥散性浸润阴影。动脉血气分析显示：$PaO_2 < 8.0$ kPa(60 mmHg)、早期 $PaCO_2 < 4.6$ kPa(35 mmHg)，肺泡－动脉血氧分压差[$P_{(A-a)}O_2$]及肺内分流量(QS/QT)增加，氧合指数($PaO_2/FIO_2$)<300($PaO_2$ 单位为mmHg)。

（五）治疗要点

ARDS的原则是纠正缺氧、克服肺泡萎缩、改善肺循环、消除肺水肿及控制原发病。

1.积极治疗原发病

原发病是ARDS发生发展的重要病因，所以积极治疗原发病是治疗ARDS的首要原则和基础。如控制感染，迅速抢救休克，及时处理创伤等。

2.合理氧疗

迅速纠正缺$O_2$是抢救ARDS的重要措施。一般需高浓度（>50%）给氧，使$PaO_2$>8.0 kPa（60 mmHg）或$SaO_2$>90%。轻症者可面罩给氧，重症者机械通气给氧。

3.机械通气

在氧疗的同时，应尽量早期使用机械通气辅助呼吸。采用呼气末正压通气（PEEP），能够提高肺顺应性，增加功能残气量，减低生理无效腔，增加肺泡通气量，改善通气/血流比例失调，降低肺内动静脉样分流，降低呼吸功和氧耗量，从而提高动脉血氧分压，改善ARDS的换气功能。

4.维持体液平衡

为减轻肺水肿，应合理限制液体入量。在保证血容量足够、血压稳定的前提下，要求出入液量呈轻度负平衡；为促进水肿液的消退，可使用利尿剂。在ARDS早期不宜补胶体，若因创伤出血过多，必须输血，宜加用微过滤器输新鲜血，避免库存血含微型颗粒引起微血栓形成。ARDS患者往往营养缺乏，应给予鼻饲和静脉高营养，以维持有足够的能量供应，避免代谢功能和电解质紊乱。

5.糖皮质激素

有保护毛细血管内皮细胞，降低毛细血管通透性，防止白细胞、血小板聚集和黏附管壁，形成微血栓等作用。其使用原则为早期、大量和短程治疗。ARDS伴有败血症或严重感染者糖皮质激素应忌用或慎用。

（王丽芹）

# 第六节 胸腔积液

## 一、疾病概述

（一）概念和特点

胸膜腔内液体简称胸液，其形成与吸收处于动态平衡状态，正常情况下胸膜腔内仅有约13～15 mL的微量液体，在呼吸运动时起润滑作用。任何原因使胸液形成过多或吸收过少时，均可导致胸液异常积聚，称为胸腔积液，简称胸水。胸腔积液可以根据其发生机制和化学成分不同分为漏出液、渗出液、血液（称为血胸）、脓液（称为脓胸）和乳糜液。

（二）相关病理生理

胸液的形成主要取决于壁层和脏层毛细血管与胸膜腔内的压力梯度，有两种方向相反的压力促使液体的移动，即流体静水压和胶体渗透压。胸膜腔内液体自毛细血管的静脉端再吸收，其余的液体由淋巴系统回收至血液，滤过与吸收处于动态平衡。许多肺、胸膜和肺外疾病破坏了此种动态平衡，致使胸膜腔内液体形成过快或吸收过缓，从而导致液体不正常地积聚在胸膜腔内引起胸腔积液。

（三）病因与诱因

1.胸膜毛细血管内静水压增高

体循环静水压的增加是生成胸腔积液最重要的因素，充血性心力衰竭、缩窄性心包炎、血容量增加、上腔静脉或奇静脉受阻等因素均可使胸膜毛细血管内静水压增高，胸膜液体滤出增加，产生胸腔漏出液。

2.胸膜毛细血管通透性增加

胸膜炎症、结缔组织病(如系统性红斑狼疮、类风湿关节炎)、胸膜肿瘤、肺梗死等,可使胸膜毛细血管通透性增加,毛细血管内细胞、蛋白和液体等大量渗入胸膜腔,产生胸腔渗出液。

3.胸膜毛细血管内胶体渗透压降低

如低蛋白血症、肝硬化、肾病综合征、急性肾小球肾炎等,产生胸腔漏出液。

4.壁层胸膜淋巴引流障碍

如淋巴导管阻塞、发育性淋巴引流异常等,产生胸腔渗出液。

5.损伤

如主动脉瘤破裂、食管破裂、胸导管破裂等,产生血胸、脓胸和乳糜胸。

(四)临床表现

1.症状

胸腔积液局部症状的轻重取决于积液量,全身症状取决于原发疾病。

(1)呼吸困难:最常见,与胸腔积液的量有关。少量胸腔积液常无症状或仅有咳嗽,常为干咳。当胸腔积液量超过 500 mL 时,大量积液可使胸廓顺应性下降、膈肌受压、纵隔移位和肺容量下降,患者出现胸闷和呼吸困难,并随积液量的增多而加重。

(2)胸痛:多为单侧锐痛,并随呼吸或咳嗽加重,可向患侧肩、颈或腹部放射,疼痛程度随着胸水增多反而缓解。

(3)伴随症状:病因不同,其伴随症状不同。炎性积液多为渗出性,伴有咳嗽、咳痰和发热;心力衰竭所致胸腔积液为漏出液,伴有心功能不全的其他表现;结核性胸膜炎多见于青年人,常有发热、干咳;恶性胸腔积液多见于中年以上患者,伴有消瘦和呼吸道或原发部位肿瘤的症状;肝脓肿所致的右侧胸腔积液可为反应性胸膜炎,亦可为脓胸,常伴有发热和肝区疼痛。

2.体征

少量积液时,体征不明显或可闻及胸膜摩擦音。典型积液患者的体征为患侧肋间隙饱满,呼吸运动减弱;语颤减弱或消失,可伴有气管、纵隔向健侧移位;局部叩诊呈浊音;积液区呼吸音减弱或消失。肺外疾病引起的胸腔积液可有原发病的体征。

(五)辅助检查

相关辅助检查可帮助医生确定患者有无胸腔积液,区别漏出液和渗出液,寻找胸腔积液的病因。

1.X 线检查

少量胸腔积液时,仅见患侧肋膈角变钝;中等量积液时,呈内低外高的弧形积液影;平卧时积液散开,使整个肺野透亮度降低;大量积液时整个患侧胸部呈致密阴影,气管和纵隔推向健侧。CT 检查有较高的敏感性与密度分辨率,有助于病因诊断。

2.B 超检查

可探查胸液掩盖的肿块,估计胸腔积液的量和深度,协助胸腔穿刺的定位。

3.胸水检查

(1)外观:漏出液常为清晰、透明的淡黄色液体,静置不凝固,渗出液可因病因不同而颜色不一,以草黄色多见,可有凝块。血性胸液呈程度不等的洗肉水样或静脉血样。乳糜胸的胸水呈乳状。

(2)细胞:正常胸液中有少量间皮细胞或淋巴细胞。漏出液细胞数较少,常$<100\times10^6$/L(与渗出液鉴别时以 $500\times10^6$/L 为界),以淋巴细胞与间皮细胞为主。渗出液的细胞数较多,以白细胞为主,常$>500\times10^6$/L。中性粒细胞增多时,提示为急性炎症;淋巴细胞为主则多为结核性或恶性。胸液中红细胞$>5\times10^9$/L 时呈淡红色,多由恶性肿瘤或结核所致。

(3)pH:正常胸液 pH7.6 左右,pH 降低见于脓胸、食管破裂、结核性和恶性胸水。

(4)生化检查:包括葡萄糖、蛋白质、类脂、酶和肿瘤标志物。漏出液和大多数渗出液葡萄糖定量与血糖近似,当葡萄糖含量$<3.35$ mmol/L 时可能为脓胸、类风湿关节炎所致的胸水、结核性或恶性胸水,当

葡萄糖和 pH 均较低，提示肿瘤广泛浸润。类脂用于鉴别乳糜胸。胸水中乳酸脱氢酶(LDH)水平则是反映胸膜炎症程度的指标，其值越高，炎症越明显。胸水淀粉酶升高可见于急性胰腺炎、恶性肿瘤等。结核性胸膜炎时，胸水中腺苷脱氨酶(ADA)多高于 45 U/L。肿瘤标志物的测定可以用于区别良、恶性胸腔积液。

(5)病原体：胸液涂片查找细菌及培养，有助于病原学诊断。

(6)免疫学检查：结核性胸膜炎胸水的 T 细胞增高；系统性红斑狼疮及类风湿关节炎引起的胸水中补体 $C_3$、$C_4$ 成分降低，免疫复合物的含量增高。

4.胸膜活检

经皮闭式胸膜活检或胸膜针刺活检对确定胸腔积液的病因具有重要意义；CT 或 B 超引导下活检可提高成功率，但脓胸或有出血倾向者不宜做胸膜活检。

5.纤维支气管镜检查

用于咯血或疑有气道阻塞患者。

(六)治疗原则

病因治疗最重要，因胸腔积液为胸部或全身疾病的一部分。漏出液常在纠正病因后可吸收，渗出液常见于结核性胸膜炎、类肺炎性胸腔积液、脓胸及恶性肿瘤。

1.结核性胸膜炎

(1)胸腔抽液：结核性胸膜炎患者胸水中的蛋白含量高，为防止和减轻胸膜粘连，故应尽早抽尽胸腔内积液。抽液治疗可解除积液对心肺和血管的压迫作用，使被压迫的肺迅速复张，改善呼吸，减轻结核中毒症状。大量胸腔积液者首次抽液量不超过 700 mL，每周抽液 2～3 次，每次抽液量不应超过 1000 mL，直至胸水完全消失。抽液后无需向胸腔注入抗结核药物，但可注入链激酶预防胸膜粘连。

(2)抗结核药物治疗：执行早期、联合、适量、规律和全程的化学治疗原则。

(3)糖皮质激素：全身中毒症状严重、有大量胸水者，需在有效抗结核药物治疗的同时，加用糖皮质激素治疗至体温正常，全身中毒症状消退、胸水明显减少止。通常用泼尼松每天 30 mg，分 3 次口服，一般疗程约为 4～6 周。

2.类肺炎性胸腔积液和脓胸

少量类肺炎性胸腔积液经有效抗生素治疗后可吸收，大量胸腔积液时需胸腔穿刺抽液，胸水 pH<7.2 时需行胸腔闭式引流。脓胸治疗原则是控制感染、引流胸腔积液、促使肺复张、恢复肺功能。

(1)抗生素治疗：原则是足量和联合用药，可全身和(或)胸腔内给药。体温正常后还需继续用药 2 周以上，以防复发。

(2)引流：反复抽脓或胸腔闭式引流为脓胸最基本的治疗方法。可用 2%碳酸氢钠或生理盐水反复冲洗胸腔，然后注入抗生素及链激酶，使脓液稀释易于引流。支气管胸膜瘘患者不宜进行胸腔冲洗，以免窒息或感染播散。慢性脓胸应改进原有的胸腔引流，也可采用外科胸膜剥脱术等治疗。

3.恶性胸腔积液

恶性胸腔积液是晚期恶性肿瘤的常见并发症，肺癌、乳腺癌、淋巴瘤、卵巢癌的转移是恶性胸腔积液最常见的病因，治疗方法包括原发病的治疗和胸腔积液的治疗。

(1)去除胸腔积液：恶性胸水的生长速度极快，常因大量积液的压迫引起严重呼吸困难，甚至导致死亡，需反复穿刺抽液。可用细管作胸腔内插管进行持续闭式引流，细管引流具有创伤小、易固定、效果好、可随时胸腔内注入药物等优点。

(2)减少胸水的产生：化学性胸膜固定术和免疫调节治疗可减少胸水的产生。化学性胸膜固定术指在抽吸胸水或胸腔插管引流后，在胸腔内注入博来霉素、顺铂、丝裂霉素等抗肿瘤药物，也可注入胸膜粘连剂如滑石粉等，使胸膜发生粘连，以减缓胸水的产生。免疫调节治疗是在胸腔内注入生物免疫调节剂如短小棒状杆菌疫苗、白细胞介素-2、干扰素等，可抑制恶性肿瘤细胞、增强淋巴细胞局部浸润及活性，并使胸膜粘连。

(3)外科治疗:经上述治疗仍不能使肺复张者,可行胸腹腔分流术或胸膜切除术。

## 二、护理评估

(一)一般评估

1.患者主诉

有无胸闷、气促、咳嗽、咳痰、疲倦、乏力等症状。

2.生命体征

体温正常或偏高,结核性胸膜炎患者可为午后潮热,脓胸患者体温可为高热。

3.通气功能

严密监测呼吸的形态、频率、节律、深浅和音响,观察患者的痰液情况和排痰能力。观察患者意识状态、皮肤黏膜的颜色、血氧饱和度的变化,判断呼吸困难的程度。患者呼吸可正常或增快,大量积液或感染严重时可伴随不同程度的呼吸困难和发绀。

4.疼痛情况

观察患者体位,疼痛的部位、范围、性质、程度、持续时间、伴随的症状和影响因素等。

5.其他

血气分析、血氧饱和度、体重、体位、出入量等记录结果。

(二)身体评估

1.头颈部

有无心慌气促、鼻翼扇动、口唇发绀等呼吸困难和缺氧的体征;患者的意识状态,呼吸方式;有无急性面容。

2.胸部

判断患者有无被迫体位;检查胸廓的弹性,两肺呼吸运动是否一致,有无胸廓的挤压痛,是否存在气管、纵隔向健侧移位。病变部位叩诊呈浊音。积液区呼吸音减弱或消失,可闻及胸膜摩擦音。

3.其他

重点观察胸腔引流液的量、颜色、性质、气味和与体位的关系,记录24小时胸腔引流液排出量。

(三)心理一社会评估

询问健康史,发病原因、病程进展时间以及以往所患疾病对胸腔积液的影响,评估患者对胸部疼痛的控制能力、疲劳程度和应激水平。

(四)辅助检查阳性结果评估

血氧饱和度的数值;血气分析结果报告;组织灌注情况;胸水生化检查结果;胸部CT检查明确的病变部位。

(五)常用药物治疗效果的评估

1.抗结核药物

严密观察体温、体重的变化;补充维生素B族可减轻胃肠道不良反应;注意观察的药物的毒性反应,定期检查视力和听力,定期复查肝、肾功能。

2.糖皮质激素及免疫抑制剂

严密观察患者有无体温过高及上呼吸道、泌尿道、皮肤等继发感染的表现。定期检查肝、肾功能和外周血象,及时发现骨髓抑制这一极为严重的不良反应。

## 三、主要护理诊断/问题

1.气体交换受损

与气体交换面积减少有关。

2. 疼痛:胸痛

与胸膜摩擦或胸腔穿刺术有关。

3. 体温过高

与感染有关。

4. 营养失调:低于机体需要量

与机体高消耗状态有关。

## 四、护理措施

(一)环境

提供安全舒适的环境,保持室内空气新鲜流通,维持适宜的温湿度,减少不良刺激。

(二)休息和活动

大量胸腔积液致呼吸困难或发热者,应卧床休息减少氧耗,以减轻呼吸困难症状。按照胸腔积液的部位采取舒适的体位,抬高床头,半卧或患侧卧位,减少胸水对健侧肺的压迫以利呼吸。胸水消失后,患者还需继续休养 2～3 个月,可适当进行户外活动,但要避免剧烈活动。

(三)饮食护理

给予高蛋白质、高热量、高维生素、营养丰富的食物,增强机体抵抗力。大量胸腔积液患者应控制液体入量,保持水、电解质平衡。

(四)促进呼吸功能

1. 保持呼吸道通畅

避免剧烈咳嗽,鼓励患者积极排痰,保持呼吸道通畅。

2. 给氧

大量胸水影响呼吸时按患者的缺氧情况给予低、中流量持续吸氧(2～4 L/min,30%～40%),增加氧气吸入可弥补气体交换面积的不足,改善患者的缺氧状态。

3. 缓解胸痛

胸腔积液患者常有随呼吸运动而加剧的胸痛,为了减轻疼痛,患者常采取浅快的呼吸方式,可导致缺氧加重和肺不张,因此,需协助患者取患侧卧位,必要时用宽胶布固定胸壁,以减少胸廓活动幅度,减轻疼痛,或遵医嘱给予止痛剂。

4. 呼吸锻炼

胸膜炎患者在恢复期,应每天督导患者进行缓慢的腹式呼吸。经常进行呼吸锻炼可减少胸膜粘连的发生,提高通气量。

(五)病情观察

注意观察患者胸痛及呼吸困难的程度、体温的变化;监测血氧饱和度或动脉血气分析的改变;正确记录每日胸腔引流液的量及性状,必要时留取标本。有呼吸困难者准备好气管插管机械通气、吸痰、吸氧设备。

(六)用药护理

遵医嘱使用抗生素、抗结核药物、糖皮质激素,指导患者掌握药物的疗效、剂量、用法和不良反应。注意观察抗结核药物的毒性反应,糖皮质激素治疗时停药速度不宜过快,应逐渐减量至停用,避免出现反跳现象。

(七)胸腔闭式引流的护理

胸腔引流管是指放置在胸膜腔用于排出胸腔内积气或积液的管道。留置胸腔引流管可达到重建胸腔负压,维持纵隔的正常位置,平衡两侧胸腔压力,促使患侧肺复张,防止感染的作用。胸腔闭式引流是胸腔内插入引流管,管下端连接至引流瓶水中,维持引流单一方向,避免逆流,以重建胸腔负压。引流液体时,选腋中线和腋后线之间的第 6～8 肋间;引流气体时,一般选锁骨中线第 2 肋间或腋中线第 3 肋间插管。

1.体位

胸腔闭式引流术后常置患者于半卧位，以利呼吸和引流。鼓励患者进行有效咳嗽和深呼吸运动，利于积液排出，恢复胸膜腔负压，使肺扩张。

2.保持胸腔引流管的无菌

严格执行无菌操作，防止感染。胸壁伤口引流管周围，用油纱布包盖严密，每48～72小时更换。管道与水封瓶做好时间、刻度标识，接口处用无菌纱布包裹，并保持干净，每日更换。

3.保持管道的密闭性和有效固定

确认整个引流装置固定妥当、连接紧密，水封瓶长管应浸入水中3～4 cm，并确保引流瓶保持直立状态。运送患者或更换引流瓶时必须用两把钳双向夹闭管道，防止气体进入胸膜腔。若引流管从胸腔滑脱，应迅速用无菌敷料堵塞、包扎胸壁引流管处伤口。

4.维持引流通畅

注意检查引流管是否受压、折曲、阻塞、漏气等，通过观察引流液的情况和水柱波动来判断引流是否通畅，一般水柱上下波动在4～6厘米。定期以离心方向闭挤捏引流管，以免管口被血凝块堵塞。若患者出现胸闷气促，气管向健侧偏移等肺受压的症状，应疑为引流管被血块堵塞，需设法挤捏或使用负压间断抽吸引流管的短管，促使其通畅，并通知医生。

5.观察记录

观察引流液的量、颜色、性状、水柱波动范围，并准确记录。

6.拔管

24小时引流液小于50 mL，脓液小于10 mL，无气体溢出，患者无呼吸困难，听诊呼吸音恢复，X线检查肺膨胀良好，即可拔管。拔管后应观察患者有无胸闷、呼吸困难、切口漏气、渗液、出血、皮下气肿等症状。

（八）心理护理

耐心向患者解释病情，消除悲观、焦虑不安的情绪，配合治疗。教会患者调整自己的情绪和行为，指导使用各种放松技巧，采取减轻疼痛的合适体位。

（九）健康教育

(1)饮食指导：向患者及家属讲解加强营养是胸腔积液治疗的重要组成部分，需合理调配饮食，高热量、高蛋白、富含维生素饮食。

(2)指导患者合理安排休息与活动，适当进行户外运动以增加肺活量，但应避免剧烈活动或突然改变体位。

(3)指导患者有意识地使用控制呼吸的技巧，如进行缓慢的腹式呼吸、有效咳嗽运动等。

(4)用药指导：向患者及家属解释本病的特点及目前的病情，介绍所采用的治疗方法，药物剂量、用法和不良反应。对结核性胸膜炎的患者需特别强调坚持用药的重要性，即使临床症状消失，也不可自行停药。

(5)病情监测：遵从治疗、定期复查，每2个用复查胸水1次。

(6)及时到医院就诊的指标：体温过高；出现胸闷、胸痛、气促、呼吸困难、发绀、面色苍白、出冷汗、烦躁不安等症状。

## 五、护理效果评估

(1)患者无气体交换障碍的发生，血氧饱和度、动脉血气分析值在正常范围。

(2)患者主动参与疼痛治疗护理，疼痛程度得到有效控制。

(3)患者胸腔闭式引流留置管道期间能保持有效的引流效果，患者自觉症状好转，无感染等并发症的发生。

（王丽芹）

# 第七章　消化内科疾病护理

## 第一节　消化性溃疡

消化性溃疡(peptic ulcer)主要指发生在胃和十二指肠的慢性溃疡，即胃溃疡(gastric ulcer，GU)和十二指肠溃疡(duodenal ulcer，DU)。溃疡的黏膜缺损超过黏膜肌层，不同于糜烂。我国消化性溃疡患病率在近十多年来开始呈下降趋势。本病中年最为常见，DU 多见于青壮年，而 GU 多见于中老年，后者发病高峰比前者约迟 10 年。男性患病比女性较多。临床上 DU 比 GU 多见，两者之比约为(2～3)∶1，但有地区差异，在胃癌高发区 GU 所占的比例有所增加。

### 一、护理评估

(一)病因和发病机制

在正常生理情况下，胃十二指肠黏膜经常接触有强侵蚀力的胃酸和在酸性环境下被激活、能水解蛋白质的胃蛋白酶，此外，还经常受摄入的各种有害物质的侵袭，但却能抵御这些侵袭因素的损害，维持黏膜的完整性，这是因为胃、十二指肠黏膜具有一系列防御和修复机制。目前认为，胃十二指肠黏膜的这一完善而有效的防御和修复机制，足以抵抗胃酸/胃蛋白酶的侵蚀。一般而言，只有当某些因素损害了这一机制才可能发生胃酸/胃蛋白酶侵蚀黏膜而导致溃疡形成。

(1)幽门螺杆菌(Helicobacter pylori，H. pylori)：为消化性溃疡的重要病因。Hp 可造成胃十二指肠黏膜的上皮细胞受损和强烈的炎症反应，损害了局部黏膜的防御－修复机制。

(2)非甾体抗炎药(non-steroidal anti-inflammatory drug，简称 NSAID)。

非甾体抗炎药是引起消化性溃疡的另一个常见病因。大量研究资料显示，在长期服用 NSAID 患者中 10%～25%可发现胃或十二指肠溃疡，有 1%～4%患者发生出血、穿孔等溃疡并发症。NSAID 引起的溃疡以 GU 较 DU 多见。溃疡形成及其并发症发生的危险性除与服用 NSAID 种类、剂量、疗程有关外，尚与高龄、同时服用抗凝血药、糖皮质激素等因素有关。NSAID 通过削弱黏膜的防御和修复功能而导致消化性溃疡发病。NSAID 和幽门螺杆菌是引起消化性溃疡发病的两个独立因素。

(3)消化性溃疡的最终形成是由于胃酸/胃蛋白酶对黏膜自身消化所致。因胃蛋白酶活性是 pH 依赖性的，在 pH＞4 时便失去活性，因此在探讨消化性溃疡发病机制时主要考虑胃酸是溃疡形成的直接原因。胃酸的这一损害作用一般只有在正常黏膜防御和修复功能遭受破坏时才能发生。

(4)下列因素与消化性溃疡发病有不同程度的关系：①吸烟：吸烟者消化性溃疡发生率比不吸烟者高，吸烟影响溃疡愈合和促进溃疡复发。②遗传：消化性溃疡的家族史可能是幽门螺杆菌感染的“家庭聚集”现象；O 型血胃上皮细胞表面表达更多黏附受体而有利于幽门螺杆菌定植。遗传因素的作用尚有待进一步研究。③急性应激可引起应激性溃疡。长期精神紧张、过劳，易使溃疡发作或加重，情绪应激可能主要起诱因作用。④胃十二指肠运动异常：研究发现部分 DU 患者胃排空增快，这可使十二指肠球部酸负荷增大；部分 GU 患者有胃排空延迟，这可增加十二指肠液反流入胃，加重胃黏膜屏障损害。胃肠运动障碍不大可能是原发病因，但可加重幽门螺杆菌或 NSAID 对黏膜的损害。

概言之，消化性溃疡是一种多因素疾病，其中幽门螺杆菌感染和服用 NSAID 是已知的主要病因，溃疡发生是黏膜侵袭因素和防御因素失平衡的结果，胃酸在溃疡形成中起关键作用。

（二）病理

DU 多发生在球部，前壁比较常见；GU 多在胃角和胃窦小弯。溃疡一般为单个，也可多个，呈圆形或椭圆形。DU 直径多小于 10 mm，GU 要比 DU 稍大。亦可见到直径大于 2 cm 的巨大溃疡。溃疡边缘光整、底部洁净，由肉芽组织构成，上面覆盖有灰白色或灰黄色纤维渗出物。活动性溃疡周围黏膜常有炎症水肿。溃疡浅者累及黏膜肌层，深者达肌层甚至浆膜层，溃破血管时引起出血，穿破浆膜层时引起穿孔。溃疡愈合时周围黏膜炎症、水肿消退，边缘上皮细胞增生覆盖溃疡面，其下的肉芽组织纤维转化，变为瘢痕，瘢痕收缩使周围黏膜皱襞向其集中。

（三）健康史

(1)中年人最为常见，男性患病较多。临床上 DU 比 GU 为多见，两者之比约为(2～3)∶1。DU 多见于青壮年，而 GU 多见于中老年。

(2)消化性溃疡有“家庭聚集”现象，与遗传有一定的关系。

(3)发病与天气变化、饮食不当或情绪激动等有关。有无经常服用阿司匹林等药物；嗜烟酒；暴饮暴食、喜食酸辣等刺激性食物的习惯；有无慢性胃炎病史。

（四）身体状况

1. 主要症状

典型的消化性溃疡有如下临床特点：①慢性过程，病史可达数年至数十年。②周期性发作，发作与自发缓解相交替，发作期可为数周或数月，缓解期亦长短不一，短者数周、长者数年；发作常有季节性，多在秋冬或冬春之交发病，可因精神情绪不良或过劳而诱发。③发作时上腹痛呈节律性，表现为空腹痛即餐后 2～4 h或(及)午夜痛，腹痛多为进食或服用抗酸药所缓解，典型节律性表现在 DU 多见。腹痛性质多为灼痛，亦可为钝痛、胀痛、剧痛或饥饿样不适感。多位于中上腹，可偏右或偏左。部分患者无上述典型表现的疼痛，而仅表现为无规律性的上腹隐痛或不适。但部分患者可无症状或症状较轻以至不为患者所注意。④可有反酸、嗳气、上腹胀等症状。表 7-1，GU 和 DU 上腹疼痛特点的比较。

**表 7-1　GU 和 DU 上腹疼痛特点的比较**

| 腹痛特点 | GU | DU |
|---|---|---|
| 疼痛性质 | 烧灼或痉挛感 | 钝痛、烧灼、胀痛或剧痛，也可仅有饥饿样不适感 |
| 疼痛部位 | 剑突下正中或偏左 | 上腹正中或稍偏右 |
| 疼痛发生时间 | 进食后 30～60 min。疼痛较少发生于夜晚 | 进食后 1～3 h，午夜至凌晨 3 点常被痛醒 |
| 疼痛持续时间 | 1～2 h | 饭后 2～4 h，到下次进餐后为止 |
| 一般规律 | 进食→疼痛→缓解 | 疼痛→进食→缓解 |

2. 护理体检

溃疡活动时上腹部可有局限性轻压痛，缓解期无明显体征。

3. 并发症

(1)出血：大约 50%以上的消化道出血是由于消化性溃疡所致。出血是消化性溃疡最常见的并发症。DU 比 GU 容易发生。常因服用 NSAID 而诱发，部分患者(10%～25%)以上消化道出血为首发症状。

(2)穿孔：是消化性溃疡最严重的并发症，见于 2%～10%的病例。消化性溃疡穿孔的后果有 3 种：①溃疡穿透浆膜层达腹腔致弥漫性腹膜炎，引起突发的剧烈腹痛，称游离穿孔。②溃疡穿透并与邻近实质性器官相连，往往表现为腹痛规律发生改变，变得顽固而持久，称为穿透性溃疡。③溃疡穿孔入空腔器官形成瘘管。

(3)幽门梗阻：见于 2%～4%的病例。大多由 DU 或幽门管溃疡引起。急性梗阻多因炎症水肿和幽门部痉挛所致，梗阻为暂时性，随炎症好转而缓解；慢性梗阻主要由于溃疡愈合后瘢痕收缩而呈持久性。

幽门梗阻使胃排空延迟，患者可感上腹饱胀不适，疼痛于餐后加重，且有反复大量呕吐，呕吐物呈酸腐味的宿食，大量呕吐后疼痛可暂缓解。严重频繁呕吐可致失水和低氯低钾性碱中毒，常继发营养不良。上腹饱胀和逆蠕动的胃型，以及空腹时检查胃内有振水音、抽出胃液量>200 mL，是幽门梗阻的特征性表现。

(4)癌变：少数 GU 可发生癌变，癌变率在 1%以下，DU 则极少见。对长期 GU 病史，年龄在45 岁以上，经严格内科治疗 4～6 周症状无好转，大便隐血试验持续阳性者，应怀疑是否癌变，需进一步检查和定期随访。

4. 临床特殊类型

(1)复合溃疡：指胃和十二指肠同时发生的溃疡。DU 往往先于 GU 出现。幽门梗阻发生率较高。

(2)幽门管溃疡：幽门管位于胃远端，与十二指肠交界，长约 2 cm。幽门管溃疡与 DU 相似，胃酸分泌一般较高。幽门管溃疡上腹痛的节律性不明显，对药物治疗反应较差，呕吐较多见，较易发生幽门梗阻、出血和穿孔等并发症。

(3)球后溃疡：DU 大多发生在十二指肠球部，发生在球部远段十二指肠的溃疡称球后溃疡。多发生在十二指肠乳头的近端。具 DU 的临床特点，但午夜痛及背部放射痛多见，对药物治疗反应较差，较易并发出血。

(4)巨大溃疡：指直径大于 2 cm 的溃疡。对药物治疗反应较差、愈合时间较慢，易发生慢性穿透或穿孔。

(5)老年人消化性溃疡：近年老年人发生消化性溃疡的报道增多。临床表现多不典型，GU 多位于胃体上部甚至胃底部、溃疡常较大，易误诊为胃癌。

(6)无症状性溃疡：约 15%消化性溃疡患者可无症状，而以出血、穿孔等并发症为首发症状。可见于任何年龄，以老年人较多见，NSAID 引起的溃疡近半数无症状。

(五)实验室及其他检查

1. 胃镜检查

胃镜检查是确诊消化性溃疡首选的检查方法。胃镜检查不仅可对胃十二指肠黏膜直接观察、摄像，还可在直视下取活组织作病理学检查及幽门螺杆菌检测。

2. X 线钡餐检查

X 线钡餐检查适用于对胃镜检查有禁忌或不愿接受胃镜检查者。溃疡的 X 线征象有直接和间接两种：龛影是直接征象，对溃疡有确诊价值；局部压痛、十二指肠球部激惹和球部畸形、胃大弯侧痉挛性切迹均为间接征象，仅提示可能有溃疡。

3. 幽门螺杆菌检测

幽门螺杆菌检测应列为消化性溃疡诊断的常规检查项目，检测方法分为：①侵入性通过胃镜检查取胃黏膜活组织进行检测主要包括快速尿素酶试验、组织学检查和幽门螺杆菌培养。②非侵入性两大类。主要有 $^{14}C$或$^{13}C$尿素呼气试验、粪便幽门螺杆菌抗原检测及血清学检查(定性检测血清抗幽门螺杆菌 IgG 抗体)。$^{14}C$或$^{13}C$尿素呼气试验常作为根除治疗后复查的首选方法。

4. 粪便隐血实验

隐血实验阳性提示溃疡有活动，如 GU 患者持续阳性，应怀疑有癌变的可能。

(六)心理、社会评估

本病病程长，反复发作，从而影响患者的学习和工作；使患者产生焦虑抑郁情绪。故应评估了解患者有无焦虑或恐惧及对疾病的认识程度，了解患者家庭经济状况和社会支持情况。

## 二、主要护理诊断及医护合作性问题

(一)疼痛，腹痛

与胃酸刺激溃疡面，引起化学性炎症反应有关。

(二)营养失调,低于机体需要量

与疼痛致摄入量减少及消化吸收障碍有关。

(三)知识缺乏

缺乏有关消化性溃疡病因及预防知识。

(四)焦虑

与疾病反复发作,病程迁延有关。

(五)潜在并发症

上消化道大量出血、胃穿孔、幽门梗阻、癌变。

## 三、护理目标

患者能够了解并避免发病诱因,能够描述正确的溃疡防治知识,主动参与、积极配合防治;未出现上消化道出血、穿孔、幽门梗阻、溃疡癌变等并发症或出现能被及时发现和处理;焦虑程度减轻或消失。

## 四、护理措施

(一)一般护理

1.休息和活动

症状较重或有并发症时,应卧床休息。溃疡缓解期,应适当活动,工作宜劳逸结合,以不感到劳累和诱发疼痛为原则。

2.饮食护理

(1)饮食原则:①定时定量,以维持正常消化活动的节律,避免餐间零食和睡前进食,使胃酸分泌有规律。②少食多餐,少食可避免胃窦部过度扩张引起的促胃液素分泌增加,以减少胃酸对病灶的刺激,多餐可使胃中经常保持适量的食物以中和胃酸,利于溃疡面的愈合。③细嚼慢咽,以减少对消化道过强的机械刺激,同时咀嚼还可增加唾液分泌,后者具有稀释和中和胃酸的作用。④食物选择应营养丰富、搭配合理、清淡、易于消化、刺激性小。各种食物应切细、煮软。可选择牛奶、鸡蛋、鱼及面食、稍加碱的软米饭或米粥等偏碱性食物,脂肪摄取也应适量。避免生、冷、硬、粗纤维的蔬菜、水果,忌用生姜、生蒜、生萝卜、油炸食物以及浓咖啡、浓茶和辣椒、酸醋。⑤进餐时避免情绪不安,精神紧张。

(2)营养状况监测:经常评估患者的饮食和营养状况。

(二)病情观察

1.病情监测

注意观察及详细了解患者疼痛的规律和特点,指导患者准备抑酸性食物(苏打饼干等)在疼痛前进食,或服用抑酸剂以防疼痛。也可采用局部热敷或针灸止痛等。监测生命体征及腹部体征的变化,以及时发现并纠正并发症。

2.帮助患者认识和祛除病因及诱因

对服用NSAID者,应停药;对嗜烟酒者,应督促患者戒烟戒酒。

(三)并发症的护理

当发生急性穿孔和瘢痕性幽门梗阻时,应立即遵医嘱做好手术前准备。亚急性穿孔和慢性穿孔时,注意观察疼痛的性质。急性幽门梗阻时,做好呕吐物的观察与处理,指导患者禁食水,行胃肠减压,保持口腔清洁,遵医嘱静脉补充液体,并做好解痉药和抗生素的用药护理。

(四)用药护理

遵医嘱对患者进行药物治疗。并注意观察药效及不良反应。

1.碱性抗酸药

碱性抗酸药如氢氧化铝凝胶等,应在饭后1 h和睡前服用。服用片剂时应嚼服,乳剂给药前应充分摇匀。抗酸药应避免与奶制品同时服用,因两者相互作用可形成络合物。酸性的食物及饮料不宜与抗酸药同服。氢氧化铝凝胶能阻碍磷的吸收，引起磷缺乏症，表现为食欲不振、软弱无力等症状，甚至可导致骨质疏松。长期大量服用还可引起严重便秘、代谢性碱中毒与钠潴留，甚至造成肾损害。如服用镁制剂则易引起腹泻。

2. $H_2$ 受体拮抗剂

$H_2$ 受体拮抗剂应在餐中或餐后即刻服用，也可把一日剂量在睡前服用。如需同时服用抗酸药，则两药应间隔 1 h 以上服用。如用于静脉给药时应注意控制速度，速度过快可引起低血压和心律失常。西咪替丁对雄性激素受体有亲和力，可产生男性乳腺发育、阳痿以及性功能紊乱，肾脏是其排泄的主要部位，应用期间应注意患者肾功能。此外，少数患者还可出现一过性肝功能损害和粒细胞缺乏，亦可出现头痛、头晕、疲倦、腹泻及皮疹等反应，如出现上述反应应及时协助医生进行处理。药物可从母乳排出，哺乳期应停止用药。

3. 其他药物

奥美拉唑可引起头晕，特别是用药初期，应嘱患者用药期间避免开车或做其他必须注意力高度集中的事。硫糖铝片宜在每次进餐前 1 h 服用。可有便秘、口干、皮疹、眩晕、嗜睡等不良反应。因其含糖量较高，糖尿病患者应慎用。不能与多酶片同服，以免降低两者的效价。

（五）心理护理

及时了解并减轻各种焦虑，护理人员应关心患者，鼓励其说出心中的顾虑与疑问，护士应耐心倾听并给予解答。正确评估患者及家属对疾病的认识程度和心理状态。积极进行健康宣教，减轻不良心理反应。

（六）健康指导

(1)向患者及家属讲解有关溃疡病的知识，如病因、诱因、饮食原则。

(2)指导患者保持乐观的情绪、规律的生活，避免过度紧张与劳累。

(3)指导患者戒除烟酒，慎用或勿用致溃疡药物，如阿司匹林、咖啡因、泼尼松等。

(4)指导患者按医嘱正确服药，学会观察药效及不良反应，不随便停药，以减少复发。

(5)让患者了解并发症的症状、体征，能在病情加重时及时就医。

(6)年龄偏大的胃溃疡患者应嘱其定期到门诊复查，防止癌变。

### 五、护理评价

(1)患者能说出引起疼痛的原因、诱因，戒除烟酒，饮食规律，能选择适宜的食物，未因饮食不当诱发疼痛。

(2)能正确服药，上腹部疼痛减轻并渐消失，无恶心、呕吐、呕血、黑便。

(3)情绪稳定，无焦虑或恐惧，生活态度积极乐观。

（李学银）

## 第二节 急性胰腺炎

急性胰腺炎是常见的急腹症之一，为胰酶对胰脏本身自身消化所引起的化学性炎症。胰腺病变轻重不等，轻者以水肿为主，临床经过属自限性，一次发作数日后即可完全恢复，少数呈复发性急性胰腺炎；重者胰腺出血坏死，易并发休克、胰假性囊肿和脓肿等，死亡率高达 25%～40%。

关于急性胰腺炎的发生率，目前尚无精确统计。国内报告急性胰腺炎患者约占住院患者的 0.32%～2.04%。本病患者一般女多于男，患者的平均年龄 50～60 岁。职业以工人多见。

### 一、病因及发病机制

胰腺是一个其有内、外分泌功能的实质性器官，胰腺的腺泡分泌胰液（外分泌），对食物的消化起重要作用；而散在地分布在胰腺内的胰岛，其功能细胞主要分泌胰岛素和胰高糖素(内分泌)。正常情况下，当胰液中无活力的胰蛋白酶原等进入十二指肠时，在碱性环境中被胆汁和十二指肠液中的肠激酶激活，成为具有消化能力的胰蛋白酶。在胆总管、胰管、壶腹部炎症、梗阻等病理情况下，多种胰酶在胰腺内被激活，并大量溢出管壁及腺泡壁外，导致胰腺自身消化，引起水肿、出血、坏死等，而产生急性胰腺炎。

引起急性胰腺炎的病因甚多。常见病因为胆管疾病、酗酒。急性胰腺炎的各种致病相关因素(表 7-2)。

表 7-2　急性胰腺炎致病相关因素

| | |
|---|---|
| 梗阻因素 | ①胆管结石。②乏特氏壶腹或胰腺肿瘤。③寄生虫或肿瘤使乳头阻塞。④胰腺分离现象并伴副胰管梗阻。⑤胆总管囊肿。⑥壶腹周围的十二指肠憩室。⑦奥狄氏括约肌压力增高。⑧十二指肠袢梗阻 |
| 毒素 | ①乙醇。②甲醇。③蝎毒。④有机磷杀虫剂 |
| 药物 | ①肯定有关(有重要试验报告)硫唑嘌呤/6-巯基嘌呤、丙戊酸、雌激素、四环素、灭滴灵、呋喃妥因、速尿、磺胺、甲基多巴、阿糖胞苷、甲氰咪呱。②不一定有关(无重要试验报告)噻嗪利尿剂、利尿酸、降糖灵、普鲁卡因酰胺、氯噻酮、L-门冬酰胺酶、醋氨酚 |
| 代谢因素 | ①高甘油三脂血症。②高钙血症 |
| 外伤因素 | ①创伤一腹部钝性伤。②医源性——手术后、内镜下括约肌切开术、奥狄氏括约肌测压术 |
| 先天性因素 | |
| 感染因素 | ①寄生虫——蛔虫、华支睾吸虫。②病毒——流行性腮腺炎、甲型肝炎、乙型肝炎、柯萨奇 B 病毒、EB 病毒。③细菌——支原体、空肠弯曲菌 |
| 血管因素 | ①局部缺血——低灌性(如心脏手术)。②动脉粥样硬化性栓子。③血管炎——系统性红斑狼疮、结节性多发性动脉炎、恶性高血压 |
| 其他因素 | ①穿透性消化性溃疡。②十二指肠克隆病。③妊娠有关因素。④儿科有关因素 Reye's 综合征、囊性纤维化特发性 |

(一)梗阻因素

胆石症常是老年人急性胰腺炎首次发作的原因，老年女性特别常见。一般认为是在胆石一过性阻塞胰管开口处或紧邻此开口处的总胆管时发生。如在胆石性胰腺炎发作后立即仔细收集和检查粪便，常常可以找到胆结石。胆石症引起胰腺炎的机制尚不清楚。可能是乏特氏壶腹被胆石阻塞，引起胆汁反流入胰管，损伤胰腺实质。也有认为是胰管一过性梗阻而无胆汁反流。

有人认为副乳头的先天畸形和狭窄必然引起胰腺炎。奥狄氏括约肌压力增高是急性胰腺炎反复发作的原因之一，据此内镜下括约肌切开术治疗已获得良好效果。胰小管或壶腹周围的小肿瘤也能引起胰腺炎。

(二)毒素和药物因素

乙醇、甲醇、蝎毒和有机磷杀虫剂等均可引起急性胰腺炎。

药物诱发的胰腺炎通常与对药物的超敏有关而与剂量无关。其特点是在接触药物的第一个月内发生，通常病情轻且有自限性。与成人胰腺炎发病有关的药物最常见的是硫唑嘌呤及其类似物6-巯基嘌呤。应用这类药物的个体中有 3%～5%发生胰腺炎，引起儿童胰腺炎最常见的药物是丙戊酸。

(三)代谢因素

甘油三酯水平超过 11.3 mmol/L 时，易发中至重度的急性胰腺炎。如其水平降至5.65 mmol/L以下，反复发作次数可明显减少。各种原因引起的高钙血症亦易发生急性胰腺炎。

(四)外伤因素

胰腺的创伤或手术都可引起胰腺炎。内窥镜逆行胰胆管造影所致创伤也可引起胰腺炎，发生率为1%～5%。

(五)先天性因素

胰腺炎的易感性呈常染色体显性遗传。临床特点是儿童或青年期起病，逐渐演变成慢性胰腺炎和胰功能不全。胰腺结石可显著。少数家族还合并有氨基酸尿症。

(六)感染因素

血管功能不全(低容量灌注，动脉粥样硬化)和血管炎可能因减少胰腺血流而引起或加重胰腺炎。

## 二、临床表现

急性胰腺炎的临床表现和病程，取决于其病因、病理类型和治疗是否及时。水肿型胰腺炎一般 3～5 d 内症状即可消失，但常有反复发作。如症状持续一周以上，应警惕已演变为出血坏死型胰腺炎。出血坏死型胰腺炎亦可在一开始时即发生，呈暴发性经过。

### (一)腹痛

为本病最主要表现，约见于 95％急性胰腺炎病例，多数突然发作，常在饱餐和饮酒后发生。轻重不一，轻者上腹钝痛，患者常能忍受，重者呈腹绞痛、钻痛或刀割痛。疼痛常呈持续性伴阵发性加剧。疼痛的部位可因病变的部位不同而异，通常在上中腹部。如炎症以胰头部为主，疼痛常在右上腹及中上腹部；如炎症以胰体、尾部为主，常为中上腹及左上腹疼痛，并向腰背放射。疼痛在弯腰或起坐前倾时可减轻。病情轻者腹痛 3～5 d 缓解；出血坏死型的病情发展较快，腹痛延续较长。由于渗出液扩散至腹腔，腹痛可弥漫至全腹。极少数患者尤其年老体弱者可无腹痛或极轻微痛。

腹肌常紧张，并可有反跳痛。但不象消化道穿孔时表现的肌强硬，如检查者将手紧贴于患者腹部，仍可能按压下去。有时按压腹部反可使腹痛减轻。腹痛发生的原因是胰管扩张；胰腺炎症、水肿；渗出物、出血或胰酶消化产物进入后腹膜腔，刺激腹腔神经丛；化学性腹膜炎；胆管和十二指肠痉挛及梗阻。

### (二)恶心、呕吐

84％的患者有频繁恶心和呕吐，常在进食后发生。呕吐物多为胃内容物，重者含胆汁甚至血样物。呕吐是机体对腹痛或胰腺炎症刺激的一种防御性反射。呕吐后，进入十二指肠的胃酸减少，从而减少胰泌素及缩胆素的释放，减少了胰液胰酶的分泌。

### (三)发热

大多数患者有中度以上发热，少数可超过 39.0 ℃，一般持续 3～5 d。发热系胰腺炎症或坏死产物进入血循环，作用于中枢神经系统体温调节中枢所致。多数发热患者中找不到感染的证据，但如果高热不退强烈提示合并感染或并发胰腺脓肿。

### (四)黄疸

黄疸可于发病后 1～2 d 出现，常为暂时性阻塞性黄疸。黄疸的发生主要由于肿大的胰头部压迫了胆总管所致。合并存在的胆管病变如胆石症和胆管炎症亦是黄疸的常见原因。少数患者后期可因并发肝损害而引起肝细胞性黄疸。

### (五)低血压及休克

出血坏死型胰腺炎常发生低血压和休克。患者烦躁不安，皮肤苍白、湿冷、呈花斑状，脉细弱，血压下降，少数可在发病后短期内猝死。发生休克的机制主要有：

(1)胰舒血管素原释放，被胰蛋白酶激活后致血浆中缓激肽生成增多。缓激肽可引起血管扩张，毛细血管通透性增加，使血压下降。

(2)血液和血浆渗出到腹腔或后腹膜腔，引起血容量不足，这种体液丧失量可达血容量的 30％。

(3)腹膜炎时大量体液流入腹腔或积聚于麻痹的肠腔内。

(4)呕吐丢失体液和电解质。

(5)坏死的胰腺释放心肌抑制因子使心肌收缩不良。

(6)少数患者并发肺栓塞、胃肠道出血。

### (六)肠麻痹

肠麻痹是重型或出血坏死型胰腺炎的主要表现。初期，邻近胰腺的上腹部可见扩张的充气肠袢，后期则整个肠道均发生肠麻痹性梗阻。临床上以高度腹胀、肠鸣音消失为主要表现。肠麻痹可能是肠管对腹膜炎的一种反应。另外，炎症的直接作用，血管和循环的异常、低钠和低钾血症，肠壁神经丛的损害也是肠麻痹发生的重要促发因素。

（七）腹水

胰腺炎时常有少量腹水，由胰腺和腹膜在炎症过程中液体渗出或漏出所致。淋巴管受阻塞或不畅可能也起作用。偶尔出现大量的顽固性腹水，多由于假性囊肿中液体外漏引起。胰性腹水中淀粉酶含量甚高，以此可以与其他原因的腹水区别。

（八）胸膜炎

常见于严重病例，系腹腔内炎性渗出透过横膈微孔进入胸腔所引起的炎性反应。

（九）电解质紊乱

胰腺炎时，机体处于代谢紊乱状态，可以发生电解质平衡失调，血清钠、镁、钾常降低。特别是血钙降低，约见于25%的病例，常低于2.25 mmol/L(9 mg/dL)，如低于1.75 mmol/L(7 mg/dL)提示预后不良。血钙下降的原因是大量钙沉积于脂肪坏死区，同时胰高糖素分泌增加刺激，降钙素分泌，抑制了肾小管对钙的重吸收。

（十）皮下瘀血斑

出血坏死型胰腺炎，因血性渗出物透过腹膜后渗入皮下，可在肋腹部形成蓝绿－棕色血斑，称为Grey-Turner征；如在脐周围出现蓝色斑，称为Cullen征。此两种征象无早期诊断价值，但有确诊意义。

## 三、并发症

急性水肿型胰腺炎很少有并发症发生，而急性出血坏死型则常出现多种并发症。

（一）局部并发症

1.胰脓肿形成

出血坏死型胰腺炎起病2～3周以后，如继发细菌感染，于胰腺内及其周围可有脓肿形成。检查局部有包块，全身感染中毒症状。

2.胰假性囊肿

系由胰液和坏死组织在胰腺本身或其周围被包裹而成。常发生于出血坏死型胰腺炎起病后3～4周，多位于胰体尾部。囊肿可累及邻近组织，引起相应的压迫症状，如黄疸、门脉高压、肠梗阻、肾盂积水等。囊肿穿破可造成胰源性腹水。

3.胰性腹膜炎

含有活性胰酶的渗出物进入腹腔，可引起化学性腹膜炎。腹腔内出现渗出性腹水。如继发感染，则可引起细菌性腹膜炎。

4.其他

胰局部炎症和纤维素性渗出可累及周围脏器，引起脾周围炎、脾梗阻、脾粘连、结肠粘连(常见为脾曲综合征)、小肠坏死出血及肾周围炎。

（二）全身并发症

1.败血症

常见于胰腺炎并发胰腺脓肿时，死亡率甚高。病原体大多数为革兰阴性杆菌，如大肠杆菌、产碱杆菌、产气杆菌、铜绿假单胞菌等。患者表现为持续高热，白细胞升高，以及明显的全身毒性症状。

2.呼吸功能不全

因腹胀、腹痛，患者的膈运动受限，加之磷脂酶A和在该酶作用下生成的溶血卵磷脂对肺泡的损害，可发生肺炎、肺淤血、肺水肿、肺不张和肺梗死，患者出现呼吸困难，血氧饱和度降低，严重者发生急性呼吸窘迫综合征。

3.心律失常和心功能不全

因有效血容量减少和心肌抑制因子的释放，导致心肌缺血和损害，临床上表现为心律失常和急性心衰。

4.急性肾衰

出血坏死型胰腺炎晚期，可因休克、严重感染、电解质紊乱和播散性血管内凝血而发生急性肾衰。

5. 胰性脑病

出血坏死型胰腺炎时，大量活性蛋白水解酶、磷脂酶 A 进入脑内，损伤脑组织和血管，引起中枢神经系统损害综合征，称为胰性脑病。偶可引起脱髓鞘病变。患者可出现谵妄、意识模糊、昏迷、烦躁不安、抑郁、恐惧、妄想、幻觉、语言障碍、共济失调、震颤、反射亢进或消失及偏瘫等。脑电图可见异常。某些患者昏迷系并发糖尿病所致。

6. 消化道出血

可为上消化道或下消化道出血。上消化道出血主要为胃黏膜炎性糜烂或应激性溃疡，或因脾静脉阻塞引起食道静脉破裂。下消化道出血则由于结肠本身或结肠血管受累所致。近年来发现胰腺炎时可发生胃肠型微动脉瘤，瘤破裂后可引起大出血。

7. 糖尿病

约于 5%～35%的患者在病程中出现糖尿病，常见于暴发性坏死型胰腺炎患者，系由 B 细胞遭到破坏，胰岛素分泌下降；A 细胞受刺激，胰高糖素分泌增加所致。严重病例可发生糖尿病酮症酸中毒和糖尿病昏迷。

8. 慢性胰腺炎

重症胰腺炎病例可因胰腺泡大量破坏而并发胰外分泌功能不全，演变成慢性胰腺炎。

9. 猝死

见于极少数病例，由胰腺一心脏性反应所致。

## 四、检查

实验室检查对胰腺炎的诊断具有决定性意义，一般对水肿型胰腺炎，检测血清淀粉酶和尿淀粉酶已足够，对出血坏死型胰腺炎，则需检查更多项目。

### （一）淀粉酶测定

血清淀粉酶常于起病后 2～6 h 开始上升，12～24 h 达高峰。一般大于 500 U（somogyi）。轻者 24～72 h即可恢复正常，最迟不超过 3～5 d。如血清淀粉酶持续增高达 1 周以上，常提示有胰管阻塞或假性囊肿等并发症。病情严重度与淀粉酶升高程度之间并不一致，出血坏死型胰腺炎，因胰腺泡广泛破坏，血清淀粉酶值可正常甚至低于正常。若无肾功能不良，则尿淀粉酶常明显增高，一般在血清淀粉酶增高后 2 h开始增高，维持时间较长，在血清淀粉酶恢复正常后仍可增高。尿淀粉酶下降缓慢，为时可达 1～2 周，故适用于起病后较晚入院的患者。

胰淀粉酶分子量约 55 000 D，易通过肾小球。急性胰腺炎时胰腺释放胰舒血管素，体内产生大量激肽类物质，引起肾小球通透性增加，肾脏对胰淀粉酶清除率增加，而对肌酐清除率无改变。故淀粉酶，肌酐清除率比率（cam/ccr）测定可提高急性胰腺炎的诊断特异性。正常人 cam/ccr 为 1.5%～5.5%。平均为 3.1±1.1%，急性胰腺炎为 9.8±1.1%，胆总管结石时为 3.2±0.3%。cam/ccr＞5.5%即可诊断急性胰腺炎。

### （二）血清胰蛋白酶测定

应用放射免疫法测定，正常人及非胰病患者平均为 400 ng/ mL。急性胰腺炎时增高 10～40 倍。因胰蛋白酶仅来自胰腺，故具特异性。

### （三）血清脂肪酶测定

血清脂肪酶正常范围为 0.2～1.5 U。急性胰腺炎时脂肪酶血中活性升高，常人于 1.7 U。该酶在病程中升高较晚，且持续时间较长，达 7～10 d。在淀粉酶恢复正常时，脂肪酶仍升高，故对起病后就诊较晚的急性胰腺炎病例有诊断价值。特别有助于与腮腺炎加以鉴别，后者无脂肪酶升高。

### （四）血清正铁白蛋白（MHA）测定

腹腔内出血后，红细胞破坏释放的血红蛋白经脂肪酸和弹性蛋门酶作用，转变为正铁血红蛋白。正铁血红蛋白与白蛋白结合形成 MHA。出血坏死型胰腺炎起病 12 h 后血中 MHA 即出现，而水肿型胰腺炎呈阴性,故可作该两型胰腺炎的鉴别。

(五)血清电解质测定

急性胰腺炎时血钙通常不低于2.12 mmol/L。血钙<1.75 mmol/L。仅见于重症胰腺炎患者。低钙血症可持续至临床恢复后4周。如胰腺炎由高钙血症引起,则出现血钙升高。对任何胰腺炎发作期血钙正常的患者,在恢复期均应检查有无高钙血症存在。

(六)其他

测定$\alpha_2$巨球蛋白、$\alpha_1$抗胰蛋白酶、磷脂酶$A_2$、C-反应蛋白、胰蛋白酶原激活肽及粒细胞弹性蛋白酶等均有助于鉴别轻、重型急性胰腺炎,并能帮助病情判断。

## 五、护理

(一)休息

发作期绝对卧床休息,或取屈膝侧卧位等舒适体位,避免衣服过紧、剧痛而辗转不安者要防止坠床,保证睡眠,保持安静。

(二)输液

急性出血坏死型胰腺炎的抗休克和纠正酸碱平衡紊乱自入院始贯穿于整个病程中,护理上需经常、准确记录24 h出入量,依据病情灵活调节补液速度,保证液体在规定的时间内输完,每日尿量应>500 mL。必要时建立两条静脉通道。

(三)饮食

饮食治疗是综合治疗中的重要环节。近来临床中发现,少数胰腺炎患者往往在有效的治疗后,因饮食不当而加重病情,甚至危及生命。采用分期饮食新法则取得较满意效果。胰腺炎的分期饮食分为禁食、胰腺炎Ⅰ号、胰腺炎Ⅱ号、胰腺炎Ⅲ号、低脂饮食五期。

1.禁食

绝对禁食可使胰腺安静休息,胰腺分泌减少至最低限度。患者需限制饮水,口渴者可含漱或湿润口唇。此期患者需静脉补充足够液体及电解质。禁食适用于胰腺炎的急性期,一般患者2~3 d,重症患者5~7 d。

2.胰腺炎Ⅰ号饮食

该饮食内不含脂肪和蛋白质。主要食物有米汤、果子水、藕粉、每日6餐,每次约100 mL,每日热量约为1.4 kJ(334卡),用于病情好转初期的试餐阶段。此期仍需给患者补充足够液体及电解质。Ⅰ号饮食适用于急性胰腺炎患者的康复初期,一般在病后5~7 d。

3.胰腺炎Ⅱ号饮食

该饮食内含少量蛋白质,但不含脂肪。主要食物有小豆汤、果子水、藕粉、龙须面和少量鸡蛋清,每日6餐,每次约200 mL,每日热量约为1.84 kJ。此期可给患者补充少量液体及电解质。Ⅱ号饮食适用于急性胰腺炎患者的康复中期(病后8~10 d)及慢性胰腺炎患者。

4.胰腺炎Ⅲ号饮食

该饮食内含有蛋白质和极少量脂类。主要食物有米粥、小豆汤、龙须面、菜末、鸡蛋清和豆油(5~10 g/d),每日5餐,每次约400 mL,总热量约为4.5 kJ。Ⅲ号饮食适用于急、慢性胰腺炎患者康复后期,一般在病后15 d左右。

5.低脂饮食

该饮食内含有蛋白质和少量脂肪(约30 g),每日4~5餐,用于基本痊愈患者。

(四)营养

急性胰腺炎时,机体处于高分解代谢状态,代谢率可高于正常水平的20%~25%,同时由于感染使大量血浆渗出。因此如无合理的营养支持,必将使患者的营养状况进一步恶化,降低机体抵抗力、延缓康复。

1.全胃肠外营养(TPN)支持的护理

急性胰腺炎特别是急性出血坏死型胰腺炎患者的营养任务主要由TPN来承担。TPN具有使消化道休息、减少胰腺分泌、减轻疼痛、补充体内营养不良、刺激免疫机制、促进胰外漏自发愈合等优点。近来更有代谢调理学说认为通过营养支持供给机体所需的能源和氮源，同时使用药物或生物制剂调理体内代谢反应，可降低分解代谢，共同达到减少机体蛋白质的分解，保存器官结构和功能的目的。应用 TPN 时需严密监护，最初数日每 6 h 检查血糖、尿糖，每 1～2 d 检测血钾、钠、氯、钙、磷；定期检测肝、肾功能；准确记录 24 h 出入量；经常巡视，保持输液速度恒定，不突然更换无糖溶液；每日或隔日检查导管、消毒插管处皮肤，更换无菌敷料，防止发生感染。一旦发生感染要立即拔管，尖端部分常规送细菌培养。TPN 支持一般经过 2 周左右的时间，逐渐过渡到肠道营养(EN)支持。

2. EN 支持的护理

EN 即从空肠造口管中滴入要素饮食，混合奶、鱼汤、菜汤、果汁等多种营养。EN 护理上要求：

(1)应用不能过早，一定待胃肠功能恢复、肛门排气后使用。

(2)EN 开始前 3 d，每 6 h 监测尿糖 1 次，每日监测血糖、电解质、酸碱度、血红蛋白、肝功能，病情稳定后改为每周 2 次。

(3)营养液浓度从 5%开始渐增加到 25%，多以 20%以下的浓度为宜。现配现用，4 ℃下保存。

(4)营养液滴速由慢到快，从 40 mL/h(15～20 滴/min)逐渐增加到 100～120 mL/h。由于小肠有规律性蠕动，当蠕动波近造瘘管时可使局部压力增高，甚至发生滴入液体逆流，因此在滴入过程中要随时调节滴速。

(5)滴入空肠的溶液温度要恒定在 40 ℃左右，因肠管对温度非常敏感，故需将滴入管用温水槽或热水袋加温，如果应用不当很容易发生腹胀、恶心、呕吐、腹痛、腹泻等症状。

(6)灌注时取半卧位，滴注时床头升高 45°，注意电解质补充，不足的部分可用温盐水代替。

3. 口服饮食的护理

经过 3～4 周的 EN 支持，此时患者进入恢复阶段，食欲增加，护理上要指导患者订好食谱，少吃多餐，食物要多样化，告诫患者切不可暴饮暴食增加胰腺负担，防止再次诱发急性胰腺炎。

(五)胃肠减压

抽吸胃内容和胃内气体可减少胰腺分泌，防止呕吐。虽本疗法对轻—中度急性胰腺炎无明显疗效，但对并发麻痹性肠梗阻的严重病例，胃肠减压是不可缺少的治疗措施。减压同时可向胃管内间歇注入氢氧化铝凝胶等碱性药物中和胃酸，间接抑制胰腺分泌。腹痛基本缓解后即可停止胃肠减压。

(六)药物治疗的护理

1. 镇痛解痉

予阿托品、654-2、普鲁苯辛、可待因、水杨酸、异丙嗪、度冷丁等及时对症处理减轻患者痛苦。据报道静脉滴注硫酸镁有一定镇痛效果。禁单用吗啡止痛，因其可引起奥狄括约肌痉挛加重疼痛。抗胆碱能药亦不宜长期使用。

2. 预防感染

轻症急性水肿型胰腺炎通常无须使用抗生素。出血坏死型易并发感染，应使用足量有效抗生素。处理时应按医嘱正确使用抗生素，合理安排输注顺序，保证体内有效浓度，保持患者体表清洁，尤其应注意口腔及会阴部清洁，出汗多时应尽快擦干并及时更换衣、裤等。

3. 抑制胰腺分泌

抗胆碱能药物、制酸剂、$H_2$ 受体拮抗剂、胰岛素与胰高糖素联合应用、生长抑素、降钙素、缩胆囊素受体拮抗剂(丙谷胺)等均有抑制胰腺分泌作用。使用时注意抗胆碱能药不能用于有肠麻痹者及老年人，$H_2$ 受体拮抗剂可有皮肤过敏。

4. 抗胰酶药物

早期应用抗胰酶药物可防止向重型转化和缩短病程。常用药有 FOY(Gabexate Meslate)、Micaclid、胞二磷胆碱、6-氨基己酸等。使用前二者时应控制速度，药液不可溢出血管外，注意测血压，观察有无皮疹发生。对有精神障碍者慎用胞二磷胆碱。

5.胰酶替代治疗

慢性胰功能不全者需长期用胰浸膏。每餐前服用效佳。注意观察少数患者可出现过敏和叶酸水平下降。

（七）心理护理

对急性发作患者应予以充分的安慰，帮助患者减轻或去除疼痛加重的因素。由于疼痛持续时间长，患者常有不安和郁闷而主诉增多，护理时应以耐心的态度对待患者的痛苦和不安情绪，耐心听取其诉说，尽量理解其心理状态。采用松弛疗法，皮肤刺激疗法等方法减轻疼痛。对禁食等各项治疗处理方法及重要意义向患者充分解释，关心、支持和照顾患者，使其情绪稳定、配合治疗，促进病情好转。

（李学银）

## 第三节　肝硬化

### 一、疾病概述

（一）概念和特点

肝硬化是各种慢性肝病发展的晚期阶段。病理上以肝脏弥漫性纤维化、再生结节和假小叶形成为特征。临床上，起病隐匿，病程发展缓慢，晚期以肝功能减退和门静脉高压为主要表现，常出现多种并发症。

肝硬化是常见病，世界范围内的年发病率约为100（25～400）/10万，发病高峰年龄在35～50岁，男性多见，出现并发症时死亡率高。

（二）相关病理生理

肝硬化的病理改变主要是正常肝小叶结构被假小叶所替代后，在大体形态上：肝脏早期肿大、晚期明显缩小，质地变硬。

肝硬化的病理生理改变主要是肝功能减退（失代偿）和门静脉高压，临床上表现为由此而引起的多系统、多器官受累所产生的症状和体征，进一步发展可产生一系列并发症。

（三）肝硬化的病因

引起肝硬化的病因很多，在我国以病毒性肝炎为主，欧美国家以慢性酒精中毒多见。

（1）病毒性肝炎：主要为乙型、丙型和丁型肝炎病毒的感染，通常经过慢性肝炎阶段演变而来，急性或亚急性肝炎如有大量肝细胞坏死和肝纤维化可以直接演变为肝硬化，乙型和丙型或丁型肝炎病毒的重叠感染可加速发展至肝硬化。

（2）慢性酒精中毒：长期大量饮酒（一般为每日摄入酒精80 g达10年以上），乙醇及其代谢产物（乙醛）的毒性作用，引起酒精性肝炎，继而可发展为肝硬化。

（3）非酒精性脂肪性肝炎：非酒精性脂肪性肝炎可发展成肝硬化。

（4）胆汁淤积：持续肝内胆汁淤积或肝外胆管阻塞时，高浓度胆酸和胆红素对肝细胞有损害作用，引起原发性胆汁性肝硬化或继发性胆汁性肝硬化。

（5）肝静脉回流受阻：慢性充血性心力衰竭、缩窄性心包炎、肝静脉阻塞综合征、肝小静脉闭塞等引起肝脏长期淤血缺氧，引起肝细胞坏死和纤维化。

（6）遗传代谢性疾病：先天性酶缺陷疾病，致使某些物质不能被正常代谢而沉积在肝脏，如肝豆状核变性（铜沉积）、血色病（铁沉积）、$\alpha_1$-抗胰蛋白酶缺乏症等。

（7）工业毒物或药物：长期接触四氯化碳、磷、砷等或服用双醋酚汀、甲基多巴、异烟肼等可引起中毒性或药物性肝炎而演变为肝硬化；长期服用甲氨蝶呤可引起肝纤维化而发展为肝硬化。

（8）自身免疫性肝炎可演变为肝硬化。

（9）血吸虫病：虫卵沉积于汇管区，引起肝纤维化组织增生，导致窦前性门静脉高压，亦称为血吸虫病性肝硬化。

(10)隐源性肝硬化：部分原因不明的肝硬化。

(四)临床表现

1.代偿期肝硬化

症状轻且无特异性。可有乏力、食欲减退、腹胀不适等。患者营养状况一般，可触及肿大的肝脏、质偏硬，脾可肿大。肝功能检查正常或仅有轻度酶学异常。常在体检或手术中被偶然发现。

2.失代偿期肝硬化

临床表现明显，可发生多种并发症。

(1)症状。

全身症状：乏力为早期症状，其程度可自轻度疲倦至严重乏力。体重下降往往随病情进展而逐渐明显。少数患者有不规则低热，与肝细胞坏死有关，但注意与合并感染、肝癌鉴别。

消化道症状：食欲不振为常见症状，可有恶心、偶伴呕吐。腹胀亦常见，与胃肠积气、腹水和肝脾肿大等有关，腹水量大时，腹胀成为患者最难忍受的症状。腹泻往往表现为对脂肪和蛋白质耐受差，稍进油腻肉食即易发生腹泻。部分患者有腹痛，多为肝区隐痛，当出现明显腹痛时要注意合并肝癌、原发性腹膜炎、胆管感染、消化性溃疡等情况。

出血倾向：可有牙龈、鼻腔出血、皮肤紫癜，女性月经过多等。

与内分泌紊乱有关的症状：男性可有性功能减退、男性乳房发育，女性可发生闭经、不孕。部分患者有低血糖的表现。

门脉高压症状：如食管胃底静脉曲张破裂而致上消化道出血时，表现为呕血及黑粪；脾功能亢进可致血细胞减少，贫血而出现皮肤黏膜苍白。

(2)体征。

呈肝病容，面色黝黑而无光泽。晚期患者消瘦、肌肉萎缩。皮肤可见蜘蛛痣、肝掌、男性乳房发育。腹壁静脉以脐为中心显露至曲张，严重者脐周静脉突起呈水母状并可听见静脉杂音。黄疸提示肝功能储备已明显减退，黄疸呈持续性或进行性加深提示预后不良。腹水伴或不伴下肢水肿是失代偿期肝硬化最常见表现，部分患者可伴肝性胸水，以右侧多见。

肝脏早期肿大可触及，质硬而边缘钝；后期缩小，肋下常触不到。半数患者可触及肿大的脾脏，常为中度，少数重度。

各型肝硬化起病方式与临床表现并不完全相同。如大结节性肝硬化起病较急进展较快，门静脉高压症相对较轻，但肝功能损害则较严重；血吸虫病性肝纤维化的临床表现则以门静脉高压症为主，巨脾多见，黄疸、蜘蛛痣、肝掌少见，肝功能损害较轻，肝功能试验多基本正常。

(五)辅助检查

1.实验室检查

血常规、尿、粪常规、血清免疫学、内镜、腹腔镜、腹水和门静脉压力生化检查(以了解其病因、诱因及潜在的护理问题)。

2.肝功能检查

代偿期大多正常或仅有轻度的酶学异常，失代偿期普遍异常，且异常程度往往与肝脏的储备功能减退程度相关。具体表现为转氨酶升高，血清清蛋白下降、球蛋白升高，A/G 倒置，凝血酶原时间延长，结合胆红素升高等。

3.影像学检查

(1)X 线检查：食管静脉曲张时行食管吞钡 X 线检查显示虫蚀样或蚯蚓状充盈缺损，纵行黏膜皱襞增宽，胃底静脉曲张时胃肠钡餐可见菊花瓣样充盈缺损。

(2)腹部超声检查：B 超常示肝脏表面不光滑、肝叶比例失调、肝实质回声不均匀等，以及脾大、门静脉扩张和腹水等超声图像。

(3)CT 和 MRI 对肝硬化的诊断价值与 B 超相似。

(六)治疗原则

本病目前无特效治疗，关键在于早期诊断，针对病因给予相应处理，阻止肝硬化进一步发展，后期积极防治并发症，终末期则只能有赖于肝移植。

## 二、护理评估

(一)一般评估

1. 生命体征

伴感染时可有发热、有心脏功能不全时可有呼吸、脉搏和血压的改变，余无明显特殊变化。

2. 患病及治疗经过

询问本病的有关病因，例如：有无肝炎或输血史、心力衰竭、胆管疾病；有无长期接触化学毒物、使用损肝药物或嗜酒，其用量和持续时间。有无慢性肠道感染、消化不良、消瘦、黄疸、出血史。有关的检查、用药和其他治疗情况。

3. 患者主诉及一般情况

饮食及消化情况，例如食欲、进食量及食物种类、饮食习惯及爱好。有无食欲减退甚至畏食，有无恶心、呕吐、腹胀、腹痛，呕吐物和粪便的性质及颜色。日常休息及活动量、活动耐力、尿量及颜色等。

4. 相关记录

体重、饮食、皮肤、肝脏大小、出入量、出血情况、意识等记录结果。

(二)身体评估

1. 头颈部

(1)面部颜色，有无肝病面容，脱发。

(2)患者的精神状态，对人物、时间、地点的定向力(表情淡漠、性格改变或行为异常多为肝脏病的前驱表现)。

2. 胸部

呼吸的频率和节律，有无呼吸浅速、呼吸困难和发绀，有无因呼吸困难、心悸而不能平卧，有无胸水形成。

3. 腹部

(1)测量腹围有无腹壁紧张度增加、脐疝、腹式呼吸减弱等腹水征象。

(2)腹部有无移动性浊音，大量腹水可有液波震颤。

(3)有无腹壁静脉显露，腹壁静脉曲张时在剑突下，脐周腹壁静脉曲张处可听见静脉连续性潺潺声(结合病例综合考虑)。

(4)肝脾大小、质地、表面情况及有无压痛(结合 B 超结果综合考虑)。

4. 其他

是否消瘦，皮下脂肪消失、肌肉萎缩；皮肤是否干枯、有无黄染、出血点、蜘蛛痣、肝掌等。

(三)心理一社会评估

评估时应注意患者的心理状态，有无个性、行为的改变，有无焦虑、抑郁、易怒、悲观等情绪。并发肝性脑病时，患者可出现嗜睡、兴奋、昼夜颠倒等神经精神症状，应注意鉴别。评估患者及家属对疾病的认识及态度、家庭经济情况和社会支持等。

(四)辅助检查结果评估

1. 血常规检查

有无红细胞减少或全血细胞减少。

2. 血生化检查

肝功能有无异常，有无电解质和酸碱平衡紊乱，血氨是否增高，有无氮质血症。

3.腹水检查

腹水的性质是漏出液或渗出液,有无找到病原菌或恶性肿瘤细胞。

4.其他检查

钡餐造影检查有无食管胃底静脉曲张,B超检查有无静脉高压征象等。

(五)常用药物治疗效果的评估

利尿剂评估要点如下。

1.准确记录患者出入量(尤其是24小时尿量)

大量利尿可引起血容量过度降低,心排血量下降,血尿素氮增高。患者皮肤弹性减低,出现体位性低血压和少尿。

2.血生化检查的结果

长期使用噻嗪类利尿剂有可能导致水、电解质紊乱,产生低钠、低氯和低钾血症。

## 三、主要护理诊断/问题

1.营养失调

低于机体需要量与肝功能减退、门静脉高压引起食欲减退、消化和吸收障碍有关。

2.体液过多

与肝功能减退、门静脉高压引起钠水潴留有关。

3.潜在并发症

(1)上消化道出血:与食管胃底静脉曲张破裂有关。

(2)肝性脑病:与肝功能障碍、代谢紊乱致神经系统功能失调有关。

## 四、护理措施

(一)休息与活动

睡眠应充足,生活起居有规律。代偿期患者无明显的精神、体力减退,可适当参加工作,避免过度疲劳;失代偿期患者以卧床休息为主,并视病情适量活动,活动量以不加重疲劳感和其他症状为度。腹水患者宜平卧位,可抬高下肢,以减轻水肿。阴囊水肿者可用拖带托起阴囊,大量腹水者卧床时可取半卧位,以减轻呼吸困难和心悸。

(二)合理饮食

既保证饮食营养又遵守必要的饮食限制是改善肝功能、延缓病情进展的基本措施。与患者共同制订符合治疗需要而又为其接受的饮食计划。饮食治疗原则:高热量、高蛋白质、高维生素、限制水钠、易消化饮食,并根据病情变化及时调整。

(三)用药护理

应严格按医嘱用药,并注意观察常用药的毒不良反应,发现问题及时处理。如使用利尿药注意维持水电解质和酸碱平衡,利尿速度不宜过快,以每天体重减轻不超过0.5 kg为宜。

(四)心理护理

多关心体贴患者,使患者保持愉快心情,树立治病的信心。

(五)健康教育

1.饮食指导

切实遵循饮食治疗原则和计划,禁酒。

2.用药原则

遵医嘱按时、正确服用相关药物,加用药物需征得医师同意,以免加重肝脏负担和肝功能损害。让患者了解常用药物不良反应及自我观察要点。

3.预防感染的措施

注意保暖和个人卫生保健。

4.适当活动计划

睡眠应充足，生活起居有规律。制订个体化的活动计划，避免过度疲劳。

5.皮肤的保护

沐浴时应注意避免水温过高，或使用有刺激性的皂类和沐浴液，沐浴后使用性质柔和的润肤品；皮肤瘙痒者给予止痒处理，嘱患者勿用手抓搔，以免皮肤破损。

6.及时就诊的指标

(1)患者出现性格、行为改变等可能为肝性脑病的前驱症状时。

(2)出现消化道出血等其他并发症时。

## 五、护理效果评估

(1)患者自觉症状好转，食欲增加。

(2)患者尿量增加、体重减轻、水肿减轻及其他身体不适有所减轻。

(3)患者能正确记录出入量，测量腹围和体重。

(李学银)

# 第四节　反流性食管炎

反流性食管炎(reflux esophagitis，RE)，是指胃、十二指肠内容物反流入食管所引起的食管黏膜炎症、糜烂、溃疡和纤维化等病变，甚至引起咽喉、气道等食管以外的组织损害。其发病男性多于女性，男女比例大约为(2～3)：1，发病率为1.92%。随着年龄的增长，食管下段括约肌收缩力的下降，胃、十二指肠内容物自发性反流，而使老年人反流性食管炎的发病率有所增加。

## 一、病因与发病机制

(一)抗反流屏障削弱

食管下括约肌是指食管末端3～4 cm长的环形肌束。正常人静息时压力为10～30 mmHg(1.3～4.0 kPa)，为一高压带，防止胃内容物反流入食管。由于年龄的增长，机体老化导致食管下括约肌的收缩力下降引起食物反流。一过性食管下括约肌松弛也是反流性食管炎的主要发病机制。

(二)食管清除作用减弱

正常情况下，一旦发生食物的反流，大部分反流物通过1～2次食管自发和继发性的蠕动性收缩将食管内容物排入胃内，即容量清除，剩余的部分则由唾液缓慢地中和。老年人食管蠕动缓慢和唾液产生减少，影响了食管的清除作用。

(三)食管黏膜屏障作用下降

反流物进入食管后，可以凭借食管上皮表面黏液、不移动水层和表面 $HCO_3^-$、复层鳞状上皮等构成上皮屏障，以及黏膜下丰富的血液供应构成的后上皮屏障，发挥其抗反流物对食管黏膜损伤的作用。随着机体老化，食管黏膜逐渐萎缩，黏膜屏障作用下降。

## 二、护理评估

(一)健康史

询问患者的饮食结构及习惯、有无长期服用药物史。

（二）身体评估

1. 反流症状

反酸、反食、反胃（指胃内容物在无恶心和不用力的情况下涌入口腔）、嗳气等，多在餐后明显或加重，平卧或躯体前屈时易出现。

2. 反流物引起的刺激症状

胸骨后或剑突下烧灼感、胸痛、吞咽困难等。常由胸骨下段向上伸延，常在餐后1 h出现，平卧、弯腰或腹压增高时可加重。反流物刺激食管痉挛导致胸痛，常发生在胸骨后或剑突下。严重时可为剧烈刺痛，可放射到后背、胸部、肩部、颈部、耳后，有的酷似心绞痛的特点。

3. 其他症状

咽部不适，有异物感、棉团感或堵塞感，可能与酸反流引起食管上段括约肌压力升高有关。

4. 并发症

（1）上消化道出血：因食管黏膜炎症、糜烂及溃疡可以导致上消化道出血。

（2）食管狭窄：食管炎反复发作致使纤维组织增生，最终导致瘢痕性狭窄。

（3）Barrett食管：在食管黏膜的修复过程中，食管－贲门交界处2 cm以上的食管鳞状上皮被特殊的柱状上皮取代，称之为Barrett食管。Barrett食管发生溃疡时，又称Barrett溃疡。Barrett食管是食管癌的主要癌前病变，其腺癌的发生率较正常人高30～50倍。

（三）辅助检查

1. 内镜检查

内镜检查是反流性食管炎最准确、最可靠的诊断方法，能判断其严重程度和有无并发症，结合活检可与其他疾病相鉴别。

2. 24 h食管pH监测

应用便携式pH记录仪在生理状态下对患者进行24 h食管pH连续监测，可提供食管是否存在过度酸反流的客观依据。在进行该项检查前3日，应停用抑酸药与促胃肠动力的药物。

3. 食管吞钡X线检查

对不愿意接受或不能耐受内镜检查者行该检查。严重患者可发现阳性X线征。

（四）心理社会状况

反流性食管炎长期持续存在，病情反复、病程迁延，因此患者会出现食欲减退，体重下降，导致患者心情烦躁、焦虑；合并消化道出血时会使患者紧张、恐惧。应注意评估患者的情绪状态及对本病的认知程度。

## 三、常见护理诊断及问题

（一）疼痛：胸痛

与胃食管黏膜炎性病变有关。

（二）营养失调：低于机体需要量

与害怕进食、消化吸收不良等有关。

（三）有体液不足的危险

与合并消化道出血引起活动性体液丢失、呕吐及液体摄入量不足有关。

（四）焦虑

与病情反复、病程迁延有关。

（五）知识缺乏

缺乏对反流性食管炎病因和预防知识的了解。

## 四、诊断要点与治疗原则

(一)诊断要点

临床上有明显的反流症状,内镜下有反流性食管炎的表现,食管过度酸反流的客观依据即可做出诊断。

(二)治疗原则

以药物治疗为主,对药物治疗无效或发生并发症者可做手术治疗。

1.药物治疗

目前多主张采用递减法,即开始使用质子泵抑制剂加促胃肠动力药,迅速控制症状,待症状控制后再减量维持。

(1)促胃肠动力药:目前主要常用的药物是西沙必利。常用量为每次 5～15 mg,每天 3～4 次,疗程8～12 周。

(2)抑酸药:①$H_2$ 受体拮抗剂($H_2RA$):西咪替丁 400 mg、雷尼替丁 150 mg、法莫替丁20 mg,每日 2 次,疗程 8～12 周。②质子泵抑制剂(PPI):奥美拉唑 20 mg、兰索拉唑 30 mg、泮托拉唑 40 mg、雷贝拉唑 10 mg 和埃索美拉唑 20 mg,一日 1 次,疗程 4～8 周。③抗酸药:仅用于症状轻、间歇发作的患者作为临时缓解症状用。反流性食管炎有并发症或停药后很快复发者,需要长期维持治疗。$H_2RA$、西沙必利、PPI 均可用于维持治疗,其中以 PPI 效果最好。维持治疗的剂量因患者而异,以调整至患者无症状的最低剂量为合适剂量。

2.手术治疗

手术为不同术式的胃底折叠术。手术指征为:①严格内科治疗无效。②虽经内科治疗有效,但患者不能忍受长期服药。③经反复扩张治疗后仍反复发作的食管狭窄。④确证由反流性食管炎引起的严重呼吸道疾病。

3.并发症的治疗

(1)食管狭窄:大部分狭窄可行内镜下食管扩张术治疗。扩张后予以长程 PPI 维持治疗可防止狭窄复发。少数严重瘢痕性狭窄需行手术切除。

(2)Barrett 食管:药物治疗是预防 Barrett 食管发生和发展的重要措施,必须使用 PPI 治疗及长期维持。

## 五、护理措施

(一)一般护理

为减少平卧时及夜间反流可将床头抬高 15～20 cm。避免睡前 2h 内进食,白天进餐后亦不宜立即卧床。应避免食用使食管下括约肌压力降低的食物和药物,如高脂肪、巧克力、咖啡、浓茶及硝酸甘油、钙拮抗剂等。应戒烟及禁酒。减少一切影响腹压增高的因素,如肥胖、便秘、紧束腰带等。

(二)用药护理

遵医嘱给予药物治疗,注意观察药物的疗效及不良反应。

1.$H_2$ 受体拮抗剂

药物应在餐中或餐后即刻服用,若需同时服用抗酸药,则两药应间隔 1 h 以上。若静脉给药应注意控制速度,过快可引起低血压和心律失常。西咪替丁对雄性激素受体有亲和力,可导致男性乳腺发育、阳痿以及性功能紊乱,应做好解释工作。该药物主要通过肾排泄,用药期间应监测肾功能。

2.质子泵抑制剂

奥美拉唑可引起头晕,应嘱患者用药期间避免开车或做其他必须高度集中注意力的工作。兰索拉唑的不良反应包括荨麻疹、皮疹、瘙痒、头痛、口苦、肝功能异常等,轻度不良反应不影响继续用药,较严重时应及时停药。泮托拉唑的不良反应较少,偶可引起头痛和腹泻。

3.抗酸药

该药在饭后 1 h 和睡前服用。服用片剂时应嚼服,乳剂给药前应充分摇匀。

抗酸剂应避免与奶制品、酸性饮料及食物同时服用。

(三)饮食护理

(1)指导患者有规律地定时进餐,饮食不宜过饱,选择营养丰富,易消化的食物。避免摄入过咸、过甜、过辣的刺激性食物。

(2)制定饮食计划:与患者共同制定饮食计划,指导患者及家属改进烹饪技巧,增加食物的色、香、味,刺激患者食欲。

(3)观察并记录患者每天进餐次数、量、种类,以了解其摄入营养素的情况。

## 六、健康指导

(一)疾病知识的指导

向患者及家属介绍本病的有关病因,避免诱发因素。保持良好的心理状态,平时生活要有规律,合理安排工作和休息时间,注意劳逸结合,积极配合治疗。

(二)饮食指导

指导患者加强饮食卫生和饮食营养,养成有规律的饮食习惯;避免过冷、过热、辛辣等刺激性食物及浓茶、咖啡等饮料;嗜酒者应戒酒。

(三)用药指导

根据病因及病情进行指导,嘱患者长期维持治疗,介绍药物的不良反应,如有异常及时复诊。

(王丽芹)

# 第八章　泌尿内科疾病护理

## 第一节　急性肾小球肾炎

急性肾小球肾炎(acute glomerulonephritis,AGN)简称急性肾炎,是以急性肾炎综合征为主要表现的一组疾病。其特点为起病急,患者出现血尿、蛋白尿、水肿和高血压,可伴有一过性氮质血症。本病好发于儿童,男性居多。常有前驱感染,多见于链球菌感染后,其他细菌、病毒和寄生虫感染后也可引起。本部分主要介绍链球菌感染后的急性肾炎。

### 一、病因及发病机制

急性肾小球肾炎常发生于β-溶血性链球菌“致肾炎菌株”引起的上呼吸道感染(多为扁桃体炎)或皮肤感染(多为脓疱疮)后,感染导致机体产生免疫反应而引起双侧肾脏弥漫性的炎症反应。目前多认为,链球菌的主要致病抗原是胞质或分泌蛋白的某些成分,抗原刺激机体产生相应抗体,形成免疫复合物沉积于肾小球而致病。同时,肾小球内的免疫复合物可激活补体,引起肾小球内皮细胞及系膜细胞增生,并吸引中性粒细胞及单核细胞浸润,导致肾脏病变。

### 二、临床表现

(一)症状与体征

1.尿异常

几乎所有患者均有肾小球源性血尿,约30%出现肉眼血尿,且常为首发症状或患者就诊的原因。可伴有轻、中度蛋白尿,少数(<20%)患者可呈大量蛋白尿。

2.水肿

80%以上患者可出现水肿,常为起病的初发表现,表现为晨起眼睑水肿,呈“肾炎面容”,可伴有下肢轻度凹陷性水肿,少数严重者可波及全身。

3.高血压

约80%患者患病初期水钠潴留时,出现一过性轻、中度高血压,经利尿后血压恢复正常。少数患者可出现高血压脑病、急性左心衰竭等。

4.肾功能异常

大部分患者起病时尿量减少(40～700 mL/d),少数为少尿(<400 mL/d)。可出现一过性轻度氮质血症。一般于1～2周后尿量增加,肾功能于利尿后数日恢复正常,极少数出现急性肾衰竭。

(二)并发症

前驱感染后常有1～3周(平均10 d左右)的潜伏期。呼吸道感染的潜伏期较皮肤感染短。本病起病较急,病情轻重不一,轻者仅尿常规及血清补体 $C_3$ 异常,重者可出现急性肾衰竭。大多预后良好,常在数月内临床自愈。

## 三、辅助检查

(1)尿液检查:均有镜下血尿,呈多形性红细胞。尿蛋白多为(+)~(++)。尿沉渣中可有红细胞管型、颗粒管型等。早期尿中白细胞、上皮细胞稍增多。

(2)血清 $C_3$ 及总补体:发病初期下降,于 8 周内恢复正常,对本病诊断意义很大。血清抗链球菌溶血素"O"滴度可增高,部分患者循环免疫复合物(circulating immune complex,CIC)阳性。

(3)肾功能检查:内生肌酐清除率(endogenous creatinie clearance rate,CC)降低,血尿素氮(blood urea nitrogen,BUN)、血肌酐(creaitinine,Cr)升高。

## 四、诊断要点

(1)链球菌感染后 1~3 周出现血尿、蛋白尿、水肿、高血压,甚至少尿及氮质血症。

(2)血清补体 $C_3$ 降低(8 周内恢复正常),即可临床诊断为急性肾小球肾炎。

(3)若肾小球滤过率进行性下降或病情 1~2 个月尚未完全好转的应及时做肾活检,以明确诊断。

## 五、治疗要点

治疗原则:以休息、对症处理为主,缩短病程,促进痊愈。本病为自限性疾病,不宜用肾上腺糖皮质激素及细胞毒药物。急性肾衰竭患者应予透析。

### (一)对症治疗

利尿治疗可消除水肿,降低血压。利尿后高血压控制不满意时,可加用其他降压药物。

### (二)控制感染灶

以往主张使用青霉素或其他抗生素 10~14 d,现其必要性存在争议。对于反复发作的慢性扁桃体炎,待肾炎病情稳定后,可作扁桃体摘除术,手术前后 2 周应注射青霉素。

### (三)透析治疗

对于少数发生急性肾衰竭者,应予血液透析或腹膜透析治疗,帮助患者度过急性期,一般不需长期维持透析。

## 六、护理评估

(1)健康史:询问发病前 2 个月有无上呼吸道和皮肤感染史,起病急缓,就诊原因等。既往呼吸道感染史。

(2)身体状况:评估水肿的部位、程度、特点,血压增高程度:有无局部感染灶存在。

(3)心理及社会因素:因患者多为儿童,对疾病的后果常不能理解,因而不重视疾病,不按医嘱注意休息,家属则往往较急,过分约束患者,年龄较大的患者因休学、长期休息而产生焦虑、悲观情绪。评估患者及家属对疾病的认识,目前的心理状态等。

(4)辅助检查:周围血象有无异常,淋巴细胞是否升高。

## 七、护理目标

(1)能自觉控制水、盐的摄入,水肿明显消退。

(2)患者能逐步达到正常活动量。

(3)无并发症发生,或能早期发现并发症并积极配合抢救。

## 八、护理措施

### (一)一般护理

急性期患者应绝对卧床休息,以增加肾血流量和减少肾脏负担。应卧床休息 6 周~2 个月,尿液检查只有蛋白尿和镜下血尿时，方可离床活动。病情稳定后逐渐增加运动量，避免劳累和剧烈活动，坚持1～2年，待完全康复后才能恢复正常的体力劳动。存在水肿、高血压或心力衰竭时，应严格限制盐的摄入，一般进盐应低于3 g/d，特别严重的病例应完全禁盐。在急性期，为减少蛋白质的分解代谢，限制蛋白质的摄取量为0.5～0.8 g/(kg·d)。当血压下降，水肿消退，尿蛋白减少后，即可逐渐增加食盐和蛋白质的量。除限制钠盐外，也应限制液体摄入量，进水量的控制本着宁少勿多的原则。每日进水量应为不显性失水量(约500 mL)加上24 h尿量，此进水量包括饮食、饮水、服药、输液等所含水分的总量。另外，饮食应注意热量充足、易于消化和吸收。

(二)病情观察

注意观察水肿的范围、程度，有无胸水、腹水，有无呼吸困难、肺部湿啰音等急性左心衰竭的征象；监测高血压动态变化，监测有无头痛、呕吐、颈项强直等高血压脑病的表现；观察尿的变化及肾功能的变化，及早发现有无肾衰竭的可能。

(三)用药护理

在使用降压药的过程中，要注意一定要定时、定量服用，随时监测血压的变化，还要嘱患者服药后在床边坐几分钟，然后缓慢站起，防止眩晕及直立性低血压。

(四)心理护理

患者尤其是儿童对长期的卧床会产生忧郁、烦躁等心理反应，加上担心血尿、蛋白尿是否会恶化，会进一步会加重精神负担。故应尽量多关心、巡视患者，随时注意患者的情绪变化和精神需要，按照患者的要求予以尽快解决。关于卧床休息需要持续的时间和病情的变化等，应适当予以说明，并要组织一些有趣的活动活跃患者的精神生活，使患者能以愉快、乐观的态度安心接受治疗。

### 九、护理评价

(1)能否接受限制钠、水的治疗和护理，尿量已恢复正常，水肿有减轻甚至消失。

(2)能正确面对患病现实，说出心理感受，保持乐观情绪。

(3)无并发症发生。

### 十、健康指导

(1)预防指导：平时注意加强锻炼，增强体质。注意个人卫生，防止化脓性皮肤感染。有上呼吸道或皮肤感染时，应及时治疗。注意休息和保暖，限制活动量。

(2)生活指导：急性期严格卧床休息，按照病情进展调整作息制度。掌握饮食护理的意义及原则，切实遵循饮食计划。指导患者及其家属掌握本病的基本知识和观察护理方法，消除各种不利因素，防止疾病进一步加重。

(3)用药指导：遵医嘱正确使用抗生素、利尿药及降压药等，掌握不同药物的名称、剂量、给药方法，观察各种药物的疗效和不良反应。

(4)心理指导：增强战胜疾病的信心，保持良好的心境，积极配合诊疗计划。

(王丽芹)

## 第二节　慢性肾小球肾炎

慢性肾小球肾炎简称慢性肾炎，是最常见的一组原发于肾小球的疾病，以蛋白尿、血尿、高血压及水肿为基本表现，可有不同程度的肾功能减退，大多数患者会发展成慢性肾衰竭。本病起病方式各不相同，病情迁延，进展缓慢；可发生于任何年龄，以中青年居多，男性多于女性。

## 一、病因及诊断检查

(一)致病因素

慢性肾炎的病因尚不完全清楚,大多数由各种原发性肾小球疾病迁延不愈发展而成。目前认为其发病与感染有明确关系,细菌、原虫、病毒等感染后可引起免疫复合物介导性炎症而导致肾小球肾炎,故认为发病起始因素为免疫介导性炎症。另外,在发病过程中也有非免疫非炎症性因素参与,如高血压、超负荷的蛋白饮食等。仅少数慢性肾炎由急性肾炎演变而来。在发病过程中可因感染、劳累、妊娠和使用肾毒性药物等使病情加重。

(二)身体状况

1.症状体征

慢性肾炎多数起病隐匿,大多无急性肾炎病史,病前也无感染史,发病已为慢性肾炎;少数为急性肾炎迁延不愈超过1年以上而成为慢性。临床表现差异大,症状轻重不一。主要表现如下。

(1)水肿:多为眼睑水肿和(或)轻度至中度下肢水肿,一般无体腔积液,缓解期可完全消失。

(2)高血压:部分患者可以高血压为首发或突出表现,多为持续性中等程度以上高血压。持续血压升高可加速肾小球硬化,使肾功能迅速恶化,预后较差。

(3)全身症状:表现为头晕、乏力、食欲缺乏、腰膝酸痛等,其中贫血较为常见。随着病情进展可出现肾功能减退,最终发展成为慢性肾衰竭。

(4)尿异常:可有尿量减少,偶有肉眼血尿。

2.并发症

(1)感染:易合并呼吸道及泌尿道感染。

(2)心脏损害:心脏扩大、心律失常和心力衰竭。

(3)高血压脑病:因血压骤升所致。

(4)慢性肾衰竭:是慢性肾炎最严重的并发症。

(三)心理社会状况

患者常因病程长、反复发作、疗效不佳、药物不良反应大、预后较差等而出现焦虑、恐惧、悲观的情绪。

(四)实验室及其他检查

1.尿液检查

尿比重多在1.020以下;最具有特征的是蛋白尿,尿蛋白(+～+++),尿蛋白定量1～3 g/24 h;尿沉渣镜检可见红细胞和颗粒管型。

2.血液检查

早期多正常或有轻度贫血,晚期红细胞计数和血红蛋白多明显降低。

3.肾功能检查

慢性肾炎可导致肾功能逐渐减退,表现为肾小球滤过率下降,内生肌酐清除率下降、血肌酐和尿素氮增高。

## 二、护理诊断及医护合作性问题

(1)体液过多:与肾小球滤过率下降及血浆胶体渗透压下降有关。

(2)营养失调(低于机体需要量):与蛋白丢失、摄入不足及代谢紊乱有关。

(3)焦虑:与担心疾病复发和预后有关。

(4)潜在并发症:感染、心脏损害、高血压脑病、慢性肾衰竭。

## 三、治疗及护理措施

(一)治疗要点

慢性肾小球肾炎的主要治疗目的是防止或延缓肾功能恶化,改善症状,防止严重并发症。

1.一般治疗

适当休息、合理饮食、防治感染等。

2.对症治疗

(1)利尿:水肿明显的患者可使用利尿药,常用氢氯噻嗪、螺内酯、呋塞米,既可利尿消肿,也可降低血压。

(2)控制血压:高血压可加快肾小球硬化,因此及时有效地维持适宜的血压是防止病情恶化的重要环节。容量依赖性高血压首选利尿药,肾素依赖性高血压首选血管紧张素转化酶抑制药(卡托普利等)和β受体阻滞药(普萘洛尔等)。

3.抗血小板药物

长期使用抗血小板药物可改善微循环,延缓肾衰竭。常用双嘧达莫和阿司匹林。

4.糖皮质激素和细胞毒性药物

一般不主张应用。可试用于血压不高、肾功能正常、尿蛋白较多者,常选用泼尼松、环磷酰胺等。

(二)护理措施

1.病情观察

因高血压易加剧肾功能的损害,故应密切观察患者的血压变化。准确记录 24 h 出入液量,监测尿量、体重和腹围,观察水肿的消长情况。监测肾功能变化,及时发现肾衰竭。

2.生活护理

(1)适当休息:因卧床休息能增加肾血流量,减轻水肿、蛋白尿及改善肾功能,故慢性肾炎患者宜多卧床休息,避免重体力劳动。特别是有明显水肿、大量蛋白尿、血尿及高血压或合并感染、心力衰竭、肾衰竭及急性发作期的患者,应限制活动,绝对卧床休息。

(2)饮食护理:水肿少尿者应限制钠、水的摄入,食盐摄入量为 1～3 g/d,每日进水量不超过 1500 mL,记录 24 h 出入液量;每日测量腹围、体重,监测水肿消长情况。低蛋白、低磷饮食可减轻肾小球内高压、高灌注及高滤过状态,延缓肾功能减退,宜尽早采用富含必需氨基酸的优质低蛋白饮食(如鸡肉、牛奶、瘦肉等),蛋白质的摄入量为 0.5～0.8 g/(kg·d),低蛋白饮食亦可达到低磷饮食的目的。补充多种维生素及锌。适当增加糖类和脂肪的摄入比例,保证足够热量,减少自体蛋白的分解。

3.药物治疗的护理

使用利尿药时应注意有无电解质、酸碱平衡紊乱;服用降压药起床时动作宜缓慢,以防直立性低血压;应用血管紧张素转化酶抑制药时,注意观察患者有无持续性干咳;应用抗血小板药物时,注意观察有无出血倾向等。

4.对症护理

包括对水肿、高血压、少尿等症状的护理。

5.心理护理

注意观察患者的心理活动,及时发现患者的不良情绪,主动与患者沟通,鼓励患者说出其内心感受,做好疏导工作,帮助患者调整心态,积极配合治疗及护理。

6.健康指导

(1)指导患者严格按照饮食计划进餐。注意休息,保持精神愉快,避免劳累、受凉和使用肾毒性药物,以延缓肾功能减退。

(2)进行适当锻炼,提高机体抵抗力,预防呼吸道感染。

(3)遵医嘱服药,定期复查尿常规和肾功能。

(4)育龄妇女注意避孕,以免因妊娠导致肾炎复发和病情恶化。

(王丽芹)

# 第三节　肾盂肾炎

肾盂肾炎是由各种病原微生物感染所引起的肾盂、肾盏及肾实质的感染性炎症，是泌尿系感染中最常见的临床类型。肾盂肾炎为上尿路感染，尿道炎和膀胱炎为下尿路感染，而肾盂肾炎常伴有下尿路感染，临床上在感染难以定位时可统称为尿路感染。本病好发于女性，尤多见于育龄期妇女、女婴、老年女性和免疫功能低下者。

## 一、病因及诊断检查

（一）致病因素

1.病因

尿路感染最常见的致病菌是肠道革兰阴性杆菌，其中以大肠埃希菌最常见，占70%以上，其次为副大肠杆菌、变形杆菌、克雷白杆菌、产气杆菌、沙雷杆菌、产碱杆菌和葡萄球菌等。致病菌常为1种，极少数为两种以上细菌混合感染。偶可由真菌、病毒和原虫感染引起。

2.易感因素

由于机体具有多种防御尿路病原微生物感染发生的机制，所以，正常情况下细菌进入膀胱不会引起肾盂肾炎的发生。主要易感因素如下。

(1)尿路梗阻和尿流不畅：是最主要的易感因素，以尿路结石最常见。尿路不畅时，尿路的细菌不能被及时冲刷清除出尿道，在局部生长和繁殖，易引起肾盂肾炎。

(2)解剖因素：女性尿道短、直而宽，尿道口距肛门、阴道较近，易被细菌污染，故易发生上行感染。

(3)尿路器械操作：应用尿道插入性器械时，如留置导尿管和膀胱镜检查、尿道扩张等可损伤尿道黏膜，或使细菌进入膀胱和上尿路而致感染。

(4)机体抵抗力低下：糖尿病、重症肝病、癌症晚期、艾滋病、长期应用激素和免疫抑制药等均易发生尿路感染。

3.感染途径

(1)上行感染：为最常见的感染途径，病原菌多为大肠埃希菌，以女性多见。细菌由尿道外口经膀胱、输尿管逆流上行到肾盂，引起肾盂炎症，再经肾盏、肾乳头至肾实质。

(2)血行感染：致病菌多为金黄色葡萄球菌。病原菌从体内感染灶如扁桃体炎、鼻窦炎、龋齿或皮肤化脓性感染等侵入血流，到达肾皮质引起多发性小脓肿，再沿肾小管向下扩散至肾乳头、肾盂及肾盏，引起肾盂肾炎。

(3)淋巴道感染：病原菌从邻近器官的病灶经淋巴管感染。

(4)直接感染：外伤或肾、尿路附近的器官与组织感染，细菌直接蔓延至肾引起肾盂肾炎。

（二）身体状况

按病程和病理变化可将肾盂肾炎分为急性和慢性两型。

1.急性肾盂肾炎

(1)起病急剧，病程不超过半年。

(2)全身表现：常有寒战、高热，体温升高达38.5 ℃～40 ℃，常伴有全身不适、头痛、乏力、食欲缺乏、恶心呕吐等全身毒血症状。

(3)泌尿系统表现：可有腰痛、肾区不适和尿路刺激征，上输尿管点或肋腰点压痛，肾区叩击痛。重者尿外观浑浊，呈脓尿、血尿。

2.慢性肾盂肾炎

急性肾盂肾炎反复发作，迁延不愈，病程超过半年即转为慢性肾盂肾炎。慢性肾盂肾炎症状一般较轻，或仅有低热、倦怠，无尿路感染症状，但多次尿细菌培养均呈阳性，称“无症状菌尿”。急性发作时与急性肾盂肾炎症状相似，如不及时治疗可导致肾功能减退，最终可发展为肾衰竭。

3.并发症

常见有慢性肾衰竭、肾盂积水、肾盂积脓、肾周围脓肿等。

(三)心理社会状况

由于起病急，症状明显，女性患者羞于检查，或反复发作迁延不愈，患者易产生焦虑、紧张和悲观情绪。

(四)实验室及其他检查

1.尿常规

尿液外观浑浊；急性期尿沉渣镜检可见大量白细胞和脓细胞，如出现白细胞管型，对肾盂肾炎有诊断价值；少数患者有肉眼血尿。

2.血常规

急性期白细胞总数及中性粒细胞增高。

3.尿细菌学检查

是诊断肾盂肾炎的主要依据。新鲜清洁中段尿细菌培养，菌落计数不低于 $10^5$/ mL 为阳性，菌落计数低于 $10^4$/ mL 为污染，如介于两者之间为可疑阳性，需复查或结合病情判断。

4.肾功能检查

急性肾盂肾炎肾功能多无改变，慢性肾盂肾炎可有夜尿增多、尿比重低而固定，晚期可出现氮质血症。

5.X 线检查

X 线腹部平片及肾盂造影可了解肾的大小、形态、肾盂肾盏变化以及尿路有无结石、梗阻、畸形等情况。

6.超声检查

可准确判断肾大小、形态以及有无结石、囊肿、肾盂积水等。

## 二、护理诊断及医护合作性问题

(1)体温过高：与细菌感染有关。

(2)排尿异常：与尿路感染所致的尿路刺激征有关。

(3)焦虑：与症状明显或病情反复发作有关。

(4)潜在并发症：有慢性肾衰竭、肾盂积水、肾盂积脓和肾周围脓肿。

## 三、治疗及护理措施

(一)治疗要点

1.一般治疗

急性期全身症状明显者应卧床休息，饮食应富有热量和维生素并易于消化，高热脱水时应静脉补液，鼓励患者多饮水、勤排尿，促使细菌及炎性渗出物迅速排出。

2.抗菌药物治疗

原则上应根据致病菌和药敏试验结果选用抗菌药，但由于大多数病例为革兰阴性杆菌感染，急性型患者常不等尿培养结果，即首选对此类细菌有效，而且在尿中浓度高的药物治疗。

(1)常用药物：①喹诺酮类。如环丙沙星、氧氟沙星，为目前治疗尿路感染的常用药物，病情轻者，可口服用药；较严重者宜静脉滴注，环丙沙星 0.25 g，或氧氟沙星 0.2 g，每 12 小时 1 次。②氨基糖苷类。庆大霉素肌内注射或静脉滴注。③头孢类。头孢唑啉肌内或静脉注射。④磺胺类。复方磺胺甲基异噁唑(复方新诺明)口服。

(2)疗效与疗程：若药物选择得当，用药 24 h 后症状即可好转，如经 48 h 仍无效，应考虑更换药物。抗菌药用至症状消失，尿常规转阴和尿培养连续 3 次阴性后 3～5 d 为止。急性肾盂肾炎一般疗程为 10～14 d，疗程结束后每周复查尿常规和尿细菌培养 1 次，共 2～3 周，若均为阴性，可视为临床治愈。慢性肾盂肾炎疗程应适当延长，选用敏感药物联合治疗，疗程 2～4 周；或轮换用药，每组使用 5～7 d 查尿细菌，如连续 2 周（每周 2 次）尿细菌检查阴性，6 周后再复查 1 次仍为阴性，则为临床治愈。

（二）护理措施

1. 病情观察

观察生命体征，尤其是体温变化；观察尿路刺激征及伴随症状的变化，有无并发症等。

2. 生活护理

(1)休息：为患者提供安静、舒适的环境，增加休息和睡眠时间。高热患者应卧床休息，体温超过 39 ℃时需行冰敷、乙醇擦浴等措施进行物理降温。

(2)饮食护理：给予高蛋白、丰富维生素和易消化的清淡饮食，鼓励患者多饮水，每日饮水量不少于 2000 mL。

3. 药物治疗的护理

(1)遵医嘱用药，轻症者尽可能单一用药，口服有效抗生素 2 周；严重感染宜联合用药，采用肌内注射或静脉给药；已有肾功能不全者，则避免应用肾毒性抗生素。

(2)观察药物疗效，协助医师判断停药指征。

(3)注意药物的不良反应：诺氟沙星、环丙沙星可引起轻微消化道反应、皮肤瘙痒等；氨基糖苷类药物对肾脏和听神经有毒性作用，可引起耳鸣、听力下降，甚至耳聋；磺胺类药物服药期间要多饮水和服用碳酸氢钠以碱化尿液，增强疗效和减少磺胺结晶的形成。

4. 尿细菌学检查的标本采集

(1)宜在使用抗生素前或停药 5 d 后留取尿标本。

(2)留取清洁中段尿标本前用肥皂水清洗外阴部，不宜用消毒剂，指导患者留取尿标本于无菌容器内，于 1 h 内送检。

(3)最好取清晨第 1 次（尿液在膀胱内停留 6～8 h 或以上）的清洁、新鲜中段尿送检，以提高阳性率。

(4)尿标本中注意勿混入消毒液；女性患者留取尿标本时应避开月经期，防止阴道分泌物及经血混入。

5. 心理护理

向患者说明紧张情绪不利于尿路刺激征的缓解，指导患者放松身心，消除紧张情绪及恐惧心理，树立战胜疾病的信心，共同制订护理计划，积极配合治疗。

6. 健康教育

(1)向患者及家属讲解肾盂肾炎发病和加重的相关因素，积极治疗和消除易感因素。尽量避免导尿及尿道器械检查，如果必须进行，应严格无菌操作，术后应用抗菌药以防泌尿系感染。

(2)指导患者保持良好的生活习惯，合理饮食，多饮水，勤排尿，尽量不留残尿；保持外阴清洁，女性患者忌盆浴，注意月经期、妊娠期、产褥期卫生。

(3)加强身体锻炼，提高机体抵抗力。

(4)育龄妇女患者，急性期治愈后 1 年内应避免妊娠。与性生活有关的反复发作患者，应于性生活后立即排尿和行高锰酸钾坐浴。

(5)告知患者遵医嘱坚持按疗程应用抗菌药物是最重要的治疗措施，嘱患者不可随意增减药量或停药，以达到彻底治愈的目的，避免因治疗不彻底而演变为慢性肾盂肾炎。慢性肾盂肾炎应按医嘱用药，定期检查尿液，出现症状立即就医。

（王丽芹）

# 第四节　急性肾衰竭

## 一、疾病概述

(一)概述

急性肾衰竭(acute renal failure,ARF)是由各种原因引起的肾功能在短时间内(数小时至数周)突然下降而出现的氮质废物滞留和尿量减少综合征。肾功能下降可发生在原来无肾脏病的患者,也可发生在慢性肾脏病(chronic kidney disease,CKD)患者。ARF 主要表现为氮质废物血肌酐(Cr)和尿素氮(BUN)升高,水、电解质和酸碱平衡紊乱,及全身各系统并发症。常伴有少尿,但也可以无少尿表现。

(二)相关病理生理

由于病因及病变的严重程度不同,病理改变可有显著差异,肉眼见肾脏体积增大,质软,切面肾皮质苍白,缺血,髓质呈暗红色。典型的缺血性急性肾衰竭镜下见肾小管上皮细胞变性坏死、从基底膜上脱落,管腔内有管型堵塞,基底膜常有破坏。肾毒性急性肾衰竭上皮细胞的坏死及基底膜的破坏不如缺血性急性肾衰竭明显。如基底膜完整性破坏,则肾小管上皮细胞多不能再生。

(三)主要病因与诱因

1. 肾前性

肾实质的结构无异常变化,是有效血容量下降引起肾血流灌注不足,导致了肾小球滤过率下降。常见病因有:①各种原因的液体丢失、出血导致的血容量不足。②各种心脏病导致的心排血量减少。③各种原因引起的肾内血流动力学改变,如使用降压药等。

2. 肾实质性

由于肾实质损伤所致,最常见的是肾缺血或肾毒性物质损伤肾小管上皮细胞。常见的肾性因素有:①急性肾小管坏死。②急性肾间质病变。③肾小球和肾小管病变。

3. 肾后性

由于各种原因的急性尿路梗阻所致。常见病因有尿路结石、双侧肾盂积液、前列腺增生和肿瘤等。如及时解除病因,肾功能常得以恢复。

(四)临床表现

1. 起始期的临床表现

此期有严重的肾缺血,但未发生明显的肾实质性损伤,主要是原发病的症状体征,若及时治疗,肾损害可逆转。

2. 维持期的临床表现

此期又称少尿期,肾小球滤过率维持在低水平,大多患者出现少尿或无尿。临床表现包括一下几点。

(1)急性肾衰竭的全身表现。①消化系统症状:(最早出现的症状)食欲减退、恶心、呕吐、腹胀、腹泻等,严重者可发生消化道出血。②呼吸系统症状:因容量负荷过度,可出现呼吸困难、咳嗽、憋气、胸痛等症状。③循环系统症状:可出现高血压、心力衰竭、肺水肿、心律失常及心肌病变等表现。④神经系统症状:出现意识障碍、躁动、谵妄、抽搐、昏迷等尿毒症脑病症状。⑤血液系统症状:可有出血倾向及轻度贫血现象。⑥常合并感染、多器官功能衰竭等。

(2)水、电解质和酸碱平衡紊乱。①水过多:稀释性低钠血症、高血压、心力衰竭、急性肺水肿、和脑水肿等。②代谢性酸中毒:恶心、呕吐、乏力、嗜睡和呼吸深长等。③高钾血症(重要死因):恶心、呕吐、肢体麻木、烦躁、胸闷等,可发生心动过缓,心律不齐,甚至心室颤动、心搏骤停,是少尿期的首位死因。④低钠血症:疲乏、头晕、手足麻木、视力模糊,严重时出现脑水肿表现。此外,还可有低钙、高磷、低氯血症等。

3.恢复期的临床表现

患者尿量逐渐恢复正常，血肌酐及尿素氮逐渐下降，可有多尿表现，一般持续1～3周后恢复正常。

（五）辅助检查

1.血液检查

可见轻、中度贫血；血肌酐及尿素氮进行性上升；高血钾、低血钠、低血钙、高血磷，代谢性酸中毒等。

2.尿液检查

早期肾前性ARF及肾后性ARF尿液检查常无异常。急性肾小管坏死时可见肾小管上皮细胞、上皮细胞管型；大量蛋白和红细胞管型常提示为急性肾小球肾炎；在少尿的前提下尿比重低而固定，大多<1.015，尿渗透浓度低于350 mmol/L，肾衰指数常大于1。

3.影像学检查

超声显像和CT检查对排除尿路梗阻有帮助；X线或放射性核素检查可帮助确定有无血管阻塞。

4.肾活组织检查

在排除了肾前性和肾后性因素后，对病因不明的急性肾衰竭患者，肾活检病理检查对诊断和治疗均有很大价值。

（六）治疗原则

纠正可逆的病因，预防额外的损伤；调节水、电解质和酸碱平衡、控制氮质潴留、供给足够营养和治疗原发病；防治各种并发症。

（七）药物治疗

利尿剂的应用：少尿病例在判定无血容量不足的因素后，可以应用呋塞米，每天剂量一般为200～400 mg静脉滴注，1～2次后无效即停止继续给药。

（八）防治高钾血症

1.钙剂的应用

钙离子能对抗钾离子对心脏的抑制，有加强心肌收缩的作用。常用10%葡萄糖酸钙10～20 mL稀释后缓慢静脉注射。

2.碱剂的应用

可纠正酸中毒并促进钾离子向细胞内转移，降低血清钾浓度。常用5%碳酸氢钠100～250 mL静脉滴注，根据心功能情况控制滴速。

3.高渗葡萄糖和胰岛素的应用

使用高渗葡萄糖和胰岛素可使细胞外钾离子转入细胞内合成糖原以减轻高钾血症。常用50%葡萄糖液50 mL加普通胰岛素10 U缓慢静脉注射。

## 二、护理评估

（一）一般评估

1.生命体征（T、P、R、BP）

合并感染者体温可升高；高钾血症可出现心率减慢、心律不齐；代谢性酸中毒时会出现深大呼吸。

2.患者主诉

包括原发病及全身各系统的异常表现。

3.相关记录

体重、体位、饮食、皮肤、出入量等记录结果。

（二）身体评估

1.视诊

有无贫血面容；有无水肿及其部位、程度特点；有无腹水征；皮肤是否完整；有无出血征象等。

2.触诊

(1)测量腹围:观察有无腹水征象。

(2)颜面水肿、下肢凹陷性水肿情况:根据每天下肢水肿的部位记录情况与患者尿量情况作动态的综合分析,判断水肿是否减轻,治疗是否有效。

(3)有无肌腱反射消失、四肢乏力,警惕高钾血症的发生。

3.叩诊

肾区有无叩击痛、压痛,膀胱内有无尿液潴留;腹部有无移动性杂音;肺下界移动范围有无变小;心界有无扩大。

4.听诊

两肺有无湿啰音和哮鸣音;有无心律失常等。

(三)心理—社会评估

了解患者在疾病治疗过程中的心理反应与需求,家庭及社会支持情况,如医疗费用来源是否充足、家庭成员的关心程度等。

(四)辅助检查结果评估

1.电解质

电解质紊乱可发生于急性肾衰竭的各个时期,在少尿期最易出现高钾血症。

2.心电图

是否出现房室传导阻滞、室性心动过缓等心律失常。

(五)常用药效果的评估

1.应用利尿剂评估要点

准确记录患者 24 h 尿量,观察脱水及水肿消退的情况,大量利尿可引起水、电解质平衡紊乱,产生低钠、低氯和低钾血症。

2.应用碳酸氢钠溶液评估要点

短时期内大量静脉输注可致严重碱中毒、低钾血症、低钙血症。用药期间观察患者是否出现心律失常、抽搐、肌肉痉挛、疼痛、异常疲倦等情况。

## 三、主要护理诊断/问题

1.体液过多

与肾小球滤过率降低、摄入过多有关。

2.营养失调

低于机体需要量与患者食欲下降、蛋白质摄入限制、原发疾病以及透析的影响有关。

3.潜在并发症

高血钾、代谢性酸中毒、急性肺水肿、出血。

4.有感染的危险

与机体抵抗力降低、外伤以及侵入性操作有关。

## 四、护理措施

(一)休息与活动

指导患者绝对卧床休息,保持安静,以减轻肾脏的负担,也可减少代谢产物生成。并适当抬高患者水肿的肢体,可减轻局部水肿。

(二)饮食护理

1.少尿期

原则上应是低钾、低钠、高热量、高维生素及适量的蛋白质饮食。胃肠道反应轻,无高分解代谢者,可给予优质低蛋白，每日摄入蛋白质量宜在 0.5 g/kg 以下，并保证足够热量，要在 35 kcal/(kg·d)以上，以减少负氧平衡；饮食耐受差，有恶心、呕吐、腹胀者，则采用静脉补给，每日至少给予葡萄糖 100 g 以上，以阻止发生酮症；若进食不足，可用全静脉营养疗法。严格记录 24 h 出入液量，坚持“量出为入”的原则补充入液量。

2.恢复期

供给足够热量和维生素，逐渐增加蛋白质的摄入，保证组织修复的需要。

（三）心理护理

关心体贴患者，耐心倾听与解答患者的各种疑问，帮助树立战胜疾病的信心。

（四）病情观察

(1)动态监测生命体征变化，危重患者应安置床旁心电监护，详细观察并倾听患者的表现及诉说，及早发现有无心力衰竭、呼吸衰竭、肺水肿及消化道出血的发生。

(2)遵医嘱记录每日出入量，尤其是尿量的变化，及时为医生的治疗提供有效数据。

(3)遵医嘱监测血清电解质的变化，观察有无高血钾、低血钙的征象，以便及时处理。

(4)观察利尿剂、扩血管药、抗感染药物的使用效果及不良反应。

（五）预防感染

(1)监测感染征象：体温升高、寒战乏力、咳嗽咳痰、尿路刺激征等。

(2)病室通风，空气消毒，避免上感。

(3)严格无菌操作（透析或留置尿管），避免感染。

(4)卧床患者定时翻身拍背，保持皮肤、口腔清洁，防止压疮和肺部感染。

(5)感染时应遵医嘱合理使用对肾脏毒性低的药物。

（六）用药护理

应严格按医嘱用药，并注意观察常用药的毒不良反应，发现问题及时处理，控制输液速度等。

（七）健康教育

(1)预防急性肾衰竭的再发生，避免使用肾毒性药物；避免导致肾血流灌注不足的原因（脱水、休克、失血）。积极预防各类感染及食物中毒，避免工业毒物的接触。

(2)少尿期严格限期水、钠、钾的摄入，合理饮食，保证机体代谢需要。

(3)注意个人卫生、避免受凉，注意保暖，充分休息。适当锻炼，增强体质。恢复期应尽量避免妊娠、手术、外伤等可能导致肾功能受损的因素。

(4)加强患者的自我监测及管理意识，学会自测体重、每日尿量，教会患者识别左心衰、高血钾症及代谢性酸中毒的症状，如有异常及时就医；定期复查，监测肾功能、电解质等。

(5)教会患者自我调节自己的情绪，保持愉快的心情，遇到病情变化时及时积极的应对。

## 五、护理效果评估

(1)维持患者正常液体量、皮下水肿消退、尿量增加。

(2)患者营养状况得到改善或维持。

(3)患者情绪稳定，配合治疗及护理。

(4)患者未发生相关并发症，或并发症发生后能得到及时治疗与处理。

(5)患者的抵抗力有所提高，未发生感染并发症。

（王丽芹）

# 第九章　肿瘤科疾病护理

## 第一节　食管癌

### 一、疾病概述

(一)概念

食管癌(esophageal carcinoma)是常见的一种消化道癌肿。全世界每年约有30万人死于食管癌，我国每年死亡达15万余人。食管癌的发病率有明显的地域差异，高发地区发病率可高达150/10万以上，低发地区则只在3/10万左右。国外以中亚、非洲、法国北部和中南美洲为高发区。我国以太行山地区、秦岭东部地区、大别山区、四川北部地区、闽南和广东潮汕地区、苏北地区为高发区。

(二)相关病理生理

临床上将食管分为颈、胸、腹三段。胸段食管又分为上、中、下三段。胸中段食管癌较多见，下段次之，上段较少。95%以上的食管癌为鳞状上皮细胞癌，贲门部腺癌可向上延伸累及食管下段。

食管癌起源于食管黏膜上皮。癌细胞逐渐增大侵及肌层，并沿食管向上下、全周及管腔内外方向发展，出现不同程度的食管阻塞。晚期癌肿穿透食管壁、侵入纵隔或心包。食管癌主要经淋巴转移，血行转移发生较晚。

(三)病因与诱因

病因至今尚未明确，可能与下列因素有关。

1.亚硝胺及真菌

亚硝胺是公认的化学致癌物，在高发区的粮食和饮水中，其含量显著增高，且与当地食管癌和食管上皮重度增生的患病率呈正相关。各种霉变食物能产生致癌物质，一些真菌能将硝酸盐还原为亚硝酸盐，促进二级胺的形成，使二级胺比发霉前增高50～100倍。少数真菌还能合成亚硝胺。

2.遗传因素和基因

食管癌的发病常表现家族聚集现象，河南林县食管癌有阳性家族史者占60%。在食管癌高发家族中，染色体数量及结构异常者显著增多。

3.营养不良及微量元素缺乏

饮食缺乏动物蛋白、新鲜蔬菜和水果，摄入的维生素A、$B_1$、$B_2$、C缺乏，是食管癌的危险因素。食物、饮水和土壤内的微量元素，如钼、铜、锰、铁、锌含量较低，亦与食管癌的发生相关。

4.饮食习惯

嗜好吸烟、长期饮烈性酒者食管癌发生率明显升高。进食粗糙食物，进食过热、过快等因素易致食管上皮损伤，增加了对致癌物的敏感性。

5.其他因素

食管慢性炎症、黏膜损伤及慢性刺激亦与食管癌发病有关，如食管腐蚀伤、食管慢性炎症、贲门失弛缓症及胃食管长期反流引起的Barrett食管(食管末端黏膜上皮柱状细胞化)等均有癌变的危险。

（四）临床表现

1. 早期

常无明显症状，但在吞咽粗硬食物时可能有不同程度的不适感觉，包括咽下食物梗噎感，胸骨后烧灼样、针刺样或牵拉摩擦样疼痛。食物通过缓慢，并有停滞感或异物感。可能是局部病灶刺激食管蠕动异常或痉挛，或局部炎症、糜烂、表浅溃疡等所致。梗噎停滞感常通过饮水后缓解消失。症状时轻时重，进展缓慢。

2. 中晚期

食管癌典型的症状为进行性吞咽困难。先是难咽干的食物，继而只能进半流质、流质，最后水和唾液也不能咽下。常吐黏液样痰，为下咽的唾液和食管的分泌物。患者逐渐消瘦、脱水、无力。若出现持续胸痛或背部肩胛间区持续性疼痛表示为晚期症状，癌已侵犯食管外组织。当癌肿梗阻所引起的炎症水肿暂时消退，或部分癌肿脱落后，梗阻症状可暂时减轻，常误认为病情好转。若癌肿侵犯喉返神经，可出现声音嘶哑；若压迫颈交感神经节，可产生 Horner 综合征。若侵入气管、支气管，可形成食管、气管或支气管瘘，出现吞咽水或食物时剧烈呛咳，并发生呼吸系统感染。后者有时亦可因食管梗阻致内容物反流入呼吸道而引起。最后出现恶病质状态。若有肝、脑等脏器转移，可出现黄疸、腹水、昏迷等状态。

（五）辅助检查

1. 食管吞钡造影检查

食管吞钡造影检查是可疑食管癌患者影像学诊断的首选，采用食管吞钡 X 线双重对比造影检查方法。早期可见如下。

（1）食管黏膜皱襞紊乱、粗糙或有中断现象。

（2）局限性食管壁僵硬，蠕动中断。

（3）局限性小的充盈缺损。

（4）浅在龛影，晚期多为充盈缺损，管腔狭窄或梗阻。

2. 内镜及超声内镜检查（EUS）

食管纤维内镜检查可直视肿块部位、形态，并可钳取活组织作病理学检查；超声内镜检查可用于判断肿瘤侵犯深度、食管周围组织及结构有无受累，有无纵隔淋巴结或腹内脏器转移等。

3. 放射性核素检查

利用某些亲肿瘤的核素，如$^{32}$磷、$^{131}$碘等检查，对早期食管癌病变的发现有帮助。

4. 纤维支气管镜检查

食管癌外侵常可累及气管、支气管，若肿瘤在隆嵴以上应行气管镜检查。

5. CT、PET/CT 检查

胸、腹 CT 检查能显示食管癌向管腔外扩展的范围及淋巴结转移情况，而 PET/CT 检查则更准确地显示食管癌病变的实际长度，对颈部、上纵隔、腹部淋巴结转移诊断具有较高准确性，在寻找远处转移灶比传统的影像学方法如 CT、EUS 等具有更高的灵敏性。

（六）治疗原则

以手术为主，辅以放疗、化疗等综合治疗。主要治疗方法有内镜治疗、手术、放疗、化疗、免疫及中医中药治疗等。

1. 非手术治疗

（1）内镜治疗：食管原位癌可在内镜下行黏膜切除，术后 5 年生存率可达 86%～100%。

（2）放射治疗：放射和手术综合治疗，可增加手术切除率，也能提高远期生存率。术前放疗后间隔 2～3 周再作手术较为合适。对手术中切除不完全的残留癌组织处作金属标记，一般在手术后 3～6 周开始术后放疗。而单纯放射疗法适用于食管颈段、胸上段食管癌，也可用于有手术禁忌证而病变不长、尚可耐受放疗的患者。

（3）化学药物治疗：食管癌对化疗药物敏感性差，与其他方法联合应用，有时可提高疗效。

（4）其他：免疫治疗及中药治疗等亦有一定疗效。

2.手术治疗

是治疗食管癌首选方法。对于全身情况和心肺功能良好、无明显远处转移征象者，可采用手术治疗；对估计切除可能性小的较大的鳞癌而全身情况良好的患者，可先做术前放疗，待瘤体缩小后再手术；对晚期食管癌、不能根治或放射治疗、进食有困难者，可作姑息性减状手术，如食管腔内置管术、食管胃转流吻合术、食管结肠转流吻合术或胃造瘘术等，以达到改善、延长生命的目的。

## 二、护理评估

（一）一般评估

1.生命体征（T、P、R、BP）

患有食管癌的患者生命体征常无变化。如肿瘤较大压迫气管可引起呼吸急促、心率加快。

2.患者主诉

患者在吞咽食物时，有无哽噎感，胸骨后烧灼样、针刺样或牵拉摩擦样疼痛；有无进行性吞咽困难等症状。

3.相关记录

包括体重、有无消瘦、饮食习惯改变、吸烟、嗜酒、排便异常情况。有无其他伴随疾病，如糖尿病、冠状动脉粥样硬化性心脏病（冠心病）、高血压、慢性支气管炎等记录。

（二）身体评估

1.局部

了解患者有无吞咽困难、呕吐等；有无疼痛，疼痛的部位和性质，是否因疼痛而影响睡眠。

2.全身

评估患者的营养状况，体重有无减轻，有无消瘦、面部颜色（贫血）、脱水或衰弱；了解患者有无锁骨上淋巴结肿大和肝肿块；有无腹水、胸水等。

（三）心理－社会评估

患者对该疾病的认知程度以及主要存在的心理问题，患者家属对患者的关心程度、支持力度、家庭经济承受能力如何等。引导患者正确配合疾病的治疗和护理。

（四）辅助检查阳性结果评估

（1）血液化验检查：食管癌患者若长期进食困难，可引起营养失调低蛋白血症、贫血、维生素、电解质缺乏，但该类患者多有脱水、血液浓缩等现象，血液化验检查常不能正确判断患者的实际营养状况，应注意综合判断、科学分析。

（2）了解食管吞钡造影、内镜及超声内镜检查、CT、PET/CT 等结果，以判断肿瘤的位置、有无扩散或转移。

（五）治疗效果评估

1.非手术治疗评估要点

胸痛、背痛等症状是否改善或加重，吞咽困难是否改善或加重，放、化疗引起的胃纳减退、骨髓造血功能抑制等毒不良反应有无好转。

2.手术治疗评估要点

术后患者生命体征是否平稳，有无发热、胸闷、呼吸浅快、发绀及肺部痰鸣音等；伤口是否干燥，有无渗液、渗血；各引流管是否通畅，引流量、颜色与性状等；术后有无大出血、感染、肺不张、乳糜胸、吻合口瘘等并发症的发生；患者术后进食情况，有无食物反流现象。

## 三、主要护理诊断（问题）

1.营养失调

与低于机体需要量与进食量减少或不能进食、消耗增加等有关。

2.体液不足

与吞咽困难、水分摄入不足有关。

3.焦虑

与对癌症的恐惧和担心疾病预后等有关。

4.知识缺乏

与对疾病的认识不足有关。

5.潜在并发症

(1)肺不张、肺炎:与手术损伤及术后切口疼痛、虚弱致咳痰无力等有关。

(2)出血:与术中止血不彻底、术后出现活动性出血及患者凝血功能障碍有关。

(3)吻合口瘘:与食管的解剖特点及感染、营养不良、贫血、低蛋白血症等有关。

(4)乳糜胸:与伤及胸导管有关。

## 四、主要护理措施

(一)术前护理

(1)心理护理:患者有进行性吞咽困难,日益消瘦,对手术的耐受能力差,对治疗缺乏信心,同时对手术存在着一定程度的恐惧心理。因此,应针对患者的心理状态进行解释、安慰和鼓励,建立充分信赖的护患关系,使患者认识到手术是彻底的治疗方法,使其乐于接受手术。

(2)加强营养:尚能进食者,应给予高热量、高蛋白、高维生素的流质或半流质饮食。不能进食者,应静脉补充水分、电解质及热量。低蛋白血症的患者,应输血或血浆蛋白给予纠正。

(3)呼吸道准备:术前严格戒烟,指导并教会患者深呼吸、有效咳嗽、排痰。

(4)胃肠道准备:①注意口腔卫生。②术前安置胃管和十二指肠滴液管。③术前禁食,有食物潴留者,术前晚用等渗盐水冲洗食管,有利于减轻组织水肿,降低术后感染和吻合口漏的发生率。④拟行结肠代食管者,术前需按结肠手术准备护理。

(5)术前练习:教会患者深呼吸、有效咳嗽、排痰、床上排便等活动。

(二)术后护理

(1)严密观察生命体征的变化。

(2)保持胃肠减压管通畅:术后24～48小时引流出少量血液,应视为正常,如引出大量血液应立即报告医师处理。胃肠减压管应保留3～5天,以减少吻合口张力,以利愈合。注意胃管连接准确,固定牢靠,防止脱出。

(3)密切观察胸腔引流量及性质:胸腔引流液如发现有异常出血、混浊液、食物残渣或乳糜液排出,则提示胸腔内有活动性出血、食管吻合口漏或乳糜胸,应采取相应措施,明确诊断,予以处理。

(4)观察吻合口漏的症状:食管吻合口漏的临床表现为高热、脉快、呼吸困难、胸部剧痛、不能忍受;患侧呼吸音低,叩诊浊音,白细胞升高甚至发生休克。处理原则:①胸膜腔引流,促使肺膨胀。②选择有效的抗生素抗感染。③补充足够的营养和热量。目前多选用完全胃肠内营养(TEN)经胃造口灌食治疗,效果确切、满意。④严密观察病情变化,积极对症处理。⑤需再次手术者,积极完善术前准备。

(三)休息与活动

适当休息,保证充足的睡眠,进行呼吸功能锻炼,对手术后康复有重要的意义,可指导患者进行深呼吸、腹式呼吸、吹气球及呼吸功能训练仪(三球型)的训练,鼓励患者爬楼梯以及进行扩胸运动,以不感到疲劳为宜。

(四)饮食护理

1.术前

大多数食管癌患者因不同程度吞咽困难而出现摄入不足,营养不良,水、电解质失衡,使机体对手术的耐受力下降,故术前应保证患者营养素的摄入。

(1)能进食者,鼓励患者进食高热量、高蛋白、丰富维生素饮食;若患者进食时感食管黏膜有刺痛,可给予清淡无刺激的食物,告知患者不可进食较大、较硬的食物,宜进半流质或水分多的软食。

(2)若患者仅能进食流质而营养状况较差,可给予肠内营养或肠外营养支持。

2.术后饮食

(1)术后早期吻合口处于充血水肿期,需禁饮禁食3～4日,禁食期间持续胃肠减压,注意经静脉补充营养。

(2)停止胃肠减压24小时后,若无呼吸困难、胸内剧痛、患侧呼吸音减弱及高热等吻合口瘘的症状时,可开始进食。先试饮少量水,术后5～6日可进全清流质,每2小时100 mL,每日6次。术后3周患者若无特殊不适可进普食,但仍应注意少食多餐,细嚼慢咽,进食不宜过多、过快,避免进食生、冷、硬食物(包括质硬的药片和带骨刺的鱼肉类、花生、豆类等),以防后期吻合口瘘。

(3)食管癌、贲门癌切除术后,胃液可反流至食管,致反酸、呕吐等症状,平卧时加重,嘱患者进食后2小时内勿平卧,睡眠时将床头抬高。

(4)食管胃吻合术后患者,可由于胃拉入胸腔、肺受压而出现胸闷、进食后呼吸困难,建议患者少食多餐,1～2个月后,症状多可缓解。

(五)用药护理

严格按医嘱要求用药,注意控制输液速度和用量,必要时使用输液泵输注液体。注意观察有无药物不良反应,发现问题及时处理。

(六)心理护理

食管癌患者往往对进行性加重的吞咽困难、日渐减轻的体重感到焦虑不安;对所患疾病有部分认识,求生的欲望十分强烈,迫切希望能早日手术,恢复进食,但对手术能否彻底切除病灶、今后的生活质量、麻醉和手术意外、术后伤口疼痛及可能出现的术后并发症等表现出日益紧张、恐惧,甚至明显的情绪低落、失眠和食欲下降。

(1)加强与患者及家属的沟通,仔细了解患者及家属对疾病和手术的认知程度,了解患者的心理状况,并根据患者的具体情况,实施耐心的心理疏导。讲解手术和各种治疗与护理的意义、方法、大致过程、配合与注意事项。

(2)营造安静舒适的环境,以促进睡眠。必要时使用安眠、镇静、镇痛类药物,以保证患者充分休息。

(3)争取亲属在心理上、经济上的积极支持和配合,解除患者的后顾之忧。

(七)呼吸道管理

食管癌术后患者易发生呼吸困难、缺氧,并发肺不张、肺炎,甚至呼吸衰竭,主要与下列因素有关:年老的食管癌患者常伴有慢性支气管炎、肺气肿、肺功能低下等;开胸手术破坏了胸廓的完整性;肋间肌和膈肌的切开,使肺的通气泵作用严重受损;术中对肺较长时间的挤压牵拉造成一定的损伤;术后迷走神经功能亢进,引起气管、支气管黏膜腺体分泌增多;食管胃吻合术后,胃拉入胸腔,使肺受压,肺扩张受限;术后切口疼痛、虚弱致咳痰无力,尤其是颈、右胸、上腹三切口患者。护理措施包括以下几点。

(1)加强观察:密切观察呼吸型态、频率和节律,听诊双肺呼吸音是否清晰,有无缺氧征兆。

(2)气管插管者,及时吸痰,保持气道通畅。

(3)术后第1日每1～2小时鼓励患者深呼吸、吹气球、使用深呼吸训练器,促使肺膨胀。

(4)痰多、咳痰无力的患者若出现呼吸浅快、发绀、呼吸音减弱等痰阻塞现象时,立即行鼻导管深部吸痰,必要时行纤维支气管镜吸痰或气管切开吸痰,气管切开后按气管切开常规护理。

(八)胃肠道护理

1.胃肠减压的护理

(1)术后3～4日内持续胃肠减压,妥善固定胃管,防止脱出。

(2)加强观察:严密观察引流液的量、性状及颜色并准确记录。术后6～12小时可从胃管内抽吸出少量血性液或咖啡色液,以后引流液颜色逐渐变浅。若引流出大量鲜血或血性液,患者出现烦躁、血压下降、脉搏增快、尿量减少等，应考虑吻合口出血，需立即通知医生并配合处理。

(3)保持通畅：经常挤压胃管，避免管腔堵塞。胃管不通畅者，可用少量生理盐水冲洗并及时回抽，避免胃扩张使吻合口张力增加而并发吻合口瘘。胃管脱出后应严密观察病情，不应盲目再插入，以免戳穿吻合口，造成吻合口瘘。待肛门排气、胃肠减压引流量减少后，拔除胃管。

2.结肠代食管(食管重建)术后护理

(1)保持置于结肠袢内的减压管通畅。

(2)注意观察腹部体征，了解有无发生吻合口瘘、腹腔内出血或感染等，发现异常及时通知医生。

(3)若从减压管内吸出大量血性液或呕吐大量咖啡样液伴全身中毒症状，应考虑代食管的结肠袢坏死，需立即通知医生并配合抢救。

(4)结肠代食管后，因结肠逆蠕动，患者常嗅到粪便气味，需向患者解释原因，并指导其注意口腔卫生，一般此情况于半年后可逐步缓解。

3.胃造瘘术后的护理

(1)观察造瘘管周围有无渗液或胃液漏出。由于胃液对皮肤刺激性较大，应及时更换渗湿的敷料，并在瘘口周围涂氧化锌软膏或置凡士林纱布保护皮肤，防止发生皮炎。

(2)妥善固定用于管饲的暂时性的或永久性造瘘，防止脱出或阻塞。

(九)并发症的预防和护理

1.出血

观察并记录引流液的性状、量。若引流量持续2小时都超过4 mL/(kg · h)，伴血压下降、脉搏增快、躁动、出冷汗等低血容量表现，应考虑有活动性出血，及时报告医生，并做好再次开胸的准备。

2.吻合口瘘

吻合口瘘是食管癌手术后极为严重的并发症，多发生在术后5～10日，病死率高达50%。发生吻合口瘘的原因有：食管的解剖特点，无浆膜覆盖、肌纤维呈纵形走向，易发生撕裂；食管血液供应呈节段性，易造成吻合口缺血；吻合口张力太大；感染、营养不良、贫血、低蛋白血症等影响吻合口愈合。应积极预防。术后应密切观察患者有无呼吸困难、胸腔积液和全身中毒症状，如高热、寒战；甚至休克等吻合口瘘的临床表现。一旦出现上述症状，立即通知医生并配合处理。包括：嘱患者立即禁食；协助行胸腔闭式引流并常规护理；遵医嘱予以抗感染治疗及营养支持；严密观察生命体征，若出现休克症状，积极抗休克治疗；再次手术者，积极配合医生完善术前准备。

3.乳糜胸

食管、贲门癌术后并发乳糜胸是比较严重的并发症，多因伤及胸导管所致，多发生在术后2～10日，少数患者可在2～3周后出现。术后早期由于禁食，乳糜液含脂肪甚少，胸腔闭式引流可为淡血性或淡黄色液，但量较多；恢复进食后，乳糜液漏出量增多，大量积聚在胸腔内，可压迫肺及纵隔并使之向健侧移位。由于乳糜液中95%以上是水，并含有大量脂肪、蛋白质、胆固醇、酶、抗体和电解质，若未及时治疗，可在短时期内造成全身消耗、衰竭而死亡，必须积极预防和及时处理。其主要护理措施包括以下几点。

(1)加强观察：注意患者有无胸闷、气急、心悸，甚至血压下降。

(2)协助处理：若诊断成立，迅速处理，即置胸腔闭式引流，及时引流胸腔内乳糜液，使肺膨胀。可用负压持续吸引，以利于胸膜形成粘连。

(3)给予肠外营养支持。

(十)健康教育

1.疾病预防

避免接触引起癌变的因素，如减少饮用水中亚硝胺及其他有害物质、防霉去毒；应用维A酸类化合物及维生素等预防药物；积极治疗食管上皮增生；避免过烫、过硬饮食等。

2.饮食指导

根据不同术式，向患者讲解术后进食时间，指导选择合理的饮食及注意事项，预防并发症的发生。

(1)宜少量多餐,由稀到干,逐渐增加食量,并注意进食后的反应。

(2)避免进食刺激性食物与碳酸饮料,避免进食过快、过量及硬质食物;质硬的药片可碾碎后服用,避免进食花生、豆类等,以免导致吻合口瘘。

(3)患者餐后取半卧位,以防止进食后反流、呕吐,利于肺膨胀和引流。

3.活动与休息

保证充足睡眠,劳逸结合,逐渐增加活动量。术后早期不宜下蹲大小便,以免引起体位性低血压或发生意外。

4.加强自我观察

若术后3～4周再次出现吞咽困难,可能为吻合口狭窄,应及时就诊。

定期复查,坚持后续治疗。

## 五、护理效果评估

通过治疗与护理,患者是否:

(1)营养状况改善,体重增加;贫血状况改善。

(2)水、电解质维持平衡,尿量正常,无脱水或电解质紊乱的表现。

(3)焦虑减轻或缓解,睡眠充足。

(4)患者对疾病有正确的认识,能配合治疗和护理。

(5)无并发症发生或发生后得到及时处理。

(郝　倩)

# 第二节　胃　癌

## 一、概述

胃癌是我国最常见的恶性肿瘤之一。据Parkin等最新报道,2002年全世界约有934000例胃癌新发病例,死亡病例700000例。胃癌的流行病学有明显的地理差别,日本、中国、智利、远东、欧洲和俄罗斯为高发地区,而美国、澳大利亚、丹麦和新西兰发病最低。2/3的胃癌患者在发展中国家,其中中国占42%。在我国,西北地区和东南沿海地区发病率较高,广西、广东、贵州发病率低。

(一)病因

1.亚硝基化合物

亚硝酸盐主要来自食物中的硝酸盐,特别是在大量使用氮肥后的蔬菜中,硝酸盐的含量极高。硝酸盐进入胃中经硝酸盐还原酶阳性菌将其还原成亚硝酸盐。亚硝酸盐的含量与胃内硝酸盐还原酶阳性菌的数量呈正相关。据报道,低胃酸患者中胃癌的发生率比正常胃酸者高出4.7倍,这与胃内亚硝胺类化合物合成增多有关。

2.幽门螺杆菌

幽门螺杆菌为带有鞭毛的革兰阴性菌,在胃黏膜生长。幽门螺杆菌在发达国家人群中感染率低于发展中国家30%～40%,在儿童期即可受到感染,如我国广东1～5岁儿童中,最高感染率可达31%。幽门螺杆菌是胃黏膜肠上皮化生和异型性增生及癌变前期的主要危险因素。在正常胃黏膜中很少分离到幽门螺杆菌,而随胃黏膜病变加重,幽门螺杆菌感染率增高。

3.遗传因素

胃癌在少数家族中显示有聚集性。在胃癌患者调查中,一级亲属患胃癌比例明显高于二级、三级亲属。血型与胃癌存在一定关系,A型血人群患胃癌的比例高于一般人群。

4. 饮食因素

高浓度食盐可使胃黏膜屏障损伤，造成黏膜细胞水肿，腺体丢失。摄入亚硝基化合物的同时摄入高盐可增加胃癌诱发率，诱发时间也较短，有促进胃癌发生的作用。新鲜蔬菜、水果有预防胃癌的保护性作用。含有巯基类的新鲜蔬菜，如大蒜、大葱、韭菜、洋葱和蒜苗等也具有降低胃癌危险的作用。

5. 其他因素

吸烟为胃癌的危险因素，吸烟量越大，患胃癌的危险性越高。烟雾中含有多种致癌物质，可溶于口腔唾液进入胃内。此外，吸烟者口腔中硫氰酸含量增高，可使经血液进入口腔的硝酸盐还原成亚硝酸盐。

6. 慢性疾患

慢性萎缩性胃炎以胃黏膜腺体萎缩、减少为主要特征，常伴有不同程度的肠上皮化生。

（二）病理分型

1. 大体形态

胃癌因生长方式的不同，致使其大体形态各异。向胃腔内生长者，呈蕈伞样外观；有的沿胃壁向深层浸润很明显，呈弥漫性生长。Borrmann 分类主要根据肿瘤的外生性和内生性部分的相对比例来划分类型，侵至固有层以下的进展期胃癌分为 4 个类型。

(1) Ⅰ型息肉样型：肿瘤主要向胃腔内生长，隆起明显，呈息肉状，基底较宽，境界较清楚，可有小的糜烂，在进展期胃癌中占 3%～5%。

(2) Ⅱ型局限溃疡型：肿瘤有较大溃疡形成，边缘隆起明显，境界比较清楚，向周围浸润不明显。占 30%～40%。

(3) Ⅲ型浸润溃疡型：肿瘤有较大溃疡形成，边缘部分隆起，部分被浸润破坏，境界不清，向周围浸润较明显，癌组织在黏膜下的浸润范围超过肉眼所见的肿瘤边界。约占半数左右。

(4) Ⅳ型弥漫浸润型：呈弥漫性浸润生长，触摸时难以界定肿瘤边界。由于癌细胞的弥漫浸润及纤维组织增生，可导致胃壁增厚、僵硬，形成“革袋胃”。

2. 组织学分型

国内目前多采用世界卫生组织 1990 年的国际分类法，分为腺癌（乳头状腺癌、管状腺癌、黏液腺癌、印戒细胞癌）及其他组织学类型（腺鳞癌、鳞癌、肝样腺癌、壁细胞样腺癌、绒毛膜上皮癌、未分化癌）。有研究显示，在全部胃癌中，高、中分化腺癌占 47%，低分化腺癌及印戒细胞癌占 56.3%。

3. 活检组织的病理诊断

胃癌活检病理诊断的准确率不可能达到 100%。肿瘤的生长浸润方式（如主要在黏膜下浸润生长），肿瘤所在部位（如穹隆部取材困难），标本取材不当（如主要取到变形坏死组织）及病理漏诊（将高分化腺癌诊断为重度异型增生或漏掉小的癌灶）都可能致假阴性。

胃癌的前体可分为两个类别：癌前状态和癌前病变。癌前状态是一种临床状态，由此可导致胃癌的发病率较正常人群增高；癌前病变是经过病理检查诊断的特定的组织学改变，在此基础上可逐渐演变发展成胃癌。

（三）临床表现

1. 症状

早期胃癌无特异性症状，甚至毫无症状。随着肿瘤的进展，影响胃的功能时才出现较明显的症状，但这种症状也并非胃癌所特有，常与胃炎、溃疡病等慢性胃部疾患相似。常见症状如下。

(1) 胃部疼痛：是胃癌最常见的症状，即使是早期胃癌患者，除了少部分无症状的患者外，大部分均有胃部疼痛的症状。起初仅感上腹部不适，或有胀痛、沉重感，常被认为是胃炎、胃溃疡等，给予相应的治疗，症状也可暂时缓解。胃窦部胃癌可引起十二指肠功能改变，出现节律性疼痛，易被忽视，直至疼痛加重甚至黑便才引起重视，此时往往已是疾病的中晚期，治疗效果不佳。

(2) 食欲减退、消瘦、乏力：这也是一组常见又不特异的胃恶性肿瘤症状，有可能是胃癌的首发症状。很多患者在饱餐后出现饱胀、嗳气而自动限制饮食，体重逐渐减轻。

(3)恶心、呕吐：早期可仅有进食后饱胀和轻度恶心感，常因肿瘤引起梗阻或胃功能紊乱所致。贲门部肿瘤开始可出现进食不顺利感，以后随病情进展而发生吞咽困难及食物反流。胃窦部癌引起幽门梗阻时可呕吐有腐败气味的隔夜饮食。

(4)出血和黑便：早期胃癌有出血黑便者约为20%。小量出血时仅有大便隐血阳性，当出血量较大时可有呕血及黑便。凡无胃病史的老年人出现黑便时必须警惕有胃癌的可能。

(5)其他患者可因为胃酸缺乏、胃排空加快而出现腹泻或便秘及下腹部不适。胃癌血行转移多发生于晚期，以转移至肝、肺最为多见。在腹腔种植转移中，女性患者易转移至卵巢，称为Krukenberg瘤。

2.体征

一般胃癌尤其是早期胃癌常无明显体征，可有上腹部深压痛，有时伴有轻度肌抵触感。上腹部肿块、直肠前触及肿物、脐部肿块、锁骨上淋巴结肿大等均是胃癌晚期或已出现转移的体征。

(四)诊断

胃癌的诊断和治疗需要多学科专家(肿瘤放射科专家、肿瘤外科专家、肿瘤内科专家、营养学专家及内镜专家)共同参与。

1.胃癌的X线检查法

X线检查法主要用于观察胃腔在钡剂充盈下的自然伸展状态，胃的大体形态与位置的变化，胃壁的柔软度及获得病变的隆起高度等，有充盈法、黏膜法、压迫法、双对比法和薄层法。

2.胃癌的CT诊断

(1)胃壁增厚：癌肿沿胃壁浸润造成胃壁增厚，增厚的胃壁可为局限性或弥漫性，根据癌肿浸润深度不同，浆膜面可光滑或不光滑，但黏膜面均显示不同程度的凹凸不平是胃癌的特点之一。

(2)腔内肿块：癌肿向胃腔内生长，形成突起在胃腔内的肿块。肿块可为孤立的隆起，也可为增厚胃壁胃腔内明显突出的一部分。肿块的表面不光滑，可呈分叶、结节或菜花状，表面可伴有溃疡。

(3)溃疡：CT图像可以更好的显示胃癌腔内形成的溃疡。溃疡所形成的凹陷的边缘不规则，底部多不光滑，周边的胃壁增厚较明显，并向胃腔内突出。

(4)环堤：环堤表现为环绕癌性溃疡周围的堤状隆起。环堤的外缘可锐利或不清楚。

(5)胃腔狭窄：CT表现为胃壁增厚基础上的胃腔狭窄，狭窄的胃腔边缘较为僵硬并不规则，多呈非对称性向心狭窄，伴环形周围非对称性胃壁增厚。

(6)黏膜皱襞改变：黏膜皱襞在CT横断面图像上，表现为类似小山嵴状的黏膜面突起，连续层面显示嵴状隆起间距和形态出现变化，间距的逐渐变窄、融合、消失标志着黏膜皱襞的集中、中断和破坏等改变。

(7)对于女性患者需要进行盆腔CT扫描。

3.胃癌的内镜诊断

(1)早期胃癌：癌组织浸润深度仅限于黏膜层或黏膜下层，而不论有无淋巴结转移，也不论癌灶面积。符合以上条件癌灶面积5.1～10 mm为小胃癌；小于5 mm为微小胃癌。原位癌指癌灶仅限于腺管内，未突破腺管基底膜。

(2)进展期胃癌：癌组织已侵入胃壁肌层、浆膜层或浆膜外，不论癌灶大小或有无转移均称为进展期胃癌。

4.胃癌的超声诊断

水充盈胃腔法及超声显像液的应用，可显示胃壁蠕动状况。在X线及内镜的定位下，可以显示肿瘤的大小、形态、内部结构、生长方式、癌变范围。

5.实验室检查

对胃癌较早诊断有意义的检查是大便隐血试验。

(五)治疗

1.胃癌的治疗原则

经术前分期性检查，包括纤维内镜、腹部CT、女性患者盆腔CT或B超、胸部X线等，根据检查结果，可考虑如下治疗原则。

(1)无远处转移的患者，临床评价为可手术切除的，首选手术治疗。对有高危因素如低分化腺癌、有脉管瘤栓、年轻(＜35岁)患者应行术后含5-FU方案的化疗或同步化放疗。任何有淋巴结转移及局部晚期的患者，均应在术后进行化放疗。

(2)无远处转移的患者，临床评价为不可手术切除的，可行放疗同时5-FU增敏。治疗结束后评价疗效，如肿瘤完全或大部分缓解，可观察，或合适的患者行手术切除；如肿瘤残存或出现远处转移，考虑全身化疗，不能耐受化疗的给予最好的支持治疗。

(3)有远处转移的患者，考虑全身化疗为主，或参加临床试验。不能耐受化疗的，给予最好的支持治疗。

2.外科手术

手术方式分为内镜下黏膜切除术、腹腔镜下胃改良切除术、胃癌的根治性切除术、联合脏器切除术、姑息性手术。

3.化学治疗

迄今为止，胃癌的治疗仍以手术治疗为主，但是多数患者仅通过手术难以治愈。化疗在胃癌的治疗中占有重要地位，分为以下三种。

(1)术后辅助化疗：由于单纯的手术治疗疗效欠佳，也由于不少有效的化疗药物或联合化疗方案对胃癌的有效率常可达40%以上，因此，希望应用术后辅助化疗处理根治术后可能存在的转移灶，以达到防止复发、提高疗效的目的。有效的化疗药物仍以5-FU(或卡培他滨)＋甲酰四氢叶酸(LV)为主。

(2)术前新辅助化疗：一般用于局部分期较晚的病例，该类患者不论能否手术切除，都有较高的局部复发率。术前化疗的目的是降低期别，便于切除及减少术后复发。常用的联合化疗方案有FUP方案(顺铂＋5-FU)，紫杉醇＋顺铂＋5-FU方案，FOLFOX4方案(奥沙利铂＋顺铂＋亚叶酸钙)。

(3)晚期或转移性胃癌的化疗：晚期胃癌不可治愈，但是化疗对有症状的患者有姑息性治疗效果。有几种单药对晚期胃癌有肯定的疗效，这些药物包括5-FU、丝裂霉素、依托泊苷和顺铂。有几种新药及其联合方案对胃癌有治疗活性，包括紫杉醇、多西他赛、伊立替康、表柔比星、奥沙利铂、口服依托泊苷和优福定(尿嘧啶和替加氟的复合物)。近年来常用的化疗方案有：FAM(5-FU、多柔比星、甲氨蝶呤)、ECF(表柔比星、顺铂、5-FU)、DCF(多西他赛、顺铂、5-FU)等。

(4)腹腔内化疗：由于绝大多数胃癌手术失败的病例均因腹膜或区域淋巴结等的腹腔内复发，现已知在浆膜有浸润的胃癌常可在腹腔内找到游离的癌细胞，甚至报告浸润性胃癌的腹腔内游离的癌细胞阳性率可达75%。对病期较晚已切除的胃癌，在术中进行腹腔温热灌注化疗，有可能提高疗效。

4.放射治疗

放射治疗包括术前、术后或姑息性放疗，是胃癌治疗中的一部分。外照射与5-FU联合应用于局部无法切除的胃癌的姑息治疗时，可以提高生存率。使用三维适形放疗和非常规照射野照射可以精确地对高危靶区进行照射且剂量分布更加均匀。

5.最佳支持治疗

目的是预防、降低和减轻患者的痛苦并改善其生活质量，是晚期及转移性胃癌患者完整治疗中的一部分。缓解晚期胃癌患者症状的治疗包括内镜下放置自扩性金属支架(SEMS)缓解食管梗阻症状，手术或外照射或内镜治疗可能对出血患者有效。疼痛控制可使用放疗或镇痛剂。

胃癌的预后取决于诊断时的肿瘤分期情况。国内胃癌根治术后的5年生存率在30%。约有50%的患者在诊断时胃癌已经超过了局部范围，近70%～80%的胃癌切除标本中可以发现局部淋巴结转移。因此，晚期胃癌在临床更为常见。局部晚期和转移性胃食管癌的不良预后因素包括：体力状况(PS)评分不良(≥2)，肝转移，腹腔转移和碱性磷酸酶≥100 U/L。

## 二、护理

(一)护理要点

1.术前护理

(1)心理支持:缓解患者的焦虑或恐惧,以增强患者对手术治疗的信心,使其积极配合治疗和护理。

(2)营养支持护理:胃癌患者往往由于食欲减退、摄入不足、消耗增加和恶心呕吐等原因导致不同程度的营养不良。为了改善患者的营养状态,提高其对手术的耐受性,对能进食者应根据患者的饮食习惯给予高蛋白、高热量、高维生素、低脂肪、易消化的饮食;对不能进食者遵医嘱予以静脉输液、静脉营养支持。

(3)特殊准备:胃癌伴有幽门梗阻者术前3天起每晚用300~500 mL温生理盐水洗胃,以减轻胃黏膜水肿和炎症,有利于术后吻合口愈合;如癌组织侵犯大肠则要做好肠道准备:术前3天口服肠道不易吸收的抗生素,清洁肠道。

2.术后护理

(1)病情观察:严密观察生命体征的变化,观察伤口情况、胃肠减压及腹腔引流情况等。准确记录24小时出入水量。

(2)体位:全麻清醒前去枕平卧,头偏向一侧,以免呕吐时发生误吸。麻醉清醒后若血压平稳取低半卧位,有利于呼吸和循环;减少切口张力,减轻疼痛与不适;有利于腹腔渗出液集聚于盆腔,便于引流。

(3)维持有效的胃肠减压和腹腔引流,观察引流液颜色、性状及量的变化。

(4)营养支持护理。

肠外营养支持:由于禁食、胃肠减压及手术的消耗,术后需及时输液补充水、电解质和营养素,必要时输清蛋白或全血,以改善患者的营养状况促进术后恢复。

早期肠内营养支持:早期肠内营养支持可改善患者的营养状况,维护肠道屏障结构和功能,促进肠道功能恢复,增强机体的免疫功能,促进伤口和肠吻合口的愈合。一般经鼻肠管或空肠造瘘管输注实施。护理上应注意:根据患者的个体情况,制定合理的营养支持方案;保持喂养管的功能状态,妥善固定,保持通畅,每次输注营养液前后用生理盐水或温开水20~30 mL冲管,持续输注过程中每4~6小时冲管一次;控制营养液的温度、浓度、输注速度和输注量,逐步过渡;观察有无恶心、呕吐、腹痛、腹胀、腹泻及水、电解质失衡等并发症的发生。

饮食护理:术后禁饮食,肠蠕动恢复后可拔除胃管,拔管当天可饮少量水或米汤;第2天进半量流质,每次50~80 mL;第3天进全量流质,每次100~150 mL,若无腹痛、腹胀等不适,第4天可进半流质饮食;第10~14天可进软食。注意少量多餐,避免生、冷、硬及刺激性饮食,少食易产气食物。

(5)活动:鼓励患者早期活动,定时做深呼吸,进行有效咳嗽和排痰。一般术后第1天即可协助患者坐起并做轻微的床上活动,第2天协助下床、床边活动,应根据患者的个体差异决定活动量。

(6)并发症的观察和护理。

术后出血:胃手术后可有暗红色或咖啡色液体自胃管引出,一般24小时内不超过300 mL,并且颜色逐渐转清。若短时内从胃管或腹腔引流管内引出大量鲜红色液体,持续不止,应警惕术后出血,应及时报告医师,遵医嘱给予止血、输血等处理,必要时做好紧急术前准备。

感染:术前做好呼吸道准备,术后做好口腔护理,防止误吸,鼓励患者定时深呼吸,进行有效咳嗽和排痰等,以防止肺部感染;保持切口敷料干燥,注意无菌操作,保持尿管、腹腔引流管通畅,防止切口、腹腔及泌尿系等部位感染。

吻合口漏或十二指肠残端破裂:密切观察生命体征和腹腔引流情况,如术后数日腹腔引流量不减、伴有黄绿色胆汁或呈脓性、带臭味,伴腹痛,体温再次上升,则应警惕其发生。及时报告医师,遵医嘱给予抗感染、纠正水电解质紊乱和酸碱平衡失调、肠内外营养支持等护理,保护好瘘口周围皮肤。

消化道梗阻:如患者在术后短期内再次出现恶心、呕吐、腹胀,甚至腹痛和停止排便排气等症状,则应警惕是否有消化道梗阻的发生,遵医嘱予以禁食、胃肠减压、输液及营养支持等治疗。

3.饮食护理

(1)放疗期间的饮食护理:放射治疗后1～2小时,患者可能出现恶心、呕吐等不良反应,告知患者是由于射线致使胃黏膜充血水肿所致。指导患者放疗前避免进食,以减轻可能发生的消化道反应。鼓励患者进食富含维生素 $B_{12}$ 和含铁、含钙丰富的食物。

(2)化疗期间的饮食护理:常出现的不良反应表现有恶心、畏食、腹痛、腹泻等。食欲减退时,可选用易消化、新鲜、芳香的食品;消化不良时,可选择粥作为主食,也可以吃助消化、开胃的食品。化疗前0.5～1小时和化疗后4～6小时给予镇吐剂,会有助于减轻恶心、呕吐。

4.倾倒综合征的护理

由于胃大部切除术后失去对胃排空的控制,导致胃排空过速所产生的一系列综合征。根据进食后症状出现的时间可分为早期与晚期两种。

(1)早期倾倒综合征:多发生在进食后半小时内,患者以循环系统和胃肠道症状为主要表现。应指导患者通过饮食调整来缓解症状,避免过浓、过甜、过咸的流质食物,宜进低碳水化合物、高蛋白饮食,餐时限制饮水喝汤,进餐后平卧10～20分钟。术后半年到1年内逐渐自愈,极少数症状严重而持久的患者需手术治疗。

(2)晚期倾倒综合征:餐后2～4小时患者出现头晕、心慌、出冷汗、脉搏细弱甚至虚脱等表现。主要因进食后,胃排空过快,含糖食物迅速进入小肠而刺激胰岛素大量释放,继之发生反应性低血糖,故晚期倾倒综合征又被称为低血糖综合征。指导患者出现症状时稍进饮食,尤其糖类即可缓解。

5.腹腔灌注热化疗的护理

腹腔化疗前常规检查血常规、肝肾功能、心电图;有腹水引流者充分补液,以防引流过程中或引流后发生低血容量性反应;指导患者排空膀胱,避免穿刺时误伤膀胱。灌注化疗药物前确认导管在腹腔内,防止化疗药物渗漏到皮下组织;灌注过程观察患者反应,每15～20分钟改变体位,使药物均匀的与腹腔组织和脏器接触。

6.静脉化疗的护理

观察药物特殊不良反应。

(1)氟尿嘧啶:观察有无心绞痛、心律失常,如有发生应立即停药,出现腹泻甚至血性腹泻时应立即停药,通知医师及时处理。静脉推注或静脉滴注可引起血栓性静脉炎,需经PICC或CVC输入。

(2)紫杉醇:可出现变态反应,多数为Ⅰ型变态反应,表现为支气管痉挛性呼吸困难、荨麻疹和低血压。大多数发生在用药10分钟以内。为防止发生变态反应,应在静脉滴注紫杉醇之前12小时、6小时给予地塞米松10～20 mg口服。紫杉醇可发生神经系统毒性,多数为周围神经病变,表现为轻度麻木及感觉异常,可发生闪光暗点为特征的视神经障碍。

(3)奥沙利铂:有神经系统毒性,一般为蓄积的、可逆的周围神经毒性,停药后症状逐渐缓解。主要表现为手足末梢麻木感,甚至疼痛,影响到感觉、运动功能,遇冷加重。偶尔出现咽部异样感,甚至呼吸困难,可通过吸氧、地塞米松推注等缓解,必要时使用肾上腺素皮下注射;注射前应用还原型谷胱甘肽及每日口服B族维生素可能有减轻症状的作用。大约3/4患者的神经毒性在治疗结束13周后可逆转。在治疗期间应指导患者注意保暖。奥沙利铂只能用注射用水或5%葡萄糖稀释,不能用生理盐水或其他含氯的溶液稀释。每瓶50 mg加入稀释液10～20 mL,在原包装内可于2 ℃～8 ℃冰箱中保存4～48小时。加入5%葡萄糖250～500 mL稀释后的溶液应尽快滴注,在室温中只能保存4～6小时。禁止和碱性液体或碱性药物配伍输注,避免药物接触铝制品,否则会产生黑色沉淀和气体。

7.胃癌患者放疗的护理

(1)告知患者在模拟定位和治疗前3小时不要饱食。可使用口服或静脉造影剂进行CT模拟定位。

(2)胃的周围有对射线敏感的肾、肝、脾、小肠等器官,放疗前,技术人员应精确摆位,最好使用固定装置,以保证摆位的可重复性。指导患者采用仰卧位进行模拟定位和治疗。

(3)放疗中使用定制的挡块来减少正常组织不必要的照射剂量,包括肝脏(60%肝脏<30 Gy)、肾脏

(至少一侧肾脏的 2/3＜20 Gy)、脊髓(＜45 Gy)、心脏(1/3 心脏＜50 Gy,尽量降低肺和左心室的剂量,并使左心室的剂量降到最低)。指导患者稳定体位,以避免射线对周围组织和器官的损伤。放疗中需要暴露受照部位,需注意为患者肩部及上肢保暖,防止受凉。

(4)放射性胃炎的护理:遵医嘱预防性使用止吐剂,预防性使用保护胃黏膜的药物。食欲减退、恶心、呕吐及腹痛常发生于放疗后数日,对症处理即可缓解,一般患者可以耐受不影响放疗进行。

(5)放射性小肠炎的护理:多发生于放疗中或放疗后,可表现为高位不完全性肠梗阻。由于肠黏膜细胞早期更新受到抑制,以后小动脉壁肿胀、闭塞,引起肠壁缺血,黏膜糜烂。晚期肠壁引起纤维化,肠腔狭窄或穿孔,腹腔内形成脓肿、瘘管和肠粘连等。主要护理措施为遵医嘱给予解痉剂及止痛剂,给予易消化、清淡饮食。

(6)其他并发症的护理:胃癌放疗还可出现穿孔、出血与放射性胰腺炎,放疗期间应注意观察有无剧烈腹痛、腹胀、恶心、呕吐、呕血等表现。

(二)健康指导

1.注意饮食习惯

长期不良的饮食习惯很容易引起慢性胃病、胃溃疡甚至发生胃癌。经常吃过热的食物可破坏口腔和食管的黏膜,可导致细胞癌变。吃饭快,食物咀嚼不细易对消化道黏膜产生机械性损伤,产生慢性炎症,吃团块的食物易对贲门产生较强的机械刺激,久之会损伤甚至癌变。养成定时定量、细嚼慢咽的饮食习惯,避免进食生硬、过冷、过烫、过辣及油腻食物,戒烟、酒。少食含纤维较多的蔬菜、水果(橘子)或黏聚成团的食物(如糖葫芦、黏糕、糯米饭、柿饼),易发生肠梗阻。避免过浓、过甜、过咸的流质食物。宜进低碳水化合物、高蛋白饮食,餐时限制饮水喝汤。进餐后平卧 10～20 分钟,以预防倾倒综合征。维生素 C 具有较强阻断亚硝基化合物的能力,β-胡萝卜素具有抗氧化能力,可以在小肠转化成维生素 A,维持细胞生长和分化。可鼓励患者进食富含维生素 C 和 β-胡萝卜素的食品。

2.积极治疗胃病和幽门螺杆菌

长期慢性胃炎和长期不愈的溃疡均要考虑幽门螺杆菌的感染,要积极治疗。

3.避免高盐饮食

食盐中的氯离子能损伤胃黏膜细胞,破坏胃黏膜和黏膜保护层,使胃黏膜易受到致癌物质攻击,要减少食物中盐的摄入量。

4.避免进食污染食物

煎、烤、炸的食物含有大量致癌物质。我国胃癌高发区居民有食用储存的霉变食物的习惯,其胃液中真菌检出率明显高于低发区。

5.多食牛奶、奶制品和富含蛋白质的食物

良好的饮食构成有助于减少胃癌发生的危险性。食物应多样化和避免偏食,在满足热量需要和丰富副食供应的基础上,增加蛋白质的摄入水平。

6.经常食用富含维生素的新鲜蔬菜和水果

每天增加蔬菜和水果的摄入量可降低人类恶性肿瘤发生的危险性。蔬菜和水果含有防癌的抗氧化剂,食用黄绿色蔬菜可以明显降低胃癌的发生率。

7.戒烟与戒酒

饮酒加吸烟,两者有致癌的协同作用,患胃癌的危险更大。

8.告知患者用药禁忌

告知患者慎用阿司匹林、保泰松、肾上腺皮质激素类药物,因可引起胃黏膜损伤。

9.密切监视血清

监视血清维生素 $B_{12}$、铁和钙水平,尤其是术后患者可口服补充铁剂,同时应用酸性饮料如橙汁,可以维持血清铁水平。

10. 如出现下列情况随时就诊

上腹部不适、疼痛、恶心、呕吐、呕血、黑便、体重减轻、疲乏无力、食欲减退等。

(郝 倩)

## 第三节 肺 癌

### 一、疾病概述

(一)概念

肺癌(lung cancer)多数起源于支气管黏膜上皮,因此也称支气管肺癌(bronchopulmonary carcinoma)。全世界肺癌的发病率和死亡率正在迅速上升。发病年龄大多在40岁以上,以男性多见,居发达国家和我国大城市男性恶性肿瘤发病率和死亡率的第一位。但近年来,女性肺癌的发病率和死亡率上升较男性更为明显。

(二)相关病理生理

肺癌起源于支气管黏膜上皮,局限于基底膜内者称为原位癌。癌肿可以向支气管腔内或(和)邻近的肺组织生长,并可以通过淋巴、血行转移或直接向支气管转移扩散。

肺癌的分布以右肺多于左肺,上叶多于下叶。起源于主支气管、肺叶支气管的癌肿,位置靠近肺门,称为中心型肺癌;起源于肺段支气管以下的癌肿,位置在肺的周围部分,称为周围型肺癌。

(三)病因与诱因

肺癌的病因至今尚不完全明确,认为与下列因素有关。

1. 吸烟

是肺癌的重要致病因素。烟草内含有苯并芘等多种致癌物质。吸烟量越多、时间越长、开始吸烟年龄越早,则肺癌发病率越高。资料表明,多年每日吸烟40支以上者,肺鳞癌和小细胞癌的发病率比不吸烟者高4～10倍。

2. 化学物质

已被确认可导致肺癌的化学物质包括石棉、铬、镍、铜、锡、砷、二氯甲醚、氡、芥子体、氯乙烯、煤烟焦油和石油中的多环芳烃等。

3. 空气污染

包括室内污染和室外污染。室内空气污染主要指煤、天然气等燃烧过程中产生的致癌物。室外空气污染包括汽车尾气、工业废气、公路沥青在高温下释放的有毒气体等。

4. 人体内在因素

如免疫状态、代谢活动、遗传因素、肺部慢性感染、支气管慢性刺激、结核病史等,也可能与肺癌的发病有关。

5. 其他

长期、大剂量电离辐射可引起肺癌。癌基因(如ras、erb-b2等)的活化或肿瘤抑制基因(p53、RB等)的丢失与肺癌的发病也有密切联系。

(四)临床表现

肺癌的临床表现与癌肿的部位、大小、是否压迫和侵犯邻近器官及有无转移等密切相关。

1. 早期

多无明显表现,癌肿增大后常出现以下表现。

(1)咳嗽:最常见,为刺激性干咳或少量黏液痰,抗炎治疗无效。当癌肿继续长大引起支气管狭窄时,咳嗽加重，呈高调金属音。若继发肺部感染，可有脓性痰，痰量增多。

(2)血痰：以中心型肺癌多见，多为痰中带血点、血丝或断续地少量咯血；癌肿侵犯大血管可引起大咯血，但较少见。

(3)胸痛：为肿瘤侵犯胸膜、胸壁、肋骨及其他组织所致。早期表现为胸部不规则隐痛或钝痛。

(4)胸闷、发热：当癌肿引起较大支气管不同程度的阻塞，发生阻塞性肺炎和肺不张，临床上可出现胸闷、局限性哮鸣、气促和发热等症状。

2. 晚期

除发热、体重减轻、食欲减退、倦怠及乏力等全身症状外，还可出现癌肿压迫、侵犯邻近器官、组织或发生远处转移的征象。

(1)压迫或侵犯膈神经：引起同侧膈肌麻痹。

(2)压迫或侵犯喉返神经：引起声带麻痹、声带嘶哑。

(3)压迫上腔静脉：引起上腔静脉压迫综合征，表现为上腔静脉回流受阻，面部、颈部、上肢和上胸部静脉怒张，皮下组织水肿，上肢静脉压升高。可出现头痛、头昏或晕厥。

(4)侵犯胸膜及胸壁：可引起剧烈持续的胸痛和胸腔积液。若侵犯胸膜则为尖锐刺痛，呼吸及咳嗽时加重；若压迫肋间神经，疼痛可累及其神经分布区；若侵犯肋骨或胸椎，则相应部位出现压痛。胸膜腔积液常为血性，大量积液可引起气促。

(5)侵入纵隔、压迫食管：可引起吞咽困难，支气管一食管瘘。

(6)上叶顶部肺癌：亦称 Pancoast 肿瘤。可侵入纵隔和压迫位于胸廓上口的器官或组织，如第一肋间、锁骨下动静脉、臂丛神经等而产生剧烈胸肩痛、上肢静脉怒张、上肢水肿、臂痛和运动障碍等；若压迫颈交感神经则会引起同侧上眼睑下垂、瞳孔缩小、眼球内陷、面部无汗等颈交感神经综合征(Horner 征)表现。

(7)肿瘤远处转移征象：①脑：头痛最为常见，出现呕吐、视觉障碍、性格改变、眩晕、颅内压增高、脑疝等。②骨：局部疼痛及压痛较常见，转移至椎骨等承重部位则可引起骨折、瘫痪。③肝：肝区疼痛最为常见，出现黄疸、腹水、食欲减退等。④淋巴结：引起淋巴结肿大。

3. 非转移性全身症状

少数患者可出现非转移性全身症状，如杵状指(趾)、骨关节痛、骨膜增生等骨关节病综合征、Cushing 综合征、重症肌无力、男性乳房发育、多发性肌肉神经痛等，称为副癌综合征。副癌综合征可能与肺癌组织产生的内分泌物质有关，手术切除癌肿后这些症状可消失。

(五)辅助检查

1. X 线及 CT 检查

是诊断肺癌的重要手段。胸部 X 线和 CT 检查可了解癌肿大小及其与肺叶、肺段、支气管的关系。5%～10%无症状肺癌可在 X 线检查时被发现，CT 可发现 X 线检查隐藏区的早期肺癌病变。肺部可见块状阴影，边缘不清或分叶状，周围有毛刺；若有支气管梗阻，可见肺不张；若肿瘤坏死液化可见空洞；若有转移可见相应转移灶。

2. 痰细胞学检查

是肺癌普查和诊断的一种简便有效的方法。肺癌表面脱落的癌细胞可随痰咳出，故痰中找到癌细胞即可确诊。

3. 纤维支气管镜检查

诊断中心型肺癌的阳性率较高，可直接观察到肿瘤大小、部位及范围，并可钳取或穿刺病变组织作病理学检查，亦可经支气管取肿瘤表面组织检查或取支气管内分泌物行细胞学检查。

4. 正电子发射断层扫描(PET)

利用 18 氟-脱氧葡萄糖(FDG)作为示踪剂进行扫描显像。由于恶性肿瘤的糖酵解代谢高于正常细胞，FDG 在肿瘤内聚积程度大大高于正常组织，肺癌 PET 显像时表现为局部异常浓聚。可用于肺内结节和肿块的定性诊断，并能显示纵隔淋巴结有无转移。目前，PET 是肺癌定性诊断和分期的最好、最准确的无创检查。

5.其他

如胸腔镜、纵隔镜、经胸壁穿刺活检、转移病灶活检、胸水检查、肿瘤标记物检查、剖胸探查等。

(六)治疗原则

尽管80%的肺癌患者在明确诊断时已失去手术机会，但手术治疗仍然是肺癌最重要和最有效的治疗手段。然而，目前所有的各种治疗肺癌的方法效果均不能令人满意，必须适当联合应用，现在临床上常采用个体化的综合治疗，以提高肺癌治疗的效果。一般非小细胞癌以手术治疗为主，辅以化学治疗和放射治疗；小细胞癌则以化学治疗和放射治疗为主。

1.非手术治疗

(1)放射治疗：是从局部消除肺癌病灶的一种手段，主要用于处理手术后残留病灶和配合化学治疗。在各种类型的肺癌中，小细胞癌对放射治疗敏感性较高，鳞癌次之，腺癌最差。晚期或肿瘤再发患者姑息性放射治疗可减轻症状。

(2)化学治疗：分化程度低的肺癌，尤其是小细胞癌对化学治疗特别敏感，鳞癌次之，腺癌最差。化学治疗亦单一用于晚期肺癌患者以缓解症状，或与手术、放射治疗综合应用，以防止癌肿转移复发，提高治愈率。

(3)中医中药治疗：按患者临床症状、脉象、舌苔等辨证论治，部分患者的症状可得到改善；亦可用减轻患者的放射治疗及化学治疗的不良反应，提高机体的抵抗力，增强疗效并延长生存期。

(4)免疫治疗：①特异性免疫疗法：用经过处理的自体肺癌细胞或加用佐剂后，做皮下接种治疗。②非特异性免疫疗法：用卡介苗、短小棒状杆菌、转移因子、干扰素、胸腺素等生物制品或左旋咪唑等药物激发和增强人体免疫功能，以抵制肿瘤生长，增强机体对化疗药物的耐受性而提高治疗效果。

2.手术治疗

目的是彻底切除肺部原发癌肿病灶和局部及纵隔淋巴结，尽可能保留健康的肺组织。目前基本手术方式为肺切除术加淋巴结清扫。肺切除术的范围取决于病变的部位和大小。周围型肺癌，实施肺叶切除加淋巴结切除术；中心型肺癌，实施肺叶或一侧全肺切除加淋巴结切除术。

## 二、护理评估

(一)一般评估

1.生命体征(T、P、R、BP)

早期肺癌时，患者多无任何症状，生命体征一般表现正常，当癌肿继续长大引起较大支气管不同程度的阻塞，发生阻塞性肺炎和肺不张时，患者可出现体温偏高(发热)，心率和呼吸加快、胸闷、气促症状。

2.患者主诉

有无咳嗽、血痰、胸痛、胸闷、气促、倦怠、乏力、骨关节疼痛等症状。

3.相关记录

体重、体位、饮食、有无吸烟史、吸烟的时间和数量，有无其他伴随疾病，如糖尿病、冠状动脉粥样硬化性心脏病(冠心病)、高血压、慢性支气管炎等记录。

(二)身体评估

1.全身

患者有无咳嗽，是否为刺激性；有无咳痰，痰量及性状；有无痰中带血或咯血，咯血的量、次数；有无疼痛，疼痛的部位和性质；有无呼吸困难，全身营养状况。

2.局部

患者面部颜色有无贫血、口唇有无发绀、有无杵状指(趾)；有无声音嘶哑，有无面部、颈部、上肢肿胀，有无持续胸背部疼痛、吞咽困难、甚至患侧上眼睑下垂等晚期肺癌侵犯邻近器官、组织的表现。

3. 听诊肺部

早期肺癌患者，大部分听诊双肺呼吸音清，当合并肺炎时可有啰音，若晚期肺癌引起肺实变，则呼吸音强；若出现胸积水，则呼吸音弱。（结合病例综合考虑）。

4. 叩诊

有胸积水时叩诊呈浊音。

（三）心理－社会评估

患者在疾病治疗过程中的心理反应与需求，了解患者对疾病的认知程度，对手术有何顾虑，有何思想负担。了解朋友及家属对患者的关心、支持程度，家庭对手术的经济承受能力。引导患者正确配合疾病的治疗和护理。

（四）辅助检查阳性结果评估

（1）血液检验：有无低蛋白血症。

（2）胸部X线检查：有无肺部肿块阴影，而CT检查因密度分辨率高，可发现一般X线检查隐藏区（如肺尖、膈上、脊柱旁、心后、纵隔处）的早期肺癌病变，对中心型肺癌的诊断有重要价值。

（3）PET/CT检查：肺部肿块经$^{18}$氟-脱氧葡萄糖（FDG）吸收、代谢显影是否明显增高（因为恶性肿瘤的糖酵解代谢高于正常细胞），并能观察纵隔淋巴结有无转移。

（4）各种内镜及其他有关手术耐受性检查等有无异常发现。

（五）治疗效果评估

1. 非手术治疗评估要点

咳嗽、血痰、胸痛、胸闷、气促等症状是否改善或消失，肺部肿块阴影有无缩小或消散。放、化疗引起的胃纳减退、骨髓造血功能抑制等毒不良反应有无好转。

2. 手术治疗评估要点

术后患者生命体征是否平稳，呼吸状态如何，有无胸闷、呼吸浅快、发绀及肺部痰鸣音等；伤口是否干燥，有无渗液、渗血，伤口周围有无皮下气肿；各引流管是否通畅，引流量、颜色与性状等；术后肺膨胀情况；术后有无大出血、感染、肺不张、支气管胸膜瘘等并发症的发生。患者对术后康复训练和早期活动是否配合；对出院后的继续治疗是否清楚。

## 三、主要护理问题

1. 气体交换障碍

与肺组织病变、手术、麻醉、肿瘤阻塞支气管、肺膨胀不全、呼吸道分泌物潴留、肺换气功能降低等因素有关。

2. 营养失调

低于机体需要量 与肿瘤引起机体代谢增加、手术创伤等有关。

3. 焦虑与恐惧

与担心手术、疼痛、疾病的预后等因素有关。

4. 潜在并发症

（1）出血：与手术时胸膜粘连紧密、止血不彻底或血管结扎线脱落，胸腔内大量毛细血管充血及胸腔内负压等因素有关。

（2）感染、肺不张：与麻醉药的不良反应使患者的膈肌受抑制，患者术后软弱无力及疼痛等，限制了患者的呼吸运动，不能有效咳嗽排痰，导致分泌物滞留堵塞支气管有关。

（3）心律失常：与缺氧、出血、水电解质酸碱失衡有关。

（4）支气管胸膜瘘：与支气管缝合不严密、支气管残端血运不良或支气管缝合处感染、破裂等引发有关。

（5）肺水肿：与患者原有心脏疾病或病肺切除、余肺膨胀不全或输液量过多、速度过快，使肺泡毛细血管床容积明显减少有关，尤以全肺切除患者更为明显。

## 四、主要护理措施

(一)术前护理

(1)做好心理护理:护士应关心、同情患者,向患者讲解手术方式及注意事项,告知患者术后呼吸锻炼排痰,帮助患者消除焦虑、恐惧心理。

(2)指导患者戒烟:吸烟使气管分泌物增加,必须戒烟2周方可手术。

(3)教会患者正确呼吸方法:指导患者行缩唇式呼吸,平卧时练习腹式呼吸,坐位或站位时练习胸式呼吸,每天2～4次,每次15～20分钟。以增加肺通气量。

(4)指导行有效咳嗽、咳痰方法。频繁咳嗽、痰多者遵医嘱应用抗生素,雾化吸入治疗。

(5)加强营养:指导患者进食高热量、高蛋白质、富含维生素的饮食,以增强机体手术耐受力。

(6)术前准备:术前1天备皮,做好交叉配血,洗澡以保持皮肤清洁。指导患者练习床上排便,术前晚22时后禁食,术前4～6小时禁饮。

(7)遵医嘱执行术前用药。

(二)术后护理

(1)严密观察生命体征的变化。

(2)呼吸道的管理:①保持呼吸道通畅,给予氧气吸入(流量2～4 L/min)。术后第2天给予间断给氧或根据血氧饱和度监测结果,按需给氧。②协助患者有效排痰。患者取坐位或半卧位,进行5～6次深呼吸后,于深吸气末屏气,用力咳出痰液,同时指导家属双手保护伤口。③鼓励患者术后2～3天做吹水泡、吹气球运动,以促使患侧肺早期膨胀,利于呼吸功能的恢复。

(3)体位指导:①肺叶切除术后,麻醉未苏醒时采取去枕仰卧位,头偏向一侧;麻醉苏醒后应尽早改半卧位,患者头部和上身抬高30°～45°,以利膈肌下降,胸腔容量扩大,利于肺通气,便于咳嗽和胸腔液体引流;也可与侧卧位交替。但病情较重、呼吸功能差者应避免完全健侧卧位,以免压迫健侧肺,限制肺通气,从而影响有效气体交换。②一侧全肺切除术后患者取半卧位或1/4侧卧位,避免使患者完全卧于患侧或搬运患者时剧烈震动,以免使纵隔过度移位,大血管扭曲而引起休克;同时避免完全健侧卧位,以免压迫健侧肺,造成患者严重缺氧。

(4)做好皮肤护理,每1～2小时更换卧位1次,防止压疮发生。

(5)指导及早有效清理呼吸道痰液,术后第一天方可行拍背排痰,排痰机辅助排痰,防止肺不张及肺部感染发生。

(6)胸腔闭式引流的护理:①保持胸腔闭式引流瓶连接正确:将胸腔引流管与引流瓶管连接紧密,固定,防止松动拉拖。保持其通畅,防止扭曲,确保引流瓶内长管被水淹没3～4 cm。②保持引流通畅:如液面随呼吸运动而波动,表示引流良好;如液面波动消失,表示胸腔引流管不通或提示患侧肺已膨胀良好。如不通,可挤压引流管使之复通,仍然不通则立即通知医师处理。③保持引流处于无菌状态并防止气体进入胸腔:每日更换胸腔引流瓶1次。更换时注意无菌操作。先夹闭引流管再更换,以防气体进入胸腔。④术后密切观察胸腔闭式引流瓶内情况,监测生命体征,记录24小时胸腔引流量。可疑有活动性出血时,应立即夹闭胸腔引流管,通知医师给予止血、快速补液输血,必要时行二次开胸止血。⑤做好患者下床活动时的指导:指导患者下床活动时避免引流连接处脱落,防止气体进入胸腔;活动时胸腔引流瓶不要高于患者腰部,防止引流液倒吸进胸腔。外出检查或活动度大的时候应给予预防性夹管。

(7)疼痛的护理:开胸手术创面大,胸部肌肉肋骨的牵拉,会导致术后伤口疼痛感明显,而患者可能会为了避免疼痛不敢做深呼吸运动和咳嗽排痰。因此,术后48小时内给予PCA止痛泵,协助患者采取舒适体位,妥善固定引流管,避免牵拉引起疼痛,给患者创造安静、舒适的环境是非常必要的。

(8)输液的护理:严格控制输液的速度和量,防止心脏负荷过重,导致肺水肿和心力衰竭;一侧全肺切除者应控制钠盐摄入,24小时补液量控制在2000 mL以内,速度控制在30～40滴/分。

(9)并发症的护理:当患者术后出现大面积肺不张时,会出现胸闷、发热,气管向患侧移位等表现;出现张力性气胸时表现为严重的呼吸困难,气管向健侧移位;在术后第7～9天易发生支气管胸膜瘘,护士应观察患者有无发热、刺激性咳嗽、咳脓痰等感染症状。如有发生，应立即报告医师进行处理。

（三）活动与休息

适当的活动，进行呼吸功能训练是提高患者手术的耐受性，减少手术后感染的重要方法之一，术前可采用缩唇呼气训练、爬楼梯、吹气球和有效咳嗽排痰训练等改善患者的肺功能。而术后则鼓励及协助患者尽早活动，术后第一天，生命体征平稳后，可在床上坐起，坐在床边、双腿下垂或在床旁站立移步。术后第2日起，可扶持患者围绕病床在室内行走3～5分钟，以后根据患者情况逐渐增加活动量。活动期间，应妥善保护患者的引流管，严密观察患者病情变化，一旦出现头晕、气促、心动过速、心悸和出汗等症状时，应立即停止活动并休息。术后第一天开始作肩、臂关节运动，预防术侧胸壁肌肉粘连、肩关节强直及失用性萎缩。

（四）合理饮食

饮食对肺癌手术患者的康复非常重要，对术前伴营养不良者，除了经肠内增加高蛋白饮食外，也可经肠外途径补充营养，如脂肪乳剂和复方氨基酸等，以改善其营养状况。若术后患者进食后无任何不适，改为普食时，饮食宜高蛋白、高热量、丰富维生素、易消化，以保证营养，提高机体抵抗力，促进伤口愈合。

（五）用药护理

应严格按医嘱用药，严格掌握输液量和速度，防止前负荷过重而导致急性肺水肿。全肺切除术后应控制钠盐摄入量，24小时补液量控制在2000 mL内，速度宜慢，以20～30滴/分为宜。记录出入液量。对于非手术综合治疗的患者，应注意观察药物的毒不良反应，发现问题及时处理。

（六）心理护理

多关心、体贴患者，对患者的担心表示理解并予以安慰，给予患者发问的机会，并认真耐心地回答，以减轻其焦虑或恐惧程度。指导患者正确认识癌症，向患者及家属详细说明手术方案，各种治疗护理的意义、方法、大致过程、配合要点与注意事项，让患者有充分的心理准备。说明手术的安全性、必要性，并介绍手术成功的实例，以增强患者的信心。动员家属给患者以心理和经济方面的全力支持。

（七）改善肺泡的通气与换气功能

1.戒烟

指导并劝告患者停止吸烟。让患者了解吸烟会刺激肺、气管及支气管，使气管、支气管分泌物增加，支气管上皮纤毛活动减少或丧失活力，妨碍纤毛的清洁功能，影响痰液咳出，引起肺部感染。因此术前应戒烟2周以上。

2.保持呼吸道通畅

对于支气管分泌物较多、痰液黏稠者，可给予超声雾化、应用支气管扩张剂、祛痰剂等药物，合并肺部感染者，遵医嘱给予抗生素，术后则及早鼓励患者深呼吸、咳嗽、排痰，对于咳痰无力者，必要时行纤维支气管镜吸痰，术后常规吸氧2～4 L/min，可根据血气分析结果调整给氧浓度。

（八）维持胸腔引流通畅

(1)按胸腔闭式引流常规护理。

(2)病情观察：定时观察胸腔引流管是否通畅，注意负压波动，定期挤压，防止堵塞。观察引流液量、色和性状，一般术后24小时内引流量约500 mL，为手术创伤引起的渗血、渗液及术中冲洗胸腔残余的液体。

(3)全肺切除术后胸腔引流管的护理：一侧全肺切除术后的患者，由于两侧胸膜腔内压力不平衡，纵隔易向手术侧移位。因此，全肺切除术后患者的胸腔引流管一般呈钳闭状态，以保证术后患侧胸壁有一定的渗液，减轻或纠正纵隔移位。随时观察患者的气管是否居中，有无呼吸或循环功能障碍。若气管明显向健侧移位，应立即听诊肺呼吸音，在排除肺不张后，可酌情放出适量的气体或引流液，气管、纵隔即可恢复中立位。但每次放液量不宜超过100 mL，速度宜慢，避免快速多量放液引起纵隔突然移位，导致心搏骤停。

（九）健康教育

1.早期诊断

40岁以上人群应定期进行胸部X线普查，尤其是反复呼吸道感染、久咳不愈或咳血痰者，应提高警惕，做进一步的检查。

2.戒烟

使患者了解吸烟的危害，戒烟。

3.疾病康复

(1)指导患者出院回家后数周内，坚持进行腹式深呼吸和有效咳嗽，以促进肺膨胀。出院后半年不得从事重体力活动。

(2)保持良好的口腔卫生，如有口腔疾病应及时治疗。注意环境空气新鲜，避免出入公共场所或与上呼吸道感染者接近。避免居住或工作于布满灰尘、烟雾及化学刺激物品的环境。

(3)对需进行放射治疗和化学治疗的患者，指导其坚持完成放射治疗和化学治疗的疗程，并告知注意事项以提高疗效，定期返院复查。

(4)若有伤口疼痛、剧烈咳嗽及咯血等症状或有进行性倦怠情形，应返院复诊。

(5)保持良好的营养状况，注意每日保持充分休息与活动。

## 五、护理效果评估

(1)患者呼吸功能改善，无气促、发绀等缺氧征象；咳嗽咳痰减少或消失。

(2)营养状况改善；体重有所增加。

(3)焦虑减轻。

(4)未发生并发症，或并发症得到及时发现和处理。

（郝 倩）

# 第四节 乳腺癌

## 一、疾病概述

(一)概念

乳腺癌是女性最常见的恶性肿瘤之一，占我国女性恶性肿瘤发病率的第一位。我国虽然是乳腺癌低发地区，但近年来年发病率呈3%的趋势上升，且发病年龄逐渐年轻化，严重危害我国女性的身心健康。由于早期诊断和医疗方式的改进，乳腺癌的死亡率有所下降。

(二)相关病理生理

1.病理分型

乳腺癌的病理分型。

(1)非浸润性癌：又称原位癌。指癌细胞局限在导管壁基底膜内的肿瘤。包括导管内癌、小叶原位癌及不伴发浸润性癌的乳头湿疹样乳腺癌。

(2)早期浸润性癌：指癌组织突破导管壁基底膜，开始向间质浸润的阶段。包括早期浸润性导管癌、早期浸润性小叶癌。此型仍属早期，预后较好。

(3)浸润性特殊癌：指癌组织向间质内广泛浸润。包括乳头状癌、髓样癌(伴有大量淋巴细胞浸润)、小管癌(高分化癌)、腺样囊性癌、黏液腺癌、鳞状细胞癌等。此型一般分化高，预后尚好。

(4)浸润性非特殊癌：包括浸润性小叶癌、浸润性导管癌、硬癌、髓样癌(无大量淋巴细胞浸润者)、单纯癌、腺癌等。此型一般分化程度低，预后较上述类型差，是乳腺癌最常见的类型。

(5)其他罕见癌：如炎性乳腺癌和乳头湿疹样癌。

2.转移途径

(1)直接浸润：直接浸润皮肤、胸筋膜、胸肌等周围组织。癌细胞沿导管或筋膜间隙蔓延，继而侵及

Cooper 韧带和皮肤。

(2)淋巴转移:主要途径有:①沿胸大肌外侧缘淋巴管侵入同侧腋窝淋巴结,进一步则侵入锁骨下淋巴结、锁骨上淋巴结,进入血液循环向远处转移。②向内则侵入胸骨旁淋巴结,继而达到锁骨上淋巴结,进入血液循环。癌细胞淋巴转移以第一种途径为主,但也可通过逆行途径转移到对侧腋窝或腹股沟淋巴结。

(3)血运转移:乳腺癌是一种全身性疾病,早期乳腺癌亦可发生血运转移,最常见远处转移部位依次为肺、骨、肝。

(三)病因与诱因

乳腺癌的病因至今尚不明确,但研究发现其发病与许多因素有关,主要危险因素包括以下几点。

1.年龄

乳腺癌是激素依赖型肿瘤,主要与体内雌酮和雌二醇的水平直接相关,随着年龄的增加乳腺癌的发病率逐渐上升。

2.月经史及婚育史

月经初潮早于 12 岁,月经周期短,绝经晚于 50 岁,未婚、未哺乳及初产年龄 35 岁以上发病率高。

3.遗传因素

一级亲属中有乳腺癌患病史者,其发病危险性是普通人群的 2～3 倍。若一级亲属在绝经前患双侧乳腺癌,其相对危险度便高达 9 倍。

4.地区因素

欧美国家多,亚洲国家少。北美、北欧地区乳腺癌的发病率是亚、非、拉美地区的 4 倍,而低发地区居民移居至高发地区后,第二、三代移民的乳腺癌发病率逐渐上升,提示地区环境因素及早期生活经历与乳腺癌的发病有一定的关系。

5.不良的饮食习惯

首先,营养过剩、肥胖、长期高能量高脂饮食可加强和延长雌激素对乳腺上皮细胞的刺激,从而增加发病机会;其次,服用含有激素的美容保健品,也可增加患病危险度;还有,每天饮酒 3 次以上的妇女患乳腺癌的危险度增加 50%～70%。

6.乳腺疾病史

某些乳腺良性疾病,如乳腺炎、乳腺导管扩张、乳腺囊肿及乳腺纤维腺瘤等与乳腺癌的发病有一定的关系。

7.药物因素

停经后长时间(≥5 年)采用激素替代疗法的女性患乳腺癌危险度增高。

8.社会心理因素

社会心理应激(如夫妻关系不和、离异、丧偶、重大事故)造成的长期精神压力大、精神创伤、长期抑郁均增加患病风险。

9.其他因素

未成年时经过胸部放疗的人群成年后乳腺癌发病风险增加,暴露于放射线的年龄越小则危险性越大;从事美容业、药物制造等职业的妇女乳腺癌的危险性升高。

(四)临床表现

1.肿块

绝大多数就诊的患者表现为无意中发现的无痛、单发的小肿块,多位于乳房外上象限,质硬、不光滑,与周围组织边界不易分清,不易推动。当癌肿侵入胸膜和胸肌时,固定于胸壁不易推动。

2.皮肤改变

乳腺癌可引起乳房皮肤的多种改变,常见的有"酒窝征""橘皮征""卫星结节""铠甲胸"。当癌肿侵入 Cooper 韧带后可使韧带收缩而失去弹性,导致皮肤凹陷,形成"酒窝征";癌细胞阻塞淋巴管可引起局部淋巴回流障碍,出现真皮水肿,呈现"橘皮征";晚期癌细胞浸润皮肤,皮肤表面出现多个坚硬小结,形成"卫星结节”；乳腺癌晚期，癌细胞侵入背部、对侧胸壁，可限制呼吸，称“铠甲胸”；晚期癌肿侵犯皮肤时，可出现菜花样有恶臭味的皮肤溃疡；快速生长的肿瘤压迫乳房表皮使皮肤变薄，可产生乳房浅表静脉曲张。

3. 乳头改变

癌肿侵入乳管使之收缩将乳头牵向患侧，使乳头出现扁平、回缩、内陷。乳腺癌患者乳头的溢液可呈血性、浆液性或水样，以血性溢液多见，但并非出现乳头血性溢液就一定是乳腺癌。

4. 区域淋巴结肿大

乳腺癌淋巴结转移最初多见于腋窝。患侧肿大淋巴结肿大最初为散在、少数、质硬、无痛、可活动的肿块，逐渐数量增多、粘连成团，甚至与皮肤粘连而固定，不易推动。大量癌细胞堵塞腋窝淋巴管可导致上肢淋巴水肿；胸骨旁淋巴结肿大，位置深，手术时才易被发现。晚期锁骨上淋巴结增大、变硬。少数出现对侧腋窝淋巴结转移。有少数乳腺癌患者仅表现为腋窝淋巴结肿大而摸不到乳腺肿块，称为隐匿性乳腺癌。

5. 乳房疼痛

约 1/3 乳腺癌患者伴有乳房疼痛，除癌肿直接侵犯神经外其他原因不明了，而且疼痛的强度与分期及病理类型等无明显相关性。

6. 全身改变

血运转移至肺、骨、肝时，出现相应症状。如肺转移可出现胸痛、气急，骨转移可出现局部疼痛，肝转移可出现肝大、黄疸。

7. 特殊乳腺癌表现

(1)炎性乳腺癌：少见，多发生于妊娠和哺乳期的年轻女性，发展迅速，转移快，预后极差。表现为：乳房增大，局部皮肤红、肿、热、痛，似急性炎症，开始时比较局限，迅速扩展到乳房大部分皮肤，皮肤发红、水肿、增厚、粗糙、表面温度升高。触诊时整个乳房肿大、发硬，无明显局限性肿块。

(2)乳头湿疹样乳腺癌(Paget 病)：少见，恶性程度低，发展慢。发生在乳头区大乳管内，随病情进展发展到乳头。表现为：乳头刺痒、灼痛，湿疹样改变，慢慢出现乳头、乳晕脱屑、糜烂、瘙痒，进而形成溃疡，有时覆盖黄褐色鳞屑样痂皮，病变继续发展则乳头内陷、破损。淋巴转移晚，常被误诊为湿疹而延误治疗。

（五）辅助检查

(1)钼靶 X 线：早期诊断乳腺癌的影像学诊断方法。适宜于 35 岁以上女性，每年 1 次。

(2)B 超检查：主要用于鉴别肿块的性质是囊性或实性。

(3)MRI 检查：近年来兴起，敏感性高，但是费用昂贵及特异性较低。浸润癌表现为形状不规则的星芒状、蟹足样阴影，与周围组织间分界不清，边缘有毛刺。

(4)全身放射性核素扫描(ECT)适用于骨转移可能性较大的乳腺癌患者。

(5)三大常规(血常规、尿常规、血生化)、肝肾功能、凝血功能、心电图等检查 是判断患者能否耐受术后及后续治疗的重要参考指标。

(6)乳腺肿瘤标志物的检测：有利于综合评价病情变化。

(7)乳腺病灶活组织检查术：确诊的重要依据，在完成超声、钼靶和磁共振检查后进行。最常见的方法是 B 超定位下空芯穿刺，具有简便、快捷、准确的优点。穿刺前行普鲁卡因皮试，皮试阴性者才能接受穿刺术。

（六）治疗原则

以手术为主，辅以化学药物、放射、内分泌、生物治疗等综合治疗。

1. 手术治疗

手术治疗是最根本的治疗方法。适应证为 0、Ⅰ、Ⅱ期及部分Ⅲ期患者。已有远处转移、全身情况差、主要脏器有严重疾病不能耐受手术者属于手术禁忌。早年以局部切除及全乳房切除术治疗乳腺癌，但是治疗结果并不理想，随着手术方式不断演化，直至 Fisher 首次提出乳腺癌是一个全身性疾病，手术范围的扩大并不能降低死亡率，主张缩小手术范围，并加强术后综合辅助治疗。目前我国国内以改良根治术为主，国外推广保乳术，取得了良好效果，保乳术将成为未来我国乳腺癌手术发展的趋势。

(1)乳腺癌根治术(radical mastectomy):手术范围包括整个乳房、胸大肌、胸小肌、腋窝及锁骨下淋巴结。该术式可清除腋下组(胸小肌外侧)、腋中组(胸小肌深面)及腋上组(胸小肌内侧)三组淋巴结,手术创伤较大,现在已很少应用。

(2)乳腺癌扩大根治术(extensive radical mastectomy):即在清除腋下、腋中、腋上三组淋巴结的基础上,同时切除胸廓内动、静脉及其周围的淋巴结(即胸骨旁淋巴结)。

(3)乳腺癌改良根治术(modified radical mastectomy):有两种术式,一种是保留胸大肌,切除胸小肌;一种是保留胸大、小肌。前者淋巴结清楚范围与根治术相仿,后者不能清除腋上组淋巴结。大量临床观察研究发现Ⅰ、Ⅱ期乳腺癌患者应用根治术与改良根治术的生存率无明显差异,且后者保留了胸肌,更易被患者接受,目前已成为常用术式。

(4)全乳房切除术(total mastectomy):切除整个乳腺,包括腋尾部及胸大肌筋膜。该术式适宜于原位癌、微小癌及年迈体弱不易做改良根治术者。

(5)保留乳房的乳腺癌切除术(lumpectomy and axillary dissection):手术包括完整切除肿块及腋淋巴结清扫。肿块切除时要求肿块周围包裹适量正常乳腺组织,确保切除标本的边缘无肿瘤细胞浸润。术后辅以放疗、化疗,全球范围内的大量临床随机对照试验证明,保乳术联合术后辅助治疗,与传统根治术或改良根治术相比,在总生存率上无统计学差异,现已被欧美国家广泛接受。

(6)前哨淋巴活检术:前哨淋巴是原发肿瘤发生淋巴结转移所必经的第一个淋巴结,通过前哨淋巴结活检,可以预测腋淋巴结是否转移的准确性已达95%～98%。目前多采用注射染料和放射性核素作为前哨淋巴结活检的两种示踪剂,若活检为阴性,则可避免不必要的腋淋巴结清扫,进一步减少手术带来的并发症和上肢功能障碍。

(7)乳腺癌术后的乳房重建术:又称乳房再造术(breast reconstruction),指利用自身组织移植或乳房假体来重建因患乳房疾病行乳房切除术后的胸壁畸形和乳房缺损。乳房重建术根据重建的时间可分为一期重建和二期重建。一期重建术是指在实施乳腺癌根治术的同时进行乳房重建;二期重建是指患者乳腺癌切除术后1～2年,已完成术后放疗且无复发迹象者进行的乳房重建术。

关于手术方式的选择目前尚有分歧,但没有任何一种术式适用于所有情况的乳腺癌,手术方式选择还应根据病理分型、疾病分期、手术医生的习惯及辅助治疗的条件而定。总之,改良乳腺癌根治术是目前的应用较为广泛的术式,有胸骨旁淋巴结转移时行扩大根治术;晚期乳腺癌行乳腺癌姑息性切除。

2.化学药物治疗(chemotherapy)

(1)辅助化疗:乳腺癌是实体肿瘤中应用化疗最有效的肿瘤之一。化疗是必要的全身性辅助治疗方式,可降低术后复发率,提高生存率,一般在术后早期应用,采用联合化疗方式,治疗期以6个月左右为宜。常用方案有:CMF方案(环磷酰胺、甲氨蝶呤、氟尿嘧啶)和CEF方案(环磷酰胺、表柔比星、氟尿嘧啶)。根据病情术后尽早用药,化疗前患者应无明显骨髓抑制,白细胞$>4\times10^9$/L,血红蛋白>80 g/L,血小板$>50\times10^9$/L。化疗期间定期检查肝、肾功能,每次化疗前查白细胞计数,若白细胞$<3\times10^9$/L,应延长用药间隔时间。表柔比星的心脏毒性和骨髓抑制作用较多柔比星低,因而其应用更为广泛。尽管如此,仍应定期心电图检查。其他效果好的有紫杉醇、多西紫杉醇、长春瑞滨和卡培他滨等。

(2)新辅助化疗:多用于由于肿物过大或已经转移导致不能手术的Ⅲ期患者,通过化疗使肿物缩小。化疗方案同辅助化疗,疗程根据个人疗效而定。

3.内分泌疗法(endocrinotherapy)

乳腺是雌激素靶器官,癌肿细胞中雌激素受体(ER)含量高者,称激素依赖性肿瘤,对内分泌治疗有效;ER含量低者,称激素非依赖型肿瘤,对内分泌治疗效果差。因此,针对乳腺癌患者还应测定雌激素受体和孕激素受体,以选择辅助治疗方案及判断预后。

(1)他莫昔芬(tamoxifen):又名三苯氧胺,是内分泌治疗常用药物,可降低乳腺癌术后复发及转移,同时可减少对侧乳腺癌的发生率;适用于雌激素受体(ER)阳性的绝经妇女。他莫昔芬的用量为每日20 mg,服用5年。该药的主要不良反应有潮热、恶心、呕吐、静脉栓塞形成、眼部不良反应、阴道干燥或分泌物增多。他莫昔芬的第二代药物是托瑞米芬(法乐通)。

(2)芳香化酶抑制剂(AI、如来曲唑等):新近发展的药物,能抑制肾上腺分泌的雄激素转变为雌激素过程中的芳香化环节,从而降低雌二醇,达到治疗乳腺癌的目的。适用于绝经后的患者,效果优于他莫昔芬,一般建议单独使用此类药物或他莫昔芬序贯芳香化酶抑制剂辅助治疗。目前临床上 AI 已代替他莫昔芬成为绝经后乳腺癌患者的一线治疗药物。

(3)卵巢去势治疗:包括药物、手术或放射去势,目前临床少用。

4. 放疗(radiotherapy)

可在术前、术后采用,是乳腺癌局部治疗的手段之一。术前杀灭癌肿周围癌细胞,术后减少扩散及复发,提高 5 年生存率。一般在术后 2～3 周,在锁骨上、胸骨旁以及腋窝等区域进行照射。此外,骨转移灶及局部复发灶照射,可缓解症状。在保乳术后,放疗是重要组成部分;单纯乳房切除术后根据患者具体情况而定;根治术后一般不做常规放疗,但对于高危复发患者,放疗可降低局部复发率。

5. 生物治疗(biotherapy)

(1)曲妥珠单抗:近年来临床上推广应用的注射液,系通过转基因技术,对 CerB-2 过度表达的乳腺癌患者有一定效果。对于 HER2 基因扩增或过度表达的乳腺癌患者,曲妥珠单抗联合化疗的疗效显著优于单用化疗。

(2)拉帕替尼:是一种口服的小分子表皮生长因子酪氨酸激酶抑制剂,与曲妥珠单抗无交叉耐药,与其不同的是能够透过血一脑屏障,对乳腺癌脑转移有一定的治疗作用。

(3)贝伐单抗:是一种针对血管内皮生长因子的重组人源化单克隆抗体,联合其他化疗药物是晚期转移性乳腺癌的标准治疗方案之一。

## 二、护理评估

(一)一般评估

1. 生命体征(T、P、R、BP)

乳腺癌患者乳房皮肤破溃有发炎感染者可有体温升高,癌肿深入浸润侵及肺部时可有呼吸加快。术后由于麻醉剂的作用或卧床太久没有活动,评估患者是否有短暂性的血压降低。术后三天内患者可出现手术吸收热,一般不超过 38.5 ℃,高热时可有脉搏、呼吸加快。

2. 患者主诉

(1)现病史:是否触及肿块,肿块发生时间、增长速度,随月经周期肿块大小有无变化,有无乳头溢液及乳头溢液的性质、治疗情况;有无疼痛,疼痛的位置、程度、性质、持续时间;有无高血压、糖尿病等其他系统的疾病。

(2)过去史:了解患者的月经及婚育情况:初潮年龄、初产年龄、绝经年龄、月经周期、怀孕及生育次数,是否哺乳;绝经后是否应用激素替代疗法,是否患子宫及甲状腺功能性疾病。

(3)家族史:家族中是否有恶性肿瘤尤其是乳腺癌的患者。

(4)心理社会史:了解患者有无遇到社会心理应激(如夫妻关系不和、离异、丧偶、重大事故),是否长期心理压抑。

(5)日常生活习惯:有无高脂、高糖、高热量饮食习惯,有无长期饮酒,有无长期使用激素类美容化妆品或药物。

(6)有无过敏史。

3. 相关记录

术后记录每日引流液的量、色、性质。心电监护患者的血压、脉搏、呼吸、血氧饱和度。

(二)身体评估

1. 术前一般情况

有无高血压、糖尿病、脑血管史等其他系统疾病,近期有无服用阿司匹林等药物,入院后睡眠情况。

2.术前专科情况

(1)检查方法。

视诊:面对镜子,两手叉腰,观察乳房的外形,然后将双臂高举过头,仔细观察:①两侧乳房的大小、形状、高低是否对称,如有差异,需询问是先天发育异常还是近期发生的或渐进性发生的。②乳房皮肤有无红肿、皮疹、皮肤褶皱、橘皮样改变、浅表静脉扩张等异常。③观察乳头是否在同一水平上,是否有抬高、回缩、凹陷,有无异常分泌物自乳头溢出,乳晕颜色是否有改变。

触诊:①触诊乳房:仰卧,先查健侧,再查患侧。检查侧的手臂高举过头,在检查侧肩下垫一小枕头,使乳房变平。然后将对侧手四指并拢,用指端掌面检查乳房各部位是否有肿块或其他变化。依次从乳房外上、外下、内下、内上象限及中央区作全面检查。上至锁骨,下到肋弓边缘,内侧到胸骨旁,外侧到腋中线。然后用同样方法检查对侧乳房,最后用拇指和示指轻轻挤捏乳头,观察有无乳头溢液。注意腋窝有无肿块,对较小或深部的病灶,可再用指尖进行触诊。②触诊腋窝淋巴结:患者取坐位,检查右侧腋下时,以右手托住患者右臂,使胸大肌松弛,用左手自胸壁外侧向腋顶部、胸肌外侧及肩胛下逐步触诊,如触及肿大淋巴结,注意其部位、大小、形状、数量、硬度、表面是否光滑、有无压痛、边界是否清楚以及活动度:与周围组织间及淋巴结间有无粘连。检查左侧腋下时,方法同前。检查锁骨上淋巴结时可站在患者背后,乳腺癌锁骨上淋巴结转移多发生于胸锁乳突肌锁骨头外侧缘处,检查时可沿锁骨上和胸锁乳突肌外缘向左右和上下触诊,如触及肿大淋巴结,记录其特点。

(2)检查的内容。①肿块的大小、部位、形状、数量、质地、表面光滑度、有无压痛、与周围组织是否粘连、边界是否清楚及活动度。②乳房外形有无改变,双侧是否对称,乳头有无抬高、内陷,皮肤有无橘皮样改变,有无破溃,血性分泌物是否恶臭。③是否有乳头溢液,分泌物性质、量、气味等。④是否有腋窝淋巴结肿大,淋巴结肿大早期为散在、质硬、无痛、可以推动结节,后期则互相粘连融合,甚至与皮肤或深部组织粘连。

3.术后身体评估

(1)术后评估患者生命体征、意识状态、精神状态,有无烦躁、面色苍白、皮肤湿冷、呼吸急促、脉快等异常表现。评估患者的早期下床活动能力,有无体位性低血压,四肢活动能力如何。评估患者疼痛的部位、性质、评分、持续时间、伴随症状。评估患者拔除尿管后有无尿潴留。

(2)评估患肢水肿的程度:根据水肿的范围和程度可分为三度:Ⅰ度:上臂体积增加<10%,一般不明显,肉眼不易观察出,多发生在上臂近段内后区域;Ⅱ度:上臂体积增加为10%~80%,肿胀明显,但一般不影响上肢活动;Ⅲ度:上臂体积增加>80%,肿胀显著,累及范围广,可影响整个上肢,并有严重的上肢活动障碍。可对比健侧与患侧上肢是否相同,测量不同点的臂围,手指按压。

(三)心理一社会评估

入院后当患者被确诊为乳腺癌时,常表现为怀疑、不接受现实、焦虑,甚至恐惧。充分了解患者对疾病认识情况,是否接受手术。了解患者对疾病预后、拟采取手术方案及手术后康复知识的了解程度。了解患者家属的心理状态、家庭对手术的经济承受能力。术后评估患者对自身形象的接受度,是否有抑郁表现,能否良好适应自身的变化。

(四)辅助检查阳性结果评估

1.乳腺钼靶检查

临床上主要采用BI-RADS分期,世界上权威的钼靶检查报告分期标准为以下几点。

BI-RADS 0级:需要结合其他检查。

BI-RADS 1级:阴性。

BI-RADS 2级:良性。

BI-RADS 3级:良性可能,需短期随访。

BI-RADS 4级:可疑恶性,建议活检。

4A:低度可疑。

4B:中度可疑。

4C:高度可疑但不确定。

BI-RADS 5 级:高度恶性。

BI-RADS 6 级:已经病理证实恶性。

2.三大常规

(1)血常规:白细胞和中性粒细胞是判断没无感染的基本指标;血红蛋白指数是贫血的诊断依据;血小板是判断凝血功能的重要因素。

(2)尿常规:判断有无泌尿系统感染。

(3)生化检查:检查肝肾功能是否正常。

(五)治疗效果的评估

1.非手术治疗评估要点

(1)评估接受新辅助化疗患者的乳房肿块有无缩小或变大。

(2)化疗患者的评估要点:有无肝肾功能不正常;有无出血性膀胱炎;有无贫血或白细胞过低;心电图检查有无异常;有无大量呕吐导致电解质紊乱,是否需要补液;有无化疗药变态反应的发生,如胸闷、呼吸急促。

(3)放疗患者的评估要点:患者有无贫血或白细胞过低;放疗区域皮肤有无发红、皮疹。

2.手术治疗评估要点

评估患者手术后患肢水肿的程度、切口愈合情况、有无患侧上肢活动障碍、有无自我形象紊乱。

## 三、主要护理诊断(问题)

(1)焦虑恐惧:与不适应住院环境,担心预后、手术影响女性形象及今后家庭、工作有关。

(2)有组织完整性受损的危险:与留置引流管、患侧上肢淋巴引流不畅有关。

(3)知识缺乏:与缺乏术前准备、术后注意事项、术后康复锻炼的知识有关。

(4)睡眠障碍:与不适应环境改变及担心手术有关。

(5)皮肤完整性受损:与手术有关。

(6)身体活动障碍:与手术影响患者活动有关。

(7)自我形象紊乱:与乳房或邻近组织切除及瘢痕形成有关。

(8)潜在并发症:皮下积液、皮瓣坏死、上肢水肿。

## 四、主要护理措施

(一)正确对待手术引起的自我形象改变

1.做好患者的心理护理

向患者和家属耐心解释手术的必要性和重要性,鼓励患者表达自己的想法与感受,介绍相同经历的已重塑自我形象的病友与之交流。告知患者今后行乳房重建的可能,鼓励其战胜疾病的信心。

2.取得其配偶的理解和支持

对已婚患者,同时对其配偶进行心理辅导,鼓励夫妻双方坦诚交流,使配偶理解关心其术后身体状况,接受身体形象的改变。

(二)术前护理

1.心理护理

护理人员关注患者的心理状态,从入院起即做好宣教工作,减轻环境不适应带来的焦虑,随之给予各项检查及治疗的宣教及解释。认识乳腺癌患者确诊后的心理历程,针对性的给予心理疏导。允许并鼓励患者参与到自身基本治疗方式的选择,以符合患者的社会地位、经济情况、文化水平、家庭关系及个人隐私方面的需求,使患者达到心理平衡。可让术后恢复患者现身讲解,解除顾虑,使患者得到全方位的心理支持，树立战胜疾病的信心，提高应对技巧和生活质量。

2.完善术前准备

①做好术前检查的有关宣教，满足患者了解疾病相关知识的需求。②术前做好皮肤准备，剃去腋毛，以便于术中淋巴结清扫。对手术范围大、需要植皮的患者，除常规备皮外，同时做好供皮区（如腹部或同侧大腿）的皮肤准备。③乳房皮肤破溃者，术前每天换药至创面好转。④乳头凹陷者，应提起乳头，以松节油擦干净，再以75%酒精擦洗。⑤术前教会患者腹式呼吸、咳痰、变换体位及床上大小便的具体方法，手术晨留置尿管。⑥从术前8～12小时开始禁食、禁水，以防因麻醉或手术过程中的呕吐而引起窒息或吸入性肺炎。⑦手术晨全面检查术前准备情况，测量生命体征，若发现患者有体温、血压升高或女性患者月经来潮时，及时通知医生，必要时延期手术。⑧乳腺肿瘤如继发感染、破溃或出血。应给予抗感染和消炎止血治疗，在局部炎症水肿消退、皮肤状况好转后再手术。⑨对于哺乳期患者应采用药物断奶回乳，以免术后发生乳瘘。

（三）术后护理

1.体位及饮食的护理

全麻或硬膜外麻醉后术后6小时内去枕平卧位，禁食禁水，头偏一侧，注意防止体位性低血压、呕吐及误吸。6小时后，若患者生命体征平稳，可取半卧位或平卧位，保持患肢自然内收。术后6小时后，先试饮少量水，无不适后，可进流质饮食，少量多餐，次日可进高热量、高蛋白的普食。

2.病情观察

术后连续6小时，每1小时测T、P、Bp、R，并观察患者精神状态，心电监护患者需记录每小时血氧饱和度。注意观察呼吸，有胸闷、呼吸困难时，注意是否伴发气胸，必要时进行胸部X线检查。其他导致呼吸困难的因素有胸带过紧、体位。观察患者精神状态，有无烦躁、面色苍白、皮肤湿冷、呼吸急促、脉快等异常表现和由于出血而导致的休克和窒息。观察敷料是否固定完好及渗血情况。

3.疼痛护理

倾听患者疼痛的感受、部位、发生时间，判断疼痛的强度、阵发性还是持续性，有心血管疾病和心脏疾病的患者注意其伤口疼痛与心绞痛区分。严密观察患者的疼痛情况，判断产生的原因是心理作用、伤口导致、体位压迫还是其他疾病伴发。指导患者疼痛时避免下床活动，学会分散注意力，给予患者疾病相关的知识宣教，告知避免患肢长时间下垂，肩关节制动。按医嘱指导患者正确用药，观察药物疗效和不良反应。

4.加强伤口护理

①注意伤口敷料情况，用胸带加压包扎，使皮瓣与胸壁贴合紧密，注意松紧度以容纳一手指、能维持正常血运、不影响患者呼吸为宜。②观察患侧上肢远端血运循环情况，若手指发麻、皮肤发绀、皮温下降、脉搏摸不清，提示腋窝部血管受压，应及时调整绷带松紧度。③绷带加压包扎一般维持7～10日，包扎期间告知患者不能自行松紧绷带，瘙痒时不能将手指伸入敷料下抓挠。若绷带松脱，及时重新加压包扎。观察切口敷料渗血、渗液情况，并记录。

5.做好引流管的护理

(1)做好宣教：引流管贴明标识，告知患者及家属引流管放置的目的是及时引流皮瓣下的渗血、渗液和积气，使皮瓣紧贴创面，促进皮瓣愈合。翻身及下床活动时防止引流管扭曲、折叠和受压。告知患者不要急于想要拔掉引流管，引流管放置时间一般在2周左右，连续3天每日引流量小于10 mL，创面与皮肤紧贴，手指按压伤口周围皮肤无空虚感，即可考虑拔管。

(2)维持有效负压：注意负压引流管连接固定，负压维持在200～400 mmHg(26.6～53.2 kPa)，保持有效负压及引流管通畅。护士在更换引流瓶时发现局部积液、皮瓣不能紧贴胸壁且有波动感，报告医生及时处理。

(3)加强观察：注意引流液的量、色、性质并记录。术后1～2日，每日引流血性液约50～200 mL，以后逐渐颜色变淡、减少。若术后短时间内引流出大量鲜红色液体(>100 mL/h)或24小时引流量>500 mL，则为活动性出血，需及时通知医生，并遵医嘱处理。随时观察引流管是否通畅、固定，防止患者下床时引流管扭曲打折，保证有效引流。观察患者术后拔除尿管后能否顺利排尿，术后6小时仍未排尿者需判断有无尿潴留。观察患者术后能否顺利排便，术后3～5天患者仍未排便，观察有无腹胀。

6.指导患者做上肢功能锻炼

(1)告知功能锻炼的目的：术后进行适时、适当地功能锻炼有利于术后上肢静脉回流，预防上肢水肿。同时又减少瘢痕挛缩的发生，促进患侧上肢功能恢复及自理能力的重建，增强患者恢复的信心，提高生活质量。

(2)功能锻炼的时机与方法：乳腺癌术后过早、过大范围进行患侧上肢和胸部活动，会影响切口愈合，并且会显著增加创面渗血量，容易出现皮瓣坏死和积液。但如果活动过晚、活动范围不够，又会影响上肢的运动功能，容易造成肌力下降和活动范围受限。妥善掌握活动的时机和限度，目前普遍推荐，术后早期肩部适当制动，外展、前伸和后伸动作范围都不应超过40°，内旋和外旋动作不受限制。待伤口逐渐愈合，逐步增加活动的量和范围。术后手、腕部、前臂、肘部活动不受限制。依据患者所处的不同术后康复阶段，指导其相应的功能锻炼：术后24小时患肢内收、制动，只做手关节、腕关节、肘关节的屈曲、伸展运动，避免患肢外展、上举。术后24小时鼓励患者早期下床活动，渐进式床上坐起、床边坐位、床边站立各30秒，无头晕不适后，可在床旁适当活动。引流管拔除后开始肩部活动，循序渐进地增加强度与频率来锻炼肩关节的前摆、后伸，逐步尝试用患肢刷牙、梳头、洗脸等。同时每天开始进行手指爬墙运动。待伤口愈合拆线后，患肢逐渐外展联系，鼓励患者结合之前的锻炼内容学习康复操，全方位活动锻炼患肢关节。

(3)注意事项：①正确进行功能锻炼，遵循循序渐进的原则，逐步活动手、腕、肘、肩部关节。②不可动作过大，也不可惧怕疼痛不敢运动，以不感到疼痛为宜。③早期下床活动时，不可用患肢撑床，防止家属用力扶患肢，以免造成腋窝皮瓣滑动影响愈合。④若出现腋下积液，应延迟肩关节活动时间，减少活动量，待伤口愈合，积液消失，再开始锻炼计划。

7.患肢水肿的护理

(1)原因：患侧上肢肿胀主要与患侧淋巴结切除后上肢淋巴回流不畅、上肢静脉回流不畅有关，此外局部积液或感染等也会导致患肢肿胀。淋巴回流不畅引起的水肿通常发生在1～2个月甚至数月后，静脉回流不畅则在术后短时间内出现。

(2)避免患肢肿胀的措施：①术后用一软枕垫高患肢，使之高于心脏10～15 cm，直至伤口愈合拆线。②严禁在患侧测血压、静脉输液、注射、抽血、提重物等，以免回流障碍引起水肿。③术后24小时开始进行适当的功能锻炼。④向心性局部按摩：让患者抬高患肢，按摩者用双手扣成环形自腕部向肩部用一定压力推移，每次15分钟以上，一天3次。⑤局部感染者，及时应用抗生素治疗。

(四)健康教育

(1)术后近期避免患肢提取重物，继续进行功能锻炼。

(2)术后5年内尽量避免妊娠，因为妊娠可加重患者及其家属的精神压力和经济上的双重负担。避孕不宜使用激素类避孕药，以免刺激癌细胞生长；可使用避孕套、上环等方法或请教妇科医生。

(3)放疗及化疗的自我护理：放疗期间注意保护皮肤，出现放射性皮炎时及时就诊。化疗期间应定期检查肝、肾功能，每次化疗前1天或当天查白细胞计数，化疗后5～7天复查白细胞计数，若白细胞$<3\times10^9/L$，需及时就诊。放化疗期间应少去公共场所，以减少感染机会；加强营养，多食高蛋白、高维生素、低脂肪的食物，以增强机体抵抗力，饮食要均衡，不宜过多忌口。

(4)提供患者改善形象的方法：介绍假体的作用和应用；可通过佩戴合适的假发、义乳改善自我形象；根治术后3个月可行乳房再造术，但有肿瘤转移或乳腺炎者禁忌；避免衣着过度紧身。

(5)饮食指导：①术后一般不必忌口，但对某些含有雌激素成分的食品或保健品，如蜂乳、阿胶等应少食。②限制脂肪含量高，特别是动物性脂肪含量高的食物，尽量选择脱脂牛奶，避免油炸或其他脂肪含量高的食物。③选择富含各种蔬菜、水果和豆类的植物性膳食，并多食用粗加工的谷类。④建议不饮酒，尤其禁饮烈性酒类。⑤控制肉摄入量，特别是红肉，最好选择鱼、禽肉取代红肉(牛、羊、猪肉)。⑥限制腌制食物和食盐摄入量。⑦避免食用被真菌毒素污染而在室温长期储藏的食物。⑧少喝咖啡，因其含有较高的咖啡因,可促使乳腺增生。⑨注意均衡饮食,适当的体力活动,避免体重过重。

(6)告知患者乳房自检的正确方法和时间。乳房自检应经常进行,20 岁以上女性每月自检一次,一般在月经干净后 5～7 天左右。此时雌激素对乳腺的影响最小,乳腺处于相对静止状态,容易发现病变。对于已绝经妇女,检查时间可固定于每月的某一天。40 岁以上的妇女、乳腺癌术后的患者每年行钼靶 X 线摄片检查,以便早期发现乳腺癌或乳腺癌复发征象。

(7)正确面对术后性生活:性生活是人类最基本的生理和心理需求。特别是年轻的乳腺癌患者术后,由于手术瘢痕、脱发等对于性及生殖方面会产生一系列问题,甚至认为自己不再是一个完整的女性,对性表达失去信心,同时配偶因担心性生活会影响对方的康复,甚至担心可能因此病情恶化,也对性避而不谈。事实上,单纯从乳房的手术或者放疗的角度而言,并不会降低女性的性欲,也不会影响性生活时的身心反应。同时,正常的性生活也对预防疾病的复发有很大益处。

(8)患侧肢体的护理:教会患者患侧肢体功能锻炼的方法,强调锻炼的必要性及重要性,术后 1 年如上肢功能障碍不能恢复,以后就很难再恢复正常。锻炼要循序渐进,不能急于求成,贵在坚持。

## 五、肿瘤化疗患者的生理病理特点

### (一)肿瘤化疗患者免疫系统功能特点

细胞毒药物以 2 种方式诱导免疫系统。一种是直接诱导特异的细胞免疫反应,导致肿瘤细胞死亡;另一种是诱导短暂的淋巴细胞削减,然后刺激免疫效应分子产生,解除受抑制的免疫反应。一些细胞毒药物直接或间接杀死免疫效应细胞,导致免疫系统功能低下或免疫无能。增加患者病毒和细菌感染的可能性。化疗药物可通过 3 种方式——本身性质(如烷化剂和糖皮质激素)、作用模式(如肿瘤细胞的死亡出现在细胞应激之前)或剂量/给药方式对免疫系统进行损害。

### (二)肿瘤化疗患者器官功能特点

抗肿瘤药物不仅杀伤肿瘤细胞,而且会影响正常细胞,特别是对靶器官,如造血系统、肝、肾功能有很大的影响,可产生骨髓抑制、肝肾功能损害等毒性反应或不良反应。化疗患者造血系统、肝、肾功能的改变,决定着能否化疗或是否需要调整化疗药物的剂量,因此化疗前需要常规测定血常规、肝、肾功能等。化疗中监测各项指标的动态变化,确保化疗过程的安全性。

### (三)肿瘤化疗患者营养状态特点

化疗过程和患者的营养状况是相互联系的。首先,化疗过程中的毒性,尤其是消化道反应中极为常见的恶心、呕吐、消化道黏膜炎症、破损、腹泻、便秘等症状,会严重削弱患者的食欲或影响进食过程。在肿瘤引起的代谢异常的基础上进一步加重营养不足。

其次,营养不足会降低患者对化疗的耐受程度,影响中性粒细胞的水平,致使患者无法完成化疗计划,化疗提前终止,从而影响患者的抗肿瘤治疗的效果。因此,要重视化疗给肿瘤患者带来的营养风险,积极评估,及早应对,维持患者的营养水平,为化疗提供良好的代谢环境。

## 六、肿瘤静脉化疗患者的护理特点

### (一)肿瘤化疗患者静脉选择原则

理想的静脉注射应该是选择一条粗直的浅表静脉或者选择深静脉置管(如 PICC 或静脉输液港)。避免瘀青、炎症的部位;避免在循环不良的肢体上注射,如乳腺癌切除术后的患肢,有淋巴水肿、血栓性静脉炎、创伤的肢体,以及有不可移动骨折的肢体等。上腔静脉阻塞的患者应从下肢静脉给药,当注射强刺激化疗药物时,外周静脉输液避免使用肘窝部位。

### (二)肿瘤化疗患者穿刺工具的选择特点

(1)直接单次注射可使用留置针(视患者使用的化疗药性质来决定),留置针宜选用 24 号,因为导管越细,对静脉的伤害就越小,而且有较多的血流经过导管旁,还可以减少具有刺激性的药物在血管壁的停留时间,使化学性静脉炎发生率降低。

(2)连续多天静脉滴注且多疗程注射时最好应用 PICC 或静脉输液港,能更好地保护静脉,防止外渗。

(三)化疗期间肿瘤患者的健康教育

(1)输液前向患者讲解细胞毒药物渗出的临床表现,如果出现局部隆起、疼痛或输液不通畅,及时呼叫护士,尽量减少化疗药物的渗出量。一旦发生药物渗出,应及时报告护士处理,切勿自行热敷。

(2)向患者详细介绍 PICC 的优越性,连续静脉输注细胞毒药物时尽量说服患者采取 PICC 输液,并向患者说明 PICC 的用途,简单介绍操作流程。

(3)输注需慢滴的药物如伊立替康、紫杉醇等,应向患者说明输液速度的重要性,不可自行调节输液速度。

(4)鼓励患者进食,宜清淡易消化饮食,少量多餐。

(5)化疗期间注意口腔卫生,保持清洁和湿润,每日饭前后用生理盐水漱口,睡前和晨起用软毛牙刷清洁口腔,动作轻柔,避免损伤口腔黏膜和牙龈。

(6)化疗前和化疗期间嘱患者多饮水,使尿量维持在每日 2000～3000 mL 或以上,以减轻肾脏毒性。教会患者观察尿液的性状,准确记录出入量,如出现任何不适及时报告。

## 七、乳腺癌的辅助化疗的护理

(一)健康教育与心理护理

要获得较好的治疗效果,大部分乳腺癌患者要经过较长时间的化疗和连续治疗与护理,每个治疗阶段的反应都各有不同,要建立全程分期教育模式。从患者入院、化疗前、化疗中、化疗后和出院前 5 个阶段分别采用不同的方法给予指导,帮助患者顺利度过各阶段。

1. 入院阶段

主要让化疗患者尽快熟悉医院环境,讲解有关疾病知识和医疗进展,介绍治疗成功的病例,以减轻其焦虑、悲观绝望的心理,唤起对化疗的信心,建立良好的遵医行为。

2. 化疗前阶段

教育应重点向患者介绍治疗方案、给药途径、药物的作用和效果,可能出现的不良反应及对策,消除患者对化疗的紧张恐惧心理,建立治疗信心。化疗中应让患者掌握配合的方法、注意事项,明确配合治疗的意义,提高配合治疗的能力,减轻化疗不良反应和并发症。

3. 化疗中、化疗后阶段

面对化疗期的严重反应,会出现心理障碍、悲观失望、焦虑、忧郁,失去生存的勇气,做出许多失常的举动,通过沟通思想、心理疏导方式,给予更多的鼓励与帮助,为患者提供如何应对和减轻化疗反应减少不适等信息和知识,并积极处理化疗反应。

4. 出院阶段

给予全面的指导,如养成自觉的遵医行为、坚持化疗以及如何处理和应对化疗反应、定期复查、保持愉快的心情、合适的体力劳动及锻炼、合理的饮食、良好的生活习惯等。

(二)输液护理

乳腺癌的化疗是一个比较漫长的过程,每位患者在化疗期间要接受数十次甚至上百次的穿刺痛苦,由于乳腺癌术中患侧血管、淋巴管被结扎导致患侧不能输液,下肢静脉由于静脉瓣较多,化疗时更易发生静脉炎,通常只能在健侧上肢输液或化疗。同时,由于化疗药对血管的毒性作用很大,在浅静脉化疗时容易发生静脉炎、输液外渗时导致局部的炎症、坏死,发生后处理很困难,疗程长,有的甚至需要外科植皮,给患者造成很大的痛苦和额外的经济负担。因此,乳腺癌患者化疗时对血管的要求就很高,在血管的选择方面应注意尽量对患者产生最小的不良作用和痛苦,选用粗大直的血管,有条件的现在一般主张使用深静脉。使用中心静脉置管并发症多且风险大,而经外周深静脉置管(PICC)因其操作简便、痛苦小、留置时间长、并发症相对少等优点在临床广泛使用。

在使用外周浅静脉时,要注意化疗前根据药物的性质选择适当的注射部位,血管穿刺尽量由远端向近端，选择强度好、粗、直的静脉，避免同一部位同一条静脉反复穿刺。拔针时用无菌棉签轻轻压住，抬高穿刺侧肢体，以避免血液反流，防止针眼局部淤血影响下次穿刺。同时，还要严格执行无菌技术操作规程，熟练掌握静脉穿刺技术。

PICC 置管的护理主要包括相关健康教育，如向患者和家属宣传介绍 PICC 的有关知识，讲解管道的优越性、置管方法、置管前后注意事项。还包括正确地进行管道护理：无菌管理、保持通畅、正确封管等。

为避免静脉炎的发生，护理人员需掌握化疗药物的性质和输液浓度，化疗前、后和输入不同化疗药物时，要用生理盐水 50～100 mL 冲洗静脉，以减少药物在血管内的停留，降低静脉炎的发生率。

(三)并发症的护理

1. 胃肠道反应的护理

胃肠道黏膜上皮细胞增殖旺盛，对化学药物极为敏感，恶心、呕吐是化疗药物引起的最常见的毒性反应，可能使患者拒绝有效的化疗。所以需做好充分的准备工作，创造良好的治疗环境，消除房间异味。指导患者合理饮食，不在餐饮后或空腹时化疗，一般在饭后 2～3 小时应用化疗药物最佳；化疗期间不宜食过饱或过油腻的食物。化疗前应用止吐药物预防和减轻胃肠道反应。化疗中巡视病房，多与患者交谈，分散其注意力。加强营养，注意均衡饮食，尤其是优质蛋白质、牛奶的摄入，忌辛辣和刺激性食物。可少量多餐，多饮水，可减轻药物对消化道黏膜的刺激，并有利于毒物排出。多食水果、蔬菜，摄入足够纤维素，养成排便习惯，必要时给胃肠动力药或缓泻剂、灌肠。

2. 骨髓抑制的护理

大多数化疗药物可致骨髓抑制，其特征为白细胞总数和中性粒细胞减少，继而血小板减少，严重者全血减少。因此患者需定时进行血象检查，当 Hb≤60 g/L、WBC≤$2.0\times10^9$/L、中性粒细胞≤$1.0\times10^9$/L，PLT≤$50\times10^9$/L 时应停止化疗，给予保护性隔离，并采取预防并发症的措施。为避免感染，可设立单人病室，减少探视，严格执行各种无菌技术操作规程，防止交叉感染。观察有无出血、感染，如牙龈、皮肤斑，静脉穿刺时慎用止血带，严防利器损伤患者皮肤。

3. 变态反应的护理

植物类抗肿瘤药物，如紫杉醇可引起变态反应，在滴注过程中安置心电监护，详细记录，观察有无呼吸困难、胸闷等情况，一旦发生严重过敏应立即停药抢救。预防性用药是预防过敏的最有效措施，使用紫杉醇前 12 小时口服地塞米松 3 mg，或地塞米松 5 mg 静脉滴注，也可用苯海拉明 20 mg 肌内注射。

4. 心脏毒性反应的护理

蒽环类及紫杉醇类化疗药物的心脏毒性反应表现为心率(律)改变、无症状的短时间心动过缓、低血压，故化疗开始即予心电、血压、血氧饱和度持续监测，每 15 分钟观察并记录 1 次。

5. 口腔护理

化疗往往引起口腔黏膜损坏，破坏口腔组织和免疫机制，主要表现为口腔干燥、牙龈炎、口腔溃疡等。因此，做好患者的口腔护理，如嘱其多饮水，常用淡盐水漱口，一旦出现口腔溃疡，要用软毛牙刷刷牙，可采用茶多酚漱口液、呋喃西林液，过氧化氢溶液含漱冲洗，并结合用抗口炎甘油，疗效较好。

6. 静脉炎的护理

化疗药物刺激性大，使用周围静脉输液时容易发生静脉炎，如药液渗出或局部疼痛时立即停止用药。对局部肿胀明显、皮肤发红者，在 24 小时内用 0.2%利多卡因加地塞米松加生理盐水做环形封闭，或用高渗溶液与维生素 $B_{12}$注射液混合后外敷局部，可降低化疗药物毒性，且具有止痛及对细胞修复的作用。如果药物外渗较少，药物刺激性较弱，可用 50%硫酸镁冷湿敷(禁用热敷)，使局部血管收缩，减轻药物扩散。受损部位还可涂多磺酸黏多糖乳膏(喜疗妥软膏)，促进肿胀消失和局部组织修复，减少炎症反应。

7. 泌尿系统不良反应的护理

化疗药物所致泌尿系统损伤，表现为高尿酸血症、出血性膀胱炎及肾功能损害。应鼓励患者多饮水，保证每日入量≥4000 mL，尿量≥3000 mL 以上，必要时给予利尿剂，并根据患者尿液 pH 值的变化，增加碱性药物用量。对应用环磷酰胺的患者，应重点观察有无膀胱刺激征、排尿困难及血尿。

8. 皮肤毒性的护理

化疗前告之患者可能出现皮炎、脱发、色素沉着等，发生皮炎的患者不可用手抓挠患处，可用温水轻轻擦洗，局部用醋酸氟轻松软膏涂擦。

9. 脱发的护理

化疗前告知患者可能出现脱发，但化疗间歇期头发会重新生长。帮助患者准备假发或用头巾、帽子遮挡，改善患者自我形象，增加其自信。睡眠时戴发网或帽子，防止头发掉在床上，并注意在晨晚间护理时，扫净床上的脱发，减少对患者的不良心理刺激。另外，有报道表明，给药前 10 分钟用冰帽，10 分钟后头发温度降至 23 ℃～24 ℃，持续至停药后 30 分钟止，有一定的预防作用。一旦发生脱发，注意头部防晒，避免用刺激性洗发液。

## 八、乳腺癌的局部辅助放疗的护理

（一）一般护理

1. 心理护理

除常规心理护理以外，重点针对放疗进行教育，运用恰当的医学知识，向患者及其家属介绍放疗的目的、放射线的种类、放疗可能带来的问题，放疗中的注意事项，尤其应强调放疗的价值，帮助患者获取积极的认识和一定的放疗知识，以愉快的心情接受放疗。

2. 生活护理

放疗期间，嘱患者穿宽松、便于穿脱的衣服，内衣以棉衣为宜。

3. 饮食护理

保持足够和营养平衡的饮食，少食多餐。

4. 定期检查血常规

每周进行血常规检查 1 次。当外周白细胞＜$4.0\times10^{9}$/L 时，应及时通知医师，同时预防性应用升高白细胞药物。

（二）并发症的护理

1. 急性放射性皮炎

大剂量照射或照射易损部位可能会发生一定程度的皮肤反应，包括早期的局部红斑、干性脱屑、瘙痒、局部渗出、湿性脱屑、暂时或永久性腋毛脱失等放疗反应。后期反应可为早期反应的延续，如色素沉着、色斑、皮肤薄、花斑、毛细血管扩张、皮肤纤维化、淋巴回流障碍等。

早期的皮肤反应即放射性皮炎可进行治疗，晚期反应多为不可逆改变。一旦出现放射性皮炎，皮肤修复功能会明显下降，因此照射区皮肤护理格外重要。放疗前应洗澡，照射区切口痊愈后方可放疗。照射区皮肤保持清洁干燥，禁贴胶布，禁涂红汞、碘酊及化妆品等，清洗时勿用肥皂，标志线如有褪色及时补描。禁用刺激性软膏、乳膏、洗剂或粉剂等。避免照射区皮肤在阳光下暴晒和各种机械性刺激、冷热刺激。局部皮肤瘙痒时可轻拍或用薄荷止痒水，如有结痂，可待其自然脱落，不宜剥脱，防止破溃形成。

2. 大面积皮损感染

出现湿性脱屑应停止放疗，对症处理，合并感染时需抗炎，保持创面清洁干燥，以利于愈合。

3. 全身反应护理

在放疗中易引起乏力、头晕、失眠或嗜睡，以及食欲缺乏、恶心、呕吐等消化道反应。多与患者的身体状况、放疗前的治疗情况、个体差异、心理因素等有关。对患者进行饮食调解，合理休息后，多能耐受放疗。白细胞降低至接近正常值时，一般不必中止治疗，可预防性应用升高白细胞药物以帮助患者增加耐受性。

4. 急性放射性食管炎

行内乳区或锁骨上区放疗可出现不同程度的食管炎，表现为吞咽疼痛或不适，多数为一过性放射反应。应做好生活护理，尤其是饮食护理，给予稀软、温冷、清淡食物，多食新鲜蔬菜、水果，忌食辛辣刺激性食物。有报道对于症状较重的患者，餐前 15 分钟含服 2%利多卡因 20 mL＋地塞米松 5 mg＋庆大霉素

32 万 U＋生理盐水 100 mL，每次 10 mL，3 次/天，一般 5～7 天会消失，期间保证充足睡眠，适当锻炼。进食困难者给予半流质或流质饮食，必要时可暂停放疗。

5.放射性肺炎或纵隔纤维化

保乳患者行切线放疗或全胸壁放疗可造成不同程度的肺部损伤，根治性乳房切除术后行内乳区及锁骨上区照射时，可造成肺尖及纵隔的损伤。早期表现为放射性肺炎，晚期为肺或纵隔纤维化。虽然在现代放射技术和设备的条件下放射性肺炎的发生率较低，但放射性肺纤维化多为不可逆损伤。因此，要正确评估患者的状况而准确地计划放射剂量，并在放疗过程中密切观察呼吸状况，发现症状及时处理。可减少放射剂量，症状明显者可对症处理，应用激素及抗生素治疗，必要时可暂停放疗。

6.上肢水肿

腋窝清扫术后可不同程度地出现上肢水肿、上臂内侧的疼痛麻木等。放疗可加重上述表现，照射期间适当的上肢功能锻炼可有效预防水肿的发生或加重。

7.肋骨骨折或肋骨炎

放疗所致的肋骨骨折及肋骨炎的发生率为 3%～7%，多无症状，一般无需处理。

8.乳房纤维化

保乳患者行全乳照射剂量＞60 Gy 时，多有不同程度的乳房纤维化，且无有效的补救措施，重在预防，现采用三维适形调强放疗技术多可避免其发生。

### 九、护理效果评估

(1)患者情绪稳定，有充足的睡眠时间，积极配合医疗护理工作。

(2)患者手术前满足营养需要，增强机体免疫力、耐受力。

(3)患者充分做好术前准备，使术后并发症的危险降到最低限度。

(4)患者未出现感染、窒息等并发症，或能够及时发现并发症，并积极地预防与处理。手术创面愈合良好、患侧上肢肿胀减轻或消失。

(5)患者能自主应对自我形象的变化。

(6)患者能表现出良好的生活适应能力，建立自理意识。

(7)患者能注意保护患侧手臂，并正确进行功能锻炼。

(8)患者能复述术后恢复期的注意事项，并能正确进行乳房自我检查。

（郝 倩）

## 第五节 肾 癌

### 一、概述

肾癌(renalcarcinoma)又称肾细胞癌、肾腺癌等，是最常见的肾实质恶性肿瘤。肾癌约占成人全部恶性肿瘤的 2%～3%，各国或各地区的发病率不同，发达国家发病率高于发展中国家。我国肾癌发病率仅次于膀胱癌，左右侧发病相等，高发年龄 50～70 岁，男女比例为 2∶1。近年来由于诊断技术(B 超、CT 等)的改进和历年体检的普及实施，无症状肾癌已经占所有住院肾癌患者的 1/2 左右。手术治疗是目前肾癌治疗的主要手段。大量的研究证明肾癌对化疗和放疗治疗的效果差。免疫治疗目前多用于辅助治疗。近年问世的靶向治疗主要适用于转移性和无法手术切除的肾癌。

## 二、治疗

(一)治疗原则

手术是治疗原发性肾癌唯一有效的方法。术前肾动脉栓塞可作为外科手术的辅助治疗，尤其肿瘤体积较大，血管丰富时，可减少术中出血。肾切除术联合生物学治疗(免疫疗法)有望提高生存率。由于肾癌具有多耐药基因，对放射治疗及化学治疗不敏感。

(二)治疗方法

1.手术治疗

根治性肾切除术是治疗局限性肾癌公认的方法，经典的根治性肾切除范围包括肾周筋膜、肾周脂肪、患肾、同侧肾上腺、肾门淋巴结及髂血管分支以上输尿管。根治性肾切除术包括开放性手术和近年来发展的经腹腔镜手术。与开放手术比较，腹腔镜出血量少、住院时间短、术后痛苦少、恢复快。腹腔镜肾癌根治术可通过经腹腔和经腹膜后两种途径完成。但近年来随着无症状肾癌日趋增多，国内外一些学者主张对肿瘤体积较小，分期较低，特别是肿瘤位于肾实质边缘的早期局限性肾癌行保留肾单位肾癌切除术。Lau 等报道 10 年随访资料表明保留肾单位肾癌切除术与根治性肾切除术远期疗效相仿，但肾功能不全的危险性低，且患者生活质量高，心理忧虑程度低。

2.介入治疗

肾动脉栓塞术。对于较大的肿瘤，术前肾动脉栓塞或栓塞性化疗可明显减少术中出血，有利于手术切除，提高生存率，并且肾动脉栓塞对于不能耐受手术治疗的患者可作为缓解症状的一种姑息性治疗方法。

3.免疫疗法

肾癌是一种能诱发宿主产生免疫功能的肿瘤，使用增加机体免疫功能的药物，可能对肿瘤发展有一定抑制作用。应用生物制剂如白细胞介素-2(IL-2)、干扰素等免疫治疗，对预防转移癌有一定疗效。

## 三、护理

(一)护理要点

1.心理支持

肾切除患者术前心理负担较重，常担心手术引起的疼痛；担心切除一侧肾脏，影响以后的生活质量；担心术中、术后出现意外情况。护士应主动给患者讲解腹腔镜的基本知识，与开放性手术的区别、优点、术中术后的注意事项，让患者对手术有初步认识，并能保持良好的心理状态。

2.术前准备

手术前 1 天备皮、配血；术前禁食 12 小时，禁饮 4 小时；术晨清洁灌肠，以排空肠道的积便积气；术晨置尿管，减少术中膀胱膨胀而影响手术进行。

3.肾动脉栓塞术前准备

训练床上大小便，术前 1 天做好普鲁卡因、碘过敏试验及会阴部皮肤准备，术前 4 小时禁食、禁水，术前 30 分钟肌内注射地西泮 10 mg、苯巴比妥钠 25 mg、阿托品 0.5 mg，测量血压，并注意穿刺部位远端动脉搏动情况，以便术后对照。必要时留置导尿管。

4.肾动脉栓塞术后护理

(1)备好急救药品：肾动脉栓塞治疗中，往往使用大量造影剂，因此，患者回病房后，密切观察其生命体征，警惕造影剂迟发反应的发生。

(2)出血的观察和护理：腹股沟股动脉穿刺点加压包扎 24 小时，用沙袋压迫 6 小时；穿刺侧下肢平伸制动 6 小时，平卧 24 小时，72 小时内避免剧烈活动、下蹲，术后 6 小时内每 30 分钟观察 1 次穿刺侧下肢血液循环情况以及穿刺部位有无出血，预防止血不彻底、压迫止血不当、肢体移动、穿刺处渗血或出血引起瘀斑及血肿。

(3)疼痛的护理：大部分患者栓塞剂注入后即出现腰部疼痛，可给予分散注意力，指导患者学会放松技术，如缓慢地呼吸、全身肌肉放松、听音乐等。第一个 24 小时疼痛最明显，经抗感染、解痉对症治疗后，症状逐渐减轻。

(4)发热的护理：栓塞 12 小时后均有不同程度的发热，是肾组织缺血坏死吸收导致，一般体温可达 38 ℃～39℃，不需特殊处理。超过 39 ℃以上给予抗生素治疗，或肌内注射复方氨基比林，给予冰枕、冰敷、乙醇擦浴等物理降温。

(5)肾动脉栓塞术后适当增加补液量并嘱患者多饮水，增加小便量，以利化疗药物和造影剂的排出。

5.肾癌根治术后护理

(1)观察病情。

术后 12～24 小时密切监测生命体征变化。对于腹腔镜手术患者，由于腹腔镜手术是在二氧化碳气腹下完成的，术中可能大量吸收二氧化碳造成高碳酸血症，术后患者需要一段时间通过呼吸加深加快排出积聚的二氧化碳，因此要特别注意监测呼吸频率和深度。术后还应密切观察腹部体征，有无腹痛、反跳痛，明确有无腹腔内脏器损伤，如肝、脾、肠管及胰腺损伤，严重时应及时通知医师处理。

(2)引流管的护理。

肾周引流管：手术后常规留置并妥善固定，翻身活动或搬动患者时，注意防止脱出；经常挤压引流管，避免引流管扭转、折叠，阻碍引流；及时观察并记录引流液的性质及引流量；引流出血较多时，应密切监测生命体征变化，报告医师及时处理。

导尿管：术后患者可能出现急性肾衰竭、大出血等情况，因此，应注意观察尿管是否通畅、尿液颜色、尿量，记录液体出入量；特别是肾和同侧输尿管全切患者，尿管应保留 1 周；如出现血尿逐渐加重，应及时通知医师处理；尿量的多少，反映了术后肾功能的情况，如果尿量过少，液体出入量差距较大，应及时处理，避免术后电解质紊乱，甚至水中毒、心力衰竭的发生；留置导尿管期间为预防逆行感染，应用碘附行尿道外口擦洗，每日 2 次。

6.肾癌根治术后免疫治疗的观察及护理

(1)体温升高的观察和护理：生物制剂的应用常伴有高热和流感样症状，如畏寒、高热、头痛、肌肉痛、关节痛、倦怠感等症状。鼓励患者多饮水，适当休息，必要时可给予物理降温或非甾体类抗炎药物、复方氨基比林等药物降温。大量出汗后应加强基础护理，预防受凉，同时给予营养丰富、清淡、易消化饮食，补充机体能量。

(2)血液毒性反应的观察与护理：血液毒性反应主要表现为白细胞减少、血小板降低、肝、肾功能损害等。患者表现为乏力、牙龈出血等症状。嘱患者卧床休息，保持卫生，预防交叉感染。定期复查血常规和肝、肾功能等生化指标。必要时给予口服升白细胞药物、保肝药物治疗或皮下注射促血小板生长因子，使之恢复到正常值。

(二)健康教育

(1)指导患者掌握合理营养的饮食要求，以清淡、低盐、低脂、优质蛋白、低糖、多维生素为主，保证供给足够的热能营养素，食物要做到合理加工与烹饪，并养成良好的饮食习惯；脂肪的摄入应该以不饱和脂肪酸为主，如大部分植物油，而大部分动物脂肪含饱和脂肪酸较高；多吃水果、蔬菜和薯类，常吃奶类、豆类或其制品，适量进食鱼、禽、蛋、瘦肉，同时注意补充膳食纤维。

(2)患者 3 个月内以少量的有氧运动为宜，每次运动 15～30 分钟，每日 1～2 次，并循序渐进逐渐加量至机体能耐受。

(3)80％男性患者有吸烟饮酒习惯，应劝其戒烟限酒，说明烟草燃烧时可产生许多对人体有害的成分；而乙醇主要在肝脏进行代谢，可直接造成肝脏损害。

(4)指导患者正确面对工作、疾病、生活所带来的压力，培养积极乐观的情绪和人生观，树立战胜疾病的信心，同时主动配合免疫调节药物的治疗。

(5)定期复查，患者免疫治疗期间每周复查血常规、尿常规，每月复查肝功能、肾功能，每 3 个月左右复查胸部正位片、腹部 B 超，半年左右复查上腹部 CT，观察并记录患者治疗期间的相关不良反应并积极处理。

(郝 倩)

# 第十章　神经外科疾病护理

## 第一节　颅脑损伤

颅脑损伤是暴力直接或间接作用于头部引起颅骨及脑组织的损伤。可分为开放性颅脑损伤和闭合性颅脑损伤。颅底骨折可出现脑脊液耳漏、鼻漏。脑干损伤时可出现意识障碍、去大脑强直，严重时发生脑疝危及生命。颅脑损伤的临床表现为意识障碍、头痛、恶心、呕吐、癫痫发作、肢体瘫痪、感觉障碍、失语及偏盲等。重度颅脑损伤以紧急抢救、纠正休克、清创、抗感染及手术为主要治疗方法。

### 一、颅脑损伤的分型

颅脑损伤的分型

目前国际上通用的是(Glasgow comascale)简称 GCS 方法。是 1974 年英国 Glasgow 市一些学者设计的一种脑外伤昏迷评分法，经改进后被推广，现成为国际上公认评判脑外伤严重程度的准绳，统一了对脑外伤严重程度的目标标准(表 10-1)。根据 GCS 对昏迷患者检查睁眼、言语和运动反应进行综合评分。正常总分为 15 分，病情越重，积分越低，最低 3 分。总分越低表明意识障碍越重，伤情越重。总分在 8 分以下表明已达昏迷阶段。

我国的颅脑损伤分型大致划分为：轻型、中型、重型，(其中包括特重型)。轻型 13～15 分，意识障碍时间在 30 min 内；中型 9～12 分，意识模糊至浅昏迷状态，意识障碍时间在 12 h 以内；重型 5～8 分，意识呈昏迷状态，意识障碍时间大于 12 h；特重型 3～5 分，伤后持续深昏迷。

表 10-1　脑外伤严重程度目标标准

| 项目 | 记分 | 项目 | 记分 | 项目 | 记分 |
|---|---|---|---|---|---|
| 睁眼反应 | | 言语反应 | | 运动反应 | |
| 正常睁眼 | 4 | 回答正确 | 5 | 按吩咐动作 | 6 |
| 呼唤睁眼 | 3 | 回答错乱 | 4 | 刺痛时能定位 | 5 |
| 刺痛时睁眼 | 2 | 词句不清 | 3 | 刺痛时躲避 | 4 |
| 无反应 | 1 | 只能发音 | 2 | 刺痛时肢体屈曲 | 3 |
| | | 无反应 | 1 | 刺痛时肢体伸直 | 2 |
| | | | | 无反应 | 1 |

1. 轻型(单纯脑震荡)

(1)原发意识障碍时间在 30 min 以内。

(2)只有轻度头痛、头晕等自觉症状。

(3)神经系统和脑脊液检查无明显改变。

(4)可无或有颅骨骨折。

2. 中型(轻的脑挫裂伤)

(1)原发意识障碍时间不超过 12 h。

(2)生命体征可有轻度改变。

(3)有轻度神经系统阳性体征,可有或无颅骨骨折。

3.重型(广泛脑挫伤和颅内血肿)

(1)昏迷时间在12 h以上,意识障碍逐渐加重或有再昏迷的表现。

(2)生命体征有明显变化,即出现急性颅内压增高症状。

(3)有明显神经系统阳性体征。

(4)可有广泛颅骨骨折。

4.特重型(有严重脑干损伤和脑干衰竭现象者)

(1)伤后持续深昏迷。

(2)生命体征严重紊乱或呼吸已停止者。

(3)出现去大脑强直,双侧瞳孔散大等体征者。

## 二、重型颅脑损伤的护理

(一)卧位

依患者伤情取不同卧位。

(1)低颅压患者适取平卧,如头高位时则头痛加重。

(2)颅内压增高时,宜取头高位,以利颈静脉回流,减轻颅内压。

(3)脑脊液漏时,取平卧位或头高位。

(4)重伤昏迷患者取平卧、侧卧与侧俯卧位,以利口腔与呼吸道分泌物向外引流,保持呼吸道通畅。

(5)休克时取平卧或头低卧位,时间不宜过长,避免增加颅内淤血。

(二)营养的维持与补液

重型颅脑损伤的患者由于创伤修复、感染和高热等原因,机体消耗量增加,维持营养及水电解质平衡极为重要。

(1)伤后2～3 d内一般予以禁食,每日静脉输液量1 500～2 000 mL,不宜过多或过快,以免加重脑水肿与肺水肿。

(2)应用脱水剂甘露醇时应快速输入。

(3)出血性休克的患者宜先输血。严重脑水肿患者先用脱水剂后酌情输液,补液须缓慢限制入液量,以免脑水肿加重。

(4)脑损伤患者输浓缩人血白蛋白与血浆,既能增高血浆蛋白,也有利于减轻脑水肿。

(5)长期昏迷,营养与水分摄入不足,可输氨基酸、脂肪乳剂、间断小量输血。

(6)准确记录出入量。

(7)颅脑伤可致消化吸收功能减退,肠鸣音恢复后,可用鼻饲给予高蛋白、高热量、高维生素和易于消化的流质,常用混合奶(每1 000 mL所含热量约4.6 kJ)或要素饮食用输液泵维持。

(8)患者吞咽反射恢复后,即可试行喂食,开始少量饮水,确定吞咽功能正常后,可喂少量流质饮食,逐渐增加,使胃肠功能逐渐适应,防止发生消化不良或腹泻。

(三)呼吸系统护理

(1)保持呼吸道通畅,防止缺氧、窒息及预防肺部感染。

(2)氧疗:术后(或入监护室后)常规持续吸氧3～7 d,中等浓度吸氧(氧流量2～4 L/min)。

(3)观察呼吸音和呼吸频率、节律并准确描述记录。

(4)深昏迷或长期昏迷、舌后坠影响呼吸道通畅者,早期行气管切开术。

(5)做好切开后护理,监护室做好空气消毒隔离,保持一定温度和湿度(温度22 ℃～25 ℃左右,相对湿度约60%)。

(6)吸痰要及时,按无菌操作,吸痰要充分和有效,动作要轻,防止损伤支气管黏膜,一次性吸痰管可防止交叉感染。一人一盘,每吸一次带无菌手套,气管内滴入稀释的糜蛋白酶+生理盐水+庆大霉素有利于黏稠痰液的排出。

(7)做好给氧,辅助呼吸:呼吸异常,可给氧或进行辅助呼吸,呼吸频率每分钟少于 9 次或超过 30 次,血气分析氧分压过低,二氧化碳分压过高,呼吸无力,及呼吸不整等都是呼吸异常之征象。通过吸氧及浓度调整,使 $PaO_2$ 维持在 1.3 kPa 以上,$PaCO_2$ 保持在 3.3～4 kPa 代谢性酸中毒者静脉补充碳酸氢钠,代谢性碱中毒者可用静脉补生理盐水给予纠正。

(四)颅内伤情监护

重点是防治继发病理变化,在颅内血肿清除后脑水肿是颅脑损伤后最突出的继发变化,伤后48～72 h 达到高峰,采用甘露醇或速尿＋白蛋白 1/6 h 交替使用。

(1)意识的判断:①清醒:回答问题正确,判断力和定向力正确。②模糊:意识朦胧,可回答简单话但不一定确切,判断力和定向力差,伤员呈嗜睡状。③浅昏迷:意识丧失,对痛刺激尚有反应、角膜、吞咽反射和病理反射均尚存在。④深昏迷:对痛的刺激已无反应,生理反射和病理反射均消失,可出现去脑强直、尿潴留或充溢性失禁。如发现伤员由清醒转为嗜睡或躁动不安,或有进行性意识障碍重时,可考虑有颅内压增高表现,可能有颅内血肿形成,要及时采取措施。应早行 CT 扫描确定是否颅内血肿。对原发损伤的程度和继发性损伤的发生、发展均是最可靠的指标。避免过度刺激和连续护理操作,以免引起颅内压持续升高。

(2)严密观察瞳孔(大小、对称、对光反射)变化,病情变化往往在瞳孔细微变化中发现:如瞳孔对称性缩小并有颈项强直、头剧痛等脑膜刺激征,常为伤后出现的蛛网膜下隙出血,可作腰椎穿刺放出 1～2 mL 脑脊液证实。如双侧瞳孔针尖样缩小、光反应迟钝,伴有中枢性高热,深昏迷则多为桥脑损害。如瞳孔光反应消失、眼球固定,伴深昏迷和颈项强直,多为原发性脑干伤。伤后伤侧瞳孔先短暂缩小继之散大,伴对侧肢体运动障碍,则往往提示伤侧颅内血肿。如一侧瞳孔进行性散大,光反射逐渐消失,伴意识障碍加重、生命体征紊乱和对侧肢体瘫痪,是脑疝的典型改变。如瞳孔对称性扩大、对光反射消失则伤员已濒危。

(3)生命体征对颅内继发伤的反映,以呼吸变化最为敏感和多变。颅脑损伤对呼吸功能的影响主要有:①脑损伤直接导致中枢性呼吸障碍。②间接影响呼吸道发生支气管黏膜下水肿出血、意识障碍者,呼吸道分泌物不能主动排出、咳嗽和吞咽功能降低,引起呼吸道梗阻性通气障碍。③可引起肺部充血、淤血、水肿和神经源性肺水肿致换气障碍,伤后脑细胞脆弱,血氧供给不足将加重脑细胞损害,呼吸功能障碍是颅脑外伤最常见的死亡原因,加强呼吸功能的监护对脑保护是至关重要的。

(4)护理操作时避免引起颅内压变化,头部抬高 30°,保持中位,避免前屈、过伸、侧转(均影响脑部静脉回流),避免胸腹腔压升高,如咳嗽、吸痰、抽搐(胸腹腔内压增高可致脑血流量增高)。

(5)掌握和准确执行脱水治疗,颅脑外伤的病员在抢救治疗中,常用的脱水剂有甘露醇,该药静脉快速注射后,血中浓度迅速增高,产生一时性血中高渗压,将组织间隙中水分吸入血管中,由于脱水剂在体内不易代谢,仍以原形经肾脏排泄而利尿能使组织脱水。颅脑外伤使用脱水剂后,可明显降低颅内压力,一般注射后 10 min 可产生利尿,2～3 h 血中达到高峰,维持 4～6 h。甘露醇脱水静脉滴注时要求 15～30 min 内滴完,必要时进行静脉推注,及时准确收集记录尿量。

(五)消化系统护理

重型颅脑损伤对消化系统的影响,一般认为可能有两个方面:一是由于交感神经麻痹使胃肠血管扩张、淤血,同时又由于迷走神经兴奋使胃酸分泌增加,损害胃黏膜屏障,导致黏膜缺血,局部糜烂。二是重型颅脑损伤均有不同程度缺氧,胃肠道黏膜也受累,缺氧水肿,影响胃肠道正常消化功能。对消化道功能监护主要是观察和防治胃肠道出血和腹泻,尤其是亚低温状态下,伤员胃肠道蠕动恢复慢。伤后几日内应放置胃管,待肠鸣音恢复后给予胃肠道营养。

重型颅脑损伤,特别是丘脑下部损伤的患者,可并发神经原性应激性胃肠道出血。出血之前患者多有呼吸异常、缺氧或并发肺炎、呃逆,随之出现咖啡色胃液及柏油样便,多次大量柏油便,可导致休克和衰竭。在处理上,要改善缺氧,稳定生命体征,记录出血情况,禁食,药物止血,如给予甲氰咪呱、止血敏、止血芳酸、云南白药等。必要时胃内注入少量肾上腺素稀释液,对止血有帮助。同时采取抗休克措施、输血或血浆,注意水电解质平衡,对于便秘 3 d 以上者可给缓泻剂,润肠剂或开塞露,必要时戴手套掏出干结大便块。

(六)五官护理

(1)注意保护角膜,由于外伤造成眼睑闭合不全,故要防止角膜干燥坏死。一般可戴眼罩,眼部涂眼药膏,必要时暂时缝合上下眼睑。

(2)脑脊液漏及耳漏,宜将鼻、耳血迹擦尽,禁用水冲洗、禁加纱条、棉球填塞。患者取半卧位或平卧位多能自愈。

(3)及时做好口腔护理,清除鼻咽与口腔内分泌物与血液。用 3% 双氧水或生理盐水或 0.1% 呋喃西林清洗口腔 4 次/d,长期应用多种抗生素者,可并发口腔霉菌,发现后宜用制霉菌素液每天清洗 3~4 次。

(七)皮肤护理

昏迷及长期卧床,尤其是衰竭患者易发生褥疮,预防要点如下。

(1)勤翻身,至少 1 次/2 h 翻身,避免皮肤连续受压,采用气垫床、海绵垫床。

(2)保持皮肤清洁干燥,床单平整,大小便浸湿后随时更换。

(3)交接班时,要检查患者皮肤,如发现皮肤发红,只要避免再受压即可消退。

(4)昏迷患者如需应用热水袋,一定按常规温度 50 ℃,避免烫伤。

(八)泌尿系统护理

(1)留置导尿,每天冲洗膀胱 1~2 次,每周更换导尿管。

(2)注意会阴护理,防止泌尿系统感染,观察有无尿液含血,重型颅脑伤者每日记尿量。

(九)血糖监测

高血糖在脑损伤 24 h 后发生较为常见,它可进一步破坏脑细胞功能,因此对高血糖的监测防治也是必需的。监测方法应每日采血查血糖,应用床边血糖监测仪和尿糖试纸监测血糖和尿糖 4/d,脑外伤术后预防性应用胰岛素 12~24 u 静脉滴注,每日 1 次。

护理要点是:①正确掌握血糖、尿糖测量方法。②掌握胰岛素静脉点滴的浓度,每 500 mL 液体中不超过 12 U,滴速<60 滴/min。

(十)伤口观察与护理

(1)开放伤或开颅术后,观察敷料有无血性浸透情况,及时更换,头下垫无菌巾。

(2)注意是否有脑脊液漏。

(3)避免伤口患侧受压。

(十一)躁动护理

颅脑伤急性期因颅内出血,血肿形成,颅内压急剧增高,常引起躁动。此外,缺氧、休克兴奋期、尿潴留、膀胱过度膨胀、脑外伤恢复期也可有躁动。对患者躁动应适当将四肢加以约束,防止自伤、防止坠床,分析躁动原因针对原因加以处理。

(十二)高热护理

颅脑损伤患者出现高热时,急性期体温可达 38 ℃~39 ℃,经过 5~7 d 逐渐下降。

(1)如体温持续不退或下降后又高热,要考虑伤口、颅内、肺部或泌尿系统并发感染。

(2)颅内出血,尤其脑室出血也常引起高热。

(3)因丘脑下部损伤发生的高热可以持续较长时间,体温可高达 41 ℃以上,部分患者因高热不退而死亡。

高热处理:①一般头部枕冰袋或冰帽,酌用冬眠药。②小儿及老年人应着重预防肺部并发症。③长期高热要注意补液。④冬眠低温是治疗重型颅脑伤、防治脑水肿的措施,也用于高热时。⑤目前我们采用亚低温,使患者体温降至 34 ℃左右,一般 3~5 d 可自然复温。⑥冰袋降温时要外加包布,避免发生局部冻伤。⑦在降温时,观察患者需注意区别药物的作用与伤情变化引起的昏迷。

(十三)癫痫护理

颅骨凹陷骨折、急性脑水肿、蛛网膜下隙出血、颅内血肿、颅内压增高、高热等均可引起癫痫发作,应注意以下几点。

(1)防止误吸与窒息,有专人守护,将患者头转向一侧,上下牙之间加牙垫防舌咬伤。

(2)自动呼吸停止时,应即行辅助呼吸。

(3)大发作频繁,连续不止,称为癫痫持续状态,可造成脑缺氧而加重脑损伤,一旦发现应及时通知医生作有效的处理。

(4)详细记录癫痫发作的形式与频度以及用药剂量。

(5)癫痫持续状态用药,常用安定、冬眠药、苯妥英钠。

(6)癫痫发作和发作后不安的患者,要倍加防范,避免坠床而发生意外。

(十四)亚低温治疗的护理

亚低温治疗重型颅脑伤是近几年临床开展的有效新方法。大量动物实验研究和临床应用结果都表明,亚低温对脑缺血和脑外伤具有肯定的治疗效果,但亚低温保护的确切机制尚不十分清楚,可能包括以下几个方面。

(1)降低脑组织氧耗量,减少脑组织乳酸堆积。

(2)保护血脑屏障,减轻脑水肿。

(3)抑制内源性毒性产物对脑细胞的损害作用。

(4)减少钙离子内流,阻断钙对神经元的毒性作用。

(5)减少脑细胞结构蛋白破坏,促进脑细胞结构和功能修复。

(6)减轻弥漫性轴索损伤,弥漫性轴索损伤是导致颅脑伤死残的主要病理基础,尤其是脑干网状上行激活系统轴索损伤是导致长期昏迷的确切因素。

亚低温能显著地控制脑水肿,降低颅内压,减少脑组织细胞耗能,减轻神经毒性产物过度释放等。目前临床常用半导体冰毯制冷与药物降温相结合方法,使患者肛温一般维持在 30 ℃～34 ℃,持续 3～10 d。

亚低温治疗状态下护理要点如下。①生命体征监测:亚低温状态下会引起血压降低和心率缓慢,护理工作中应该严密观察伤员心率、心律、血压等,尤其是儿童和老年患者以及心脏病、高血压伤员应该重视,采用床边监护仪连续监测。②降温毯置于患者躯干部,背部和臀部皮肤温度较低,血循环减慢,容易发生褥疮,每小时翻身一次,避免长时间压迫,血运减慢而发生褥疮。③防治肺部感染。亚低温状态下,伤员自身抵抗力降低,气管切开后较易发生肺部感染。加强翻身叩背、吸痰,呼吸道冲洗时将冲洗液吸净是关键护理措施。

(十五)精神与心理护理

不论伤情轻重,患者都可能对脑损伤存在一定的忧虑,担心今后的工作能否适应、生活是否受影响。护士对患者从机体的代偿功能和可逆性多作解释,给患者安慰和鼓励,以增强自信心。对饮食、看书、学习等不宜过分限制,早期锻炼有利康复。因器质性损伤引起失语、瘫痪者,宜早期进行训练与功能锻炼。

(十六)康复催醒治疗的护理

目前认为颅脑伤患者伤后持续昏迷 1 个月以上为长期昏迷。长期昏迷催醒治疗应包括:预防各种并发症、使用催醒药物,减少或停用苯妥英钠和巴比妥类药物,交通性脑积水外科治疗等。

高压氧是目前用于长期昏迷患者催醒的行之有效的方法之一,颅脑伤昏迷患者一旦伤情平稳,应该尽早接受高压氧治疗,疗程通常过 30 d 左右。对于高热、高血压、心脏病和活动性出血的昏迷患者应该慎用此类治疗以防发生意外。

长期昏迷的正规康复治疗包括早期和后期康复治疗。早期康复治疗是指患者在伤后住院期间由医护人员所进行的康复治疗;后期康复治疗指是患者出院后转至康复中心,在康复体疗、心理等方面的医护人员指导下进行的康复训练和治疗。康复治疗的原则包括以下几点。

(1)从简单基本功能训练开始循序渐进。

(2)放大效应:例如收录机音量适当放大,选用大屏幕电视机、放大康复训练器材和生活用具,选择患者喜爱的音像带等。

(3)反馈效应:在整个训练康复过程中,医护人员要经常给患者鼓励、称赞和指导性批评。有条件时将患者整个康复治疗过程进行录像定期放给患者看,使其感到康复的过程中,神经功能较前逐渐恢复,增强自信心。

(4)替代方法:若患者不能行走则教会患者如何使用各种辅助工具行走。

(5)重复训练,是在相当长的康复训练过程中,既要让患者反复训练以促进运动功能重建,又要不断改进训练方法和器材,才能不使患者产生厌倦情绪。迄今已经有大量随机双盲前瞻性临床观察结果表明,正规康复治疗对重型颅脑伤患者运动神经功能恢复较未接受正规康复治疗患者明显。早期(＜35 d)较晚期(＞35 d)开始正规康复治疗的患者神经功能恢复快一倍以上。对正规康复治疗伤后 7 d 内开始与 7 d 以上开始者进行评分,前者明显高于后者。一般情况下,早期康复治疗疗程约 1～3 个月,重残颅脑伤患者需要 1～2 年。

目前临床治疗颅脑伤患者智能障碍的主要药物包括三大类:儿茶酚胺类、胆碱能类和智能增强剂。近年来发现神经节苷脂和促甲状腺释放激素对颅脑伤患者智能的恢复也有促进作用。

颅脑伤患者伤后智能障碍主要临床表现为:记忆力障碍、语言障碍和计数能力障碍。记忆力障碍主要包括:视觉记忆力障碍、听觉记忆力障碍、空间记忆力障碍和颞叶定向障碍,语言障碍主要包括:阅读理解障碍、失认症、失写症、语言理解障碍、发音和拼音障碍等。近年来采用智能训练和药物结合治疗颅脑伤患者智能障碍已受到人们重视。智能康复训练加药物治疗有助于颅脑伤患者的智能恢复。然而,智能康复训练应与体能康复训练同期进行。目前我们的智能康复训练主要包括:仪器工具训练、反复操作程度训练以及帮助记忆力的技巧训练等。

康复期伤病员需加强心理护理:对于轻型伤员应鼓励尽早自理生活、防止过度依赖医务人员。要鼓励他们树立战胜伤病的信心,清除“脑外伤后综合征”的顾虑。脑外伤后综合征是指脑外伤后患者所出现的临床精神神经症或主诉,主要包括头痛、眩晕、记忆力减退、软弱无力、四肢麻木、恶心、复视和听力障碍等。应该向伤员作适当解释,让伤员知道有些症状属于功能性的,可以恢复。对于遗留神经功能残疾伤员的今后生活工作问题,偏瘫失语的锻炼等问题,应该积极向伤员及家属提出合理建议和正确指导,帮助伤员恢复,鼓励伤员面对现实、树立争取完全康复的信心。

(陈永蓉)

## 第二节 脑出血

脑出血是指原发于脑实质内的出血,主要发生于高血压和动脉硬化的患者。脑出血多发生于 55 岁以上的老年人,多数患者有高血压史。常在情绪激动或活动用力时突然发病,出现头痛、呕吐、偏瘫及不同程度昏迷等。

### 一、护理措施

#### (一)术前护理

1)密切监测病情变化,包括意识、瞳孔、生命体征变化及肢体活动情况,定时监测呼吸、体温、脉搏、血压等,发现异常(瞳孔不等大、呼吸不规则、血压高、脉搏缓慢),及时报告医师立即抢救。

2)绝对卧床休息,取头高位,15°～30°,头置冰袋可控制脑水肿,降低颅内压,利于静脉回流。吸氧可改善脑缺氧,减轻脑水肿。翻身时动作要轻,尽量减少搬动,加床档以防坠床。

3)神志清楚的患者谢绝探视,以免情绪激动。

4)脑出血昏迷的患者 24～48 小时内禁食,以防止呕吐物反流至气管造成窒息或吸入性肺炎,以后按医嘱进行鼻饲。

5)加强排泄护理:若患者有尿潴留或不能自行排尿,应进行导尿,并留置尿管,定时更换尿袋,注意无菌操作,每日会阴冲洗 1～2 次,便秘时定期给予通便药或食用一些粗纤维的食物,嘱患者排便时勿用力过猛,以防再出血。

6)遵医嘱静脉快速输注脱水药物,降低颅内压,适当使用降压药,使血压保持在正常水平,防止高血压引起再出血。

7)预防并发症。

(1)加强皮肤护理,每日小擦澡 1～2 次,定时翻身,每 2 小时翻身 1 次,床铺干净平整,对骨隆突处的皮肤要经常检查和按摩,防止发生压力性损伤。

(2)加强呼吸道管理,保持口腔清洁,口腔护理每日 1～2 次;患者有咳痰困难,要勤吸痰,保持呼吸道通畅;若患者呕吐,应使其头偏向一侧,以防发生误吸。

(3)急性期应保持偏瘫肢体的生理功能位。恢复期应鼓励患者早期进行被动活动和按摩,每日 2～3 次,防止瘫痪肢体的挛缩畸形和关节的强直疼痛,以促进神经功能的恢复,对失语的患者应进行语言方面的锻炼。

(二)术后护理

1.卧位

患者清醒后抬高床头 15°～30°,以利于静脉回流,减轻脑水肿,降低颅内压。

2.病情观察

严密监测生命体征,特别是意识及瞳孔的变化。术后 24 小时内易再次脑出血,如患者意识障碍继续加重、同时脉搏缓慢、血压升高,要考虑再次脑出血可能,应及时通知医师。

3.应用脱水剂的注意事项

临床常用的脱水剂一般是 20%甘露醇,滴注时注意速度,一般 20%甘露醇 250 mL 应在 20～30 分钟内输完,防止药液渗漏于血管外,以免造成皮下组织坏死;不可与其他药液混用;血压过低时禁止使用。

4.血肿腔引流的护理

注意引流液量的变化,若引流量突然增多,应考虑再次脑出血。

5.保持出入量平衡

术后注意补液速度不宜过快,根据出量补充入量,以免入量过多,加重脑水肿。

6.功能锻炼

术后患者常出现偏瘫和失语,加强患者的肢体功能锻炼和语言训练。协助患者进行肢体的被动活动,进行肌肉按摩,防止肌肉萎缩。

(三)健康指导

1.清醒患者

1)应避免情绪激动,去除不安、恐惧、愤怒、忧虑等不利因素,保持心情舒畅。

2)饮食清淡,多吃含水分、含纤维素多的食物;多食蔬菜、水果。忌烟、酒及辛辣、刺激性强的食物。

3)定期测量血压,复查病情,及时治疗可能并存的动脉粥样硬化、高脂血症、冠心病等。

4)康复活动。

(1)应规律生活,避免劳累、熬夜、暴饮暴食等不利因素,保持心情舒畅,注意劳逸结合。

(2)坚持适当锻炼。康复训练过程艰苦而漫长(一般为 1～3 年,长者需终生训练),需要信心、耐心、恒心,在康复医师指导下,循序渐进、持之以恒。

2.昏迷患者

(1)昏迷患者注意保持皮肤清洁、干燥,每日床上擦浴,定时翻身,防止压力性损伤形成。

(2)每日坚持被动活动,保持肢体功能位置。

(3)防止气管切开患者出现呼吸道感染。

(4)不能经口进食者,应注意营养液的温度、保质期以及每日的出入量是否平衡。

(5)保持大小便通畅。

(6)定期高压氧治疗。

## 二、主要护理问题

(1)疼痛:与颅内血肿压迫有关。

(2)生活自理能力缺陷:与长期卧床有关。

(3)脑组织灌注异常:与术后脑水肿有关。

(4)有皮肤完整性受损的危险:与昏迷、术后长期卧床有关。

(5)躯体移动障碍:与出血所致脑损伤有关。

(6)清理呼吸道无效:与长期卧床所致的机体抵抗力下降有关。

(7)有受伤的危险:与术后癫痫发作有关。 **(陈永蓉)**

# 第十一章 骨科疾病护理

## 第一节 骨科护理概述

骨的完整性破坏或连续性中断称为骨折(fracture)。

### 一、护理评估

1.病因

(1)直接暴力:暴力直接作用的部位发生骨折。例如小腿被重物直接撞击后,胫腓骨骨干在被撞击的部位发生骨折。

(2)间接暴力:外力通过传导、杠杆、旋转作用使受力部位远处骨折,例如滑倒时手掌撑地,外力经传导而发生的桡骨远端骨折、肱骨髁上骨折。

(3)肌肉牵拉:肌肉突然强烈收缩,造成肌肉附着点撕脱性骨折。如运动员骤然屈膝,由于肌肉突然猛烈收缩,可发生髌骨骨折;上肢进行过猛的投掷动作可造成肱骨内上髁骨折。

(4)骨骼病变:在原有骨病的基础上,因轻微的外力,或在正常活动中发生的骨折,这种骨折称病理性骨折。如骨髓炎、骨肿瘤、骨结核、严重骨质疏松症等病变骨骼并发的骨折。

(5)积累劳损:长期、反复、轻微的直接或间接外力集中作用于骨骼的某一点上使之发生骨折,称为疲劳骨折。例如长距离行军或长跑运动后发生第2趾骨及腓骨干下1/3的疲劳性骨折。骨折无移位,但愈合慢。

2.骨折分类

(1)根据骨折是否与外界相通分类:①闭合性骨折:骨折处皮肤或黏膜完整,骨折端与外界不相通。②开放性骨折:骨折附近的皮肤或黏膜破损,骨折端与外界相通,如合并膀胱或尿道破裂的骨盆耻骨骨折,合并直肠破裂的尾骨骨折,胫骨骨折端刺破皮肤。

(2)根据骨折断裂的程度分类:①不完全骨折:骨的连续性或完整性仅有部分中断。裂纹骨折:骨折像瓷器上的裂纹,无位移,多见于颅骨、髂骨等处的骨折;青枝骨折:骨折与青嫩的树枝被折时的情形相似,多见于儿童。因儿童的骨质较柔韧,不易完全断裂;骨膜下骨折:多见于儿童,骨膜未破,位移不明显,愈合快。②完全性骨折:骨的连续性或完整性全部中断,管状骨多见。根据X线片骨折线的走向不同可分为以下几种类型。横断骨折、斜形骨折、螺旋骨折、粉碎骨折、嵌插骨折、骨骺分离、压缩骨折、凹陷骨折。

(3)根据骨折的稳定程度分类:①稳定骨折:复位固定后不易再移位的骨折,如横断骨折、有锯齿状的短斜骨折。②不稳定骨折:复位固定后骨折断端仍然容易再移位。如断面呈螺旋形、长斜形、粉碎形以及周围肌肉丰厚的股骨干骨折。

3.骨折段的移位

大多数骨折的骨折段均有不同程度的移位。常见有以下五种移位,并且常常几种移位同时存在(图11-1)。

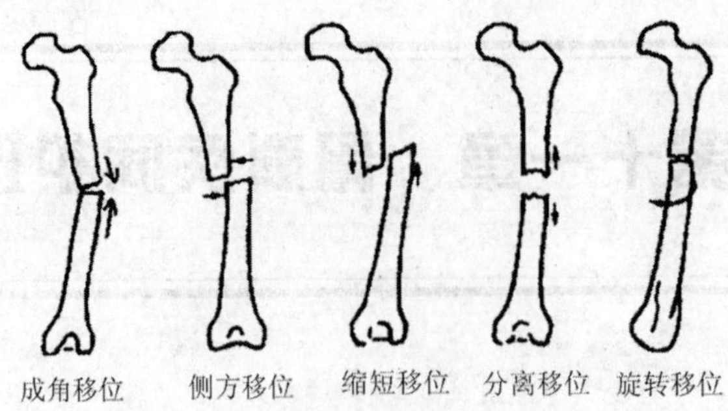


图 11-1　骨折移位方向

(1)成角移位:两骨折段的纵轴线交叉成角,角顶的凸向即为成角方向,有向前、向后、向内或向外成角。

(2)侧方移位:一般以近侧骨折端为基准,以远侧骨折端的移位方向确定为向前、向后、向内或向外侧方移位。

(3)缩短移位:两骨折段互相重叠或嵌插,使其缩短。

(4)分离移位:两骨折段在同一纵轴上互相分离,形成间隙。

(5)旋转移位:远侧骨折段围绕骨的纵轴发生旋转。

4.身体状况

(1)全身表现:一般的骨折,无明显全身表现,但严重骨折及骨折合并重要器官损伤时,会导致全身病理改变,患者出现全身症状。①休克:常见于多发性骨折、股骨骨折、骨盆骨折、脊柱骨折和严重的开放性骨折,患者常因大量出血(出血量大者可达 2000 mL)、剧烈疼痛或并发内脏损伤引起。②体温:一般骨折后体温正常,但有些骨折如骨盆骨折、股骨干骨折常伴有大量内出血,当血肿吸收时,体温可略升高,通常不超过 38 ℃。开放性骨折患者体温升高主要为感染所致。

(2)局部症状与体征:①骨折的特殊体征:a.畸形:由于外力作用、肌腱牵拉和地心吸引力作用可使骨折端发生各种畸形,如成角畸形、侧方错位畸形、重叠畸形、旋转畸形。b.反常活动:在肢体没有关节的部位,出现不正常的假关节样活动。c.骨擦音或骨擦感:骨折后,两骨折端相互摩擦时可产生骨擦音或骨擦感。此为完全骨折特征之一。但不应主动地确定此症的有无,以免增加患者疼痛和组织的损伤。以上三种体征只要发现其中之一,即可确诊。但未见此三种体征时,也可能有骨折,例如嵌插骨折、裂缝骨折。②骨折的一般症状与体征:a.疼痛与压痛:骨折处均感疼痛,在移动患肢时疼痛更剧。扪诊时,骨折处有局限性压痛。例如骨盆骨折时,用两手轻轻挤压两髂骨翼,可在骨折处引起疼痛。b.局部肿胀与淤斑:骨折时,骨髓、骨膜及周围软组织内的血管破裂出血。软组织亦因受伤而发生水肿,患肢显著肿胀,皮肤可发亮,出现张力性水疱。严重时可阻碍静脉回流,使骨筋膜压力增高,甚至可阻碍动脉血液循环。骨折位置浅表或出血较多时,血肿可透过撕裂的肌膜及深筋膜渗到皮下,使骨折周围皮肤出现青紫淤斑。c.功能障碍:骨折后由于肢体内部支架的断裂和疼痛,使肢体丧失部分或全部活动功能。但嵌插、裂缝骨折对活动功能影响较小,仍可有部分活动功能。以上三项可见于新鲜骨折,也可见于软组织损伤及炎症。但有些骨折仅有这些临床表现,初次检查患者时应常规进行 X 线拍片,以便确诊。

(3)骨折辅助检查:①X 线检查:骨折的诊断主要依靠病史及体征,但 X 线检查能进一步明确骨折端的形态及移位情况,对治疗及护理有重要的指导意义。X 线摄片检查还能够显示临床检查中难以发现的一些情况,如不完全骨折、体内深部骨折、脱位时伴有小骨片或撕脱性骨折等。X 线摄片检查时必须包括正、侧位片,并必须包括邻近关节,有时还要加摄特定位置或健侧相应部位的对比 X 线片。②CT 扫描:X 线摄片检查是骨折不可缺少的重要检查,但由于其局限性,有些部位的损伤普通 X 线片难以确诊,需要 CT 和 MRI 的检查才能明确骨折的具体情况。例如脊柱骨折通过 MRI 或 CT 检查可明确脊髓损伤、骨块移位情况;CT 检查可以明确髋臼骨折的骨折块移位情况。

5.疾病的心理社会反应

骨折多为意外伤害，突如其来的创伤会使患者情绪剧烈变化，表现为精神紧张或惊恐不安。由于长时间的治疗休养会使患者从盲目的乐观转为疑虑、烦躁、精神萎靡，甚至怨天尤人不配合治疗。当肢体发生暂时性或永久性功能丧失时，患者易有悲观失望、孤独厌世，甚至轻生的心理变化。

6.骨折的并发症

(1)早期并发症及合并伤：①休克：多属于创伤性休克，是严重创伤、骨折引起的大出血或重要器官损伤所致。②血管损伤：肱骨髁上骨折可能伤及肱动脉，应检查伤肢桡动脉的搏动。胫骨平台骨折可能伤及腘动脉，应检查伤肢足背动脉搏动。③周围神经损伤：较多见的有上肢骨折可能损伤桡神经、正中神经和尺神经。腓骨小头和股骨颈骨折时，跨越腓骨颈部的腓总神经常同时受损。④脊髓损伤：多发生在颈段和胸、腰段脊柱骨折和(或)脱位时，形成损伤平面以下的截瘫。⑤内脏损伤：肋骨骨折可并发肺实质损伤，引起血胸或血气胸；下胸部的肋骨骨折可并发肝脾破裂；骨盆骨折可并发后尿道损伤。⑥脂肪栓塞综合征：为骨折特有的并发症。这种骨折的并发症往往在损伤后24～48h内表现出来，大约发生于45%的多发性骨折病例，占死亡原因的11%以上。主要发生于成人，是由于骨折处髓腔内血肿张力过大，骨髓被破坏，脂肪滴进入破裂的静脉窦内，可引起肺、脑脂肪栓塞。⑦骨筋膜室综合征：即由骨、骨间膜、肌间隔和深筋膜形成的骨筋膜室内的肌肉和神经因急性缺血而产生的一系列早期症状和体征。最常发生于小腿和前臂掌侧，常有创伤骨折的血肿和组织水肿使其室内容物体积增加，或外包扎过紧、局部压迫使骨筋膜室容积减小而导致骨筋膜室内压力增高所致。发展很快，急剧恶化，直至坏疽。本综合征主要是指缺血的早期。

(2)晚期并发症：①坠积性肺炎：一般易患于长期卧床患者，尤以股骨颈骨折的老年人更甚，可危及患者生命。应鼓励患者功能锻炼，尽早下床活动。②压疮：常发生于截瘫和严重外伤的患者，长期卧床，若护理不周，骨隆起处如骶骨部、股骨大粗隆部、足后跟等长期受压，局部软组织发生血液供应障碍，易形成溃疡。而且发生后难以愈合，常成为全身感染的来源。③下肢深静脉血栓形成：多见于骨盆骨折或下肢骨折。④感染：开放性骨折有发生化脓性感染和厌氧性感染的可能。细菌感染后一般18～24h即可观察到其生长繁殖。也有生长缓慢的细菌数日或数周后才生长繁殖。⑤创伤性关节炎：关节内骨折，关节面遭到破坏，又未能准确复位，骨愈合后使关节面不平整，长期磨损易引起创伤性关节炎，致使关节活动时出现疼痛。⑥缺血性骨坏死：骨折发生后，骨折段的血液供应被切断而致坏死时，称缺血性骨坏死。常见的骨折有股骨颈骨折、腕舟状骨骨折。⑦泌尿系感染、结石：脊柱骨折伴截瘫患者因尿潴留或导尿可引起泌尿系感染，患者长期卧床、尿路感染等均可诱发尿路结石。⑧缺血性肌挛缩：是骨折最严重的并发症之一，是骨筋膜室综合征处理不当的严重后果。它可由骨折和软组织损伤直接所致，更常见的是骨折处理不当所造成，特别是外固定过紧。提高对骨筋膜室综合征的认识并及时正确处理是防止缺血性肌挛缩发生的关键。一旦发生则难以治疗，效果极差，常致严重残废。典型的畸形是爪形手。⑨骨化性肌炎：关节附近的骨折，骨膜剥离后，形成骨膜下血肿。若处理不当、血肿较大，经机化、骨化后，在关节附近的软组织内可有广泛的骨化，影响关节活动功能。⑩关节僵硬：即指患肢长时间固定，静脉和淋巴回流不畅，关节周围组织中浆液纤维性渗出和纤维蛋白沉积，发生纤维粘连，并伴有关节囊和周围肌肉挛缩，致使关节活动障碍。这是骨折和关节损伤最为常见的并发症。及时拆除固定和积极进行功能锻炼是预防和治疗关节僵硬的有效方法。

7.骨折的愈合过程

(1)血肿机化演进期：骨折致髓腔、骨膜下及周围组织血管破裂出血，在骨折部位形成血肿，骨折端由于血液循环中断，逐渐发生几毫米的骨质坏死。伤后6～8h骨折断端的血肿开始凝结成血块，与局部坏死组织引起无菌性炎性反应。随着纤维蛋白渗出，毛细血管增生，成纤维细胞、吞噬细胞侵入，逐步清除机化的血肿，形成肉芽组织并进而演变转化为纤维结缔组织，使骨折两断端连接在一起，称为纤维连接，这一过程约在骨折后2～3周完成。同时，骨折断端附近骨外膜内层的成骨细胞增殖分化，形成与骨干平行的骨样组织，并逐渐向骨折处延伸。骨内膜也发生同样的变化，但出现较晚。

(2)原始骨痂形成期:内、外骨膜内层的成骨细胞开始增殖、分化,形成骨样组织,逐渐钙化形成新的网状骨(即膜内化骨),两者紧贴在断端骨皮质内、外面,逐渐向骨折处会合,形成两个梭形骨痂,将两断端的骨密质和其间由血肿机化来的纤维组织夹在中间,形成内骨痂和外骨痂。骨折端及髓腔内的纤维组织亦逐渐转化为软骨组织并随着软骨细胞的增生、钙化而骨化,称为软骨内化骨,在骨折处形成环状骨痂和髓腔内骨痂。两部分骨痂会合后,不断钙化加强,当其能达到抵抗肌收缩力、剪力和旋转力时,则说明骨折已达到临床愈合。此阶段一般需 4~8 周。X 线片上可见骨折周围有梭形骨痂阴影,骨折线仍隐约可见。

(3)骨痂改造塑形期:原始骨痂由排列不规则的骨小梁所组成,尚欠牢固。随着肢体的活动和负重,在应力轴线上的骨痂不断得到加强和改造;在应力线以外的骨痂逐步被清除,使原始骨痂逐渐被改造成为永久骨痂。此为骨性愈合期,此期约需 8~12 周,但完成塑形需要相当长的时间。

8.骨折临床愈合标准

(1)局部无压痛及纵向叩击痛。

(2)局部无反常活动。

(3)X 线片显示骨折线模糊,有连续骨痂通过骨折线。

(4)外固定解除后伤肢能满足以下要求:上肢能向前平举 1 kg 重量达 1min;下肢能不扶拐在平地连续步行 3min,且不少于 30 步。

(5)连续观察两周骨折处不变形:从观察开始之日起倒算到最后一次复位的日期,其所历时间为临床愈合所需时间。2、4 两项的测定必须慎重,可先练习数日,然后测定,以不损伤骨痂发生再骨折为原则。

9.影响骨折愈合因素

(1)全身因素:骨折愈合与年龄及健康状况有关。婴幼儿生长发育迅速,骨折愈合较成人快。如患营养不良、糖尿病、钙磷代谢紊乱、恶性肿瘤等疾病均可使骨折愈合延迟。

(2)局部因素:①骨折的类型和数量:螺旋形和斜形骨折,断端接触面大,愈合快。横形骨折断端接触面小,愈合较慢。多发骨折或一骨多段,愈合较慢。②骨折部的血液供应:这是决定骨折愈合快慢的重要因素。骨折部血液供应好,骨折愈合快,反之,则愈合慢,甚至不愈合。③软组织损伤:骨折断端周围的软组织损伤严重时,破坏了血液供应,骨折端的血供进一步减少,从而影响骨折的愈合。④感染:开放性骨折若发生感染,可导致化脓性骨髓炎,如有死骨形成及软组织坏死,则影响骨折愈合。⑤软组织嵌入:两骨折端之间若有肌、肌腱、骨膜等嵌入,则骨折难以愈合甚至不愈合。

(3)治疗方法不当:反复多次的手法复位、切开复位可损伤局部软组织和骨外膜,则影响骨折的愈合;过度牵引、固定不适当的功能锻炼可造成骨折段分离移位,干扰骨痂的生长,不利于骨折愈合;开放性骨折清创不当,若摘除过多的碎骨片,可导致骨缺损,影响骨折愈合。

10.骨折的急救处理

骨折急救的目的:用简单而有效的方法抢救生命、保护患肢,使患者能安全而迅速地运送至附近医院,以便获得妥善的治疗。

(1)抢救生命:凡可疑有骨折的患者,均应按骨折处理。一切动作要谨慎、轻柔、稳妥。首先抢救生命,如患者处于休克状态,应以抗休克治疗为首要任务,注意保暖,有条件时应立即输血、输液。对有颅脑复合伤而处于昏迷中的患者,应注意保持呼吸道通畅。

(2)创口包扎:开放性骨折创口多有出血,用绷带加压包扎后即可止血。如现场没有无菌敷料,可采用当场所能得到的最清洁的布类包扎。在有大血管出血时,可用止血带止血,应记录开始的时间。若骨折端已戳出创口,并已污染,但未压迫血管神经时,不应立即复位,以免将污物带进创口深处,可待清创术后,再行复位。若在包扎创口时骨折端已自行滑回创口内,则务必向负责医师说明。

(3)妥善固定:是骨折急救处理时的重要措施,急救固定的目的是避免在搬运时加重软组织、血管、神经或内脏等的损伤;避免骨折端活动,减轻患者痛苦;便于运送。

若备有特制的夹板,最为妥善。否则应就地取材,如树枝、木棍、木板等,都适于作外固定之用。若一无所有,也可将受伤的上肢绑在胸部,将下肢同健侧一起捆绑固定。

(4)迅速运送:四肢骨折经固定后,可用普通担架运送,脊柱骨折患者必须平卧于硬板上,运送时迅速、平稳。运送途中仍应注意全身情况及创口有无继续出血。如有上述情况,应及时处理。

11.治疗与效果

骨折治疗的基本原则。

(1)复位:将移位的骨折端恢复正常或接近正常的解剖关系,重建骨骼的支架作用。复位是治疗骨折的首要步骤,也是骨折固定和功能锻炼的基础。早期正确的复位,是骨折愈合的必要条件。复位标准如下:①解剖复位:骨折端通过复位,恢复正常解剖关系,对位、对线完全良好称为解剖复位。解剖复位是骨折固定和功能锻炼的良好基础,可使骨折愈合获得满意的生理功能。但不可片面追求解剖复位。②功能复位:由于各种原因,未能达到解剖复位,但骨折愈合后对肢体功能无明显影响者称为功能复位。

(2)固定:由于大多数的骨折都伴有不同程度的移位,而复位后的骨折还有再移位的趋势,加之骨折的愈合需要较长时间,都要求骨折复位后必须进行合理的固定。良好的固定是骨折愈合的关键。骨折固定的种类可分为外固定和内固定两类。

(3)功能锻炼:功能锻炼是骨折治疗的重要组成部分,是促进骨折愈合防止并发症和及早恢复患肢功能的重要条件。在医务人员的指导下,充分发挥患者的积极性,遵循动静结合、整体和局部结合、主动和被动结合、阶段性和持续性结合的原则,尽早进行功能锻炼及其他康复治疗。

骨折早期:一般是伤后1～2周内。由于患肢常肿胀、疼痛,且骨折容易再移位,此期功能锻炼的目的是促进患肢血液循环,消除肿胀,防止肌萎缩。其主要形式是患肢肌作舒缩活动、骨折部上下关节暂不活动,而身体其他各关节均应进行功能锻炼。

骨折中期:一般指骨折2周以后,肿胀基本消退,局部疼痛缓解的一段时间。由于骨折端已纤维连接,日趋稳定,在医护人员的帮助下或借助于功能康复器逐步活动骨折处的上下关节。动作要缓慢轻柔,逐渐增加活动次数、运动幅度和力量。

骨折后期:骨折已达临床愈合标准,内外固定已拆除。功能锻炼的主要形式是加强患肢关节的主动活动,消除肢体肿胀和关节僵硬,并辅以各种物理和药物治疗。尽快恢复各关节正常活动范围和肌力。

## 二、护理诊断及合作性问题

(1)如厕、卫生、进食自理障碍:与骨折、卧床有关。

(2)焦虑:与担心预后有关。

(3)疼痛:与骨折及软组织损伤有关。

(4)便秘:与卧床、不能活动有关。

(5)有皮肤完整性受损的危险:与石膏、夹板、固定带固定或长期卧床有关。

(6)潜在并发症:感染、关节僵硬、周围神经血管功能障碍等。

(7)有废用综合征的危险:与患肢制动有关。

(8)体液不足:与创伤后出血、创面大量渗血有关。

(9)知识缺乏:缺乏骨折后预防并发症和康复锻炼的相关知识。

## 三、护理目标

(1)如厕、卫生、进食能自理。

(2)患者情绪稳定,能正视疾病带来的各种不适。

(3)疼痛减轻或消失。

(4)无便秘现象。

(5)皮肤保持完好。

(6)无感染、关节僵硬、周围神经、血管功能障碍等并发症。

(7)患肢功能预期康复。

(8)患者水、电解质保持平衡,生命体征稳定。

(9)患者能复述骨折后预防并发症和康复锻炼的相关知识。

## 四、护理措施

1.提供心理社会支持

护士要多与患者沟通,了解患者的思想情绪活动,有的放矢地进行思想工作和心理护理。护士在患者面前要从容镇定、态度和蔼,护理操作要轻柔、认真、熟练,积极向患者报告成功的病例及病情好转的佳音,不谈有损患者情绪的话,使患者树立治疗疾病的信心和勇气。

2.疼痛的观察和护理

(1)除创伤、骨折引起患者疼痛以外,固定不满意、创口感染、组织受压缺血也会引起疼痛,由于疼痛的原因、性质不同,处理也不同,因此应加强临床观察,不要盲目地给予止痛剂。

(2)针对引起疼痛的不同原因对症处理。创伤、骨折伤员在现场急救时给予临时固定,以减轻转运途中的疼痛;发现感染时及时通知医生处理创口,开放引流,并应用有效抗生素;缺血性疼痛须及时解除压迫,松解外固定。如已发生压疮应及时行压疮护理;如发生骨筋膜室综合征需及时手术,彻底切开减压。

(3)对疼痛严重而诊断已明确者,在局部对症处理前可遵医嘱应用吗啡、杜冷丁、强痛定等镇痛药物,以减轻患者的痛苦;疼痛轻者可分散或转移患者的注意力,冷敷、按摩、热敷等也能起到镇痛的作用。

(4)在进行护理操作时动作要轻柔、准确、防止粗暴剧烈,如移动患者时,应先取得患者配合,在移动过程中,对损伤部位重点扶托保护,缓慢移至舒适体位,争取一次性完成以免引起和加重患者疼痛。

3.生活护理

多给予患者生活上的照顾,满足患者的基本生活需要,如帮助患者饮水、进食、排便、翻身、读书,直至能生活自理。

4.积极预防并发症

(1)对长期卧床的患者,定时给予翻身拍背,按摩骨隆突处,并鼓励患者咳嗽咳痰,防止压疮及坠积性肺炎的发生。

(2)适当抬高患肢,以利静脉回流,防止或减轻患肢肿胀。

(3)骨折或软组织损伤后伤肢局部发生反应性水肿、骨折局部内出血、感染、血循环障碍等也会造成伤肢不同程度的肿胀,应迅速查明引起肿胀的原因,及时对症处理。

(4)对于夹板、石膏等外固定物过紧,引起患肢肿胀伴有血液循环障碍,应及时松解,并观察有无神经损伤;严重肿胀时,要警惕骨筋膜室综合征发生,及时通知医生做相应处理。

5.满足营养需要

(1)建立规律的生活习惯,定时进餐,并根据患者的口味适当调整饮食,尽可能在患者喜欢的基础上调整营养结构,保证营养的供给。

(2)给予合理饮食,鼓励患者进食清淡、高蛋白、高热量、高维生素、含粗纤维多的食物,避免进食牛奶、糖等易产气的食物,注意多饮水,防止便秘。

6.功能锻炼

在病情许可的情况下,尽早鼓励患者进行伤肢的功能锻炼,锻炼应循序渐进,活动范围从小到大,次数由少到多,时间由短至长,强度由弱至强,以防止关节僵直,肌肉废用性萎缩。与患者共同制定锻炼计划,并在治疗过程中,根据患者的全身情况、骨折愈合程度、功能锻炼后的反应等不断地修改计划。

## 五、效果评价

(1)患者如厕、卫生、进食能否自理。

(2)患者的焦虑情绪是否缓解或消失。

(3)患者主诉疼痛有无缓解或减轻。

(4)患者有无便秘。

(5)患者皮肤是否完整,有无压疮发生。

(6)患者有无感染、关节僵硬、周围神经、血管功能障碍等并发症。

(7)患者能否正常活动。

(8)患者的水、电解质平衡状况,生命体征是否稳定。

(9)患者能否复述骨折后预防并发症和康复锻炼的相关知识。

### 六、健康教育

(1)营养指导,调整膳食结构,保证营养素的供给。

(2)功能锻炼,指导患者有计划和正确地进行功能锻炼。

(3)随访,遵医嘱定期复查,评估功能恢复情况。

(刘红娟)

## 第二节　骨科常用护理技术

### 一、翻身

协助患者翻身是护士的基本功,因此,掌握正确的翻身方法至关重要。翻身总的原则是保证患者舒适、安全,被压迫的部位能得到减轻或改善,避免压疮的发生。如何在翻身时既可预防压疮发生又使患者感觉舒适、无痛或疼痛减轻,这是骨科护理的重点之一,也是最能体现人性化关怀的一面。

(一)翻身方法

(1)四肢骨折患者翻身:①协助患者翻身:一人站在患者翻身部位的对侧,一手扶住肩膀,一手扶住腰部,另一人站在床尾,抓住患肢稍作牵引,随着身体的翻转而同步转动患肢,并臀下垫软枕,每 2h1 次。②指导患者翻身:指导患者如何利用肩膀、腹肌及健肢进行翻转身体和抬高臀部动作。首先,健肢屈曲,用力蹬床,一手扶住床栏,侧转身体。其次,指导其用两侧肩膀及健肢三点一线,辅以腹肌用力使腰背及臀部抬高,并用双手掌轻托髋部,手指平伸轻揉臀部及骶尾部,从而提高自护能力,避免臀部长期受压,促进血液循环。

(2)昏迷、瘫痪及各种原因不能起床的患者翻身:患者仰卧,一手放于腹部,另一手(侧卧方向的手)上臂平放外展与身体成 45°角,前臂屈曲放于枕旁,护士站立于床旁一侧,轻轻将患者推向对侧,使患者背向护士。

(3)脊柱骨折患者的翻身方法:保持受伤的局部固定,不弯曲、不扭转。例如,给一个伤在胸腰椎的患者翻身时,要用手扶着患者的肩部和髋部同时翻动。如伤在颈椎,则须保持头部和肩部同时翻动,以保持颈部固定不动。患者自己翻身时,也要掌握这个原则。其方法是:挺直腰背部再翻动,以绷紧背肌,使形成天然的内固定夹板,不要上身和下身分别翻转。伤在颈椎的患者,也不可以随意低头、仰头或向左右扭转。对于脊柱骨折患者不可随便使用枕头。

(4)髋部人工假体置换术后翻身方法:患者术后 1～3d 最好采取两人翻身方法。护士分别站在患者患侧的床边,先将患者的双手放在胸前,让患者屈曲健侧膝关节。一人双手分别放至患者的肩和腰部,另一人将双手分别放至患者的臀部和患肢膝部,并让患者的健侧下肢配合用力,同时将身体抬起移向患侧床沿。然后让患者稍屈曲健侧膝关节,在两膝间放置 2～3 个枕头,高度以患者双侧髂前上棘之间距离再加 5 cm,操作者一人双手再分别放至患者的肩和腰部,另一人双手分别放至臀部和患肢膝部,同时将患者翻向健侧,将患肢置于两膝间的枕头上。保持患肢呈外展 15°～20°,屈髋 10°～20°,屈膝 45°,然后在患者的背部垫一软枕，胸前放一软枕置上肢，注意保持患者的舒适。

（二）护理注意事项

(1)心理护理：承认患者翻身的痛苦，耐心倾听，提出解决痛苦的方式。了解他们的心理动态，坦承翻身的痛苦，拉近与患者间的距离，增加亲切感。其次，让患者了解不翻身的危害，并告知如何翻身可避免疼痛，让其接受帮助，并掌握方法，待其感到接受帮助后确实能有效的减轻疼痛时，便能对护士产生信任感，从而消除敌视及恐惧心理。

(2)鼓励患者尽量自主活动，调动患者的主观能动性和潜在能力，配合患者的文化需求，调动患者的参与意识，使患者积极配合疾病的治疗、护理，做一些力所能及的自护。

(3)下肢牵引的患者在翻身时不可放松牵引，石膏固定术的患者翻身后应注意将该肢体放于适当功能位置，观察患肢的血运，避免石膏受压断裂。

(4)若患者身上带有多种导管，应先将各种导管安置妥当，翻身后注意检查各导管是否扭曲脱落，保持各引流管的通畅。

(5)若伤口敷料已脱落或已被分泌物浸湿，应先换药后再翻身。翻身时避免推、拉、拖等动作，以免皮肤受损。

(6)注意记录患者翻身前后各项生理指标的变化（血压、心率、呼吸次数、血氧饱和度等）及患者翻身过程中各项主观感觉指标的变化。

(7)在翻身工作中，正确应用人体力学原理，使患者身体各部分保持平衡，保证患者有舒适和稳定的卧位，预防拮抗的肌肉长期过度伸张或挛缩，提高患者的安全性。护士如能在工作中掌握身体平衡，使用最小的能量，发挥最大的效能，减轻疲劳，提高工作效率，则具有重大意义。

## 二、牵引术及牵引患者的护理

牵引(traction)是利用力学作用原理对组织或骨骼进行牵引，是治疗脱位的关节或错位的骨折及矫正畸形的医疗措施。牵引患者的护理工作是疾病得以治疗的重要手段。

（一）牵引的目的和作用

牵引在治疗骨与关节损伤中占有重要的地位，骨科临床应用广泛，牵引对脱位的关节或错位的骨折既有复位作用又有固定作用，可以稳定骨折断端，减轻关节面所承受的压力，缓解疼痛和促进骨折愈合，保持功能位，便于关节活动，防止肌肉萎缩，矫正畸形。

（二）牵引的种类

1.皮肤牵引(skin traction)

借助胶布贴于伤肢皮肤上或用泡沫塑料布包压伤肢皮肤上，利用肌肉在骨骼上的附着点，牵引力传递到骨骼，故又称间接牵引。

皮牵引的特点是操作简便，不需穿入骨组织，为无创性；缺点是不能承受过大拉力，重量一般不超过5 kg，否则容易把胶布拉脱而不能达到治疗的目的；应用较局限，适用于少儿或老年患者；牵引时间不能过久，一般为2～4周。

(1)胶布牵引：多用于四肢牵引。贴胶布前，皮肤要用肥皂、清水洗净。皮脂要用乙醚擦拭，因皮肤上有皮脂、汗水或污垢者，都能影响胶布的黏着力。目前，国内对成年人，一般都剃毛。对于小儿患者，则一般不剃毛。胶布的宽度以患肢最细部位周径的1/2为宜。胶布粘贴范围以下肢为例，大腿牵引起自大腿中上1/3的内外侧，小腿牵引起自胫骨结节下缘的内外侧，胶布下界绕行并距离足底约10 cm，在足远端胶布中央贴一块比远端肢体稍宽、且有中央孔的扩张板（距足底4～5 cm），从中央孔穿一牵引绳备用；将近侧胶布纵向撕开长达2/3，粘贴时稍分开，使牵引力均匀分布于肢体。将胶布平行贴于肢体两侧，不可交叉缠绕，在骨隆突部位加纱布衬垫，以保护局部不受压迫。将胶布按压贴紧后，用绷带包扎肢体，以免胶布松脱，但缠绕时松紧必须合适，太松则绷带容易散开、脱落，太紧也会影响血循环。缠贴时，要从远心端开始向近心端，顺着静脉回流的方向进行。半小时后加牵引锤，进行牵引（图11-2）。

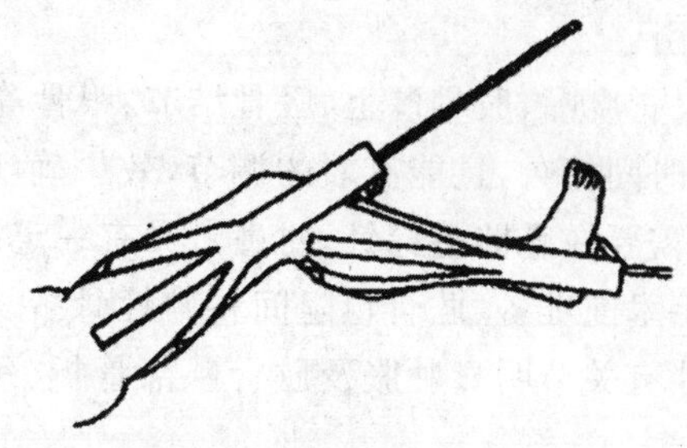

图 11-2　皮牵引示意图

(2)海绵带牵引:利用市售泡沫塑料布,包压于伤肢皮肤,远端也置有扩张板,从中央穿一牵引绳进行牵引。

2.兜带牵引

利用布带或海绵兜带托住身体突出部位施加牵引力。

(1)枕颌带牵引:用枕颌带托住下颌和枕骨粗隆部,向头顶方向牵引,牵引时使枕颌带两上端分开,保持比头稍宽的距离,重量 3～10 kg。适用于颈椎骨折、脱位,颈椎间盘突出症和神经根型颈椎病等(图 11-3)。

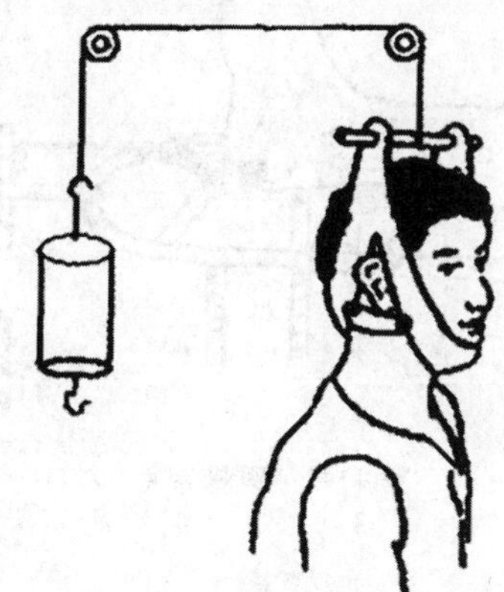

图 11-3　枕颌带牵引

(2)骨盆带牵引:用骨盆牵引带包托于骨盆,保证其宽度的 2/3 在髂嵴以上的腰部,两侧各一个牵引带,所牵重量相等,总重量为 10 kg,床脚抬高 20～25 cm,使人体重量作为对抗牵引(图 11-4)。适用于腰椎间盘突出症及腰神经根刺激症状者。

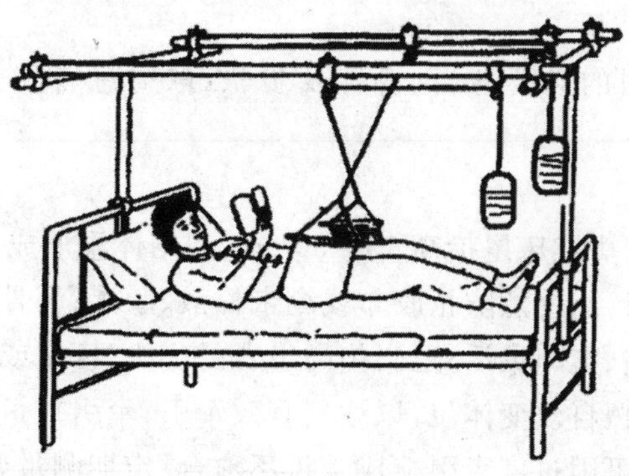

图 11-4　骨盆带牵引

(3)骨盆悬吊牵引:使用骨盆悬吊带通过滑轮及牵引支架进行牵引,同时可进行两下肢的皮肤或骨牵引。适用于骨盆骨折有明显分离移位或骨盆环骨折有向上移位和分离移位者。

3.骨牵引(skeletal traction)

骨牵引通过贯穿于骨端松质骨内的骨圆针或不锈钢针和牵引弓、牵引绳及滑轮装置,对骨折远侧端施加重量直接牵引骨骼，又称直接牵引。

骨牵引常用部位：颅骨骨板、尺骨鹰嘴、股骨髁上、胫骨结节、跟骨等。

骨牵引特点是牵引力大，而且时间持久，且能有效的调节，效果确实对青壮年人，肌力强大处，以及不稳定骨折等，疗效很好。缺点是因需要在骨骼上穿针，对患者具有一定痛苦和感染机会。

(1)适应证：股骨颈囊内骨折手术前准备、肱骨粗隆间粉碎性骨折、股骨骨折、胫骨骨折及小腿开放性损伤、肱骨干骨折、肱骨髁上骨折伴有关节明显肿胀及肱骨髁部骨折、颈椎骨折脱位或伴有神经损伤症状的高位截瘫。

(2)操作方法：将穿刺部位的皮肤洗净、剃毛，消毒皮肤作局麻，然后由医生于穿刺部位在无菌条件下，用手术刀刺破皮肤，将骨针固定在手摇钻上，通过皮肤切口，沿与骨干垂直方向横穿骨端或骨隆起处，到达对侧皮下时，再用手术刀刺破该处皮肤，使骨针穿出。穿针的针眼用酒精消毒，用无菌纱布包盖骨针两端，可插上无菌小瓶，以免骨针刺伤健肢或他人，然后安装牵引弓，将牵引绳连接在牵引弓上，通过滑车，在牵引绳末端系挂重量，即可对骨直接牵引(图 11-5)。

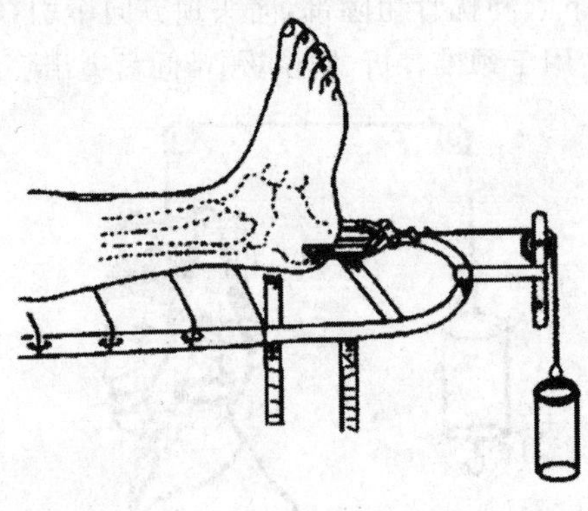

图 11-5　跟骨牵弓

(三)牵引患者的护理

1.配合医生用物准备

(1)牵引器：牵引弓、马蹄铁、颅骨钳等。

(2)穿针用具：手摇钻或手钻、锤子等。

(3)牵引针：有克氏针和骨圆针两种。

(4)局麻、手术等用品。

2.患者准备

向患者及家属解释实施牵引的必要性、重要性及步骤，取得患者配合，并摆正体位，协助医生进行牵引。

3.牵引术后护理

(1)设置对抗牵引：一般将床头或床尾抬高 15～30 cm，利用体重形成与牵引方向相反的对抗牵引力。

(2)保持有效牵引：皮牵引时，应注意防止胶布或绷带松散、脱落；颅骨牵引时，注意定期拧紧牵引弓的螺母，防止脱落；保持牵引锤悬空、滑车灵活；适当垫高患者的床头、床尾或床的一侧，牵引绳与患肢长轴平行；明确告知患者及其亲属不能擅自改变体位，以达到有效牵引；牵引重量不可随意增减，重量过小可影响畸形的矫正和骨折的复位；过大可因过度牵引造成骨折不愈合；定期测量患肢长度，并与健侧对比，以便及时调整。

(3)维持患肢有效血液循环：加强指(趾)端血液循环的观察，重视患者的主诉。如有肢端皮肤颜色变深、温度下降，说明发生了血液循环障碍，应及时查明原因，如是否包扎过紧、牵引重量过大等，须及时予以对症处理。

(4)并发症的预防：①皮肤水疱、溃疡和压疮：牵引重量不宜过大；胶布过敏或因粘贴不当出现水泡者应及时处理；胶布边缘溃疡，若面积大，须去除胶布暂停皮牵引，或改为骨牵引，嘱患者如有不适应及时报告而不能擅自撕下胶布，否则影响治疗效果；长期卧床者应在骨隆突部位，如肩背部、骶尾部、双侧髂嵴、膝踝关节、足后跟等处放置棉圈、气垫等，并定时按摩，每日温水擦浴，保持床单清洁、平整和干燥。②血管和神经损伤：骨牵引穿针时，如果进针部位定位不准、进针深浅、方向不合适及过度牵引均可导致相关血管、神经损伤，出现相应的临床征象。如颅骨牵引钻孔太深、钻透颅骨内板时，可损伤血管，甚至形成颅内血肿。故牵引期间应加强观察。③牵引针、弓滑落：四肢骨牵引针若仅通过骨前方密质，牵引后可撕脱骨密质；若颅骨牵引钻孔太浅，未钻通颅骨外板，螺母未拧紧可引起颅骨牵引弓脱落。故应每日检查并拧紧颅骨牵引弓螺母，防止其松脱。④牵引针眼感染：保持牵引针眼干燥、清洁，针眼处每日滴70%酒精2次，无菌敷料覆盖。针眼处有分泌物或结痂时，应用棉签拭去，以免发生痂下积脓。避免牵引针滑动移位，骨牵引针两端套上木塞或胶盖小瓶，以防伤及他人及挂钩被褥。定期加强观察，发现牵引针偏移时，局部经消毒后再调整至对称位或及时通知医生，切不可随手将牵引针推回。继发感染时，积极引流；严重者，须拔去钢针，换位牵引。⑤关节僵硬：患肢长期处于被动体位、缺乏功能锻炼，关节内浆液性渗出物和纤维蛋白沉积，易致纤维性粘连和软骨变性；同时由于关节囊和周围肌肉的挛缩，关节活动可有不同程度的障碍。故牵引期间应鼓励和协助患者进行主动和被动活动，包括肌肉等长收缩，关节活动和按摩等，以促进血液循环，维持肌肉和关节的正常功能。⑥足下垂：膝关节外侧腓骨小头下方有腓总神经通过，因位置较浅，容易受压。若患者出现足背伸无力时，应高度警惕腓总神经损伤的可能。故下肢水平牵引时应注意：在膝外侧垫棉垫，防止压迫腓总神经；应用足底托板，将足底垫起，置踝关节于功能位；加强足部的主动和被动活动；经常检查局部有无受压，认真听取主诉。应及时去除致病因素。⑦坠积性肺炎：长期卧床及抵抗力差的老年人，易发生此并发症。应鼓励患者利用牵引床上的拉手做抬臀运动；练习深呼吸，用力咳嗽；协助患者定期翻身，拍背促进痰液排出。⑧便秘：保证患者有足够的液体摄入量；鼓励多饮水，多摄入膳食纤维；按摩腹部，刺激肠蠕动；在不影响治疗的前提下，鼓励和协助患者变换体位；已发生便秘者，可遵医嘱口服润肠剂、缓泻剂、开塞露肛塞或肥皂水润肠等，以缓解症状，必要时协助排便。

### 三、石膏绷带固定术及患者的护理

随着科学的进步和工业的发展以及对骨关节损伤机制研究的进展，陆续出现了一些新的固定方法、固定器材，但传统的石膏绷带外固定，由于价格便宜，使用方便，应用甚广，是骨科医生必须熟悉掌握的一项外固定技术。其优点是可透气及吸收分泌物，对皮肤无不良反应，适用于骨关节损伤及骨关节手术后的外固定，易于达到符合三点固定的治疗原则，固定效果较好，护理方便，且适合于长途运送骨关节损伤患者，缺点是无弹性，不能随意调节松紧度，也不利于肢体功能锻炼。

#### (一)石膏特性

(1)医用石膏：是生石膏煅制、研磨制成的熟石膏粉。当熟石膏遇到水分时，可重新结晶而硬化。利用此特性可达到固定骨折、制动肢体的目的。

(2)石膏粉从浸湿到硬固定型，约需10～20min。石膏包扎后从初步硬固到完全干固需24～72h。水中加入少量食盐或提高水温，可缩短硬化时间。包扎后石膏中水分的蒸发时间与空气的潮湿度、气温以及空气流通程度有关。

(3)石膏粉应储存在密闭容器内，以防受潮吸水而硬化失效；也不能放在过热之处干烤以免石膏粉过分脱水，影响硬化效果。

(4)石膏的X线穿透性较差。

#### (二)常用的石膏固定类型

(1)固定躯干的石膏：石膏床、石膏背心、石膏围腰及石膏围领。

(2)固定肩部和髋部的肩人字石膏和髋人字石膏。

(3)上肢的长臂石膏管型及石膏托，短臂石膏管型及石膏托。

(4)固定下肢的长腿石膏管型及石膏托，短腿石膏管型及石膏托。

（三）石膏固定技术操作步骤

1.术前准备

（1）材料设备的准备：①预先将石膏绷带拣出放在托盘内，以便及时做石膏条带，供包制石膏用。②其他石膏用具，如石膏剪、石膏刀、剪刀、线织纱套、棉卷、绷带、纱布块及有色铅笔等准备齐全，在固定地方排放整齐，以便随用随拿，用后放回原处。

（2）局部准备：用肥皂水及水清洗石膏固定部位的皮肤，有伤口者应更换敷料，套上纱套，摆好肢体功能位或特殊位置，并由专人维持或置于石膏牵引架上；将拟行固定的肢体擦洗干净，如有伤口应更换敷料，胶布要纵形粘贴，便于日后石膏开窗时揭取和不影响血液循环。对骨隆突部位应加衬垫，衬垫物可用棉织套、棉纸或棉花，以免石膏绷带硬固后软组织受压。

2.石膏绷带包扎手法

用盆或桶盛 40 ℃左右的温水，桶内水面要高过石膏绷带。待气泡停止表明绷带已被浸湿，取出后用手握其两端向中间轻轻挤压，挤出多余的水分后即可使用。助手将患肢保持在功能位或治疗需要的特殊位置。包扎管形石膏时，术者将石膏绷带始端平铺在肢体上，自近端向远端环绕肢体包扎。包扎时动作要敏捷，用力均匀，不能拉紧，每圈应重叠 1/3，并随时用手将每层绷带安抚妥帖，才能使石膏绷带层层凝固成一个整体。助手托扶肢体时，不能在石膏绷带上留下手指压痕，以免干固后压迫肢体。包扎完毕应将边缘部分修齐并使表面光滑，用彩色笔在石膏表面作好包扎日期等标记。为了更换敷料方便，伤口的部位需在石膏未干固前开窗。处理完毕后，将肢体垫好软枕，10～20min 内保持不动，以防止石膏绷带变形或折裂（图 11-6）。

四肢石膏包扎时要暴露手指、足趾，以便观察肢体的血运、感觉及活动功能。不在固定范围内的关节要充分暴露，以免影响功能。

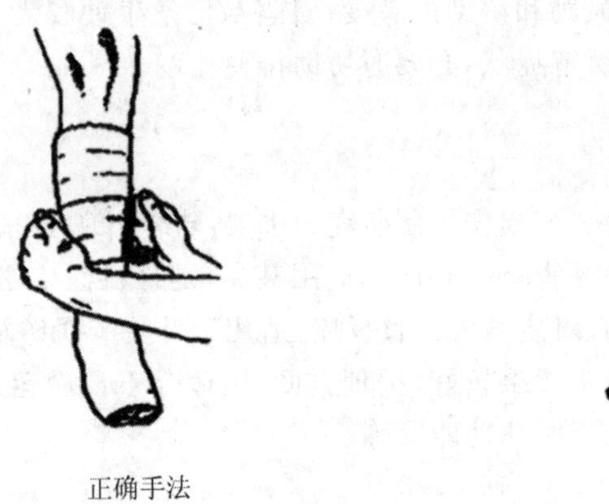

正确手法

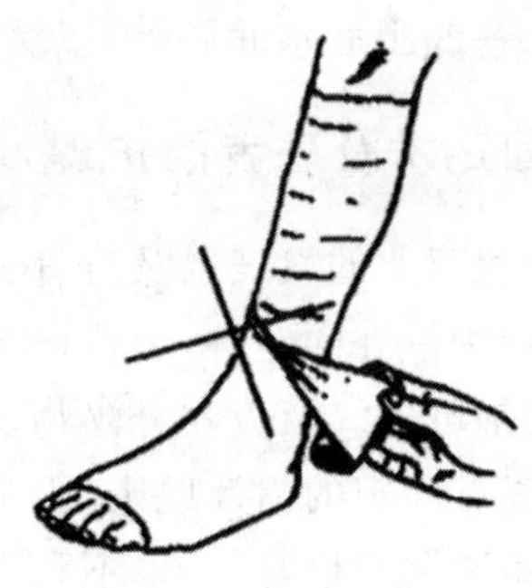

错误手法

**图 11-6　石膏绷带包扎手法**

（四）石膏绷带包扎的护理

（1）对刚刚完成石膏固定的患者应进行床头交接班。

（2）未干石膏的护理：①促进石膏干燥：石膏固定完成以后，需用两日左右时间才能完全干固。石膏完全干固前容易发生断裂或受压引起凹陷变形。为了促进石膏迅速干固，夏天可暴露在空气中，不加覆盖，冬天可用电灯烘烤。②保持石膏完整：不要按压石膏或将用石膏固定的患肢放置在硬物上，防止产生凹陷压迫皮肤。抬高患肢时，应托住主要关节以防关节活动引起石膏断裂。③抬高患肢：石膏固定后应让患肢高于心脏水平，有利于静脉血及淋巴液回流，减轻肢体肿胀。④观察肢端循环及神经功能：若患者主诉固定肢端疼痛或跳痛、麻木，检查时发现肢端出现发绀、温度降低、肿胀，可能预示着血液循环障碍应及时检查，必要时做减压处理或拆除石膏。石膏内有局限性疼痛时也应该及时开窗观察。并应经常检查石膏边缘及骨突处防止压伤。

（3）已干石膏的护理：①防止石膏折断：石膏完全干固后，应按其凹凸的形状垫好枕头。②保持石膏清洁:防止被水、尿、粪便浸渍和污染。③注意功能锻炼:没有被石膏完全固定的关节需加强活动。即使是包裹在石膏里的肢体也要遵照医嘱练习肌肉收缩运动。

### 四、骨科患者功能锻炼

功能锻炼是通过主动和被动活动,维持患肢的肌肉、关节活动功能,防止肌肉萎缩、关节僵直或因静脉回流缓慢而造成的肢体远端肿胀。功能锻炼应循序渐进,活动范围由小到大,次数由少渐多,时间由短至长,强度由弱至强。

(一)心理护理

功能锻炼是骨科护士的一项重要工作任务。为此,护士要善于观察患者的思想状态,做好患者的思想工作,还要指导、督促、检查患者能否进行正确、适量的功能锻炼以促进功能恢复。如患者有时怕痛或怕损坏了伤处而不敢活动,护士应以表扬、鼓励的形式调动患者的积极心理因素,提高情绪,主观能动地参与锻炼。通过指导患者的活动,促进康复。同时进一步掌握骨科患者的护理要点,提高护理水平。

(二)锻炼方式

(1)有助于主动锻炼的被动活动:①按摩:对损伤的部位以远的肢体进行按摩,为主动锻炼做准备。②关节的被动活动:如截瘫患者。③起动与加强:肌肉无力带动关节时,可在开始时给予被动力量作为起动,以弥补肌力不足。④挛缩肌腱的被动延长:主要是前臂的肌腱挛缩,既影响了该肌腱本身的作用,也限制了所支配关节的反向运动。通过逐渐增加不重复的、缓和的被动牵拉,可使之延长。⑤被动功能运动:CPM 器械的应用。

(2)主动活动:强调主动锻炼为主,被动锻炼为辅的原则。被动锻炼固然可以预防关节粘连僵硬,或使活动受限的关节增加其活动范围,但最终仍由神经支配下的肌肉群来运动关节的肢体。完全以被动代替主动锻炼的做法,必须禁止。强力牵拉时患者的拮抗肌更加紧张,反而达不到活动关节的效果。并非任何主动活动都是有利的,概括来说,凡是不增加或减弱骨折端压力的活动锻炼都是有利的,反之都是不利的。

(刘红娟)

## 第三节　常见骨折的护理

### 一、锁骨骨折患者的护理

锁骨骨折好发于青少年,其次为壮年,多为间接暴力引起。

(一)护理评估

1.健康史

(1)病因及病理:常见的受伤机制是侧方摔倒,肩部着地,力传导至锁骨,发生斜形骨折。也可因手或肘部着地,暴力经肩部传导至锁骨,发生斜形或横形骨折。若移位明显,可引起臂丛神经及锁骨下血管损伤。

(2)部位:根据暴力作用的大小、方向等,骨折多发生于中 1/3 段,或中外 1/3 段交界处,即接近喙锁韧带的附着处。锁骨中段骨折后,由于胸锁乳突肌的牵拉,近折端可向上、后移位,远折端则由于上肢的重力作用及胸大肌的牵拉,使骨折远折端向前、下移位,并有重叠移位。

儿童锁骨骨折多为青枝骨折,成人多为斜形、粉碎性骨折。锁骨发生开放性骨折的机会较少。

2.身体状况

(1)症状与体征:锁骨位于皮下,位置表浅,骨折后,出现肿胀、淤斑。触诊可摸到移位骨折段,并有异常活动，局限性压痛，有骨擦感。典型体征为患者头向患侧倾斜而下颏转向健侧，以松弛胸锁乳突肌而减少疼痛。患者常用健手托住肘部，减少肩部活动引起的骨折端移动所导致的疼痛。如遇幼儿锁骨骨折，则其不愿活动上肢，穿衣伸手入袖时啼哭。

(2)辅助检查：X线可明确骨折类型，对锁骨骨折做出正确诊断。

3.治疗与效果

以闭合复位、外固定、早期功能活动为主。

(1)手法复位：骨折复位后助手用棉垫置于两侧腋窝，用“8”字绷带或石膏固定，并用三角巾悬吊患肢。3～4周后拆除固定，逐渐增加功能运动，而在固定之日起即应练习手指、腕和肘关节运动，其他方向的肩关节悬垂运动亦应早期开始。复位后常用的外固定如下：①三角巾悬吊或“8”字绷带固定法：适用于幼儿的青枝骨折或不全骨折。悬吊固定1～2周，对有移位的骨折，可用“8”字绷带固定2～3周。②石膏绷带固定：适用于青壮年，移位严重，有畸形者。先用手法复位，然后用石膏绷带“8”字固定3～4周。

(2)切开复位、内固定术：对开放性锁骨骨折，有血管神经损伤合并有肩胛骨骨折、骨折移位明显、骨折端有穿破皮肤危险或骨折不愈合伴有明显疼痛者，应行手术治疗。

(二)护理诊断及合作性问题

(1)疼痛：与骨折创伤有关。

(2)有皮肤完整性受损的危险：与“8”字带包扎固定有关。

(3)知识缺乏：缺乏功能锻炼方面的知识。

(三)护理措施

(1)用“8”字带固定者，须注意既要保持有效固定，又不能压迫太紧，不要活动过多，尽量卧床休息。

(2)向患者说明保持正确卧位的重要性，以取得合作。

(3)疼痛时应先查明原因后方可给予处理。

(4)功能锻炼自局部固定后即可开始，作握拳、伸屈肘关节、两手叉腰、后伸肩等活动，以促进血液循环，消除肿胀，促使骨折愈合。

## 二、肱骨髁上骨折患者的护理

肱骨髁上骨折是指肱骨干与肱骨髁交界处发生的骨折。髁上骨折在肘部骨折中最常见。根据产生骨折外力的来源和方向的不同，可分为伸直型和屈曲型，以伸直型为最常见，而屈曲型少见。前者尤见于儿童，后者则以成年人为多。

(一)护理评估

1.健康史

根据病因可分为以下两类。

(1)伸直型骨折：多因间接外力所致，如向前跌倒，如跌倒时肘关节半屈或伸直位，手掌着地，暴力经前臂向上传导而达肱骨下端，将肱骨髁推向上方，由上而下的重力将肱骨干推向前方，形成骨折。骨折线由肱骨下端的后上方斜形至前下方而止于接近关节处。可损伤邻近的血管神经，检查时注意桡动脉搏动情况。

(2)屈曲型骨折：多因外力直接作用于鹰嘴或尺骨上端后侧所致，如跌倒时肘关节屈曲，肘后着地，暴力由后下方向前上方撞击尺骨鹰嘴，使肱骨髁上发生骨折。骨折线由肱骨的前方斜行至后下方。骨折远端向前上方移位，近端则向后移位而位于肱三头肌腱的深部，较少见，周围软组织的损伤的程度一般较伸直型为轻，且很少有血管神经的损伤。

2.身体状况

(1)症状与体征：儿童有手着地受伤史，肘部出现疼痛、肿胀、皮下淤斑，肘部向后突出并处于半屈位，应想到肱骨髁上骨折的可能。检查局部明显压痛，有骨摩擦音及假关节活动，肘前方可扪到骨折断端，肘后三角关系正常。在诊断中，应注意有无神经血管损伤。应特别注意观察前臂肿胀程度，腕部有无桡动脉搏动，手的感觉及运动功能等。

(2)辅助检查：肘部正、侧位 X 线照片是必需的，不仅可以确定骨折的存在，更主要的是准确判断骨折移位情况，为选择治疗方法提供依据。

3. 治疗与效果

(1)手法复位，石膏托固定：伸直型肱骨髁上骨折可在臂丛麻醉或局麻后进行手法复位。如果局部肿胀严重，不能进行手法复位时，可先作尺骨鹰嘴骨牵引，待肿胀基本消退后，再行手法复位并进行固定。

(2)手术治疗。

手术适应证：①手法复位失败，估计骨折难以愈合，或愈合后会产生严重畸形；②小的开放伤口，污染不重；③有神经血管损伤的骨折。

手术方法：在臂丛神经阻滞或硬膜外麻醉下手术。在肱骨内下方切口，骨折准确对位后用加压螺钉或交叉钢针作内固定。若有肱动脉、正中神经、尺神经或桡神经损伤，应仔细探查并进行修复手术。

(二)护理诊断及合作性问题

(1)疼痛：与骨折或手术切口有关。

(2)潜在并发症：神经血管功能障碍。

(3)有感染的危险：与尺骨鹰嘴骨牵引有关。

(4)不合作：与患儿年龄小缺乏对健康的正确认识有关。

(三)护理措施

(1)要关心爱护患儿，对患儿要和蔼亲切，给予生活上的照顾，满足患儿的需要。患儿不合作时要耐心，年龄较小的要耐心哄逗，年龄较大的要着重讲道理，切忌大声训斥及恐吓。

(2)患儿哭闹时，可询问患儿家长，并仔细检查患肢情况，细心查明原因，根据情况及时给予处理，必要时遵医嘱给予止痛剂。

(3)行尺骨鹰嘴骨牵引，重量 1～2 kg，牵引针眼处每日用 70%酒精消毒一次，勿去除已形成的血痂，以防发生感染。

(4)密切观察患肢感觉、运动、皮温、血运、桡动脉搏动情况，肿胀时及时调整外固定的松紧，以防过紧造成肢体内压力增高，引起前臂骨筋膜室综合征。一旦发现立即通知医生，并作好切开减压的准备。

(5)向患儿家长说明功能锻炼的重要性，以取得家长的积极配合。教给患儿和家长功能锻炼的方法，使家长协助功能锻炼。

(6)伤后一周内开始练习握拳、伸指、腕关节屈伸及肩关节的各种活动。4～5 周去除外固定后开始练习肘关节屈伸活动。

## 三、桡骨下端骨折患者的护理

桡骨下端骨折指桡骨下端 4 cm 范围内的骨折，这个部位是松质骨与密质骨的交界处，为解剖薄弱处，一旦遭受外力容易骨折。

(一)护理评估

1. 健康史

桡骨下端骨折多为间接暴力引起。跌倒时，手部着地，暴力向上传导，发生桡骨下端骨折。多发生于中、老年，与骨密度下降因素有关。根据受伤的机制不同，可发生伸直型骨折、屈曲型骨折。

(1)伸直型骨折：多为腕关节处于背伸位、手掌着地、前臂旋前时受伤。又称为 Colles 骨折。

(2)屈曲型骨折：跌倒时，腕关节屈曲、手背着地受伤引起，又称反 Colles 骨折或 Smith 骨折。也可因腕背部受到直接暴力打击发生。较伸直型骨折少见。

2. 身体状况

(1)伸直型骨折：伤后局部疼痛、肿胀、功能障碍、可出现典型畸形姿势，即侧面看呈“餐叉”畸形，正面看呈“枪刺样”畸形。检查局部压痛明显，腕关节活动障碍。X 线摄片可见骨折远端向桡、背侧移位，近端向掌侧移位，因此表现出典型的畸形体征。

(2)屈曲型骨折：受伤后，腕部下垂，局部肿胀，腕背侧皮下淤斑，腕部活动受限。检查局部有明显压痛。X线摄片可发现典型移位，近折端向背侧移位，远折端向掌侧、桡侧移位，与伸直型骨折移位方向相反。

3.治疗与效果

(1)以手法复位外固定为主要治疗方法：在局部麻醉下行手法复位，用小夹板或石膏固定3～4周。

(2)切开复位内固定：严重粉碎性骨折，桡骨下端关节面破坏。手法复位失败，或复位成功，外固定不能维持复位以及嵌入骨折，导致尺、桡骨下端关节面显著不平衡。

(二)护理诊断及合作性问题

(1)焦虑：与担心预后有关。

(2)潜在并发症：周围神经血管功能障碍等。

(3)知识缺乏：缺乏功能锻炼的知识。

(三)护理措施

(1)护士应安慰患者，耐心解释病情，并向患者表现出十足信心，取得患者的信任，以最佳的心理状态接受治疗取得最佳疗效。

(2)嘱患者不可自行拆移外固定，注意患肢手部血液循环情况，如有肿胀、严重疼痛、麻木、皮肤颜色青紫、皮温减退等情况，立即通知医生及时处理。

(3)复位固定后即开始功能锻炼，指导患者用力握拳，充分伸屈五指，以练习手指关节和掌指关节活动及锻炼前臂肌肉的主动舒缩；指导患者练习肩关节前屈、后伸、内收、外展、内旋、外旋及环转活动和肘关节屈伸活动。

(4)两周后可进行腕关节的背伸和桡侧偏斜活动及前臂旋转活动的练习。3～4周解除固定后，可以两掌相对练习腕背伸，两手背相对练习掌屈。也可利用墙壁或桌面练习背伸和掌屈。

## 四、股骨颈骨折患者的护理

(一)护理评估

1.健康史

(1)病因：股骨颈骨折多由间接暴力损伤所致。在承受体重下，股骨上端受到瞬间扭转暴力的冲击损伤而发生骨折。直接暴力损伤极少见。多见于老年人，轻微的暴力可致骨折，多是在行走不慎跌倒时发生，间接暴力产生的扭转应力传导至股骨颈而导致骨折。

(2)分类。

按骨折线的部位分为：①头下型骨折；②经颈型骨折；③基底型骨折。其中头下型骨折，由于旋股内、外侧动脉的分支受伤最重，血运严重破坏，易发生股骨头缺血性坏死。基底部骨折两骨折段血运影响不大，骨折较容易愈合。

按骨折线走行方向分型：主要反映骨折线的倾斜度，以判断骨折部承受的剪力大小。Pauwel所提出的以骨盆作为标志的测量法不可靠，已被Linton以股骨干纵轴的垂线为标志的测量法所取代。垂线与骨折线之间的夹角称为Linton角。角度愈大，骨折部承受的剪力愈大，骨折愈不稳定。

按骨折移位程度分(Garden分类)：①不完全骨折(Garden Ⅰ型)：股骨颈尚有部分骨质未折断；②完全骨折，但骨折无移位(Garden Ⅱ型)；③部分移位的完全骨折(Garden Ⅲ型)：有部分骨折端嵌插；④完全移位的完全骨折(Garden Ⅳ型)：关节囊和滑膜破坏严重。Garden Ⅰ和Ⅱ型骨折为非移位骨折，骨折近段血液循环良好，骨折容易愈合。Garden Ⅲ和Ⅳ型骨折为移位骨折，骨折血液循环不良，或完全中断，骨折不易愈合。这种分类是对骨折近段血供的判断，临床应用意义较大。

2.身体状况

(1)症状与体征：伤后髋部疼痛，下肢活动受限，不能站立和行走。检查下肢呈轻度外旋畸形。因骨折位于关节囊内，骨折远端失去了关节囊和髂股韧带的稳定作用，附着于大转子的臀中肌、臀小肌和臀大肌及附着于小转子的髂腰肌和内收肌群的共同牵拉，而发生外旋畸形。患肢功能不全或完全丧失，有纵轴叩击痛和腹股沟韧带中点下方压痛。测量患肢可发现有短缩畸形，Bryant 三角底边较健肢缩短。外展嵌插骨折，仅诉局部疼痛，尚可伸屈髋关节或步行，易被忽略，或被粗暴检查加大骨折移位。

(2)辅助检查：一般 X 线检查即可确定诊断，如有外伤史、髋痛症状，X 线检查显示不清楚时，则可能有嵌插骨折存在。骨折线隐匿，应作 CT 检查，不可轻易否定骨折存在。

3. 治疗与效果

根据患者的年龄及骨折特点和类型，来选择不同的治疗方法。

(1)非手术治疗：对于无移位、外展或外展嵌插等稳定骨折及股骨颈基底骨折，年龄过大且全身情况差合并心、肺及肝肾功能障碍者，可保守治疗。将患肢置于轻度外展位上牵引制动，防止内收，穿"丁"字鞋控制伤肢外旋，同时嘱咐患者做到三不，即不盘腿、不侧卧、不下地。3 个月后待骨折基本愈合，可逐渐持腋杖不负重活动。6 个月骨折愈合时，可负重活动。但长期卧床易发生一系列并发症。如呼吸功能不全，肺感染及泌尿系感染，下肢深静脉血栓，压疮等，这些常威胁着老年人的生命。此外，在治疗过程中，部分外展骨折可转变成内收骨折，影响骨折愈合。近来不少学者主张早期采用经皮穿针内固定治疗较为安全。

(2)手术治疗。

指征：①内收型骨折和移位骨折；②头下型骨折，股骨头缺血坏死率高，高龄患者不宜长期卧床者；③青壮年及儿童的股骨颈骨折要求达到解剖复位；④陈旧性股骨颈骨折及骨折不愈合，股骨头缺血坏死或并发髋关节骨关节炎。

手术方法：①骨折内固定术：内固定不仅能达到骨折稳定，促进愈合，而且方便早期优质护理，并可达到早期离床活动以减少并发症的目的。如三刃钉内固定、多钉固定、加压内固定等。②人工关节置换术：适用于老年新鲜移位和陈旧性股骨颈骨折(骨折 3 周以上)，股骨头缺血坏死或合并髋关节骨关节炎。特别是 65 岁以上的老人，术后早期即能离床活动，对减少骨折并发症，提高生活质量，有积极意义。可行单纯人工股骨头置换或全髋关节置换术。③带血运的骨瓣植骨内固定术：适用于青壮年股骨颈新鲜移位和陈旧性股骨颈骨折，能提高骨折愈合率和降低股骨头缺血坏死率。植骨方法多采用带肌蒂骨瓣或带血管蒂骨瓣，如缝匠肌蒂髂骨瓣植骨术和带旋髂深血管髂骨瓣植骨术等。

(二)护理诊断及合作性问题

(1)如厕、卫生、进食自理障碍：与骨折、卧床有关。

(2)焦虑：与担心病后无人照顾有关。

(3)疼痛：与骨折或手术切口有关。

(4)清理呼吸道无效：与年老咳嗽无力、长期卧床有关。

(5)便秘：与长期卧床肠蠕动减慢、饮食结构有关。

(6)有皮肤完整性受损的危险：与长期卧床不能活动有关。

(三)护理措施

1. 术前护理

(1)患肢抬高，患肢给予皮牵引，以减轻因骨折造成的疼痛。

(2)行皮牵引的患者，护理同"牵引的护理"。

(3)骨折断端没有移位及高龄多病患者，一般多采用患肢牵引(皮牵引或骨牵引)的非手术治疗，时间 8～12 周。

(4)合并内脏疾病的患者应注意观察生命体征，有无疾病发作的可能。

(5)皮肤准备，患肢膝关节以上，髂嵴以下(包括会阴部)备皮。

(6)护士应主动与患者谈心，安慰帮助患者，协助解决生活及各方面的困难，并作好家属的思想工作，以取得他们的合作，使患者心情舒畅地接受治疗。

2.术后护理

(1)体位:患肢抬高,保持患肢于外展中立位,防止外旋造成脱位。可用皮牵引保持其位置或穿"丁"字鞋防止患肢外旋。

(2)伤口和引流:伤口引流管接负压吸引,保持引流管通畅。注意观察伤口有无渗血。伤口渗血、引流量少,或伤口引流量过多(每小时>200 mL),应及时处理。

(3)注意患肢感觉、运动:术后返病室,即观察患肢感觉运动情况,可让患者活动足趾以判定是否有神经损伤。

(4)疼痛护理:术后三日患者会感觉伤口疼痛,遵医嘱给予止痛剂,以便患者更好地休养。

(5)预防并发症:搬动患者时须将髋关节及患肢整个托起,减少关节脱位的可能性;并指导患者利用牵引架上拉手抬起臀部,防止压疮;活动或按摩下肢肌肉,促进血液循环,减少静脉血栓的发生;鼓励患者有效咳嗽、咳痰,必要时给予雾化吸入,预防坠积性肺炎。

(6)给予高蛋白、高营养、高热量、高维生素、粗纤维饮食,鼓励患者多饮水,防止便秘及泌尿系感染。

(7)功能锻炼:术后第2日开始指导患者除股四头肌及臀肌的收缩,以及足跖屈、背伸等活动,加强髋部肌肉的力量,防止其他关节强直。应用骨水泥固定人工假体的患者,术后1周可坐床边练髋关节活动;术后2周可扶拐行走。在患肢不负重的情况下练习行走。

(四)健康教育

(1)教会患者使用牵引床上拉手,活动躯体及上肢。健侧肢体经常活动;患肢在不疼痛的情况下可做足背的跖屈和背伸运动。

(2)患肢保持外展中立位,脚尖朝上,防止患肢外旋和内收。

(3)术后为防止脱位,应告诉患者不要将两腿在膝部交叉放置,不要坐小矮凳,不要用蹲位,不要爬陡坡,以免髋关节过度内收或前屈而引起脱位。

## 五、股骨干骨折患者的护理

股骨干骨折指由转子下至股骨髁上这一段的骨干骨折。

(一)护理评估

1.健康史

股骨干骨折较多见,任何年龄均可发生。其中青壮年居多。骨折由强大的直接暴力或间接暴力所致。一般骨折后重叠移位大,骨膜撕裂多。骨折类型包括横形、斜形、螺旋形、带蝶形骨折片的粉碎骨折和多段骨折等。直接暴力,如交通事故,骨折多呈横形或粉碎性,软组织损伤较重。间接暴力,如坠落伤,骨折多呈斜形或螺旋形,软组织损伤较轻。

2.身体状况

(1)症状与体征:骨折后出血多,可出现休克。局部肿胀明显,肢体短缩和畸形,下肢远端外旋,膝、髋关节不敢活动,疼痛剧烈,功能丧失。

(2)辅助检查:X线检查即可确定骨折部位和类型。股骨干上1/3骨折有时合并髋关节脱位,X线检查要包括髋关节。

3.治疗与效果

股骨干骨折的治疗方法很多,选择哪种方法,应根据骨折类型、部位、以及技术设备条件和经验等。

(1)非手术治疗:①外固定法:适用于新生儿。由于产伤或其他原因造成的无移位或移位不多的股骨骨折,稍加手法复位,以竹帘、小夹板或硬纸板等固定2～3周即可。②悬垂皮肤牵引法:适用于3周岁以内的儿童完全骨折。用皮肤牵引将双下肢同时垂直向上悬吊,各足趾朝向头部。牵引重量以恰使臀部悬离床面为度。3～4周骨折愈合后即可去除牵引。牵引时要注意两侧肢端的血运情况和保暖,避免发生肢端坏死。③水平皮肤牵引法:适用于5～8岁的儿童。胶布粘贴于下肢内、外侧,再用绷带包扎,托马斯牵引架牵引。④骨牵引法适用于10岁以上和成人有移位的骨折。

(2)手术切开复位和内固定:手术指征:①非手术治疗失败者;②同一肢体或其他部位有多处骨折者;③合并神经血管损伤;④老年人的骨折,不宜长期卧床者;⑤陈旧性骨折不愈合或有功能障碍的畸形愈合者;⑥无污染或污染很轻的开放骨折。常用手术方法有髓内钉内固定和钢板内固定。

(二)护理诊断及合作性问题

(1)潜在并发症:失血性休克等。

(2)焦虑:与受伤、担心预后等有关。

(3)如厕、卫生、进食自理障碍:与骨折、卧床有关。

(4)疼痛:与骨折、软组织损伤或手术切口有关。

(5)有感染的危险:与骨牵引、骨折开放等有关。

(三)护理措施

1.预防并发症

(1)密切观察患者神志、血压、脉搏、呼吸、腹部症状和体征及贫血征象。

(2)创伤早期警惕有无颅脑、内脏损伤及休克发生,尽早开放静脉通路,建立特护记录,及时发现异常情况并立即通知医生处理。

(3)每日温水擦洗皮肤,骨牵引针眼处每日用70%酒精消毒一次,及时清理渗出物,预防感染。

2.保持患者的心理和生理舒适

(1)作好家属的思想工作,避免惊慌、哭闹,使之冷静,配合医护工作。

(2)护士要随时满足患者的基本生活需要,保持床单清洁,增加舒适感。

(3)主动关心体贴患者,介绍有关病情,使患者对自己的伤情有一个正确的评价,愉快地配合治疗。疼痛原因明确后方可给予处理。

3.保持患肢功能

(1)患肢置外展位,抬高患肢,牵引时应注意检查局部皮肤有无受压,腓骨小头处应垫棉垫保护,以免损伤腓总神经导致足背伸无力,出现垂足畸形。

(2)加强功能锻炼,疼痛减轻后,即可开始训练股四头肌的等长收缩,以促进血液循环,防止肌肉粘连。同时可练习伸直膝关节,但关节屈曲应遵医嘱执行。

## 六、胫腓骨干骨折患者的护理

胫腓骨干骨折指发生于胫骨平台以下至髁上部分的骨折。发生率相当高,占各部位骨折之首。其特点为损伤暴力大,骨折移位和粉碎骨折多,软组织损伤重,开放性骨折多,合并症多。

(一)护理评估

1.健康史

(1)病因:胫腓骨干骨折多由直接暴力损伤所致,如交通事故、坠落伤等,直接打击伤较少。骨折的部位以下1/3骨折和中1/3骨折较多见,上1/3骨折相对较少。

(2)分类:①胫腓骨干双骨折;②单纯胫骨干骨折;③单纯腓骨骨折。其中以胫腓骨干双骨折为最多见。

2.身体状况

(1)症状与体征:局部肿胀、疼痛、功能障碍,患肢短缩或成角畸形,异常活动,局部压痛,易触及骨折端,有骨擦感。开放性骨折有时常可见到刺破皮肤的骨折端。若并发胫动脉损伤,则足背动脉搏动消失,肢端苍白、冰凉。若继发骨筋膜室综合征,则患肢端除出现缺血表现外,还有小腿肿胀明显、张力增加、肢体感觉消失等。

(2)辅助检查:X线检查可了解骨折及移位情况。

3.治疗与效果

胫腓骨骨折处理的主要目的是恢复小腿长度,使之无成角或旋转畸形,膝、踝两关节维持平行,使胫骨有良好的对线。因胫骨是下肢主要负重骨，故治疗重点在于胫骨。只要胫骨骨折能达到解剖复位，腓骨骨折也会有良好对位对线，但不一定强求解剖复位。

(1)非手术治疗：主要适合于稳定型骨折，手法复位后用长腿石膏外固定，能维持骨折的对位、对线。在骨折固定期间，如石膏松动要及时更换，并密切观察肢端血液循环，以防石膏固定过紧发生肢体血液循环障碍。早期鼓励足趾活动和股四头肌锻炼。

(2)手术治疗：对于骨折手法复位失败者，严重不稳定骨折或多段骨折者，以及污染不重并且受伤时间较短的开放性骨折，采用手术治疗固定骨折。常用的手术固定方法如下：①外固定器固定：适用于较为严重的开放性或粉碎性骨折。②钢板内固定：多适用于骨折端相对稳定及软组织损伤较轻的骨折。因骨折段上留有钢板，可影响骨折区软组织包绕骨折端。③带锁髓内针内固定：闭合或开放性胫腓骨干骨折，应用带锁髓内针内固定已被广泛接受，并有取代其他固定方法的趋向。优点：不影响骨折端软组织包绕，能保持骨的长度，控制旋转应力，骨折固定稳固，可早期活动踝、足及膝关节，关节功能恢复好。

(二)护理诊断及合作性问题

(1)如厕、卫生、进食自理障碍：与骨折、卧床有关。

(2)疼痛：与骨折、软组织损伤、固定不稳、包扎过紧、手术切口等有关。

(3)有感染的危险：与骨折开放、跟骨牵引等有关。

(4)知识缺乏：缺乏有关疾病康复、功能锻炼方面等的知识。

(三)护理措施

(1)及时给予生活上的照顾，及时解决患者的困难，多与患者沟通，了解患者的思想情况，因势利导，使患者树立战胜疾病的信心。

(2)密切观察病情，如肢体有持续性疼痛，进行性加重与创伤程度不成正比；局部感觉异常，过敏或迟钝；患侧足趾呈屈曲状、被动牵引引起剧痛。应及时通知医生处理，并做好切开减压的准备。

(3)随时调整外固定的松紧度，避免由于伤肢肿胀使外固定过紧，造成压迫。

(4)骨牵引针眼处每日换药，保持床单清洁。

(5)查明疼痛原因后可遵医嘱给予止痛剂，必要时可冷敷。

(6)伤后早期可进行髌骨的被动活动及跖趾关节和趾间关节活动；夹板固定期可练习膝踝关节活动，但禁止在膝关节伸直情况下旋转大腿，因这时旋转可传到小腿，影响骨折的稳定，导致骨不连接。外固定去除后，充分练习各关节活动，逐步下地行走。

## 七、脊柱骨折患者的护理

脊柱骨折为骨科常见创伤。其发生率在骨折中占5%～6%，以胸腰段骨折发生率最高，其次为颈、腰椎，胸椎最少，常可并发脊髓或马尾神经损伤。

(一)护理评估

1.健康史

暴力是引起脊柱骨折的主要原因，其分类如下。

(1)依据损伤机制分类：①压缩骨折：可分为屈曲压缩和垂直压缩造成的两类骨折。其中以屈曲压缩骨折最为常见，如肩背部受重物砸伤，使椎体前方压缩，椎体楔形变。②屈曲分离骨折：此种损伤多见于汽车安全带损伤，当躯干为安全带固定，突然刹车，头颈及躯干上半身的向前屈曲发生颈椎或胸椎骨折脱位。③旋转骨折：旋转损伤一般伴有屈曲损伤或压缩损伤。④伸展分离骨折：脊柱呈过伸位承受外力，如向前跌倒，前额着地。

(2)依据骨折的稳定性分类：①稳定性骨折。②不稳定性骨折。

(3)依据骨折形态分类：①压缩骨折。②爆裂骨折。③撕脱骨折。④Chance骨折。⑤骨折一脱位。

2.身体状况

(1)症状与体征：①患者有明显的外伤史，如车祸、高处坠落、躯干部挤压伤等。②检查脊柱畸形；脊柱棘突骨折可见皮下淤血；伤处局部疼痛；棘突有明显浅压痛；脊背部肌痉挛，骨折部有压痛和叩击痛；脊柱活动明显受限，活动或在搬动时可引起明显局部疼痛。颈、胸椎骨折常可并发脊髓损伤，表现为四肢瘫、截瘫、大小便功能障碍等。

(2)辅助检查：凡疑有脊柱骨折者均应摄 X 线片，以了解骨折部位、损伤类型、骨折一脱位的严重程度。CT、MRI 可作进一步检查。

3.心理及社会状况

了解患者对功能失调的感性认识和对现况的承受能力。了解患者及家属对疾病治疗的态度。

4.治疗与效果

(1)有其他严重多发伤者，应优先治疗其他损伤，以抢救伤员生命为主。

(2)胸腰椎骨折的治疗。

单纯性压缩骨折的治疗：①椎体压缩不到 1/5 者，或年老体弱不能耐受复位固定者可仰卧于硬板床上，骨折部位垫厚枕，使脊柱过伸，3 日后开始腰背部肌锻炼，2 个月后骨折基本愈合，第 3 个月内可以下床稍许活动，但仍以卧床休息为主，3 个月后逐渐增加下地活动时间；②椎体压缩超过 1/5 的青少年及中年伤者，可用两桌法及双踝悬吊法过仰复位，复位后包过伸位石膏背心，石膏干透后鼓励起床活动，固定时间约 3 个月，在固定期间，坚持每天做背肌锻炼，并逐日增加锻炼时间。

爆裂骨折的治疗：①无神经症状经 CT 证实无骨块挤入椎管内者，采用双踝悬吊法复位。②有神经症状经 CT 证实有骨块挤入椎管内者，需手术治疗。

(3)颈椎骨折的治疗。

稳定性骨折：轻度压缩可采用颌枕带卧位牵引复位，牵引重量 3 kg，复位后头颈胸石膏固定 3 个月。压缩明显的持续颅骨牵引，牵引重量 3～5 kg，必要时可增加到 6～10 kg。复位后于牵引 2～3 周后石膏固定。

爆裂骨折有神经症状者，原则上应早期手术切除碎骨片、减压、植骨融合及内固定术，有严重并发伤者，需待情况稳定后手术。

（二）护理诊断及合作性问题

(1)焦虑/恐惧：与担心预后等有关。

(2)清理呼吸道无效：与长期卧床痰液引流不畅有关。

(3)躯体移动障碍：与骨折疼痛、合并脊髓损伤等有关。

(4)有皮肤完整性受损的危险：与长期卧床、四肢活动障碍等有关。

（三）护理措施

1.手术前护理

(1)根据患者脊髓受压情况，给予肢体功能位放置，防止肌肉萎缩，关节畸形。

(2)脊柱骨折一般由外伤造成，若伴有神经损伤，会使患者难以接受，往往表现出沮丧、自卑，对预后缺乏信心，甚至有自杀倾向。因此，针对以上情况，护理人员应给予耐心细致的照顾，与患者交流，了解其想法，为其讲解现代医学发展，对截瘫的康复在医学上也有一套行之有效的方法，教会患者功能锻炼和预防并发症的方法，帮助其树立自信心。

(3)对合并截瘫的患者，应每 2～3h 轴向翻身一次，防止压疮。

(4)皮肤准备：背部皮肤，左右过腋中线。

2.手术后护理

(1)神经功能的观察：在患者麻醉完全恢复后，应观察双下肢的感觉运动功能及尿道括约肌功能，可牵拉导尿管，询问患者的感觉，并与术前做对照。

(2)引流管的观察：由于手术创伤大，会有较多渗血，因此手术一般在伤口内放置引流管，并行负压吸引。引流期间应注意观察引流管是否通畅和引流量的变化，及伤口敷料有无渗血。引流量多的患者应密切注意全身情况和生命体征的变化，发现问题及时处理。引流管一般 2～3 日后拔除。

(3)预防压疮:按时给予患者轴向翻身。脊柱侧弯患者容易在侧弯部位发生压疮,因此需经常察看,并给予按摩。一般每 2h 轴向翻身一次。

(4)预防呼吸道并发症:鼓励深呼吸、用力咳嗽,促进肺膨胀和排痰,轻轻叩击胸背部,协助排痰;遵医嘱雾化吸入,稀释痰液;多翻身更换体位;高位颈椎损伤伴呼吸困难者,早期行气管切开等。

(5)预防泌尿系统并发症:做好留置尿管的护理。

(刘红娟)

## 第四节　关节脱位的护理

### 一、关节脱位概述

关节面失去正常的对合关系称为关节脱位。一般外伤性脱位多发于中年人,老年人与儿童少见。先天性脱位多为女性儿童。上肢关节比下肢关节脱位发生多。

(一)分类

1. 按脱位发生的原因分类

(1)创伤性脱位:因暴力作用于正常关节引起的脱位,这种脱位发生率最高。

(2)先天性脱位:因胚胎发育异常或胎儿在母体内受到外界因素影响引起的脱位。例如髋臼发育不良的先天性位脱位。

(3)病理性脱位:因关节结构遭受病变破坏引起的脱位。例如关节结核、化脓性关节炎、肿瘤等所致的脱位。

(4)习惯性脱位:由于创伤性关节脱位经复位后屡次脱位者,如肩关节习惯性脱位。此种脱位常因第一次脱位后治疗不当,去除固定过早,关节囊未完全修复好,使关节存在不稳定因素,这样可反复发生脱位,称为习惯性脱位。最多见于肩关节。

2. 按脱位后的时间分类

(1)新鲜脱位:脱位后时间未满 3 周者。

(2)陈旧性脱位:脱位后时间超过 3 周者。一般不能进行闭合复位,而需切开复位。

3. 按脱位程度分类

(1)完全脱位:脱位后两关节面完全失去正常对合关系。

(2)不完全脱位:或半脱位脱位后两关节面部分失去对合关系。

4. 按脱位后皮肤分类

(1)闭合性脱位:黏膜及皮肤完好。

(2)开放性脱位:关节软骨面与外界空气相通。

(二)临床表现

(1)有明显的外伤史。

(2)症状:损伤的关节疼痛、肿胀,关节功能障碍,1～2d 后关节附近可见出血淤斑。

(3)体征:除局部压痛外,关节脱位有其特有体征。

畸形:移位的关节端可在异常位置摸到,肢体可变长或缩短,如髋关节前脱位则伸长,后脱位则缩短。

弹性固定:脱位后由于关节囊周围韧带及肌肉的牵拉,使患肢处于异常位置,被动活动时感到弹性阻力,如肩关节脱位后手肘不能同时贴近胸廓,称 Dugas 征阳性。

关节空虚:脱位后可在体表摸到关节所在的部分有空虚感。

(4)辅助检查:X 线检查对确定脱位的方向、程度、有无合并骨折等有重要作用。

(三)治疗

治疗和骨折一样,包括复位、固定和功能锻炼。对早期损伤可用手法复位为主,时间越早,复位越容易,效果越好。

1.复位

(1)手法复位:复位的原则是使脱位的关节端,按原来脱出的途径倒退回原处,并要严格遵循各脱位关节的复位方法,严禁动作粗暴。复位成功的标志是被动活动正常,骨性标志复原,X 线检查显示已复位。

(2)切开复位:指征是:①伴有骨折使手法复位失败者;②有软组织嵌入使手法复位失败者;③陈旧性脱位复位失败者;④脱位伴有骨折,复位后关节不稳定易再脱位者。

2.固定

复位后将关节固定于稳定位置 3 周,使损伤的关节囊、韧带、肌肉等软组织得以修复。固定时间太长易发生关节僵硬,太短则损伤的关节囊达不到修复,容易形成习惯性脱位。陈旧性脱位或伴有小片骨折者固定时间应适当延长。

3.功能锻炼

在固定期间手指和未固定的关节应充分活动加强肌肉收缩锻炼,以利增加血液循环消除肿胀,避免肌肉萎缩。固定解除后,主动逐步进行患关节功能锻炼,并加以理疗、中药熏洗等,促使关节功能早日恢复。切忌粗暴的被动活动,以免发生骨化性肌炎,老年易发生骨折。

## 二、常见关节脱位

(一)肩关节脱位

肩关节由肩胛骨和肱骨头构成。属杵臼关节,关节盂浅,肱骨头大,关节囊和韧带薄弱松弛,关节能作各个方向的活动。因关节的下部缺少韧带和肌肉,为最薄弱处,故发生前下脱位最为多见。肩关节脱位好发于 20～50 岁男性,发生率在全身大关节中居首位。

1.病因与病理

多由间接传递暴力所致。跌倒时,手掌着地,上肢呈外展、外旋位,躯干向一侧倾斜,肱骨大结节抵于肩峰成为杠杆的支点,迫使肱骨头向前下滑脱,撕破前方关节囊,而发生肩关节前脱位,先形成盂下脱位,若外力仍存在,肱骨头则继续滑移,相继形成喙突下脱位及锁骨下脱位。其中,喙突下脱位最常见。脱位时可合并肱骨大结节撕脱骨折、肩关节前下方软骨撕裂(约占 85%)、肱骨头后外侧面塌陷骨折(占 83%)。

2.临床表现

(1)症状与体征:外伤后肩痛,肿胀,功能丧失,呈“方肩畸形”,关节盂空虚感,上肢呈外展位弹性固定。患者常用健侧手托住患肢以减轻疼痛。肩前部常可扪及移位的肱骨头。搭肩试验(Dugas 征)阳性,即患侧手掌搭于健侧肩部时,肘部不能紧贴胸壁。

(2)辅助检查:X 线检查可明确诊断及脱位的类型、有无合并骨折。

3.治疗

(1)复位:新鲜的肩关节脱位以手法复位为主,一般在局麻下即可进行。复位的常用方法:①希氏法(Hippocrates 法);②柯氏法(Kocher 法)。手法复位失败者、合并有严重并发症、陈旧性脱位(脱位时间超过 3 周)者等可考虑手术切开复位。

(2)固定:复位后复查 X 线片满意,将关节固定于内收、内旋位,屈肘 90°,患侧腋下置一棉垫,整个上肢紧贴胸壁固定,前臂用三角巾悬吊固定 3 周。如合并有大结节撕脱骨折,应延长 1～2 周。一般 2～3 个月即可恢复正常活动。

(3)功能锻炼:固定期间鼓励手指和手腕活动,严禁上臂外展。3 周后解除外固定后,鼓励患者逐步锻炼肩关节的活动。

(二)肘关节脱位

肘关节脱位多见于青少年,发生率仅次于肩关节脱位,多由间接暴力所致。患者跌倒时,肘关节位于伸直位，手掌着地，暴力传递至尺、桡骨上端，尺骨鹰嘴突产生杠杆作用，使半月切迹移向后上方，肱骨髁则向前脱出、形成常见的后脱位。

1. 临床表现

(1)症状与体征：肘关节肿胀、疼痛、活动消失，肘关节呈半屈曲状，尺骨鹰嘴向后突出，使肘关节的鹰嘴突尖与肱骨内外上髁在伸直时呈一直线，屈曲时成一等边三角形的"肘后三角"关系消失。

(2)辅助检查：X线检查可明确诊断及了解有无合并内外上髁骨折等。

2. 治疗

(1)复位：新鲜的脱位，尽早采用手法复位。复位后肘关节伸屈肘活动良好，"肘后三角"关系恢复正常。对于手法复位失败者，可切开复位。

(2)固定：复位后肘关节放置在屈曲 90°位，用长臂石膏托固定 3 周。

(3)功能锻炼：在固定期间即开始肌肉伸缩锻炼，并活动各手指与腕关节，解除固定后应尽早练习肘关节屈、伸和前臂旋转活动。强行屈伸关节不仅无法达到预期恢复功能的目的，反而可演变成骨化性肌炎，使关节丧失功能。

(三)髋关节脱位

髋关节是全身最大的杵臼关节，结构稳固，其周围有强大肌肉和韧带附着，只有在强大暴力下才能髋关节脱位，因此患者多为潘动能力强的青壮年，常于劳动中受伤。按股骨头的位置可分为后脱位、前脱位和中心脱位，其中后脱位最为常见，约占 85%～90%。

1. 髋关节后脱位

(1)病因：多由传导暴力冲击所致。当髋关节屈曲和大腿内收、内旋位时，暴力从膝部向髋部冲击，使股骨头穿出后关节囊形成后脱位。常合并髋臼骨折、滋养动脉损伤等，对髋关节脱位的复位和后期功能锻炼均产生影响。

(2)临床表现：伤后出现髋痛，主动活动功能丧失，被动活动时引起剧烈疼痛。患髋关节呈屈曲、内收、内旋及下肢短缩畸形。臀部可触及向后上移位的股骨头。X线检查可见股骨头脱出髋臼，注意是否合并骨折。CT可明确显示髋臼后缘及关节内骨折片情况。

(3)治疗：①复位手法：应早期手法复位。常用 Allis 法(提拉法)复位，复位后患肢畸形消失，髋关节活动恢复。此法操作简单，安全可靠，较为常用。复位后患肢皮牵引 2～3 周，并行股四头肌收缩锻炼。4 周后可持腋杖下地活功，3 个月后可完全负重活动。对于闭合复位失败或合并有髋臼后缘或股骨头骨折者应采用切开复位及内固定。②功能锻炼：制动期间应鼓励进行患下肢肌肉等长收缩锻炼，以后开始患髋各方向锻炼。

2. 髋关节前脱位

(1)病因：髋关节前脱位较为少见。当下肢强力外展、外旋时，大转子顶于髋臼缘上，形成杠杆的支点；如突然暴力致使下肢继续外展，可使股骨头向前滑出，穿破髋关节前侧关节囊发生髋关节前脱位。

(2)临床表现：患肢外展、外旋和轻度屈曲畸形，比健肢稍延长。髋关节疼痛，功能完全丧失。髋关节前下方可触及脱位的股骨头。X线检查可见股骨头脱出于髋臼的下方，与闭孔或耻骨坐骨重叠。

(3)治疗原则：应早期在麻醉下行手法复位，复位后的处理同髋关节后脱位。

3. 髋关节中心脱位

(1)病因：髋关节中心脱位比较少见，暴力来自股骨大粗隆向股骨头方向撞击，或下肢呈外展屈曲姿势作用于膝部。暴力传达至股骨头，再作用于髋臼，并引起臼底骨折，股骨头与臼底骨折块一起突向盆腔。

(2)临床表现：有明显外伤史，如车撞伤或高处坠落。伤情严重，可出现创伤性休克、腹部内脏器官损伤的表现。髋部肿胀和剧烈疼痛，关节活动障碍。患肢短缩程度取决于股骨头突入盆腔程度。大转子部可见淤血，腰背部皮下淤血表示有腹膜后间隙血肿。X线检查可明确股骨头移位及髋臼骨折。同时应检查腹部内脏及盆腔血管损伤情况。CT可显示髋臼骨折程度及类型。

(3)治疗原则：应首先处理创伤性休克及腹部内脏器官和大血管损伤，抢救生命。①牵引治疗：对于股骨头轻度内移，髋臼无明显凹陷粉碎骨折，可行短期皮牵引或股骨髁上骨牵引，卧床休息 10～12 周。一般骨牵引 4～6 周，3 个月后待骨折坚固愈合可负重活动。②手术治疗：对于髋臼骨折牵引复位不良或股骨头突入盆腔，牵引复位困难者。应手术切开复位。用螺丝钉或特制钢板固定髋臼骨折，必要时可行关节融合术或人工关节置换术。

## 三、关节脱位患者的护理

（一）护理评估

1. 健康史

了解患者的受伤经过，有无关节反复脱位的病史，有无关节和骨端的病变，如肿瘤、炎症等。

2. 身体状况

(1)全身：重点评估关节脱位所致的全身情况，如意识、体温、呼吸、尿量等，有无关节脱位所致的全身并发症。

(2)局部：检查患肢局部的体征和功能状况，如有无肿胀、疼痛、畸形、功能障碍等，评估患部感觉、运动、动脉搏动等。

(3)辅助检查：以 X 线检查为主，了解关节脱位的类型以及有无合并骨折。

3. 心理和社会支持状况

了解患者及其家属对脱位的心理反应和对复位后康复知识的了解程度。

（二）护理诊断及合作性问题

(1)焦虑：与担心预后有关。

(2)身体移动障碍：与脱位后患肢功能丧失，不能活动有关。

(3)疼痛：与关节脱位，局部软组织受损有关。

(4)有废用综合征的危险：与患肢制动缺乏功能锻炼有关。

(5)潜在并发症：周围神经、血管功能障碍等。

（三）护理目标

(1)情绪稳定，能正视疾病带来的不适。

(2)患肢功能康复，生活能自理。

(3)疼痛减轻或消失。

(4)患肢功能预期康复。

(5)无周围神经、血管功能障碍。

（四）护理措施

(1)心理护理：给予患者生活上的照顾，及时解决困难，给予其精神安慰，转移注意力，减轻紧张心理，根据患者文化程度，解释预后情况。

(2)局部观察：观察关节周围血肿和软组织肿胀情况。协助医生及时复位，复位后局部关节脱位的专有体征是否消失，有无发生再脱位的危险。

(3)止痛：疼痛时可遵医嘱给予止痛剂，进行护理操作时动作要轻柔，避免造成患者不必要的痛苦；脱位当天，局部冷敷可达到消肿止痛的目的，伤后 24h 局部热敷可以减轻肌肉痉挛引起的疼痛，促进血肿吸收。

(4)固定：石膏固定或行牵引固定者，向患者讲述复位后固定的重要性，防止习惯性脱位。并密切观察患肢末梢血液循环情况，凡肢端肿胀、麻木、皮肤青紫、皮温降低及疼痛都说明有血液循环障碍，应及时报告医生进行处理。

(5)体位：抬高患肢，以利静脉回流，减轻肿胀。关节脱位经手法复位后，应注意保持患肢于关节功能位。如髋关节脱位复位后行持续皮牵引时，要保持患肢于外展位，防止髋关节屈曲、内收、内旋，防止发生再脱位。

(6)功能锻炼:固定期间可进行肌肉的舒缩活动以及固定范围以外关节的活动。拆除固定后,逐步进行肢体的主动功能锻炼,防止关节粘连和肌肉萎缩。

(五)护理评价

(1)患者焦虑或恐惧程度是否减轻。

(2)患肢功能康复状况,能否单独或在他人协助下移动患肢。

(3)疼痛是否减轻或消失。

(4)患肢进行功能锻炼后的效果。

(5)有无周围神经、血管功能障碍发生的迹象,若有,是否得到及时发现和处理。

(六)健康教育

(1)向患者讲述复位后固定、防治习惯性脱位的重要性,使其增加对复位后治疗的重视。

(2)向患者及家属讲解功能锻炼的重要性,指导患者进行正确的功能锻炼,防止关节强直和肌肉萎缩。

(刘红娟)

## 第五节　脊柱、脊髓损伤患者的护理

### 一、脊柱、脊髓损伤基本护理理论概述

(一)脊柱、脊髓的生理功能

脊柱由24个活动的椎骨及固定的骶尾骨构成。椎骨分椎体与附件两部分,借助23个有弹性的椎间盘,活动方向不同、范围不一的小关节,长短不等的坚强韧带,从枕骨至骶尾骨牢固而稳定地连成一骨链中轴支柱。脊柱不仅是身体的支柱,而且有保护脊髓、胸腹腔脏器、维持身体平衡、缓冲震荡和维持身体前屈、后伸、左右侧屈、旋转等生理功能。同时参与胸廓与骨盆的构成。

脊髓位于椎管内,由硬脊膜、蛛网膜及软脊膜包绕,成人全长40～45 cm。脊髓从延髓向下至第一腰椎下缘共分为31个节段,每一节段有两对神经根(一对前根和一对后根)。腰、骶和马尾神经的根丝在椎管内围绕脊髓圆锥和终丝呈垂直下降,总称为马尾。脊髓具有重要的功能:①传导功能:脊髓可将全身的深、浅感觉(除头面部)及内脏的大部分浅感觉传达到脑,并可传导脑对躯干和四肢骨骼肌运动及内脏(部分)的控制;②反射功能:脊髓的反射活动总在脑的控制下进行,通过脊髓完成的反射叫做脊髓反射,分为:躯体反射,主要是骨骼肌的反射活动,其中最重要的是牵张反射(如膝反射、跟腱反射、肱二头肌反射等)和屈肌反射(四肢远端皮肤受到刺激,屈肌发生反射性收缩);内脏反射,脊髓中有调节血管舒缩、排尿、排便和性功能活动的低级反射中枢,也是皮肤腺体的初级中枢。在脊髓的腰骶部有排尿、排便反射中枢,此处受损则排尿、排便功能发生障碍。

(二)脊柱、脊髓损伤的分类

根据受伤的机制可分为:①屈曲型骨折:占脊柱损伤的70%,受伤时脊柱骤然前屈,导致椎体相互挤压成楔形或粉碎性骨折、脱位,并可有附件骨折、脱位或关节绞锁,棘间韧带或后纵韧带断裂。多发生于胸、腰椎交界处,常合并不同程度的脊髓损伤;②伸直型骨折:极少见,多由于高空仰面落下,腰背部受阻挡,脊柱骤然过度后伸,前纵韧带断裂,椎体横行断裂及附件骨折、脱位,多发于颈、腰椎;③垂直压缩损伤:患者自高处坠落,头或足、臀先着地或站立位重物落于头颈,造成环椎裂开骨折或胸、腰椎粉碎压缩性骨折;④屈曲旋转损伤:暴力不仅迫使脊柱前屈,同时又向一侧旋转,造成椎间关节突骨折、脱位。

根据损伤的稳定程度可分为:①稳定骨折,即单纯椎体压缩不超过原椎体厚度的1/3,系单纯横突、棘突骨折,无附件骨折和韧带断裂;②不稳定性骨折,即椎体粉碎性骨折或椎体压缩超过1/3,并伴有附件骨折、韧带断裂,复位后易发生再移位。

根据有无脊髓损伤分为:①无脊髓损伤,单纯椎体压缩性骨折不超过1/3,或损伤限于附件及软组织,未波及脊髓;②伴有脊髓损伤,系严重的椎体移位、关节突骨折、脱位、韧带断裂、椎间盘或碎骨片挤入椎管,压迫脊髓或马尾神经,发生不同程度的脊髓损伤和神经受压症状。

(三)脊柱、脊髓损伤的临床表现

受伤局部可有疼痛、肿胀、压痛、皮下淤血、后突畸形、肌肉痉挛,以及不能站立、活动受限等。颈椎损伤可出现颈肌痉挛、活动受限、局部压痛、肿胀,后突畸形多不明显,头颈疼痛患者常用双手托头。由于臂丛神经充血、水肿,可引起上臂、前臂、手部反射性疼痛。胸、腰椎损伤可有腰肌痉挛,感觉腰部软弱无力,脊柱活动受限不能站立、翻身困难等。合并腹膜后血肿者,可出现腹痛、腹胀、大便秘结等。

伴有脊髓损伤者,若在损伤平面以下出现对称性感觉、运动、反射完全消失和肛门、尿道括约肌功能完全丧失,为完全性截瘫。有部分功能存在者,称不完全性截瘫。

(四)脊柱、脊髓损伤的病情观察

首先观察生命体征,迅速抢救危及患者生命的创伤。然后观察脊柱、脊髓损伤程度,如脊柱骨折患者有否局部疼痛、畸形、脊柱活动受限。合并脊髓损伤的患者,可有感觉、肌力、运动及反射功能异常。如脊髓休克,损伤平面以下感觉、运动、生理反射可暂时消失,大小便功能障碍,同时自主神经功能紊乱。患者表现为弛缓性瘫痪,经数小时或数日治疗后部分功能可得到恢复,2～3周后可完全恢复,且不留任何神经系统后遗症。当患者受伤后立即有知觉消失,尤其是震动知觉消失和肌力消失,经过治疗后患者可有部分功能恢复,但不再有继续恢复迹象,说明脊髓不仅处于休克状态,而且有脊髓受压或脊髓实质性破坏。如果发现截瘫平面逐渐上升,表明椎管内有活动性出血,应立即行手术探查。如为高颈髓损伤,应密切观察呼吸变化,保持呼吸道通畅,持续氧气吸入。痰多粘稠不易咳出的患者,尽早进行气管切开术。施行牵引复位制动时,注意牵引重量、力线及患者有无不适感。对行颅骨牵引的患者,则应注意观察针眼有无红肿、渗出或感染迹象。密切观察并防止各种并发症的发生,注意胃肠道与膀胱功能的恢复情况,发现异常及时报告医师,并协助处理。

(五)脊柱、脊髓损伤患者的心理特征

脊柱、脊髓损伤的患者,生理与心理均遭受不同程度的伤害。尤其脊髓损伤的患者,从一个健康人突然致残,出现各种感觉、运动、大小便功能障碍,将可能失去工作或者生活自理的能力。致使患者焦虑不安、情绪极度消沉,甚至对生活失去信心。针对以上情况,护理人员要严密观察其心理变化,关怀照顾患者。做好生活护理与康复护理,取得患者的信任。向患者讲明疾病的转归过程,以积极的心态配合治疗,最大限度地恢复生理功能,减轻伤残程度。

## 二、脊柱、脊髓损伤的分类护理

(一)脊柱骨折、脊髓损伤患者的护理

1.疾病概要

当脊柱发生骨折时,常并发休克、脏器和脊髓损伤。X线片、CT扫描或MRI可了解骨折的部位、类型、脊髓损伤程度,确定治疗方案。对颈椎骨折移位较轻的患者,可用颌枕带牵引复位,牵引重量为3～5 kg,颈部两侧砂袋制动。对有明显移位或半脱位的患者应使用颅骨牵引,重量为体重的1/7～1/10,牵引固定4～6周后改为颈围固定3～4个月。对无神经受压症状的单纯胸、腰椎骨折或椎体压缩不到1/3无移位的患者,给予平卧木板床、骨折部位垫一薄枕且逐日增高、使脊柱逐渐伸展或牵引复位等保守治疗。疼痛减轻后逐渐做背伸肌锻炼。对于稳定骨折合并脱位、关节绞锁、椎管内有碎骨片、脊髓损伤感觉平面逐渐上升的患者,要及早手术解除脊髓压迫。

2.临床护理

(1)术前护理。①了解患者受伤的原因、时间、部位、主要症状、阳性体征及抢救治疗经过和搬运方式。②严密监测生命体征,保持呼吸道通畅,及时吸氧,如患者合并休克或严重的内脏损伤,应首先积极进行生命支持抢救,待病情稳定后再进行脊柱损伤的处理。③颈髓损伤患者的颈部两侧砂袋制动,勿使颈部旋转、过伸或过屈。如痰液粘稠、呼吸困难时要及时吸痰，必要时行气管切开，执行气管切开的护理常规。行颌枕带或颅骨牵引复位制动时，注意牵引重量、力线是否合适，保证有效牵引，颅骨牵引要注意保持牵引针眼处清洁、干燥，每日用75%酒精滴注针眼2～4次，以避免针眼感染。④对尿潴留的患者要及时留置导尿，保持尿管通畅，密切观察尿量及尿色变化。⑤根据医嘱静脉补充能量、脱水药、激素及有效的抗生素。⑥做好各项术前准备，备好各种抢救物品和药品，病情稳定后及早手术解除脊髓压迫，为脊髓功能尽快恢复创造条件。

(2)术后护理。①责任护士应及时了解术中情况及术式。平卧木板床，严密观察病情变化及生命体征。尤其对颈椎骨折患者，应特别注意呼吸状况、面色和颈部制动。②保持呼吸道通畅，持续氧气吸入，有气管切开的患者，按气管切开护理常规护理。③密切注意刀口渗血，保持刀口敷料清洁、干燥。如有刀口引流，应及时接好引流装置。注意引流量及性质，保护引流通畅，避免血液积聚形成血肿压迫脊髓而加重病情。④血压平稳后滚动轴式翻身、行植骨或内固定的患者，翻身时要保持脊柱平直，不得扭曲、旋转，以免植骨块和内固定器脱落损伤脊髓。⑤术前有脊髓压迫症状者，术后要密切观察解除压迫后的感觉、运动恢复情况，并与术前比较。如感觉平面是否下降、四肢感觉与自主运动及大小便功能有无恢复迹象。如解除压迫后症状恢复不明显甚至加重，应及时通知医师进行处理，以免延误病情。

(3)术后并发症的观察与护理。①呼吸道感染：由于患者长期卧床呼吸幅度减弱，伤口疼痛不敢咳嗽及深呼吸。高颈髓损伤的患者呼吸肌麻痹、咳嗽、排痰受限、呼吸道分泌物增多，易导致肺部感染。患者表现为烦躁、憋气、呼吸困难、体温增高，常因缺氧、窒息而死亡。故应采取有效的预防措施，如保持呼吸道通畅、持续氧气吸入、按时协助患者咳嗽、深呼吸、翻身、叩击胸背部等。痰液粘稠不易咳出的患者，应遵医嘱应用祛痰剂、蒸气或雾化吸入，有助于痰液的排出。危重患者痰多粘稠又无力咳出时，应尽早施行气管切开，按医嘱应用有效的抗生素控制感染。②泌尿系感染：脊髓损伤后膀胱功能失去神经支配，常出现尿潴留或尿失禁，需长期留置导尿管引流尿液，尿道和膀胱长期受异物及残余尿液的刺激，极易引起尿路感染或结石，重者可继发肾功能不全危及患者的生命。导尿时要严格无菌操作，并要用三腔尿管，以备行膀胱冲洗时所用。每日记尿量，观察尿色，每日更换潴尿袋及尿液引流管，每周更换1次导尿管。拔管前将尿液排尽，间隔3～4 h再插。每日用温水清洗会阴部，保持清洁。鼓励患者多饮水，3 000 mL/d以上冲洗尿道，减少尿路感染与结石形成的机会。当发现患者精神不振、体温增高、尿液混浊时，除及时应用有效的抗生素之外，应及时应用生理盐水250 mL，加庆大霉素8～16万单位或卡那霉素0.5～1.0 g，每日2次膀胱冲洗。尿液引流管应平床沿，以免尿液逆流发生逆行感染。为促进膀胱功能的尽快恢复，伤后2周内应持续导尿，以减少尿液积蓄，促使膀胱功能的恢复。2周后每隔4～6 h间歇放尿1次，以使膀胱有胀有缩，训练膀胱的自律性收缩功能，防止膀胱肌挛缩。当患者膀胱区有胀感或有尿意时，应拔除尿管试行排尿，可每隔3～4 h用手掌从上而下、由轻到重、用力均匀地帮助患者按压膀胱区排尿，同时嘱患者配合用力将尿液排尽，以训练患者自行排尿的能力，使其及早恢复反射性自主膀胱。③褥疮：脊柱骨折、脊髓损伤后机体处于应激状态，抵抗力降低。损伤处皮肤循环功能差。对压迫产生的刺激反应迟钝或消失，加之长期卧床体位不能随意翻动，皮肤及皮下组织长期受压，致使局部缺血坏死，极易导致褥疮的发生。卧床时间超过2 h即应更换体位。平卧木板床时，要保持床铺被褥平整柔软、清洁干燥、无渣屑。骨突起处用棉垫、气圈垫起或用气垫、水垫、电动按摩气垫床、电脑分区域充气床垫等。每隔2～3 h翻身1次，如为颈椎损伤患者翻身，应有3人协同进行，1位牵引固定头颈部，并保持头颈、躯干在同一水平位，严禁扭曲、旋转；1位固定肩、胸部；1位固定髋部与下肢。如将患者从平卧位改侧卧位时，要3人同时用力抬起患者移向护士侧，然后动作一致将患者45°翻向对侧，患者后背及两腿之间用枕头垫起。如侧卧位改平卧位时，应先撤掉枕头将患者平放，然后3人一起将患者抬起移向床中间。当发现皮肤红、肿、硬时，要增加翻身次数，局部用喜疗妥软膏按摩或用红花油按摩并湿敷即可。2次/日，15～30 min/次，红外线灯局部照射，以促进局部血液循环，消除肿胀，软化硬结。有水泡时可用无菌注射器将液体抽净，无菌敷料包扎。如皮肤破溃形成创面，可用生理盐水50 mL加庆大霉素8万单位清洁创面，并予局部湿敷，或涂磺胺嘧啶银或褥疮软膏，以保持创面清洁、干燥，促进创面愈合。如软组织坏死结痂，可用温生理盐水湿敷，结痂软化后分期剪除,按时换药,待创面清洁、肉芽组织新鲜时,可行游离皮瓣修复创面。④体温调节失调:高位颈髓损伤的患者,自主神经功能紊乱,体温调节中枢失调,常受外界环境的影响。高热体温可高达 39 ℃～40 ℃以上或体温低至 35 ℃以下,体温异常是病情危险的征兆,死亡率很高。中枢性高热药物降温无效者,多需物理降温。如头置冰袋或冰帽,大血管体表走行处放置冰袋或用酒精、温水擦浴、冰水灌肠。以及用通风、电风扇、空调等措施,调节室温在 25 ℃～27 ℃之间,即可奏效。低体温可采取保暖升温措施,且忌热水袋直接接触患者无感觉区的皮肤,避免烫伤患者。⑤胃肠功能紊乱:截瘫患者受伤初期消化功能紊乱,易发生功能性肠麻痹,出现腹胀、便秘、肛门括约肌功能障碍,患者食欲不振,营养物质摄入减少,机体消耗增加,体重明显下降,抵抗力降低。伤后1～2 周内应限制患者的饮食,减轻或避免腹胀。根据医嘱给予静脉补液,必要时补充全血或血浆,增加机体抵抗力。伤后 2～3 周后代谢趋于正常,胃肠功能逐渐恢复,腹胀减轻,饮食好转。应鼓励患者多进高蛋白、高热量、高钙质及含维生素与纤维素多的饮食,尽量少吃或不吃甜食、牛奶、橘汁,以免加重腹胀。为促进肠内容物的移动、加速排便、减轻腹胀,要常吃蜂蜜、香油并多饮水。每日2～3 次顺结肠走行按摩腹部,促进肠内容物的移动,促使排便。如 3～5 日仍未排便的患者,可酌情应用缓泻剂,必要时行人工排便,一般不予灌肠,如需灌肠时要行低压深插保留灌肠,嘱患者保留 10～20 min 后排出。大便失禁时一般不用收敛药,可以灌肠,使大便 1 次排净。⑥肌肉萎缩、关节畸形、患者截瘫后肢体不能随意活动,长期处于相对静止状态,循环减慢,极易发生废用性肌萎缩和关节畸形。即使神经功能恢复,也影响肢体的功能及日后的生活质量。就是瘫痪肢体不能恢复,日后配带支具也要有一个无畸形的肢体。受伤早期必须注意保持瘫痪肢体诸关节的功能位,如侧卧位时应置双下肢屈髋、屈膝位,外踝部悬空,足下蹬枕,足背屈 90°,双踝双髁之间置软枕,防止髋内收、内旋。仰卧位时双下肢用软枕垫起,屈膝5～10°外展中立位,足下放直角板,足背屈 90°,用支被架支撑盖被,以防足尖受压形成垂足及垂趾畸形。双上肢应放置于屈肘 90°,手指呈自然微屈功能位。伤后第 2 日病情稳定后,即可指导、鼓励患者主动进行未瘫痪肢体的肌肉舒缩和关节运动。对于瘫痪的下肢,每天数次帮助患者进行被动肌肉按摩和诸关节全方位的活动。活动度由小到大,活动量循序渐进。

3.康复护理

病情稳定后即可加强肢体的功能康复锻炼,不仅能预防肢体畸形、促进功能恢复,又能预防呼吸道、泌尿系感染以及褥疮的发生。

对于未瘫痪的上肢,除了以上的主动活动,还可通过手握钢球、捏握橡皮球、举哑铃、拉拉力器等活动,锻炼手指的功能、手的握力及上肢的臂力、上身的肌力。也可通过双手牵拉床架吊环抬起上身。

截瘫平面以下的瘫痪肢体,不仅要早期加强被动的肌肉按摩和诸关节的运动,并要逐渐增加瘫痪肢体的活动幅度与次数。如每天 4～6 次大幅度、被动地进行髋、膝关节的伸屈、外展、内收活动,以及足部的跖屈、背伸和踝关节的全方位活动。

积极鼓励、帮助未完全瘫痪的患者进行自行翻身、坐起和戴支具下地站立、行走的训练。患者能够自行坐起后,就可在他人保护下,扶床沿练习双下肢平衡站立和交替站立,然后扶双拐自主站立。但膝后要用夹板或支架支撑,使膝关节伸直,以免腿肌无力、膝软站不住摔倒。患者能扶拐自主站立后,即可在行走支架的保护下,帮助患者练习扶双拐 3 点步态行走锻炼,即双拐先向前移动一步,然后上身前倾,患者利用上肢臂力的支持和上身的摆动,以及腰背肌和臀肌的收缩来带动下肢,摆动双足向前移动一步。

(二)颈椎病患者的护理

1.疾病概要

颈椎病是一种常见病,多见于中老年人。由于年龄增长和长期慢性劳损颈椎发生退行性病变,颈椎间盘变性、突出,椎间隙狭窄,椎体边缘骨质增生、钙化,椎间关节退行性变,前后纵韧带、项韧带、黄韧带变性、增生、钙化。颈部神经根、脊髓、椎动脉或交感神经受到压迫或刺激,引起相应部位的神经功能障碍。因其病理和临床表现不同,可分为:①神经根型,发病率最高,由于颈椎间盘突出、椎间关节增生、肥厚等刺激或压迫神经根,引起上肢放射性疼痛和感觉障碍;②脊髓型,病理产物直接压迫颈髓致四肢感觉、运动障碍。早期为单侧或双侧下肢麻木、肌力减弱、行走困难和大小便功能障碍,严重时出现四肢麻痹,病程长的患者可使受压节段颈髓缺血、变性或坏死，则影响疗效；③椎动脉型，位于颈椎横突孔各段的椎动脉受病理产物压迫或刺激而影响脑的供血，常出现头痛、视物不清、体位性猝倒，与颈椎位置的改变有关。此外，尚有交感型、混合型等颈椎病。X线和神经检查综合分析，有时需行造影、CT、MRI扫描，有助于明确诊断。多数患者应用牵引、理疗、按摩、局部封闭等非手术治疗，可以奏效。对脊髓型及神经根型久治无效、进行性加重者，可行经前路脊髓减压植骨融合或经后路双开门或单开门脊髓减压等手术治疗。

2.临床护理

(1)术前护理。术前1周训练患者在床上使用便器，以防患者术后因卧床不习惯而排便困难。了解女患者的月经史，以免延误手术治疗时间。给予营养丰富的普通饮食，增加机体抵抗力。选择好松紧合适的颈围或根据患者的颈部制作石膏围领，以备术后颈部制动。颈前路手术前3～5日指导患者进行食管、气管推移训练，以利于手术顺利进行。嘱患者在手术切口对侧用第2～4手指指端，顺气管侧旁将气管、食管向非手术侧推移过中线，持续5～10 min，逐渐延长至30～40 min，每日练习数次。以免术中牵拉气管、食管时引起患者不适，影响手术的进行。

(2)术后护理。①如经前路手术的患者，要密切观察患者的呼吸状况及面色，注意有无呼吸功能障碍，保持呼吸道通畅，鼓励患者深呼吸、咳嗽，持续氧气吸入。当患者出现呼吸困难、发绀、鼻翼扇动并有颈部增粗时，多为颈深部血肿压迫气管导致呼吸道梗阻，应立即通知医师，必要时立即床旁拆开缝线，带无菌手套取出血肿或送手术室探查。如因喉头水肿导致严重呼吸困难、窒息时，应立即行气管切开，按气管切开护理常规护理。②如经后路手术置有刀口引流管，应立即接好引流装置并保持通畅，密切观察、记录引流量及其性质。③血压平稳后滚动翻身，颈部两侧砂袋制动，翻身时注意保持头颈部与躯干在同一水平，避免颈部过伸、过屈及左右旋转。④密切观察四肢感觉、运动障碍有无改善或加重。如术后3～5日内原有神经受压症状加重，可能为手术创伤导致脊髓水肿压迫神经根所致。可静脉滴注脱水药、激素，减轻脊髓水肿，以使脊髓功能恢复。⑤密切注意刀口渗血，保持刀口敷料清洁、干燥。⑥如有尿潴留要及时给予导尿，保持尿管通畅。

(3)术后并发症的观察与护理。①喉返神经或喉上神经损伤：经前路手术的患者，由于解剖关系和手术操作易牵拉或损伤喉上神经或喉返神经。患者术后易发生声音嘶哑、饮水呛咳、声调低等现象。如出现此情况，可嘱患者用生理盐水200 mL内加地塞米松5 mg代茶饮或行物理治疗，可减轻喉头水肿，缓解症状。也可应用促进神经恢复的营养药物，如不是严重损伤，一般多在术后1～2个月恢复正常。②植骨块脱落：经前路手术常行植骨融合。当术中植骨不牢、搬动患者不当时，易导致植骨块脱落。如植骨块向前滑脱，则可压迫气管、食管。患者表现为呼吸困难，进食时有阻挡感或吞咽困难。如植骨块向后滑脱，则易压迫脊髓或神经根，使原有的神经压迫症状加重，甚至引起瘫痪。术后帮助患者翻身时动作要一致，保持头颈、躯干在同一水平。卧位时保持头颈在中立位，两侧砂袋制动，不可倾斜、旋转、过伸或过屈，以免植骨块松动、脱落造成危险。③感染：经后路手术项部近发际处备皮不如颈前彻底，且血运不如颈前丰富，刀口愈合时间长。同时患者多取平卧位，刀口易受压、摩擦及汗液刺激，增加了刀口感染的机会。④术后第2日即可鼓励、指导患者进行手的主动锻炼，第3日练习四肢肌肉舒缩活动及关节的伸屈、内收、外展运动(瘫痪者可在他人帮助下做被动功能锻炼)，锻炼时注意保护好头颈部，使其始终保持在中立位，不可倾斜、旋转。经前路手术术前一般情况良好，脊柱稳定的患者，术后5～7日可戴颈围坐起或开始下床活动，但要有人扶持以防跌倒。颈后路手术患者可根据脊柱稳定情况，如脊柱稳定情况好、患者一般情况可，术后1周床上戴颈围坐起，2周拆线后戴颈围由他人扶持下床活动。

3.康复护理

无论经前路还是经后路手术患者，均要向其讲明术后需戴颈围2～3个月，并嘱患者卧床时不要戴颈围，避免发生颈肌萎缩。待复查后，根据骨愈合、脊柱稳定情况决定颈围制动时间。指导患者摘掉颈围后注意保持头颈部的正确位置与姿势，不可长时间做低头工作，及过度仰头或突然转头等影响脊柱稳定的动作。仰卧位时枕头不宜过高或过低，枕头应垫于颈肩部以头颈略后伸为宜，侧卧位时枕头同肩宽较为适宜。出院后继续加强营养及四肢的功能锻炼，继续应用促进神经恢复的药物半年左右，如维生素$B_{12}$、$B_1$

和 ATP 等，并约定手术后 3 个月来院复诊。

（三）腰椎间盘突出症患者的护理

1.疾病概要

腰椎间盘由髓核、纤维环及其上下方的透明软骨构成。腰椎间盘有连接上下椎体和吸收震荡、缓冲外力的作用。其本身缺少血液循环，修复能力弱。随着年龄的增长及长期的挤压与扭转等外力损伤，而发生退行性变。当外来应力超过其本身弹性时纤维环破裂，髓核及其残存的纤维环和覆盖在上面的后纵韧带一起突向椎管，压迫相应水平一侧或双侧神经根，引起该神经支配区腰痛、单侧或双侧下肢放射性痛。临床表现常有感觉过敏、减弱，腱反射亢进、减弱或消失，马鞍区功能障碍及功能性脊柱侧凸。查体直腿抬高、加强试验、屈颈试验和跟臀试验阳性。CT 和 MRT 扫描对本病有较大的诊断价值。多数患者经卧床休息、牵引、推拿、按摩等综合性非手术治疗，可治愈或缓解。但急性腰椎间盘突出症状严重，或中央型突出马鞍区功能障碍严重，以及经非手术治疗 3～6 个月以上无效且反复发作，并出现急性神经根功能障碍，或疑有游离块脱入椎管，产生脊髓或马尾神经受压症状时，可行手术治疗。常用术式有经椎板开窗、半椎板或全椎板切除髓核摘除术，以及椎板截骨再植髓核摘除术、显微技术髓核摘除术、经腹膜外椎体间髓核摘除术、经侧方或后方椎间盘镜髓核摘除术等。

2.临床护理

(1)手术前护理。指导、帮助患者卧硬板床，腰下垫一小枕，以减轻体重对椎间盘的压力，使神经根放松，减轻腰腿痛，促进突出髓核的还纳及椎间盘无菌性炎症的吸收，并有利于破裂纤维环的修复。卧床期间协助患者做好各项生活护理，帮助训练患者在床上使用便器，以防术后因卧床不习惯而影响自行排便。多数患者害怕手术不慎发生瘫痪。护士应耐心详细地向患者讲解手术的必要性，向其介绍先进的治疗技术，使其以健康的心态接受手术治疗。

(2)术后护理。①平卧硬板床，保持躯干始终在中立位，严防旋转。血压平稳后滚动轴式翻身。②手术完毕时常在创腔内置引流管引流积血与积液，以观察创腔有无活动性出血及脑脊液外漏。患者回房后应立即接好引流管，密切观察、记录引流量及其性质，注意保持通畅。如术后 4～6 h 内引流出血性液体超过 300 mL，除密切观察生命体征外应做好输血和手术止血准备。如引流量多而色淡，患者出现头痛、恶心、呕吐等现象，可能为硬脊膜破裂、脑脊液外漏，应暂时夹管更换浸湿的敷料，保持刀口敷料清洁、干燥。局部加压，去枕平卧，可自行缓解。③如患者头痛严重，可按医嘱肌内注射止痛药物缓解症状。同时严密观察患者的神志、瞳孔及血压变化。④当患者出现尿潴留应及时通知医师，先给予诱导排尿，效果不好时再行持续导尿或间歇放尿，直至患者能自行排尿；⑤随时观察患者的腰腿痛及下肢感觉、肌力和运动恢复情况，有否改善或加重，发现异常及时通知医师，采取相应的处理措施。

(3)术后并发症的观察与护理。①硬膜外血肿：由于术中截骨面不易止血，创面渗血较多、引流不通畅时，极易导致硬膜外积血形成血肿，压迫相应部位的脊髓、脊神经而使原有感觉减退区扩大，肛门周围及下肢感觉丧失、大小便功能障碍。因此术后必须保持引流管通畅，避免受压、扭曲及脱落。密切观察引流量及神经功能恢复情况，如发现引流量极少或根本没有，应及时检查引流管是否受压、扭曲或被血块堵塞。②脊髓水肿、神经根粘连：手术中牵拉与刺激脊髓或神经根，易导致脊髓水肿或神经根粘连。患者常在术后自觉腰腿痛症状有所缓解，但 2～3 日后原有神经受压症状又重复出现且较前加重，亦有的患者原有麻木和疼痛症状未能得到改善。发现上述问题时，应按医嘱应用 20% 甘露醇 200 mL 内加地塞米松 5～10 mg静脉滴注，可减轻脊髓水肿，改善临床症状。为预防神经根粘连，术后第 2 日即应鼓励患者做直腿抬高运动，肢体高度逐渐增加，直至屈髋 80°以上。术后第 3 日开始，根据脊柱稳定情况逐渐进行仰卧挺胸、俯卧背伸、仰卧或俯卧撑等腰背肌锻炼，以增加血液循环及患者的食欲，减轻脊髓水肿，预防神经根粘连。③脑脊液瘘与感染：多因术中需要切开或误伤硬脊膜、未进行缝合或缝合不严以及感染所致。患者常出现头痛、恶心、呕吐、发热及脑膜刺激症状，刀口处有脑脊液漏出和局部红肿等。④术后 5～7 日后患者体温仍在 38℃以上，应观察刀口是否感染。如有感染迹象，除送检渗出液作细菌培养加药物敏感试验外，并应遵医嘱应用大剂量有效抗生素。对脑脊液瘘长期不愈的患者，应行手术治疗。

3.康复护理

嘱患者继续卧硬板床休息，督促其进行直腿抬高及腰背肌的锻炼。经后路单纯椎板开窗或经椎间盘镜行髓核摘除的患者，脊柱稳定性好，术后2～3日即可床上坐起或戴腰围下床活动。半椎板切除髓核摘除的患者，脊柱稳定性尚好，可在术后3～5日戴腰围床上坐起，拆线后下床活动。全椎板切除或多个椎板切除植骨，脊柱遭到一定的破坏，稳定性差、愈合时间长。一般术后4～6周戴腰围下床活动，休息时解下，以免发生腰肌萎缩。戴腰围的时间一般为2～3个月。手术后3个月来院进行拍片复查，了解骨愈合及脊柱稳定情况。若脊柱稳定情况好，一般术后3～6个月可恢复轻工作。

(四)脊柱侧凸患者的护理

1.疾病概要

站立位时若脊柱的某段偏离身体中线凸向侧方，并有旋转畸形，称为脊柱侧凸。约75%～80%为特发性脊柱侧凸，其次为先天性与继发性脊柱侧凸。女性发病率高于男性，好发于胸段和胸腰段。轻者无任何症状，重者继发胸廓畸形，导致内脏功能障碍，神经根受压或因牵拉而产生其支配区感觉、运动功能障碍。X线可确定侧凸的阶段和程度。严重侧凸畸形患者的Cobb角可大于40°以上，并出现内脏及神经功能障碍，需行脊柱融合术或应用哈灵通棒(Harringlon)、卢格(Lugue)或CDI(Cotral-Duboussetlnstrumen Tation)棒矫形器内固定，以及颅骨、骨盆环矫形架等特制的器械矫正侧凸畸形。

2.临床护理

(1)术前护理。协助医师做好心肺功能、X线片、肌力和神经感觉功能等方面的检查，及侧凸Cobb角度的测量与记录。了解侧凸的节段、程度和对患者心肺功能的影响，以便术后观察治疗效果。卧硬板床休息，训练患者床上排便习惯，及有效的咳嗽、深呼吸。一般认为侧凸畸形越严重，影响肺活量越明显。侧凸畸形手术矫正后心肺位置突然改变，常使患者难以适应，而出现心悸、气促、呼吸困难及外周缺氧等改变，甚至导致死亡。应指导患者做改善和增加心肺功能的训练，如吹气球或向装有水的瓶内吹气。

(2)术后护理。平卧木板床，头偏向一侧，执行全麻后护理。连接心电监护仪，严密监测生命体征。要严密观察呼吸变化，持续氧气吸入，鼓励患者进行深呼吸锻炼，必要时行超声雾化吸入，促进呼吸道分泌物的排出。同时严密监测血氧饱和度，应保持血氧饱和度在95%以上。平卧6 h血压稳定后协助患者轴式翻身45°，保持脊柱平直。严防矫形器械脱钩、断棒，如疑有脱钩、断棒的可能，应立即协助患者摄X线片，确诊后应再次行手术矫正。如出血多或疑有脑脊液外漏时，应停止负压吸引，及时通知医师处理。患者一般情况好或脊柱固定稳定牢固的患者，手术7～10日后可协助患者45°～75°靠背坐，或利用床架引体上升，锻炼上肢及腰部的肌力。

(3)术后并发症的观察与护理。①脊髓损伤缺血、坏死：脊柱侧凸畸形矫正后，脊髓被牵拉、刺激或术中直接被器械挫伤，均有可能造成脊髓损伤或缺血、坏死，使患者原有的神经压迫症状加重或出现截瘫。故术后12 h内，应密切观察肢体感觉、运动恢复情况。发现异常及时通知医师，并按医嘱应用脱水剂及激素，减轻脊髓水肿。有助于脊髓功能的恢复。如出现感觉功能障碍，经用脱水药、激素减轻脊髓水肿后，症状仍不见缓解甚至加重，应考虑手术矫正度数过大、牵拉刺激脊髓神经所致，要迅速通知医师及时处理。②急性肺功能衰竭：多因长期心肺位置异常及功能低下，以及术前心肺功能锻炼不佳，手术一次性矫正后心肺尚来不及适应，加之术后刀口疼痛、咳嗽受限、排痰不畅，肺有效通气量减少，气体交换不足缺氧严重所致。③肠系膜上动脉综合征：脊柱侧凸畸形矫正后，肠系膜上动脉因受牵拉引起十二指肠降部水肿，而易出现高位性肠梗阻。应遵医嘱为患者行持续胃肠减压或体位引流，同时应用解痉药，静脉补充高能营养及电解质。

3.康复护理

继续加强股四头肌的等长舒缩运动，及直腿抬高活动、足背伸、跖屈锻炼。术后2周拆线，根据病情指导患者戴或不戴外固定器下床活动。嘱患者3个月后来院摄X线片复查，确定外固定器的拆除时间。嘱患者术后6个月逐渐做些轻工作。

(招　青)

# 第六节 骨与关节化脓性感染患者的护理

## 一、骨与关节化脓性感染基本护理理论概述

### (一)骨与关节的解剖和生理

骨的构造:①骨质:由骨组织构成,分密质和松质。骨密质质地致密,耐压性大;骨松质由相互交织的骨小梁排列而成,能承受较大重量;②骨膜:除关节面外骨的表面都覆有骨膜,分内、外两层。内层疏松,有成骨细胞和破骨细胞,分别具有产生新骨质和破坏骨质的功能;③骨髓:充填于骨髓腔和松质间隙内;④滋养血管及淋巴管、神经。

骨与骨之间借纤维组织、软骨或骨相连,称为关节或骨连结。①骨与骨之间借纤维组织相连,形成纤维连结;②骨与骨之间借软骨相连,形成软骨连结;③滑膜关节常简称关节,是骨连结的最高分化形式,相对骨面间有滑液腔隙,充以滑液,具有较大的活动性。具有关节面、关节囊和关节腔。关节面是构成关节的各相关骨的接触面,表面均覆盖软骨,称关节软骨。关节囊是纤维结缔组织膜构成的囊,附着于关节面周缘及其附近的骨面上,并与骨膜融合,密闭关节腔。分外层的纤维膜和内层的滑膜。滑膜产生滑液,滑液不但为关节提供液态环境,而且保持一定的酸碱度,保证关节软骨的新陈代谢,并增加湿润,减少摩擦,促进关节的运动效能。关节腔为关节软骨和关节囊滑膜层共同围成的密闭腔隙,含少量滑液。

### (二)骨与关节化脓性感染的症状护理

①寒战与高热:高热期间应采取有效的降温措施。食物要富于营养、容易消化。②局部肿痛与功能障碍:应卧床休息,维持肢体于功能位,防止关节畸形和病理性骨折。将患肢抬高于心脏水平以上,以利于静脉血液回流。物理疗法如红外线、紫外线、超短波局部照射等,可加速血液循环,增强局部抵抗力,从而促使炎症吸收、消散或局限。化脓性关节炎在对病变关节进行局部治疗后,即可将患肢置于功能锻炼器上,作持续关节被动活动。约 3 周后急性炎症消退,即可鼓励患者作主动活动。③引流的观察:进行开窗引流冲洗时,要密切观察引流物的质、量及颜色。合理调节药物灌注的滴速,随着冲洗引流液的颜色变淡逐渐减量,直到引流液变得澄清。待疼痛减退、体温下降、无引流液流出时,可拔除引流管。

### (三)骨与关节化脓性感染的护理

①在应用抗生素前作细菌培养和药物敏感试验,为选择有效的抗生素提供依据;②根据医嘱合理使用抗生素;③局部症状严重者,作钻孔或“开窗”引流。

## 二、骨与关节化脓性感染的分类护理

### (一)急性血源性骨髓炎患者的护理

1. 疾病概要

急性血源性骨髓炎最常见的致病菌是溶血性金黄色葡萄球菌,多发生于小儿长管骨的干骺端。因为该处毛细血管网丰富、血流缓慢,易使细菌在此停滞。机体抵抗力降低,诱发细菌进入血循环,经血行传播至骨内,形成感染病灶。

本病的病理特点是骨质破坏、形成死骨,而后新骨形成骨性包壳。骨内感染病灶形成后临床起病急,开始全身中毒症状明显,多有弛张性高热,并有寒战、脉快、烦躁不安、呕吐及惊厥。患儿多诉患肢局部剧痛。3～5 日后局部红肿,皮温升高,局部压痛则更为明显。脓肿一旦穿破骨膜进入软组织后则压力减轻,疼痛缓解。发病两周内 X 线片无明显异常改变,或仅有骨膜反应及干骺骨质疏松。局部脓肿分层穿刺对诊断具有重要意义。

早期控制炎症,联合应用大剂量有效抗生素。若全身症状和局部症状不见消退,说明骨脓肿形成,应手术钻孔引流或开窗减压,使病变在急性期治愈,防止逐渐演变为慢性骨髓炎。

2.临床护理

(1)术前护理。绝对卧床休息约2周。急性期若体温高于39 ℃,应予以物理降温。严密观察患者的意识状态,以观察有无毒血症的发生,并记出入量。

(2)术后护理。行钻孔引流或开窗减压术的患者,术后应卧床休息,患肢应制动。保持引流管通畅,观察引流液的量和颜色。对于双管对口引流的患者,输入管的输液瓶应高于床面60～70 cm,冲洗液可加抗生素,严格无菌操作。引流管与负压引流袋相连接,并将引流袋置于低于患肢平面以下50 cm处,防止引流液逆流。给予高热量、高蛋白、富含维生素的食物,以加强营养。

3.康复护理

肢体因固定而不能进行活动时,应练习肌肉的等长收缩。未固定的关节应进行主动活动,以防肌肉萎缩和关节强直。

(二)慢性骨髓炎患者的护理

1.疾病概要

急性血源性骨髓炎由于下述原因可演变成慢性骨髓炎:①急性骨髓炎未能及时控制;②毒性较低的细菌感染,开始即为慢性骨髓炎。慢性骨髓炎的主要特点是多次反复发作和窦道长期不愈合。在病变静止期可无症状,骨骼失去原有的形状,肢体增粗或变形。皮肤菲薄、色泽暗,皮肤上有多处与骨粘连的瘢痕。窦道多位于瘢痕中间,并有脓液排出,窦道口肉芽组织突起,可流出有臭味脓液,或有死骨排出。X线片检查能确定病变范围、死腔大小、死骨的形态、大小和数目及包壳形成。

治疗原则是彻底清除增生的瘢痕和肉芽组织,摘除死骨并消灭死腔,改善局部血液循环,为愈合创造条件。手术以清除病灶、肌骨瓣填塞、闭式负压引流为主。

2.临床护理

(1)术前护理。由于病程较长,故患者体质较弱、营养不良。术前应加强营养,必要时可多次少量输鲜血。患者局部伤口周围皮肤要保持清洁、干燥,每次换药时应把局部脓液清洗干净。术前应用抗生素。

(2)术后护理。病灶清除术后伤口内放置引流条的患者,应注意观察局部引流的情况。如刀口渗出较多应及时更换敷料,保持伤口干燥。伤口行持续冲洗引流的患者,应注意调整好冲洗管和引流管的位置,防止发生管道扭曲,保持其通畅。

3.康复护理

同急性血源性骨髓炎的康复护理。

(三)化脓性关节炎患者的护理

1.疾病概要

化脓性关节炎系关节内化脓性感染。致病菌多为葡萄球菌、链球菌等。常见于儿童。膝关节和髋关节为好发部位,多为单侧。病变发展分为3个阶段:①浆液性渗出期;②浆液纤维素性渗出期;③脓性渗出期。

临床起病急,患者有寒战、高热,甚至出现谵妄与昏迷。局部病变为关节迅速出现疼痛及功能障碍。浅表的关节局部红、肿、热、痛十分明显。关节常处于半屈曲位,以松弛关节囊减轻疼痛。若发生在膝关节,则浮髌试验阳性。关节腔穿刺抽出浑浊或含絮状物的黄色液体,镜检发现大量白细胞和脓细胞。

化脓性关节炎应早期诊断、早期治疗,使关节的功能得以保存。使用足量有效的抗生素,关节腔用含敏感抗生素的溶液灌洗引流,必要时行关节切开引流术。

2.临床护理

(1)术前护理。化脓性关节炎由于发病比较急,患者要卧床休息。体温超过39 ℃应给予物理降温。给予清淡易消化的饮食,适当静脉补充液体,抗生素静脉给药。经非手术治疗关节腔内大量渗液仍不能吸收者,可行关节腔切开引流及冲洗术。

(2)术后护理。每日用无菌生理盐水或含有抗生素的溶液反复冲洗引流。一般制动2～3周,要协助患者做好生活护理。

3.康复护理

为了最大限度地保留关节功能,在对关节局部治疗后即将患肢置于肢体功能锻炼器上(CPM),行持续被动活动。开始可有疼痛,但告诉患者要坚持,很快就会适应。一般在3周后待急性炎症消退时,鼓励患者作主动运动,同时辅以理疗,使关节尽快恢复功能。

(招 青)

## 第七节 骨与关节结核患者的护理

### 一、骨与关节结核基本护理理论概述

骨与关节结核是由于机体抵抗力降低,结核杆菌经血循环侵入骨、关节所致。骨、关节结核是全身结核的局部表现,绝大多数继发于肺结核或消化道与淋巴结结核。此病多见于儿童及青少年。脊柱结核占50%,其次为膝关节、髋关节与肘关节。患者常有全身营养状况欠佳、局部疼痛、活动受限,甚至发生废用性肌萎缩、关节畸形,并易产生不同程度的脊髓压迫症状。护理人员要按医嘱应用抗结核药物,密切观察用药疗效与毒不良反应。认真做好正确有效的局部制动,防止病变扩散与畸形的发生。有窦道感染的患者应及时换药,避免发生混合感染加重病情。防止并发症的发生。根据病情鼓励患者适当进行户外活动,促进机体对钙质的吸收。调节饮食结构,进含钙质多且营养丰富的饮食,改善患者的全身营养状况。密切观察患者的心理活动,告诉患者结核是可以治愈的。

(一)骨与关节结核的病理变化

多由结核杆菌经血行侵入骨与关节,而未能得到很好的控制、逐步发展而致。开始时可为单纯的骨结核或滑膜结核。①分为中心型与边缘型骨结核,中心型骨结核以骨质浸润和坏死为主,易形成死骨与空洞。边缘型骨结核多以局限骨质缺损为主;②单纯滑膜结核早期滑膜充血、水肿、炎性细胞浸润,后期纤维组织增生、肥厚、变硬,易发生光滑游离的纤维素凝块。单纯骨结核与滑膜结核经及时治疗,可保持关节形态与功能完整。如继续发展,经软骨面边缘向软骨下潜行,破坏软骨下骨板,使关节软骨面游离。单纯骨结核逐渐向关节内突破,演变为全关节结核。全关节结核的关节腔常被肉芽肿、干酪样物质、脓液占据,形成局部脓肿。脓液增多向低位流动,形成流注性冷脓肿,有时穿破体内空腔脏器形成内瘘,或向体外破溃形成窦道。易发生混合性感染,使病情加重。

(二)骨与关节结核患者的饮食护理

骨、关节结核是一种慢性消耗性疾病,结核菌常破坏和分解体内的蛋白质,而导致患者全身营养状况低下。因此改善骨与关节结核患者的营养状况,是治疗本病的基础。应根据患者营养的需要,进易消化、高蛋白、高热量、高维生素及钙质丰富的饮食。如牛奶的钙质,豆类与新鲜蔬菜中含有多种维生素,并可减少结核药物的毒不良反应。如患者食欲尚佳,应鼓励患者进食多种食物,以保证营养物质的互补。为避免某些抗结核药物对胃肠粘膜的刺激,应嘱患者饭后30 min服用。

(三)骨与关节结核患者的心理护理

骨、关节被结核杆菌侵犯后,常出现程度不同的功能影响。患者的生活质量受到影响,精神压力大,使机体的抗结核菌能力降低,增加了结核菌的扩散机会,以至影响疾病的疗效与转归。应使患者了解疾病的有关知识、治疗方案与疾病的转归,以及应用有效的抗结核药可控制结核活动,而手术可以除去病灶、恢复关节功能。

(四)骨与关节结核患者的康复护理

骨与关节结核患者常因患处疼痛而活动减少。尤其是脊柱结核有脊髓压迫症的患者,躯干不能随意活动,极易发生废用性肌萎缩、关节畸形,影响患者日后的肢体功能与生活质量。对无截瘫的脊柱结核患

者，除鼓励其主动进行肢体肌肉的等长舒缩及关节的伸屈运动与直腿抬高，还可利用床架引体上升或仰卧双肘撑床抬起胸腰部，锻炼胸腰背部的肌力。帮助脊柱结核截瘫患者进行被动的肢体肌肉按摩及关节的伸屈运动，鼓励患者进行抬头、扩胸、深呼吸及上肢运动，以防神经根粘连、废用性肌肉萎缩与关节粘连、强直，促其功能的尽快恢复。活动度有小到大，一般为手术后6～12个月逐渐下床活动，避免过早负重病变复发，或发生病理性骨折而加重病情，影响患者的功能恢复。

## 二、骨与关节结核疾病的分类护理

(一)脊柱结核患者的护理

1.疾病概要

脊柱结核是结核杆菌经血行扩散的继发性疾病，发病率占骨与关节结核的首位。以腰椎发病率最高，其次为胸椎、颈椎、骶椎。好发于肌肉附着少、血运差的椎体。中心型常形成死骨、空洞，边缘型以溶骨为主。早期患者表现为局限性疼痛，全身症状不明显，随着病情的发展常有低热、盗汗、乏力、消瘦、食欲减退、疼痛、流注性冷脓肿、肌肉痉挛、脊柱活动受限及拾物试验阳性等。如椎体破坏严重，受压塌陷，则易发生病理性骨折、脱位及后突畸形。脊髓受结核病变物质侵犯或压迫，常出现程度不等的脊髓压迫症状或截瘫。借助X线、CT、MRI可确定病变的性质、位置、有无死骨、冷脓肿、病理性骨折及脱位。一般经卧床休息、局部制动、应用有效的抗结核药物、全身支持疗法，可使病变稳定或治愈。如有明确死骨、冷脓肿、脊柱骨折、脱位、成角后突畸形、窦道流脓经久不愈或截瘫时，可行病灶清除、脊髓减压、脊柱融合等手术治疗。

2.临床护理

(1)术前护理。①安排患者于阳光充足、通风的环境。卧硬板床局部制动，保证患者的充足睡眠。减少体力消耗及局部病变的机械性刺激，促使病变局限，避免发生病理性骨折、脱位、成角后突畸形及脊髓损伤。如患者一般情况尚好、病变稳定，可协助患者适当户外活动，促进机体代谢及钙质的吸收。给予患者易消化、高钙质、高能量饮食。贫血严重时按医嘱应用补血药或输血浆、新鲜全血等。应用有效的抗结核药物至少2周，减少结核杆菌扩散。有窦道者及时给予换药，用有效的抗生素。避免各种并发症的发生。其护理详见本节基本护理理论概述。②颈椎结核患者在应用颌枕带牵引制动时，应保持头颈中立位，颈部两侧砂袋制动，体位要舒适，并做好皮肤护理。准备好尺寸合适的颈围，下床时制动颈部。

(2)术后护理。平卧硬板床，3～6 h血压平稳后协助患者翻身，其护理参照“脊柱骨折、脊髓损伤患者的护理”。颈椎结核手术，持续颌枕带牵引，颈部两侧砂袋中立位制动。严防植骨块松动、移位或滑脱，压迫或损伤脊髓。有脊髓受压症状的患者，要密切观察肢体运动、感觉、括约肌功能恢复情况、有无改善或加重，颈椎结核患者手术切口靠近口腔，敷料易被食物或呕吐物污染，易导致刀口混合感染。

(3)术后并发症的观察与护理。①脊髓损伤：由于手术操作靠近脊髓，极易牵拉、刺激、损伤脊髓，导致相应部位的神经功能障碍；②植骨块松动与滑脱：当术中植骨不牢或术后搬动患者不当时，易发生植骨块松动或滑脱；③褥疮及呼吸道、泌尿系感染。

3.康复护理

脊柱结核术后进入康复期的患者，仍需继续卧硬板床休息3～6个月，术后3个月拍X线片复查，根据脊柱稳定情况与植骨愈合情况，确定患者的下床活动时间。一般术后卧床休息3～6个月，戴颈围或腰围逐渐下床活动。全身抗结核药物治疗要满2年。已婚女性病愈后避孕3年，以免因怀孕加重病情。

(二)髋关节结核患者的护理

1.疾病概要

髋关节结核的发病率占全身骨与关节结核的第三位，单侧居多，儿童多见。结核菌可侵入髋臼、股骨头、颈或关节滑膜。早期为单纯的骨结核或滑膜结核，经及时正确治疗病情可控制或治愈，反之可演变为全关节结核，造成滑膜、骨质、关节的严重破坏。患者除有与脊柱结核相同的全身症状外，局部可出现疼痛或放射性膝关节痛、关节畸形、功能障碍、跛行。早期髋关节呈外展、外旋、屈曲畸形，晚期呈内收、内旋、屈曲畸形，臀肌萎缩，关节周围脓肿或形成窦道。当股骨头、颈被破坏后可发生病理性骨折及病理性后脱位，晚期可形成纤维性强直。体检可见托马斯征与4字试验阳性，髋关节过度后伸试验时受限，有抗拒感觉，后伸范围小于10°。X线与健侧髋关节对比，早期表现为局限骨质疏松、关节间隙轻度变窄。单纯滑膜结核，可见骨质疏松、骨小梁变细、关节囊肿胀、关节间隙增宽。单纯骨结核在髋臼或股骨颈区，有骨质破坏、死骨与空洞形成。全关节结核破坏严重时，常发生病理性后脱位，股骨头、颈几乎消失，纤维性或骨性强直。行CT、MRI检查可进一步明确诊断。除采用全身支持疗法、足量有效的抗结核药物之外，局部可用石膏、夹板或牵引制动患肢或关节腔内注射抗结核药物，减少结核菌的扩散，使病变局限。经保守治疗3个月以上病情仍不见好转或有加重趋势，应立即采用滑膜切除、病灶清除、关节植骨融合、髋关节融合或功能重建术。

2.临床护理

(1)术前护理。①患者的全身护理；②局部护理为减轻关节面之间的压力，减轻疼痛与肌肉痉挛，纠正关节畸形，使病变局限。首先行皮肤牵引制动患肢，牵引制动期间要保持患肢外展15°～30°中立位。随时检查牵引肢体的肤色、温度、足背动脉搏动情况，有无神经受压引起的感觉、运动障碍。注意牵引肢体的位置、力线是否恰当。牵引绳是否受被褥压迫或脱出滑车。扩张板是否抵于床栏杆，牵引物或砣是否悬空，不可随意增减重量，以保证有效牵引。有窦道者应选用有效的抗生素，每日伤口清洁换药。指导并教会患者进行股四头肌的等长舒缩运动，让患者伸直膝关节用力绷紧股四头肌，此时髌骨上移推其不动，股四头肌处于绷紧状态证明方法正确。

(2)术后护理。用枕头垫高患肢，持续皮肤牵引制动患肢，牵引期间护理同术前。如用石膏固定患肢，应注意防止石膏折断、皮肤褥疮，以及患肢趾端血运、感觉、疼痛、肿胀情况，发现异常采取处理措施。鼓励患者按术前股四头肌的锻炼方法，进行股四头肌的伸屈运动。以免发生肌肉萎缩、关节僵硬，影响患肢功能的恢复。

(3)术后并发症的观察与护理。常见的并发症有肌肉萎缩、关节僵硬，因此疾病早期即应做好肢体的功能保护与被动按摩，主动做股四头肌的等长舒缩与未固定关节的伸屈运动。

3.康复护理

为了尽快地恢复患肢的功能，除及早进行股四头肌的等长舒缩及未固定关节的功能活动外，也可利用床架拉手，用健肢蹬床抬起上身与臀部，增加全身血液循环及呼吸量，并有助于尿液沉渣的排出，预防褥疮、呼吸道、泌尿系感染与结石的发生。术后3～4周可根据术式做屈髋、屈膝练习，以加强关节功能的重建。术后4～6周拆除牵引，患肢不负重扶拐下地练习行走。术后3个月摄X线片，根据病情与骨愈合的情况，确定弃拐负重下地行走的时间。服用抗结核药物2年，以防病变复发。

（招　青）

## 第八节　脊髓灰质炎后遗症患者的护理

### 一、脊髓灰质炎后遗症基本护理理论概述

(一)肌力的分级与肌力的测定

脊髓灰质炎后遗症是由于神经源性肌力平衡失调致骨、关节畸形。可用肌腱移位及关节融合术加以矫正，手术前应测定肌力。肌力分为6级，测定其对抗引力或不同阻力的能力，用以判断肌肉的瘫痪程度。

(二)脊髓灰质炎后遗症患者手术前后的心理特征

脊髓灰质炎后遗症患者手术前常有自卑和焦虑。自卑是患者对自身残疾和对外界社会压力的一种心理反应，这种心理状态常常使患者陷入一种既渴望尽快使自己的残疾治愈、过上正常人的生活，又因对手术的焦虑而惧怕手术治疗的痛苦中。医护人员要通过对患者的尊重和熟练的技术获得患者的信赖，使患

者主动接受治疗。

术前除向患者讲明病残状况及本次手术的意义和目的外，术后还应向患者讲明本次手术对残疾改善的程度。

（三）脊髓灰质炎后遗症患者的康复功能锻炼

脊髓灰质炎后遗症患者的康复功能锻炼首先在于防止畸形的发生和发展，原则是：①加强肌力训练，提高残存肌力。肌力在0～1级，采用被动运动；2级者进行助力运动，训练患者有意识地使患肢肌肉收缩；凡3级以上，均可进行主动或抗阻运动锻炼。每日应保持5～6次，共活动200～300下，但应注意不感疼痛为限；②注意矫正姿势，卧床时须经常将两下肢伸直，当有髋膝屈曲畸形时，可在膝部间断用枕或砂袋加压，步态要在尽量平衡下加强持久训练；③配合适当的针灸理疗、手法推拿、热敷及药浴等，均有助于防止肌肉挛缩，改善肢体血液循环，增强肌力及骨骼发育。

矫形手术后，应在医师及护士指导下持续不断地长期进行针对肌力差的一组肌肉进行功能锻炼，特别是股四头肌。关节畸形采用牵引、加压的方法，可减少或矫正屈曲度。

## 二、脊髓灰质炎后遗症患者的护理

（一）疾病概要

脊髓灰质炎是由病毒引起的急性传染病，其特点是侵犯中枢神经脊髓系统的感染，主要侵犯脊髓前角细胞，造成肌肉松弛性瘫痪，导致肢体躯体的畸形。主要发生于1～4岁小儿。临床表现有：①急性期：潜伏期约7～14日，早期（24～48 h）往往有上呼吸道感染症状，持续1～4日，症状消失后1～2日又出现二次发热，随后出现肢体瘫痪；②恢复期：全身症状消失后肢体瘫痪仍持续存在，随着病毒被分解、吸收、消退，瘫痪程度逐渐减轻，在半年内恢复较快，一般认为恢复期为2年；③后遗症期：一般认为2年以上仍存在肌肉瘫痪，便进入后遗症期。肢体因部分肌肉瘫痪而失去平衡，渐出现畸形、软组织挛缩。2～3年后引起骨骼及关节变形。治疗可分为手术矫形及非手术治疗两大类，对于复杂的重症患者二者相辅相成、不可分割。

（二）临床护理

1.术前护理

首先应做好心理护理。一般护理应加强皮肤准备，以防止手术伤口感染。

2.术后护理

(1)术后早期（反应期）护理：术后1～5日，患者表现为创伤后全身反应症状，如疼痛剧烈、失血、食欲欠佳、体温增高等。为使患者安全度过反应期，应做到如下几点：①患者术后卧床时间较长，要防止褥疮等并发症的发生。应在床单下垫一海绵软垫，使床铺松软。并根据手术种类和部位的不同准备好相应的用具，如橡皮软枕、靠背架、支撑架、牵引用具等，以便术后用于维持正常的体位和进一步的辅助治疗。②正确搬运患者，术后患者回病房后，应在医师指导下正确地将患者搬移到备好的病床上，摆好术后体位，放置好辅助器具。对术后行石膏或牵引固定的患者，应做好石膏固定和牵引护理。③术后应注意观察伤口出血、渗血情况。对有明显出血的患者应及时更换敷料，局部加压包扎或砂袋加压法止血，止血效果不佳则应及时报告医师处理，同时做好输血或再次手术止血的准备。术后24小时应常规更换敷料，及时观察伤口情况，一般术后24～48 h拔除引流物。④合理镇静止痛，由于患者年龄、性别及耐受力不同，其痛阈也各有高低，为使患者尽量无痛地度过手术反应期，应合理使用镇痛、镇静药物以减轻或消除患者的痛苦。

(2)术后中期（恢复期）护理：此期为术后第6日至切口愈合拆线。对肢体延长的患者，如胫骨延长和骨骺延长术的患者，应测量患肢与健侧的长度对比，以注意观察患肢血运、有无感觉及运动异常等，及皮肤、神经、血管的牵拉反应。加强健肢的活动，患肢进行肌肉的等长收缩，防止骨突部位发生褥疮，鼓励患者在床上活动。

(3)术后晚期（功能锻炼期）护理：此期为拆线至术后半年。以主动锻炼为主、被动活动为辅，循序渐进。要热情地指导、帮助患者练习，一般由少到多逐渐增加次数，以不疲劳为原则。对能下床活动的患者应尽量鼓励和帮助其下床锻炼，但要告诫患者注意安全。半年内应避免剧烈活动。

（招　青）

## 第九节　骨肿瘤的护理

骨肿瘤是指骨组织（骨膜、骨和软骨）及骨附属组织（骨的血管、神经、脂肪、纤维组织等）发生的肿瘤。直接起源于骨组织本身的骨肿瘤称为原发性骨肿瘤，由其他组织或器官转移而来的称为继发性或转移性骨肿瘤。骨肿瘤的发病率为所有肿瘤的2%～3%，分为良性和恶性两种，以良性多见。发病率男性比女性稍多。骨肿瘤的发病年龄具有特异性，如骨肉瘤多见于青少年，骨巨细胞瘤多见于青壮年，骨髓瘤多见于老年人。长管状骨的干骺端是骨肿瘤的好发部位。

常见的骨肿瘤如下：①骨软骨瘤：又称外生骨疣，是一种常见的良性骨肿瘤。多发生于青少年，多见于长骨的干骺端，如股骨下端、胫骨和肱骨的上端。骨软骨瘤可长期无症状，多因无意中发现骨性肿块而就诊。可因压迫周围血管、神经、肌腱等而产生疼痛。②骨巨细胞瘤：是我国常见的骨肿瘤。好发于20～40岁，性别差异不大，股骨下端和胫骨上端为好发部位。主要表现为局部疼痛和肿胀，其程度与肿瘤生长速度有关。若侵及关节软骨可影响关节功能。③骨肉瘤：是最常见的原发性恶性骨肿瘤，恶性程度高。以10～20岁发病者居多，多见于长管状骨干骺端，约70%发生在股骨下端和胫骨上端。主要表现为局部肿胀，并于短时间内迅速发展为隆起样肿块。常伴有疼痛，开始成间歇性隐痛，逐渐转为持续性剧痛，可有夜间疼痛加重而影响睡眠。④转移性骨肿瘤：均为恶性，相当常见，多从机体其他部位的恶性肿瘤转移而来。椎骨、髂骨为好发部位。原发灶以乳腺癌居多，其次为前列腺癌、肺癌、甲状腺癌等。其病理改变多为溶骨性破坏，临床症状主要为局部病变处剧烈疼痛，夜不能寐。脊柱转移性骨肿瘤压迫脊髓时可出现瘫痪。

### 一、术前护理评估

（一）健康史

既往史中要注意疾病史，尤其要调查肿瘤病史，因骨恶性肿瘤有大部分是继发的。根据肿瘤组织的形态、肿瘤细胞的分化程度以及细胞间物质的类型，原发性骨肿瘤分为良性、恶性和中间性三类。良性肿瘤以骨软骨瘤最为常见，恶性则以骨肉瘤占首位，中间性则以骨巨细胞瘤为代表。有些骨良性肿瘤数年后可恶变为肉瘤，如骨软骨瘤有1%的恶变可能。另有一些病变的病理损害类似肿瘤，称瘤样病损。继发性骨肿瘤则均为恶性肿瘤。

（二）身体状况

1.症状和体征

（1）疼痛和压痛：是恶性骨肿瘤最常见的临床症状。生长迅速的恶性骨肿瘤，疼痛剧烈而持久。以局部疼痛为主，开始为间歇性、轻度疼痛，进而发展为持续性剧烈疼痛。良性肿瘤多无疼痛。但有些良性肿瘤如骨样骨瘤，可因反应骨的生长而引起疼痛。深部的骨肿瘤压痛不明显，但浅表部位的骨肿瘤常有不同程度的压痛存在。

（2）肿块与肿胀：良性骨肿瘤多以肿块为首发症状，肿块质硬而无压痛。生长迅速的恶性骨肿瘤，肿块常伴随疼痛同时出现，表现为长管状骨干骺端一侧肿胀。当肿瘤穿破骨膜时可形成较大范围的弥漫性肿胀，并有压痛、皮肤发热及体表浅静脉怒张。

（3）压迫症状：良性或恶性骨肿瘤发展巨大时，可压迫血管、神经、肌肉，产生疼痛或相应症状；脊柱肿瘤可压迫脊髓并发截瘫。

（4）畸形与功能障碍：肿瘤巨大及病理性骨折均可导致肢体畸形，靠近关节的骨肿瘤、疼痛等因素可影响关节的正常活动。

(5)病理性骨折与脱位:骨肿瘤破坏骨组织,可引起病理性骨折及关节脱位。骨干处肿瘤易骨折,干骺处肿瘤后期组织破坏严重时可脱位。轻微外力或无明显诱因即发生病理性骨折常是某些骨肿瘤的首发症状,尤其是骨恶性肿瘤或恶性肿瘤骨转移。不少患者常因骨折就诊而发现骨肿瘤。

(6)转移和复发:恶性骨肿瘤经血流远端转移是其主要扩散途径,如骨肉瘤早期即可经血流扩散引起肺转移、肝转移等。偶可经淋巴途径转移。恶性骨肿瘤治疗后仍有复发的可能。

(7)全身症状:恶性骨肿瘤患者晚期可有贫血、消瘦、乏力、低热等全身衰竭症状。

2.辅助检查

(1)影像学检查:X线、CT和MRI检查可见骨质破坏或吸收、病理性骨折、局限性骨膨胀等异常征象。一般来说,良性骨肿瘤具有界限清楚,病灶密度均匀的特点,多呈外向性生长,常见骨皮质膨胀变薄,形成膨胀性骨缺损;恶性骨肿瘤病灶多不规则,密度不均,界限不清,有虫蚀样骨质破坏区。骨肉瘤时往往可见骨膜下特征性反应新生骨形成的Codmen三角阴影区。疑有多发性骨转移时可行ECT检查。

(2)实验室检查:①骨骼有广泛溶骨性破坏时,血钙常升高。②血清碱性磷酸酶反映成骨活动,故成骨性肿瘤如骨肉瘤有明显升高。③男性酸性磷酸酶升高,提示骨肿瘤来自前列腺癌的转移。④Bence-Jones蛋白升高常提示为浆细胞性骨髓瘤。

(3)病理学检查:病理组织学检查确诊骨肿瘤的可靠性最高,有切开活检和穿刺活检两种方法。前者准确率高,但创伤大,多在手术前几天进行以确诊、决定手术方案;后者创伤小,简便易行,但准确率较低。临床可结合具体情况酌情选用。

(三)心理及社会状况

恶性骨肿瘤患者治疗期长,常需截肢,术后复发率高,故大部分患者确诊后常因担心治疗效果而出现恐惧、悲观、绝望,缺乏继续生活的信心和勇气,其家庭成员也要背负长期照顾患者和治疗所需经费的沉重负担。良性骨肿瘤患者若病灶巨大也可因治疗的复杂性而有焦虑和恐惧。因此,应着重在以下几个方面对患者及家属的心态作出评估。

(1)认知程度:患者对疾病的预后、拟采取的手术、化疗方案以及术后康复知识的了解和掌握程度。

(2)心理承受程度:患者对手术及手术可能导致的并发症、自我形象紊乱和生理功能的恐惧、焦虑程度和心理承受能力。

(3)家属心理状况:家属对本病及其治疗方法、预后的认知程度及心理承受能力。

(4)经济状况:家庭对患者治疗的经济承受能力。

(四)治疗与效果

根据肿瘤的性质、部位、浸润范围和有无转移,选择不同的治疗方法。良性骨肿瘤以手术切除为主,恶性肿瘤多采用手术、化疗、放疗以及免疫治疗等综合疗法。手术治疗应按照外科分期选择手术方法,力争达到切除肿瘤和保全肢体。

## 二、术后护理评估

(1)手术情况:手术的方式、效果及术后伤口的愈合情况。

(2)康复状况:肢体残端的愈合情况及肢体功能的恢复状况。

(3)心理认知状况:患者及家属对术后健康教育内容的掌握程度和出院前的心理状况。

(4)预后判断:根据患者的临床症状、特殊检查、手术情况和术后病理学检查结果,评估骨肿瘤的分期和预后。

## 三、护理诊断及合作性问题

(1)预感性悲哀:与肢体功能丧失或对预后的担心有关。

(2)疼痛:与肿瘤浸润或压迫神经有关。

(3)躯体移动障碍:与疼痛或肢体功能障碍有关。

(4)潜在并发症:病理性骨折:与肿瘤破坏骨质有关。

(5)自我形象紊乱:与失去肢体致使体形改变有关。

(6)自理缺陷:与手术、固定、制动等有关。

(7)营养失调:摄入量低于机体需要量与肿瘤晚期机体高消耗状态有关。

(8)知识缺乏:缺乏术后患肢功能锻炼、化疗及放疗的有关知识。

## 四、护理目标

(1)患者能面对现实,情绪稳定,积极、乐观地配合治疗。

(2)疼痛减轻或消失。

(3)肢体的活动功能得到最大程度的恢复。

(4)无病理性骨折发生。

(5)患者能够适应手术后的自身形体变化,积极配合康复训练及锻炼生活自理能力。

(6)基本生活需要能够得到满足。

(7)营养能够维持平衡,满足机体需要。

(8)患者了解化疗、放疗的相关知识,掌握患肢功能锻炼的方法。

## 五、护理措施

1.术前护理

(1)心理护理:要善于理解患者的心理变化,及时给予患者安慰和心理支持,消除其恐惧和焦虑,使患者情绪稳定,积极配合治疗,乐观地对待疾病和人生。恶性骨肿瘤患者由于疾病本身恶化、放疗反应的影响,生活自理能力下降,应加强护理,满足其基本生活需要。同时要注意社会因素对患者的心理影响,做好患者家属的心理指导工作,使其积极配合治疗措施的实施。

(2)协助检查:对患者所需做的诊断性检查项目,如穿刺活检或切开活检,耐心解释检查的目的和必要性、检查过程及注意事项,以减轻患者焦虑情绪,使其主动配合。

(3)手术准备:为防止术后感染,术前3天每日用肥皂水清洗局部,术前1天用肥皂水清洗后手术区域备皮,清洗后擦干,用碘伏消毒,并以无菌巾包扎。术前2周开始指导将接受下肢手术的患者做股四头肌的等长收缩锻炼,为术后康复奠定基础。

(4)控制疼痛:提供患者增进舒适的方法,如选择舒适的体位,指导患者做肌肉松弛活动,安排消遣活动,如看电视、阅读报纸等,以转移患者注意力。适当给予止痛药物,先给一般止痛药,效果不佳时可加用吗啡类制剂,但必须按医嘱执行,不可滥用。需长期使用止痛剂时,应按照“三级止痛方案”用药。一级止痛:疼痛一般,使用非麻醉类药物,如阿司匹林+辅佐剂(非类固醇类抗炎药,如消炎痛)。二级止痛:中度持续性疼痛,使用弱麻醉药,如可待因+阿司匹林+辅佐剂。三级止痛:强烈持续性疼痛,使用强麻醉剂,如吗啡+非麻醉剂+辅佐剂。

(5)维持营养平衡:患者营养状况一般较差,表现为皮肤弹性差、脱水、体重减轻等。应给予高热量、高蛋白、高维生素的易消化清淡饮食,必要时可采取静脉营养,以保证机体有充足的营养摄入。

2.术后护理

(1)病情观察:密切观察患者的生命体征变化。观察患肢的疼痛程度,伤口内引流管是否妥善连接无菌瓶,创口有无渗液、渗血,注意其渗出量及性质。观察手术区域的局部组织肿胀程度,表面皮肤的血运和温度,有无全身反应。尤其应注意远端肢体是否肿胀,有无感觉、运动异常和毛细血管充盈迟缓。此状况可能是伤口包扎过紧所致,应及时放松,以免肢体发生缺血坏死。

(2)体位:术后抬高患肢,下肢手术后膝关节屈曲15°;踝关节屈曲90°,使其处于功能位;髋关节则应外展、中立或内旋,防止因内收外旋而脱位。

(3)疼痛护理:术后的切口疼痛可影响患者生命体征的稳定、饮食、睡眠和休息,从而影响伤口的愈合,故应注意术后的疼痛控制，积极采取止痛措施。

(4)生活护理：患者术后需卧床休息，护士应做好生活护理，勤巡视，协助家属照顾和满足患者的日常生活需求。

(5)功能锻炼：术后48h开始肌肉的等长收缩，以改善血液循环，防止关节粘连。骨良性肿瘤行局限性切除，骨缺损不大或已用骨水泥填塞无需外固定者，伤口愈合后即可下床活动进行功能锻炼。但对于骨缺损较多，稳定性差，需要外固定等待骨愈合者，不宜早期下床活动。

3.截肢术后患者的护理

(1)心理护理：截肢后患者身体外观发生变化，对患者心理造成极大打击，患者往往产生压抑及悲哀情绪，要理解患者的烦躁、易怒行为，用耐心、爱心和细心对待患者，并鼓励家属多关心患者，给予患者心理和精神上的支持。指导患者注意仪表修饰，积极参加社会活动，逐渐恢复正常的社会生活，最终使患者能通过自我调节，达到能够正确面对现实。

(2)防止伤口出血：注意截肢后肢体残端的渗血情况，床边常规备止血带，以防残端血管结扎线脱落导致大出血而危及生命。观察创口引流液的量和性质，渗血较多者可用棉垫加弹性绷带加压包扎，若创口出血量大，立即在肢体近侧扎止血带，并告知医生，协助及时处理。

(3)局部观察：观察肢体残端有无水肿、发红、水疱、皮肤坏死等并发感染的征象，是否有残肢疼痛和幻肢痛。大腿截肢术后，应防止髋关节屈曲、外展挛缩；小腿截肢术后，要避免膝关节屈曲挛缩。

(4)遵医嘱合理使用抗生素：截肢患者创伤较大，且恶性肿瘤患者往往抵抗力低下，故应预防性应用抗生素防止感染发生。

(5)幻肢痛的护理：幻肢痛是患者感到已切除的肢体仍然有疼痛或其他异常感觉。应说服患者正确面对现实，从内心承认并接受截肢的事实。可对残肢进行热敷，加强残肢运动，感到疼痛时让患者自己轻轻敲打残肢末端，从空间和距离的确认中慢慢消除幻肢感，从而消除幻肢痛的主观感觉。必要时可使用镇静剂和止痛剂。对于长期的顽固性疼痛可行神经阻断术。

(6)指导患者进行残肢锻炼：大腿截肢的患者易出现屈髋外展畸形，要及早进行内收后伸的练习。一般在两周拆线后，截肢残端制作临时假肢，以促进早期功能锻炼，消除水肿，促进残端成熟。为了增加肌力、保持关节活动范围，应鼓励患者早期下床活动，必要时可使用辅助设备(如扶车、拐杖等)，反复进行肌肉强度和平衡锻炼，为安装假肢做好准备。

(7)活动和休息：有活动能力的患者，应多鼓励其适当室外活动，但应注意患肢不能负重，以免病理性骨折或脱位发生。脊柱疾病患者绝对卧床休息，可指导患者做松弛活动，切忌坐、立或行走，以免脊椎骨折压迫脊髓而截瘫。不能下床走动的患者，可用轮椅将其送到室外活动。当患者无法良好休息和睡眠时，应安排和创造安静而舒适的环境，指导患者做松弛运动，或在睡前服用镇静药物，以保证睡眠质量。

4.化疗患者的护理

(1)心理支持：骨肿瘤治疗过程持续时间长，对患者全身及局部均有较大损害，常常造成患者外观改变和情绪波动，如担心肢体缺失、肿瘤复发、转移等，甚至对死亡产生预感性悲哀。应充分理解患者的心理反应，鼓励患者表达其忧虑和恐惧的心理，并给予安慰和心理支持。多数患者对化疗引起的脱发非常担忧，应对患者说明是暂时的，停药后头发可再生。

(2)观察药物毒性反应：了解化学治疗药物的作用和毒性反应，观察药物对骨髓功能的损害程度，定期检查患者的血常规；出现血小板减少者，应注意观察有无皮肤淤点、牙龈出血、鼻出血等，必要时输注血小板；白细胞减少时，要防止感染，必要时采取保护性隔离措施，亦可使用粒细胞生长因子提升白细胞。

(3)用药注意事项：①使用化疗药物时应严格遵守给药途径，根据药物代谢特点可采用动、静脉滴注或静推给药；化疗药物的剂量要准确，可根据体表面积或体重计算每次化疗的用量；化疗药物应现用现配，避免稀释时间过长而降低疗效；同时使用几种药物时，每种药物之间要用等渗溶液隔开。②化疗药物对血管的刺激非常大，患者化疗的时间一般都长达半年以上，因此必须保护好血管，选择血管应从肢体的远端至近端。③输液时，先用等渗溶液，确认针头在血管内再输注化疗药物，防止药液外渗；一旦发生外渗，立即用50%硫酸镁溶液湿热敷及1%利多卡因周围封闭，防止皮下组织坏死。④操作时应注意自我保护，戴口罩、帽子、橡胶手套，着长袖工作服，用过的注射器应放入防泄露的容器中，隔离处理。

(4)饮食指导：对化学治疗引起的消化道反应，如恶心、呕吐、厌食等症状采取相应护理措施。如在使用化疗药物前30min应用止吐剂，在化疗前24h及化疗后72h内进食清淡饮食，避免喝咖啡及食用辛辣和油腻性食物，少食多餐。化疗期间摄入足够的水分，根据饮食习惯选择高蛋白、高纤维素、高热量、高维生素的食物，多食新鲜的瓜果蔬菜，保证充足的能量及营养供给。

## 六、效果评价

(1)患者情绪是否稳定，配合治疗。

(2)疼痛是否及时减轻或消失。

(3)肢体活动及功能康复情况是否良好。

(4)有无病理性骨折发生。

(5)是否能够适应术后自身形体变化，积极配合后期康复治疗。

(6)基本生活需要是否得到满足。

(7)营养平衡是否维持良好。

(8)患者是否了解治疗的相关知识，掌握患肢功能康复锻炼的方法。

## 七、健康教育

(1)保持身心健康：指导患者保持稳定的情绪，消除消极的心理反应，积极、乐观地面对生活，树立战胜疾病的信心。

(2)提高生存质量：向患者宣教保证营养物质摄入和增强抵抗力的重要性。消除患者对疼痛的恐惧，引导患者从精神和身体的紧张中解脱，合理使用药物镇痛或其他综合镇痛法，以减轻或消除疼痛。

(3)功能锻炼：根据患者情况制定康复锻炼计划，指导患者进行各种形式的力所能及的功能锻炼，恢复和调节肢体的适应能力，最大程度地促进和提高患者的生活自理能力。

(4)使用助行器：指导患者正确使用各种助行器，如拐杖、轮椅等，锻炼使用助行器的协调性、灵活性，尽快适应新的行走方式。

(5)复诊：按照出院医嘱，定期回医院复查和化疗。若发现特殊情况和病情变化应随时复诊。

(招　青)

# 第十二章 妇产科疾病护理

## 第一节 月经不调的护理

月经失调为妇科常见病，是由于神经内分泌调节紊乱引起的异常子宫出血，而全身及内外生殖器官无器质性病变存在。往往由于精神紧张、过度劳累、环境和气候的改变、营养缺乏、代谢紊乱等诱因，通过大脑皮层的神经介质干扰下丘脑－垂体－卵巢轴的调节和制约机制，以致卵巢功能失调，性激素分泌失常，子宫内膜失去周期性改变，出现了一系列月经紊乱的表现。

### 一、功能失调性子宫出血

功能失调性子宫出血（简称功血），主要表现为反复的不正常的子宫出血，为妇科的常见病。它是由于调节生殖的神经内分泌机制紊乱引起的，而不是全身及内外生殖器官有器质性病变。功血可发生于月经初潮至绝经期的任何年龄，50％的患者发生于绝经前期，30％发生于育龄期，20％发生于青春期。其常表现为月经周期长短不一、经期延长、经量过多、甚至不规则阴道流血。功血可分为排卵性和无排卵性两类。

（一）常见病因

体内外任何因素都可影响下丘脑－垂体－卵巢轴的调节功能，常见的因素有精神紧张、恐惧、气候和环境骤变、过度劳累、营养不良及全身性疾病的影响，使卵巢功能失调、性激素分泌失常，致使子宫内膜失去正常的周期性变化，出现一系列月经紊乱的现象。

在整个月经周期中，上述任何干扰因素阻碍下丘脑对垂体 GnRH 的控制，在月经中期不能形成 FSH 与 LH 的峰状分泌，致使卵巢不能排卵，出现无排卵性功血。有时虽有排卵，但早期的 FSH 水平不高，卵泡发育延迟.致使黄体期的 LH 水平相对不足，出现黄体功能不足的有排卵性功血；也有 FSH 水平正常，但 LH 水平相对不足或持久分泌，出现内膜脱落不全的有排卵性功血。

（二）临床分类及表现

1.无排卵性功血

约有 85％是无排卵性功血。多见于青春期与更年期，由于下丘脑－垂体－卵巢轴尚未发育成熟或衰退，卵巢虽能分泌雌激素，卵泡亦发育，但因不能形成正常月经周期时的 FSH 和 LH 高峰，使卵泡不能继续发育成熟，没有排卵，卵巢不能分泌孕激素，没有黄体形成，以致月经紊乱。

主要表现为月经周期或经期长短不一，出血量异常。有时先有数周或数月停经，然后有大量阴道流血，持续 2～3 周或更长时间，不易自止。也有长时间少量出血，但淋漓不净。经期无下腹痛，常伴有贫血，妇科检异常。

2.有排卵性功血

其较无排卵性功血少见。多见于生育期，都有排卵功能，但黄体功能异常。常见的有两种类型。一种是黄体功能不足，因为黄体期孕激素分泌不足，或黄体过早衰退，使子宫内膜分泌反应不良；另一种是子宫内膜不规则脱落，虽然黄体发育良好，但萎缩过程延长，使子宫内膜脱落不全。

一般表现为月经周期正常或缩短，但经期延长。黄体功能不足时，月经周期可缩短至 3 周，且经期前点滴出血。子宫内膜不规则脱落时，月经周期正常，但经期延长达 9～10 d，且出血量较多。

（三）治疗

1. 无排卵性功血

青春期患者以止血、调整月经周期、促进排卵为主；更年期患者以止血和调整月经周期为主。

2. 有排卵性功血以调整黄体功能为主

(1)药物止血：①孕激素内膜脱落法：即药物刮宫法，适用于有一定雌激素水平而孕激素不足时。给足量的孕激素，常用黄体酮 10～20 mg，每日肌内注射，连续 5d，用药后使增生过长的子宫内膜转化为分泌期，停药后内膜脱落出现撤药性出血。因撤药性出血时，出血量很多，故只适用于血红蛋白大于 60～70 g/L的患者。②雌激素内膜生长法：适用于无排卵性的青春期或未婚者的功血，大剂量雌激素能快速升高体内雌激素水平，使子宫内膜生长，达到短期内修复创面、止血的目的。③雄激素：适用于更年期的功血，有拮抗雌激素的作用，能增强子宫平滑肌及子宫血管的张力，减轻盆腔充血，从而减少出血量。因雄激素不能立即改变子宫内膜脱落的过程，也不能迅速修复内膜，故单独应用效果不佳。

(2)诊断性刮宫：更年期功血的患者在用激素治疗前宜常规行诊刮术，以排除宫腔内器质性病变。刮出的子宫内膜送病理检查，可协助明确诊断和指导用药。但对未婚者不宜选用。

(3)调整月经周期：使用性激素人为地控制出血量，并形成有规律的月经周期，是治疗功血的一项过渡性措施，其方面目的为暂时抑制患者自身的下丘脑—垂体—卵巢轴，借以恢复正常月经的内分泌调节；另一方面直接作用于生殖器官，使子宫内膜发生周期性变化，能按预期时间脱落且出血量不多。在调整阶段，患者能摆脱因大出血带来的精神上的忧虑或恐惧，同时有机会改善患者的机体状况。一般连续用药 3 个周期，常用的调整月经周期的方法有：雌、孕激素序贯法（人工周期）：模拟自然月经周期中卵巢的内分泌变化，使子宫内膜发生相应变化，引起周期性脱落。适用于青春期功血的患者。一般连续使用 2～3 个周期后，即能自发排卵；雌、孕激素合并应用：雌激素使子宫内膜再生修复，孕激素可限制雌激素引起的内膜增生过长。适用于育龄期（计划生育者）与更年期功血的患者；孕、雄激素合并法：适用于更年期功血的患者。

(4)促进排卵：氯底酚胺（克罗米芬）：通过抑制内源性雌激素对下丘脑的负反馈，诱导促性腺激素释放激素的释放而诱发排卵。此药有较高的促排卵作用，适用于体内有一定雌激素水平的患者。一般连续用药 3～4 个周期。不宜长期连续用药，避免对垂体产生过度刺激，导致卵巢过度刺激综合征，或多发排卵引起多胎妊娠；人绒毛膜促性腺激素（HCG）：具有类似 LH 的作用而诱发排卵。适用于体内有一定水平 FSH、并有中等水平雌激素的患者。用 B 型超声波监测卵泡发育到接近成熟时，或于月经周期第9～10 d，HCG 1 000 U 肌内注射，次日 2 000 U，第 3 日5 000 U，可引起排卵；雌激素：适用于月经稀少，且雌激素水平低下的患者，以小剂量雌激素作周期疗法。于月经第 6 天起，每晚口服己烯雌酚 0.125～0.25 mg，连续20 天为一周期。连续用3～6个周期。

(5)有排卵性功血的治疗：黄体功能不足。促进卵泡发育：针对发生的原因，调整性腺轴功能，促使卵泡发育和排卵，以利形成正常的黄体。首选氯底酚胺，适用于黄体功能不足的卵泡期过长的患者。黄体功能刺激疗法：常用 HCG 以促进和支持黄体功能。于基础体温上升后开始，HCG 2 000～3 000 U 隔天肌内注射，共 5 次。黄体功能替代疗法：于排卵后开始用黄体酮 10 mg，每日肌内注射 1 次，共 10～14 d。以补充黄体分泌的孕酮不足，用药后月经周期正常，出血量减少。

(6)子宫内膜不规则脱落：孕激素：调节下丘脑—垂体—卵巢轴的反馈功能，使黄体及时萎缩，内膜较完整脱落。于下次月经前第 8～10 d 起，黄体酮 20 mg，每日肌内注射，或醋酸甲羟孕酮（安宫黄体酮）10～12 mg，共 5 天。HCG：HCG 有促进黄体功能的作用，用法同黄体功能不全。

（四）护理

1. 护理目标

(1)经过有关本病的医学知识和健康教育后，患者摆脱精神困扰，愿意参与治疗。

(2)经过积极的治疗，并保证营养的摄入，避免发生体液不足的现象。

(3)加强会阴护理,教会患者自我清洁卫生技能,避免发生生殖道感染。

2.护理措施

(1)针对不同年龄期的患者讲解其发病的机制,国内外对此病的最新研究信息,正规治疗的整体方案,疗程的时间,写出书面的用药方法及时间表。尤其强调擅自停药,或不正规用药的不良反应。

(2)针对主动限制摄入量、正在减肥的患者,让其明白短期性激素治疗不同于长期。肾上腺皮质激素治疗,不会引起发胖,以及接受正规治疗与健康的辩证关系。并纠正有些人因偏食习惯而造成的营养不良,让其懂得长期营养不良是诱发本病的因素之一。

(3)针对角色转变障碍的患者,让其懂得住院能得到最快最好的治疗,因而能最有效地治愈功血,才能早日恢复健康。说服患者和家属主动寻找能帮助患者照顾家务的社会支持系统人员(亲朋好友、街坊邻居、领导同事、子女的教师等)。

(4)针对害怕误诊的患者,详细了解发病经过及症状,让其阅读实验室报告,讲解报告的临床意义,并帮助其排除恶变的症状,甚至可将有关书籍借给其仔细阅读理解,或请主治医生再次与患者讲解病情及诊断依据。

(5)记录出血量,嘱患者保留卫生巾、尿垫及内裤等便于准确估计失血量,为及时补充体液和血液提供依据。对严重出血的患者需按时观察血压、脉搏、呼吸、尿量,并督促其卧床休息和不单独起床,以防发生晕倒受伤。如给予静脉输液时,做好配血、输血的准备。如发生出血性休克时,积极配合医生抗休克治疗。

(6)正确给药,严格执行性激素给药的护理措施:①重点交班,治疗盘醒目标记。②按量按时给药,不得随意停药或漏药,让患者懂得维持血液内药物浓度的恒定,可避免造成意外的阴道出血。③必须按规定在血止后开始减量,每3天减去原剂量的1/3量。④让患者懂得药物维持量是以停药后3～5 d发生撤药性出血,和上一次月经时间为参考依据而制定的,要坚持服完维持量。⑤告之患者及家属,若治疗期间有不规则阴道出血,应及时汇报值班护士或医生,必须立即做出处理。

(7)预防感染做好会阴护理,并教会患者使用消毒的卫生巾或会阴垫,保持内裤和床单的清洁,每晚用PP液(1∶5 000高锰酸钾)清洁外阴,以防逆行感染。观察与生殖器感染有关的体征,如宫体压痛,卫生巾、外阴有臭味,及体温、脉搏、呼吸、白细胞计数和分类的报告,一旦有感染症状,及时与医生联系,加用抗生素治疗。

(8)补充营养,成人体内大约每100 mL血液含铁50 mg。因此每天应从食物中吸收0.7～2.0 mg铁,功血患者更应增加铁剂的摄入量。根据患者喜爱的食品,推荐富含铁剂的食谱,如青春期患者可多食猪肝、禽蛋类食品,更年期患者则可多食鱼虾、新鲜水果和蔬菜类等低胆固醇高铁剂的食品。下列食品中含铁剂量为:牛奶700～2 000 g,瘦猪肉29～83 g,猪肝3～8g,鸭蛋22～63 g,带鱼63～182 g,鲤鱼44～125 g,苋菜15～42 g,黄豆6～18 g,榨菜10～30 g,土豆77～222 g,黄瓜或西红柿175～500 g,同时再注意添加大量的维生素,补充锌剂,以促进患者尽可能地在短期内纠正贫血。

3.健康指导

针对不同年龄期的患者讲解各期发病机制,国内外对此病的最新研究信息,正规治疗的整体方案,疗程的时间,写出书面的用药方法及时间表。尤其强调擅自停药或不正规用药的不良反应。

## 二、闭经

月经停止6个月称闭经,它是妇科疾病的一种常见症状,而不是疾病,通常把闭经分为原发性和继发性两类。前者是指女性年满18岁或第二性发育成熟2年以上,仍无月经来潮者;后者是指曾有规律的月经周期,后因某种病理性原因而月经停止6个月以上者。根据发生的原因,闭经又可分为生理性和病理性两类,凡青春期前、妊娠期、哺乳期和绝经期后的停经,均属生理性闭经;因下丘脑－垂体－卵巢性腺和靶器官子宫,任何一个环节发生问题,导致的闭经为病理性闭经。

(一)病因

正常月经周期的建立与维持依赖于下丘脑－垂体－卵巢轴的神经内分泌调节,和靶器官子宫内膜对卵巢性激素的周期性反应，如果其中一个环节的功能失调就会导致月经紊乱，严重时发生闭经。根据闭经的常见原因，按病变部位分为：影响下丘脑合成和分泌 GnRH 及生长激素，进而抑制促性腺激素、性腺功能下降所致的原发性或继发性闭经；下丘脑的生乳素抑制因子或多巴胺减少，和 GnRH 分泌不足所致的闭经溢乳综合征；下丘脑－垂体－卵巢轴的功能紊乱，LH/FSH比率偏高，卵巢产生的雄激素太多，而雌激素相对较少所致的无排卵性多囊卵巢综合征的闭经；剧烈运动后 GnRH 分泌减少，其次运动员的肌肉/脂肪比率增加或总体脂肪减少使月经异常，进而导致闭经；甲状腺功能减退，肾上腺皮质功能亢进，肾上腺皮质肿瘤等其他内分泌功能异常所致的闭经。

（二）闭经的分类

1. 子宫性闭经

其闭经的原因在子宫，即月经调节功能正常，卵巢亦正常，但子宫内膜对卵巢性激素不能产生正常的反应，也称子宫性闭经。因子宫发育不全或缺如，子宫内膜炎，子宫内膜损伤或粘连，和子宫切除后或宫腔内放射治疗后等所致的闭经。

2. 卵巢性闭经

此类闭经的原因在卵巢，因卵巢发育异常，或卵巢功能异常使卵巢的性激素水平低下，不能作用于子宫内膜发生周期性变化所致的闭经。如先天性卵巢未发育或仅呈条索状无功能的实体，卵巢功能早衰，卵巢切除后或放射治疗后组织破坏和卵巢功能性肿瘤等所致的闭经。

3. 垂体性闭经

其病变主要在垂体，垂体前叶器质性病变或功能失调都会影响促性腺激素的分泌，继而导致卵巢性闭经。如垂体梗死的席汉氏综合征、原发性垂体促性腺功能低下和垂体肿瘤等所致的闭经。

4. 下丘脑性闭经

这是最常见的一类闭经，因中枢神经系统—下丘脑功能失调而影响垂体，继而引起卵巢性闭经。如环境骤变、精神创伤等外界不良的精神或神经刺激因素，作用于下丘脑－垂体－卵巢轴，影响卵泡成熟导致闭经，神经性厌食和长期消耗性疾病的严重营养不良。

（三）临床表现

虽然闭经患者常无不适的症状，但精神压力较大，生殖器发育不良的青春期女性，忧虑今后不能成婚，或不能生育的自卑感；已婚育的妇女因发病而致的性欲下降，影响正常的性生活，害怕破坏夫妻感情而内疚；大多数患者都因病程较长或反复治疗效果不佳，甚至得不到亲人的理解而感到悲哀、沮丧，因而对治疗失去信心。严重的患者可影响食欲，睡眠等，诸多的不良心情反而加重了病情。

（四）护理

1. 护理措施

(1)建立护患关系：表现出医护人员应有的同情心，取得患者的信赖，鼓励患者逐渐地表露心声，如对治疗的看法，对自我的评价，对生活的期望，面临的困难等。

(2)查找外界因素：引导患者回忆发病前不良因素的刺激，指导患者调整工作、生活节奏，建立患者认可的锻炼计划，增强适应环境改变的体质，学会自我排泄心理抑郁和协调人际关系的方法。

(3)讲解医学知识：耐心讲述闭经发病原因的复杂性，诊断步骤的科学性，实施检查的阶段性，才能取得准确的检查效果，对查明病因是有利的。对有接受能力的患者，可用简图表示下丘脑－垂体－卵巢性腺轴产生月经的原理，用示意图说明诊断步骤、诊断意义和实验所需的时间，使患者理解诊治的全过程，能耐心地按时、按需接受有关的检查。

(4)指导合理用药：患者领到药后，说明每种药物的作用、服法、可能出现的不良反应等，并具体写清服药的时间、剂量和起始日期，最后评价患者的掌握程度，直到完全明白为止。

(5)关注全身健康状况：积极治疗慢性病。

2. 用药及注意事项

(1)小剂量雌激素周期治疗：促进垂体功能，分泌黄体生成素，使雌激素升高，促进排卵。

(2)雌、孕激素序贯疗法：抑制下丘脑—垂体轴的作用，停药后可能恢复月经并出现排卵。

(3)雌、孕激素合并治疗：抑制垂体分泌促性腺激素，停药后出现反跳作用，使月经恢复及排卵。

(4)诱发排卵：卵巢功能未衰竭，又希望生育的患者，可根据临床情况选用促排卵的药物。

(5)溴隐亭的应用：适用于溢乳闭经综合征，其作用是抑制促催乳激素以减少催乳激素。

3.健康指导

(1)让患者懂得闭经的发生、治疗效果与本人的精神状态有较密切的关系，逐渐克服自卑感，最终能战胜自我、重塑自我。

(2)让患者家属理解闭经治疗的复杂性和患者的心情变化，学会更细微地体贴关心患者。

(3)让患者懂得营养不良与闭经的关系，放弃不合理的饮食，配合诊治方案。

## 三、更年期综合征

更年期是女性从性成熟期逐渐进入老年期的过渡阶段，包括绝经前期、绝经期和绝经后期。绝经是指月经完全停止一年以上。据统计，目前我国的平均绝经年龄，城市妇女为49.5岁，乡村妇女为47.5岁。约1/3的更年期妇女能以神经内分泌的自我调节适应新的生理状态，一般无特殊症状，2/3的妇女会出现一系列性激素减少引起的自主神经功能失调和精神神经等症状，称为更年期综合征。

(一)临床表现

更年期综合征一般历时2～5年，甚者10余年。

1.月经紊乱及闭经

绝经前70%妇女出现月经紊乱，从月经周期缩短或延长，经量增多或减少，逐渐演变为周期延长，经量减少至闭经。少数人直接转为闭经。

2.血管舒缩症状

其常见为阵发性潮热、出汗、心悸、眩晕，是卵巢功能减退的信号。典型的表现为无诱因、不自主的、阵发性的潮热、出汗，起自胸部皮肤阵阵发红，继而涌向头颈部，伴烘热感，随之出汗。持续时间为几秒至数分钟不等，而后自行消退。

3.精神、神经症状

其常表现为情绪不稳定，挑剔寻衅，抑郁多疑，注意力不集中，记忆力衰退，失眠，头痛等。少数人有精神病症状，不能自控，这种变化不能完全用雌激素水平下降来解释。

4.泌尿、生殖道的变化

外阴萎缩，阴道变短、干燥、弹性减弱、黏膜变薄，致性交疼痛，甚者见点状出血，易发生感染，出现白带黄色或带血丝，外阴烧灼样痛；宫颈萎缩变平，宫体缩小，盆底松弛；尿道缩短，黏膜变薄，尿道括约肌松弛，常有尿失禁；膀胱黏膜变薄，易反复发作膀胱炎；乳房萎缩、下垂。

5.心血管系统的变化

绝经后冠心病发生率增高，多认为与雌激素下降致血胆固醇、低密度脂蛋白、甘油三酯上升，高密度脂蛋白下降有关。也有出现心悸、心前区疼痛，但无器质性病变，称为“假性心绞痛”。

6.骨质疏松

绝经后妇女骨质丢失变为疏松，骨小梁减少，最后可引起骨骼压缩，体格变小，甚者导致骨折，常发生于桡骨远端、股骨颈、椎体等部位。骨质疏松与雌激素分泌减少有关，因为雌激素可促进甲状腺分泌降钙素，它是一种强有力的骨质吸收抑制剂，一旦雌激素水平下降，致使骨质吸收增加。此外，甲状旁腺激素是刺激骨质吸收的主要激素，绝经后甲状旁腺功能亢进，或由于雌激素下降使骨骼对甲状旁腺激素的敏感性增强，也促使骨吸收加剧。

更年期综合征患者常因一系列不自主的血管舒缩症状和神经功能紊乱症状，而影响日常工作和生活，可用改良的kupperman的更年期综合征评分法评价其症状的程度。某些家庭、社会环境变化构成对围绝经期妇女心身的不良刺激，如丈夫工作变迁，自己工作负担加重或在竞争中力不从心，甚至下岗，自己容貌或健康的改变，家庭主要成员重病或遭遇天灾人祸等，这些都导致了患者情绪低落，抑郁多疑。少数患者曾有过精神状态不稳定史，在围绝经期更易激动、多虑、失眠等，甚至表现为喜怒无常，被周围的人们误认为精神病，更加重了患者的心理压力，因而也就更渴望得到理解和帮助。

（二）护理

1.护理目标

(1)患者能识别精神困扰的起因，学会自我调节不稳定情绪。

(2)患者能掌握性激素替代治疗的具体方法，并懂得寻求性保健咨询。

(3)患者能再树老有所乐的生活观。

2.护理措施

(1)自我调节：向患者介绍有关更年期综合征的医学常识，让患者了解这一生理过程，解除不必要的猜疑和烦恼。争取家庭成员和同事们的关心爱护，给患者创造一个良好的生活和工作的环境。同患者商讨调节有规律的生活和工作日程，保证充足的休息和睡眠。劝阻患者不要观看情节激动、刺激性强或忧伤的影视片。

(2)潮热的护理：记录发生潮热的情形，借以找出引发潮热的因素加以避免。尽量采用多件式纽扣的穿着方式，当潮热时可以脱下，即使没有隐蔽处也可解开纽扣散热，当感到冷时又能方便地再穿上。避免过于激动而引发潮热。少食调味重，辛辣食品，兴奋性食品，以免发生潮热。用电扇、空调、冷毛巾擦拭等方法，借以缓解潮热。

(3)指导用药：使患者懂得补充性激素的目的、用药后效果及可能出现少量阴道出血、乳房胀、恶心等症状，多能自行消失。一旦未见好转，到医院就诊，排除其他原因后，调整剂量以解除更年期综合征，用药症状消失后即可停药；为防治骨质疏松，则需长期用药。对长期用药的患者商讨定期随访的计划，并具体书写药名、服用剂量、服用次数和日期确认患者能掌握用法。

(4)预防阴道干燥：维持性生活或手淫的方式，有助于加强阴道的血液循环，并可维持组织的伸缩性。也可使用水溶性的润滑剂，以润滑阴道壁，必要时亦可试用雌激素软膏。

(5)预防骨质疏松：鼓励患者参加适量的户外活动，如去环境安静、空气新鲜的场地散步和锻炼，阳光直接照射皮肤；增加钙质食品（鱼虾、牛奶、深绿色和白色蔬菜、豆制品、坚果类等），最好每天喝牛奶500 mL，或服用保健钙。专家建议，围绝经期妇女每天从食品中摄取钙量应是800～1 000 mg，保健钙应在饭后1小时或睡前服用；若饮用牛奶有腹胀、腹泻等不适的患者，可改饮酸奶；必要时服用降钙素，有助于防止骨质丢失和预防自主神经功能紊乱的症状。

3.用药及注意事项

(1)一般治疗：更年期综合征可因精神、神经不稳定而加剧症状，故应先进行心理治疗。甚者必要时选用适量的镇静剂以利睡眠，如夜晚口服阿普唑仑（佳静安定）1 mg，和调节自主神经功能的谷维素每天30～60 mg。

(2)雌、孕激素替代治疗：适用于因雌激素缺乏引起的老年性阴道炎、泌尿道感染、精神神经症状及骨质疏松的变化。治疗时以剂量个体化，取最小有效量为佳。

如大剂量单用雌激素5年，增加子宫内膜癌的发病率。但小剂量雌激素配伍孕激素，则能降低子宫内膜癌的发生。如有严重肝胆疾病，深静脉血栓性疾病和雌激素依赖性肿瘤的患者禁用。①常用雌激素制剂：尼尔雌醇每次1～2 mg，半月1次；或戊酸雌二醇每天1～4 mg；或利维爱每天1.25～2.5 mg；或炔雌醇每天5～25 mg，以上各均为口服给药。近年流行经皮给药，如皮肤贴剂，每天释放 $E_2$ 0.05～0.1 mg，每周更换1～2次；或爱斯妥霜剂，每天涂腹部2.5 mg；皮下埋植 $E_2$ 胶丸25～100 mg，半年1次。结合雌激素、戊酸雌二醇、己烯雌酚均可阴道给药。②配伍孕激素：有子宫的妇女必须配伍孕激素，以减少子宫内膜癌的发病危险。常用安宫黄体酮。服用尼尔雌醇时，每3～6个月加服安宫黄体酮7～10 d，每天6～10 mg。配伍方案有三种。周期序贯治疗：每月服雌激素23～26 d，在第11～14 d起加用孕激素，共10～14 d，两者同时停药1周，再开始下一周期的治疗。连续序贯治疗：连续每天服雌激素不停，每月周期性加用孕激素 14 天。连续联合治疗:每天同时服雌、孕激素连续不断,安宫黄体酮每天 2～2.5 mg。③单纯孕激素:有雌激素禁忌证的患者,可单独用孕激素。已证实,孕激素可缓解血管舒缩症状,延缓骨质丢失。如甲孕酮 150 mg 肌内注射,可减轻潮热出汗,能维持 2～3 个月。

4.健康指导

(1)向围绝经期妇女及其家属介绍绝经是一个生理过程,绝经发生的原因及绝经前后身体将发生的变化,帮助患者消除绝经变化产生的恐惧心理,并对将发生的变化做好心理准备。

(2)介绍绝经前后减轻症状的方法,以及预防围绝经期综合征的措施。如适当地摄入钙质和维生素 D,将减少因雌激素降低使得骨质疏松;有规律地运动,如散步、骑自行车等可以促进血液循环,维持肌肉良好的张力,延缓老化的速度,还可以刺激骨细胞的活动,延缓骨质疏松症的发生;正确对待性生活等。

(邱金娥)

## 第二节　妇科肿瘤的护理

### 一、子宫肌瘤

子宫肌瘤是女性生殖器官最常见良性肿瘤,多见于 30～50 岁妇女。本病确切的发病因素尚不清楚,一般认为其发生和生长与雌激素长期刺激有关。

子宫肌瘤按肌瘤所在部位分为子宫体部肌瘤和子宫颈部肌瘤。前者最为常见,约占 95%。根据肌瘤生长过程中与子宫肌壁的关系,可分为以下三类:①肌壁间肌瘤:肌瘤位于子宫肌层内,周围均为肌层包围,此外最常见的类型,约占总数的 60%～70%。②浆膜下肌瘤。③黏膜下肌瘤。

(一)临床表现

子宫肌瘤典型的临床表现为月经量过多,继发性贫血。症状的出现与肌瘤的生长部位、大小、数目及有无并发症有关,其中以肌瘤与子宫壁的关系更为重要。浆膜下肌瘤及肌壁间小肌瘤常无明显月经改变;大的肌壁间肌瘤可致子宫腔增大、内膜面积增加、子宫收缩不良或内膜增长时间过长等,以致月经周期缩短、经期延长、经量增多、不规则流血。黏膜下肌瘤常表现为月经量过多,经期延长等。

(二)处理原则

根据患者年龄、临床症状、肌瘤大小、数目、生长部位,以及对生育功能的要求等情况进行全面分析后选择处理方案。

1.保守治疗

(1)肌瘤小,症状不明显或已近绝经期的妇女,可每 3～6 个月复查 1 次,加强定期随访,必要时再考虑进一步治疗。

(2)肌瘤小于 2 个月妊娠子宫大小,症状不明显或较轻者,尤其近绝经期或全身情况不能胜任手术者,在排除子宫内膜癌的情况下,可采用药物治疗。常用雄激素以对抗雌激素,促使子宫内膜萎缩,直接作用于平滑肌,使其收缩而减少出血,如甲睾酮(甲基睾丸素)5 mg,舌下含服,每天 2 次,每月用药 20 日;或丙酸睾酮注射液 25 mg 肌内注射,每 5 日 1 次,每月总量不宜超过300 mg,以免男性化;也可用抗雌激素制剂三苯氧胺治疗月经明显增多者,每次 10 mg,每日口服 2 次,连服 3～6 个月,用药后月经量明显减少,肌瘤也能缩小,但停药后又可逐渐增大。三苯氧胺的不良反应为出现潮热、急躁、出汗、阴道干燥等更年期综合征症状。

2.手术治疗

(1)年轻又希望生育的患者,术前排除子宫及宫颈的癌前病变后可考虑经腹切除肌瘤,保留子宫。

(2)肌瘤大于 2.5 个月妊娠子宫大小,或临床症状明显者,或经保守治疗效果不佳,又无需保留生育功能的患者可行子宫切除术，年龄50岁以下，卵巢外观正常者可考虑保留。

（三）护理

1.提供信息，增强信心

详细评估护理对象所具备的有关子宫肌瘤的相关知识及错误概念，通过连续性护理活动与患者建立良好的护患关系，讲解有关疾病知识，纠正其错误认识。为护理对象提供表达内心情感和期望的机会，减轻其无助感。消除其不必要的顾虑，增强康复的信心。

2.加强护理，促进康复

出血多需住院治疗者，应严密观察并记录其生命体征的变化情况。除协助医师完成血常规及凝血功能检查外，需测血型、交叉配血以备急用。注意收集会阴垫，评估实际出血量。按医嘱给予止血药和子宫收缩剂，必要时输血、补液、抗感染或采用刮宫术止血，维持患者的正常血压并纠正其贫血状态。巨大肌瘤患者出现局部压迫，致使尿、便不畅时，应予导尿或用缓泻剂软化大便，或番泻叶2～4 g冲饮。需接受手术治疗者，按腹部及阴道手术护理。肌瘤脱出阴道内者，应保持局部清洁，防止感染。合并妊娠者多能自然分娩，不必急于干预但要预防产后出血；若肌瘤阻碍胎先露下降，或致产程异常发生难产时按医嘱做好剖宫产术准备及术后护理。

3.鼓励患者参与决策过程

根据患者的能力，提供相关疾病的治疗信息，允许并鼓励患者参与决定自己的治疗和护理方案，帮助患者接受现实的健康状况，充分利用既往解决问题的有效方法，由患者评价自己的行为，认识自己的能力。

4.做好随访及出院指导工作

护士要努力使接受保守治疗方案者明确随访的时间、目的及联系方式，按时接受随访指导，根据病情需要修正治疗方案。向接受药物治疗者讲明药物名称、用药剂量、用药方法、可能出现的不良反应及应对措施。选用雄激素治疗者，每月总剂量应控制在300 mg以内。应该使术后患者了解，术后1个月返院检查的内容、具体时间、地点及联系人等。患者的性生活、日常活动的恢复均需通过术后复查全面评估身心状况后确定。要使患者了解，任何时候出现不适或异常症状，均需及时就诊。

## 二、子宫颈癌

子宫颈癌是女性生殖器官最常见的恶性肿瘤之一。子宫颈的病因尚不清楚。国内外大量临床和流行病学资料表明，早婚、早育、多产、宫颈慢性炎症以及有性乱史者，宫颈癌的发病率明显增高。此外，宫颈癌的发病率还与经济状况、种族和地理因素等有关。近年来还发现，通过性交而传播的某些病毒，如人类乳头瘤病毒、人类巨细胞病毒等也可能与宫颈癌的发病有关。

（一）临床表现

1.症状

早期患者一般无自觉症状，多是在普查中发现异常的子宫颈刮片报告。接触性出血及白带增多常为宫颈癌的最早症状。随病程进展逐渐出现典型的临床表现。

（1）点滴样出血或因性交、阴道灌洗、妇科检查而引起接触性出血，出血量多或出血时间久可致贫血。

（2）恶臭的阴道排液使患者难以忍受。

（3）晚期患者出现消瘦、发热等全身衰竭状况。

2.体征

早期可见宫颈上皮瘤样病变和早期浸润癌，宫颈外观可正常，或类似一般宫颈糜烂，触之易出血。随着病程的发展，宫颈浸润常表现为4种类型。

（1）外生型：又称菜花型，是最常见的一种。

（2）内生型：癌组织向宫颈深部组织浸润，宫颈肥大，质硬，宫颈表面光滑或仅有表浅溃疡。

（3）溃疡型：无论外生型或内生型病变进一步发展时，癌组织坏死脱落，可形成凹陷性溃疡。严重者宫颈为空洞所代替，形如火山口。

(4)颈管型:癌灶发生在子宫颈外口内,隐蔽于宫颈管,侵入宫颈及子宫下段供血层,并转移到盆壁的淋巴结。

(二)护理

一般认为,子宫颈癌在发生浸润之前几乎都可以全部治愈,因此在全面评估基础上,力争早期发现、早期诊断、早期治疗是提高患者5年存活率的关键。护理措施。

(1)协助护理对象接受各诊治方案。

(2)鼓励摄入足够的营养。

(3)指导患者保持个人卫生。

(4)以最佳身心状态接受手术治疗。

(5)促进术后康复。

(6)提供预防保健知识。

## 三、子宫内膜癌

子宫内膜癌发生于子宫体的内膜层,以腺癌为主,又称子宫体癌。该病是女性生殖器官常见的三大恶性肿瘤之一,多见于老年妇女。随着妇女寿命的延长,在欧美某些国家,子宫内膜癌的发生率已跃居女性生殖器官恶性肿瘤的第一位,近年来在我国该病例的发生率也呈明显上升趋势。

(一)常见病因

子宫内膜癌的确切病因仍不清楚,可能与子宫内膜增生时间过长有关,尤其是缺乏孕激素对抗而长期接受雌激素刺激的情况下,可导致子宫内膜癌的发生。实验研究及临床观察结果提示,未婚、少育、未育或家族中有癌症史的妇女,绝经延迟、肥胖、患高血压、糖尿病及其他心血管疾病的妇女发生子宫内膜癌的机会增多。

(二)临床表现

其早期无明显症状。不规则阴道流血则为最常见的症状,量不多,常断续不止,其中绝经后阴道出血为最典型的症状。少数患者在病变早期有水样或血性白带增多,晚期合并感染时则出现恶臭脓性或脓血性排液。晚期患者因癌组织扩散侵犯周围组织或压迫神经出现下腹及腰骶部疼痛,并向下肢及足部放射。当宫颈管被癌组织堵塞致宫腔积脓时,可表现为下腹部胀痛及痉挛性子宫收缩痛。

(三)处理原则

目前多主张尽早手术切除病灶,尤其是早期病例。按具体情况在手术前或手术后进行放疗、以提高疗效。凡不耐受手术或晚期转移病例无法手术切除,或癌症复发者,则选用单纯放疗、激素治疗或三者配合治疗的方案;也可采用抗肿瘤化学药物治疗,如单药应用、联合化疗或与孕激素等合用的方案。

(四)护理

子宫内膜癌是一种生长缓慢、发生转移也较晚的恶性肿瘤。其中期病变局限于子宫内膜,由于肿瘤生长缓慢,有时1～2年内病变仍局限于子宫腔内,早期病例的疗效好。护士在全面评估的基础上,有责任加强对高危人群的指导管理,力争及早发现,增加患者的生存机会护理措施。

1.普及防癌知识

积极宣传定期进行防癌检查的重要性,中年妇女每年接受一次妇科检查,加强子宫内膜癌高危因素人群的管理。例如,严格掌握雌激素的用药指征,加强用药人群的监护和随访制度,重视更年期月经紊乱及绝经后出现不规则阴道流血者的诊治。

2.提供疾病相关知识

评估患者对疾病及有关诊治过程的认知程度,鼓励患者及其家属说出有关疾病及治疗的疑虑。采用有效形式,向护理对象介绍住院环境、诊断性检查、治疗过程、可能出现的不适等,有助于缓解护理对象的焦虑状态。注意为患者提供安静、舒适的睡眠环境,减少夜间不必要的治疗程序;指导患者应用放松等技巧促进睡眠;必要时按医嘱使用镇静剂,以保证患者夜间连续睡眠7～8小时。努力使护理对象确信子宫内膜癌的病程发展缓慢，是女性生殖器官恶性肿瘤中预后较好的一种，鼓励她主动配合治疗过程，增强治病信心。

3.帮助患者配合治疗

需要手术治疗者，严格按腹部及阴道手术护理进行术前准备，并为其提供高质量的术后护理。术后6～7日阴道残端羊肠线吸收或发生感染时可致残端出血，需密切观察并记录出血情况，此期间患者应减少活动。常用各种人工合成的孕激素制剂（醋酸甲孕酮、己酸孕酮、安宫黄体酮等）配合治疗，通常用药剂量大，至少10～12周才能评价疗效，因此患者需要具备配合治疗的耐心。药物的不良反应为水钠潴留、药物性肝炎等，但停药后即好转。三苯氧胺（TMX）或称他莫昔芬，是一种非甾体类抗雌激素药物，用以治疗内膜癌，用药后的不良反应为类似更年期综合征的表现，轻度的白细胞、血小板计数下降骨髓抑制表现，还可有头晕、恶心、呕吐、不规则少量阴道流血、闭经等。晚期病例及考虑化疗者，按化疗患者护理内容提供护理活动。接受盆腔内放疗者，事先灌肠并留置导尿管，以保证直肠、膀胱空虚状态，避免放射性损伤。在腔内置入放射源期间，需保证患者绝对卧床，但应学会在床上运动肢体的方法，以免出现长期卧床的并发症。取出放射源后，鼓励渐进性下床活动及进行生活自理项目，具体内容见放疗患者的护理。

4.做好出院指导

患者出院2个月后，需返院鉴定恢复性生活及体力活动的程度；术后半年再度随访，注意有无复发病灶，并根据患者康复情况调整随访间期。子宫根治术后、药物或放疗后，患者可能出现阴道分泌物减少、性交痛等症状，提供局部水溶性润滑剂可促进性活动的舒适度。

## 四、卵巢肿瘤

卵巢肿瘤是妇科常见的肿瘤，可发生于任何年龄。卵巢肿瘤可以有各种不同的性质和形态，单一型或混合型、一侧或双侧性、囊性或实质性、良性或恶性。近40年来，卵巢恶性肿瘤的发病率增加了2～3倍，并有逐渐上升趋势，是女性生殖器官三大恶性肿瘤之一。由于卵巢位于盆腔内，无法直接窥视，而且早期无明显症状，又缺乏完善的早期发现和诊断方法，晚期病例疗效又不佳，故其死亡率高居妇科恶性肿瘤之首。随着子宫颈癌和子宫内膜癌诊断和治疗的进展，卵巢癌已成为当前妇科肿瘤中对生命威胁最大的疾病。

（一）卵巢肿瘤类型

1.卵巢上皮性肿瘤

(1)浆液性囊腺瘤：约占卵巢良性肿瘤的25%。多为单侧，圆球形，大小不等，表面光滑，囊内充满淡黄清澈浆液。分为单纯性及乳头状两类，前者囊壁光滑，多为单房；后者有乳头状物向囊内突起，常为多房性，偶尔向囊壁上生长。

(2)浆液性囊腺癌：是最常见的卵巢恶性肿瘤，约占40%～50%。多为双侧，体积较大，半实质性，囊壁有乳头生长，囊液混浊，有时呈血性。肿瘤生长速度快，预后差，5年存活率仅20%～30%。

(3)黏液性囊腺瘤：约占卵巢良性肿瘤20%，是人体中生长最大的一种肿瘤。多为单侧多房性，肿瘤表面光滑，灰白色，囊液呈胶冻样。瘤壁破裂，黏液性上皮种植在腹膜上继续生长并分泌黏液，可形成腹膜黏液瘤，外观极像卵巢癌转移。

(4)黏液性囊腺癌：约占卵巢恶性肿瘤的10%，多为单侧。瘤体较大，囊壁可见乳头或实质区，囊液混浊或为血性。预后较浆液性囊腺癌好，5年存活率为40%～50%。

2.卵巢生殖细胞肿瘤

其好发于儿童及青少年。生殖细胞肿瘤中仅成熟畸胎瘤为良性，其他类型均属恶性。

(1)畸胎瘤：由多胚层组织构成，偶见含一个胚层成分。肿瘤组织多数成熟，少数不成熟。肿瘤的恶性程度取决于组织分化程度。①成熟畸胎瘤：又称皮样囊肿，是最常见的卵巢良性肿瘤。多为单侧、单房、中等大小，表面光滑，壁厚，腔内充满油脂和毛发，有时可见牙齿或骨质。任何一种组织成分均可恶变形成各种恶性肿瘤，成熟囊性畸胎瘤恶变率为2%～4%，多发生于绝经后妇女。②未成熟畸胎瘤：属于恶性肿瘤。常为单侧实性瘤，多发生于青少年，体积较大，其转移及复发率均高，5年存活率约20%。

(2)无性细胞瘤:属中等恶性的实性肿瘤,主要发生在青春期及生育期妇女。多为单侧,右侧多于左侧,中等大小,包膜光滑。此肿瘤对放疗特别敏感,5年存活率可达90%。

(3)内胚窦瘤:属高度恶性肿瘤,多见于儿童及青年。多数为单侧,体积较大,易发生破裂。瘤细胞产生甲胎蛋白(AFP),故测定患者血清中的AFP浓度,可作为诊断和治疗监护时的重要指标。内胚窦瘤生长迅速,易早期转移。既往平均生存时间仅12~18个月,现经手术及联合化疗,预后有所改善。

3.卵巢线索间质肿瘤

(1)颗粒细胞瘤:是最常见的功能性卵巢肿瘤,属于低度恶性肿瘤。肿瘤表面光滑,圆形或卵圆形,多为单侧性,大小不一。肿瘤能分泌雌激素素,故有女性化作用,青春期前的患者可出现假性早熟,生育年龄的患者可引起月经紊乱,老年妇女可发生绝经后阴道流血。一般预后良好,5年存活率达80%左右。

(2)卵泡膜细胞瘤:属良性肿瘤,多为单侧,大小不一,质硬,表面光滑。由于可分泌雌激素,故有女性化作用,常与颗粒细胞瘤合并存在。恶性卵泡膜细胞瘤较少见,可直接浸润邻近组织,并发生远处转移,但预后较一般卵巢癌为佳。

(3)纤维瘤:为常见的卵巢良性肿瘤,多见于中年妇女。肿瘤多为单侧性,中等大小,表面光滑或结节状,切面灰白色、实性、坚硬。偶见纤维瘤患者伴有腹水和胸水,称梅格斯综合征。术切除肿瘤后,胸腹水自行消失。

(4)支持细胞—间质细胞瘤:也称睾丸母细胞瘤,多发生于40岁以下妇女,罕见,多为良性。肿瘤具有男性化作用,10%~30%呈恶性,5年存活率为70%~90%。

4.卵巢转移性肿瘤

卵巢是恶性肿瘤常见的转移部位,约10%的卵巢肿瘤是由身体其他部位的肿瘤转移而来。转移癌常侵犯双侧卵巢,仅10%侵犯单侧卵巢。库肯勃瘤是种特殊类型的转移性腺癌,其原发部位是胃肠道。肿瘤为双侧性、中等大小,一般保持卵巢原状,恶性程度高,预后极差。

(二)临床表现

卵巢良性肿瘤发展缓慢,初期肿瘤较小,多无症状,腹部无法扪及,较少影响月经,当肿瘤增至中等大小时,常感腹胀,或扪及肿块。较大的肿瘤可以占满盆腔并出现压迫症状,如尿频、便秘、气急、心悸等。

卵巢恶性肿瘤患者早期多无自觉症状,出现症状时往往病情已属晚期,由于肿瘤生长迅速,短期内可有腹胀,腹部出现肿块及腹水。患者症状的轻重取决于肿瘤的大小、位置,侵犯邻近的器官程度、有无并发症及其组织学类型。若肿瘤向周围组织浸润,或压迫神经,则可引起腹痛、腰痛或下腹疼痛;或压迫盆腔静脉,可出现浮肿,晚期患者呈明显消瘦、贫血等恶病质现象。

卵巢肿瘤常见的并发症有蒂扭转、破裂、感染。

1.蒂扭转

蒂扭转为妇科常见的急腹症。蒂扭转好发于瘤蒂长、活动度大、中等大小、重心偏于一侧的肿瘤,如皮样囊肿,患者体位突然改变或向同一方向连续转动。或因妊娠期或产褥期子宫位置的改变均易促发蒂扭转,卵巢肿瘤的蒂由骨盆漏斗韧带、卵巢固有韧带和输卵管组成。急性扭转的典型症状为突然发生一侧下腹剧痛,常伴恶心,呕吐甚至休克。盆腔检查可触及张力较大的肿块,压痛以瘤蒂处最甚,并有肌紧张。一经确诊,应立即手术。

2.破裂

破裂有外伤性和自发性破裂两种。外伤性破裂可以由于挤压、性交、穿刺、盆腔检查等所致。自发性破裂则因肿瘤生长过速所致,多数为恶性肿瘤浸润性生长穿破囊壁引起,症状的轻重取决于囊肿的性质及流入腹腔的囊液量,轻者仅感轻度腹痛,重者有剧烈腹痛、恶心、呕吐,以及休克和腹膜炎等症状。凡疑有肿块破裂,应立即剖腹探查,切除肿瘤,并彻底清洗腹腔。

3.感染

感染较少见,多因肿瘤扭转或破裂后与肠管粘连引起,也可来源于邻近器官感染的扩散,临床表现为急性腹膜炎征象,可触及有压痛的肿块。患者宜适当控制感染后手术切除肿瘤。短期内不能控制感染者,宜即刻手术。

（三）处理原则

怀疑卵巢瘤样病变者，如囊肿直径小于 5 cm，可进行随访观察，原则上卵巢肿瘤一经确定，应及早手术治疗，术中需区分卵巢肿瘤的良、恶性，必要时做冷冻切片组织学检查，以确定手术范围。恶性肿瘤还需辅以化疗、放疗等综合治疗方案。卵巢肿瘤并发症属急腹症，一旦确诊应立即手术。

（四）护理措施

1. 提供支持，协助患者应对压力

为护理对象提供表达的机会和环境。经常巡视患者，花费时间（至少 10min）陪伴患者，详细了解患者的疑虑和需要。评估患者焦虑的程度以及应对压力的惯用技巧，耐心讲解病情并解答患者的提问。安排访问已康复的病友，分享感受，增强治病信心。鼓励患者尽可能参与护理活动，接受患者破坏性的应对压力方式，以维持其独立性和生活自控能力；鼓励家属参与照顾患者的活动，为他们提供单独相处的时间及场所，增进家庭成员间互动作用。

2. 协助患者完成各种检查和治疗

向护理对象介绍将经历的手术经过、可能施行的各种检查，以取得主动配合。协助医师完成各种诊断性检查。如为需放腹水者，备好腹腔穿刺用物，协助医师完成操作过程。在放腹水过程中严密观察患者的反应、生命体征变化及腹水性质，并记录。一次放腹水 3 000 mL 左右，不宜过多，以免腹压骤降发生虚脱，放腹水速度宜缓慢，抽毕后用腹带包扎腹部。如发现不良反应，及时报告医师。努力使患者理解手术是治疗卵巢瘤最主要的方法，解除其对手术的种种顾虑。认真按腹部手术护理内容做好术前准备和术后护理，包括与病理科联系快速切片组织学检查事项，以助术中识别肿瘤的性质，确定手术范围；术前准备还应包括必要时扩大手术范围的需要。巨大肿瘤患者，需准备沙袋，术后加压腹部，以防腹压骤然下降出现休克。同时为需化疗、放疗者，提供相应的帮助。

3. 做好随访工作

卵巢非赘生性肿瘤直径＜5 cm 者，应督促其定期（3～6 个月）接受复查，并详细记录相关资料。手术后患者，根据病理报告结果，做好随访，良性者术后 1 个月常规复查；恶性肿瘤患者术后常需辅以化疗，但尚无统一的化疗方案，多按组织类型定不同化疗方案，疗程的长短因个案情况而异，晚期病例需用药 10～12个疗程。护士需督促、协助患者克服实际困难，努力完成治疗计划，以提高疗效。

4. 加强预防保健指导

大力宣传卵巢癌的高危因素，鼓励摄取高蛋白、富含维生素 A 的饮食，避免高胆固醇饮食，高危妇女口服避孕药有利于预防卵巢癌的发生。30 岁以上妇女，每年进行一次妇科检查。高危人群不论年龄大小最好每半年接受一次检查，以排除卵巢肿瘤；如能配合应用辅助检查方法将提高阳性检出率。卵巢实性肿瘤或肿瘤直径＞5 cm 者，应及时手术切除。诊断不清或治疗无效的盆腔肿块者，宜及早行腹腔镜检查或剖腹探查。凡乳腺癌、子宫内膜癌、胃肠癌等患者，术后随访常规接受妇科检查。

（邱金娥）

## 第三节　卵巢囊肿蒂扭转的护理

卵巢肿瘤蒂扭转是妇科常见急症之一，患者因突然腹痛而来急诊。

### 一、病因及发病机制

卵巢肿瘤往往有一长蒂，肿瘤与周围组织无粘连，约拳头儿大小，当肿瘤重心偏于一侧，瘤体因体位变换或体内压力突然增加时，易发生扭转。妊娠期肿瘤受增大子宫的推挤可发生扭转，多发生在妊娠前半期及产后。因中期妊振时，卵巢肿瘤随子宫体升入腹腔，较先前在盆腔内的活动余地大，故易发生扭转。产后子宫缩小，腹壁松弛，卵巢肿瘤的活动余地大，更易扭转。有的患者在发病前不知自己盆腔内有肿物，无任何诱因突然发生下腹痛，有人是在晚间睡眠翻身时，突然疼痛，以为是阑尾炎，往往先到外科急诊。良性、恶性卵巢肿瘤均可扭转，以卵巢囊性畸胎瘤、黏液性或浆液性囊腺瘤等多见。

## 二、临床表现

(一)症状

(1)突然一侧下腹疼痛，痛的程度随扭转的程度而不同。轻度扭转腹痛较轻，可随体位的转换而自然缓解。重度扭转住往在一圈以上，甚至可达三圈，此种情况腹痛较重。

(2)重度扭转后，卵巢静脉血流受阻，但动脉继续供给血液，致使肿瘤充血呈紫褐色，甚至瘤壁血管破裂，血液流入囊腔，偶而流入腹腔内。患者感全腹痛，伴恶心、呕吐。

(二)体征

(1)下腹部有压痛，无反跳痛，肌紧张不明显。

(2)有时下腹可触到肿物，有时触不到。

(3)妇科检查在盆腔一侧有肿物，扭转程度轻时，可分清肿物与子宫的境界，扭转程度重时有明显压痛，往往不易查清肿物与子宫的境界。肿物不活动，多在子宫的侧后方。

(4)扭转早期，末梢血白细胞轻度增高，偶有低热。如扭转时间久，且有瘤内出血时，往往继发感染，高热达 39℃左右，采用多种抗炎治疗不易退热。

## 三、诊断与鉴别诊断

(一)诊断

(1)根据病史与体征可初步诊断。

(2)B 超捡查盆腔有肿物。

(二)病情危重指标

(1)一侧下腹部突然剧痛，伴恶心、呕吐。

(2)血红蛋白下降，显示内出血体征。

(3)高热不退。

(三)鉴别诊断

1.急性阑尾炎

当右侧卵巢肿瘤扭转时，往往易与急性阑尾炎混淆。急性阑尾炎开始为全腹痛，以后局限于右下腹阑尾炎点，下腹压痛、反跳痛明显。但妇科检查时盆腔触不到肿物。当阑尾发生脓肿时，往往盆腔的右上方触到境界不清的肿块，但此肿块位置较高，不在盆腔内，不易鉴别时，可抗炎治疗 2～3 d，如果盆腔肿块越来越明显，则为卵巢肿瘤扭转。B 超可助诊断。

2.输卵管妊娠破裂或流产

本病有闭经及早孕反应，腹部有压痛及反跳痛，盆腔可触到小包块，妊娠反应阳性。出血多时有腹部移动性浊音及休克。而卵巢肿瘤扭转则肿块较大，无移动性浊音，无休克，妊娠反应阳性。B 超检查可助诊断。

3.急性盆腔炎

本病下腹有明显压痛和反跳痛。盆腔检查明显压痛，但肿块不明显。发病初期即有高热，血白细胞明显上升。卵巢肿瘤扭转在 B 超下可见肿块。

4.输尿管结石

本病突然发生侧腹剧烈疼痛，向膀胱区放射，常伴有血尿。B 超下可见到结石，而盆腔内无肿物。

## 四、治疗

(1)确诊后立即手术切除肿物。

(2)切除时先夹住扭转的蒂,然后切断,不要先缓解扭转的蒂,以防血栓游动到全身血液循环中。

(3)术时剖检对侧卵巢有无小肿瘤,因有些肿瘤,如囊性畸胎瘤、浆液性乳头囊腺瘤等常双侧发生。

(4)切除的肿瘤在手术结束前,由台下医师切开检查有无恶性可疑,必要时进行病理快速冰冻切片检查。

## 五、急救护理

(一)手术前护理

(1)主动与患者进行沟通交流使其尽快熟悉环境,讲解卵巢肿瘤的有关知识,使其确信卵巢肿瘤大部分属良性肿瘤,解释手术的必要性和治疗效果以及术前应做的准备工作,打消患者的顾虑,取得合作。

(2)指导患者腹痛时采取感觉舒适的体位,如侧卧位、半卧位、躯体弯曲位或端坐卧位。密切观察腹痛的性质、部位,发现异常,及时报告医师。腹痛患者未明确诊断前,原则上不使用镇痛药,以免掩盖病情,延误治疗。

(3)提供安静、舒适、整洁的环境,避免各种不良刺激。指导患者欣赏轻音乐,并主动与室友交谈,以分散注意力。

(4)安慰体贴患者,与患者多交谈,及时了解患者的心理状况。对患者提出的疑问给予明确、有效的答复。

(5)不能进食或需要禁食者按医嘱输液、输血、补充血容量并保持液路通畅。

(6)协助医生完成各种化验标本的采集。

(7)一旦决定手术,应在短时间内完成常规术前准备工作,如备皮、皮试、合血、留置尿管、更换病员服等。

(二)手术后护理

(1)体位:患者返回病室后,硬膜外麻醉者术后清醒,血压稳定,可取垫枕平卧或侧卧位,次日取半卧位。

(2)生命体征的观察:手术后 24 h 内病情变化快,也极易出现紧急情况,护理人员要密切观察生命体征的变化,及时测量生命体征并准确记录。若 24 h 内血压持续下降,有脉搏快、患者躁动等情况出现,考虑为有内出血的可能,及时通知医生处理。每日测体温 4 次,直至正常后 3 d。

(3)尿管的观察:保持尿管通畅,勿折、勿压,注意观察尿量及尿色。

(4)饮食护理:未排气前禁食豆、奶制品及甜食,避免肠胀气。排气后进半流食,排便后进普食(增加蛋白质和维生素的摄入)。

(5)伤口敷料的观察:保持伤口敷料干燥、整洁,有渗血、渗液及时更换。

(6)疼痛:术后 24 h 内疼痛最为明显,48 h 后疼痛逐渐缓解,根据具体情况遵医嘱适当应用止痛药,间隔 4～6 h 可重复使用。

(7)保持患者床单位整洁、舒适。鼓励患者术后尽早活动(术后 24 h 尿管拔除后即可下床活动),促进肠蠕动。

(三)健康教育

(1)术后休息 1 个月,避免疲劳,禁止性生活 1 个月。2～3 个月内禁止重体力活动。

(2)伤口拆线后 1 周可淋浴,平日用温水擦洗,预防感冒,每晚或便后清洗会阴,预防上行感染。

(3)饮食:出院后宜进清淡、自己喜爱的易消化的高蛋白、高维生素和高矿物质饮食,多吃蔬菜、水果以保持大便通畅。

(4)术后 1 个月复查,常规行妇科检查,查看盆腔情况及腹壁切口,必要时行 B 超检查。

（邱金娥）

## 第四节　盆腔炎的护理

女性内生殖器及其周围的结缔组织、盆腔腹膜炎发生的炎症，称为盆腔炎。炎症可在一处或多处同时发生，根据病程和临床表现分为急性和慢性两种。

### 一、急性盆腔炎

（一）病因

分娩及一切宫腔内手术操作后感染，经期不注意卫生，生殖器官的邻近器官有炎症，慢性盆腔炎的急性发作及感染性传播疾病等均可引发急性盆腔炎。常见的致病菌多为需氧菌和厌氧菌的混合感染，常见的需氧菌有大肠杆菌、链球菌、葡萄球菌、淋病双球菌等，厌氧菌有脆弱类杆菌、消化链球菌、消化球菌等，沙眼衣原体、支原体等也是较为常见的病原体。

（二）临床表现

由于炎症累及的范围及轻重不同，可有不同的临床表现。患女性生殖系统炎症的诊治者常感下腹痛，伴发热，严重时寒战、高热、头痛、食欲不振；阴道分泌物增多呈脓性或伴臭味；月经期可有经量增多，经期延长。若有脓肿形成时，可出现局部压迫症状，如尿频、尿急、排尿困难及大便坠胀或里急后重感。有腹膜炎时可出现恶心、呕吐、腹胀等消化系统症状，患者呈急性病容，体温升高，心率加快，腹胀，下腹部肌紧张，有压痛及反跳痛。妇科检查见阴道及宫颈充血，有脓性分泌物或宫颈外口有脓液流出；直肠子宫陷凹有积脓时，后穹隆饱满、触痛、有波动感；子宫内膜炎或子宫肌炎时，子宫略大、软、有压痛；单纯输卵管炎时，输卵管增粗、压痛；有输卵管积脓或输卵管卵巢脓肿时，则可触及包块，压痛明显；宫旁结缔组织炎时，宫旁一侧或两侧可触及片状增厚，或两侧触及包块。

（三）诊断

根据病史、症状及体征可作出初步诊断。另外，需作血、尿常规化验。有条件者取宫颈管或后穹隆穿刺抽取液作涂片或培养及药物敏感试验，可明确病原体及协助选用抗生素。怀疑有包块，须作B超检查。急性盆腔炎应与急性阑尾炎、异位妊娠、卵巢肿瘤蒂扭转或破裂等相鉴别。

（四）治疗

1.支持疗法

加强营养，卧床休息，半卧位有利于脓液积聚在直肠子宫陷凹。补充液体，注意纠正水、电解质紊乱及酸碱平衡失调，必要时少量多次输液。高热时给予物理降温。尽量避免不必要的妇科检查。

2.抗生素治疗

根据药物敏感试验选用抗生素较为合理。在无条件作细菌培养和药敏感试验结果未明之前，根据病史临床特点，来选择抗生素。应用要求达到足量，且要注意毒性反应；要配伍合理，药物种类要少，毒性要小；给药途径有静脉滴注、肌肉注射和口服，以静脉滴注效果较好。

3.手术治疗

对已有脓肿形成，经药物治疗无效或脓肿破裂者应给予手术治疗。脓肿积聚于直肠子宫陷凹者可作后穹隆切开术，脓肿破裂、输卵管脓肿或输卵管卵巢脓肿者应行剖腹探查术或病灶切除术等。

4.中医中药治疗

其原则为清热解毒，活血化瘀。如妇科千金片、银翘解毒汤、安宫牛黄丸等。

### 二、慢性盆腔炎

慢性盆腔炎多因急性盆腔炎治疗不及时、不彻底，或因患者体质差，病情迁延所致。亦有无急性病史者。

（一）临床表现

其可有急性盆腔炎的经过。一般均有轻重不一的下腹及腰骶部疼痛或下腹坠胀感和牵拉感，每当月经前后、劳累或性交后加重；由于盆腔充血，可有月经失调及痛经；少数患者可伴有尿频、排尿困难或肛门坠胀感；因输卵管粘连、积水或扭曲，可致不孕；由于病程长，患者思想负担重，易感疲劳，并可出现神经衰弱及胃肠道症状。查体见子宫常呈后位后屈，活动受限或固定；若为输卵管炎，子宫一侧或双侧呈条索状增粗，压痛；输卵管积水和输卵管卵巢囊肿时，可在子宫的一侧或双侧触及囊性包块，活动受限；盆腔结缔组织炎时，子宫一侧或双侧有片状增厚、压痛，累及宫骶韧带则宫骶韧带增粗、变硬、有压痛。

（二）诊断和鉴别诊断

典型病例根据病史、症状及体征不难作出诊断。但对症状较多且无急性盆腔炎病史和缺乏阳性体征时，诊断要慎重，以免增加患者思想负担。慢性盆腔炎须与盆腔淤血症、子宫内膜异位症、陈旧性宫外孕、输卵管卵巢肿瘤、盆腔结核、腰骶部软组织劳损等相鉴别。诊断有困难时，可借助B型超声波、腹腔镜等辅助检查进行鉴别，必要时剖腹探查。

（三）治疗

1.一般治疗

消除患者思想顾虑，正确对待疾病，增强信心，注意营养，加强体格锻炼，劳逸结合，提高机体的抵抗力。

2.抗生素与其他药物治疗

疼痛明显或急性或亚急性发作患者，应选用抗生素治疗。在使用抗生素的同时，可配合使用肾上腺皮质激素，如地塞米松0.75 mg，口服，每日3次，停药时注意逐渐减量；还可同时加用糜蛋白酶5 mg或透明质酸酶1 500 u或胎盘组织液2 mL肌肉注射，隔日1次，5～10次为1个疗程，有利松解粘连和炎症的吸收。

3.物理疗法

物理疗法常用短波、超短波、离子透入，频谱仪、激光等温热刺激促进盆腔血液循环，利于炎症的吸收和消退。

4.中医中药治疗

中医中药治疗慢性盆腔炎以湿热型为多见，治则以清热利湿活血化瘀为主。妇科千金片为常选用的中成药物。

5.手术治疗

输卵管积水、输卵管卵巢囊肿及反复发作的感染病灶经上述治疗无效者，可行手术治疗。手术要彻底，避免遗留病灶再次复发。

## 三、护理措施

(1)卧床休息，取半坐卧位，以利脓液聚积于子宫直肠陷凹而使炎症局限。加强巡视，及时发现和满足患者需要。

(2)观察疼痛有无加重。如突然腹痛加重，下腹部拒按，应立即通知医师，以确定是否脓肿破裂。

(3)测体温、脉搏、呼吸，每四小时一次，体温超过38.5 ℃时，给予物理降温，如酒精擦浴、温水擦浴或冰袋外敷等；遵医嘱应用退热药，降温后半小时复测体温并记录于体温单上。

(4)鼓励患者多饮水，每天1 500～2 000 mL，给予清淡、易消化的高热量、高蛋白、富含维生素的饮食。

(5)保持室内空气新鲜，保持室温在18 ℃～22 ℃，湿度在50%～70%。患者出汗后及时更换衣服，避免受凉。

(6)协助医师做好血和子宫颈管分泌物的培养和药敏试验。密切观察病情变化，注意有无感染性休克的症状。

（邱金娥）

# 第五节 外阴炎的护理

外阴部皮肤或前庭部黏膜发炎，称为外阴炎。外阴炎较常见，可发生于任何年龄的女性。外阴炎主要有非特异性外阴炎(单纯性外阴炎)、霉菌性外阴炎、婴幼儿外阴炎等，其中以非特异性外阴炎为多见。

## 一、常见病因

(1)阴道分泌物过多或长期尿液、粪便的刺激。

(2)糖尿病患者尿糖刺激。

(3)外阴皮肤卫生不洁。

(4)会阴垫、化学纤维内裤、健美裤及紧身牛仔裤等对外阴的刺激均可引起外阴炎。

(5)营养不良可使皮肤抵抗力低下，易受细菌的侵袭，也可发生本病。

## 二、临床表现

外阴皮肤瘙痒、疼痛及烧灼感，活动、性交及排尿时加重。局部充血、肿胀，常有抓痕，有时形成溃疡或成片的湿疹，长期慢性炎症可使皮肤增厚或可发生皲裂。严重时腹股沟淋巴结肿大且有压痛，体温升高，白细胞增多。糖尿病性外阴炎常表现为皮肤变厚，色红或呈棕色，有抓痕，因为尿糖是良好培养基而常并发白色念珠菌感染。幼儿性外阴炎还可发生两侧小阴唇粘连，覆盖阴道口甚至尿道口。

## 三、护理

### (一)护理措施

(1)注意个人卫生，保持外阴部清洁干燥，不宜穿用化纤及过紧内裤。

(2)做好经期、孕期、分娩期及产褥期卫生。

(3)勿饮酒或吃辛辣食物，局部严禁搔抓，勿用刺激性药物或肥皂擦洗。

(4)应积极寻找病因，包括检查阴道分泌物及尿糖。

(5)针对病因进行治疗，如治疗阴道炎、子宫颈炎、糖尿病或施行阴道修补术等，以消除刺激来源。

(6)若有外阴粘连则需分离之。粘连时间短者，可用手分离；粘连时间长者，因粘连牢固需手术分离。

### (二)用药及注意事项

(1)局部用 1∶5 000 高锰酸钾溶液坐浴，每日 2 次；或用中药苦参、蛇床子、白鲜皮、土茯苓、黄柏各 15 g，川椒 6 g，水煎洗外阴部，每日 1～2 次；若有破溃可涂抗生素软膏，或局部涂擦 40%紫草油。

(2)对体温升高，腹股沟淋巴结肿大且有压痛者，可按医嘱加用抗生素。

### (三)健康指导

指导患者养成良好的卫生习惯，穿宽松舒适的衣服；若有白带增多或多饮、多食、多尿等糖尿病症状，应及时就诊治疗。

（张华伟）

# 第六节　阴道炎的护理

## 一、滴虫性阴道炎

（一）病因及传染途径

病原体是阴道毛滴虫，不仅感染阴道，还要感染尿道旁腺、尿道及膀胱，甚至肾盂，以及男方的包皮皱褶、尿道或前列腺。

传播方式有两种，一是间接传播，为主要传播方式，经由公共浴池、浴盆、游泳池、坐便器、衣物、医疗器械及敷料等途径传播；二是性交直接传播，男女双方有一方泌尿生殖道带有滴虫均可传染给对方。

（二）临床表现

其主要症状是稀薄的泡沫样白带增多及外阴瘙痒。间或有外阴灼热、疼痛或性交痛，如合并有尿道感染，可伴有尿频、尿急甚至血尿。检查发现阴道、宫颈黏膜充血，常有散在出血点或红色小丘疹；阴道内特别是后穹隆部可见到灰黄色、泡沫状、稀薄、腥臭味分泌物。有些妇女阴道内虽有滴虫存在，但无任何症状，检查时阴道黏膜亦可无异常，称带虫者。阴道毛滴虫能吞噬精子，阻碍乳酸生成，影响精子在阴道内存活，故可引起不孕。

（三）诊断

根据病史、临床表现及取阴道分泌物进行悬滴法查滴虫，即可确诊，必要时可进行滴虫培养。取阴道分泌物前24～48h避免性交、阴道灌洗或局部用药。取分泌物前不做双合诊，窥器不涂润滑剂。

阴道分泌物悬滴法比较简便，阳性率可达80%～90%。于玻片上滴1滴生理盐水，自阴道后穹隆取少许分泌物混于玻片盐水中，立即在低倍显微镜下寻找滴虫。若有滴虫可见其波状运动移位，其周围的白细胞被推移。如遇天冷或放置时间过长，滴虫失去活动难以辨认，故要注意保持一定温度和立即检查。

（四）治疗

1.全身用药

甲硝唑（灭滴灵）200 mg，口服，每日3次，7日为1疗程；或单次2g口服，可收到同样效果。口服吸收好，疗效高，毒性小，应用方便。性伴侣应同时治疗。服药后个别患者可出现食欲不振、恶心、呕吐等胃肠道反应，偶见出现头痛、皮疹、白细胞减少等反应，可对症处理或停药。甲硝唑能通过胎盘进入胎儿及经乳汁排泄，目前不能排除其对胎儿的致畸作用，因此妊娠早期和哺乳期妇女不宜口服，以局部治疗为主。

2.局部治疗

(1)清除阴道分泌物，改变阴道内环境，提高阴道防御功能。1%乳酸液或0.1%～0.5%醋酸或1∶5 000高锰酸钾溶液，亦可于500 mL水中加食醋1～2汤匙灌洗阴道或坐浴，每日1次。

(2)阴道上药，在灌洗阴道或坐浴后，取甲硝唑200 mg放入阴道，每日1次，10日为1疗程。

3.治疗中注意事项

治疗期间禁性生活；内裤及洗涤用毛巾应煮沸5～10min并在阳光下晒干，以消灭病原体；服药期间应忌酒；未婚女性以口服甲硝唑治疗为主，如确需阴道上药应由医护人员放入；滴虫转阴后应于下次月经净后继续治疗一疗程，以巩固疗效。

4.治愈标准

治疗后检查滴虫阴性时，每次月经净后复查白带，连续3次检查滴虫均为阴性，方为治愈。

## 二、念珠菌性阴道炎

此类阴道炎由白色念珠菌感染引起。念珠菌是条件致病菌，约10%的非孕期和30%的孕期妇女阴道中有此菌寄生，而不表现症状，当机体抵抗力降低、阴道内糖原增多、酸度增高适宜其繁殖而引起炎症。故多见于孕妇、糖尿病和用大剂量雌激素治疗的患者,长期接受抗生素治疗的患者因阴道内微生物失去相互制约而导致念珠菌生长,其他如维生素缺乏、慢性消耗性疾病、穿紧身化纤内裤、肥胖可使会阴局部的温度及湿度增加等均易发病。

(一)传染方式

传播途径与滴虫性阴道炎相同。另外,人体口腔、肠道、阴道均可有念珠菌存在,三个部位的念珠菌可自身传染。

(二)临床表现

其突出的症状是外阴奇痒,严重时,患者坐卧不宁,影响工作和睡眠。若有浅表溃疡可伴有外阴灼痛、尿痛尿频或性交痛。白带增多,白带特点为白色豆渣样或凝乳块样。检查见外阴有抓痕,阴道黏膜充血、水肿,有白色片状黏膜物时,擦去白膜可见白膜下红肿黏膜,有时可见黏膜糜烂或形成浅表溃疡。

(三)诊断

根据典型的临床表现不难诊断。若在分泌物中找到白色念珠菌孢子和假菌丝,即可确诊。方法是加温10%氢氧化钾或生理盐水1小滴于玻片上,取少许阴道分泌物混合其中,立即在光镜下寻找孢子和假菌丝;必要时进行培养;或查尿糖、血糖及做糖耐量试验等,以便查找病因。

(四)治疗

1.消除诱因

如积极治疗糖尿病,停用广谱抗生素、雌激素、皮质类固醇。

2.用2%～4%的碳酸氢钠溶液

以其冲洗外阴、阴道或坐浴,改变阴道酸碱度,以不利于念珠菌生存。

3.阴道上药

其常用药物为制霉菌素栓或片,1粒或1片放人阴道深处,每晚1次,连用7～14d。其他还有克霉唑、硝酸咪康唑(达克宁)等栓剂或片剂。

4.顽固病例的处理

久治不愈的患者应注意是否患有糖尿病或滴虫性阴道炎并存。必要时除局部治疗外,口服制霉菌素片以预防肠道念珠菌的交叉感染;亦可用伊曲康唑每次200 mg,每日1次,口服,连用3～5次;或氟康唑顿服,或服用酮康唑,每日400 mg,顿服(与用餐同时),5日为1疗程,孕妇禁用,急慢性肝炎患者禁用。

注意:孕妇患念珠菌性阴道炎应积极局部治疗,预产期前2周停止阴道上药。

## 三、老年性阴道炎

(一)病因

老年性阴道炎常见于自然或手术绝经后妇女,由于卵巢功能衰退,体内缺乏雌激素,阴道黏膜失去雌激素支持而萎缩,细胞内糖原含量减少,阴道pH上升,局部抵抗力下降,细菌易于入侵而引起炎症。长期哺乳妇女亦可发生。

(二)临床表现

阴道分泌物增多,黄水样,严重者为血性或脓血性;伴外阴瘙痒、灼热或尿痛或坠胀感。检查见阴道黏膜萎缩菲薄,充血,有散在小出血点或小血斑,有时有浅表溃疡;严重者与对侧粘连,甚至造成阴道狭窄、闭锁。

(三)诊断

根据年龄、病史和临床表现一般可作出诊断,但需排除其他疾病,如滴虫阴道炎、念珠菌阴道炎、宫颈癌、子宫内膜癌、阴道癌等。必要时作宫颈刮片细胞学检查和宫颈及宫内膜活检。

(四)治疗

治疗原则为增加阴道黏膜的抵抗力,抑制细菌的生长。

(1)选用1%乳酸或0.5%醋酸溶液冲洗外阴、阴道或坐浴,每日1次。

(2)甲硝唑或氧氟沙星 100 mg 放入阴道深部，每日 1 次，共 7～10d。

(3)严重者，经冲洗或坐浴后给己烯雌酚(片剂或栓剂)0.125～0.25 mg 放入阴道，每晚 1 次，7d 为 1 疗程；或用 0.5%己烯雌酚软膏涂布。

(4)全身用药可口服尼尔雌醇，首次 4 mg，以后每 2～4 周服 2 mg，持续 2～3 个月。

## 四、护理

(一)护理诊断

1.知识缺乏

缺乏预防、治疗阴道炎的知识。

2.舒适的改变

其与外阴、阴道瘙痒、分泌物增多有关。

3.黏膜完整性受损

这与阴道炎症有关。

4.有感染的危险

感染与局部分泌物增多、黏膜破溃有关。

(二)护理措施

(1)注意观察分泌物的量、性状。协助医生取分泌物检查，明确致病菌，对症治疗。

(2)嘱患者保持外阴部清洁干燥，勤换内裤(穿棉织品内衣)，对外阴瘙痒者，嘱其勿使用刺激性药物或肥皂擦洗，不用开水烫，应按医嘱应用外用药物。

(3)进行知识宣教。耐心向患者解释致病原因及炎症的传染途径，增强自我保健意识，严格执行消毒隔离制度。①嘱患者在治疗期间应将所用盆具、浴巾、内裤等煮沸 5～10 min 或药物浸泡消毒，外阴用物应隔离，以避免交叉或重复感染。②指导患者正确用药，教会患者掌握药物配制浓度、阴道灌洗和坐浴方法。介绍阴道塞药具体方法及注意点：嘱患者治疗期间避免性交，经期停止坐浴、阴道灌洗及阴道上药，要坚持治疗达到规定的疗程。③指导患者注意性卫生，纠正不正当性行为。为患者严格保密，以解除其忧虑，积极接受检查和诊治。

(4)防治感染：①向患者讲解导致感染的诱因及预防措施，如发现有尿频、尿急、尿痛等征象应及时通知医生。②注意监测体温及感染倾向，遵医嘱应用抗生素。

(三)健康教育

(1)注意个人卫生，保持外阴清洁、干燥，尤其在经期、孕产期，每天清洗外阴，更换内裤。

(2)尽量避免搔抓外阴部致皮肤破溃。

(3)鼓励患者坚持用药，不随意中断疗程，讲明彻底治疗的必要性。

(4)告知患者取分泌物前 24～48 h 避免性交、阴道灌洗、局部用药。

(5)治疗后复查分泌物，滴虫性阴道炎在每次月经后复查白带，若连续 3 次检查均为阴性方为治愈。外阴阴道假丝酵母菌病容易在月经前复发，故治疗后应在月经前复查白带。

(6)已婚者应检查其配偶，如有感染需同时治疗。

(张华伟)

# 第七节 宫颈炎的护理

子宫颈炎症是妇科最常见的疾病，有急性和慢性两种。急性子宫颈炎症与急性子宫内膜炎症或急性阴道炎同时发生。临床以慢性子宫颈炎多见，本节仅叙述慢性子宫颈炎。

## 一、病因

其多见于分娩、流产或手术损伤宫颈后，病原体侵入引起感染，临床多无急性过程的表现。病原体主要为葡萄球菌、链球菌、大肠杆菌及厌氧菌。目前，沙眼衣原体及淋病奈氏菌感染引起的慢性宫颈炎亦日益增多，已引起医务人员的注意。此外，单纯疱疹病毒也可能与慢性宫颈炎有关。病原体侵入宫颈黏膜，并在此处隐藏，由于宫颈黏膜皱襞多，感染不易彻底清除。

## 二、病理

根据病理组织形态结合临床，宫颈炎可有以下几种类型。

(1)宫颈糜烂：是慢性宫颈炎最常见的一种病理改变。

(2)宫颈肥大：由于慢性炎症的长期刺激，宫颈组织充血、水肿、腺体和间质增生，还可能在腺体深部有黏液潴留形成囊肿，使宫颈呈不同程度的肥大。

(3)宫颈息肉。

(4)宫颈腺囊肿。

(5)宫颈黏膜炎，又称宫颈管炎。

## 三、分度和分型

根据糜烂面积大小可分为3度。

(1)轻度：糜烂面积小于整个宫颈面积的1/3。

(2)中度：糜烂面积占整个宫颈面积的1/3～2/3。

(3)重度：糜烂面积占整个宫颈面积的2/3以上。

根据宫颈糜烂的深浅程度可分为单纯型、颗粒型和乳突型3型。

## 四、临床表现

### (一)症状

其主要症状是白带增多，白带的性状依据病原体的种类、炎症的程度不同而不同，可呈乳白色黏液状，或呈淡黄色脓性，或血性白带。当炎症沿宫骶带扩散到盆腔时，可有腰骶部疼痛、盆腔部下坠痛等。宫颈黏稠脓性分泌物不利于精子穿过，可造成不孕。

### (二)体征

妇科检查时可见宫颈有不同程度糜烂、肥大，有时较硬，有时可见息肉、裂伤、外翻及宫颈腺囊肿。

## 五、处理原则

进行治疗前先行宫颈刮片检查、碘试验或宫颈组织切片检查，排除早期宫颈癌。慢性宫颈炎以局部治疗为主，可采用物理治疗、药物治疗及手术治疗，以物理治疗最常用。

### (一)物理治疗

过去常用的方法是龟烫法，近年新的治疗仪器不断问世，陆续用于临床的有激光治疗、冷冻治疗、红外线凝结疗法及微波疗法等。其原理都是将宫颈糜烂面破坏，结痂脱落后，新的鳞状上皮覆盖创面。恢复期3～4周；病变较深者，需6～8周宫颈恢复光滑外观。

### (二)药物治疗

局部药物治疗适用于糜烂面积小和炎症浸润较浅的病例。过去局部涂硝酸银或铬酸腐蚀，现已少用。目前临床多用康妇特栓剂，简便易行，疗效满意。每天放入阴道一枚，连续7～10 d。中药有许多验方、配方，临床应用有一定疗效。对宫颈管内有脓性分泌物的患者，局部用药效果差，需全身治疗。治疗前取宫颈管分泌物做培养及药物试验，同时查找淋病奈氏菌及沙眼衣原体，根据检测结果采用相应的抗感染药物。

（三）手术治疗

有宫颈息肉者行息肉摘除术。对宫颈肥大、糜烂面较深广且累及宫颈管者，可考虑行宫颈椎切术。由于此术出血多，并且大多数慢性宫颈炎通过物理治疗和药物治疗可治愈，故此方法现已很少采用。

## 六、护理

（一）物理治疗术护理

受物理治疗的患者，应选择月经干净后3～7d内进行。有急性生殖器炎症者，暂时列为禁忌。术后应每天清洗外阴2次，保持外阴清洁，禁止性交和盆浴2个月。患者在宫颈创面痂皮脱落前，阴道有大量黄水流出，在术后1～2周脱痂时可有少量血水和少许流血，如出血量多者需急诊处理。局部用止血粉或压迫止血，必要时加用抗生素。一般于两次月经干净后3～7d复查，未痊愈者可择期再做第二次治疗。

（二）健康教育

指导妇女定期做妇科检查，发现宫颈炎症予以积极治疗。治疗前常规行宫颈刮片细胞学检查，以排除癌变可能。

（三）采取预防措施

避免分娩时或器械损伤宫颈，产后发现宫颈裂伤应及时缝合。

（张华伟）

# 第八节　孕产期子宫破裂的护理

## 一、概述

子宫体部或子宫的下段在妊娠晚期或分娩期发生裂伤称子宫破裂，是产科严重并发症之一，可直接威胁母儿生命。Prual A等研究发现分娩并发症的发病率由高到低依次为出血（3.05%）、梗阻性难产（2.05%）、妊娠高血压（0.64%）、子宫破裂（0.12%）。死亡率由高到低为脓毒血症（33.3%）、子宫破裂（30.4%）、子痫（18.4%）。子宫破裂发生率因地区不同可有很大的差异。Sakka AM等报道子宫破裂的发生率为0.017%，其中43.5%发生于瘢痕子宫，90.9%发生于子宫下段。1999年调查发现子宫破裂在孕产妇中的发病率为0.012%，其中47%为瘢痕子宫破裂。出血、感染、休克是主要的死亡原因。随着现代产科质量的不断提高，子宫破裂的发生率也逐渐下降，在城市医院中已很少见到，但在农村和边远地区仍时有发生。随着城乡各级妇幼卫生保健网的逐步健全，其发生率可望进一步下降。

子宫破裂根据破裂程度可分为完全破裂和不完全破裂，Kirkendall C等报道不完全子宫破裂发生率约为34%，完全破裂约为66%；根据发生部位可分为子宫下段破裂和子宫体部破裂，Soltan MH等研究发现子宫破裂发生的部位以子宫下段多见，约为99%，少数发生于子宫体部，约占0.9%；根据发生时间可分为妊娠期子宫破裂和分娩期子宫破裂。

## 二、病因

子宫破裂多发生于难产、子宫曾经手术或损伤、高龄多产的产妇以及不正确应用宫缩剂。Ziadeh SM等研究发现导致子宫破裂最主要的原因是先露异常和头盆不称引起的梗阻性难产，其次是瘢痕子宫、子宫收缩乏力和宫缩剂的应用。Sakka AM等调查发现子宫破裂的发生52.9%与使用催产素有关，23.5%与前列腺素 $E_2$ 的应用有关。Aboulfalah A等研究发现瘢痕子宫再次妊娠，当胎儿体重大于4 000 g时，其经阴道分娩的成功率显著降低，同时孕母和胎儿的危险性亦相应增加。子宫畸形也是一种较为常见的容易引起子宫破裂的疾病，Kore S等报道了一例双角子宫左侧妊娠于第19周破裂。Pepin M等报道指出某些特殊的遗传性疾病如埃勒斯－当洛斯综合征4型，容易发生子宫破裂。其主要特征为关节过度伸张、皮肤弹性增加与脆弱、毛细管脆弱以及外伤后皮下黏蛋白状或脂肪小结。4型即血管型，是由于3型前胶原蛋白基因突变导致。患者除了容易发生子宫破裂以外，还易出现大动脉、肠管的破裂。

（一）自然破裂

可分为瘢痕子宫破裂和无瘢痕子宫破裂。

1.瘢痕子宫破裂

多发生于子宫有过切口的病例如剖宫产、子宫肌瘤剔除术、以往妊娠子宫破裂以及子宫穿孔后的子宫修补术等。在妊娠晚期，子宫增大受牵拉，张力升高，尤其在分娩期，若原瘢痕愈合不良，承受不了子宫内的压力，瘢痕裂开而发生破裂。子宫体部的切口瘢痕比子宫下段切口瘢痕更容易发生破裂，这是因为子宫体部肌层较厚，产后子宫复旧时，其切口的对合和愈合均较下段差的缘故。近年来开始推广的妇科腹腔镜手术因具有损伤小、不良反应少、疗效确定、术后恢复快等优点而迅速应用于临床。但Foucher F等发现腹腔镜行子宫肌瘤切除术可能会增加子宫破裂的可能性。是否因腹腔镜下损伤的宫壁不好充分地修补、加强与固定，目前还没有明确的解释，因此未生育的年轻女性是否能接受腹腔镜子宫肌瘤切除术的问题还值得进一步探讨。Cisse CT等在瘢痕子宫分娩方式的选择上进行调查发现，45.5%的产妇实施了预防性的剖宫产，其主要指征为多次剖宫产、臀先露以及巨大子宫肌瘤。其余的产妇进行了试产，其中85%的产妇都获得了成功，瘢痕子宫的阴道分娩率为46.3%，说明几乎一半的瘢痕子宫在一定的条件下经阴道分娩并不会发生子宫破裂。他认为瘢痕子宫的产妇在可能的情况下均应进行试产，即使在没有电子胎心监护的情况下也不应放弃。Shimonovitz S等研究发现当瘢痕子宫阴道分娩成功以后，接下来的阴道分娩中发生子宫破裂的几率迅速下降，因而认为瘢痕子宫阴道分娩成功以后的再次分娩将是非常安全的。Obara H等在研究中发现尽管瘢痕子宫阴道分娩可显著地减少再次剖宫产的发生率，但胎儿窒息和子宫破裂的发生率要比接受剖宫产手术者高。因此，医生在瘢痕子宫分娩方式的选择上仍应选择剖宫产为妥。

2.无瘢痕子宫破裂

梗阻性难产是最常见和最主要的原因，如骨盆狭窄、胎位异常、胎体异常等，若同时伴有子宫肌壁改变者，则更容易发生子宫破裂，如过去有过多次分娩或刮宫史、子宫穿孔史、人工剥离胎盘史以及畸形子宫肌层发育不良等。在头盆不称、忽略性横位和胎儿脑积水等情况下均可使胎儿先露受阻，造成梗阻性难产，此时由于胎儿先露下降受阻，子宫体部肌层强烈收缩、变短，而子宫下段肌层被动牵拉、变薄、伸长，最终过度延伸而导致破裂。破裂多位于子宫前壁和右侧，亦可延伸至子宫体部和子宫颈，严重者甚至可以达到阴道、撕裂膀胱。Bjercke S等发现滋养细胞和子宫内膜之间不正常的相互作用可导致不同的妊娠并发症，而子宫破裂的发生与滋养细胞过度侵蚀子宫内膜引起胎盘植入有关。Dibbs KI等报道了一例系统性红斑狼疮的妇女在孕8周时发生自发性子宫破裂，组织学检查发现破裂部位有丰富的中间型滋养细胞的浸润。胎盘因素可能导致子宫破裂。Jauregui I等研究发现瘢痕子宫再次发生的破裂并不一定都发生于原位，即再次发生的破裂不一定都与前次瘢痕有关。另外，胎盘多位于子宫的破裂处（60%）或部分或全部剥离（84%），这些发现提示胎盘因素可能在子宫破裂中起一定的作用。

Phelan JP等在对分娩过程中发生子宫破裂和顺产的患者子宫收缩模式的比较中发现，发生子宫破裂者每小时宫缩次数明显少于对照组，而子宫痉挛（宫缩持续时间大于90秒）和子宫高敏感性（10分钟内宫缩超过5次）则与对照组无明显差异，认为子宫收缩模式和催产素的应用与产时子宫破裂的发生无明显的相关性。

（二）损伤性子宫破裂

主要是由于不适当应用宫缩剂和分娩时的手术创伤引起。

1.宫缩剂应用不当

包括宫缩剂使用范围不当、剂量和滴速不当以及宫缩剂的种类应用不当。一般只有在胎位正常、头盆相称的情况下才可使用催产素引产或催产，在无适应证且无监护措施的情况下使用催产素就容易导致子宫破裂。静脉滴注催产素时。常须将其稀释以后再进行，因为不同个体对催产素的敏感性不同，在具体的应用过程中应根据子宫的收缩情况加以调整。另外，麦角制剂的使用应谨慎，因使用不当可引起子宫的异常收缩而导致子宫破裂。Ravasia DJ 等研究发现引产的孕妇发生子宫破裂的几率约为 1.4％，显著高于自然分娩者。另外，不同的引产方式引起子宫破裂的几率亦有区别，应用前列腺素 $E_2$ 者子宫破裂发生率为 2.9％，宫颈管内留置 Foley 管者子宫破裂发生率为 0.76％，其他为 0.76％。

2.分娩时手术或其他因素创伤

包括各种不适当的阴道助产手术，如实施产钳牵引术手法粗暴，或宫口未开全时即行产钳助产，容易造成宫颈裂伤，延伸至子宫下段造成子宫破裂；臀牵引手术不当，胎儿手臂与头娩出困难，再加上强行牵拉亦容易造成子宫破裂；在胎位异常如横位时行内倒转术、穿颅术时操作不当；胎盘植入行人工剥离胎盘时用力过猛，均可引起子宫破裂；进入第二产程后，不当的加压子宫底部，在加压的过程中导致子宫破裂；极少数情况下因植入性胎盘穿透子宫浆膜层，在外界轻微的打击下也易造成子宫破裂。Hayashi M 等发现了一种称之为内层子宫肌撕裂的病理状态，是由于产时宫腔内压力的异常增加导致加在子宫颈处的巨大压力使深层子宫肌撕裂，容易引起产后出血。

3.开放性胎儿手术

某些胎儿畸形如脑脊膜膨出、先心病、食管或十二指肠狭窄闭锁，现代医疗技术允许在妊娠期行开放性胎儿手术，但这样又可增加妊娠晚期或分娩期发生子宫破裂的可能性。Ranzini AC 等报道了一例开放性胎儿手术后 B 超诊断出子宫破裂的病例，提示尽管在羊水量很少的情况下，B 超仍可看出经破裂部位向子宫壁膨出的胎儿部分和脐带。

4.妊娠期的外伤

Rowe TF 等报道了一例初产妇因车祸导致子宫破裂和完全性胎盘剥离，立刻行手术治疗和控制出血，最终保留了生育能力。外伤性子宫破裂能否保留生育能力，与破裂后能否给予及时的治疗和采取的治疗方法有关。

## 三、诊断依据

子宫破裂一般分为先兆子宫破裂和子宫破裂两个阶段，可发生在妊娠晚期分娩发动前，如胎盘植入深达浆膜层、侵袭性葡萄胎、绒癌和宫角妊娠等，但大多数都发生在临产过程中。先兆子宫破裂阶段可以不明显或持续时间很短而立刻进入子宫破裂阶段。由于引起子宫破裂的原因不尽相同，破裂的部位、破裂出现的时间、破裂的范围、出血量、患者自身条件、胎儿和胎盘情况亦有差异，故临床表现也有区别。Phelan JP 等对子宫破裂时的子宫收缩模式进行病例对照研究发现：子宫破裂患者每小时子宫收缩次数明显少于曾经剖宫产再次阴道分娩者(VBAC)和自然分娩者，平均为 5 次。

(一)先兆子宫破裂

1.病史

先兆子宫破裂可发生存妊娠期尚未临产时，但大多数发生在临产过程中，分娩有困难时表现为产程延长，胎头和先露部不能入盆或受阻于坐骨棘平面或以上、先兆子宫破裂的发生一般都有先驱症状，因而详细询问孕期情况对于诊断十分重要。如患者年幼时有无佝偻病，婚后有无人工流产史或既往分娩中有无手术损伤史，有无子宫肌瘤摘除术病史，孕期有无双胎、巨大胎儿、羊水过多等。

2.临床表现

由于真正的子宫破裂发生的时间很短，故应特别注意破裂前的征兆。

(1)产程时间延长，宫缩良好，但进展缓慢或停滞，进而子宫收缩呈强直性或痉挛性，产妇烦躁不安，下腹胀痛难忍，可出现排尿困难、血尿和少量阴道出血。虽然肉眼血尿可做参考，但并不能作为子宫破裂可靠的先兆。

(2)随着产程延长，产妇可出现呼吸、心跳加快、血压上升、腹部拒按。腹部检查可见子宫下段和宫体之间出现病理性缩复环，并逐渐上升达脐平或脐上，压痛明显。肛查或阴道检查可见宫口已开到一定程度，但先露仍较高，若先露为头，可感觉胎头明显颅骨重叠，有头盆不称的表现；或发现有盆腔肿物阻止胎儿下降。

(3)由于子宫收缩过频，胎儿供血受阻，胎心加快或减慢甚至听不清，胎动频繁，胎心率显示重度变异减速或晚期减速等不同程度的胎儿宫内窘迫的图形。

3.体格检查

腹部出现葫芦状病理性狭窄环，子宫下段拉长，压痛明显。行阴道检查或肛查可见宫口已扩张到一定程度，但先露较高。如先露为头，可感觉胎头明显塑形，有头盆不称的表现，有时可发现盆腔肿物阻止胎儿下降。此时因膀胱受压，自解小便或导尿常为血性，胎儿多有宫内窘迫的表现。

4.B超检查

可协助诊断子宫有无破裂及盆腔内有无肿物，胎头先露部情况等。Asakuro H 等将子宫下段厚度的测量作为评估子宫破裂发生与否的一项重要指标，在研究中通过阴道探头超声测量发现，发生子宫破裂的产妇在破裂之前子宫下段肌层厚度明显小于未发生子宫破裂者。

(二)子宫破裂

1.病史

同先兆子宫破裂

2.临床表现

发生先兆子宫破裂时若未抓住治疗时机或因误诊而耽误处理时间，或是因症状不突出而漏诊者，宫缩持续下去，很快发生子宫破裂。破裂时，产妇常感到剧烈腹痛后宫缩突然停止，疼痛暂缓解，但很快进入失血性休克状态。瘢痕子宫破裂时，症状可以不明显，有时仅表现为瘢痕处疼痛，但疼痛在宫缩间歇期也不消失。多数患者尚有阴道出血。

(1)无瘢痕子宫破裂：常见于产程长、梗阻性难产的患者，通常发生于妊娠 36 周以后。在先兆子宫破裂阶段若未及时诊断、终止妊娠，继续宫缩会很快发生子宫破裂，多为完全性子宫破裂。完全性子宫破裂系指子宫壁全层裂开，宫腔与腹腔相通，胎儿可部分或全部从破裂处脱出进入腹腔。产妇常感到一阵撕裂样疼痛后，宫缩突然停止，疼痛暂时缓解，但因羊水、血液、胎儿随后进入腹腔，很快又感到全腹疼痛，进入失血性休克状态，表现为呼吸急促、脉搏细弱、面色苍白、血压下降、尿少等。在某些情况下易伴有产后出血，如：胎盘早剥、胎死宫内、感染性流产、羊水栓塞等，应该密切注意弥散性血管内凝血(DIC)的发生，因为在这些情况下更容易导致 DIC。腹部检查有全腹压痛及反跳痛、腹肌紧张、移动性浊音、肠鸣音减弱，有时可清楚地触到胎体和缩小的子宫。当不完全子宫破裂时，全身症状可不明显，而主要表现为子宫破口处的压痛。此时胎动常停止，胎心亦消失。阴道检查可发现原先已下降的先露部又上升，宫口回缩和阴道出血等重要的特征，有时可触及宫壁裂口。

(2)瘢痕子宫破裂：多见于子宫下段剖宫产切口的瘢痕裂开，多为不完全性子宫破裂。不完全性子宫破裂系指子宫肌层全部或部分裂开，但浆膜层保持完整，宫腔与腹腔不相通，胎儿及其附属物尚在宫腔内。因裂口上有腹膜覆盖，出血亦可较少，故多数患者缺乏明显的症状与体征，称为“安静状态”破裂。低位宫颈瘢痕破裂亦常表现为不完全子宫破裂，由于无明显的症状与体征，而继续阴道分娩，当破裂口逐渐延伸至于宫动脉及其分支时，可引起急性盆腔大出血。少数瘢痕完全裂开时的临床表现与无瘢痕子宫破裂类似。在子宫破裂的早期行胎心监测常可发现有早期减速、变异减速及较长时间的晚期减速等异常胎心率改变。

3.体格检查

全腹出现腹膜刺激症状，压痛及反跳痛明显，腹壁板样硬，有时亦可触到胎体和位于胎体一侧缩小的子宫，此时胎心已听不到，胎儿死亡。不完全子宫破裂时，全身症状可不明显。主要表现为子宫不全破口处的压痛，胎位不易触清，胎心常减弱或已消失，阴道检查可发现原先已下降的先露部又回升和宫口已缩小。因机械损伤导致的子宫破裂如内倒转术、穿颅术等，主要表现为阴道出血和腹痛，阴道检查可触到子宫裂口，发现宫颈裂伤并延及子宫下段。

4.B超检查

可疑病例行此检查有助于诊断。Catanzarite VA 等报道了一例双胎妊娠孕晚期再次子宫破裂，B超发现羊水囊从原子宫切口向外突出而确诊，胎儿无窘迫征象。AlPhen VM 等报道指出瘢痕子宫在再次妊娠过程中出现的子宫破裂，B超可能是诊断的唯一依据，因为某些患者子宫破裂之前无任何临床征象，B超观察子宫下段厚度亦不提示可能发生子宫破裂，而仅仅是在B超监测时发现羊膜囊向子宫底部局部膨出而确诊。Gotoh H 等研究发现无剖宫产史孕妇其子宫下段的厚度在孕19周时平均为6.7 mm，至孕39周时则减少到3.0 mm，在整个妊娠阶段都不会少于2.0 mm。而有剖宫产史的孕妇再次妊娠时，子宫下段的厚度在孕19周时平均为6.8 mm，至孕39周时则减少到2.1 mm，特别是在妊娠27周以后，瘢痕子宫患者其子宫下段的厚度开始明显小于同孕龄的正常孕妇。对子宫下段厚度在正常组平均值1个标准差以下的产妇行剖宫产时，术者可透过羊膜囊和下段子宫肌层清楚地看到胎发。因此，子宫下段肌层厚度不仅可做为是否剖宫产的依据，还可用于预测子宫破裂的发生。

5.腹腔穿刺或后穹隆穿刺

可明确腹腔内有无出血以及液体性质，目前不常用，Schiotz HA 报道在产后检查B超发现腹腔内有游离液体，对抽出的液体进行分析，发现液体中含有胎儿皮肤细胞后，确诊为子宫破裂。

6.其他

Menihan CA 研究发现预测子宫破裂的指标之一是胎心率的突然下降，此项指标可用于评估子宫破裂的发生，及时采取措施终止妊娠。Menihan CA 等研究认为尽管在胎儿心动过缓之前会出现变异减速和晚期减速，但仍缺乏一种特异性的胎心率和子宫活动模式来预测子宫破裂的发作。另外，子宫破裂发作时，有91%的胎儿脐带血pH值低于7.0。

## 四、鉴别诊断

### （一）胎盘早剥

无头盆不称征兆，有双胎或妊高征病史，有外伤史等。阴道出血可多可少，与胎盘剥离的位置有关。失血休克症状与外出血症状不相符。腹部形态不改变，呈强直性子宫收缩，腹部压痛，呈板样腹，胎心率减慢或消失，尿色清。血红蛋白下降明显，B超可见胎盘与宫壁之间有均匀暗区，见血肿存在。

### （二）难产并发感染

少数情况下，难产的病例可因多次行阴道检查而感染，出现腹痛症状和腹膜刺激征，类似子宫破裂。但宫颈口不会回缩，胎儿先露部亦不会上升，也触不到腹腔内的胎体和缩小的子宫。胎心多可闻及。

### （三）子宫穿孔

某些早孕人工流产和中孕引产的妇女，因接受不正规的终止妊娠的措施而发生。其临床表现为腹痛、阴道出血，严重者甚至出现休克症状。Cisse CT 等报道了在发展中国家非法堕胎引起子宫穿孔等严重并发症的情况，在这些地方因使用一些危险的堕胎工具如木制品、金属针器等引起。有的还可以导致腹膜炎、胎儿梗阻的发生，严重危害妇女的身体健康，因而在一些发展中国家应加大性健康教育的力度，大力推广节育措施，减少不需要的妊娠，从根本上杜绝此类并发症的发生。Nakao A等报道了一例因宫腔积脓而发生穿孔者，出现急腹症的表现，有时腹部膨隆，类似于妊娠期子宫破裂的表现。但其主要发生于老年人，机体对感染性病变缺乏足够的反应。

## 五、治疗

### （一）治疗原则

1.先兆子宫破裂

应用镇静剂抑制宫缩后尽快剖宫产。

2.子宫破裂

在纠正休克、防治感染的同时尽快行剖腹探查，手术力求简单，以达到迅速止血为目的。手术方式可根据子宫破裂的程度与部位，子宫破裂的时间长短以及有无感染等情况的不同来决定。

（二）治疗方法

1. 先兆子宫破裂

(1)因催产素使用不当引起者，应立即停止使用催产素，改用大剂量硫酸镁等抑制宫缩的药物静脉滴注，严密观察。

(2)催产素使用不当引起者或上述处理无效者，诊断明确后应立即行剖宫产术。术前积极输液、吸氧、备血。

2. 子宫破裂

(1)一般治疗：积极给予输血、输液、吸氧等措施以纠正休克，并给予大剂量抗生素预防感染。

(2)剖腹探查：根据子宫裂口的大小、新鲜程度、有无感染及是否要求保留生育功能和手术条件决定手术范围。①子宫全切除术：裂口严重，累及子宫颈甚至穹隆者，须行全子宫切除术。阴道裂伤待术后再行缝合。②子宫次全切除术：子宫裂口较大，边缘不齐，有感染可能者，宜行子宫次全切除术。③子宫修补术：当子宫裂口较小、边缘整齐，无感染或感染不严重，且要求保留生育功能者，可行子宫修补术。有些情况下虽然子宫破裂较严重，但由于病情危重或手术条件不完善要求尽快止血时，亦可行子宫修补术，此时应一并结扎输卵管。

(3)术中注意事项：术中除应注意子宫破裂的部位外，还应仔细检查膀胱、输尿管、宫颈和阴道，如发现有损伤应及时修补；子宫撕裂严重者，因输尿管和宫颈的位置发生改变，应特别注意避免损伤输尿管；阔韧带内有巨大血肿存在时，应打开阔韧带，游离子宫动脉的上行支及其伴随静脉，如仍有活动性出血，可行同侧髂内动脉结扎术。

(4)术后注意事项：积极补充血容量，纠正水、电解质平衡，积极抗感染等治疗以促进术后恢复。

## 六、护理

（一）护理目标

(1)及时发现先兆，及早救治。

(2)维护产妇生命体征，补充血容量，挽救生命。

(3)保障治疗及时实施，为紧急手术做好准备。

(4)维护胎儿/新生儿生命体征，降低死亡率。

(5)预防并发症。

(6)稳定产妇及家属情绪。

（二）护理措施

1. 严密观察病情，及早发现异常先兆

对存在阻塞性分娩、正在使用催产素等宫缩剂、既往有子宫手术史的产妇，产程中需密切观察产妇宫缩情况、生命体征及胎心率变化。每 10 min 观察子宫形体是否规则及用手掌触摸宫缩的强度、频率和每次宫缩持续时间或用胎儿监护仪描记宫缩曲线，潜伏期每 0.5～1 h 在宫缩间歇期听胎心音 1 次。了解下腹有无压痛。宫缩强而持续时间长，无宫缩间歇，宫缩强直，内诊宫颈管未消失，宫口未开，产妇感下腹疼痛难忍，烦躁不安，呼吸加快，面色改变、脉搏明显增快，子宫下段膨隆或腹部出现异常轮廓及病理缩腹环等（图 12-1），膀胱胀满，排尿困难，导尿有血尿，胎心率改变或听不清等情况应考虑为先兆子宫破裂，应立即停止静脉滴注催产素，报告医生，及时诊断处理，以免发生不良后果。同时测量产妇的血压、脉搏、呼吸，听胎心。给产妇高流量吸氧，设守护，加强胎儿监护。遵医嘱给予 25％硫酸镁 10 mL＋25％葡萄糖溶液 20 mL静脉缓注，哌替啶 100 mg 肌内注射以抑制宫缩，同时做好剖宫产及抢救新生儿准备。协助医师向家属交代病情，可让家属在旁陪伴产妇。

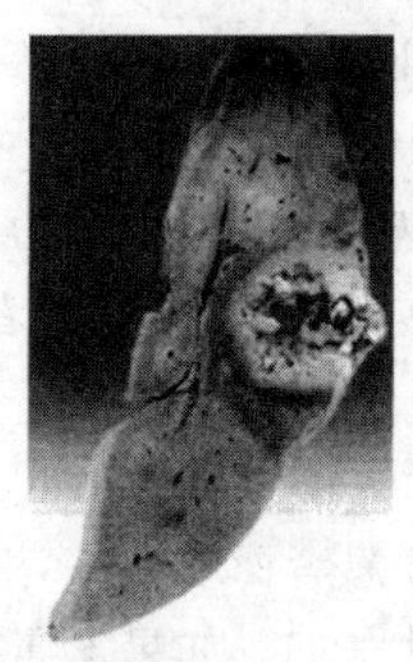

图 12-1　先兆子宫破裂时的腹部外观(病理缩腹环)

2.急救护理

发生子宫破裂时,维护产妇生命体征,补充血容量,挽救母儿生命。

(1)产妇突然出现撕裂状剧烈腹痛,随之子宫阵缩消失,疼痛缓解,但随着血液、羊水及胎儿进入腹腔,很快又感到全腹疼痛,呼吸急促,脉搏加快、微弱,发绀、血压下降等休克表现,全腹压痛及反跳痛,在腹壁下可清楚扪及胎体,子宫缩小位于胎儿侧方,胎心消失,立即考虑为子宫破裂。催产素所致子宫破裂者,产妇在用药后感到子宫强烈收缩,突然剧痛,先露部随即上升、消失,腹部检查如上所见。此时病情危急,护士应立即测量血压,注意患者意识变化,发生呼吸、心搏骤停时,立即胸外按压,保持呼吸道通畅,配合医生迅速抢救。

(2)迅速补充血容量,维护血压。迅速用 12 号针头建立 2 条以上的静脉通道,均选择用最粗大体表的静脉,在全血或浓缩红细胞未到位之前,先快速给予生理盐水、低分子右旋糖酐等补充循环容量。之后快速输血,短时间内给予有效的循环支持,提升血压,赢得进一步抢救机会。

(3)保暖,面罩给氧,流量为 4～6 L/min,以增加血氧含量,减少主要脏器缺氧损伤,必要时气管插管,做好准备。

(4)子宫前壁破裂时裂口可向前延伸至膀胱,导致膀胱损伤。因此必须留置导尿,仔细观察尿量、颜色,记录每小时尿量和 24 h 出入量,以判断膀胱情况和肾脏血流灌注状态,评价休克是否控制。

(5)在积极抗休克的同时,尽快做好手术前的一切准备工作,如导尿、备皮、备血、备抢救药品等。协助医生向家属解释病情,并说明急诊手术的必要性和紧迫性,准备好手术协议书。

(6)子宫破裂时挽救胎儿生命的最直接方法是尽快剖腹取出。即使死胎也不能经阴道娩出胎儿,避免使裂口扩大,增加出血,促使感染扩散。

(7)抢救过程中严密监护生命体征的变化,准确记录,任何有意义的变化均应报告医生,以便及时调整治疗方案,采取相应措施。无论有无感染,均应按医嘱给予抗生素。

3.一般护理

子宫破裂后,腹腔与阴道相通,羊水、胎膜进入腹腔可引起感染。定时测量体温,术后给予足量的抗生素治疗,并注意外阴清洁,每日 2 次会阴清洗,及时更换护垫。遵医嘱给予抗生素,注意联合应用抗生素时,根据其药理学作用特点,安排正确的用药间隔时间,确保疗效,预防感染性休克。

4.术后护理

(1)平卧 6 h,持续监护血压、脉搏、呼吸至平稳,改为每 4 h 1 次。每 2 h 测体温 1 次。

(2)观察伤口有无出血、渗血、渗液,敷料有无浸湿或脱落。根据医嘱局部放置沙袋 6 h,沙袋在切口上应保持稳定,避免移动刺激伤口引起疼痛。出现刀口渗血、出血,应立即通知医生。观察引流管道是否通畅,引流液的颜色、性质及量,每日进行伤口消毒,更换敷料,特定电磁波谱理疗仪照射 2 次。观察切口有无红、肿、压痛或波动感,有无渗出、分泌物等感染征象。腹部切口疼痛时,遵医嘱给予镇痛药物。使用镇痛泵者,注意观察呼吸、血压、排痰能力,恶心、呕吐胃肠道反应等情况。保持镇痛泵管道通畅,防止扭曲、脱落。

(3)预防肺部感染并发症:术后由于伤口疼痛,患者常不敢咳嗽,使呼吸道分泌物不能顺利排出。必须加强护理，预防肺部感染。定时帮助患者翻身，鼓励其咳嗽、深呼吸。叩背，每日给予雾化吸入 2 次，促进排痰。

(4)做好基础护理，维护患者舒适感鼓励患者充分休息，协助其做好生活护理。进餐漱口，协助翻身，按摩受压部位，保持床单干燥平整。病情好转，鼓励和帮助患者早期活动，逐渐增加活动量。肛门未排气之前禁饮食，排气后给予流质饮食。

5.提供心理支持

允许患者诉说内心感受并耐心倾听，鼓励患者面对现实，选择适当时机向患者解释胎儿死亡原因，帮助产妇及家属度过悲伤阶段，鼓励家属多陪伴孕妇。如果家属及产妇要求看望死去的婴儿，护士应先清洗婴儿尸体，用干净包被包好，再让探视。

6.健康指导

指导并协助产妇退乳；指导产褥期康复计划，重点注意观察腹部伤口有无红肿、压痛，体温变化等情况；指导产妇及配偶避孕，2 年后考虑再次妊娠。再次妊娠后，应定期去产科高危门诊检查，根据指征及上次手术情况决定分娩途径。

7.预防

(1)产前或分娩开始时，评估有头盆不称情况时，应做好剖宫产准备。

(2)凡存在子宫破裂高危因素的孕妇，如有不良产史、胎位或胎儿异常、骨盆狭窄和子宫畸形及有多次剖宫产史者等，应严密观察，在预产期前 2 周住院待产，以便及时监测子宫收缩或采取措施，必要时限期剖宫产。

(3)严格掌握催产素应用指征、引产指征，禁止在胎儿娩出前非静脉途径以及超剂量应用催产素。凡胎位不正、头盆不称、有产道梗阻、骨盆狭窄及既往剖宫产史者禁用各种缩宫剂。对无禁忌证者应用时需有专人监护，严密观察宫缩及胎心。

(4)严格掌握阴道助产手术的指征及操作程序，动作应轻柔，遇到阻力时应立即停止操作，寻找原因，避免粗暴施术，术后应检查有无宫颈裂伤，必要时探查宫腔。

(5)严格掌握有前次剖宫产史产妇的试产。凡骨盆狭窄、前次宫体部剖宫产或子宫下段剖宫产时切口有严重撕裂或感染，估计愈合不良，或此次胎位不正，或有 2 次以上剖宫产史者不宜试产，应择期行剖宫产术。对可以试产的第一产程时间亦不应超过 12 h，阴道分娩后应行宫腔检查。

(6)严格掌握剖宫产指征。

**(杨兰玉)**

## 第九节 羊水栓塞的护理

羊水栓塞是指在分娩过程中羊水进入母体血液循环后引起的肺栓塞、休克、弥散性血管内凝血(DIC)、肾衰竭等一系列病理改变，是极其严重的分娩期并发症。发生在足月分娩者，其死亡率高达 80% 以上；也可发生在妊娠早、中期流产时，病情较轻，死亡少见。近年的研究认为羊水栓塞的核心问题是变态反应，故有人建议将羊水栓塞改名为“妊娠变态反应综合征”。

### 一、病因

羊膜腔内压力过高(过强宫缩)、胎膜破裂、宫颈或宫体损伤致静脉或血窦开放是导致羊水栓塞发生的基本条件。高龄初产妇、多产妇、急产是羊水栓塞的好发因素，胎膜早破、胎盘早剥、前置胎盘、子宫破裂、剖宫产手术是发生羊水栓塞的诱因。

## 二、病理生理

（一）肺动脉高压

羊水内有形成分经肺动脉进入肺循环阻塞小血管引起肺动脉高压，并刺激肺组织产生和释放血管活性物质，使肺小血管痉挛，加重肺动脉高压。羊水内含有大量激活凝血系统的物质，激活凝血过程，使小血管内形成广泛的血栓阻塞肺小血管，反射性引起迷走神经兴奋，使肺小血管痉挛加重；更重要的是羊水中的抗原成分可引起Ⅰ型变态反应，很快使小支气管痉挛，支气管内分泌物增多，使肺通气、换气量减少，反射性地引起肺内小血管痉挛。这种变态反应引起的肺动脉压升高有时起主要作用。肺动脉高压可引起急性右心衰竭，继而呼吸循环衰竭。

（二）过敏性休克

羊水内某些成分为致敏原，引起Ⅰ型变态反应，导致的过敏性休克多在羊水栓塞后立即出现血压骤降甚至消失，尔后方有心肺功能的衰竭。

（三）弥散性血管内凝血（DIC）

羊水含有多量促凝物质，进入母血后使血管内产生广泛微血栓，消耗大量凝血因子，发生DIC。羊水中也存在激活纤溶系统的物质可激活纤溶系统，发生纤溶亢进，此时因大量凝血物质消耗及纤溶亢进，最终可导致全身性出血及出血不凝。

（四）急性肾衰竭

其由于休克和DIC，肾急性缺血导致肾功能障碍和衰竭。

## 三、临床表现

羊水栓塞的典型临床经过可分三个阶段。

（一）循环呼吸衰竭及休克

在分娩过程中，一般发生在第一产程末、第二产程宫缩较强时，有时也发生在胎儿娩出后短时间内。患者开始出现烦躁不安、寒战、恶心、呕吐、气急等先兆症状，继而出现呛咳、呼吸困难、发绀，肺底部出现湿啰音，心率加快，血压下降，面色苍白，四肢发冷等。严重者发病急骤，甚至没有先兆症状，产妇仅惊叫一声或打一哈欠，血压迅速下降或消失，多于数分钟内迅速死亡。

（二）弥散性血管内凝血

患者渡过心肺功能衰竭和休克阶段之后，发生难以控制的大量阴道流血、切口渗血、全身皮肤黏膜出血，甚至出现消化道大出血。

（三）急性肾衰竭

羊水栓塞后期患者出现少尿（或无尿）和尿毒症的表现。其主要是由于循环功能衰竭引起的肾缺血及DIC前期形成的血栓堵塞肾内小血管，引起肾脏缺血、缺氧，导致肾脏器质性损害。

典型病例临床表现通常按顺序出现，不典型者仅有阴道流血和休克，也有休克和出血的同时合并少尿、无尿者。钳刮术中出现羊水栓塞也可仅表现为一过性呼吸急促、胸闷后出现阴道大量出血。

## 四、诊断

根据分娩及钳刮时出现的上述临床表现，可初步诊断，并立即进行抢救。在抢救同时为确诊应做如下检查：①抽取下腔静脉血，镜检有无羊水成分。②床边胸部X线平片：见双肺有弥散性点片状浸润影，沿肺门周围分布，伴有右心扩大。③床边心电图检查：提示右心房、右心室扩大。④与DIC有关的实验室检查。

## 五、处理

一旦出现羊水栓塞的临床表现，应立即给予紧急处理。最初阶段主要是抗休克、抗过敏，解除肺动脉高压，纠正缺氧及心力衰竭。DIC 阶段应早期抗凝、补充凝血因子，晚期抗纤溶同时补充凝血因子。少尿或无尿阶段要及时应用利尿剂，预防及治疗肾衰竭。

（一）解除肺动脉高压，改善低氧血症

1. 保持呼吸道通畅及给氧

出现呼吸困难、发绀者，立即面罩给氧，如症状严重，应行气管插管正压给氧。保证供氧，是改善肺泡毛细血管缺氧、预防及缓解肺水肿的关键，也可改善心、脑、肾等重要脏器的缺氧状况。

2. 解痉药物的应用

解除支气管平滑肌及血管平滑肌痉挛，纠正机体缺氧。常用药物有以下几种。

(1) 盐酸罂粟碱：为首选药物。可直接松弛血管平滑肌，使冠状动脉、肺和脑小动脉扩张，降低小血管阻力。盐酸罂粟碱 30～90 mg 加于 10%～25% 葡萄糖注射液 20～40 mL 中缓慢静脉推注，日量不超过 300 mg。

(2) 阿托品：阿托品既可阻断迷走神经反射引起的肺血管痉挛及支气管痉挛，解除迷走神经对心脏的抑制，又可改善微循环，兴奋呼吸中枢，但心率＞120 次/min 者慎用。阿托品 1 mg 加于 10%～25% 葡萄糖注射液 10 mL 中，每隔 15～30min 静脉注射 1 次，直至患者面部潮红、症状好转为止。

(3) 氨茶碱：可扩张冠状动脉及支气管平滑肌。250 mg 加于 25% 葡萄糖注射液 10 mL 中缓慢推注，必要时重复应用。

（二）抗过敏

改善缺氧的同时，应迅速抗过敏。肾上腺皮质激素可稳定溶酶体，保护细胞以对抗变态反应。地塞米松 20 mg 加于 25% 葡萄糖注射液中静脉推注后，再将 20 mg 加于 5%～10% 葡萄糖注射液中静脉滴注。

（三）抗休克

1. 补充血容量

应尽快输新鲜血液和血浆以补充血容量。在抢救过程中应监测中心静脉压，既可了解心脏负荷状况，指导输液量及速度，又可抽取血液寻找羊水有形成分。

2. 升压药

多巴胺 10～20 mg 加于 5%～10% 葡萄糖注射液 250 mL 中静脉滴注。通常滴速为 20～30 滴/min，根据血压调整滴速。

3. 纠正心力衰竭

常选用去乙酰毛花苷 0.2～0.4 mg 加于 25% 葡萄糖注射液 20 mL 中静脉缓慢推注；或毒毛花苷 K0.125～0.25 mg 同法静脉缓慢注射，必要时 4～6h 重复一次。

4. 纠正酸中毒

在抢救过程中，及时做血气分析和血清电解质的测定。若有酸中毒可用 5% 碳酸氢钠 250 mL 静脉滴注，并及时纠正电解质紊乱。

（四）防治 DIC

1. 肝素钠

肝素钠用于治疗羊水栓塞早期的高凝状态，尤其在发病后 10min 内使用效果更佳。肝素钠 25～50 mg加于 0.9% 氯化钠溶液 100 mL 中，静脉滴注 1 小时，4～6h 后再将 50 mg 加于 5% 葡萄糖注射液 250 mL 中缓慢静脉滴注，在用药过程中将凝血时间控制在 20～25min 左右。24h 肝素钠总量控制在 100 mg 以内为宜。

2. 抗纤溶药物

羊水栓塞由高凝状态向纤溶亢进发展时，可在肝素化的基础上使用抗纤溶药物，如氨基己酸 4～6 g 加于 5% 葡萄糖注射液 100 mL 中，15～30min 滴完，维持量 1 g/h。

（五）预防肾衰

羊水栓塞的第三阶段为肾衰竭期，应注意尿量。当血容量补足的情况下仍少尿，应予 20% 甘露醇

250 mL(滴速 10 mL/min),以扩张肾小球前小动脉。心力衰竭患者慎用。尿量仍少,可给予呋塞米 20～40 mg缓慢静脉注射,并定时检测血电解质。

(六)预防感染

预防感染应选用对肾脏毒性较小的广谱抗生素,剂量要大。

(七)产科处理

原则上应在产妇呼吸循环功能得到明显改善,并已纠正凝血功能障碍后进行。在第一产程发病应立即考虑剖宫产终止妊娠,以去除病因。在第二产程发病应在抢救产妇的同时,及时阴道助产结束分娩。若有产后大出血,应积极采取措施,短时间内无法止血可行子宫切除术,以减少胎盘剥离大面积血窦开放出血,这对争取抢救时机有利。

## 六、护理

(一)护理评估

1. 健康史

应仔细评估与其发生有密切相关的诱因(如宫缩剂的应用不当,胎膜早破,引产时的剥膜或人工破膜,子宫收缩过强,前置胎盘,胎盘早剥,子宫破裂等)。

2. 身心状况

(1)躯体状况:与妊娠月份、羊水进入的量与速度有关,可分为:①急性休克期,胎儿娩出前后短时间内或中期妊娠引产中,患者突然发生烦躁不安,寒战、呕吐等先兆症状,随之有呛咳、呼吸困难、胸闷、发绀、心率快,血压下降,肺部有湿啰音,很快发生抽搐昏迷等。②出血期,休克后不久,继之可出现出血倾向而血液不凝,此时出血可有下列特征:自发的,无产科原因;多部位(包括阴道出血、黏膜、鼻、皮下和注射针孔)出血,呈不凝状态。③肾衰竭,在休克及出血的同时伴有少尿、无尿或尿毒症的征象。羊水栓塞对胎儿威胁也很大,胎儿均有窘迫现象,胎心缓慢甚至消失,胎死宫内。

(2)心理状况:本病起病急,病情险恶,产妇危在旦夕,易产生恐惧感。

3. 实验室及其他检查

(1)血凝障碍检查:血小板、凝血酶原时间及纤维蛋白原定量检查。

(2)腔静脉取血可查出羊水中的有形物质。

(3)X 线可见肺部双侧弥漫性点状或片状浸润性阴影。

(二)护理诊断

1. 气体交换受损

其与肺血管栓塞,肺动脉高压及肺水肿有关。

2. 组织灌流量改变

这与出血多有关。

3. 潜在的并发症

潜在的并发症如肾衰竭。

(三)预期目标

(1)产妇经急救呼吸困难和缺氧症状得以改善。

(2)产妇能维持最基本的生理功能。

(3)出血情况被及时发现和救治。

(四)护理措施

1. 预防措施

(1)遵医嘱给予镇静剂及抑制子宫收缩剂,以缓解宫缩。

(2)协助做好人工剥膜与人工破膜,扩张宫颈和剥膜时均注意避免损伤;人工破膜时必须在宫缩间歇时进行,减少羊水进入母体血循环的机会。

(3)在使用缩宫素时应专人看护,以防止宫缩过强。

(4)对存在羊水栓塞诱因者,应严密观察,警惕羊水栓塞的发生。

2.配合抢救

(1)解除肺动脉高压,遵医嘱首选盐酸罂粟碱 30～90 mg,稀释于 15%或 20%葡萄糖注射液 20 mL 内静脉缓慢推注;或用阿托品 1～2 mg,每 15～30min 静脉推注 1 次,两药并用效果更佳;氨茶碱 250 mg 稀释于 25%葡萄糖注射液 20 mL 内静脉缓慢推注;给予吸氧,严重者加压给氧,必要时气管插管或气管切开或使用呼吸机,注意维持有效的呼吸节律,使肺缺氧迅速得到改善;

(2)在补充血容量时,按医嘱给予新鲜血液或右旋糖酐(24h 内输注 500～1 000 mL);为确保输液途径的通畅,开放静脉应选用粗针头。

羊水栓塞早期按医嘱给予肝素钠抗凝;晚期则按医嘱,以抗纤溶。

3.严密观察

应专人护理,保持呼吸道的通畅,在抢救过程中正确有效及时地完成治疗计划。留置导尿管,保持导尿管的通畅,观察尿的排出量和性质,及时反映情况,采取措施,防止肾衰竭。定时测量血压、脉搏、呼吸,准确地测定出血量,并观察血凝情况,特别护理应详细记录情况和 24h 的出入量。在各项操作中严格执行无菌操作,正确使用大剂量抗生素,防止肺部和生殖道感染。配合做好实验室检查,采取血小板、凝血酶原时间、纤维蛋白原定量、鱼精蛋白副凝试验、凝血时间测定的血样标本。在反复观察动态变化中做到遵照医嘱及时反复抽血送验,及时反映异常数据。

4.提供心理支持

一旦发生羊水栓塞,医护人员均需冷静、沉着,抢救工作有条不紊;若产妇神志清醒,应加以鼓励,使其增强信心;理解家属焦虑的心理,耐心解答疑问并向家属介绍产妇病情的实际情况,同时指导避免其焦虑的状态影响产妇;待病情稳定后,针对具体情况,提供康复及出院指导。

(杨兰玉)

## 第十节　前置胎盘的护理

胎盘附着于子宫下段,部分或全部覆盖在子宫颈内口处,其位置低于胎儿先露部,称前置胎盘。其为妊娠晚期严重的并发症之一。

### 一、分类与临床表现

(一)分类

根据胎盘边缘与子宫颈内口的关系,将前置胎盘分为 3 种类型:

1.完全性前置胎盘

这又称中央性前置胎盘,即胎盘组织完全覆盖子宫颈内口。

2.部分性前置胎盘

部分性前置胎盘是指其为子宫颈内口部分被胎盘组织所覆盖。

3.边缘性前置胎盘

边缘性前置胎盘又称低置胎盘,胎盘附着于子宫下段,边缘不超越子宫颈内口。

(二)临床表现

1.症状

典型的临床症状是,妊娠晚期或临产时反复发生的无痛性阴道流血。出血是由于前置的胎盘不能随子宫下段的形成而相应伸展,两者发生错位,血窦开放所致。初次出血通常不多,剥离处血流凝固后出血停止,随着子宫下段不断伸展，出血次数及量均可增多。完全性前置胎盘往往初次出血时间早，约在妊娠28周即可发生，量多，间隔短，亦可一次大量失血而进入休克状态。边缘性前置胎盘初次出血发生较晚，多在妊娠37～40周或临产后，量也较少；破膜后，胎先露部如能迅速下降，直接压迫胎盘，流血可以停止。部分性前置胎盘出血量及发生时间介于两者之间。

由于反复多次或大量阴道流血，产妇可以出现贫血，其贫血的程度与出血量成正比，出血严重者可休克，胎儿可发生缺氧、窘迫，以致死亡。

2.体征

出血多时可有面色苍白、脉搏细弱及血压下降等休克体征。腹部检查：腹软，子宫大小与妊娠月份相符，胎先露部常离浮，易发生胎位异常如臀位。有时可在耻骨联合上方听到胎盘杂音。

## 二、诊断、鉴别诊断

(一)诊断

妊娠晚期突然发生无痛性阴道流血，且反复发生，应首先考虑为前置胎盘；结合腹部检查、B型超声胎盘定位，一般诊断不困难。

1.阴道检查

如流血过多或诊断已明，则无需行阴道检查。阴道检查有扩大胎盘剥离面而引起大出血的危险。除确有必要(如终止妊娠前为进一步明确诊断并决定分娩方式时)，但必须在有输液、输血及手术的条件下方可进行。

2.超声检查

B型超声胎盘定位准确、安全、迅速，并可定期随访，现普遍使用。

3.产后检查胎盘及胎膜

对产前有异常出血患者，产后详细检查胎盘，若胎盘上附有黑紫色陈旧性血块，可证实前置胎盘的诊断；若经阴道分娩者还需测量胎膜破口与胎盘边缘的距离，小于7 cm者有诊断意义。

(二)鉴别诊断

其需与子宫颈糜烂、子宫颈息肉、子宫颈癌鉴别；尚应与胎盘早期剥离相鉴别。

## 三、对母儿的影响

(一)产后出血

分娩时胎盘附着处的子宫下段及子宫颈内口血管丰富，组织脆弱，肌组织菲薄，收缩差，故常发生产后出血。

(二)产褥感染

其感染原因与出血处距阴道近；反复出血导致贫血；机体抵抗力下降易发生感染。

(三)植入性胎盘

植入性胎盘偶见。胎盘绒毛植入子宫肌层，使胎盘剥离不全而发生大出血。

(四)早产及围生儿死亡率高

前置胎盘出血大多数发生在妊娠晚期，容易引起早产；因胎盘与子宫壁分离，胎儿缺血缺氧，易致胎儿宫内窘迫、胎死宫内或早产生活能力差等，使围生儿死亡率高。

## 四、处理

其处理原则是制止出血、纠正贫血和预防感染。应根据出血量多少、有无休克、孕产次及产科情况综合考虑。

(一)期待疗法

目的是在保证孕妇在安全的前提下让胎儿能达到或接近足月，以提高胎儿的成活率。适用于产妇一般情况良好、阴道流血不多、妊娠37周之前、胎儿体重估计小于2 300 g者。住院观察，绝对卧床休息，可给镇静剂如利眠宁10 mg，每天3次，纠正贫血，用硫酸亚铁0.3 g，每天3次。有不规则宫缩，给舒喘灵2.4～4.8 mg，每天3次。严密观察，避免阴道检查，作好输血及手术准备，等待胎儿成熟或再次大出血时及时处理。

（二）终止妊娠

对大出血休克、反复多次出血、期待疗法中再次大出血者，应终止妊娠。

1.剖宫产术

剖宫产术适用于完全性前置胎盘、部分性前置胎盘及阴道出血较多、短时间内不能从阴道分娩者。休克患者术前应积极纠正休克，输液、输血，才能改善胎儿宫内缺氧状态。手术切口尽量避开胎盘。作好新生儿复苏的准备。

2.阴道分娩

阴道分娩仅适用于边缘性前置胎盘且胎儿为头位者，利用胎先露部压迫胎盘达到止血的目的。决定阴道分娩后，行手术破膜，胎头下降，压迫胎盘而止血，并可促进子宫收缩，加速分娩。对可疑前置胎盘患者，如因当地条件所限，估计不能就地处理，应做阴道填塞，操作轻柔，并及时护送转院治疗。严禁做肛门检查和阴道检查。产褥期应注意纠正贫血，预防感染。

## 五、评估要点

（一）一般情况

详细询问有无剖宫产手术史、人工流产术及子宫内膜炎等病史，此次妊娠经过，特别是孕28周后，是否出现无痛性、无诱因的反复阴道流血。

（二）专科情况

1.评估出血量

患者一般情况与出血量有关，大量出血时出现贫血，甚至休克症状。

2.评估胎儿情况

可有胎动、胎心消失或胎动频繁。

（三）辅助检查

(1)B型超声检查可确诊并明确类型。

(2)阴道检查用于明确诊断。

(3)产后检查可见胎膜破口距胎盘边缘＜7 cm。

## 六、护理诊断

（一）自理能力缺陷

其与患疾病需绝对卧床休息有关。

（二）有大出血危险

这与完全性前置胎盘或部分性前置胎盘有关。

（三）有胎儿受伤的危险

此与大出血时胎儿窘迫以致死亡有关。

（四）有感染的危险

感染与反复出血、贫血、抵抗力低、有伤口存在有关。

（五）焦虑、恐惧

焦虑、恐惧与反复阴道出血，担心自身及胎儿安危有关。

## 七、护理措施

（一）期待疗法

1. 保证休息，减少刺激

孕妇需住院观察，绝对卧床休息，尤以左侧卧位为佳，并定时间断吸氧，以提高胎儿血氧供应。避免各种刺激，减少出血机会。医护人员进行腹部检查时动作要轻柔，禁做阴道检查及肛检。

2. 纠正贫血

除采取口服硫酸亚铁、输血等措施外，还应加强饮食营养指导，建议孕妇多食高蛋白以及含铁丰富的食物，如动物肝脏、绿叶蔬菜以及豆类等。一方面有助于纠正贫血，另一方面还可增强机体抵抗力，同时也促进胎儿发育。

3. 监测生命体征，及时发现病情变化

严密观察并记录孕妇生命体征，阴道流血的量、色、流血时间及一般状况，监测胎儿宫内状态。并按医嘱及时完成实验室检查项目，查血型，交叉配血备用，发现异常及时报告医生并配合处理。

4. 预防产后出血和感染

注意观察 T、P、R、BP、宫缩及阴道出血情况。及时更换会阴垫，以保持会阴部清洁、干燥。胎儿娩出后，及早使用宫缩剂以防止或减少产后出血。

（二）终止妊娠

根据病情需要立即终止妊娠的孕妇，安排去枕侧卧位，开放静脉，配血，做好输血准备。在抢救休克的同时，按腹部手术患者的护理进行术前准备，并做好母儿生命体征及抢救准备工作。

## 八、健康教育

(1)嘱患者绝对卧床休息，以左侧卧位为佳，保证睡眠 8～9 h/d，精神放松，减少紧张。

(2)多食粗纤维食物，保证大便通畅；进食高蛋白、高维生素、富含铁的食物，如动物肝脏、绿叶蔬菜以及豆类等，纠正贫血。

(3)嘱孕妇有宫缩、阴道流水、阴道出血时及时汇报以便及时处理。

(4)嘱孕妇勿揉搓乳房或腹部，以免诱发宫缩。

(4)保持会阴清洁，勤换卫生巾及内衣裤。

(5)产褥期如有体温升高、腹痛、阴道淋漓出血不止或突然大出血及时就诊。

（杨兰玉）

# 第十一节　胎盘早剥的护理

妊娠 20 周后或分娩期，正常位置的胎盘在胎儿娩出前部分或全部从子宫壁剥离，称为胎盘早期剥离。胎盘早剥是妊娠晚期的一种严重并发症，往往起病急，进展快，如处理不及时，可威胁母儿生命。

## 一、类型

胎盘早剥的主要病理变化是宫底蜕膜出血，形成胎盘后血肿，致胎盘由附着处剥离，有 3 种类型：

（一）显性出血

胎盘剥离后形成血肿，血液冲开胎盘边缘，沿胎膜与子宫壁之间向子宫颈口外流出，即显性出血或外出血。

（二）隐性出血

胎盘边缘与子宫壁未因血肿而分离，使血流积聚于胎盘与子宫壁之间，形成胎盘后血肿，即隐性出血或内出血。内出血逐渐增多,压力也逐渐增大,而使血液浸入子宫肌层,引起肌纤维分离、断裂、变性,血液浸入子宫浆肌层时,子宫表面呈紫蓝色,称为子宫胎盘卒中。有时出血穿破羊膜溢入羊水中,形成血性羊水。

(三)混合性出血

隐性出血的血液冲破胎盘边缘,部分流向子宫颈口外,即隐性出血与显性出血同时存在,称混合性出血。

## 二、临床表现、诊断及鉴别诊断

(一)临床表现

典型症状是妊娠晚期突然发生的持续性腹痛和阴道流血。由于胎盘剥离面积的大小和出血情况的不同,患者的临床表现亦有轻重差异。

1.轻型

轻型以外出血为主,胎盘剥离面积一般不超过1/3,多见于分娩期。其主要症状为阴道流血,量较多,色暗红,贫血程度与外出血量呈正比,可伴有轻度腹痛。腹部检查:子宫软,压痛不明显或轻,子宫大小与妊娠月份相符,胎位、胎心清楚,出血多时胎心率可有改变。产后检查胎盘,可见母体面有凝血块及压迹。

2.重型

重型以内出血为主,胎盘剥离面积超过1/3,多发生于妊娠晚期。其主要症状为突然发生的持续性腹痛,阴道无流血或少量流血,贫血程度与外出血量不成比例,严重时出现休克。腹部检查:子宫触诊硬如板状,有压痛,尤以胎盘附着处最明显;子宫底较前升高;胎位、胎心不清,胎儿多因严重宫内窘迫而死亡。

(二)诊断

重型胎盘早剥根据病史及临床表现即可确诊。对临床表现不典型患者,可作B型超声检查以助诊断。

(三)鉴别诊断

重型胎盘早剥应与先兆子宫破裂鉴别(表12-1),轻型胎盘早剥应与前置胎盘鉴别。

**表12-1 重型胎盘早期剥离与先兆子宫破裂的鉴别诊断表**

| | 重型胎盘早期剥离 | 先兆子宫破裂 |
|---|---|---|
| 发病情况 | 常较急,常有诱因如妊高征或外伤史等 | 有梗阻性难产或剖宫产史 |
| 腹痛 | 剧烈 | 剧烈、烦躁不安 |
| 阴道流血 | 有内、外出血,以内出血为主,外出血量与失血征不成正比 | 外出血量少,可出现血尿 |
| 子宫 | 宫底升高,硬如板状,有压痛 | 可见病理缩复环,子宫下段有压痛 |
| 胎位胎心 | 查不清 | 胎位尚清楚,胎儿宫内窘迫 |
| B型超声 | 示胎盘后液性暗区 | 无特殊 |
| 胎盘检查 | 有血块及压迹 | 无特殊发现 |

## 三、处理

(一)纠正休克

迅速补充血容量是纠正休克的关键。尽量输新鲜血液,同时注意保暖、吸氧、平卧位、改善患者状况。

(二)及时终止妊娠

一旦确诊,应尽快终止妊娠。因胎儿娩出前,子宫不能充分收缩,胎盘继续剥离,出血难以控制,时间越久,并发症越多。终止妊娠方式如下。

1.经阴道分娩

此类适用于轻型患者,一般情况好,宫口已开大,估计在短期内能经阴道分娩者。先行人工破膜,后用腹带包裹腹部，严密观察阴道流血量、血压、脉搏、宫底高度、宫体压痛及胎心率的变化，必要时可静脉滴注缩宫素加强宫缩。待宫口开全，阴道手术助产；若胎儿已死亡行毁胎术。

2.剖宫产

其适用于重型患者，出血多，尤其是初产妇，不能在短期内分娩者；破膜后产程无进展，病情恶化，不管胎儿存亡，均应及时行剖宫产术。

（三）并发症的防治

针对并发症防治时分娩后及时用缩宫素，以防止产后出血；严重观察病情，及早发现弥散性血内凝血以便及时处理；缩短休克时间，补充血容量，防止急性肾衰竭；纠正贫血，应用抗生素，预防产褥感染。

## 四、评估要点

（一）一般情况

询问孕妇有无外伤史，有无妊娠期高血压疾病、慢性高血压、慢性肾脏病及血管性疾病等病史。

（二）专科情况

（1）评估孕妇阴道流血的量、颜色；是否伴有腹痛，腹痛的性质、持续时间、严重程度；是否伴有恶心、呕吐。

（2）评估孕妇贫血的程度，与外出血是否相符。腹部检查：子宫的质地，有无压痛，压痛的部位、程度，子宫大小与妊娠周数是否相符，胎心音是否正常，胎位情况等。观察孕妇是否有面色苍白、出冷汗、血压下降等休克体征。

（三）实验室及其他检查

（1）B超检查胎盘与子宫之间有无液性暗区。

（2）血常规检查了解孕妇的贫血程度。血小板计数、出凝血时间、凝血酶原时间、纤维蛋白原测定和3P试验等，了解孕妇的凝血功能。

（四）心理社会评估

其评估时应了解孕妇及家属的心理状态，对大出血的情绪反应，有无恐惧心理，支持系统是否有力。

## 五、护理诊断

（一）潜在并发症

并发症如出血、凝血功能障碍，肾衰竭等。

（二）有受伤的危险（胎儿）

其与大出血有关。

（三）恐惧

这与大出血、担心胎儿及自身安危有关。

## 六、护理措施

（一）绝对卧床休息

建议左侧卧位，定时间断吸氧，加强会阴护理。

（二）心理护理

允许孕产妇及家属表达心理感受，并给予心理方面的支持，讲解有关疾病的知识，解除由于出血引起的恐惧，以期配合治疗。

（三）病情观察

（1）严密监测生命体征并及时记录。

（2）观察阴道流血量、腹痛情况及伴随症状，重点注意宫底高度、子宫压痛、子宫壁的紧张度及在宫缩间歇期能否松弛。

(3)监测胎心、胎动,观察产程进展。

(4)疑有胎盘早剥,或破膜时见有血性羊水,应密切观察胎心、胎动情况,观察宫底高度,密切注意生命体征。

(5)在积极抗休克治疗的同时,配合做必要的辅助检查。

(四)手术准备

一经确诊为胎盘早剥,立即配合做好阴道分娩或即刻手术的准备工作,积极准备新生儿抢救器材。

(五)治疗配合

确诊胎盘早剥后,应密切观察凝血功能,以防 DIC 的发生。及时足量输入新鲜血,补充血容量和凝血因子,根据医嘱给予纤维蛋白原、肝素或抗纤溶剂等药物治疗。

(六)尿量观察

重症胎盘早剥应观察尿量,防止肾衰竭,注意尿色,警惕 DIC 的发生。若出现少尿或无尿症状时,应考虑肾衰竭的可能。

(七)术后护理

分娩过程中及胎盘娩出后立即给予子宫收缩药物,防止产后出血。产后仍应注意观察生命体征和阴道流血量,若流出的血液不凝固,应考虑 DIC。

## 七、急救措施

(1)重型胎盘早剥患者可突然出现持续性腹痛、腰酸或腰背痛,以及面色苍白、四肢湿冷、脉细数、血压下降等休克症状,并伴恶心、呕吐。腹部检查见:子宫硬如板状,宫缩间歇不松弛,胎位扪不清,胎心消失。此时应积极开放静脉通道,迅速补充血容量,改善血液循环。最好输新鲜血,既可补充血容量又能补充凝血因子。及时给孕妇吸氧。

(2)一旦确诊重型胎盘早剥应及时终止妊娠,根据孕妇病情及胎儿状况决定终止妊娠的方式。①阴道分娩:适于以外出血为主,Ⅰ度胎盘早剥,患者一般情况良好,宫口已扩张,估计短时间内能结束分娩者。护士应立即备好接产用物,密切观察胎心及产程进展情况。②剖宫产:适于Ⅱ度胎盘早剥,特别是初产妇,不能在短时间内结束分娩者;Ⅰ度胎盘早剥,出现胎儿窘迫征象,需抢救胎儿者;Ⅲ度胎盘早剥,产妇病情恶化,胎儿已死,不能立即分娩者;破膜后产程无进展者。要求护士在输血、输液的同时,迅速做好术前准备,配血备用。

(3)并发症的处理:①如患者阴道出血不止,且为不凝血,考虑为凝血功能障碍,遵医嘱补充凝血因子,应用肝素及抗纤溶药物。②肾衰竭:若尿量$<30$ mL/h,应及时补充血容量,若血容量已补足而尿量$<17$ mL/h,可给予甘露醇或呋塞米。出现尿毒症时,应及时行透析治疗挽救孕妇生命。③产后出血:胎儿娩出后立即给予子宫收缩药物,如缩宫素、麦角新碱等;胎儿娩出后行人工剥离胎盘、持续子宫按摩等。若仍有不能控制的子宫出血,或血不凝、凝血块较软,应快速输入新鲜血,同时行子宫次全切除术。

## 八、健康教育

(1)妊娠期定期产前检查,积极防治妊娠期高血压疾病、慢性高血压、慢性肾脏疾病等。

(2)妊娠晚期或分娩期,应鼓励孕妇适量活动,睡眠时取左侧卧位,避免长时间仰卧,避免腹部外伤。

(3)指导产妇出院后注意休息,加强营养,多进食富含铁的食物如瘦肉、动物内脏、豆类等,纠正贫血,增强抵抗力。

(4)死产者及时给予退乳措施,遵医嘱给予大剂量雌激素口服,嘱患者少进汤汁等。

(杨兰玉)

## 第十二节 异常分娩的护理

决定分娩的因素包括产力、产道、胎儿及待产妇的精神心理因素。这些因素在分娩过程中相互影响，其中任何一个或一个以上的因素发生异常，或这些因素之间不能协调、适应而使分娩进展受到阻碍，称为异常分娩，通常称为难产。当出现异常分娩时，要及时了解导致异常分娩的各种因素，仔细分析这些因素之间的关系，给予适时、适当的处理，以保障母体与胎儿安全。

### 一、产力因素

产力是将胎儿及其附属物从宫腔逼出的力量，是分娩的动力，包括子宫收缩力、腹壁肌和膈肌收缩力以及肛提肌收缩力。其中，以子宫收缩力为主，子宫收缩力贯穿于分娩的全过程。在分娩过程中，有效的产力能使宫口扩张，胎先露下降，产程不断进展。相反，若受到来自胎儿、产道或待产妇精神因素的影响，使子宫收缩的节律性、对称性及极性不正常或强度、频率改变，称为子宫收缩力异常，简称产力异常。临床上把子宫收缩力异常分为子宫收缩乏力（简称宫缩乏力）和子宫收缩过强（简称宫缩过强）两类，每类又分为协调性和不协调性两种。

（一）子宫收缩乏力

1.病因

子宫收缩乏力多由几种因素综合作用引起，常见的有以下几点。

(1)头盆不称或胎位异常：头盆不称或胎位异常均可导致胎儿先露部下降受阻，胎先露部不能紧贴子宫下段及宫颈内口，不能有效刺激子宫阴道神经丛引起反射性的子宫收缩，常导致继发性子宫收缩乏力。

(2)子宫局部因素：子宫壁过度膨胀（如多胎妊娠、巨大胎儿、羊水过多等），导致子宫肌纤维过度伸展，从而失去正常的收缩功能。经产妇（多次妊娠分娩）、子宫的急慢性炎症使子宫肌纤维变性、结缔组织增生影响子宫收缩。子宫发育不良、子宫畸形（如双角子宫）、子宫肌瘤等，均影响子宫收缩导致子宫收缩乏力。

(3)精神因素：尽管分娩是正常的生理过程，但对产妇尤其是缺少产前教育和分娩经历的初产妇来说，由于对分娩知识不甚了解，缺乏分娩经历，害怕分娩引起的剧烈疼痛和对分娩安全性的不确定，致使临产后精神紧张，处于焦虑、不安和恐惧的心理状态，使大脑皮质功能紊乱，引起机体产生一系列的变化，如心率加快、呼吸急促、肺内气体交换不足，使子宫缺氧导致收缩乏力。

(4)内分泌失调：临产后，产妇体内雌激素、缩宫素、前列腺素合成与释放减少，不仅使缩宫素受体量减少，还使肌细胞间隙连接蛋白数量减少，这些因素可直接影响子宫收缩。子宫平滑肌细胞 $Ca^{2+}$ 浓度降低。肌浆蛋白轻链激酶及 ATP 酶不足，可影响肌细胞收缩。导致子宫收缩乏力。

(5)药物影响：临产后使用大剂量镇静药、镇痛药及麻醉药，如吗啡、哌替啶、氯丙嗪、硫酸镁、苯巴比妥钠等，均可不同程度的抑制子宫收缩。

(6)其他：营养不良、贫血和一些长期慢性疾病导致的体质虚弱者、临产后进食不足、睡眠减少、过多的体力消耗、水及电解质紊乱、过度疲劳、膀胱直肠充盈、前置胎盘影响胎先露下降等均可导致子宫收缩乏力。

2.临床表现

临床子宫收缩乏力分为协调性与不协调性两种类型，根据发生时间又分为原发性和继发性。类型不同，其临床表现也不同。

1)协调性子宫收缩乏力：其特点为子宫收缩具有正常的节律性、对称性和极性，但收缩力弱。其宫缩时宫腔内压常低于15 mmHg(1.99 kPa)，持续时间短，间歇时间长且不规律，宫缩每 10 分钟少于 2 次；宫缩高峰时，宫体隆起不明显，不变硬，用手指按压宫底部肌壁仍可出现凹陷，因此又称为低张性子宫收缩乏力。此种宫缩乏力多属继发性宫缩乏力，即产程开始时子宫收缩正常，产程进行到某一阶段（多在活跃期或第二产程时)宫缩减弱。此类子宫收缩乏力常见于中骨盆与骨盆出口平面狭窄、持续性枕横位或枕后位等,因使胎先露部下降受阻,表现为子宫收缩力较弱、产程进展缓慢。可使产程延长甚至停滞。此种宫缩乏力对胎儿影响不大。

2)不协调性子宫收缩乏力:多见于初产妇。其特点为子宫收缩的极性倒置,宫缩的兴奋点不是起自两侧子宫角部,而是来自子宫的一处或多处冲动;子宫收缩波由下向上扩散,收缩波小而不规律、频率高、节律不协调;宫腔内压力达 20 mmHg(2.66 kPa),宫缩时宫底不强,而是子宫下段强,宫缩间歇期子宫壁也不完全松弛,因此又称为高张性子宫收缩乏力。这种宫缩不能使宫口如期扩张,胎先露部不能如期下降,属于无效宫缩。此种宫缩乏力多属于原发性宫缩乏力,即产程开始即出现子宫收缩乏力,故需与假临产鉴别。

本型子宫收缩乏力常见于头盆不称和胎位异常,使胎先露部不能紧贴子宫下段及宫颈内口,不能引起反射性子宫收缩;表现为产妇自觉下腹部持续性疼痛、拒按,烦躁不安,严重者出现脱水、电解质紊乱、肠胀气、尿潴留。由于宫腔内压力增高,胎儿一胎盘循环障碍,易出现胎儿宫内窘迫。

3)产程曲线异常:宫口扩张及胎头下降是产程进展的重要标志。分娩过程中,将产程图中动态监护宫口扩张和胎先露下降的记录连线所形成的曲线图称为产程曲线,观察产程曲线是产程监护和识别难产的重要手段。以上各类子宫收缩乏力导致的产程曲线异常(图 12-2)有以下 8 种。

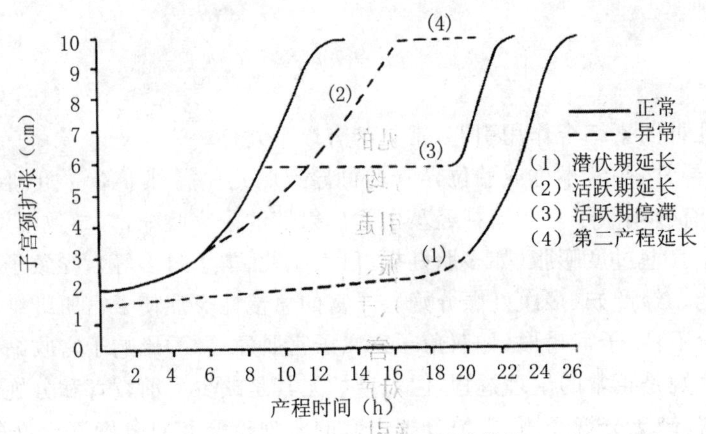


图 12-2 异常的宫颈扩张曲线

(1)潜伏期延长(prolonged latent phase):从临产规律宫缩开始至宫口开大 3.0 cm 称为潜伏期。初产妇潜伏期正常约需 8 小时,最大时限为 16 小时;超过 16 小时者称为潜伏期延长。

(2)活跃期延长(prolonged active phase):从宫口扩张 3.0 cm 开始至宫口开全称为活跃期。初产妇活跃期正常约需 4 小时,最大时限为 8 小时;若超过 8 小时,而宫口扩张速度初产妇小于 1.2 cm/h、经产妇小于 1.5 cm/h,称为活跃期延长。

(3)活跃期停滞(protracted activephase):进入活跃期后,宫口不再扩张达 2 小时以上,称为活跃期停滞。

(4)第二产程延长(prolonged second stage):第二产程初产妇超过 2 小时、经产妇超过 1 小时尚未分娩,称为第二产程延长。

(5)第二产程停滞(protracted second stage):第二产程达 1 小时胎头下降无进展,称为第二产程停滞。

(6)胎头下降延缓(prolonged descent):活跃期晚期及第二产程,胎头下降速度初产妇小于 1.0 cm/h、经产妇小于 2.0 cm/h,称为胎头下降延缓。

(7)胎头下降停滞(protracted descent):活跃期晚期胎头停留在原处不下降达 1 小时以上,称为胎头下降停滞。

(8)滞产(prolonged labor):总产程超过 24 小时。

以上 8 种产程进展异常情况可以单独存在,也可以合并存在。

3.子宫收缩乏力对母儿影响

(1)对产妇的影响:①体力损耗:由于产程延长影响产妇休息、进食、睡眠,同时过多的精神与体力消耗导致产妇疲乏无力、肠胀气、排尿困难等,严重时可引起脱水、酸中毒、低钾血症,影响子宫收缩。②产伤:第二产程延长使膀胱或尿道被压迫于胎先露部(特别是胎头)与耻骨联合之间,可导致局部组织充血、水肿、坏死,形成膀胱阴道瘘或尿道阴道瘘。③产后出血:产后子宫收缩乏力影响胎盘剥离、娩出和子宫壁的血窦关闭,易引起产后出血。④产后感染:因子宫收缩乏力,产程延长、滞产、胎膜早破、多次直肠指检或阴道检查、产后出血等均增加产后感染的机会。⑤其他:手术产率高,产褥期并发症也增多。

(2)对胎儿及新生儿的影响:协调性子宫收缩乏力容易造成胎头在盆腔内旋转异常,使产程延长,导致手术产率高,进而可致新生儿产伤、颅内出血发病率增加。不协调性子宫收缩乏力在宫缩间歇期子宫壁也不能完全放松,对胎盘—胎儿循环影响大,胎盘供血、供氧不足,胎儿在子宫内缺氧,容易发生胎儿窘迫。胎膜早破容易造成脐带受压或脱垂,从而导致胎儿窘迫、新生儿窒息甚至胎死宫内。

4.处理原则

(1)协调性子宫收缩乏力:原则是首先要寻找原因,不论是原发性还是继发性子宫收缩乏力,均要针对原因进行恰当处理。

(2)不协调性子宫收缩乏力:原则是首先恢复不协调性子宫收缩的正常节律性及极性,然后按协调性子宫收缩乏力处理。但在子宫收缩恢复其协调性之前,严禁应用缩宫素。

5.护理评估

(1)健康史:通过产前检查评估产妇的一般情况,重点了解产妇的身体发育状况、身高与骨盆测量值、胎儿大小及头盆关系、既往史、妊娠史、分娩史及妊娠合并症。

(2)身心状况:①产力方面:评估子宫收缩的节律性(持续时间、间隔时间和强度)、对称性和极性、宫口开大及胎先露下降情况,从而了解产程的进展。②产道方面:通过直肠指检或阴道检查评估宫颈条件、宫口扩张情况、尾骨活动度、骶尾关节、坐骨棘等,从而了解是否存在骨产道、软产道的异常。③胎儿方面:评估胎儿的胎产式、胎先露、胎方位、胎儿的大小及数目。④心理—社会方面:重点评估精神状态及其影响因素,了解产妇是否对分娩高度焦虑、恐惧;家人和产妇的生育观念及对新生儿的看法;对分娩相关知识的了解程度;是否有良好的社会支持系统。

(3)辅助检查:①胎心电子监护:胎儿监护仪不仅可以连续记录胎心率的变化,还可以同时观察胎动、宫缩对胎心率的影响,能较全面、客观地反映宫缩的节律性、强度及频率的变化。根据宫缩变化的特点,胎心电子监护可区别是协调性还是不协调性的子宫收缩乏力。②产程图:根据描绘的产程曲线了解产程进展情况,对产程延长者及时查找原因进行处理。③多普勒胎心听诊仪:多普勒胎心听诊仪可及时发现胎心率的变化。协调性子宫收缩乏力胎心率变化出现较晚,不协调性子宫收缩乏力胎心率变化出现较早。④实验室检查:血液生化检查可有血清钾、血清钠、血清氯等电解质的改变,甚至二氧化碳结合率降低。尿液检查可出现尿酮体阳性。⑤Bishop宫颈成熟度评分:利用Bishop宫颈成熟度评分法(见表12-2)估计人工破膜加强宫缩的效果。该评分法满分为13分,若产妇得分≤3分,人工破膜均失败,应改用其他方法;4～6分者成功率约为50%;7～9分者成功率约为80%;>9分者均成功。

表12-2　Bishop宫颈成熟度评分法

| 评分 | 判定指标 | | | | |
|---|---|---|---|---|---|
| | 宫口位置 | 宫口开大(cm) | 宫颈管消退(%)(未消退为2～3 cm) | 先露位置(坐骨棘水平=0) | 宫颈硬度 |
| 0 | 0 | 0～30 | −3 | 硬 | 朝后 |
| 1 | 1～2 | 40～50 | −2 | 中 | 居中 |
| 2 | 3～4 | 60～70 | −1～0 | 软 | 朝前 |
| 3 | ≥5 | ≥80 | +1～+2 | — | — |

6. 护理诊断/护理问题

(1)焦虑:与产程延长、担心自身和胎儿安危有关。

(2)疲乏:与产程延长、体力消耗有关。

(3)有感染的危险:与产程延长、胎膜早破及多次直肠指检有关。

7. 预期目标

(1)产妇情绪稳定,自诉焦虑减轻,安全度过分娩期。

(2)产妇能在产程中保持良好的体力和宫缩。

(3)产妇不发生感染等并发症。

8. 护理措施

1)协调性子宫收缩乏力的护理:一旦出现协调性子宫收缩乏力,首先应寻找原因。若有明显头盆不称或胎位异常,估计不能经阴道分娩者,应及时做好剖宫产的术前准备;估计可经阴道分娩者做好以下护理:

(1)第一产程的护理。

A. 一般护理:①保证休息:设置安静、舒适的待产及分娩环境。目前,国内部分医院设有康乐待产室和家化式病房,给予产妇情感和促进舒适的支持,以消除其精神紧张与恐惧心理。对产程长、产妇过度疲劳或烦躁不安者可遵医嘱给予镇静药,如地西泮 10 mg 缓慢静脉滴注或哌替啶 100 mg 肌内注射,使其休息后体力有所恢复,子宫收缩力也得以恢复。②补充营养:鼓励产妇多进易消化、高热量饮食,对入量不足者遵医嘱静脉补充营养,防止电解质紊乱。有酸中毒时应补充 5%碳酸氢钠。低钾血症时应给予氯化钾缓慢静脉滴注。补充钙剂可提高子宫肌球蛋白及腺苷酶的活性,增加间隙连接蛋白数量,增强子宫收缩力。③保持膀胱和直肠的空虚状态:排空膀胱和直肠能拓宽产道。自然排尿有困难者先行诱导法,必要时导尿排空膀胱。

B. 加强子宫收缩:经上述一般护理后子宫收缩力仍弱,在排除头盆不称、胎位异常和骨盆狭窄、无胎儿窘迫和剖宫产史后,可遵医嘱加强子宫收缩。常用的方法有以下几种:①刺激乳头可增强子宫收缩。②针刺穴位:通常针刺合谷、三阴交、太冲、关元等穴位,强刺激留针 20～30 分钟,有增强子宫收缩的作用。③灌肠:初产妇胎膜未破、宫口扩张不足 3 cm 者,除外禁忌证,可给予温肥皂水灌肠。以促进肠蠕动,排除粪便与积气,刺激子宫收缩。④人工破膜:宫口扩张≥3 cm、无头盆不称、除外脐带先露、胎头已衔接者,可在宫缩间歇、下次宫缩将开始时进行人工破膜术。破膜后胎头直接紧贴子宫下段及宫颈内口,可引起反射性子宫收缩,加速产程进展。⑤缩宫素静脉滴注:将缩宫素 2.5 U 加于 5%葡萄糖液 500 mL 内静脉滴注(每滴糖液含缩宫素 0.33 mU),从 4～5 滴/分开始(1～2 mU/min),根据宫缩强弱进行调整,通常不超过 30～45 滴/分(10～15 mU/min),以子宫收缩达到持续 40～60 秒、宫缩间歇 2～3 分钟为宜。在使用缩宫素静脉点滴时必须专人监护,每隔 15 分钟监测 1 次子宫收缩、胎心率、血压和脉搏并记录;随时调节剂量、浓度和滴速,以免子宫收缩过强(持续超过 1 分钟,间歇少于 2 分钟)而发生子宫破裂或胎儿窘迫等严重并发症。若 10 分钟内宫缩超过 5 次,宫缩持续 1 分钟以上或胎心率有变化,应立即停止滴注。外源性缩宫素在母体血中的半衰期为 1～6 分钟,停药后能迅速好转,必要时遵医嘱使用镇静药。若发现血压升高,应减慢滴注速度;同时监测尿量,因缩宫素有抗利尿作用,水的重吸收增加可出现尿少现象,需警惕水中毒的发生。胎儿未分娩前禁止肌内注射缩宫素。

C. 剖宫产准备:经上述处理,产程仍无进展或出现胎儿宫内窘迫征象时,应立即配合医师做好术前准备。

(2)第二产程的护理:于第二产程期间出现子宫收缩乏力时,若无头盆不称,应加强宫缩,给予缩宫素静脉滴注促进产程进展;密切观察胎心、宫缩与胎先露下降情况,做好阴道助产和抢救新生儿的准备。

(3)第三产程的护理:注意预防产后出血及感染。当胎儿前肩娩出时可遵医嘱静脉注射麦角新碱 0.2 mg或静脉注射缩宫素 10 U 或肌内注射,并同时静脉滴注缩宫素 10～20 U,以加强子宫收缩,促使胎盘剥离与娩出及子宫壁血窦关闭,预防产后出血。破膜 12 小时以上、总产程超过 24 小时,直肠指检或阴道检查次数多者,应遵医嘱给予抗生素预防感染;同时密切监测子宫收缩、宫底高度、阴道出血情况及生命征。注意产后保暖，及时补充易消化、高热量产妇饮食，使产妇得以休息和恢复。

不协调性子宫收缩乏力的护理：遵医嘱给予镇静药，地西泮 10 mg 缓慢静脉注射或哌替啶 100 mg 肌内注射，使产妇充分休息后，多能恢复为协调性子宫收缩，使产程得以顺利进展。若宫缩不能恢复为协调性或出现胎儿窘迫、头盆不称等，应及时通知医师并配合处理。

提供心理支持，减少焦虑与恐惧：待产妇的心理状态可直接影响子宫收缩，护士要重视产妇心理状况的评估，及时给予解释和支持，使产妇充分认识到分娩是一个自然的生理现象，了解自然分娩与手术助产的优缺点，随时将产程进展情况和护理计划告知产妇及家属，解除其思想顾虑和恐惧心理，增强其对分娩的信心，并鼓励家属为产妇提供持续性心理支持。

9.结果评价

(1)产妇在待产和分娩过程中获得了满意的支持，舒适度增加。

(2)产妇无水、电解质紊乱及酸中毒。

(3)母子平安，无产后出血及感染。

(二)子宫收缩过强

1.病因

子宫收缩过强的病因尚不十分清楚，但与下列因素有关。

(1)缩宫素使用不当：个体对缩宫素过于敏感或缩宫素使用方法不当，剂量过大等。

(2)分娩发生梗阻或胎盘早剥：血液浸润子宫肌层，使子宫强力收缩。

(3)阴道内操作过多或不当：粗暴地、多次宫腔内操作均可引起子宫壁某部肌肉痉挛性不协调性宫缩过强。

(4)其他：如待产妇精神过度紧张、经产妇、遗传因素等。

2.临床表现

子宫收缩过强也分为协调性与不协调性两种类型。

(1)协调性子宫收缩过强：表现为子宫收缩的节律性、对称性和极性均正常，仅子宫收缩力过强(宫腔压力＞2.66 kPa)、过频。若产道无阻力，无头盆不称及胎位异常情况，宫口迅速开全，分娩在短时间结束，初产妇宫口扩张速度＞5 cm/h，经产妇宫口扩张速度＞10 cm/h。总产程＜3 小时结束分娩称为急产，经产妇多见。产妇常有痛苦面容、大声喊叫，若有头盆不称、胎位异常或瘢痕子宫，有可能出现病理性缩复环或发生子宫破裂。

(2)不协调性子宫收缩过强：①强直性子宫收缩：它的发生并非由于子宫肌组织功能异常所致，几乎均由外界因素造成宫颈内口以上部分子宫肌层出现强直性痉挛性收缩。例如，临产后不适当的应用缩宫素或个体对缩宫素敏感、胎盘早剥血液浸润子宫肌层等使子宫强力收缩，宫缩间歇期短或无间歇。产妇持续性剧烈腹痛，腹部拒按，烦躁不安，大喊大叫，胎方位触诊不清，胎心音听不清；有时可出现病理性缩复环、肉眼血尿等先兆子宫破裂的征象。②子宫痉挛性狭窄环：是指子宫壁局部肌肉呈痉挛性不协调性收缩形成的环形狭窄，持续不放松。狭窄环可发生在宫颈、宫体的任何部分，多在子宫上下段交界处，也可在胎体某一狭窄部，以胎颈、胎腰处常见(图 12-3)。此环与病理性缩复环不同，其特点是不随宫缩上升。阴道检查时在宫腔内触及较硬而无弹性的狭窄环。产妇出现持续性腹痛，烦躁不安。因环紧扣胎体，导致宫颈扩张缓慢，胎先露下降停滞，胎心率时快时慢。

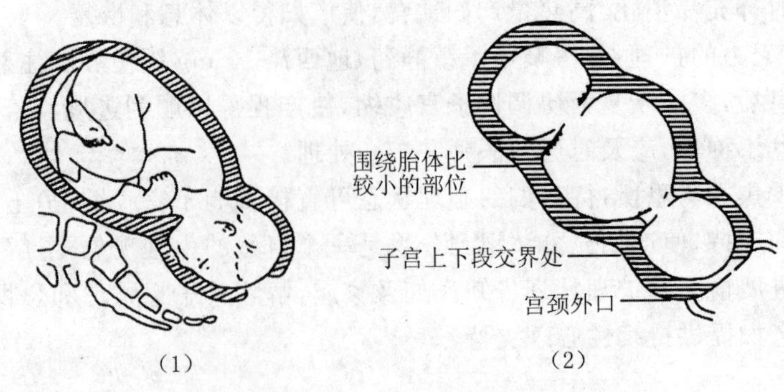


(1)狭窄环围绕胎颈;(2)狭窄环容易发生的部位

**图 12-3　子宫痉挛性狭窄环**

3.子宫收缩过强对母儿影响

(1)对产妇的影响:子宫收缩过强、过频,产程过快,可致产妇软产道撕裂伤。宫腔内压力过高,有发生羊水栓塞的危险。若胎先露部下降受阻,可发生子宫破裂危及产妇生命。接产时来不及消毒,可致产褥感染。胎儿娩出后子宫肌纤维缩复不良易发生胎盘滞留或产后出血。子宫痉挛性狭窄使产程停滞、胎盘嵌顿,产妇极度痛苦导致产妇衰竭,手术产机会增多。

(2)对胎儿及新生儿的影响:子宫收缩过强、过频影响子宫胎盘的血液循环,易发生胎儿窘迫、新生儿窒息甚至死亡。胎儿娩出过快,胎头在产道内受到的压力突然解除,可导致新生儿颅内出血。无准备的分娩、来不及接产使新生儿易发生感染、坠地,导致骨折、外伤等。

4.处理原则

子宫收缩过强以预防为主,识别导致子宫收缩过强的原因,正确处理产程,预防并发症的发生。

5.护理评估

(1)健康史:认真阅读产前检查记录,评估产妇的一般情况,包括骨盆测量值、胎儿情况及妊娠并发症等。重点了解家族或经产妇有无急产史。

(2)身心状况:重点评估临产时间、宫缩频率、强度及胎心、胎动情况。评估临产后是否使用过缩宫素,有无宫腔内操作史。产妇临产后持续性宫缩、剧烈腹痛,子宫收缩过频、过强,产程进展很快。产妇因急产毫无思想准备或胎先露部下降受阻,产程进展缓慢,担心自己及胎儿的安危,情绪极度恐惧和无助。

(3)辅助检查:①一般检查:检查产妇的生命征、身体发育情况、骨盆及胎儿大小和头盆关系等。②产科检查:发现产妇子宫收缩持续时间长、宫内压高、宫体硬、间歇时间短、触诊胎方位不清、听诊胎心音不清。若产道无梗阻,则产程进展快,胎头下降迅速。若产程梗阻,腹部可出现病理性缩复环,子宫局部肌肉强直性收缩时围绕胎颈、胎腰可形成环状狭窄。子宫下段压痛明显,膀胱充盈或有血尿等先兆子宫破裂的征象。

6.护理诊断/护理问题

(1)恐惧:与疼痛及母儿安危受到威胁有关。

(2)疼痛:与子宫收缩过频、过强有关。

(3)有新生儿受伤的危险:与产程过速、急产或手术有关。

7.预期目标

(1)产妇情绪稳定,自诉疼痛减轻,舒适感增加。

(2)产妇会使用减轻疼痛的常用技巧。

(3)母儿健康,无分娩期并发症发生。

8.护理措施

(1)预防宫缩过强对母儿的损伤:有急产史的妊娠妇女,在预产期前1～2周提前住院待产。经常巡视住院的妊娠妇女,嘱其勿远离病房。严格掌握缩宫素的使用指征及剂量,避免粗暴、多次宫腔内操作。有急产先兆时，如宫缩过强、过频及产程进展快等，要迅速做好接产及抢救新生儿的准备。临产后禁止灌肠，应卧床休息，取左侧卧位；待产妇有便意时，应先了解宫口大小及胎先露下降情况，以防分娩在厕所造成意外伤害。

(2)临产期护理：密切观察产程进展及产妇情况，检测宫缩、胎心及产妇的生命征变化，发现异常及时通知医师，迅速准确执行医嘱。鼓励产妇深呼吸，嘱其不要向下屏气，以减慢分娩过程。一旦确诊为强直性子宫收缩，应遵医嘱及时给予宫缩抑制剂，如25%硫酸镁 20 mL 加入 25%葡萄糖液 20 mL 内缓慢静脉注射，注射时间不少于 5 分钟。若属梗阻性原因，应立即行剖宫产术。若出现子宫痉挛性狭窄环，应认真寻找原因，及时纠正，停止阴道内操作及缩宫素。若无胎儿窘迫征象，可遵医嘱给予镇静药如哌替啶 100 mg、吗啡 10 mg 肌内注射，也可给予宫缩抑制剂如沙丁胺醇 4.8 mg 口服、静脉注射硫酸镁。当宫缩恢复正常时，可行阴道助产或等待自然分娩。若经处理子宫痉挛性狭窄环不能缓解，宫口未开全，胎先露部高，或伴有胎儿窘迫征象，应立即行剖宫产术。

(3)分娩期及新生儿的护理：分娩时若急产来不及消毒及新生儿坠地者，应遵医嘱为新生儿肌内注射维生素 K110 mg 预防颅内出血，并尽早肌内注射精制破伤风抗毒素 1500 U。分娩时尽可能行会阴侧切术，以防止会阴撕裂。遇有软产道撕裂伤时，应及时发现并缝合。

(4)产后护理：认真观察产后宫缩情况、宫底高度、阴道出血量、会阴及阴道有无血肿及生命征变化。新生儿如出现意外，需协助产妇及家属顺利度过哀伤期。向产妇进行健康教育及出院指导，并提供出院后的避孕指导。

9. 结果评价

(1)产妇能应用减轻疼痛的技巧，舒适度增加。

(2)产妇顺利分娩，母儿平安。

## 二、产道因素

产道包括骨产道(骨盆腔)和软产道(子宫下段、宫颈、阴道、外阴)，是胎儿经阴道娩出的通道。产道异常可使胎儿娩出受阻，临床上以骨产道异常多见。由于骨盆径线过短或形态异常，致使骨盆腔小于胎先露部可通过的限度，阻碍胎先露部下降，影响产程顺利进展，称为狭窄骨盆。狭窄骨盆可以为一个径线过短或多个径线同时过短，也可以为一个平面狭窄或多个平面同时狭窄。临床上需要结合整个骨盆腔大小与形态进行综合分析，及时处理。

(一)骨产道异常及临床表现

1. 骨盆入口平面狭窄

常见于扁平骨盆，以骨盆入口平面前后径狭窄为主，其形态呈横扁圆形。根据狭窄程度不同，骨盆入口平面狭窄分为 3 级：Ⅰ级为临界性狭窄，骶耻外径 18.0 cm，入口前后径 10.0 cm，绝大多数可以经阴道自然分娩；Ⅱ级为相对性狭窄。骶耻外径 16.5～17.5 cm，入口前后径 8.5～9.5 cm，需经试产后才能决定是否可以经阴道分娩；Ⅲ级为绝对性狭窄，骶耻外径≤16.0 cm，入口前后径≤8.0 cm，必须以剖宫产结束分娩。扁平骨盆常见的有单纯性扁平骨盆(图 12-4)和佝偻病性扁平骨盆(图 12-5)两种类型。

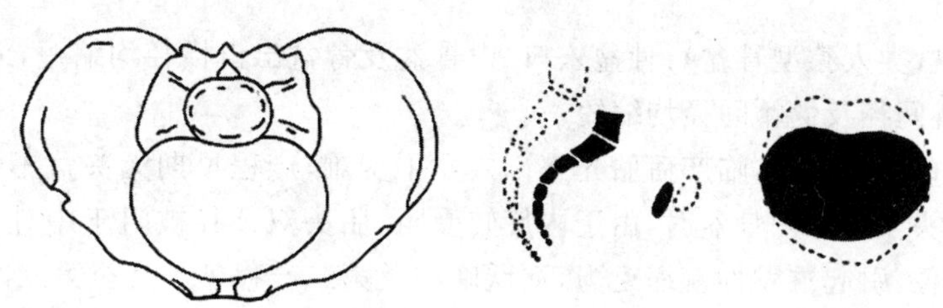

图 12-4 单纯性扁平骨盆

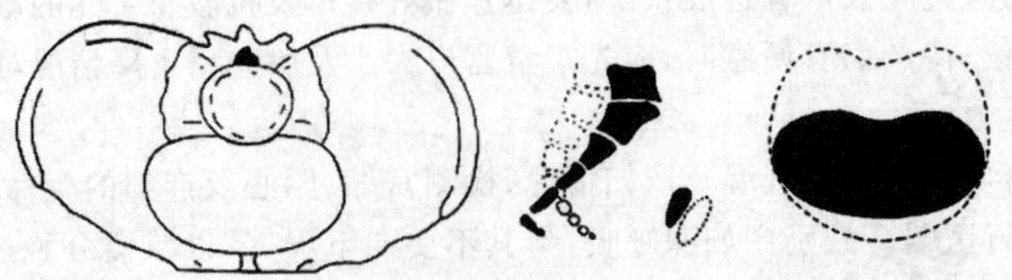

图 12-5 佝偻病性扁平骨盆

若骨盆入口平面狭窄，于妊娠末期胎头衔接受阻，即使已经临产胎头仍不能入盆，检查示胎头入盆不均或胎头跨耻征阳性(胎头骑跨在趾骨联合上方)。由于临产后前羊水囊受力不均，常出现胎膜早破，其发生率为正常骨盆的4～6倍。若胎头迟迟不入盆，不能紧贴宫颈内口诱发反射性宫缩，常出现继发性宫缩乏力、潜伏期及活跃早期延长、宫颈扩张缓慢，甚至导致梗阻性难产，强行经阴道分娩可致子宫破裂。

2. 中骨盆及骨盆出口平面狭窄

出口平面狭窄常与中骨盆平面狭窄相伴行，分为3级：Ⅰ级为临界性狭窄，坐骨棘间径10.0 cm，坐骨结节间径7.5 cm；Ⅱ级为相对性狭窄，坐骨棘间径8.5～9.5 cm，坐骨结节间径6.0～7.0 cm；Ⅲ级为绝对性狭窄，坐骨棘间径≤8.0 cm，坐骨结节间径≤5.5 cm。其常见于漏斗骨盆(图12-6)和横径狭窄骨盆(图12-7)。

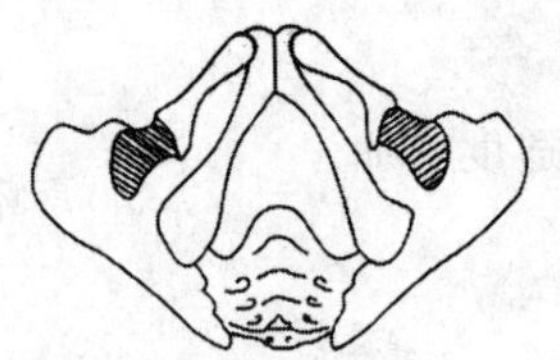

图 12-6 漏斗骨盆

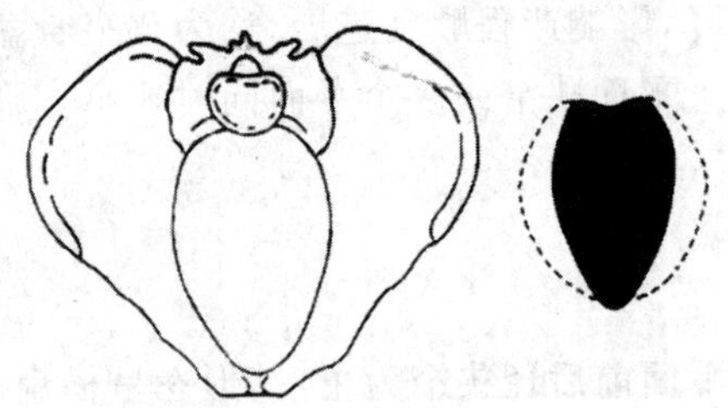

图 12-7 横径狭窄骨盆

(1)漏斗骨盆(男型骨盆)：骨盆入口平面各径线正常。两侧骨盆壁向内倾斜，状似漏斗。其特点是中骨盆及骨盆出口平面均明显狭窄，使坐骨棘间径、坐骨结节间径缩短，耻骨弓角度<90°，坐骨结节间径与出口后矢状径之和<15 cm。

(2)横径狭窄骨盆(类人猿型骨盆)：骨盆入口、中骨盆及骨盆出口横径均缩短，前后径长，坐骨切迹宽，骶耻外径正常，但髂棘间径及髂嵴间径均缩短。

中骨盆及骨盆出口平面狭窄，临产后胎先露部入盆不困难，产程早期无头盆不称征象，潜伏期及活跃早期进展顺利。当胎头下降至中骨盆时，由于内旋转受阻，胎头双顶径被阻于中骨盆狭窄部位之上，形成持续性枕横位或枕后位，引起继发性宫缩乏力，活跃晚期及第二产程延长甚至第二产程停滞。若单纯出口平面狭窄者，第一产程进展顺利，当胎头达盆底受阻时，常引起第二产程停滞，继发性宫缩乏力，胎头双顶径不能通过出口横径。强行阴道助产可导致软产道、骨盆底肌肉及会阴严重损伤。致使胎儿严重产伤，对母体及胎儿危害较大。

3. 骨盆三个平面狭窄

骨盆外形属于女型骨盆，形态正常，但骨盆三个平面的各径线均小于正常值 2 cm 或更多，称为均小骨盆(图 12-8)。此型多见于身材矮小、体形匀称的女性。若估计胎儿不大、胎位正常、头盆相称、产力好，可以试产。若估计胎儿在中等大小以上经阴道分娩则有困难，应尽早行剖宫产术。

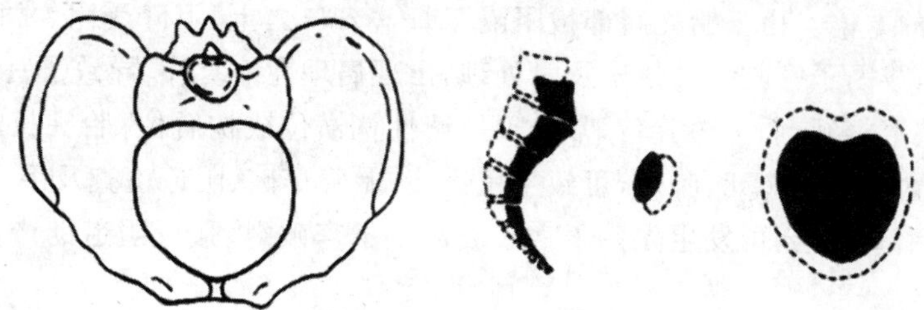

图 12-8　均小骨盆

4. 畸形骨盆

是指骨盆失去正常形态，见于骨软化症骨盆(图 12-9)和偏斜骨盆(图 12-10)两种。前者是因钙、磷、维生素 D 以及紫外线照射不足使骨质脱钙、疏松、软化所致，骨盆入口呈凹三角形，现已罕见。后者是一侧髂骨翼与髋骨发育不良所致，一般不能经阴道分娩。

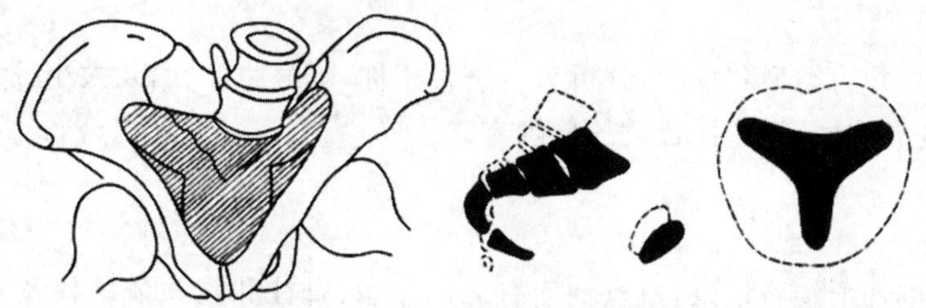

图 12-9　骨质软化症骨盆

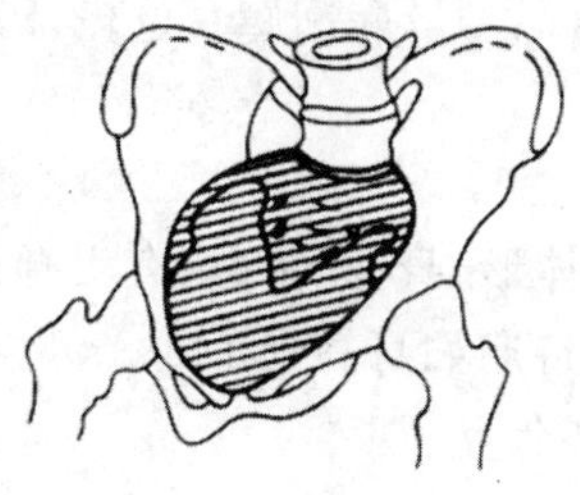

图 12-10　偏斜形骨盆

(二)软产道异常及临床表现

软产道是由子宫下段、宫颈、阴道及骨盆底软组织构成的弯曲管道。软产道异常导致的难产少见，容易被忽视。因此，应在妊娠早期常规进行妇科检查，以了解软产道有无异常情况。

1. 外阴异常

可见会阴坚韧、外阴水肿、外阴瘢痕等。由于组织缺乏弹性，伸展性差，可使外阴及阴道口狭小，临产后可影响胎先露部下降，使胎头娩出困难或造成严重的撕裂伤。

2. 阴道异常

临床上常见的阴道异常有阴道横隔、阴道纵隔、阴道尖锐湿疣、阴道囊肿及阴道肿瘤等。阴道横隔可阻碍胎先露部下降；阴道纵隔常伴有双子宫、双宫颈畸形，一般不影响分娩；阴道尖锐湿疣于妊娠期生长迅速，产妇于分娩时易发生阴道裂伤、血肿及感染；阴道囊肿和肿瘤可阻碍胎先露部下降。

3. 宫颈异常

宫颈外口黏合、宫颈水肿、宫颈坚韧、宫颈瘢痕、子宫颈癌及宫颈肌瘤等均可影响宫颈扩张，阻碍胎先露部下降，造成难产。

（三）产道异常对母儿的影响

1.对产妇的影响

(1)骨盆入口平面狭窄，影响胎先露部衔接，易发生胎位异常而导致难产，如臀先露、面先露或肩先露的发生率是正常骨盆的3倍。由于胎先露部被阻隔于骨盆入口之上，下降受阻，常引起继发性宫缩乏力，致使产程延长或停滞；或因子宫收缩过强未及时处理，出现病理性缩复环，导致子宫破裂，危及产妇生命。

(2)中骨盆平面狭窄，影响胎头内旋转，常出现持续性枕横位或枕后位；胎头长时间嵌顿于产道内，压迫软组织引起局部缺血、水肿、坏死、脱落，可致生殖道瘘；胎膜早破、阴道检查及手术助产，增加感染机会；严重梗阻性难产。宫缩又较强，可发生先兆子宫破裂甚至子宫破裂；强行阴道助产，可导致严重软产道裂伤，危及母儿生命。

2.对胎儿及新生儿的影响

(1)头盆不称易发生胎位异常，引起胎膜早破、脐带脱垂。其脐带脱垂发生率是正常产妇的4～6倍，导致胎儿窘迫、胎死宫内、新生儿窒息、新生儿死亡等。

(2)由于产程延长，胎头受压变形易发生脑组织损伤、颅内出血。

(3)手术产机会增多，易发生新生儿产伤、感染及围生儿病死率增加。

（四）处理原则

首先应明确产道异常的类型和程度，分析头盆是否相称，了解胎位、胎儿大小、胎心、宫缩强弱、宫口扩张程度、综合待产妇的具体情况，选择合适的分娩方式。

（五）护理评估

1.健康史

认真阅读待产妇的产前检查记录，重点询问有无佝偻病、脊柱和髋关节结核及外伤史，评估骨盆各径线测量值，协助产妇决定分娩方式。若为经产妇，需重点了解既往分娩史及难产发生的原因。

2.身心状况

评估本次妊娠过程是否顺利、是否有病理妊娠问题与妊娠并发症的发生，以及产妇的情绪、身体反应、产妇的心理状态及社会支持系统等情况。

3.辅助检查

(1)一般检查：特别注意妊娠妇女的体形、身高、步态、有无脊柱弯曲及髋关节畸形、米氏菱形窝是否对称、有无尖腹及悬垂腹(图12-11)等。若待产妇身高在145 cm以下，应警惕均小骨盆；体形粗壮、颈部较短者，警惕男型漏斗骨盆；跛行者，警惕偏斜骨盆。

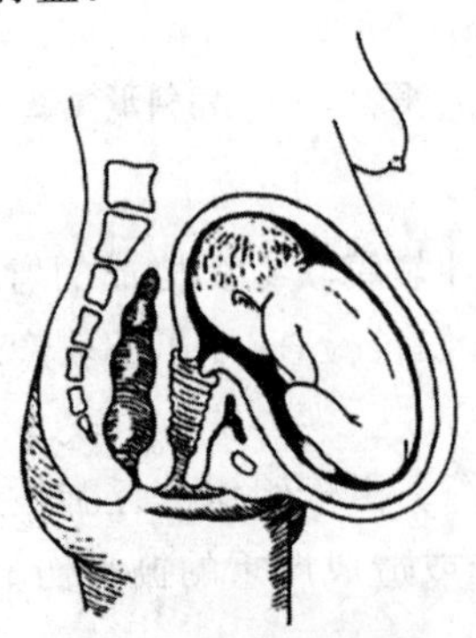

图12-11　悬垂腹

(2)腹部检查：①观察腹型：若初产妇呈尖腹、经产妇呈悬垂腹，提示可能为均小骨盆。尺测子宫底高度和腹围，估计胎儿大小。②胎位检查：骨盆入口狭窄常导致臀先露、面先露或肩先露。中骨盆狭窄常导致持续性枕横位或枕后位。③估计头盆关系：正常情况下，部分初产妇在预产期前2周，经产妇于临产后胎头入盆。若已临产而胎头仍未入盆，则应充分估计头盆关系，即跨耻征检查。方法：产妇排空膀胱，仰卧，两腿伸直，检查者将手放于耻骨联合上方，将浮动的胎头向骨盆方向推压。若胎头低于耻骨联合平面表示胎头可以入盆，头盆相称，称为跨耻征阴性；若胎头与耻骨联合在同一平面，表示可疑，为跨耻征可疑阳性；若胎头高于耻骨联合平面，则表示头盆明显不称，为跨耻征阳性(图 12-12)。④骨盆测量：包括骨盆外测量和骨盆内测量，可确定有无均小骨盆、单纯扁平骨盆及漏斗骨盆等以及是否存在中骨盆狭窄与骨盆出口平面狭窄。可通过测量出口后矢状径及检查骶尾关节活动度，估计出口平面的狭窄程度。⑤检查软产道：了解软产道有无异常。⑥B 超检查：观察胎先露与骨盆的关系，通过测量胎头双顶径、腹径、胸径、股骨长度预测胎儿大小。从而判断能否顺利通过骨产道。

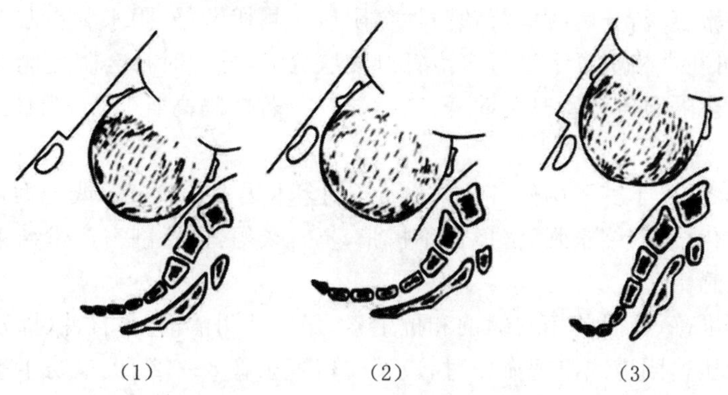


(1)头盆相称；(2)头盆可能不称；(3)头盆不称

**图 12-12　检查头盆相称程度**

(六)护理诊断/护理问题

(1)焦虑和恐惧：与知识缺乏，分娩过程的结果未知有关。

(2)有感染的危险：与胎膜早破、产程延长、手术操作有关。

(3)有新生儿窒息的危险：与胎膜早破、脐带脱垂、产程延长有关。

(4)潜在并发症：子宫破裂、产后出血、生殖道瘘。

(七)预期目标

(1)产妇恐惧焦虑程度减轻，积极配合治疗。

(2)产妇及新生儿的感染征象得到预防和控制。

(3)新生儿出生状况良好。Apgar 评分>7 分。

(4)及时发现和处理难产，产妇能平安分娩，无并发症发生。

(八)护理措施

1. 一般护理

在分娩过程中，应保证待产妇的营养及水分的摄入，必要时遵医嘱静脉补充水、电解质、维生素 C。注意待产妇休息，以保持良好的体力。尽量减少直肠指检及阴道检查次数，胎膜破裂后慎行阴道检查，禁止灌肠。

2. 骨产道异常的护理

(1)骨盆入口平面狭窄：①有明显头盆不称、不能从阴道分娩者，遵医嘱做好剖宫产手术准备。②轻度头盆不称者可以在严密监护下试产，试产过程中应注意。

密切观察产程进展及胎儿情况，专人守护；监测胎心音；破膜后立即听胎心，并注意观察胎心、羊水的性质；若胎头未衔接，破膜后应抬高床尾；注意观察胎先露部下降及宫口扩张情况。试产过程一般不使用镇静药。

监测子宫收缩情况：把手放在待产妇腹部或用胎儿电子监护仪监测子宫收缩及胎心率变化，若有异常立即停止试产，同时通知医师及早处理，预防子宫破裂。

若试产 2～4 小时，胎头仍未入盆，或出现胎儿窘迫，则应停止试产，及时行剖宫产术结束分娩。

(2)中骨盆平面狭窄者：胎头俯屈及内旋转受阻，易发生持续性枕横位或枕后位。若宫口已开全，胎头双顶径已达坐骨棘水平或更低，可行阴道助产术；若胎先露在坐骨棘水平以上，或出现胎儿窘迫征象应尽快行剖宫产，配合医师做好相应的术前准备及抢救新生儿的准备。

(3)骨盆出口平面狭窄者：不宜进行试产。若出口横径与出口后矢状径之和＞15 cm 时，正常大小的胎儿多可经阴道分娩；两者之和为 13～15 cm 者，多数需阴道助产；两者之和＜13 cm 者，足月胎儿不易经阴道分娩。

3. 软产道异常的护理

(1)会阴坚韧、外阴瘢痕者，分娩时应行预防性会阴后一侧切术；外阴水肿在临产前，可局部用 50%硫酸镁液湿热敷；临产后可在严格消毒下进行多点针刺皮肤放液，分娩时行会阴后侧切术。

(2)阴道纵隔、阴道横隔阻碍分娩时可剪开，产后缝合。若横隔高且坚厚，阻碍胎先露部下降，则行剖宫产术结束分娩。

(3)宫颈水肿、坚韧者，可于宫颈两侧各注入 0.5%利多卡因 5～10 mL 或地西泮 10 mg 静脉注射；宫颈瘢痕虽然于妊娠后软化，若宫缩很强，宫口仍不扩张，不宜久等，需行剖宫产术结束分娩。

4. 预防产后出血及感染

胎儿娩出后遵医嘱准确、及时使用宫缩剂和抗生素；保持外阴清洁，每日冲(擦)洗外阴 2 次，使用消毒会阴垫。胎先露长时间压迫阴道或出现血尿时，应及时留置尿管 8～12 日，以防生殖道瘘。留置尿管者必须保证导尿管通畅，定期更换一次性引流袋，防止感染。

5. 新生儿护理

分娩前做好抢救新生儿的准备。胎头在产道压迫时间长或手术助产的新生儿，护理时动作应轻柔，并尽可能减少被动活动，严密观察颅内出血或其他损伤的情况，遵医嘱使用预防颅内出血的药物。

6. 提供心理支持、信息支持

解释当前的情况与产程进展，说明相关检查及治疗程序，使产妇及家属解除对未知的焦虑和恐惧心理、共同合作，安全度过分娩。

(九)结果评价

(1)产妇理解对分娩的处理。能配合实施处理方案，母体与胎儿平安度过分娩过程。

(2)产妇产后体温、恶露、白细胞计数均正常，无感染征象。

(3)及时发现与处理新生儿窒息，新生儿 Apgar 评分＞7 分。

## 三、胎位及胎儿因素

胎儿的胎位异常或发育异常均可导致不同程度的异常分娩，是造成难产常见的因素之一。

(一)胎位异常及临床表现

分娩时除枕前位(约占 90%)为正常胎位外，其余均为异常胎位。胎位异常包括胎头位置异常、臀先露及肩先露。其中胎头位置异常最多见，占妊娠足月分娩总数的 6%～7%，有持续性枕后位、持续性枕横位、面先露、高直位、前不均倾位等。胎产式异常的臀先露占妊娠足月分娩总数的 3%～4%。肩先露在临床上极少见。占妊娠足月分娩总数的 0.25%，但却是对母体与胎儿最不利的胎位。复合先露在临床上已罕见，占妊娠足月分娩总数的 0.8‰～1.66‰。

1. 持续性枕后位、枕横位

在分娩过程中，胎头以枕后位或枕横位衔接。在下降过程中，胎头枕部因强有力的宫缩绝大多数能向前转 135°或 90°，转成枕前位自然分娩。若胎头枕骨持续位于母体骨盆的后方或侧方，直至分娩后期仍不能转向前方，致使分娩发生困难者，称为持续性枕后位(POPP，图 12-13)或持续性枕横位(图 12-14)。国外报道，此发病率均为 5%左右，多因骨盆异常(常发生于男型骨盆或类人猿型骨盆)、胎头俯屈不良、子宫收缩乏力影响胎头下降、俯屈及内旋转易造成持续性枕后位或枕横位。相反，持续性枕后位或枕横位可使胎头下降受阻，胎先露部不宜紧贴宫颈内口及子宫下段。也容易导致协调性宫缩乏力而至内旋转受阻，两者互为因果关系。另外，头盆不称、前置胎盘、膀胱充盈、子宫下段宫颈肌瘤等均可影响胎头内旋转，而形成持续性枕后位或枕横位。

持续性枕后位、枕横位的临床表现为临产后胎头衔接晚及俯屈不良，由于胎先露部不宜紧贴宫颈内口及子宫下段，常导致协调性宫缩乏力及宫口扩张缓慢而使产程延长。枕后位时，因胎儿枕骨持续性位于骨盆后方压迫直肠，产妇自觉肛门坠胀及排便感，致使宫口尚未开全时过早用力屏气使用腹压，容易导致宫颈前唇水肿和产妇疲劳，影响产程进展。持续性枕后位、枕横位常致使活跃晚期及第二产程延长。若在阴道口可见到胎发，但历经多次宫缩屏气却不见胎头继续顺利下降者，应考虑可能是持续性枕后位或枕横位。

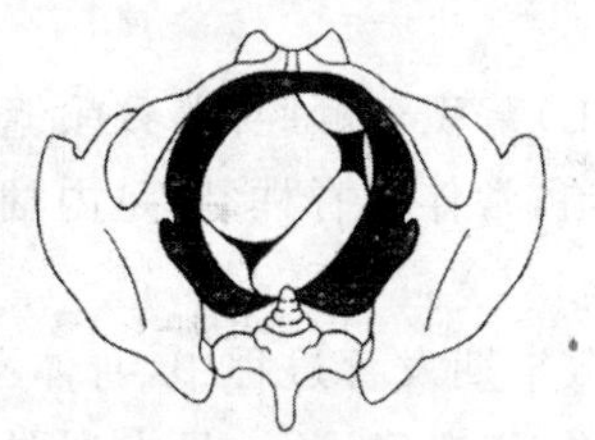

图 12-13　持续性右枕后位

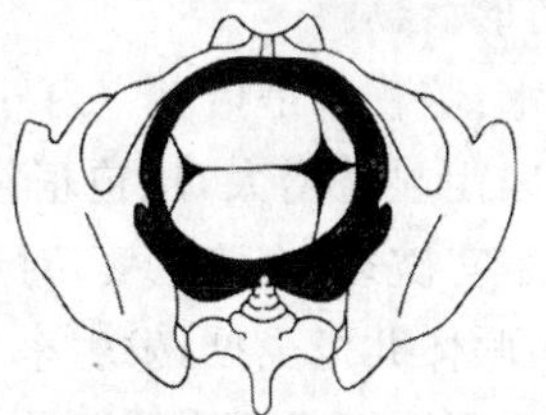

图 12-14　持续性右枕横位

2. 臀先露

是最常见的一种异常胎位，是以胎儿臀、足或膝为先露，以骶骨为指示点，在骨盆的前、侧、后构成骶左(右)前、骶左(右)横、骶左(右)后 6 种胎位。根据胎儿双下肢所取的姿势又可分：①单臀先露或腿直臀先露，是指胎儿双髋关节屈曲、双膝关节直伸，以臀部为先露，最多见。②完全臀先露或混合臀先露，是指胎儿双髋关节及双膝关节均屈曲呈盘膝坐，以臀部和双足先露，较多见。③不完全臀先露，是指以一足或双足、一膝或双膝或一足一膝为先露。膝先露是暂时的，产程开始后转为足先露，较少见。

臀先露的临床表现为妊娠妇女常感肋下或上腹部有圆而硬的胎头。由于胎臀不能紧贴子宫下段及宫颈内口，常导致子宫收缩乏力、宫口扩张缓慢、产程延长、手术产机会增多。先露部胎臀高低不平，对前羊膜囊压力不均匀，再加上臀围小于头围，后出胎头牵出困难，易发生胎膜早破、脐带脱垂、胎儿窘迫、新生儿产伤等并发症，致使围生儿病死率增高，是枕先露的 3～8 倍。

3. 肩先露

胎体横卧于骨盆入口之上，胎儿纵轴与母体纵轴相垂直，称为横产式。先露部为肩，称为肩先露。以肩胛骨为指示点，有肩左(右)前、肩左(右)后 4 种胎位，是对母体与胎儿最不利的胎位。足月活胎不可能经阴道娩出。若不及时处理，容易造成子宫破裂，威胁母体与胎儿生命。

4. 面先露

胎头以面部为先露时称为面先露，多于临产后发现，胎儿枕部与胎背部接触，胎头呈极度仰伸的姿势通过产道。面先露以颏骨为指示点，有颏左(右)前、颏左(右)横、颏左(右)后 6 种胎位，临床上以颏左前及颏右后位较多见。面先露以经产妇多于初产妇。我国 15 所医院统计发病率为 0.8‰～2.7‰，国外资料为 1.7‰～2.0‰。面先露的临床表现为潜伏期延长、活跃期延长或停滞，胎头迟迟不能入盆。颏前位时，胎儿颜面部不能紧贴子宫下段及宫颈内口，常引起宫缩乏力，致使产程延长。由于颜面部骨质不易变形，故易发生会阴裂伤。颏后位时可导致梗阻性难产，若处理不及时可造成子宫破裂，危及母体与胎儿生命。

5. 额先露

胎头持续以前额部为先露入盆并以枕额径通过产道时，称为额先露，发生率为 0.6‰，常表现为产程延长，一般需剖宫产结束分娩。

6. 复合先露

胎先露部(胎头或胎臀)伴有肢体(上肢或下肢)同时进入骨盆入口，称为复合先露。临床上以一手或一前臂沿胎头脱出最常见，若不及时处理可致梗阻性难产。胎儿可因脐带脱垂或因产程延长、缺氧造成胎儿窘迫，甚至死亡。

(二)胎儿发育异常及临床表现

胎儿发育异常也可引起难产,最常见的如巨大胎儿及畸形胎儿。

1.巨大胎儿

巨大胎儿是指胎儿出生体重达到或超过 4 000 g 者。其国内发生率为 7%,国外发生率为 15.1%,男胎多于女胎,与糖尿病、营养、遗传、经产妇、过期妊娠等因素有关。巨大胎儿的临床表现为妊娠妇女多肥胖或身材高大,妊娠期体重增加迅速,常在妊娠晚期出现呼吸困难、腹部沉重及两肋部胀痛等症状;常引起头盆不称、肩难产、软产道裂伤、新生儿产伤等不良后果。

2.胎儿畸形

(1)脑积水:脑积水是指脑室内外有大量脑脊液(500～3000 mL)蓄积于颅腔内,致颅缝明显增宽,颅腔体积增大,囟门显著增大,压迫正常脑组织。其发生率约为 0.5‰,常伴有脊柱裂、足内翻等畸形,可致梗阻性难产、子宫破裂、生殖道瘘,对母体有严重危害。

(2)其他:联体儿极少见,发生率约为 0.02‰。单卵双胎在妊娠早期发育过程中,身体不能完全分离成两部分,形成不同形式的连体双胎,可导致梗阻性难产。产前可经 B 超确诊,一旦发现联体儿,应尽早终止妊娠。

(三)对母儿的影响

1.对产妇的影响

(1)胎位异常及胎儿发育异常均可导致继发性宫缩乏力,致使产程延长,常需手术助产结束分娩,因而增加产褥感染、产后出血、软产道损伤等发生的机会。

(2)胎头位置异常,若长时间压迫软产道可造成局部组织缺血、坏死,形成生殖道瘘。

(3)臀位行阴道助产分娩时,若宫口未开全而强行牵拉。容易造成宫颈撕裂甚至延及子宫下段,严重者可导致子宫破裂的发生。

2.对胎儿及新生儿的影响

(1)胎位异常及胎儿发育异常均可导致产程延长,手术助产机会增多,常引起胎儿窘迫、新生儿窒息、外伤。使围生儿病死率增高。

(2)臀位发生脐带脱垂是头先露的 10 倍,脐带受压可致胎儿窘迫甚至死亡。胎膜早破使早产儿及低体重儿增多。后出胎头牵出困难,常发生脊柱损伤、脑幕撕裂、新生儿窒息、臂丛神经损伤、胸锁乳突肌损伤导致的斜颈及颅内出血,新生儿颅内出血的发生率是头先露的 10 倍。臀先露导致围生儿的发病率和病死率均增高。

(3)面先露者,由于胎儿面部受压变形,导致口唇皮肤青紫、肿胀,影响吸吮,严重者可发生会厌水肿影响吞咽及呼吸。巨大胎儿可发生新生儿臂丛神经损伤及颅内出血、低血糖、红细胞增多症等。

(四)处理原则

1.临产前

(1)胎位异常者:定期产前检查,妊娠 30 周以前顺其自然,妊娠 30 周以后胎位仍异常者及时给予矫治。若矫治失败,临产前提前 1 周住院待产,综合分析后决定分娩方式。

(2)胎儿发育异常者:若发现巨大儿,应查明原因,若为糖尿病妊娠妇女则需积极治疗。若为畸形儿,一经确诊,应尽早终止妊娠。

2.临产后

应综合分析,以对产妇和胎儿损伤最少为原则选择适宜的分娩方式。

(五)护理评估

1.健康史

认真阅读产前检查的资料,如妊娠妇女的身高、体重、胎方位、骨盆测量值,并充分估计胎儿大小;了解妊娠妇女既往分娩史,有无头盆不称、糖尿病史,有无分娩巨大儿、畸形儿等家族史,同时评估产程进展、子宫收缩、胎头下降等情况。

2. 身心状况

由于胎位异常或胎儿发育异常均可导致继发性宫缩乏力、产程延长、手术产率增加，或出现胎膜早破、脐带脱垂导致胎儿宫内窘迫、新生儿窒息甚至死亡，常会引起待产妇身体疲惫、情绪急躁，因担心自己及胎儿的生命受到威胁而焦虑不安。

3. 辅助检查

1)胎位异常：可通过腹部检查、直肠检查、B超检查明确诊断(表12-3)。

**表12-3　胎位异常的检查诊断项目及内容**

| 检查项目 | 持续性枕后位、枕横位 | 面先露 | 臀先露 | 肩先露 |
|---|---|---|---|---|
| 腹部检查 | 宫底部触及胎臀，胎背偏向母体后方或侧方，胎心在脐下一侧偏外最响亮。枕后位胎心在胎儿肢体侧也能听到 | 宫底位置高，腹前壁易扪及胎儿肢体，胎心在胎儿肢体侧的下腹部清楚 | 宫底部触及圆而硬、按压有浮球感的胎头，胎心在脐左(右)上方最清楚 | 子宫呈横椭圆形，宫底高度低于妊娠周数。宫底部及耻骨联合上方较空虚，在母体腹部一侧触到胎头，另一侧触到胎臀。胎心在脐周两侧最清楚 |
| 直肠或阴道检查 | 直肠指检发现胎头矢状缝位于骨盆斜径上或骨盆横径上。阴道查胎儿耳郭朝向骨盆后方或骨盆侧方 | 可触到高低不平、软硬不均的颜面部 | 可触及胎背或胎足、胎膝 | 若胎膜已破、宫口已扩张者，可触到肩胛骨或肩峰、锁骨、肋骨及腋窝 |
| B超检查 | 根据胎头颜面部及枕部位置探清胎头位置 | 可看到过度仰伸的胎头，确定胎头枕部及眼眶的位置 | 能准确探清臀先露 | 能准确探清肩先露 |

2)胎儿发育异常。

(1)巨大胎儿：①腹部检查，可见腹部明显膨隆，触诊胎体大，先露部高浮。若为头先露，多数胎头跨耻征阳性。②B超检查，常提示胎体大、胎头双顶径>10 cm。③实验室检查，产前做血糖、尿糖检查；妊娠晚期抽羊水行胎儿肺成熟度检查(L/S)、胎盘功能检查。

(2)脑积水：①腹部检查，在耻骨联合上方可触及宽大、有弹性的胎头，且大于胎体并高浮，跨耻征阳性。阴道检查盆腔空虚，颅骨软而薄，囟门大且紧张，胎头如乒乓球的感觉。②B超检查，妊娠20周后颅内大部分被液性暗区占据，中线漂动，胎头周径明显大于腹周径。③实验室检查，可查妊娠妇女血清或羊水中的甲胎蛋白水平。

(六)护理诊断/问题

1. 恐惧

与难产及胎儿发育异常有关。

2. 有感染的危险

与胎膜早破、脐带脱垂、手术助产有关。

3. 有新生儿窒息的危险

与分娩因素异常有关。

(七)预期目标

(1)产妇能正视现实，积极配合处理方案。

(2)产妇分娩过程顺利，无并发症。

(3)新生儿健康。

(八)护理措施

1. 加强妊娠期保健

通过产前检查及时发现并处理异常情况。于妊娠30周前。胎位异常者多能自行转为头先露。若妊娠30周以后仍为臀先露或肩先露，应予以矫正。常用的矫正方法有以下几种。

(1)胸膝卧位：指导妊娠妇女排空膀胱，松解裤带，姿势如图12-15所示，每日2次，每次15分钟，连续1周后复查。这种姿势可使胎臀退出盆腔，借助胎儿重心改变，使胎头与胎背所形成的弧形顺着宫底弧面滑动完成。

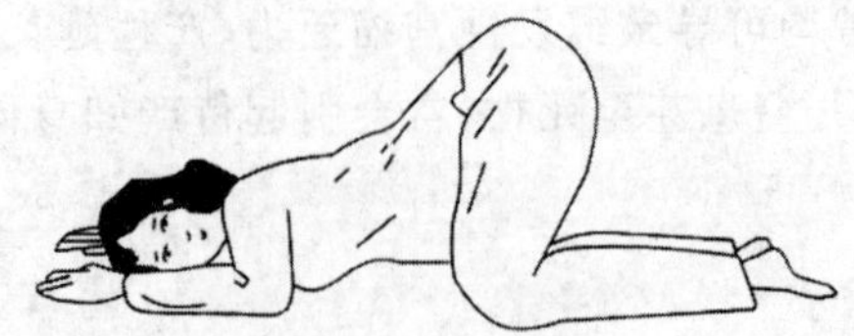

图 12-15　胸膝卧位

(2)激光照射或艾灸至阴穴:激光照射两侧至阴穴(足小趾外侧,距趾甲角 0.1 寸),也可用艾灸条。每日 1 次,每次 15～20 分钟,5 次为 1 个疗程。

(3)外转胎位术:经上述矫正方法无效者时,可于妊娠 32～34 周行外转胎位术。由于此方法有发生胎盘早剥、脐带缠绕等严重并发症的可能,故应慎用,最好在 B 超及胎儿电子监测下进行。若术中或术后发现胎动频繁而剧烈或胎心率异常,应立即停止转动并退回原胎位观察 30 分钟。

2.对选择阴道试产的待产妇的护理

(1)鼓励产妇进营养、易消化的食物,必要时给予补液;指导产妇合理用力,避免体力消耗。枕后位或枕横位时,不要过早屏气用力,以防宫颈水肿及疲乏。

(2)指导产妇在待产过程中少走动,尽量少做直肠指检,禁止灌肠,防止胎膜早破。

(3)指导产妇及时排尿,避免膀胱充盈阻碍胎先露的下降。

(4)协助医师做好阴道助产及新生儿抢救的准备。产后遵医嘱使用缩宫素和抗生素,预防产后出血与感染。

3.剖宫产准备

有明显头盆不称、胎位异常或确诊为巨大胎儿者,遵医嘱做好剖宫产准备。

(九)结果评价

(1)产妇能与医护配合,安全度过分娩期。

(2)无胎儿宫内窘迫、产后出血、感染等并发症。

(3)新生儿健康,母体平安。

(杨兰玉)

## 第十三节　重症妊娠高血压疾病的护理

妊娠高血压综合征是孕产妇特有的疾病,简称妊高征。多发生在妊娠 20 周以后至产后 24 小时,临床表现主要为高血压、蛋白尿、水肿,严重时出现抽搐、昏迷、心肾功能衰竭甚至母婴死亡。1988 年我国对 25 省市的流行病学调查,约 9.4%的孕妇发生不同程度的妊高征。

### 一、病因

尚不清楚,有以下学说。

(一)免疫学说

妊娠被认为是成功的自然同种异体移植。近年来研究表明母胎间 HLA(组织相容性抗原)抗原相容性越高,越容易发生妊高征。妊高征患者血清 IgG 及补体 $C_3$、$C_4$ 均明显减少,表明体内体液免疫有改变。目前普遍认为免疫可能是该病发生的主要因素。

(二)子宫胎盘缺血学说

妊高征临床上多见于腹壁较紧的初产妇,多胎妊娠或羊水过多的孕妇,因其子宫张力增高,子宫胎盘血流量减少，造成子宫胎盘缺血，缺氧，易伴发本病。亦有学者认为子宫胎盘缺血并非该病的原因，而是血管病变的结果。

(三)神经内分泌学说

有学者提出妊高征的发生与肾素－血管紧张素－醛固酮－前列腺素系统平衡失调有关。近来有理论认为，有关妊高征发生的因素可能是机体对血管紧张素Ⅱ(AⅡ)的敏感性增强，而不是患者的肾素－血管紧张素Ⅱ含量增加。

(四)其他

近年来认为妊高征的发生可能与缺钙有关。有资料表明，人类及动物缺钙均可引起血压升高。尿钙排泄量的检测可作为妊高征的预测试验。内皮素是血管内皮细胞分泌的一种多肽激素，是强有力的血管收缩因子，妊娠时，患者体内调节血管收缩的ET增加，易发生妊高征。

## 二、临床表现

(一)水肿

正常妊娠晚期增大的子宫压迫腹腔静脉，血流回流受阻所产生的下肢轻度水肿经卧床休息后即可消退。而妊高征孕妇出现水肿开始可能仅限于小腿及足部，但经卧床休息仍不消退。少数孕妇外表水肿不明显，但体内有大量的水分潴留，每周体重增加超过0.5 kg，称为隐性水肿。若体内积液过多，则导致临床可见的水肿。水肿多由踝部开始，渐延至小腿、大腿、外阴部、腹部，按之凹陷，称之凹陷性水肿。临床上分为四级，以“＋”表示：“＋”水肿局限于足踝小腿；“＋＋”水肿延及大腿；“＋＋＋”水肿涉及上肢腹壁及外阴；“＋＋＋＋”指全身水肿，有时伴有腹水。水肿的严重程度与妊高征的预后关系较小，水肿严重者预后不一定差；相反，水肿不明显者有可能迅速发展为子痫。产前检查时每周体重增加大于50%时，应引起重视。

(二)高血压

血压多于20周后开始升高。若初测血压有升高，应休息一小时后再测。测量血压时应注意舒张压的变化较收缩压更为重要。了解血压是否逐渐升高以及升高的程度，是判断病情是否发展的主要依据。

(三)蛋白尿

蛋白尿最初可无，轻度者量微少。出现略迟于血压的升高。凡24小时尿蛋白定量大于0.5 g为异常。

(四)先兆子痫

先兆子痫通常在高血压、蛋白尿及水肿三大基本征象以后出现。主要表现为头痛、眼花、恶心、呕吐及上腹部闷胀等，提示病情恶化，颅内病变加重，预示将发生抽搐。

(五)子痫

在先兆子痫的基础上进而有抽搐发作，或伴昏迷，称子痫。少数病例病情进展迅速，先兆子痫征象不明显而骤然发生抽搐。也有一些患者可能因基础血压较低，子痫发作时血压并不高很容易被忽视。按抽搐发作的时间不同可分为产前子痫、产时子痫及产后子痫。抽搐时呼吸暂停，面色青紫，持续数十秒钟至1分钟左右抽搐逐渐停止，呼吸恢复，鼾声很大全身肌肉松弛，进入昏迷状态。昏迷时间长短不一，有时可立即清醒，有时一次尚未清醒第二次抽搐又发作。如抽搐得到控制，神志恢复，血压逐渐下降，尿量增多，都有好转的现象。连续抽搐，昏迷不醒，无尿，体温升高，脉搏及呼吸加速，是病情严重的表现。少数患者无抽搐即进入昏迷。产前、产时子痫发作，往往引起子宫收缩，促进分娩过程。分娩的宫缩及疼痛又往往诱发子痫，分娩一经结束，子痫发作随之缓解，但产后24小时之内，即产后子痫发作的病变仍不少见，不能放松警惕。

(六)重度妊高征的并发症

重度妊高征的并发症包括妊高征性心脏病、急性肾功能衰竭、凝血功能障碍、脑出血、HELLP综合征、溶血、肝酶升高、血小板减少、产后出血、胎儿窘迫、胎儿发育迟缓等。

## 三、诊断

诊断包括病情轻重，分类以及有无并发症等。

（一）病史

详细询问患者于孕前及20周前有无高血压尿蛋白和（或）水肿及抽搐等征象，有无原发性高血压、慢性肾炎及糖尿病病史，有无头痛、眼花、恶心、呕吐及上腹部闷胀等症状及出现的时间。

（二）症状和体征

妊娠20周后血压升高，出现蛋白尿伴有或不伴有水肿，诊断妊高征一般不难。较为困难的是确定其病变发展的严重程度，以及有无慢性高血压、慢性肾炎等合并症存在。

（三）辅助检查

1.尿液检查

应取中段尿进行检查。肾小球滤过膜受损早期用酶联免疫法（ELISA）测定尿中微量蛋白。尿蛋白的出现及量的多少反应肾小管受损的程度，蛋白越多，病情越重。故随着病情发展要注意尿量、尿蛋白、尿比重，有无红细胞及管型，以判断肾功能受损的程度。若尿比重＞1.020，表示尿液浓缩。

2.血液检查

查血常规，了解贫血的程度，血流浓缩程度和血小板计数，必要时测凝血酶原时间，进行血纤维蛋白原和鱼精蛋白副凝试验（3P试验），二聚体试验等，了解有无凝血功能异常。

3.血液生化检查

测定二氧化碳结合力，以发现酸中毒。肝功能检查，反映疾病的严重程度。由于长期尿蛋白加上肝实质受损，往往出现血浆蛋白降低，白蛋白减少，球蛋白相对增加，白蛋白与球蛋白比例倒置，重症患者谷丙转氨酶（ALT）、总胆红素和碱性磷酸酶水平升高。尿酸测定：因肝功能减退，影响尿酸代谢，又因肾排泄功能减退，血流内尿酸增加。血尿素氮及肌酐测定，以了解肾功能的情况。测定血清电解质，了解钾、钠、氯、钙的水平。尤其警惕危害较大的高钾血症的发生，因为肾功能减退和尿量减少影响了钾的排泄，而长期应用镇静剂影响了进食，热量不足可致负氮平衡，加重酸中毒，均可诱发高钾血症。

4.眼底检查

视网膜小动脉可以反映体内主要器官的小动脉情况，因此眼底的改变是反映妊高征严重程度的一项重要标志。眼底的主要改变为视网膜小动脉痉挛，动静脉管径之比由正常的2∶3变为1∶2，甚至1∶4。严重时可出现视网膜水肿、视网膜剥离，或有棉絮状渗出物及出血。患者可能出现视力模糊或突然失明。

5.心电图检查

了解有无妊高征心脏病之心肌损害及血清钾对心脏的影响。还可行超声心动图检查，以了解心脏功能情况。

6.其他

为判断胎儿安危情况，应做胎心监护，NST试验，做B超或彩色多普勒超声检查了解胎儿在宫内情况。并进行脐动脉血流S/D值，羊水和胎盘情况，胎儿成熟度检查等。

## 四、鉴别诊断

（1）妊高征应与妊娠合并慢性肾炎及原发性高血压相鉴别（表12-4）。

（2）子痫应与癫痫、癔病、尿毒症、脑出血及糖尿病昏迷相鉴别。通过询问病史及检查，一般不难鉴别。

## 五、处理

（一）轻度妊高征

一般可在门诊治疗，病情有加重时，如水肿“＋＋＋”以上者应住院治疗和处理。

表 12-4 妊高征、妊娠合并慢性肾炎及原发性高血压鉴别表

| 项目 | 妊高征 | 妊娠合并原发性高血压 | 妊娠合并慢性肾炎 |
|---|---|---|---|
| 过去史 | 以往无高血压史 | 非孕时有高血压史 | 非孕时有肾炎史 |
| 发病 | 妊娠 20 周后发病多为年龄较轻的第一胎 | 孕前或孕早期发病，多为年龄较大的初产妇 | 孕前或孕早期发病 |
| 高血压 | 一般<200/120 mmHg (26.7/16 kPa)，往往伴有自觉症状 | >200/120 mmHg(26.7/16 kPa)而无自觉症状 | 妊娠早期有或无高血压，妊娠晚期多有高血压 |
| 水肿 | 常有不同程度水肿 | 常无水肿 | 水肿明显 |
| 尿蛋白 | 量不定，一般无管型 | 一般无尿蛋白或管型 | 持续尿蛋白，量多，红细胞可有可无，常有各种管型 |
| 眼底 | 小动脉痉挛，视网膜水肿 | 动脉硬化，动静脉压迹，视网膜絮状渗出，出血 | 动脉硬化，动静脉压迹，视网膜絮状渗出、出血 |
| 血液变化 | 尿酸增高 | 无改变 | 血浆蛋白降低，尿素氮、胆固醇增高 |
| 产后随访 | 逐渐恢复正常 | 减轻到孕前情况 | 减轻到孕前情况 |

1.休息

适当减轻工作。卧床休息及睡眠时宜取左侧卧位，以解除左旋的子宫对下腔静脉的压迫，改善子宫胎盘血液循环。

2.饮食

应注意摄入足够的蛋白质、维生素，补足铁和钙剂。食盐不必严格限制，长期低盐饮食可引发低钠血症，易发生产后血液循环衰竭。但也不宜吃过咸食物，有全身浮肿者应限制食盐的摄入。

3.药物

可选用地西泮(安定)2.5～5 mg 或苯巴比妥 0.03 g，一日 3 次，主要目的是保证充分休息。

(二)中、重度妊高征

一经确诊，应住院治疗，积极处理。治疗原则以解痉为主，辅以镇静、降压、防抽搐发生，必要时可扩容及利尿，预防并发症，适时终止妊娠。

1.一般处理

提倡左侧卧休息，避免声光刺激，吸氧，每天 3 次，每次 30 分钟。饮食宜首选富含蛋白质，易消化的食物，不必限盐。

2.病情观察

注意患者自觉症状的变化。每 4 小时测血压一次，稳定后每日测 4 次，听胎心音每日 3～4 次，并注意有无临产现象。每日做尿常规检查，记录出入量。做血常规、眼底检查及血生化检查。

3.药物治疗

解痉药物硫酸镁：有预防和控制子痫发作的作用。镁离子能抑制运动神经末梢乙酰胆碱的释放，阻止神经和肌肉间的传导，从而使骨骼肌松弛；镁离子可使血管内皮合成前列腺素增多，血管扩张，痉挛解除，血压下降；镁依赖的三磷酸腺苷酶恢复功能，有利于钠泵的动转，达到消除脑水肿，降低中枢神经细胞兴奋性，制止抽搐的目的。临床应用硫酸镁治疗，对宫缩和胎儿均无不良影响。

用药方法为：硫酸镁可采用肌肉注射或静脉给药。25%的硫酸镁 20 mL 加入 2%的利多卡因 2 mL，臀肌深部注射，每 6 小时一次，缺点是血中浓度不稳定，并有局部明显疼痛，常不易为患者接受。静脉给药，首剂负荷剂量为 25%硫酸镁 20 mL 加入 10%葡萄糖液 1 000 mL 静脉滴注，滴速每小时 1 g 为宜，最快不超过 2 g。一般情况下第一个 24 小时的总量给予 20～25 g 以后逐渐减量至 10～15 g/d。

硫酸镁过量会抑制呼吸和心率，甚至死亡。正常孕妇血清镁离子浓度为 0.75 mmol/L。治疗有效血镁浓度为 1.7～3 mmol/L，若高于 3 mmol/L 即可发生中毒症状。中毒现象首先为膝反射消失，以后随浓

度增加可出现全身肌张力减退及呼吸抑制。若血清镁离子浓度达 7.5～15 mmol/L时可出现心搏骤停。故在用硫酸镁前和用药过程中应注意以下事项：定时检查膝反射，膝反射必须存在，呼吸每分钟不少于6 次，尿量每 24 小时不少于 600 mL，每小时不少于25 mL。备有解毒用的钙剂。钙离子能与镁离子争夺神经细胞上的同一受体，阻止镁离子继续结合，从而防止中毒反应进一步加重。一旦出现中毒症状，立即停止使用硫酸镁，给以 10%葡萄糖酸钙10 mL静脉注射，连续静脉滴注时，患者常感胎动消失或减弱，必须停药 1～2 天观察。

镇静药物：适用于对硫酸镁有禁忌或治疗效果不明显时，镇静药物能通过胎盘，对胎儿有抑制作用，故临产时慎用。常用地西泮（安定）5 mg，每日 3 次，或 10 mg 肌内注射，对重症患者采用10 mg静脉注射。冬眠药物对神经系统有广泛抑制作用，有利于控制子痫抽搐，但使用中可使血压迅速下降，使肾和子宫血流不足，应引起警惕。冬眠Ⅰ号合剂（哌替啶 100 mg，氯丙嗪 50 mg）病情紧急时，以 1/3 量溶于 25%葡萄糖20 mL缓慢静脉推注 5～10 分钟，另外 2/3 量溶于 5%葡萄糖 250 mL 静脉滴注。注意：用药期间患者不宜起床活动，以免出现体位性休克；血压下降不宜低于 130/90 mmHg（17.33/12 kPa）。氯丙嗪的不良反应较大，如加重肝功能损害等，故临床常用者为度非合剂，即哌替啶 50 mg 加异丙嗪 25 mg 肌内注射。

降压药物：降压药物仅适用于血压过高，特别是舒张压≥110 mmHg（14.67 kPa），或平均动脉压≥140mmHg（18.67 kPa）者，可应用降压药物。选用的药物以不影响心搏出量，肾血流量及胎盘灌注量为宜。

肼苯达嗪（肼屈嗪）：可使周围小动脉扩张外周阻力降低，血压下降，但不减少心排血量及肾血流量和子宫胎盘血流量。用法：每日 10～20 mg，1～3 次口服，或 40 mg 加于 50%葡萄糖液 500 mL 内静脉滴注。用药至维持舒张压在 90～100 mmHg（12～13.3 kPa）为宜。有妊娠后心脏病心力衰竭者，不宜用此药。此药一般不宜静脉推注，以免血压骤降危及胎儿。不良反应为头痛、皮肤潮红、心率加快、恶心、低血压休克等，故不宜快速长期大量应用。

硝苯地平：又名心痛定，属钙离子拮抗剂，能扩张全身小动脉及冠状动脉降低外周血管阻力，使血压下降。剂量为每次 10 mg 每日 4 次，24 小时总量不超过 60 mg。7 天为一疗程，可连用3～5疗程不必间歇，急用时咬碎含化，见效快。少数患者可出现头晕，潮红心慌等，但一般均可耐受，在用药 2～3 天后，症状自行消失，无须停药。

硝普钠：是强有力的速效血管扩张剂，分娩期或产后血压过高，其他降压药物效果不好时，可考虑使用，用法为 50 mg 加于 10%葡萄糖液 1 000 mL 内，缓慢静脉滴注，用药不宜超过 72 小时，用药期应严密监测血压及心率。

卡托普利：为血压紧张素转换酶抑制剂，阻止血管紧张素转换为血管紧张素Ⅱ，舒张小动脉达到降压作用。剂量为 12.5～25 mg 口服，每日 3 次，降压效果良好，不影响肾血流量，但可降低胎盘灌注量，应慎用。肾功能减退者，注意每日用药量＜150 mg。对本药过敏者禁用。

利血平：目前仅用于死胎或产后，每次 1～2 mg 肌内注射，必要时每 6 小时 1 次。不良反应使胎心率减慢，新生儿鼻塞，吸乳能力差等。

扩容治疗：扩容治疗可改善重要器官的血液灌注，纠正组织缺氧，使症状暂时改善。扩容禁忌证：心血管负荷过重，肺水肿表现，全身水肿，肾功能不全及未达到扩容指征的具体指标者。扩容的具体指标为：血细胞比容≥0.35，全血黏度比值≥3.6，血浆黏度比值≥1.6 及尿比重≥1.020等。扩容应在解痉的基础上进行。常用的扩容剂有人血白蛋白、血浆、全血及电解质紊乱加以选择。扩容治疗时，应严密观察脉搏，呼吸，血压及尿量，防止肺水肿和心力衰竭的发生。

利尿药：近年来认为利尿剂的应用，可加重血液浓缩和电解质紊乱，不能缓解病情，有时甚至使病情加重。故只用于全身性水肿、脑水肿、肺水肿、急性心力衰竭等，常用药物有：呋塞米（速尿）：利尿作用快且强，对脑水肿无尿或少尿者效果显著，与洋地黄类药物合用，对妊高征引起的心力衰竭与肺水肿效果较好。常用剂量 20～40 mg 加于 25%葡萄糖液 20 mL 缓慢静脉注射。同时注意低钾、低氯血症。双氢克尿塞：25 mg，口服，每日 1～2 次，应注意补钾。

甘露醇:为渗透性利尿剂,排出时带出大量的水分,并同时丢失大量钾离子而出现低钾血症。20%甘露醇 250 mL,快速静脉滴注,一般应在 15～20 分钟内滴完,否则利尿作用差。妊高征心力衰竭,肺水肿者禁用。

4.产科处理

妊高征患者经治疗后适时终止妊娠是极为重要的措施,一旦终止妊娠,病情可自行好转。

终止妊娠的指征:重症先兆子痫患者经积极治疗 24～48 小时无明显好转者,病情反而继续恶化,虽胎儿尚未成熟,但为了母婴安全,仍需终止妊娠;先兆子痫孕妇,胎龄已超过期 36 周,经治疗好转者;先兆子痫患者,胎龄不足 36 周,胎盘功能检查提示胎盘功能减退,而胎儿成熟度提示已成熟者;子痫控制后 6～12 小时的孕妇。

终止妊娠的方法:引产适用于胎儿及宫颈条件成熟者。若孕妇的宫颈展平且宫颈柔软,可考虑引产。引产的方法目前采用人工破膜加缩宫素静脉滴注,成功率达 90%,待宫口开全后,行手术助产,以缩短第二产程,也可单独用缩宫素静脉滴注引产,引产过程应对产妇及胎儿进行严密监护。第三产程注意胎盘和胎膜及时完整娩出,防止产后出血。

剖宫产:适用于有产科指征者。宫颈条件不成熟,不能在短期经阴道分娩者;引产失败,经6～12小时仍不临产者;胎盘功能明显减退,或已有胎儿宫内窘迫征象者。剖宫产术中硬膜外麻醉时要注意因血压骤降所致的胎盘灌流不足和胎儿宫内窘迫。产后 24～72 小时,仍需积极防止子痫的发生,继续给予镇静剂、降压、解痉药物治疗。

(三)子痫的处理

子痫为妊高征最严重阶段,一旦发生抽搐,母婴死亡率均明显增高。

1.控制抽搐

立即静脉推注硫酸镁。硫酸镁 5 g 加入 25%葡萄糖液 20～60 mL 缓慢静脉注射。紧急情况时可加用镇静剂如哌替啶(度冷丁)100 mg 或吗啡 10 mg 肌肉注射,也可用安定 10 mg 静脉推注,血压过高时可用肼苯达嗪降压。降低颅内压时,给予 20%甘露醇 250 mL 快速静脉滴注,出现肺水肿时则用速尿 20～40 mg静脉注射。

2.子痫控制后用药

与先兆子痫相同,症状好转后逐步减少用药量。

3.病情观察

每一小时记录血压、脉搏、呼吸及体温。注意尿量,可入置保留导尿管。记出入量,检查肺部有无啰音,四肢运动情况,膝反射,随时注意胎心音及有无宫缩。产时子痫的产妇有时可发生急产。及时做血尿常规、眼底检查,血流化学及心电图检查等。早期发现和处理急性肾功能衰竭,肺水肿,脑出血和急产等。

4.产科处理

子痫患者经治疗抽搐控制后 6～8 小时,或已恢复意识,应考虑终止妊娠。剖宫产或引产视病情而定。

5.抗感染

酌情选用抗生素预防感染。

6.纠正酸中毒

用 5%碳酸氢钠 250 mL 静脉滴注,禁忌证与扩容治疗同。

## 六、急救护理

(一)护理目标

(1)防止病情进一步发展,减少发生子痫,降低孕产妇死亡率。

(2)降低胎儿/新生儿宫内窘迫和死亡率。

(3)减少子痫发作导致的并发症和意外伤害。

(4)维护孕产妇身心舒适。

(二)子痫前期的护理措施

子痫前期护理的关键是密切观察先兆子痫的进展,为治疗提供可靠依据,阻止疾病进展,通过护理干预减少子痫的发生。

(1)保持环境安静,卧床休息先兆子痫患者对声、光、冷刺激敏感。将患者安置在单人房间,保持环境安静、舒适,空气新鲜,温湿度适中,光线宜偏暗。各种治疗和护理操作集中进行,动作轻快,尽量避免刺激和打扰。备好呼吸机、吸痰器、开口器、拉舌钳、各种抢救器械及药品。

(2)加强母婴病情监护。①观察自觉症状,重视患者主诉。询问孕妇有无头痛、视物不清、恶心、呕吐、右上腹疼痛、气短、呼吸困难等,上述症状提示病情恶化,如不及时处理则可发展为子痫,危及母婴性命。一旦发现应及时通知医生,积极处理。②每日测血压 4 次、测体重 1 次,记录 24 h 尿量。遵医嘱留取血、尿标本,注意尿蛋白、红细胞比容、血小板、肝肾功能、凝血功能情况。测量子宫底高度、腹围,严密监测胎儿情况,胎心音一般每 2 h 测听 1 次,必要时胎心监护,准确记录监测结果,使医生能及时了解患者情况。发现血压升高或相关子痫前期进展的症状立即报告医生,及时处理。

(3)嘱孕妇取侧卧位,以减轻妊娠子宫对腔静脉的压迫,同时也可防止呕吐时发生误吸。遵医嘱给予镇静、降压药物,注意观察用药反应。用硫酸镁预防子痫时,尿量<600 mL/24 h、呼吸<16 次/min,腱反射消失时需及时停药。使用镇静剂时注意呼吸情况。

(三)子痫期的抢救和护理

若无妊娠滋养细胞疾病,子痫很少发生在孕 20 周前,通常产前子痫占 71%,产时子痫与产后子痫占 29%。子痫患者的护理与治疗同样重要。

(1)发生抽搐时,首先应保持呼吸道顺畅,给患者取去枕侧卧位,防止分泌物吸入呼吸道,必要时,用吸引器吸出咽喉部黏液或呕吐物,防止窒息和肺炎发生。于上、下磨牙间放置一缠纱布的压舌板或开口器张开口腔,用舌钳把舌头拉出以防咬伤唇舌或舌后坠阻塞呼吸道,并立即给氧。禁止在孕妇全身抽搐时强力按压抵抗肌肉的抽搐活动,以免造成孕妇更多的损伤甚至发生骨折。处于昏迷和不完全清醒的患者应禁饮食。

(2)动态监护血压、脉搏、呼吸、体温,留置导尿,记录出入量。随时观察患者神志变化、瞳孔大小,两侧是否等大、等圆,对光反射情况,口角有无歪斜、肢体活动是否对称等。同时注意患者肺部啰音的变化。

(3)任何不良刺激均会引起患者抽搐。患者应由专人护理,安置在单人暗室或厚窗帘遮蔽,周围环境保持绝对安静,避免光、声刺激。护理操作轻柔,尽量减少对患者的刺激。注意患者安全,病床加床档,专人在其身边看护,以防患者坠落摔伤。

(4)建立输液通道,用留置针头,连接三通接头,方便用药,维持其通畅。注意观察药物的效果和不良反应。按医嘱及时正确用药和输液,注意补液速度,预防发生心力衰竭、肺水肿。①地西泮静脉注射应缓慢,用药过程中注意有无呼吸抑制情况。②使用硫酸镁时监测膝反射、呼吸、尿量等以及是否有全身发热感、流泪、呕吐等症状。如出现膝反射消失,呼吸少于 16 次/min,尿量少于 600 mL/24 h 等情况应停药。③降压药物使用微量泵,维持药物缓慢准确输入。每 15 min 测量血压 1 次,至舒张压降至 90 mmHg,此后每 30 min 测量血压 1 次。甘露醇需要快速静脉滴注。

(5)尽量维护孕产妇舒适:注意保持室内及床单位的清洁卫生,子痫大小便失禁时,给予及时清理,保持患者会阴及床单干燥、清洁。昏迷者定时给患者擦洗身体、翻身或按摩,以减少压疮发生。

(6)抽搐发生后,随时可能分娩或发生胎盘早剥,胎盘早剥是凶险的并发症,如不及时处理或处理不当危及母婴生命。因此,应严密监测宫缩强度、持续时间、有无间歇。如发现宫缩过强,无间歇,硬如板状,应立即与医生联系,并密切观察宫底是否继续升高、有无阴道出血及腹围变化情况,注意胎心变化、宫口扩张及先露下降情况。从细微变化捕捉危险信号,为抢救赢得时间,做好接生及手术前准备。①产时护理先兆子痫和子痫患者常合并胎儿宫内生长迟缓,分娩时应请儿科医师到场,协助抢救婴儿。准备各项婴儿复苏抢救物品和药物。经阴道分娩者,第一产程需密切注意患者的血压、脉搏、呼吸、自觉症状及胎心和宫缩情况,必要时遵医嘱给予镇静剂和氧气。第二产程时嘱产妇应避免向下屏气用力,行会阴侧切、胎头吸引或产钳术结束分娩，缩短第二产程。第三产程，胎儿娩出后立即静脉或肌内注射催产素，及时娩出胎盘，同时按摩子宫，防止产后出血。胎盘娩出后继续观察子宫收缩情况、阴道出血量、血压变化，观察 2 h 病情平稳后送回病房。做好新生儿复苏准备。②产后护理。产后子痫，一般发生于产后 24 h～5 d 内，24 h 内尤其多发。严密监测产妇的生命体征、神志、宫缩情况及阴道出血量，预防产后子痫及防止产后出血，发现异常情况及时报告医生。产后由于腹压下降，内脏血管扩张，使回心血量突然减少，以致周围循环衰竭，表现为突然出现面色苍白、血压下降、脉搏细弱等。一旦出现，护士应加快静脉补液。

母乳喂养应视产妇病情及新生儿的情况综合考虑，暂停哺乳者应指导回乳后乳房护理方法，监测体温。

(7)做好基础护理：保持床单干燥平整，水肿严重者定时翻身，保持皮肤清洁完整，防局部受压引起压疮。指导孕妇进食高纤维食物，防止因卧床引起便秘。根据医嘱限制盐分摄入。

(8)产后活动：只要生命体征平稳，应循序渐进活动。教会患者在床上活动四肢，预防肌萎缩及血栓性静脉炎。根据产妇体力状况鼓励下床活动，指导产妇做健身操，如仰卧抬腿运动、缩肛运动，锻炼腹直肌和盆底肌肉。

(9)心理护理：做好心理疏导。重症妊娠高血压疾病孕妇，尤其是有子痫发作者常有恐惧、焦虑、紧张的心理，担心病情难以控制、胎儿安危以及妊娠无法继续等。情绪紧张会导致血压上升，使病情恶化。应主动与孕妇及家属沟通，讲解疾病的相关知识，鼓励其提出问题并耐心解答，及时反馈治疗效果，介绍类似病情痊愈后母婴健康生活的病例，使其树立信心。

(10)健康指导：①与孕妇及其配偶讨论怀孕期间自我照顾的方法，孕妇活动量视病情和医嘱进行。重症患者强调卧床休息的重要性。指导左侧卧位，使孕妇了解左侧卧位可减轻子宫压迫下腔静脉，增加胎盘及肾脏的血流灌注，既避免胎儿缺氧，又有利于促进排尿，使血压下降。也可间断换成右侧卧位，但避免仰卧位。坐或卧时应抬高下肢，增加静脉回流，穿宽松的衣服，经常变换体位，预防体位性水肿。②讲解先兆子痫的症状和体征，让孕妇及家属做到心中有数，便于及时发现病情进展。指导孕妇自测胎动以便及时发现异常情况。定期监测体重，若体重增加≥500 g/周，应与医生联系。③不宜母乳喂养者应退奶，指导人工喂养方法及新生儿护理知识。如有母乳喂养指征，指导产妇母乳喂养。④保持良好的卫生习惯，勤换内衣、内裤及会阴纸垫，饭前、饭后、哺乳前洗手。⑤产后 6 周内禁止性交及盆浴，42 d 来院复查。6 周后采取有效的避孕措施，如避孕套、避孕药、上环等。剖宫产术后至少避孕 3 年。⑥对于病情控制好且孕周较小的孕妇，要求按时服药，每 1～2 周定期到医院做产前检查，有异常情况应提早就医。

**（李学银）**

# 第十三章 儿科疾病护理

## 第一节 儿科护理人员的角色与行为

### 一、儿科护理人员的角色

儿科护士服务的对象是处于身心不断发展中的小儿，他们具有不同于成人的特点及特殊需要。随着医学、护理模式的转变，儿科护理已从单纯的疾病护理发展转为以儿童及其家庭为中心的整体护理。重视不同年龄阶段小儿身心特点，关注儿童及其家庭人员的感受和服务需求，为儿童及其家庭提供预防保健、健康指导、疾病护理和家庭支持等服务是每个儿科护理工作者义不容辞的职责。

随着护理学科的不断拓宽，护士的角色有较大范围的扩展，儿科护士作为一个有专门知识的独立实践者，被赋予多元化角色。

(一)护理活动执行者(caregiver)

小儿机体各系统、器官功能发育未完善，生活尚不能自理。儿科护士最重要的角色是在帮助小儿促进、保护或恢复健康的过程中，为小儿及其家庭提供直接的照护，如营养的摄取、感染的预防、药物的给予、心理支持、健康的指导等，以满足小儿身、心两方面的需求。

(二)护理计划者(planner)

为促进小儿身心健康发展，护士必须运用专业的知识和技能，收集小儿的生理、心理、社会状况等方面资料，全面评估小儿的健康状况以及小儿家庭在面临疾病和伤害时所产生的反应，找出健康问题，并根据小儿生长发育不同阶段的特点，制订系统全面的、切实可行的护理计划，采取有效的护理措施，以减轻小儿的痛苦，帮助小儿适应医院、社区、家庭的生活。

(三)健康教育者(educator)

在护理小儿的过程中，护士应该依据各年龄阶段小儿智力发展的水平，向他们有效地解释疾病治疗和护理过程，帮助他们建立自我保健意识，培养他们良好的生活习惯，纠正其不良行为。同时护士还应向小儿家长宣传科学育儿的知识，帮助家长了解诊断和治疗过程，为小儿和家庭介绍相关的医疗保健机构和相关组织，使他们采取健康的态度和健康行为，以达到预防疾病、促进健康的目的。

(四)健康协调者(coordinator)

儿科护士是健康服务体系中的一员，日常工作中必须联系并协调与有关人员及机构的相互关系，维持一个有效的沟通网，使诊断、治疗、救助与有关的儿童保健工作得以相互协调、配合，保证小儿获得最适宜的整体性医护照顾。如护士需与医生联络，讨论有关治疗和护理方案；护士需与营养师联系，讨论有关膳食的安排；护士还需与小儿及其家长进行有效的沟通，让家庭共同参与小儿护理过程，以保证护理计划的贯彻执行。

(五)健康咨询者(consultant)

儿科护士承担着健康咨询的角色。护士通过倾听患儿及其家长的倾诉，关心小儿及其家长在医院环境中的感受，触摸和陪伴小儿，解答和指导他们提出的各种健康问题，提供有关治疗的信息，给予健康指导等，澄清小儿及其家长对疾病和与健康有关问题的疑惑，使他们能够以积极有效的方法去应付压力，找到满足生理、心理、社会需要的最习惯和最适宜的方法。

（六）小儿及其家庭代言人(advocate)

护士是小儿及其家庭权益的维护者，在小儿不会表达或表达不清自己的要求和意愿时，护士有责任解释并维护小儿及其家庭的权益不受侵犯或损害。护士还需评估有碍小儿健康的相关问题，提供给医院行政部门改进，或提供给卫生行政单位作为拟定卫生政策和计划的参考。

（七）护理研究者(researcher)

护士应积极进行护理研究工作，通过研究来验证、扩展护理理论和知识，发展护理新技术，指导改进护理工作。提高儿科护理质量，促进专业发展。同时，护士还需探讨隐藏在小儿症状及表面行为下的真正问题，以便能更实际、更深入地帮助他们。

### 二、儿科护理人员的行为

儿科护理人员的行为分为 3 个形式，即保护性行为、养育性行为和创造性行为，可用在健康和生病的任何阶段。

（一）保护性行为

包含所有能直接保护婴儿或儿童使其免于受伤的活动和相互作用。这是预防问题的行为，用来防止不希望的后果，阻止有害的暴力发展，维护人体健康。在临床工作中给手术前患儿进行卫生宣教是保护性行为之一。

（二）养育性行为

指如何使患儿健康成长和使其舒适的行为，养育是指照顾、滋养和通过所有配合生活的改变及给予活动以促进其生长，如在实践工作中如何喂养、托抱婴儿等。

（三）创造性行为

是指能提供有关健康的活动或态度，此可视为护理中的康复性因素，例如带动并支持一个家庭实施治疗性的饮食法是一种创造性行为。

（闫俊荣）

## 第二节　小儿各年龄期的特点与保健

### 一、胎儿期特点与保健

（一）胎儿期特点

胎儿期是指从精子与卵子结合至小儿出生脐带结扎的一段时间，大约 280 天。此期由于胎儿在子宫内度过，因此，孕妇的健康、营养状况、工作条件、情绪状态等对胎儿的生长发育影响极大，这是此期的主要特点。

（二）胎儿期保健

1. 孕前咨询

为了保证孕期母子健康，在准备受孕时，应考虑一些可能影响母子健康的因素，对不适合受孕的情况，孕前应及时恰当地处理。

(1)女方慢性病：如心脏病、肝炎、肺结核、糖尿病、甲状腺功能亢进、哮喘等应当积极治疗，待疾病控制，身体能够适合妊娠或不具有传染性时再受孕。

(2)避免化学物质污染：长期服用某些药物或长期接触某些化学物质，可以影响卵子或精子的发育，凡可在体内蓄积并对胎儿有毒性作用的物质，都应当在受孕前一段时间避免接触。

(3)预防遗传性疾病：避免近亲结婚；有遗传病家族史者，应通过遗传咨询预测风险率，怀孕后经产前诊断以决定胎儿是否存留。

(4)其他：接触急性传染病者，应在排除受传染后再怀孕。女方腹腔、盆腔、乳腺、甲状腺等部位有良性肿瘤者，孕前应治疗，以免孕期加重，难以处理。年龄过大或过小，生活居住条件等因素都应考虑。

2.孕期保健

(1)预防先天性发育不全：妊娠期预防各种感染甚为重要，尤其是在妊娠早期预防毒性感染。胎儿对吸烟、一氧化碳及放射线等也很敏感，在胎龄16周前，照射放射线后可引起胎儿神经系统、眼部及骨骼系统畸形。孕期用药应非常谨慎，以免影响胎儿生长发育。怀孕后，孕妇应避免与患者接触，人多空气混浊的场所尽量不去，室内应保持空气新鲜。怀孕妇女应做到不吸烟、不饮酒，丈夫吸烟应在居室外面，居室内生煤炉及煤气炉应特别注意，以免产生一氧化碳中毒，不利于胎儿发育，孕期用药应在医生指导下进行。

(2)孕妇合理营养：孕妇需要更多的富于营养的食品，尤其在孕后期3个月，胎儿生长发育加速，孕妇应重视饮食的质和量，保证有足够的热量及各种营养素，但注意不要营养过剩，以免胎儿生长过快。

(3)胎儿监护：孕期定期产前检查，对胎儿生长进行监测。孕中期教会孕妇或家人自我监测，由孕妇自己数胎动，丈夫听胎心，及早发现异常情况，积极处理。妊娠早期3个月内及后期数周避免性生活，以免流产或早产。及时治疗孕后期内科和产科合并症，如妊娠中毒症、胎膜早破、孕晚期出血、胎盘早剥、原发性高血压、心脏病等，避免早产及低体重儿出生。

## 二、新生儿期特点与保健

### (一)新生儿期特点

新生儿期是指自结扎脐带开始至出生后28天。其特点是新生儿娩出后，从子宫内生活转到外界生活，生活环境发生了巨大变化，但新生儿身体各器官的功能发育尚不成熟，对外界环境变化的适应性差，抵抗感染的能力弱，易患各种疾病，且病情变化快，病死率高。

### (二)新生儿期保健

1.出生时的护理

新生儿娩出后迅速清理口腔和呼吸道内黏膜，保持呼吸道通畅；严格消毒，结扎脐带；记录出生时评分、生命体征、体重、身长、头围等。正常者提倡母婴同室，尽早母乳喂养；高危者送入监护室。

2.保暖

新生儿出生后就需采取保暖措施。一般产房室温要求根据新生儿出生体重的高低维持在22 ℃～27 ℃，新生儿居室温度宜保持在20 ℃～22 ℃，湿度保持在50%～55%。环境温度过低对早产儿、低体重儿，可因地制宜采用预温暖箱、远红外保温床、预热的暖包等保暖，根据胎龄、体重等决定保暖温度的高低。

3.合理喂养

提倡母乳及提早喂养，以防止低血糖和低体温的发生。对于母乳不足或无法进行母乳喂养的婴儿，应指导科学的部分母乳喂养或人工喂养方法。

4.预防感染

(1)脐带：脐带剪断后残端用碘酒、酒精处理，要防止沾水或污染；有化脓现象则用过氧化氢或碘酒消毒，必要时应用抗生素。

(2)皮肤：刚出生后的新生儿可用油剂轻拭皱褶处、臀部、会阴处。大小便后用流水冲洗，用柔软纱布或新毛巾吸干。由于新生儿皮肤娇嫩，要防止擦损，若有擦损，及时处理，防止感染。

(3)尽量减少不必要的人接触新生儿。母亲患感冒或发热，需戴口罩喂奶，不要对着新生儿咳嗽。护理新生儿前必须先洗手、婴儿室的工作人员患病或身体有感染灶者应调离。

(4)接种卡介苗和乙肝疫苗。

(5)注意与新生儿的情感交流。

## 三、婴儿期特点与保健

(一)婴儿期特点

出生后满28天到1周岁为婴儿期。此期特点是生长发育迅速,对能量和蛋白质要求特别高,但消化功能弱,容易发生消化不良和营养紊乱;此期从母体获得的免疫力逐渐消失,后天免疫力形成不足,抵抗力弱,因此易患感染性疾病。

(二)婴儿期保健

(1)提倡母乳喂养:4～6个月以内的婴儿要鼓励母乳喂养,4个月内母乳喂养率要达到80%以上,喂哺母乳可持续到生命的第2年甚至第3年。4个月以后可添加辅食。

(2)正确护理、预防常见病、多发病:①根据不同季节增减衣服。②避免接触患呼吸道感染和其他传染病的患者。③注意饮食卫生。

(3)注意体格锻炼,增强体质。

(4)定期健康检查,促进体格生长和心理发展。

(5)合理安排生活,培养良好的睡眠、饮食、排便等习惯。

(6)全程足量进行计划免疫,根据不同月龄进行不同预防接种。

## 四、幼儿期特点与保健

(一)幼儿期特点

从满1周岁到3周岁为幼儿期。此期正处于断奶后时期,食物内容发生了很大变化,辅食变为主食,生活上逐渐获得独立性,活动范围加大,但识别危险的能力不足,易发生意外事故。由于接触感染的机会较前明显增多,而抵抗力又较差,故易发生感染性疾病。

(二)幼儿期保健要点

(1)注意断乳后饮食安排,预防营养缺乏症的发生:①断奶时间1～2岁为好,在春秋季为宜。②断奶后食品仍以优质蛋白为主,适量搭配谷类及菜果类。③幼儿膳食每日以4次进餐较好,1日热能的分配大致是:早餐25%,午餐35%,午点10%,晚餐30%。

(2)培养良好的生活习惯,应从小培养幼儿睡眠、饮食、盥洗、排便和自我服务与互助的能力。

(3)促进语言和动作发展,有计划、有目的、合乎科学规律并略微超前地开展早期教育工作。

(4)利用自然因素(空气、日光、水)锻炼身体。

(5)按计划完成各种预防接种的复种。

(6)定期健康查体,每3～6个月查体1次,发现疾病及时进行防治和缺点矫治(龋齿、沙眼、寄生虫病等)。

(7)预防意外事故的发生(烫伤、外伤、异物、中毒、溺水等)。

## 五、学龄前期特点与保健

(一)学龄前期特点

满3岁到7岁为学龄前期。此期身高、体重增加的速度相对平稳,抵抗疾病的能力有所增强。语言的发展有了飞跃的变化,能用语言表达自己的需要。与外界的接触增多,扩大了视野,促进了智力的发育。这一时间是接受启蒙教育的关键期。但由于活动范围的扩大,好奇心和求知欲的增强,也容易发生意外事故。

(二)学龄前期保健

(1)要特别注意预防意外事故的发生。

(2)要不失时机地加强教育,培养独立生活的能力。

(3)加强神经、精神保健,促进健康的情绪及行为的发育。

(4)及早发现视力、听力及体格、精神发育障碍。

(5)预防龋齿、沙眼、寄生虫病等。

## 六、学龄期特点与保健

(一)学龄期特点

学龄期指从入小学开始到青春期发育前期,即6~11岁年龄组。其特点是:体格生长速度处于稳定阶段,除生殖系统外,身体各器官都已逐渐发育成熟;6岁起开始换牙。此期儿童感染性疾病患病率下降,但变态反应性疾病增多。儿童逻辑思维能力增强,学校教育中除讲授文化、科学知识外,应重视社会主义道德品行的教育和预防心理行为问题的发生。

(二)学龄期保健

(1)培养良好的生活习惯,进行卫生教育,增进身体健康。

(2)培养正确坐、立、行姿势。

(3)预防各种心理行为问题的发生。

(4)预防常见传染病:结合各地常见传染病发生情况,及时向学生宣传预防常见传染病的知识,按时预防接种。

(5)智力残缺儿童的特殊教育:有些小儿如聋哑、语言发育障碍、肢体运动异常、智力不全或行为异常,需要特殊的治疗和教育方法,甚至有必要设立专班或专校进行适当培训。

## 七、青春期特点与保健

(一)青春期特点

女孩从约12岁到约18岁,男孩从约13岁到约20岁为青春期。此期的特点是:体格生长出现又一次加速以后再减慢的过程,直至最后身高停止生长;生殖系统发育成熟,两性特征逐渐明显;内分泌系统发生一系列变化,自主神经功能不稳定,易发生如甲状腺肿、高血压、月经紊乱等疾病;容易出现心理、神经行为方面的多种变化。

(二)青春期保健

1.合理营养

由于青春期是体格生长又一次加速时期,故青春期的营养需要特别是蛋白质及热量的需要比一生中其他时期的需要量都高。

2.预防常见病

除继续预防学龄期儿童的常见病外,还应积极预防此期的特殊疾病,如肺结核、痤疮、高血压、自主神经功能紊乱、月经紊乱等疾病,以促进健康成长。

3.心理卫生和健康行为的指导

教师、家长和保健工作者都应该特别关心孩子这个阶段的心理活动,结合生理卫生课向青少年讲解青春期的发育特点,使其懂得第二性征的发育是正常的生理变化。在发生某些心理、精神、行为上的变化时能及时处理。

(张敏<济南军区>)

# 第三节　小儿内科常用护理技术

## 一、一般护理法

（一）一般测量法

1. 测量体重

（1）目的：了解小儿体格发育及营养状况，观察水肿消退及增长情况；通过测量体重，为小儿临床输液、给药、奶量计算提供依据。

（2）准备：①用物准备：婴儿盘式磅秤、儿童坐式磅秤或成人站式磅秤；清洁布或小毛毯、笔及记录本。②环境准备：10 kg 以下小婴儿测量时应将室温保持在 22 ℃～24 ℃。

（3）测量方法：①新生儿、婴儿体重测量法（见图 13-1）。将清洁布铺在婴儿盘式磅秤上，调准至零点；脱去衣物及尿布，将小儿轻轻放于秤盘上测量；低体温或病重患儿，可先将洁净衣帽、鞋裤、尿布及小毛毯称重后，再给患儿穿上进行测量，然后两次重量相减即为体重。②儿童体重测量法。年龄较大的小儿可坐于儿童坐式磅秤或站在成人站式磅秤上测量，测量者用脚尖固定秤盘，待小儿站稳后，再松开脚尖测量体重，称量时小儿双手自然下垂，不能接触物体或摇动；对不合作小儿，测量者可将其抱起一起称重，然后减去小儿衣物重量及测量者体重即可。

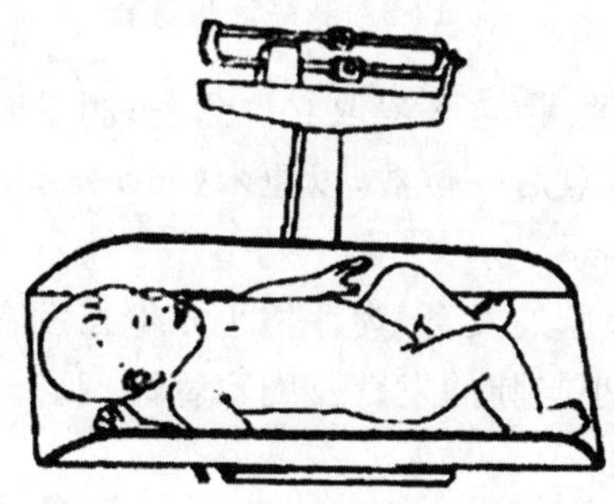

图 13-1　婴儿盘式磅秤测体重

（4）注意事项：①为保证体重测量准确，每次测量前应先将磅秤调节到零点平衡后方可使用。②新生儿、婴儿用盘式磅秤测量，准确读数至 10 g；1～3 岁小儿用坐式磅秤测量，准确读数至50 g；＞3 岁小儿用站式磅秤测量，准确读数至 100 g。③如需每日测量体重者应固定在同一时间、同一磅秤进行，最好在晨起空腹时测量。④若测得数值与前次差异较大时，应重新测量、核对，并在体重左上方写一个“重”字；体重下降明显者，经核实后报告医生。⑤测量中应注意小儿安全及保暖。

2. 测量身长（高）

（1）目的：了解小儿骨骼发育情况。

（2）准备：皮尺、测量板或测量桌、立位测量器或有身长量杆的磅秤、清洁布、笔及记录本。

（3）测量方法：①新生儿、婴儿测量法（见图 13-2）。将清洁布平铺在测量板上，测量者立于小儿右侧，脱去小儿鞋、帽，使之仰卧于测量板的中线上；扶直小儿头部，使其顶到测量板顶端，双手下垂、双脚并齐，测量者左手按住小儿双膝使两腿伸直，右手推动滑板贴至双足底部所对应的标尺刻度即为身长，读出身长厘米数。②儿童测量法（见图 13-3）。脱去小儿鞋、帽，让其呈立正姿势站立于有身长量杆的磅秤或立位测量器上，面向前方，眼眶下缘与外耳道口处于同一水平面上，双手下垂，腹壁内收，两足跟靠拢，足尖分开呈 60°，足跟、臀部、两肩胛骨及枕部同时靠在量杆上，将推板推至头顶与量杆成 90°，读出身长厘米数。

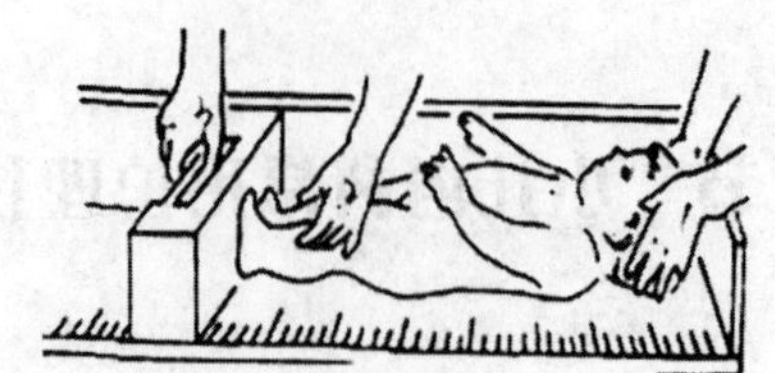

图 13-2　测量板测身长

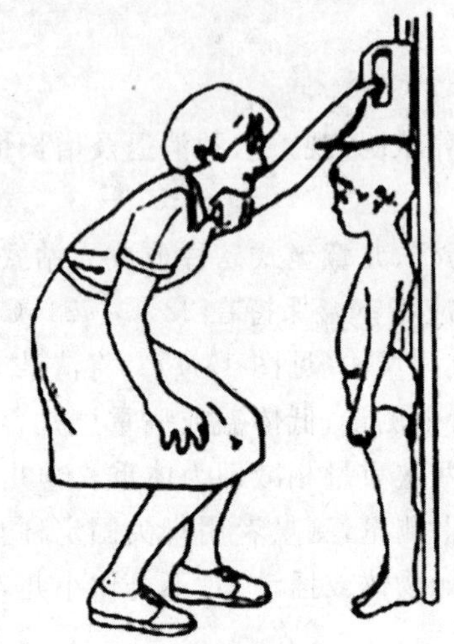

图 13-3　身高计测身高

(4)注意事项：①<3 岁取仰卧位测量，>3 岁取立位测量；测量时应尽量使被测量者双下肢充分伸展，以减少误差。②测量结果记录至小数点后一位数，以厘米(cm)表示。

3.测量头围、胸围

(1)目的：测量头围可了解颅骨及脑的发育，为评估小儿生长发育、脑积水、头颅畸形提供依据；测量胸围可了解胸廓及肺的发育，胸围的大小与肺的发育及胸廓骨骼、肌肉、皮下脂肪的发育密切相关。

(2)准备：软皮尺、笔及记录本。

(3)测量方法：①头围测量法(见图 13-4)。小儿取立位或坐位(新生儿取仰卧位)，测量者将软尺 0 点固定于小儿头部一侧眉弓上缘，将软尺紧贴头皮绕枕骨结节最高点及另一侧眉弓上缘回至 0 点，读出头围厘米数。②胸围测量法。小儿取仰卧位或立位，两手自然平放或下垂，测量者将软尺 0 点固定于小儿一侧乳头下缘，将软尺紧贴皮肤经背部两侧肩胛骨下缘回至 0 点，读出胸围厘米数。

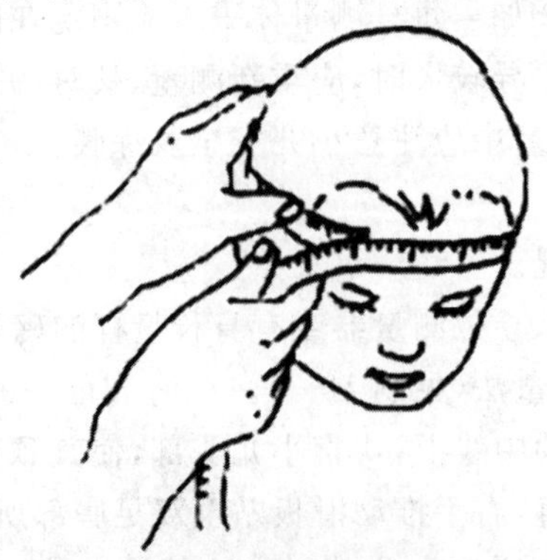

图 13-4　小儿头围测量

(4)注意事项：①头发过多或有小辫者测量头围时应将其拨开。②胸围测量时应取平静呼、吸气时的平均数；乳腺已发育的女孩，测量时软尺固定于胸骨中线第 4 肋间。③测量结果记录至小数点后一位数，以厘米(cm)表示。

4.测量体温

(1)目的:了解小儿的身体情况及疾病动态变化,为诊断、治疗疾病和判断疾病的转归提供依据。

(2)准备:消毒及清洗干净的体温计(体温计指示应在 35 ℃以下)、消毒纱布、液状石蜡、棉签、有秒针的表、笔及记录本。

(3)测量方法:①直肠测温法(见图 13-5)。新生儿及小婴儿取仰卧位,较大儿童取侧卧或仰卧屈膝位,先用液状石蜡润滑肛表头部,护士一手握紧其双足踝部并抬起,另一手将肛表水银头端轻轻插入肛门 3～5 cm,用手掌和手指轻轻将其双臀捏在一起,防止测量过程中排便或体温计由肛门脱出。3 分钟后取出,用消毒纱布擦净,读数并记录。②腋下测温法(见图 13-6)。擦干患儿腋窝,将体温计水银头端紧贴皮肤置于腋窝深处。对婴幼儿护士可将置有体温计一侧的手臂抱紧,协助将体温计夹住;年长儿可屈臂过胸夹紧体温计,10 分钟后取出读数。③口腔测温法(见图 13-7)。将口表的水银头端置于患儿舌下热窝处,嘱患儿轻轻合拢嘴唇,含住体温计,用鼻呼吸,3 分钟后取出读数。

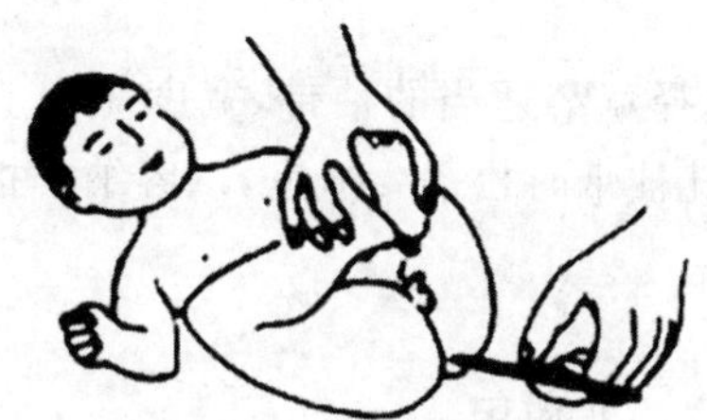

图 13-5　直肠测温法

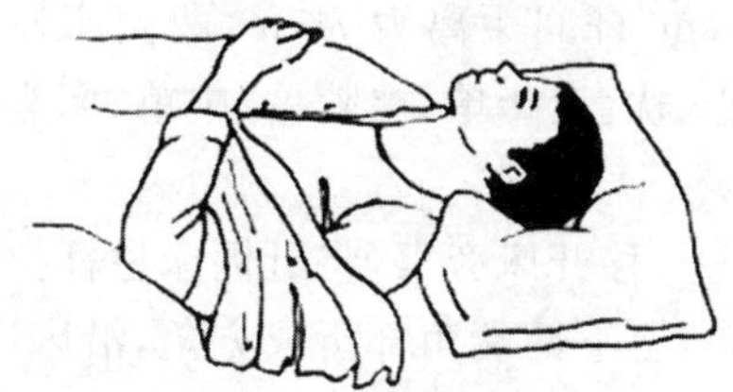

图 13-6　腋下测体温法

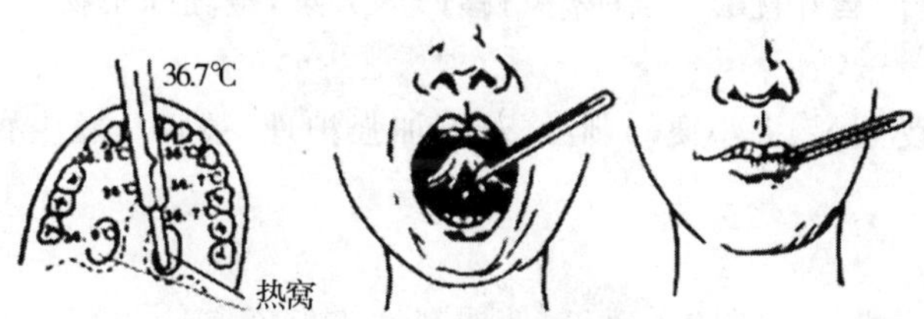


图 13-7　口腔测温法

(4)注意事项:①测量方法视小儿年龄和病情而定。能配合的年长儿可测口温,37 ℃为正常;小婴儿可测腋温,36 ℃～37 ℃为正常;肛温最准确,但刺激大,36.5 ℃～37.5 ℃为正常。②测量体温前 30 分钟应禁饮热水及食物,避免患儿剧烈哭闹和活动;沐浴者 20 分钟后方可测量,以免影响结果。③女婴肛门与阴道口的距离接近,应防止将肛表误插入阴道。④当测得患儿体温过高或过低时,应重测直肠温度或口腔温度以做对照。⑤新入院患儿 3 日内每日测 3 次,一般患儿每日测 2 次,危重、发热、低体温者每 4 小时测 1 次,高热(肛温超过 39 ℃)与超高热(肛温超过 41.5 ℃)患儿每 1～2 小时测体温 1 次。

5.测量脉搏

(1)目的:了解小儿心脏搏动情况,为诊断、治疗及护理提供依据。

(2)准备。①用物准备:有秒针的表、听诊器、笔及记录本。②患儿准备情绪稳定,安静休息15～30 分钟。

(3)测量方法:测脉搏时可用中指和示指的指端触摸桡动脉或颞浅动脉,也可用听诊器法测量心率,数 1 分钟脉搏数或心率数,并记录。

(4)注意事项:①小儿脉搏易受进食、活动、哭闹、发热等影响,因此测量时应使小儿安静为宜。②测量时应注意脉搏频率、节律及强弱的变化。

6.测量呼吸

(1)目的:了解小儿的呼吸状态和病情变化。

(2)准备:有秒针的表、笔、记录本,必要时备少许棉花。

(3)测量方法:婴幼儿以腹式呼吸为主,测量时可按小腹起伏计数;也可用听诊器听呼吸音计数;还可用少量棉花纤维粘贴近鼻孔边缘,观察棉花纤维扇动计数。测量时间为1分钟。

(4)注意事项:应在小儿安静时测量,除呼吸频率外,还应注意呼吸节律及深浅。

7.测量血压

(1)目的:通过观察血压变化,了解循环系统及其他疾病的发生、发展,协助临床作出诊断和治疗。

(2)准备。①患儿准备:体位舒适,情绪稳定,安静休息15～30分钟。②用物准备:血压计、听诊器、笔及记录本。

(3)测量方法:基本同成人。

(4)注意事项:①根据年龄大小选择宽窄适当的袖带,宽度应为上臂长度的2/3。袖带过宽测得的血压偏低,过窄测得的血压偏高。②缠扎袖带时松紧要适宜,以容纳1指为宜。

(二)儿童床使用法

1.目的

保持室内整洁,备好舒适的床位供患儿使用。

2.用物准备

儿童床(四周栏杆高度为45～50 cm、杆间距离为7 cm,两侧床栏杆都能上下拉动);床单位用品:床垫、床褥、床套、毛毯或棉被、被套、枕心、枕套、床单、橡胶单、中单、床头柜、床旁椅。

3.操作方法

将用物按铺床的顺序放在床旁椅上;移开床旁桌,将近侧床栏杆拉下;翻转床垫,套上褥套将床褥上移与床头齐;依次铺上大单、橡胶单、中单,上下两端角部折成方角,沿床边部分塞于褥下;将毛毯或棉被套入被套中,被头铺在距床头15 cm处,下垂部分沿床边向内折叠,床尾部分塞于褥下,拉上床栏杆;至床对侧,依上述顺序铺床,拉上床栏杆;套好枕套,放在床头;移回床旁桌,整理好用物。

(三)臀红护理法

婴儿臀部皮肤薄嫩,易受潮湿、大小便等刺激,若不加强护理,很容易发生臀红(又称尿布性皮炎),继发感染。

1.目的

保持臀部皮肤的清洁、干燥、舒适,防止感染,使尿布性皮炎痊愈。

2.评估臀红原因

污湿尿布上的尿素经细菌分解产生氨及粪便中的刺激物刺激;尿布冲洗不净,留有残皂;腹泻时粪便刺激;常使用塑料布或橡胶单包裹臀部。

3.评估臀红程度

(1)轻度臀红:局部皮肤出现潮红。

(2)重度臀红:根据红烂程度又分为3度。Ⅰ度:局部皮肤潮红伴皮疹;Ⅱ度:皮肤溃破,脱皮;Ⅲ度:局部有大片糜烂或表皮剥脱,有时继发感染。

4.准备

(1)用物准备:温水盆、小毛巾、浴巾、40～60 W鹅颈灯或红外线灯、清洁尿布;根据病情准备消毒植物油、鱼肝油、5%鞣酸软膏、氧化锌软膏、抗生素软膏、无菌敷料等。

(2)环境准备:温暖、舒适、光线明亮。

5.操作方法

(1)用温水清洗患儿臀部后用浴巾吸干,将清洁尿布垫于臀下,尿布遮挡男婴阴囊。

(2)患儿侧卧,露出臀红部位,可采用臀部皮肤暴露法(使臀部皮肤暴露在阳光下,每日 2～3 次,每次 10～20 分钟)、灯光照射法(可用 40～60 W 鹅颈灯或红外线灯照射局部,灯泡距臀30～40 cm,每日 2 次,每次 10～15 分钟)。

(3)局部皮肤涂鞣酸软膏或氧化锌软膏或鱼肝油等,严重者局部皮肤涂抗生素软膏。

(4)给患儿盖好被褥,整理床单位。

6.注意事项

应用灯光照射法时应有专人看护,注意灯泡距臀部不能太近,避免烫伤;臀部皮肤溃破或糜烂时禁用肥皂,清洗时用手蘸水冲洗,避免用小毛巾直接擦洗;涂抹油类或药膏时,应使棉签贴在皮肤上轻轻滚动,不可上下涂刷,以免加剧疼痛和导致脱皮。

7.臀红预防

选用质地柔软、吸水性好的棉布缝制尿布;及时更换尿布并洗涤干净,最好在阳光下暴晒;每次便后用温水清洗臀部,保持臀部皮肤清洁、干燥;尿布包兜不可过紧,不宜垫橡胶单或塑料布。

(四)约束法

1.目的

限制患儿活动,以利于诊疗及护理;保护躁动不安患儿安全,以免发生碰伤、抓伤或坠床等意外。

2.准备

(1)用物准备:①全身约束法。大单或毛巾被。②手足约束法。约束带或用棉花包裹的 5 cm 宽夹板与绷带。③沙袋约束法:2.5 kg 沙袋(用便于消毒的橡皮布缝制)、布套。

(2)护士准备:了解患儿病情,做好解释、说服工作,以取得合作。

3.操作方法

(1)全身约束法。

全身约束法一(见图 13-8):①将大单折叠成自患儿肩部至踝部的长度。②置小儿于大单中间,将大单一边紧裹小儿一侧上肢、躯干和下肢,经胸、腹部至对侧腋窝处,将大单整齐地压于其身后。③再将大单另一边紧裹另一侧手臂,经胸压于背下,如小儿过于躁动,可用布带围绕双臂打活结系好。

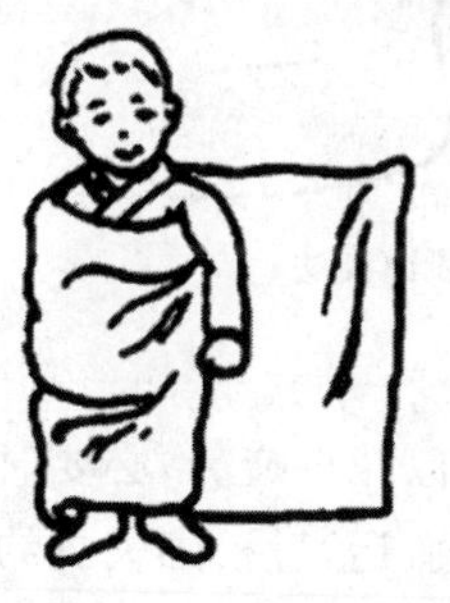
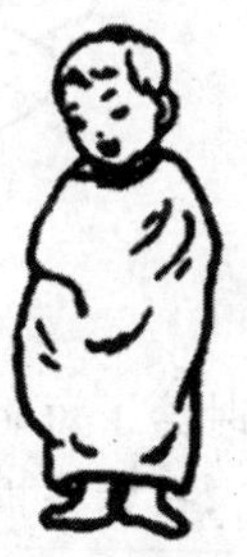

图 13-8　全身约束法一

全身约束法二(见图 13-9):①折叠大单使宽度能盖住小儿由肩至脚跟部。②将小儿放在大单中央,将大单一边紧裹小儿手臂并从腋下经后背到达对侧腋下拉出,再包裹对侧手臂,多余部分压至身下。③再将大毛巾另一边包裹小儿,经胸压于背下。

(2)手足约束法。

约束带法(见图 13-10):置小儿手或足于约束带 A 端中间,将 C、D 两端绕手腕或踝部对折后系好,再将 B 端系于床缘上。

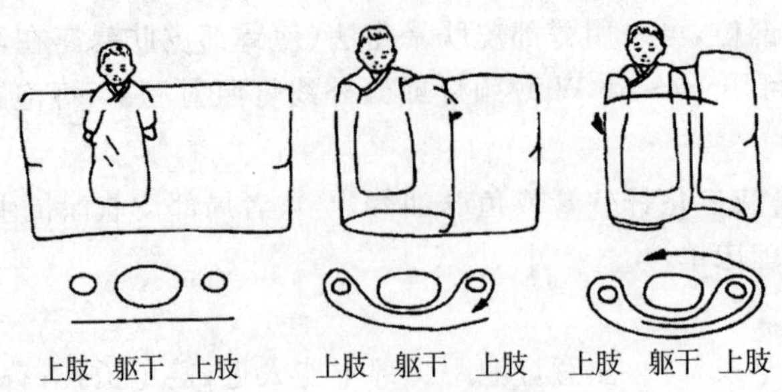


图 13-9 全身约束法二

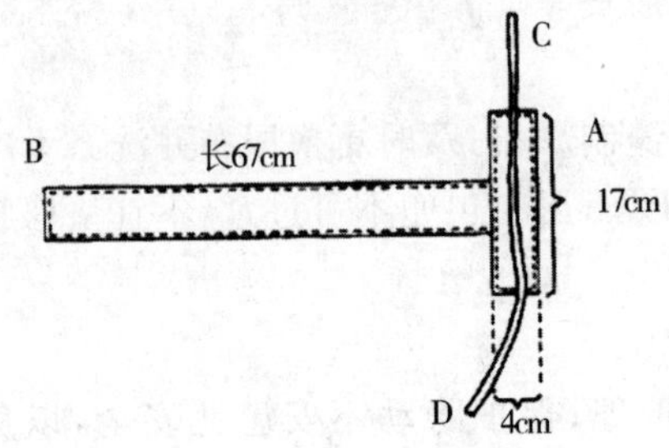


图 13-10 约束带

夹板法：常用于四肢静脉输液时。将一衬有棉垫的小夹板（其长度应超过关节处），放在输液的肢体下约束腕关节或踝关节，以绷带或胶布固定，松紧以刚好不上下滑动为宜。

(3)沙袋约束法：根据需约束的部位而决定沙袋的放置位置。①需固定头部，防止其转动时，可将两个沙袋呈“人”字形放在头部两侧（见图 13-11）。②需保暖，防止小儿将被子踢开，可将两个沙袋分别放在小儿两肩旁，压在棉被上。③小儿需侧卧，避免其翻身时，可将沙袋置于其背后。

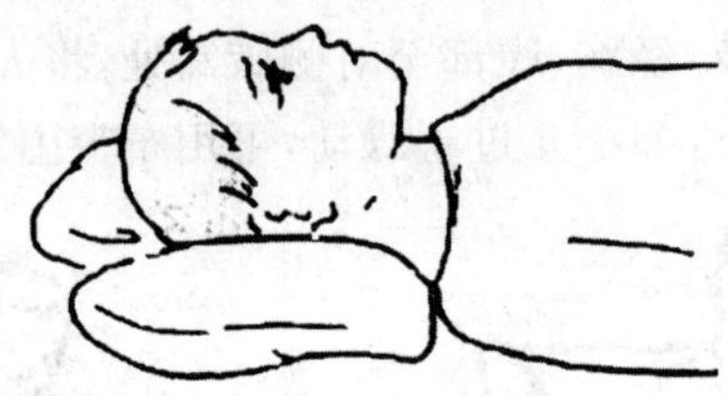

图 13-11 沙袋约束法

4.注意事项

(1)保持小儿姿势舒适，定时给予短时的姿势改变，以减少疲劳，必要时局部按摩。

(2)结扎或包裹应松紧适宜，过紧易损伤皮肤、影响血运，过松则失去约束意义。

(3)约束期间，应随时注意观察约束部位的皮肤颜色、温度，掌握血液循环情况。

(五)更换尿布法

1.目的

保持臀部皮肤的清洁、干燥、舒适，预防尿布性皮炎。

2.准备

(1)用物准备：尿布、尿布桶、小毛巾、小盆及温水（有臀红时备 1∶5000 高锰酸钾溶液）；根据臀部皮肤情况准备治疗药物（如油类、软膏、抗生素）及烤灯等。

(2)环境准备：室内温、湿度适宜，避免空气对流。

(3)护士准备：了解患儿诊断，观察臀部皮肤情况，操作前应洗手。

3.操作方法

(1)将用物携带至床旁，放下床栏，揭开盖被，解开尿布带，露出臀部，轻提其双足，以原尿布上端两角洁净部分自上而下擦净会阴部及臀部，并以此盖上污湿部分垫于臀部下面。取出污湿尿布，将污湿部分卷折于内，放入尿布桶。

(2)如有大便，用温水洗净臀部并吸干。

(3)用一手轻轻提起双足，抬高臀部，另一手将清洁尿布置于臀下至腰部，放下双足，尿布的底边两角折到腹部，两腿间的一角上拉，系好尿布带。

(4)拉平衣服，盖好被子，整理床单。

4.注意事项

(1)应选择质地柔软、透气性好、吸水性强的棉织品做尿布，或使用一次性尿布，以减少对臀部的刺激。

(2)更换尿布时动作要轻快，避免过度暴露，以免受凉。

(3)尿布包扎应松紧适宜，过紧影响小儿活动，过松造成大便外溢。

(六)婴儿盆浴法

1.目的

保持皮肤清洁、舒适，预防皮肤感染；协助皮肤排泄，促进血液循环，活动肌肉和肢体。

2.准备

(1)用物准备：①婴儿尿布及衣服、大毛巾、毛巾被、包布、系带、浴巾 2 块、面巾 1 块。②护理篮。内有梳子、指甲剪、抗生素滴眼液、棉签、液状石蜡、鞣酸软膏或氧化锌软膏或鱼肝油滴剂、婴儿爽身粉、香皂或沐浴露、过氧化氢、生理盐水、碘伏。③浴盆。内备温热水(2/3 满)，洗时水温：冬季 38 ℃～39 ℃，夏季 37 ℃～38 ℃，备水时水温稍高 2 ℃～3 ℃，另外可在一水壶内放 50 ℃～60 ℃热水备用。④其他。磅秤、水温计、热水瓶、尿布桶，必要时准备床单、被套、枕套等。

(2)操作者准备：了解小儿病情、意识状态，测体温，检查全身皮肤情况，操作前应洗手。

(3)环境准备：关闭门窗，调节室温在 27 ℃左右。

3.操作方法

(1)抱婴儿至沐浴处，脱去衣服，此时可根据需要称体重，用大毛巾包裹婴儿全身。

(2)擦洗面部：①洗眼时操作者用面巾裹住自己示指，由内眦向外眦擦拭，更换面巾部位以同法擦另一眼。②同法由内向外擦耳。③再横向轻擦额部。④最后擦洗面部(禁用香皂)，用棉签清洁鼻孔。

(3)擦洗头部：抱起婴儿，左手托住婴儿枕部，将躯干夹于操作者腋下，左手拇指和中指分别将双耳郭向前折，堵住外耳道口，以防止水流入耳内。右手将香皂(或沐浴露)涂于手上，洗头、颈、耳后，用清水洗净，并用大毛巾擦干头发(见图 13-12)。较大婴儿，可用前臂托住婴儿上身，将下半身托于操作者腿上(见图 13-13)。

(4)婴儿入水：盆底铺垫一块浴巾，以免婴儿在盆内滑跌，解开大毛巾，去除尿布；左手握住婴儿左臂及腋窝处，使其头颈部枕于操作者手腕处；再以右前臂托住婴儿双腿，右手握住婴儿左腿靠近腹股沟处使其臀部位于操作者手掌上，轻轻放于水中(见图 13-14)。

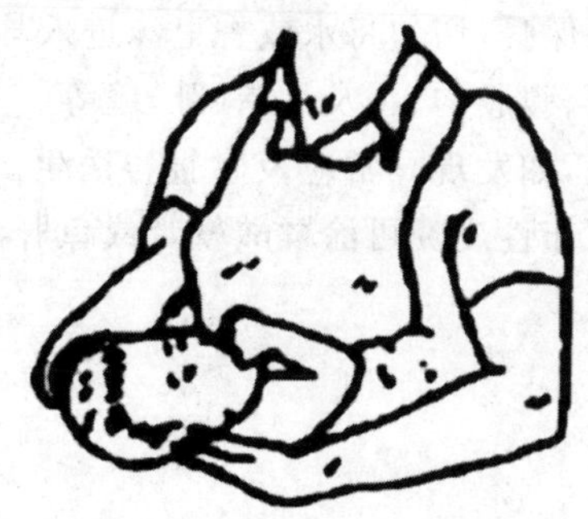

图 13-12　小婴儿洗头法

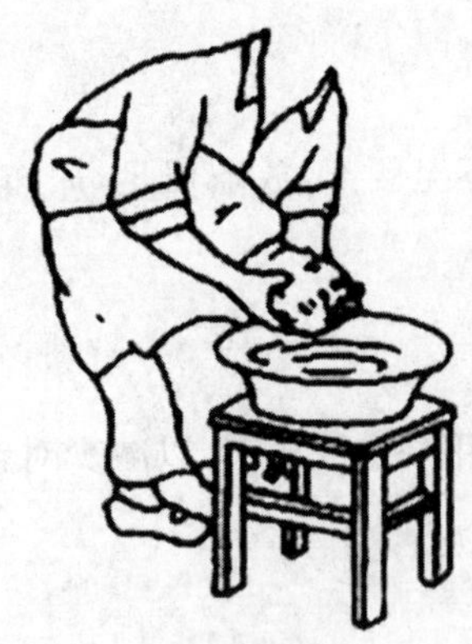

图 13-13　较大婴儿洗头法

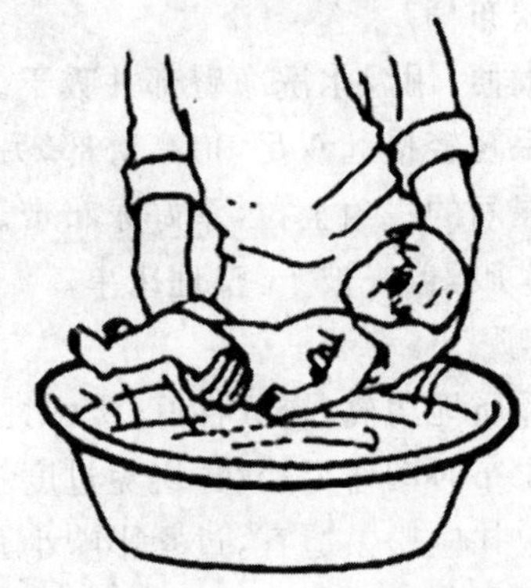

图 13-14　婴儿出入浴盆法

(5)擦洗身体各部位:操作者右手用另一块浴巾洗颈部以下的部位,并将香皂(或沐浴露)涂于手上按顺序洗颈下、胸、背、腹、腋下、臂、手、腿、脚、会阴、臀部,边洗边冲净。在清洗过程中,操作者的左手应始终握牢婴儿,只在洗背部时,左、右手交接,使婴儿下颌放于操作者的右手腕上(见图 13-15)。

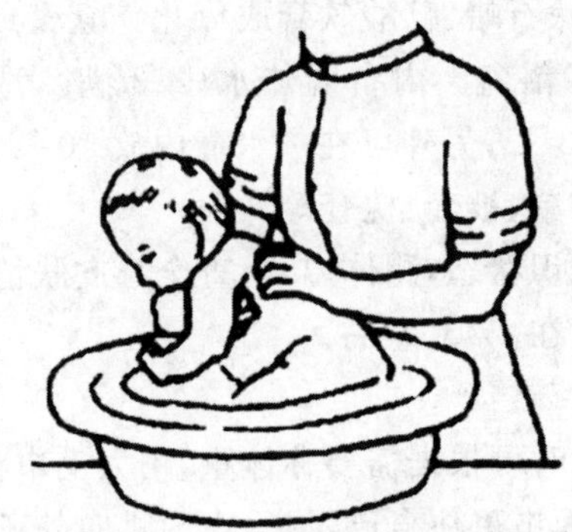

图 13-15　洗背时婴儿的扶持

(6)全身护理:全身洗毕,迅速将婴儿依照放入水中的方法抱出,用大毛巾包裹婴儿全身并吸干水分,进行头皮、眼、鼻、口腔、耳、脐部、臀部、指甲的检查和护理,必要时用液状石蜡棉签擦净女婴大阴唇及男婴包皮处污垢。

(7)浴后处理:更换衣服尿布,包好婴儿;整理床单及用物,洗手并做记录。

4.注意事项

(1)沐浴于喂奶前或喂奶后 1 小时进行,以防止呕吐和溢奶。

(2)动作轻快,减少暴露时间,注意保暖;切勿将水或香皂沫进入耳、眼内。

(3)洗净皮肤皱褶处,如颈部、腋下、腹股沟、手及足指(趾)缝等。

(4)注意观察全身情况及皮肤情况,如发现异常应及时报告医生。口唇干裂可涂鱼肝油滴剂,脐部有渗出物可用过氧化氢清洗后涂碘伏,尿布性皮炎可涂鞣酸软膏或鱼肝油滴剂。婴儿头顶部有皮脂结痂时,可涂液状石蜡浸润,待次日再予以清洗。

## 二、协助检查诊断的操作

(一)颈外静脉穿刺术

1.目的

用于 3 岁以下小儿或肥胖儿童静脉采血化验,以协助诊断和判断疗效。

2.准备

(1)用物准备:5 mL 注射器、0.5%碘伏、棉签、无菌干棉球、胶布、试管或血培养瓶、酒精灯、火柴。

(2)护士准备:了解患儿病情、年龄、意识状态、心理状态;根据患儿年龄做好解释工作;操作前应洗手,戴口罩、帽子。

3.操作方法

(1)按全身约束法包裹患儿,抱至治疗台上,患儿仰卧,肩平于治疗台边沿,肩下垫小枕,助手两前臂约束患儿躯干及上肢,两手分别扶着面颊与枕部(勿蒙住其口、鼻),使头偏向一侧下垂于治疗台边沿下,充分暴露颈外静脉(见图 13-16)。

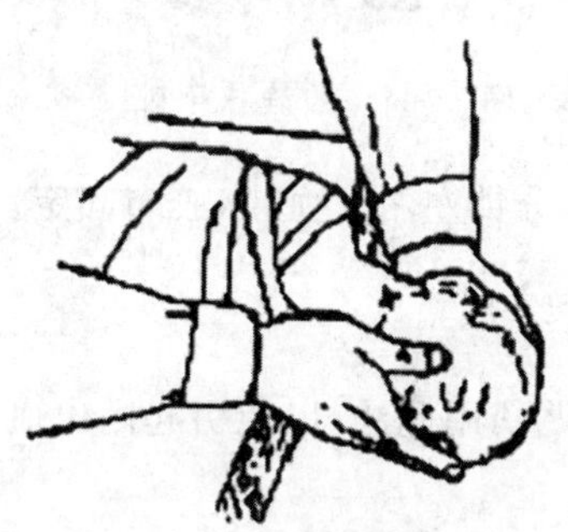

图 13-16　颈外静脉穿刺

(2)操作者站在患儿头端,选择下颌角与锁骨上缘中点连线的上 1/3 处作为穿刺点。常规消毒穿刺部位皮肤,操作者左手示指压迫颈外静脉近心端,右手持注射器沿血液回心方向,待患儿啼哭静脉显露最清晰时于颈外静脉外缘针头与皮肤呈 30°角进针,抽到回血后固定针头,抽取所需血量后拔出针头。用无菌干棉球压迫局部 2～3 分钟后胶布固定。助手托起患儿头部,安抚患儿,检查局部无出血后送回病室,整理用物并送检血标本。

4.注意事项

(1)有严重心肺疾病、出血倾向、凝血功能障碍患儿及新生儿不宜采用此法。

(2)操作应迅速,避免患儿头部下垂时间过长,影响头部血液回流。

(3)因颈部软组织及血管较多,刺破后易引起血肿,甚至压迫气管而影响呼吸,故穿刺失败时不宜在同侧重复穿刺。

(4)穿刺时应随时观察患儿面色和呼吸,发现异常应立即停止操作。

(5)严格执行无菌操作,防止感染。

(二)股静脉穿刺术

1.目的

用于采取血标本,以协助诊断和判断疗效。

2.准备

同颈外静脉穿刺术。

3.操作方法

(1)患儿仰卧于治疗台上,用小枕垫高穿刺侧臀部并暴露该侧腹股沟区。用清洁尿布包裹好会阴部,以免排尿时污染穿刺点。

(2)助手站在患儿头端,用双肘及前臂约束患儿躯干及上肢,双手分别固定患儿两腿,使患儿穿刺侧大腿外展,外旋 45°,膝关节屈曲呈 90°,即呈青蛙状(见图 13-17)。

(3)用碘伏消毒患儿穿刺部位及操作者左手示指。

(4)操作者立于患儿身体穿刺侧面,在患儿腹股沟中、内 1/3 交界处,用左手示指触及股动脉搏动最明显处,右手持注射器于股动脉搏动内侧 0.5 cm 处垂直刺入,边退针边抽回血,见回血后固定针头,抽取所需血量。

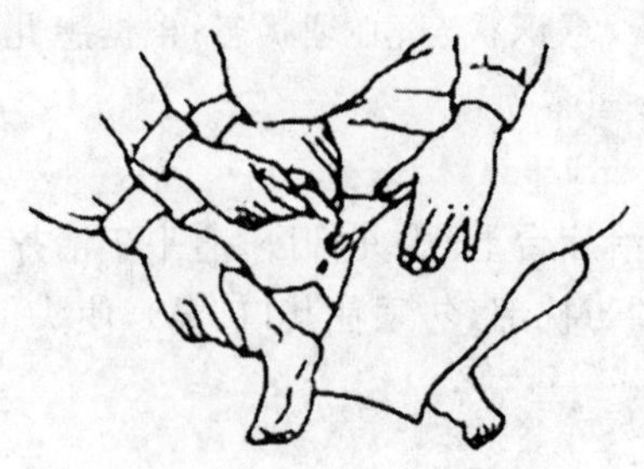

图 13-17 股静脉穿刺

(5)拔针后用棉球压迫穿刺点 5～10 分钟左右至血止，胶布固定。安抚患儿，平整衣服，检查局部无出血后送回病室，整理用物并送检血标本。

4.注意事项

(1)有出血倾向、凝血功能障碍的患儿禁用此法，以免引起内出血。

(2)严格执行无菌操作，防止感染。

(3)穿刺失败时不宜在同侧重复穿刺，以免形成血肿。

(4)如抽出鲜红色血液提示误入股动脉，应立即拔出针头，用棉球压迫穿刺点 5～10 分钟左右至血止。

## 三、协助治疗的操作

### (一)小儿头皮静脉输液法

小儿头皮静脉极其丰富、浅表，分支甚多，输液时易于固定，且不影响肢体活动。常选用额上静脉、颞浅静脉、耳后静脉等(见图 13-18)。

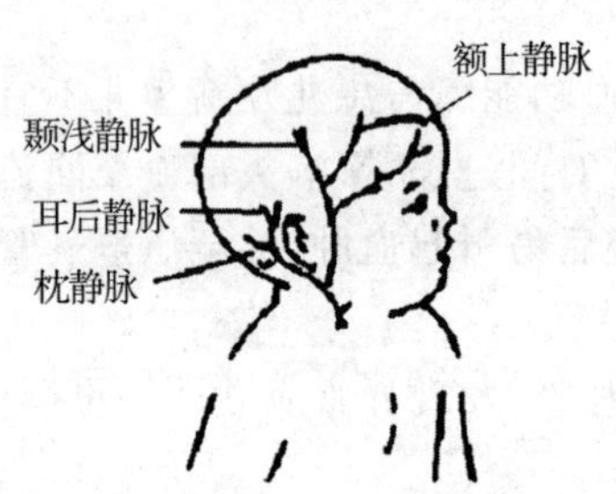


图 13-18 小儿常用头皮静脉示意图

1.目的

(1)补充液体、营养，维持体内水、电解质及酸碱平衡。

(2)使药物快速进入体内。

2.准备

(1)护士准备：了解患儿病情、年龄、意识状态、心理状态及对输液的认识程度；观察穿刺部位的皮肤及血管状况；根据患儿年龄做好解释工作；操作前应洗手，戴口罩、帽子。

(2)用物准备：①治疗盘：内有碘伏、棉签、弯盘、头皮针、已吸入生理盐水的 10 mL 注射器、胶布。②输液器、液体及药物。③其他物品：剃刀、毛刷、纱布、治疗巾、必要时备约束用品。

(3)患儿准备：为小婴儿更换尿布，协助幼儿排尿，顺头发方向剃净局部毛发。

3.操作方法

(1)在治疗室内核对、检查药液及输液器，按医嘱加入药物，并将输液器针头插入输液瓶塞内，关闭调节器。

(2)携用物至床旁，核对患儿，再次查对药液后将输液瓶挂于输液架上，排尽空气。

(3)将枕头放在床沿，使患儿横卧于床中央，必要时采用全身约束法约束患儿。

(4)助手站于患儿足端，固定其肢体、头部。操作者立于患儿头端，仔细选择静脉，用碘伏消毒皮肤后，用抽有生理盐水的注射器接头皮针并排尽空气，左手拇指、示指绷紧血管两端皮肤，右手持针在距静脉最清晰点向后移 0.3 cm 处将针头沿静脉向心方向平行刺入头皮，然后将针头稍挑起，沿静脉走向慢慢刺入，见回血后推液少许，如无异常用胶布固定。

(5)取下注射器，将头皮针与输液器连接，调节滴速。

(6)整理用物，记录输液时间、输液量及药物。

4. 注意事项

(1)严格执行查对制度和无菌操作原则，注意药物配伍禁忌。

(2)穿刺过程中应密切观察患儿面色和一般情况，如有异常立即停止。

(3)针头刺入皮肤后如未见回血，可用注射器轻轻抽吸以确定回血；因血管小或充盈不全而无回血者，可试推入极少量液体，如畅通无阻，皮肤无隆起及变色、点滴顺利，证实穿刺成功。

(4)根据患儿病情、年龄、药物性质等调节输液速度；加强巡视，注意观察输液情况，如速度是否合适，局部有无肿胀，针头有无移动、脱出，各连接处有无漏液，瓶内溶液是否滴完，有无输液反应等。

(二)光照疗法

1. 目的

光照疗法(简称光疗)是一种通过荧光照射治疗新生儿高胆红素血症的辅助疗法。主要作用是使血清中未结合胆红素氧化分解为水溶性异构体，易从胆汁和尿液中排出，主要适用于各种原因引起的高未结合胆红素血症。

2. 准备

(1)用物准备：①光疗箱。有单面和双面光疗箱两种，双面光优于单面光。一般采用波长 425～475 nm的蓝光最为有效，光亮度以单面光 160 W、双面光 320 W 为宜，灯管与患儿皮肤距离为 33～50 cm(见图 13-19)。②黑色眼罩。可用不透光的多层黑布或墨硬纸剪成眼镜状制成。③其他。长条尿布、尿布带、胶布、工作人员用墨镜、笔及记录单等。

(2)护士准备：应了解患儿诊断、日龄、体重、黄疸范围及程度、一般情况、生命体征、血清胆红素值等；操作前戴墨镜、洗手。

(3)患儿准备：清洁皮肤，皮肤上禁涂粉和油类；剪短指甲；双眼佩戴黑色眼罩，避免损伤视网膜；脱去衣裤，全身裸露，只用长条尿布遮盖会阴部，男婴注意保护阴囊。

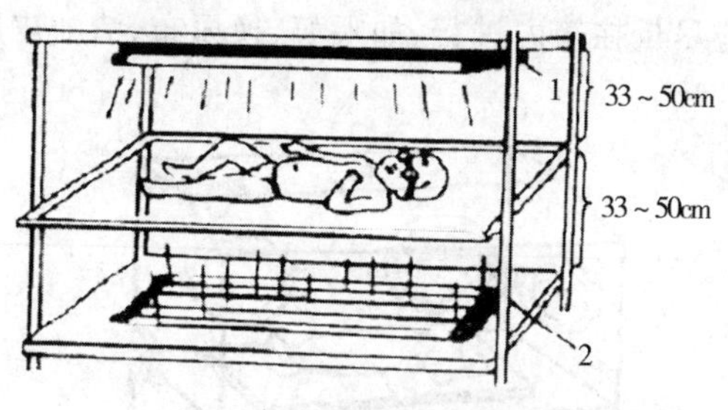


图 13-19　光照疗法示意图

3. 操作方法

(1)光疗前准备：①光疗箱准备。清洁光疗箱，特别注意清除灯管及反射板的灰尘；箱内湿化器水槽加水至 2/3；接通电源，检查线路及灯管亮度，使箱温升至患儿适中温度，相对湿度55%～65%。②患儿准备同前。

(2)入箱：将患儿放入已预热好的光疗箱中，记录开始照射时间。

(3)光疗：使患儿皮肤均匀受光，并尽量使身体广泛照射。若使用单面光疗箱一般每 2 小时更换体位 1 次，可以仰卧、侧卧、俯卧交替更换。俯卧照射时要有专人巡视，以免受压影响呼吸。

(4)监测体温和箱温变化：光疗时每小时测体温 1 次，使体温保持在 36 ℃～37 ℃为宜，并根据体温调节箱温。若光疗时体温超过 38.5 ℃，应暂停光疗。

(5)出箱：一般情况下，当血清胆红素＜171 μmol/L(10 mg/dL)时可停止光疗。出箱时给患儿穿好衣服，除去眼罩，抱回病床，并做好各项记录。

4.注意事项

(1)记录灯管使用时间，累计使用 1000 小时必须更换。

(2)光疗时不显性失水比正常小儿高 2～3 倍，故光疗过程中应按医嘱静脉输液，按需喂奶喂水，以保证水分及营养供给，同时记录出入量。

(3)光疗时患儿双眼应佩戴黑色眼罩，以避免损伤视网膜；用长条尿布遮盖会阴部，男婴注意保护阴囊。

(4)严密观察病情：注意观察黄疸的部位、程度及血清胆红素的变化，以判断疗效；观察患儿精神反应及生命体征；注意有无腹泻、深绿色稀便、皮疹、青铜症等光疗不良反应。

(5)光疗结束后，应关好电源，找出电源插座，将湿化器水箱内水倒尽，做好整机的清洗、消毒工作，有机玻璃制品忌用乙醇擦洗。光疗箱应置于干净、温度和湿度变化小、无阳光直射的场所。

(三)暖箱使用法

1.目的

为出生体重＜2000 g 新生儿及低体温患儿(如硬肿症)创造一个温度和湿度均适宜的环境，以维持患儿体温稳定。

2.准备

(1)用物准备：婴儿暖箱(见图 13-20)、箱内婴儿床上用品、蒸馏水等。

(2)护士准备：了解患儿的孕周、出生体重、日龄、生命体征、有无并发症等；估计常见的护理问题，操作前应洗手。

(3)患儿准备：穿单衣，裹尿布。

3.操作方法

(1)入箱前准备：用前箱内湿化器水槽加水至 2/3，并将暖箱预热，以达到所需的温度和湿度。暖箱的温度应根据患儿体重及出生日龄而定，相对湿度为 55%～65%。

(2)入箱后护理：①患儿入箱后定时测体温，根据体温调节箱温，并做好记录。患儿体温未升至正常之前每小时监测 1 次，正常后可每 4 小时测 1 次，注意保持体温在 36 ℃～37 ℃之间，并维持相对湿度 55%～65%。②一切护理操作应尽量在箱内进行，如喂奶、换尿布、清洁皮肤及检查等，可从边门或袖孔伸入进行，以免箱内温度波动。

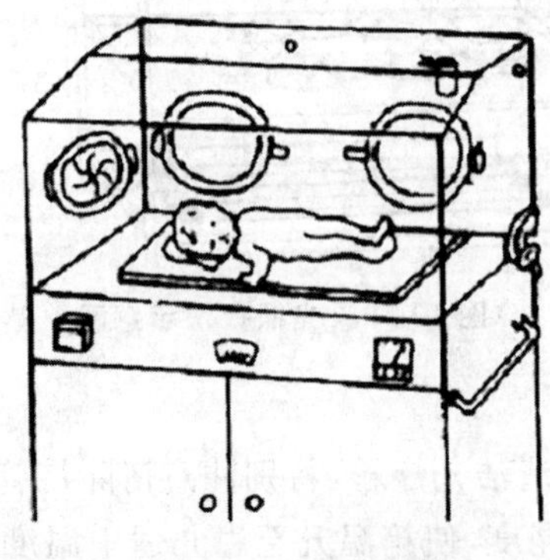

图 13-20　婴儿暖箱

4.出箱条件

(1)患儿体重达 2 000 g 或以上，体温正常。

(2)在室温 24 ℃～26 ℃的情况下，患儿在不加热的暖箱内能保持正常体温。

(3)患儿在暖箱内生活了 1 个月以上，体重虽不到 2 000 g，一般情况良好。

5.注意事项

(1)暖箱不宜放置在阳光直射、有对流风及取暖设备附近，以免影响箱内温度的控制。

(2)掌握暖箱性能，严格执行操作规程，定期检查有无故障，保证绝对安全。

(3)严禁骤然提高暖箱温度，以免患儿体温上升造成不良后果。

(4)随时观察使用效果，如暖箱发出报警信号，应及时查找原因并妥善处理。

(5)医护人员入箱操作、检查及接触患儿前必须洗手，防止交叉感染；每天用消毒液及清水擦拭暖箱内外，暖箱每周更换1次，湿化器水槽用水每天更换1次。

(张敏<济南军区>)

## 第四节　小儿外科常用的护理操作

### 一、铺床法

(一)备用床、暂空床

1.目的

保持病室整洁，供新患者使用或暂离床患者使用。

2.操作准备

床、床垫、床褥、枕心、棉胎或毛毯。必要时备橡皮单和中单。

3.操作要点

(1)按使用顺序放置备用物于床尾。

(2)移床旁桌距床20 cm，移椅至床尾正中距床15 cm，移备用物于椅上。

(3)翻床垫，上缘紧靠床头。

(4)铺床褥。

(5)铺大单：正面向上，中线对齐，床头床尾包紧，床单平整，无皱褶。

(6)铺橡皮单及中单。

(7)套被套：头端距床头15 cm，无虚边，被套内外整齐，无皱褶。

(8)套枕套：四角充实，枕心拍松，开口背门放于床头。

(9)桌椅归原处。

(10)暂空床将盖被三折叠于床尾，并根据情况铺橡皮单、中单。

(二)关键注意点

(1)在进行治疗、换药或进餐时暂停铺床。

(2)铺床前要检查床的各部有无损坏，以保证安全。

(3)被服有破损、污渍应及时更换。

(4)操作中应用节力原理，动作要轻巧、稳重、熟练。

(5)操作要按顺序进行，避免左右移动，缩短铺床时间。

(6)整个床单位应舒适、平整、美观。

(7)铺床毕应同时整理周围环境，以保持病室整齐划一。

(三)麻醉床

1.目的

(1)便于接受和护理麻醉手术后的患者。

(2)使患者安全、舒适、预防并发症。

(3)防止污染床褥。

2.操作准备

(1)除备用床用物外,另加橡皮单、中单各两条。

(2)治疗盘内放血压计、听诊器、弯盘、纱布数块、胶布、小剪刀、橡皮筋、电筒、棉签、护理记录单、笔。

(3)视手术情况准备麻醉护理盘(无菌有盖方盘。内置张口器、压舌板、舌钳、牙垫、通气导管、药碗、镊子、氧气导管、吸痰管、纱布数块)胃肠减压器、气管切开包等。

(4)准备输液架、氧气筒。

3.操作要点

(1)同铺备用床法铺好大单后,据病情和手术部位需要,在床尾或床头、床中部铺橡胶皮单、中单。

(2)若把橡胶皮单、中单铺在床中部、则上端距床头 45～50 cm,另一橡皮单、中单上端和床头齐、下端压在中部橡胶单及中单上,并对齐中线。

(3)铺被套:被套上端距床头 15 cm,两侧边缘向内折成被筒与床沿齐,床尾内折与床尾齐,并将盖被纵向三折叠于一侧床边,开口向门。

(4)枕头横立于床头。

(5)床旁桌归原处,椅子放于折叠被同侧。置麻醉护理盘、治疗盘于床旁桌上,其他用物逐一放妥原处。

4.关键注意点

(1)铺麻醉床时应将全部被单换为清洁被单。

(2)盖被厚薄视季节室温加以调节,冬季可加盖毛毯,也可将带有布套的热水袋置于盖被内,温度合适防止烫伤。夏季以不使患者出汗为宜。

(四)卧床患者更换床单法

1.目的

使床单平整、洁净,让患者舒适,预防褥疮,并保持病室整洁美观。

2.操作准备

清洁大单、中单、被套、枕套、带布套床刷,必要时备衣裤。

3.操作要点

(1)病情允许翻身侧卧的患者,采用左右侧卧位更换床单,并向患者解释,以取得配合。

(2)移椅至床尾,将清洁被服按顺序放于椅子上。移开床边桌,若病情允许,可放平床头。

(3)松开床尾盖被及底层各单,助患者侧卧或移向床的一边,枕头随之移动。将近侧中单卷起塞于患者身下,橡皮单搭在患者身上,同法将大单卷起,塞于患者身下。

(4)清洁床单的中线对齐,一半塞于患者身下,一半铺平,放平橡皮单,铺好中单。

(5)协助患者侧卧于铺好的一边,卷下污单放于污衣袋内。依次将各单逐层拉出,铺平。助患者取仰卧位。

(6)更换被套:松开被筒,抽出棉胎在其上铺上正面向内的清洁被套,拉出被角,边套边卷出污被套,直至床尾。污被套放入污衣袋,按法铺好被套。

(7)换枕套拍松后放置于患者头下。

(8)整理床单位,保持病室整齐划一。

(9)病情不允许翻身时,床单自床头向床尾更换。

4.关键注意点

(1)湿式扫床,防止灰尘飞扬。扫床巾一床一巾,使用后集中消毒、清洗。

(2)注意保暖,视季节关门窗,换好床单位后开窗通风换气。

## 二、常见小儿外科各种卧位安置法

(一)仰卧位

(1)去枕平卧位:适用于昏迷、全麻未清醒患儿、脊椎麻醉和脊椎腔穿刺术、脑室腹腔转流术后。

(2)休克卧位:适用于休克患儿。

(3)屈膝仰卧位;适用于做腹部检查或导尿、膀胱镜手术等患者。

(二)侧卧位

适用于臀部肌内注射、灌肠、肛门检查及其他配合治疗、特殊检查。平卧位和侧卧位交替以预防褥疮发生。

(三)半坐卧位

适用于呼吸困难、急性左心衰、腹腔、盆腔、面部、颈部术后及腹腔、盆腔有炎症的患者。

(四)端坐位

适用于心力衰竭、心包积液、哮喘发作时患者因呼吸极度困难被迫日夜端坐。

(五)俯卧位

适用于腰背部检查、脊椎手术后或背、腰、臀部有伤口,不能平卧或侧卧的患者。

(六)头低足高位

适用于体位引流、跟骨、胫骨等牵引、脑积水脑室腹腔转流术后 1～2 d、脊膜处脑积液漏。

(七)头高足低位

适用于颈椎牵引、颅高压、开颅术后。

(八)膝胸位

适用于肛门、直肠、乙状结肠镜检及治疗。

(九)截石位

适用于会阴、肛门、盆腔部位的检查、治疗或术后。

## 三、胃肠减压

(一)目的

(1)减轻胃肠道的扩张。

(2)保持术后胃内减压。

(3)清除胃肠道内的血液和分泌物。

(4)减轻不适(如肠梗阻时)。

(二)用物准备

(1)治疗盘:治疗巾,一次性胃管,10～20 mL 注射器,等渗氯化钠注射液 10 mL 若干支,砂轮,酒精棉球数个,纱布,棉签,棉线,胶带,听诊器,别针,橡皮筋,一次性清洁手套。

(2)负压吸引装置。

(3)弯盘。

(三)步骤

(1)备齐用物,洗手,戴口罩,检查负压装置是否有效。

(2)核对床号、姓名,向患儿及家长作解释。

(3)插鼻胃管。①将患儿床头摇高 30°～60°。②选择并清洁鼻腔。③打开无菌包铺无菌巾于颌下。④置弯盘于口角旁。⑤查胃管长度及是否通畅并做标记,同时将双套结固定于标记处。⑥持等渗氯化钠注射液纱布或水溶性润滑剂润滑胃管前端。⑦插胃管从鼻腔或口腔进入胃部。清醒者头稍后仰,吞咽。昏迷者托起头颈部(仰头)。

(4)检查胃管是否在胃内:①抽胃液,并用 pH 试纸确证为酸性胃液。②注入空气 10 mL,胃部听诊有气过水声。③胃管末端置盛水杯中，无气泡出现。

(5)固定胃管：在鼻翼部，在面颊部固胃管。

(6)调节负压(10.7～16 kPa)，接负压吸引装置，用别针固定于床单，注意床上留有翻身余地。

(7)胃管堵塞处理：①重新安置患儿体位，有利于引流。②旋转胃管，并重新放置。③用 20 mL 等渗氯化钠注射液冲洗，量出为入，反复多次冲洗直到通畅，若是胃或食管手术后要慎重，必须在医生的指导下进行，量要少，压力低，防止冲破吻合口及出血。

(8)使患儿舒适，用清水清洁鼻腔每日 2 次或需要时口腔护理。

(9)用物处理。

(10)洗手。

(11)记录。

(四)要点

(1)一次性胃管的选择与患儿年龄的关系：6Fr：2 kg；8Fr：3～9 kg；10Fr：10～20 kg；12Fr：20～30 kg；14Fr：30～50 kg；16Fr：≥50 kg。

(2)插入长度以患儿发际到剑突的长度，或鼻尖至耳垂再到剑突的长度，并做记号。

(3)由口腔插入的长度：口角至耳垂再到剑突的长度，并做记号。

(4)勿使用石蜡油润滑胃管，以免误入气管造成坠入性肺炎的危险。

(5)插管动作轻稳，特别是在食管狭窄处(环状软骨、平气管分叉处，食管通过膈肌处)以免损伤食管黏膜。

(6)如患儿有恶心，稍停片刻再插，如盘在口腔内或误入气管，拔出重插。

(7)如为低负压吸引，可接一次性使用负压引流器，负压为≥5 kPa。

(8)胃肠减压开始 30 min 检查整个系统，确定在有效吸引中，再每当 2 h 巡视 1 次。

(9)注意胃肠减压的色、质、量及腹部的腹胀变化。排气，排便症状，体征，做好记录，发现异常即报告医生。

(10)胃肠减压期间，注意患儿的口腔卫生，每日口腔护理 2 次。

(11)持续胃肠减压者应每周更换胃管，并由另一侧鼻腔插入，每周更换负压引流装瓶及引流管和胃管。

(12)此法不适于胃部手术者，易使吻合口处受损。

## 四、注射器洗胃法

(一)目的

注射器洗胃法(gastric washout using syringe)是将大量溶液通过胃管注入胃内以冲洗胃的方法，目的是消除或减轻毒物的吸收。

(二)用物准备

一次性胃管、20 或 50 mL 一次性注射器、一次性药碗、治疗巾、无菌纱布、清洁手套、胶布。

(三)步骤

(1)备齐用物，洗手，戴口罩。

(2)核对床号、姓名，向患儿及家长解释。

(3)患儿取平卧位，头偏一侧，铺治疗巾于颌下胸前。

(4)插胃管[参见胃肠减压操作(3)～(5)]。

(5)洗胃：每次注入洗胃液量：新生儿 5 mL，幼儿 50～100 mL，儿童 200 mL，再抽出弃去，如此反复冲洗直至洗净为止。

(6)拔胃管，清洁口腔鼻腔。

(7)脱手套安置患儿，给予舒适体位并做好安慰。

(8)整理用物。

(9)洗手。

(10)记录。

(四)要点

(1)需要时将抽出的胃内容物送化验。

(2)严禁一次灌入过多洗胃液，以免造成急性胃扩张。

(3)洗胃液温度 37 ℃～38 ℃。

(4)毒物不明者，用温开水或等渗氯化钠注射液洗胃，毒物明确者用该毒物拮抗剂洗胃，强酸、强碱中毒者，严禁洗胃。

(5)洗胃同时观察患儿面色、神志、呼吸等情况，发生异常立即停止洗胃，给予对症处理。

(6)观察洗出液的量、色及性状并作记录。

(7)反折胃管，嘱患儿屏住呼吸迅速将胃管拔出。

## 五、清洁灌肠法

(一)目的

(1)清洁肠道，解除便秘。

(2)为手术、检查做准备。

(3)稀释和消除肠内有害物质及毒素，减轻中毒症状。

(4)为高热患者降温。

(二)用物准备

清洁灌肠法(administering a cleansing enema)用物：灌肠筒一只。肛管 10～20Fr，凡士林油罐，清洁手套一副，夹子，卫生纸。

生理盐水 1 000～2 000 mL，一次性中单，便盆或痰盂，输液架，水温计，绒毯，弯盘等。

(三)步骤

(1)核对医嘱，用物准备。

(2)环境准备：把灌肠室温度调到 25 ℃，在治疗床上铺好一次性中单，把准备好的用物合理放置。

(3)核对床号、姓名，解释，洗手，带手套，戴口罩。

(4)将患儿带入灌肠室。

(5)嘱患儿取左侧卧位，双膝屈曲，臀部移至床沿，垫一次性中单于臀下，盖被保暖。

(6)灌肠筒挂于输液架上，液面距肛门 40～60 cm，弯盘置臀边，润滑肛管前端，排除肛管内空气和冷溶液，夹紧橡胶管，暴露肛门，瞩患儿张口呼吸，放松腹部，同时将肛管轻轻插入直肠，固定，松开夹子，使溶液缓缓注入。

(7)待溶液将完时，夹住橡胶管，卫生纸包住肛管，拔出放于弯盘内，擦净肛门，嘱患儿平卧，尽可能保留 5～10 min，使粪便软化。

(8)洗手，记录。

(四)要点

(1)根据患儿的年龄选择适宜的肛管(特殊情况除外)：＜18m：10～12Fr；18m～5y：14～16Fr；5y～12y：16～18Fr；＞12y：18～22Fr。

(2)如患儿肛门外括约肌失去控制能力，可取仰卧位，臀下垫便盆。

(3)灌肠中途如有腹胀或便意时，嘱深呼吸。

(4)生理盐水加热至 37 ℃～40 ℃。

(5)灌肠过程中应注意观察病情，发现面色苍白，出冷汗，脉速，心慌，气急应立即停止灌肠，并与医生联系。

## 六、小儿巨结肠清洁灌肠法

(一)目的

小儿巨结肠清洁灌肠法(colostomy rectal washout)的目的是促进肠蠕动,扩张肠狭窄段及清除积存粪便,减轻腹胀,促进食欲,改善全身营养状况。

减轻炎症对肠道黏膜的刺激及水肿、减少手术中粪便的污染,进而降低并发症的发生。

有利于肠道特殊检查。

(二)用物准备

灌肠注射器、肛管:10～22Fr、水温计、生理盐水 500～2 000 mL(或遵医嘱)、便盆、消毒盆、清洁手套、凡士林油罐、一次性中单、卫生纸数张、防护衣、布尿布。

(三)步骤

(1)核对医嘱,准备用物,根据患儿的年龄选择适宜的肛管。

(2)环境准备:把灌肠室温度调到 25 ℃,在治疗床上铺好一次性中单,把准备好的用物合理放置。

(3)核对,解释。

(4)将患儿带入灌肠室。

(5)将生理盐水保持在 37 ℃～40 ℃并倒入消毒盆内,戴口罩,穿防护衣,戴手套。

(6)帮助患儿脱去右裤腿覆盖到左腿,将床单盖好右腿。

(7)让患儿采取屈膝仰卧位,上身抬高 15°～20°,将便盆放置臀下,在臀部和便盆之间,应垫布尿布增加病儿的舒适度。

(8)将肛管接上灌肠注射器。

(9)用凡士林润滑肛管前端 10 cm。

(10)用左手拨开臀部的肌肉,暴露出肛门,右手持肛管轻插入,直至穿过狭窄部,到达扩张段。

(11)左手固定肛管的位置,右手用灌肠注射器将 20 mL 的生理盐水缓慢注入,然后再将稀释的粪便抽出。

(12)反复儿次后可以顺时针方向按摩腹部,以促进粪便的排出。

(13)灌肠过程中可以移动肛管(前或后),反复灌洗至水清。

(14)注意排出粪便的颜色、量,并做好记录。

(15)用物处理。

(16)洗手,记录。

(四)要点

(1)在灌肠前,要了解病变的部位及肠道的状况,根据患儿的年龄选择适宜的柔软的肛管:＜18m:10～12Fr;18m～5y:14～16Fr;5y～12y:16～18Fr;＞12y:18～22Fr。

(2)减少患儿及家长的恐惧,取得合作。

(3)在灌肠过程中应注意灌肠水的保温。

(4)注意保暖。

(5)如估计病儿肠道有很多气体时,可不接上灌肠注射器。

(6)用手指按摩肛门待括约肌放松时插入,插入肛管时如遇到阻力,应轻轻旋转向内移动或拔出,勿强插入。

(7)注入的水要与抽出的水量相平衡,避免气体灌入。每次注入量不得超过 100～150 mL。总灌流量不超过 100 mL。

(8)如有两人可以边灌边按摩腹部,可以提高效果。

(9)在灌肠过程中,应随时注意患儿的情况,如面色异常、腹痛、出血,应停止操作。

(10)拔肛管前,应边抽边退出以确保无水留在扩张段肠腔内。如肠腔内有粪石,可以注入石蜡油保留。

(11)每次灌洗忌用清水,每日定时灌肠1次或遵医嘱,腹胀未改善者应保留肛管(遵医嘱)。

## 七、人工肛门护理

### (一)目的

人工肛门护理(colostomy care)的目的是维持人工肛门周围皮肤之清洁,避免发红、溃烂。

评估患者或家长心理之接受程度。

期望能达到家属或自我照顾人工肛门。

### (二)用物

一次性便袋、防漏胶、纸胶、笔、测量板、便袋夹(橡皮筋)、剪刀、换药盒(内装NS棉球、干棉球)、中性肥皂、污物袋、治疗巾及橡皮治疗巾(纸巾)各一件,湿纸巾数条。

### (三)步骤

(1)洗手后准备用物,携至患者单位。

(2)核对患者并予以解释。

(3)给患者一隐蔽、通风良好的环境。

(4)将治疗巾及橡皮治疗巾置于造口下方。

(5)轻撕去原贴之适透膜环,置于污物袋中。

(6)以湿纸巾沾中性肥皂,轻拭造口周围之皮肤,由内往外擦。

(7)再以NS棉球将皮肤彻底洗净,干棉球擦干。

(8)观察造口的颜色及周围皮肤的情形。

(9)换贴人造皮肤:①以测量板测出造口之大小。②用笔在适透膜环背面画出造口大小。③用剪刀修剪。

(10)将适透膜环后面的贴纸撕下。

(11)将适透膜胶以挤牙膏方式挤一圈于已修剪好之适透膜环背面。

(12)依造口位置贴下,轻压适透膜环,使紧贴于皮肤上。

(13)再以纸胶贴于适透膜环周围,以防洗澡时,水渗进适透膜内。

(14)将便袋夹(橡皮筋)扣于便袋之尾端。

(15)当粪便超过袋子1/3时,将便袋夹取下去除粪便,用清水洗一下,封口。

(16)协助患者整好衣服。

(17)健康宣教。

(18)整理用物回护士站。

(19)洗手。

(20)记录。

### (四)要点

(1)将患者姿势置于舒适体位。

(2)若造口周围皮肤不平整或有凹陷情形时,可用垫高片补平整以增加密合度。若造口颜色变为紫黑色或有凹陷、回缩情形,应通知医师。

(3)皮肤若有红、肿、痒或破损可使用皮肤保护剂(适透膜粉)。

(4)修剪适透膜环开口,直径约大于造口直径0.3 cm。

(5)轻轻往下拉一拉便袋,以试验是否牢固。

(6)若袋子内充满气体,应予排除。

(7)若袋内有肠黏液的存留,可以二份水、一份醋,混合后加以清洗,以溶解黏液再以清水冲洗干净。

(8)衣服以宽松、舒适、柔软为原则,不穿紧身衣暇,以免造口摩擦出血。

(9)患者需避免举重物或过分使用腹压,以免造成造口周围疝气。

## 八、留置导尿护理

(一)目的

(1)留置导尿护理(indwelling urethral catheter care)能够保持会阴部清洁干燥,防止尿路逆行感染。

(2)正确记录尿量,借此观察病情。

(3)留置导尿起到手术后引流尿液和起到支撑尿道的作用。

(二)用物准备

治疗盘:无菌药碗×2、呋喃西林棉球、一次性无菌镊×2、胶布、石蜡油、消毒手套×1、一次性尿垫、棉签弯盘。

(三)步骤

(1)洗手,戴口罩。

(2)备齐用物携至患儿床单位。

(3)核对患儿并做好解释工作,拉好围帘。

(4)协助患儿取屈膝仰卧位,略外展,暴露外阴,臀下垫一次性尿垫,将弯盘置于外阴处。

(5)消毒外阴:①男患儿:左手戴上消毒手套,先将包皮向上推,以暴露尿道口,右手持镊夹取呋喃西林棉球由内向外环形清洁包皮、冠状沟、尿道口 2 次,再擦洗导尿管。②女患儿:左手戴上消毒手套,右手持镊夹取呋喃西林棉球擦洗外阴(阴阜和大阴唇)分开小阴唇擦洗小阴唇及尿道口,再擦洗导尿管。

(6)再次固定好导尿管。

(7)正确记录患儿尿液色、质、量。

(8)如需拔除导尿管,做好以下拔管前准备:①给予患儿导尿管夹管,每 2~3h 开放一次,以训练患儿膀胱功能,反复 2~3 次。②拔除导尿管。

(9)整理患儿床单位及处理用物。

(10)洗手。

(11)记录。

(四)要点

(1)注意保暖。

(2)消毒外阴时:①每日 2 次。②每个棉球使用一次,不可反复多次使用。

(3)如为补液患儿,可适当缩短夹管时间,或患儿主诉有尿感时,给予开放导尿管。

(4)嘱患儿多饮水,以便冲洗尿道。

## 九、膀胱冲洗

(一)目的

膀胱冲洗(bladder washout)的目的是治疗尿道感染,防止黏液、脓液、血块阻塞尿道的功能。

(二)用物准备

1.封闭式冲洗法

(1)治疗盘:输液器,"T"形接管,冲洗液(1∶5 000 呋喃西林溶液,0.9%NaCl,或遵医嘱),无菌引流袋,卵圆钳,治疗巾,清洁手套,棉签,安尔碘。

(2)输液架。

2.开放式冲洗法

治疗盘:膀胱冲洗针筒 1 付,药碗 2 只,冲洗液(同上),棉签,治疗巾,清洁手套 1 付,安尔碘。

(三)封闭式冲洗法

1.步骤

(1)核对医嘱,用物准备。

(2)核对姓名、床号,解释,洗手,戴口罩,戴手套。

(3)在留置导尿的基础上,将盛有冲洗液瓶挂在输液架上,连接输液器,下端以无菌操作连接"T"形接管,同时分别接导尿管及引流袋,引流袋挂在床边。

(4)冲洗前应先引流,使膀胱排空,然后夹住排尿引流管,开放输入管,使冲洗液缓缓流入膀胱,待流入一定量冲洗液后(一般每次 50 mL 或遵医嘱)夹紧输入管,开放引流管,让尿液经"T"形管流入引流袋,并观察尿流速度、色泽及混浊度。

(5)反复冲洗 3～4 次或冲洗至冲出液澄清为止。

(6)用物处理。

(7)洗手,记录。

2.要点

(1)冲洗液,冬天需略加温至 35 ℃～37 ℃。

(2)盛有冲洗液瓶挂在距患儿骨盆 1 米左右的高度。

(3)应严格执行无菌操作原则。

(4)"T"形接管固定在膀胱同一水平。

(5)如吸出的液体少于注入量,可能有导管阻塞或导尿管在膀胱内位置不恰当,应及时处理。

(6)每次冲洗应保持进出量平衡。

(四)开放式冲洗

1.步骤

(1)核对医嘱,用物准备。

(2)核对,解释,洗手,戴口罩,戴手套。

(3)在留置导尿的基础上,用安尔碘棉签消毒导尿管外管口,避免导管末端污染。

(4)用膀胱冲洗针筒抽取冲洗液,连接导尿管,将冲洗液缓缓注入膀胱。

(5)冲洗时应让冲洗液自行流出或轻加抽吸。

(6)冲洗毕,将导尿管与无菌集尿袋连接。

(7)用物处理。

(8)洗手,记录。

2.要点

1)冲洗液,冬天需略加温至 35 ℃～37 ℃。

2)严格执行无菌操作原则。

3)冲洗膀胱的压力不能过猛。

(1)抽吸不宜用力过猛,吸出液体不宜回注入膀胱内。

(2)如此反复冲洗,直至冲出液澄清为止。①若吸出的液量少于注入量时,可能为导尿管位置不当,可适当调整。②若导尿管内有血块、脓块较多时,则冲洗次数和量都应增加。

## 十、备皮法

(一)目的

备皮法(skin preparation of operation)的目的是去除手术区毛发和污垢,为手术时皮肤消毒做准备,预防手术后切口感染。

(二)用物准备

治疗盘:治疗罐(内装 2%戊二醛溶液,将剃刀架,刀片浸泡在溶液中),石蜡油,75%酒精,棉签,肥皂水或剃毛剂，纱布，手电筒；治疗巾或尿垫；面盆、毛巾、热水、围帘。

（三）步骤

(1)核对医嘱，准备用物。

(2)核对患儿姓名、床号、诊断、手术部位，解释，并拉好隔离帘。

(3)操作者站立于患儿右侧，铺治疗巾或尿垫，暴露备皮区。

(4)先检查手术区皮肤是否完整。

(5)涂肥皂水或剃毛剂，绷紧皮肤，手持剃刀呈45°，自上而下剃毛，并检查备皮部位皮肤及脐孔有无损伤。

(6)剪去手指甲或脚趾甲，脐孔用石蜡油棉签擦去污垢。

(7)用手电筒斜照于手术部位的皮肤，检查汗毛是否剃尽。

(8)整理床单位。

(9)备皮后嘱患儿或协助患儿沐浴，卧床不起者需床上沐浴。

(10)清理用物

(11)洗手。

(12)记录。

（四）要点

(1)注意保暖。

(2)皮肤准备范围不可小于手术切口周围15～20 cm。

(3)若发现手术区皮肤有湿疹、疖等，通知医生。

(4)动作轻柔，勿剃破皮肤。

## 十一、引流袋更换

（一）目的

引流袋更换(removal of drainage bag)保持引流通畅，预防感染。

（二）用物准备

安尔碘棉签、集尿袋、污物筒、一次性治疗巾、一次性清洁手套、卵圆钳或夹子。

（三）步骤

(1)洗手，戴口罩。

(2)备齐用物携至患儿床单位。

(3)核对患儿并解释。

(4)夹管，铺一次性治疗巾于引流袋接口处。

(5)戴手套。

(6)安尔碘棉签消毒引流袋管接口2次。

(7)分离引流袋与引流管。

(8)安尔碘棉签消毒引流管内口2次。

(9)接无菌引流袋。

(10)放夹子并观察引流管是否通畅。

(11)脱手套，固定引流管。

(12)整理患儿床单位及处理用物。

(13)洗手。

(14)记录。记录引流液的色、质、量及送检时间。

## 十二、更换封闭式胸腔引流瓶护理

(一)目的

更换封闭式胸腔引流瓶护理(chest drainage care-closed underwater sealed)的目的是排除胸膜腔内的积气、积液,恢复胸腔内负压,以利于扩张。

(二)用物准备

治疗盘;安尔碘棉签;一次性无菌巾;止血钳×2;一次性胸腔引流瓶;0.9%NaCl 500 mL×2;一次性无菌手套1副;胶带;安全别针;必要时备负压吸引装置。

(三)步骤

(1)洗手,戴口罩。

(2)正确连接胸腔引流管,倒入无菌等渗氯化钠注射液至刻度。检查胸腔引流瓶包装完好,无漏气及有效期。

(3)携用物至患儿床边,核对患儿,并向患儿及家长做解释。核对床号,姓名,床头卡,手圈。

(4)用2把止血钳交叉夹紧患儿引流管近心端。避免空气进入胸腔。

(5)铺无菌巾,戴上手套。格按照无菌要求操作。

(6)分离引流管和接口。

(7)用安尔碘棉签消毒引流管接口2次。

(8)将接口与准备的引流瓶上的引流管连接。引流管连接紧密,不漏气。

(9)打开止血钳。

(10)记录胸腔引流瓶更换时间,用胶带做好刻度标记。观察水柱是否随呼吸上下波动,确认胸腔引流瓶无漏气。每班总结并记录引流量、性质。

(11)将引流瓶悬挂在床架上。每48小时更换引流瓶。

(12)用安全别针妥善固定胸腔引流瓶。引流瓶应保持低于胸腔60 cm,胸腔引流瓶不要置于地上。

(13)整理床单位及处理用物。胸腔引流管不要过短,不要扭曲、折叠。

(14)洗手、记录。

引流管置床栏内,不影响床栏的升降。

## 十三、引流管护理

(一)共同的护理要点

(1)妥善固定引流管,防止滑脱,可用3M透明敷贴固定于患儿皮肤上,再用别针和橡皮筋固定于床上,注意留有足够的长度可让患儿翻身活动。

(2)保持引流管通畅,勿扭曲、折叠、堵塞,应经常挤压引流管。如发生堵塞,及时通知医生,可在医生指导下进行少量低压冲洗。

(3)引流袋不能放于地上,引流袋的位置始终低于引流部位,以免引流液倒流引起逆行性感染。

(4)观察并记录引流液的色、质、量,有异常及时通知医生。

(5)隔日更换引流袋,操作时严格遵守无菌操作原则。

(6)负压引流者,应保持有效负压。

(7)置管期间,经常更换体位,有利于引流,给予抗生素治疗以预防感染。

(8)拔除引流管后,应观察引流管伤口渗血渗液情况,量较多、敷料被浸湿时通知医生予以更换敷料。

(9)留置胃管者,做好口腔护理Bid,留置导尿者,做好导尿管护理Bid。

(10)应用支被架以减少被褥压迫引流管。

(二)各种引流管的护理要点(表13-1)

表13-1 各种引流管的护理要点

| 引流管的名称 | 正常引流液的色、质、量 | 异常的色、质、量 | 出现异常的原因 |
|---|---|---|---|
| 腹腔引流管 | 淡血性或脓性;鲜红或暗红;引流量逐渐减少 | 引流量有反复;突然引流出大量鲜红色液体;突然减少甚至无 | 腹腔内有积液或积血;出血;引流管堵塞、滑出 |
| 负压引流球囊 | 鲜红色血性液体;引流量逐渐减少 | 同上 | 同上 |
| 胸腔引流管 | 同上或淡血性液体 | 同上 | 同上 |
| 胃肠减压 | 白色、草绿色或少量咖啡色胃液;引流量逐渐减少 | 大量墨绿色胃液或深咖啡色甚至血性液体;无胃液引出伴明显腹胀、呕吐 | 胃管插入过深或负压吸引压力过大;胃管堵塞、滑出或插入过浅、压力过低 |
| 导尿管 | 泌尿系术后早期可出现血性或淡血性尿液;晚期为淡黄色澄清尿液 | 非泌尿系手术者出现血尿;泌尿系术后晚期仍有新鲜血尿;无尿液引流出 | 尿道黏膜损伤或药物引起,泌尿系统有出血征兆存在;导尿管堵塞、滑出或液体入量少于出量;或有肾功能不全可能 |
| 膀胱内造瘘管 | 泌尿系术后早期可出现血性或淡血性尿液;晚期为淡黄色、澄清尿液 | 泌尿系术后晚期仍有新鲜血尿;无尿液引流出 | 同上 |
| 输尿管支撑管 | 同上 | 同上 | 同上 |
| 肾造瘘管 | 淡黄色,澄清尿液 | 出现血尿;无尿液引流出 | 同上 |
| 膀胱外引流管 | 无引流液或术后早期有少量淡血性液体 | 有大量淡血性或淡黄色尿液引出 | 膀胱伤口出现瘘或膀胱内造瘘管引流不畅致使尿液渗至膀胱外 |
| 肾周引流管 | 同上 | 同上 | 肾盂伤口出血 |
| 硬膜外引流管 | 鲜红色血性液体或伴有血丝的脑脊液,引流量逐渐减少 | 引流出大量血性液体或澄清脑脊液,并伴有头痛、呕吐症状 | 长时间头高脚低位引流球负压过大 |

## 十四、伤口换药

(一)目的

(1)观察伤口,了解伤口愈合的情况。

(2)清洁伤口,清除伤口内分泌物、脓液、坏死组织和异物,以利于肉芽生长。

(3)保持伤口引流通畅,控制感染。

(4)保护伤口肉芽组织和新生上皮,用药物促使坏死组织脱落,刺激肉芽组织增生,促进伤口愈合。

(二)用物准备

①无菌药碗。②胶布。③无菌平镊×2。④无菌纱布数块或3M无菌敷料。⑤75%酒精棉球。⑥1∶5 000呋喃西林棉球。⑦3%双氧水棉球。⑧松节油。⑨棉签。⑩托盘。⑪治疗车。

(三)步骤

(1)洗手,戴口罩。

(2)核对患儿床号、姓名并作好解释工作,关好门窗。

(3)揭去外敷料,再次洗手。

(4)根据伤口情况备齐用物放于治疗车上并推至床旁。

(5)帮助患儿安置体位,揭去内敷料,暴露伤口。

(6)观察伤口。

(7)去除胶布痕迹：先用松节油擦，再用75%酒精棉球擦去。

(8)清洁伤口：①一般伤口：先用75%酒精棉球由内至外消毒伤口周围皮肤三次，再用3%双氧水和1∶5 000呋喃西林棉球轻轻拭去伤口内脓液与分泌物。②严重感染伤口：先用75%酒精棉球由外至内消毒伤口周围皮肤三次，再用3%双氧水和1∶5 000呋喃西林棉球轻轻拭去伤口内脓液和分泌物。

(9)包扎伤口：①取无菌纱布或3M无菌敷料覆盖伤口。②胶布粘贴。

(10)协助患儿穿好衣裤。

(11)清理用物。

(12)洗手，脱口罩。

(13)必要时记录。

## 十五、外科拆线

### (一)目的

按时拆线，是为了减少异物刺激和瘢痕形成。

### (二)用物准备

①无菌药碗。②无菌平镊×2。③无菌剪刀×1。④75%酒精棉球。⑤无菌纱布。⑥石蜡。⑦棉签。⑧胶布。⑨托盘。⑩治疗车。

### (三)步骤

(1)洗手，戴口罩。

(2)核对患儿并做好解释工作。

(3)揭去敷料，再次洗手。

(4)备齐用物放于治疗车上推至患儿床旁。

(5)帮助患儿安置体位，暴露伤口。

(6)观察伤口愈合情况。为防止伤口裂开，长切口还需间断拆线。拆线日期：视全身局部情况以定时间，头、面、颈部血液循环好，一般4～5 d拆线；下腹、会阴部切口为5～7 d；上腹部胸部切口为7～10 d；四肢、背部为10～14 d；腹部减张缝线拆线需14 d。

(7)去除胶布痕迹：先用石蜡油擦，再用75%酒精棉球擦去。

(8)消毒伤口：用75%酒精棉球消毒伤口皮肤及线结外露部分两遍。

(9)剪线：一手持镊，夹住线轻轻提起，露出嵌入皮肤缝线少许，另一手持剪刀在线结下剪断缝线。

(10)拉线：向切口方向拉出线头。

(11)再次消毒：用75%酒精棉球消毒一遍伤口。

(12)包扎伤口：①取无菌纱布或3M敷料覆盖伤口。②胶布粘贴。

(13)协助患儿穿好衣裤。

(14)清理用物。

(15)洗手，脱口罩。

## 十六、一般洗手法(卫生洗手法)

### (一)目的

减少传递可能引起感染的物质，避免交叉感染。

### (二)用物准备

抗菌洗手液、一次性擦手纸。

### (三)步骤

(1)卷起衣袖至腕关节上。

(2)打开水龙头沾湿双手。

(3)双手涂洗手液 3～5 mL。

(4)六步洗手法：掌心相对，手指并拢，相互搓擦，手心对手背，沿指缝相互搓擦，交换进行掌心相对，双手交叉，沿指缝相互搓擦，弯曲各手指关节，双手相扣进行搓擦，一手握另一手大拇指，旋转搓擦，交换进行将 5 个手指尖并拢在另一手掌心旋转搓擦，交换进行。

(5)双手向下，由腕关节向指尖方向，用流动水冲洗，若双手很脏，可重复(3)～(5)步骤。

(6)用擦手纸由近端至远端擦净双手。

(7)为避免洗净的双手接触被污染的水龙头，用擦手纸包住水龙头关水。

(8)丢弃擦手纸。

(四)要点

(1)双手接触洗手液，至少 10 s 以上，洗手至少 15 s 以上，2 min 彻底清洗可除去大部分病原菌。

(2)每日洗手 8 次或更多次，可以减少携带革兰阴性杆菌的机会。

(3)水龙头最好是脚踏式或肘推式。

(4)依污物分类处理。

## 十七、中心静脉管护理

PICC 置管术操作/护理/维护(peripherally inserted central catheter)。PICC 是经外周静脉穿刺置入的导管。该导管的材质由生物相容性极好的聚氨酯或硅胶制成。

(一)适应证

(1)需长期输液、外周静脉条件差的患者。

(2)早产儿。

(3)输液≥2 周，接受周围静脉输液易导致生理不稳定，如：先天性心脏病患儿。

(4)用肠外营养液、有刺激性或高渗透压的药物治疗者，不适合外周静脉给药的。

(二)禁忌证

(1)患者肘部静脉条件差，不能确认外周静脉。

(2)穿刺部位有感染或损伤、血管外科手术史、放射治疗史、静脉血栓形成史。

(3)有严重的出血性疾病。

(三)PICC 如何选择导管

应尽量选择型号最小、最细的导管穿刺，因为较粗的导管易引起静脉炎或血管阻塞。

(四)常用导管的规格(表 13-2)

表 13-2　常用导管的规格

| 规格 | 容积 |
| --- | --- |
| ①9Fr | 0.23 mL |
| ②8Fr 或 3Fr | 0.25 mL |
| ③0Fr | 0.33 mL |
| ④0Fr | 0.44 mL |
| ⑤0Fr 双腔 | 每个管腔 0.30 mL |

(五)执行者

置 PICC 装置由经培训合格的医生或护士执行。

(六)原则

放置 PICC 前需家长同意签字后才能进行。

(七)环境准备

用 500 mg/L 有效氯清洁桌面和治疗车。

（八）患者准备

(1)做好穿刺前的解释工作。

(2)根据医嘱予镇静，年幼者防止穿刺时的呕吐。

(3)穿刺前确定呼吸道通畅。

(4)注射部位用中性皂液清洗。

（九）用物准备

①PICC 穿刺包。②静脉注射盘。③无菌隔离衣两件。④无菌手套四副。⑤10 mL 注射针筒两副。⑥0.9%生理盐水 10 mL 二支、0.9%生理盐水 500 mL 一袋。⑦肝素一支。⑧优碘一瓶。

（十）步骤

(1)洗手，戴口罩。

(2)PICC 穿刺的物品准备。PICC 穿刺包：外包装可撕裂的套管针，导管（含导丝），孔巾，方巾，5 mL 注射器，皮肤消毒剂，敷料，胶布，止血带，纸尺，纱布及镊子，无菌服装，两副手套，帽子，口罩，肝素帽，10 mL稀释肝素液，生理盐水

(3)患儿必须安置在有监护的床上，并加以约束，新生儿置远红外床上：注意保暖。

(4)选择合适的静脉：首选：贵要静脉；第二选：头静脉；第三选：头皮静脉、颈外静脉、腋窝静脉。

量上臂中段周径以备参考，新生儿与小儿应测量双臂围：应当注意外部的测量不能准确地显示体内静脉的解剖。测量时手臂外展 90 度。

测量方法：①上腔静脉测量法：从预穿刺点沿静脉走向到右胸锁关节再向下 0.5～1 cm——导管尖端进入右心房可以引起心律失常、心肌损伤、心包填塞。②锁骨下静脉测量法：从预穿刺点沿静脉走向到胸骨切迹的长度，再减去 2 cm。③下肢静脉测量法：从预穿刺点沿静脉走向到腹股沟再向上到横膈（体表位置在脐部）至剑突尖端：选择下肢静脉一般在新生儿中常见，选择的下肢静脉有大隐静脉、小隐静脉。

(5)建立无菌区：①打开 PICC 导管包，操作者穿隔离衣，戴无菌手套。②应用无菌技术，准备肝素帽、抽吸生理盐水和肝素液。③助手戴无菌手套将第一块治疗巾垫在患者手臂下，做穿刺点消毒。④穿刺点消毒。⑤按照无菌原则消毒穿刺点，2%碘酒棉棒×3 次消毒，范围 10 cm×10 cm（腋部一手腕），再以 75%酒精棉棒×3 次，范围 10 cm×10 cm（腋部一手腕）。⑥更换手套。⑦铺孔巾及治疗巾：注意无菌。

(6)预冲导管：用 10 mL 针筒抽 0.9%生理盐水冲管。

(7)按预计导管长度修剪导管：①用生理盐水冲洗导管，润滑亲水性导丝。②剥开导管的保护外套至预计的部位。③撤出导丝至比预计长度短 0.5～1 cm 处。④在预计刻度处，修剪导管，按所测得到的长度

注意：剪切导管时不要切到导丝，否则导丝将损害导管，伤害患者。

(8)去掉保护套：将保护套从穿刺针上去掉。

(9)施行静脉穿刺。

(10)施行静脉穿刺，穿刺针与皮肤呈 15°～20°，自穿刺点下方（离心端）1～2 横指进针。

(11)一旦有回血，立即降低穿刺角度，推进导引套管确保导引套管进入静脉，再退穿刺针。

注意：如果穿刺未成功，不可将穿刺针再穿入导引套管，否则将导致套管断裂或裂成两半。

(12)从导引套管内取出穿刺针：①左手食指固定导引套管避免移位。②手指压在套管尖端处的血管上，减少血液流出。③让助手松开止血带。④从导引套管中抽出穿刺针。⑤置入 PICC：用镊子夹住 PICC 导管尖端，开始将 PICC 导管逐渐送入静脉 0.5～1 cm。

注意：不要用镊子过紧夹持导管，钳子和镊子可以损害聚硅酮导管。导管送至腋下时，将患口的头转向穿刺侧，下颌靠近胸部，继续送管。

(13)退出导引套管：①置入 PICC 导管 10～15 cm 之后，即可退出导引套管。②指压导引套管上端静脉固定 PICC 导管。③从静脉内退出导引套管，使其远离穿刺部位。

(14)置入 PICC 导管：①用力均匀缓慢地将导管置入静脉。②当导管进到肩部时，让患者头转向穿刺侧，下颌靠近胸部。③完全将导管置到预计深度，并达到皮肤参考线。

注意:禁止用暴力置入导管,如遇困难,表明静脉有阻塞或导管位置错误;下颌靠肩以防导管误入颈静脉。

(15)移去导引钢丝:一手固定导管上的导引圆盘,一手移去导丝,移去导丝时,要轻柔,缓慢。若导管呈串珠样皱折改变,表明有阻力。

注意:禁止暴力抽去导丝,阻力能损害导管及导丝的完整,如遇阻力或导管呈串珠样皱折,应立即停止抽取导丝,并使导管恢复原状,然后连同导管、导丝一起退出约 2.5 cm,再试着抽出导丝。重复这样的过程直到导丝较容易地移去,一旦导丝撤去,再将导管推进到预计的位置。

(16)抽吸与封管:①连接生理盐水注射器,并注入盐水,确定是否通畅。②肝素盐水正压封管(肝素液浓度:新生儿 1 U/ml;儿童 10 U/ml 予 2~3 mL)。

注意:小直径(规格<5 mL)注射器可能造成高压,使导管发生破裂。

(17)清理穿刺点:①移去孔巾。②用酒精棉签清理穿刺点周围皮肤。③固定导管,覆盖无菌敷料。④注意导管的体外部分必须有效地固定,任何的移动都意味着导管尖端位置的改变。⑤将体外导管放置呈“S”状弯曲,在圆盘上贴一胶带——注意:禁止在导管上贴胶布,此举将危及导管强度和导管完整。⑥在穿刺点上方放置一小块纱布吸收渗血,并注意不要盖住穿刺点——置管 24 小时后去除。⑦覆盖一透明薄膜在导管及穿刺部位,但不要超过圆盘装置。⑧用第二条胶带在圆盘远侧交叉固定导管,第三条胶布再固定圆盘。⑨固定外露的延长管使患者感觉舒适。

(18)X 线检查:①X 线拍片确定导管尖端位置——注意:在导管位置确定后方可用药。②记录导管型号,置入长度,穿刺过程,固定状况及 X 线检查结果。

(19)PICC 穿刺后的记录:①记录导管的名称、编号。②导管的型号、长度。③所穿刺的静脉名称。④穿刺时是否顺利。

(十一)外周中心静脉导管与中心静脉导管的比较(表 13-3)

表 13-3 外周中心静脉导管与中心静脉导管的比较

| | 外周中心静脉导管 | 中心静脉导管 |
|---|---|---|
| 感染率 | 2%以内 | 26%~30% |
| 操作者 | 经过培训的护士 | 医生 |
| 穿刺难度 | 穿刺可见血管,成功率高 | 穿刺不可见的血管、成功率低,易出现气胸、血胸等并发症 |
| 对象 | 长期输液的患者 | 重症急诊的患者 |
| | 化疗的患者 | 大手术的患者 |
| | TPN | |

## 十八、PICC 置管后护理

(一)原则

经 PICC 培训合格的护士进行以下操作。

(二)注意事项

(1)由于儿科 PICC 导管内径较小,导管尺寸<3 mm 者,除了要求对 PICC 导管进行细菌培养,不能用于抽血或输血。

(2)每个班别观察穿刺点有无感染症状或导管有无破损,并记录。

(3)每个班别测量臂围,观察有无液体外渗,并记录。

(4)PICC 不能用于快速液体复苏,快速静脉推注或输血,因为 PICC 导管较细而容易断裂。PICC 优点在于对静脉管的刺激是最小的,同时使血流由导管旁可以正常通过。缺点是快速输注液体可能“烧伤”导管。

(三)PICC 敷料更换操作常规

1.目的

减少导管相关性感染的可能。

2.执行者

注册护士执行:进修护士能力得到带教者的认可后,方可独立执行;非注册护士需在有资格执行的注册护士督导下执行;实习护士见习。

3.用物准备

(1)治疗盘:①清洁手套×1。②3M 胶带。③无水洗手液,擦手纸。

(2)敷料包:含 1%有效碘的皮肤消毒剂棉棒×3;3M 透明敷料(6 cm×7 cm)×1;无菌手套×1;弯盘×1;纱布若干;75%酒精棉棒×3;无菌免缝胶带×3。

4.步骤

(1)确认患者身份(核对床头卡和手圈)。

(2)将用物放置在患者床旁并做好解释(以期望能得到配合)。

(3)洗手,戴口罩。

选用洗手液:①双手接触体液或污物时,选用含 70%酒精和 2%或 4%洗必泰洗手液。②双手未接触体液或污物时,选用含 70%酒精和 0.5%洗必泰(添加润肤成分)的无水洗手液。六步洗手法。

(4)打开敷料包。

(5)戴清洁手套(第一次)(自身防护)。

(6)撕除旧的敷料。

每天在完整敷料表面触诊穿刺部位,检查有否触痛。撕除旧敷料时,避免局部皮肤受损的方法有:①180度或 0 度移除需更换的透明敷料。②或用生理盐水棉棒边轻擦拭边去除敷料。撕敷贴时,注意由近心端撕开,切勿沿导管反向撕除,以免导管移位。观察局部皮肤是否有红、肿、热、痛等症状或有其他皮肤反应或有无分泌物等感染现象,如有异常,及时通知医生,并做记录。

(7)敷料包内用物呈备用状态(将所有物品的包装纸撕开)。

(8)换无菌手套(第二次)

以下操作注意使用无菌技术。

(9)以 PICC 穿刺点为中心,含 1%有效碘消毒皮肤。①更换敷料时,避免对穿刺部位的触摸,皮肤消毒剂棉棒由内向外螺旋式消毒×3 次,以防污染,消毒范围为 7.5 cm×7.5 cm,待干。②消毒范围的原则:应大于敷料的尺寸。③若皮肤有血迹或污迹等,可先用 75%酒精棉棒消毒。④美国 CDC 报告:用于消毒动脉导管、CVC 穿刺部位的皮肤消毒剂为碘伏溶液,且标准碘伏应含 10%有效碘。

(10)用第一根无菌免缝胶带固定导管圆盘或导管接头。

切勿将胶砸固定在导管上,然后用 3M 透明敷料覆盖,再用第二根免缝胶带交叉固定,第三根在第二根上再贴好加强固定。

(11)正确使用 3M 透明敷料。①打开透明敷料包装,并取出透明敷料,移除透明敷料的离型纸。②将透明敷料边框预切口的一边对准导管延长管方向。③无张力粘贴敷料,注意穿刺点应正对透明敷料中央;避免造成机械性张力性皮肤损伤。④轻捏透明敷料下导管接头突出部位,使透明敷料与接头和皮肤充分粘合。⑤用指腹轻轻按压整片透明敷料,使皮肤与敷料充分接触;避免水汽积聚。⑥从预切口处移除边框,一边移除边框一边按压透明敷料。

(12)用高举平台法将胶带固定在留置针的延长管上。

(13)在透明敷料的标签纸上标注更换敷料时间和操作者的姓名,并将标签贴于敷料边缘。

(14)脱去手套。

(15)按垃圾分类处理废弃物。

(16)记录皮肤穿刺点处导管长度的标记。

注意以下两点。

(1)2002 年卫生部制定《消毒技术规范》,穿刺部位皮肤消毒剂使用建议:①医用洗必泰碘。②2%碘酊+75%酒精。③含有效碘 0.5%的碘伏溶液。

(2)美国静脉输液协会(INS)及CDC,关于皮肤消毒剂使用建议:①2%碘酊。②碘伏。③洗必泰及其葡萄糖盐酸混合剂。④70%酒精。

(四)PICC冲洗操作程序

(1)洗手,戴口罩。

(2)备齐用物:肝素液,10 mL针筒×2,棉签×3,1%有效碘消毒液。

(3)使用肝素帽者:①以棉签蘸取1%有效碘消毒液消毒肝素帽3次,每次待干。②抽取生理盐水10 mL插入肝素帽中央,用轻柔的压力以0.25 mL/10~25秒的速度冲洗,推注同时针筒慢慢撤退。③给药。④抽取生理盐水10 mL插入肝素帽冲洗,方法同前。⑤抽取肝素浓度为1~10 U/ml的生理盐水5 mL,方法同前。⑥移去针筒。

(4)洗手。

(5)按垃圾分类处理废弃物。

(6)在护理记录单上记录每次冲洗的时间并签名。

(五)静脉炎症及分级

1.静脉炎的症状及体征

(1)红、肿、热、痛。

(2)滴速减慢。

(3)沿静脉走向出现红色条纹。

(4)静脉呈条索状。

(5)穿刺点脓性分泌物。

2.静脉炎分级

(1)+:疼痛、红或肿。

(2)++:疼痛、红、红肿、穿刺点上方沿静脉走向见红色条纹。

(3)+++:疼痛、红、红肿、红色条纹、静脉变硬、条索状。

## 十九、化疗泵敷料更换

(一)目的

减少化疗泵处感染的可能。

(二)执行者

注册护士经化疗泵培训并经资格认证后执行;进修护士能力得到带教者认可后,方可独立执行;非注册护士需在有资格执行的注册护士督导下执行;实习护士见习。

(三)用物准备

①1%有效碘。②75%乙醇。③一次性无菌药碗。④等渗氯化钠注射液。⑤无菌棉签。⑥无菌开口小纱布(2 cm×2 cm)×2。⑦无菌纱布(4 cm×4 cm)×2。⑧无菌透明薄膜(10 cm×10 cm)。⑨无菌肝素帽。⑩清洁手套。⑪无菌手套。⑫胶布。⑬弯盘。

(四)步骤

(1)确认患儿身份。核对床头卡和手圈。

(2)向患儿/家长懈释操作过程。

(3)洗手,戴口罩。

(4)备齐用物。

(5)带清洁手套。

(6)去除旧敷料。

(7)脱去手套。

(8)洗手。

(9)以化疗泵为中心由里及外用1%有效碘螺旋状消毒皮肤3次,再以75%乙醇脱碘1次。

(10)75%乙醇擦拭凸出于皮肤针头,延长管。

(11)洗手,戴无菌手套。

(12)化疗泵针头下垫无菌开口纱布,确保针头平稳再用无菌透明薄膜固定。

(13)胶布妥善固定延长管及静脉输液管道。

(14)更换肝素帽:①移去旧肝素帽。②酒精棉棒包裹擦拭肝素帽接口7 s。③如果患儿配合,指导患儿在快速换肝素帽时,做深吸气并屏住呼吸。

(15)注明敷料更换的日期、时间。

(16)按垃圾分类处理废弃物。

(17)洗手。

(18)记录。

## 二十、测量头围

### (一)目的

测量患儿头颅周径,以作为评估患儿生长发育、脑积水、头颅畸形的参考。

### (二)执行者

测量头围(cephalometry)由注册护士执行。进修护士其操作能力得到带教者认可后,方可进行。非注册护士、实习护士在注册护士督导下执行。

### (三)用物准备

卷尺。

### (四)步骤

(1)洗手。

(2)备齐用物携至患儿床边。

(3)核对患儿,并向家长解释。

(4)协助患儿平躺。

(5)以卷尺由患儿枕后部绕至前额眉弓处测量。

(6)协助患儿于舒适体位,整理床单位。

(7)洗手。

(8)记录。

## 二十一、测量腹围

### (一)目的

测量患儿腹部周径,以作为腹部肿瘤、腹水等疾病治疗的参考。

### (二)执行者

测量腹围(abdomen encirclement measurement)由注册护士执行。进修护士其操作能力得到带教者认可后,方可进行。非注册护士、实习护士在注册护士督导下执行。

### (三)用物准备

卷尺、洗手液。

### (四)步骤

(1)洗手。

(2)备齐用物携至患儿床边。

(3)核对患儿,并向患儿及其家属解释。

(4)围窗帘。

(5)协助患儿平躺,拉起衣服至剑突处,露出腹部,将被盖在下腹部。

(6)用卷尺从患儿腰背部绕至脐上,测量腹部的最高点。

(7)患儿穿好衣物,盖好被子。

(8)整理床单位,处理用物。

(9)洗手。

(10)记录。

## 二十二、牵引护理常规

(一)定义

牵引是牵拉的意思,要达到牵引的目的,在牵引的同时,必须有一个能与牵引力平衡的作用力相反的反牵引力。在临床牵引时,最常用的产生反牵引力的方法就是抬高床脚,使身体向着与牵引力相反的方向滑动而构成反牵引力。

(二)目的

牵拉及固定关节,使肢体制动休息,以减轻关节面所承受的压力,缓解疼痛,放松肌肉,防止炎症扩散,常用于关节急性或慢性感染。

牵拉关节或骨骼,使错位的骨折复位,并维持复位的位置,常用于股骨骨折,不稳定骨折,肿胀明显不宜做手法或手法复位失败之骨折。

发育性或其他原因所致髋关节脱位在复位前作下肢牵引,为复位成功创造条件,DDH 术前 10～14 d 牵引最好。

其他方面应用:烧伤暴露疗法,软组织炎症,肌肉痉挛所致关节畸形等的矫正。

(三)分类

A.骨骼牵引。

B 皮肤牵引。

C.颈托牵引。

(四)骨骼牵引的护理常规

1.骨骼牵引的用物准备

克氏钢针、螺丝钉或钢丝、牵引弓、牵引架、牵引锤、护架、滑轮、托布、蜡绳(牵引绳)。

2.骨骼牵引的护理措施

(1)根据医嘱作上肢或下肢牵引,加以规定的重量,抬高床脚,一般为 20～25 cm。

(2)每日晨间护理时,检查牵引是否达到目的要求,如不符合要求,应通知医生,以改进牵引角度、重量等。

(3)牵引期间,为保持有效牵引,应经常检查有无阻挡牵引的情况,并及时矫正。①被服、衣物不可压在牵引蜡绳(牵引绳)上。②牵引绳不可脱离滑轮,牵引绳要与患肢在一条轴线上。③在牵引过程中,身体过分地向床头、床尾滑动,而失去身体的反牵引作用,应及时纠正。④牵引的重量是根据病情决定,不可随意放松或减轻,牵引重量应保持悬空,如坠落在地上或床栏上,都会失去牵引作用,也应及时纠正。

(4)架好护架,冬天注意保暖。

(5)经常注意牵引肢体的血液循环,脉搏强弱,钢针是否移动,伤口是否有感染,皮肤是否有压迫,足跟有无红肿、破损等情况。

(6)大小便护理应做到耐心、细致、及时、正确,避免污染牵引器,牵引期间应保持患儿全身的清洁。

(7)钢针牵引开始时,患儿不习惯,有疼痛、烦躁时应给予止痛剂,并做好安抚工作。

(8)由于患者长期卧床,肠蠕动减慢,应多进水果、蔬菜,增加植物纤维,防止便秘。

(9)在牵引期间,为了防止肌肉萎缩与关节僵硬,除固定关节外,凡不被限制活动的部位都要保持活动,进行锻炼,以预防并发症的发生,协助并鼓励患儿每天翻身至少 2 次,以防肺部感染,指导患儿用合适的方法进行咳嗽、深呼吸，帮助拍背，对于痰液黏稠者，鼓励每天多次饮水。

(五)皮肤牵引的护理常规

1.皮肤牵引的用物准备

扩展板、胶布、绷带、蜡绳、滑轮、牵引锤、牵引架、托布、护架、剪刀。

2.皮肤牵引的护理措施

(1)根据体重加重量，抬高床脚作对抗牵引(上肢牵引重量为患者体重的1/8～1/10；下肢牵引的重量为患者体重的1/6～1/8)。

(2)架好护架，注意保暖，并做好大小便护理。

(3)皮肤牵引时应注意保持肢体的清洁、干燥，牵引绷带有污染时，应立即更换，减少对皮肤的刺激。

(4)对皮肤牵引的患者，应随时注意胶布或绷带有无松散或脱落，并及时整理。

(5)牵引期间，为保持有效牵引，应经常检查有无阻挡牵引的情况，并及时矫正。①被服、衣物不可压在牵引绳上。②牵引绳不可脱离滑轮，牵引绳要与患肢在一条轴线上。③在牵引过程中，身体过分地向床头、床尾滑动，而失去身体的反牵引作用，应及时纠正。④牵引的重量是根据病情决定，不可随意放松或减轻，牵引重量应保持悬空，如坠落在地上或床栏上，都会失去牵引作用，也应及时纠正。

(6)经常注意患肢的血循环，如患肢冷、紫，肢端肿胀，脉搏细弱应及时与医生联系，并检查原因。

(7)观察皮肤是否有胶布过敏现象，如皮肤有丘疹、水泡、糜烂等，应与医生联系后予以拆除。

(8)牵引患者应注意皮肤的护理，防止褥疮的发生。

(9)由于患儿长期卧床，患儿不习惯，应做好安抚工作，长期卧床的患儿肠蠕动减慢，应多进食水果、蔬菜，增加植物纤维，防止便秘。

(10)在牵引期间，为了防止肌肉萎缩和关节僵硬，除固定关节外，凡不被限制活动的部位都要保持活动，进行锻炼，以防止并发症的发生。

(六)悬吊牵引的护理常规

1.悬吊牵引的用物准备

同皮牵引的用物准备。

2.悬吊牵引的护理措施

(1)股骨骨折，3岁以内做悬吊牵引。

(2)臀部离开床褥3 cm。

(3)牵引的重量为患儿体重的1/6～1/8，以臀部离床面为准。

(4)每天观察患儿足趾血循环，皮肤是否过敏，肢体活动情况。

(5)注意保暖，并做好大小便护理。

(6)应随时注意胶布或绷带有无松散或脱落，并及时整理。

(7)牵引中，牵引不可脱离滑轮，不可随意放松或减轻牵引的重量。

(七)颈托牵引的护理常规

1.颈托牵引的用物准备

弹力托布、蜡绳、滑轮、棉垫、牵引锤、牵引架。

2.颈托牵引的护理措施

(1)颈部肌肉痉挛的治疗。

(2)牵引托布要软，大小适当，后面托于枕部，前面托于下颌及额部，两耳要露出，下颌处可放棉垫，以防颌部牵引带压迫气管，引起窒息。

(3)适当抬高床头，牵引重量1.5 kg。

(4)密切观察患儿的呼吸情况，牵引时间不宜过久，一般为1～2周，不超过3～4周。

(5)牵引过程中切忌随意放松牵引或坐起以免发生患儿呼吸暂停等危险。

(6)在牵引过程中，牵引绳不可脱离滑轮；若身体过分地向床头滑动，而失去了身体的反牵引作用，应及时纠正。

(7)在整个牵引期间,为防止肌肉萎缩,四肢都要保持活动,如要帮助患者改变体位,应保持牵引方向正确,不得扭曲头颅,翻身时头部与身体保持一致。

## 二十三、扩肛术

(一)目的

扩肛是治疗和预防肛门狭窄的重要手段,特别是治疗先天性肛门、直肠畸形的重要组成部分,肛门成形术后通常要坚持扩肛6～12个月,以防止肛门瘢痕狭窄造成继发性巨结肠。

(二)用物准备

一套扩肛器、凡士林、消毒手套、卫生纸。

(三)步骤

(1)选择适宜型号的扩肛器。

(2)备齐用物携至患儿床边,拉上屏风。

(3)患儿取仰卧位,臀部垫高,两下肢分开并外旋,双膝屈曲45°。

(4)扩肛器涂上液体石蜡油。

(5)将扩肛器插入肛门,先向下插入4 cm左右,再向上慢慢送入直肠并通过狭窄处。

(四)注意事项

(1)扩肛前观察肛周并作肛门指检,了解狭窄的部位和程度,以便选择适宜型号的扩肛器。

(2)助手或者家长固定双下肢和臀部。

(3)操作者站在患儿的右侧,右手握住扩肛器的柄。

(4)嘱患儿深呼吸,使腹肌放松。

(5)操作者要紧握扩肛器,以防扩肛器脱出或者完全进入肠腔内。

(五)扩肛原则

(1)根据患儿年龄和肛门狭窄程度,选择不同型号的扩肛器,扩肛器直径由小到大,每次扩肛持续30 min左右。加大扩肛器型号时应该先以小1号的扩肛器扩张5～10 min拔出后,立即更换大1号的扩肛器。

(2)扩肛以前要了解直肠生理弯曲,动作轻柔,避免损伤肠管。

(3)术后2周开始肛门扩张,每日2次。应指导患儿父母如何应用。扩张器的尺寸每周增加,直到达到所需尺寸。根据患儿年龄选择肛门扩张器型号(见下)。

(4)一旦达到所需大小,可关闭结肠造口。如扩张器通过没有阻力,无疼痛,则扩张频率可减少。扩张频率减少可按以下步骤:至少每天1次达1个月,2天1次达1个月,1周2次达1个月,1周1次达1个月,2周1次达3个月。

(六)不同年龄组所需肛门扩张器(表13-4)

**表13-4　不同年龄组所需肛门扩张器**

| 年龄组 | 肛门扩张器型号 |
| --- | --- |
| 1～4个月 | 12 |
| 4～8个月 | 13 |
| 8～12个月 | 14 |
| 1～3岁 | 15 |
| 3～12岁 | 16 |
| >12岁 | 17 |

## 二十四、评估足背动脉

(一)目的

评估患者末梢血液循环情况。

(二)用物

笔×1支,纸×1张。

(三)步骤

(1)准备。

(2)到患者床边向患者解释。

(3)协助患者采取适当的体位。

(4)将食指、中指、无名指三指合并轻置于足背,寻得足背动脉;测其搏动1分钟。

(5)洗手。

(6)记录。

(7)整理。

(8)记录。

## 二十五、评估肠蠕动

(一)目的

评估肠蠕动(assessment of bowel sound)的目的为了解肠蠕动情况。

(二)用物

听诊器×一付,表×一只。

(三)步骤

(1)携带听诊器到患者床边。

(2)向患者解释。

(3)协助患者采取舒适的卧位。并放松腹部肌肉。

(4)适当露出腹部,并以听诊器膜面轻置腹壁上。

(5)听诊后,协助患者将衣服穿好。

(6)整理用物并洗手。

(7)记录。

## 二十六、呼吸训练器的使用

(一)目的

(1)呼吸训练器的使用(using spirometry)的目的是:增加肺活量。

(2)预防肺泡塌陷。

(二)设备及用物

诱发性肺量计(Triflo-Ⅱ):1付。

(三)步骤

(1)至患者单位。

(2)准备患者:①先了解患者病变原因、位置及听诊呼吸声。②向患者解释。

(3)Triflo-Ⅱ使用方法:①协助患者半卧位或坐位。②Trifol-Ⅱ直立放置。③患者先将肺部内之气吐出,然后将口紧含住Triflo-Ⅱ咬嘴。④深吸气,使球保持在顶部2～3秒。⑤将咬嘴拿开,以撅嘴方式缓慢将气吐出。⑥做二次正常呼吸。⑦重复②～⑥。

(4)听诊患者做治疗后之呼吸音。

(5)整理用物,回护士站,洗手。

(6)记录。

(邓玉峰)

## 第五节　小儿外科常见病

小儿外科疾病中急腹症占有很大比重,急腹症就发生在消化系统。为什么消化系统容易出问题呢?这就要从小儿的消化系统特点说起。

孩子生长发育快,几乎一天一个样。这样快的生长发育由谁来负担呢?这要属消化系统的功劳最大,工作最辛苦,新生儿要3 h吃一次奶,稍大后也要每4 h吃一次,每天要吃6～7次,消化系统几乎昼夜不停地工作,很少有休息的时候。它像一架不停运转的机器,把吃进的食物进行加工,把蛋白质变成小分子的氨基酸;把碳水化合物变成小分子的葡萄糖及乳糖;把脂肪变成小分子的脂肪酸,然后经肠道吸收,变成自己的营养物质,维持身体的生长。

为了适应这样的沉重负担,婴儿的小肠相对比成人要长,以身高为标准,婴儿的小肠为身高的6倍,而成人只有4.5倍,肠壁也比成人薄,这样对加快吸收及较多吸收营养有利。肠壁薄,肌肉层少,容易胀气,婴儿的肚子都是膨隆的,这是正常现象。这也就是为什么急腹症时容易发生腹胀的原因。

消化液的分泌随着年龄的增长而变化,1岁以内食物为乳类,胃液中的脂肪酶和蛋白酶均较发达,很适宜消化乳类。1岁以后随着食物种类的增加以及乳牙的萌出消化液也发生了相应的变化,消化碳水化合物的淀粉酶开始增加,特别是在唾液中出现。消化液的杀菌能力也增强了,如唾液中出现小量能杀菌的硫氰酸钾及硫氰酸钠,同时胃液酸度也增加一倍,酸性的环境使细菌难以生长。在食物种类复杂的情况下,为了防止细菌的生长,消化液的这些变化对身体非常有利。一旦发生急腹症,消化液的分泌受到刺激,会产生大量肠液,严重者造成水电解质紊乱,肠梗阻时要作胃肠减压,吸出的大量消化液,必须给与及时的补充,就是这个道理。

小儿的胃黏膜同呼吸道黏膜一样,比较娇嫩,富含血管。相反肌肉及弹性组织发育较差。成人的胃呈鱼钩状,像个垂直的口袋。与此不同,婴幼儿的胃呈水平位,像一个横放的口袋,其入口(贲门)松弛,容易溢奶及呕吐。胃的容量是逐渐增大的,新生儿只有30～50 mL,3个月为100 mL,1岁为250 mL,这就是孩子的奶量随年龄增长而增加的道理。胃排空的时间与食物种类密切相关,母乳为2～3 h,牛乳为3～4 h,水为1～1.5 h。牛乳排空慢是因为含蛋白质量较大,较难消化,提倡母乳喂养也有这样一个原因。食物通过整个肠道的时间与年龄及食物种类有关,新生儿为4～18 h,年长儿为24 h,牛乳为48 h,青菜通过小肠只需5 h,豆类通过也快,因此应及时给小儿添加辅食,迟迟不加辅食的小儿由于总以乳类为主要食物,肠道蠕动不能加快,严重地影响消化及吸收功能,造成日后的厌食症,这是一种很普遍的现象,等到孩子长大了,不爱吃饭就成了大问题,那时再去纠正就很困难。

消化功能的好坏,除注意孩子食欲外,重要的是观察大便。大便像一面镜子,可以反映出消化功能。婴儿期人乳喂养的大便为金黄色,均匀细腻的软膏状,微有酸味。牛奶喂养则不然,大便为淡黄色,均匀硬膏状,较粗糙含有奶瓣,有干酪味,多为碱性,加辅食后婴幼儿大便应成形,黄色有臭味。消化不良或肠炎时,大便稀,有时水便分离。

### 一、急性阑尾炎的护理

小儿急性阑尾炎是最常见的疾病,这个病的早中期表现如下:腹疼是最常见的症状,开始多位于上腹或脐周,数小时后才固定在右下腹,所以叫转移性腹痛,是急性阑尾炎的特点之一,但也有些小儿的腹痛始终在右下腹,而无上述转移性腹痛的特点;此外,婴幼儿多以哭闹表示腹痛,家长需了解这一点,常见恶心和呕吐，但呕吐次数不多；腹疼后不久开始发热，多为高烧，可达39 ℃，用手压患儿右下腹时，患儿诉疼痛或不让摸，有时该处腹壁肌肉发紧，似有抵抗；血化验白细胞总数增高。

病后 12～24 h，约有 20%患儿因阑尾脓液外渗或阑尾穿孔而并发腹膜炎。后者除上述几点变化之外，其突出表现是：全身症状较明显，患儿可有烦躁、嗜睡、脉快、高热不退、乏力，有些患儿还会发生脱水和酸中毒；腹部压痛范围扩大，通常呈双下腹压疼，严重者全腹均有压疼，但压疼最明显的地方还是右下腹；同时肌肉紧张有抵抗。新生儿或小婴儿因炎症限局能力差，常在就诊时已是腹膜炎。幸运的是这个年龄组的患儿较少。有些患儿在病后 3 d 左右才来医院看病，这时阑尾局部已形成脓肿，医生可在右下腹摸到包块。

小儿急性阑尾炎另一特点是临床表现差异很大。例如，有些患儿发热，呕吐，很像感冒；有的一开始就拉稀，大便带脓，很像肠炎和痢疾，加上小儿表达能力不强，遇到这种不典型的病例，尤其是 3～5 岁幼儿，很容易发生误诊。所以，家长一定要仔细观察孩子的病情，才不致延误病情。

（一）护理要点

（1）要掌握一些医学知识，应学会摸肚子，医学上把摸肚子确定患病部位称作触诊，家长不妨学一学这个方法，这个方法是这样的：最好让孩子最亲近的人摸，这样孩子配合的好，否则孩子哭闹不合作，腹部发硬，影响触诊效果，触摸时手要温暖，切忌手凉刺激患儿，那样会使腹壁发硬，同样达不到良好效果，触摸时要转移患儿的注意力，最好不要使用暗示性语言，如“疼不疼？”等。

（2）婴幼儿可乘患儿睡觉时进行，触摸时手掌和手指要平放，由浅至深缓慢下压，不要用手指尖抠肚皮，也不要用力太轻。触摸顺序是先左侧后右侧，先上腹后下腹。摸到某一部分时，小儿有皱眉，挣动，哭闹，说疼等现象时，说明这个部位有压痛。随着炎症的轻重，压痛程度有不同反应。

（3）如果小儿腹痛超过 3 h 仍未缓解，而家长几次检查发现右下腹都有压痛，就应带孩子到医院就诊。

（4）急性阑尾炎从发病到发生腹膜炎有一个过程。所以早期（发病不足 6～10 h）即使有阑尾炎的征象，家长也不要过于紧张。医生会通过进一步检查，尽早作出诊断。对一时难以作出诊断者，可经过 4 h 左右的观察，来协助诊断。在观察期间，除进行必要的治疗外，患儿最好禁食、禁水，但服药时可饮少量水。

（二）注意事项

（1）阑尾是肠子上的一个小尾巴，本来就是一个近于退化的组织，一般手术切除后并没有什么危害。如果有危害那也是其他原因造成的，例如：伤口感染、肠粘连、败血症等。所以阑尾切除以后不会有后遗症，家长不必顾虑。

（2）该手术一定要当机立断，不可错过手术时机。一旦失误，反会造成诸如败血症、腹膜炎、阑尾脓肿等不可挽回的损失，对孩子今后的健康很不利。

（3）平时教育小儿注意饮食卫生，不可暴饮暴食，饭后不可蹦跳奔跑。有寄生虫的小儿要及时按要求行驱虫治疗。

## 二、肠套叠的护理

肠套叠是小儿最常见的急腹症，婴儿发病率最高。所谓肠套叠是指肠管的一部分套入另一部分内，形成肠梗阻。

临床上最常见的是回肠末端肠管顺行套入结肠（即大肠）内，构成所谓的回结型肠套叠。

肠套叠有急性和慢性两类，婴儿肠套叠属急性发作，其危险在于套叠肠管如果压迫时间过长（超过 24 h），会使套入的肠管血液循环受阻，可能进一步发生肠坏死，再加上肠套叠后肠梗阻所带来的变化，将威胁小儿的生命安全。

婴儿肠套叠发病时，绝大多数患儿突然出现大声哭闹、四肢乱挣动，有时伴有面色苍白、额出冷汗，过 10～20 min后患儿恢复安静，有些患儿甚至可以安静入睡，但隔不久（约 30～60 min）后又哭闹不安，有的小孩在一小时内哭闹几次，形成阵发性哭闹，表示小儿有阵发性剧烈腹痛。与此同时，患儿常出现呕吐、拒绝吃奶等现象。哭闹过 8～12 h 后患儿多排出果酱样血便或深红血水便。

有些家长试图用揉肚子的办法减轻患儿痛苦，有时会无意中在右上腹或右中腹摸到一个鸡蛋大小的肿块，而且有触痛。以上所述腹痛、呕吐、血便和腹部肿块是肠套叠的四大症状。某些患儿可能没有呕吐或便血等症状，但绝大多数患儿都有阵发性哭闹，所以阵发性哭闹对肠套叠的诊断是个有利依据，应当引起家长的注意和重视。还有一些疾病也会引起阵发性哭闹，例如肠痉挛、便秘、消化不良、中耳炎、粘连性肠梗阻等；还有些患儿哭闹原因暂时不明，但以上情况均不及肠套叠的危险性大。因此为了不耽误治疗，家长对阵发性哭闹超过 3h 以上的婴儿（对少数不哭的患儿只出现面色阵阵苍白或烦躁不安者也要注意），尤其是该儿近日有拉稀、感冒或饮食更换等情况时，应及时到医院就诊。

急性肠套叠在小儿任何年龄中都可能发病，但都不如婴儿期那么多见。然而，只要患儿有上述类似症状者，也要及时诊治。

(1)婴儿肠套叠来势凶猛，但如果早期诊断，95%以上的患儿可经气体灌肠法（即通过塞入直肠内的导管，注入一定量压力的气体，使套入的肠管逆行复位）治愈，且方法简单，效果显著，患儿又没有什么痛苦。

(2)如果到了晚期（超过 2 d 以上），患儿出现发烧、眼窝下陷、面色不佳、口干等症状，甚至有脉搏细弱、手脚发凉等危重症状时，不能使用简便的气体灌肠法治疗，需行急诊手术，危险性较大，所以这个病的早期诊断很重要。

(3)家长应当密切观察病情变化。注意观察患儿一般情况如：阵发性哭闹、呕吐等，特别是粪便的性状（果酱样大便）。

## 三、肠梗阻的护理

肠管内或肠管外的病变引起肠内容物通过障碍，就叫肠梗阻。引起肠梗阻的原因有两大类，一类叫机械性肠梗阻，多由于肠闭锁、肠狭窄、肠粘连、肠肿瘤、肠套叠、肠扭转等原因所致。另一类叫功能性肠梗阻，多由于消化不良、肠炎、腹膜炎、肺炎、败血症及腹部手术后等原因引起的肠麻痹所致。发生肠梗阻后，因肠内容物堵塞，肠管蠕动紊乱，患儿可出现腹疼、呕吐、肛门停止排便排气，腹胀等症状。随着病情的进展，上述症状逐渐加重，腹部 X 线拍片及透视可以看到肠管胀气和气液面等异常体征。

同时因肠管内大量渗液，呕吐大量胃肠液以及毒素吸收等原因，患儿发生脱水、酸中毒、精神萎靡、烦躁或嗜睡、发热等一系列全身性改变。若并发肠管缺血和坏死、肠穿孔，则可危及生命。

一旦发生肠梗阻要及时上医院，查清肠梗阻的原因，及时处理。慢性肠梗阻尽管病情较缓，但常逐渐加重，也需及早治疗。

### (一)护理要点

(1)机械性肠梗阻的治疗以手术为主，特别是一些先天性肠道畸形，如先天肠道闭锁，必须及时手术，但有些疾病如肠套叠，绝大多数可经气灌肠得到治疗，又如粘连性肠梗阻，有相当一部分患儿经禁食、胃肠减压、中药、输液等保守治疗而缓解。

(2)目前最常见的机械性肠梗阻有三种疾病，即粘连性肠梗阻、肠套叠和腹股沟斜疝嵌顿。功能性肠梗阻主要针对引起肠麻痹的疾病进行治疗，例如肺炎合并肠麻痹时，主要治疗肺炎，同时采取禁食、胃肠减压、洗肠等保守疗法，减轻肠梗阻的症状，真正需要手术者很少。

(3)绞窄性肠梗阻因病情重、发展快，应积极治疗，并及时手术，以防发生严重的中毒性休克和肠管过多的坏死所导致的死亡。

### (二)注意事项

(1)无论何种肠梗阻，都不能给患儿喂水或吃东西，并注意观察腹疼情况，呕吐及排便排气情况。如患儿腹疼剧烈或腹胀渐加重，或有烦躁、脉快等现象时，说明病情加重，应及时送医院诊疗。

(2)患儿手术后回家要注意饮食，少吃或不吃生冷食物，如生白薯、花生、豆类等，防止胃肠受刺激后梗阻复发。

(3)注意患儿的保暖，勿着凉感冒。

## 四、胆管蛔虫症的护理

胆管蛔虫是常见的蛔虫并发症，由于蛔虫有钻孔的习性，它可钻入细长的开口于十二指肠的胆管，胆管是排泄胆汁的，此时突然闯入这个不速之客，引起胆管开口处的肌肉剧烈收缩痉挛，蛔虫一日不退出，这种痉挛引起的疼痛是绝不会缓解的，钻入胆管的蛔虫还会把细菌带入胆管，引起胆管发炎。

最突出的表现是患儿上腹部阵阵发作的剧烈疼痛，这种疼痛发作时，患儿大哭大闹，坐卧不宁，甚至满地打滚，面色苍白，有时伴恶心及呕吐，吐物为黄绿色胆汁，可吐出蛔虫。疼痛间歇期，患儿较安静，甚至和正常人一样。腹疼可一天发作数次，每次持续数分钟到一刻钟，这样的疼痛可反复发作达一周左右，或更长的时间。尽管疼痛如此剧烈，但医生检查腹部时，除去上腹部有压疼之外，没有其他发现。

由于蛔虫堵塞胆管，将细菌带入胆管，有时甚至是几条蛔虫同时钻入，就会造成胆管感染，患儿表现为发高烧，右上腹有明显的压疼，个别甚至引起胆管穿孔，肝脓肿等并发症，有的形成慢性胆管感染，以后还可成为胆结石的根源。

（一）护理要点

(1)遇到这种病，家长不要心慌，尽管患儿腹疼剧烈，来势也挺凶猛，但危险性一般不大，大多数患儿经过氧气驱虫，缓解痉挛，止痛，消炎及中药，针灸治疗，可以完全治好，病程约 3～7 d。只有为数很少的患者保守治疗无效，特别是蛔虫已死在胆管内或已引起胆管穿孔等合并症时，需要手术治疗。

(2)有人认为腹疼发作时不能打虫，通过实践证明并非如此。因为驱虫药有麻痹蛔虫的作用，对治疗有利，所以治疗中应积极驱虫。如正好在家里发作，来不及赶往医院，可以配一碗掺一半水的食醋，大约 30～50 mL，让患儿徐徐饮下，能起到缓解疼痛的作用。

（二）注意事项

胆管蛔虫是完全可以预防的疾病，只要注意饮食卫生，即作到以下各点：饭前便后要洗手、生吃瓜果要洗烫、不喝生水、不吃腐烂变质的食物，就可以完全避免疾病的发生。

## 五、先天性巨结肠的护理

巨结肠有特发性巨结肠、假性先天性巨结肠和先天性巨结肠三大类。先天性巨结肠是小儿较常见的肠道畸形。

先天性巨结肠主要的病变是某段肠壁（一般是乙状结肠下段和直肠上段）没有神经节细胞或神经节细胞数减少，有人认为是一种发育停顿，造成这一段肠壁肌肉失去神经控制，处于肌肉收缩痉挛状态，形成功能性狭窄，引起肠内容物的堆积。这样，就必然增加了病变肠管以上的正常肠管的工作量，久之，引起病变组织部位以上正常肠管逐渐扩张粗大和肠壁肥厚。由于有粗大的结肠存在，所以叫做巨结肠。实际上病变区并不在粗大的肠管，而是在其下变细的地方。

由于上述病变，患儿已丧失正常排便的反射，这就更加重了粪便排出的困难。巨结肠的患儿一般经过 X 线钡灌肠造影检查就能确诊。

小儿患巨结肠后便秘、腹胀难忍、影响发育，有些患儿病情有时会突然恶化，威胁患儿的生命安全，必须及时治疗。治疗先天性巨结肠的方法主要根据病变肠管的范围和部位而定。

普通型为病变肠管在直肠和乙状结肠下段，多引起乙状结肠上部和降结肠明显扩张，在病变区与粗大结肠间有一段移行区。这型患儿最多见，需开腹做根治手术。短段型为病变肠管在直肠下部，病变范围短，此型患儿也不少见。早期（新生儿或 3 个月以内小婴儿）阶段，可采用痉挛扩张（又叫直肠扩张）、洗肠、服中药、针刺等综合办法治疗，如无效再行手术治疗。

长段型是病变肠管范围较广泛，有时从直肠一直到横结肠全是病变区，甚至全结肠都有问题。这型比较少见，也需作根治手术。

(1)近年来，不少医生主张在新生儿期即做手术，以减少家长的负担，但诊断不清时不宜手术，多数医生主张巨结肠手术在患儿一周岁时施行。

(2)不论患哪种类型都可用洗肠方法减少患儿的痛苦,而且坚持洗肠会对选择手术时机及手术操作有所帮助,由于每天或隔日就要洗肠一次,这对患儿很不方便,家长应学会洗肠,将有很多益处。

洗肠并不难学,方法是这样的:先将小号的肛管缓慢轻轻插入肛门,并向内插入到扩张的结肠腔内,肛管插入深度约 10～20 cm。然后用洗肠器(外形类似注射器,但头部略宽大)接入肛管并注入 25 ℃～30 ℃左右的生理盐水冲洗结肠,冲灌 2～3 管后即让粪便由肛管流出或吸出,同时在患儿腹部轻柔按摩,如此反复进行,直到肛管流出液不再含粪便为止。注意灌入量与流出量要基本相等,尽量不让过多的灌肠液滞留在结肠内。一般讲,每天或隔日洗肠一次为宜。

(3)有些小儿经插肛管或只灌少量盐水后即能解出大便,也可多隔几天洗肠一次或停止洗肠。洗肠用的器具每次使用完后都要清洗干净,并煮沸消毒,以备下次用(或用一次性)。

(4)精心护理患儿,无论是手术前,还是手术后都非常重要,观察排便情况,如时间、性状、特别是奇臭味等需及时到医院检查确诊。

## 六、便血的护理

血液自肛门排出,为鲜红色或为暗红色,或为柏油样的柏油便,这就是便血或称消化道出血,如果发生在胃或食道则以呕血为主,同时也可有便血;如果发生在小肠、结肠或直肠的出血则表现为便血,偶有小肠大量出血则表现为呕血。因此,便血主要提示下消化道出血。许多消化道疾病都能引起便血,如肛裂、痔、嵌顿疝、痢疾、伤寒、肠套叠、肠息肉、胃肠异物、胃及十二指肠溃疡等。

肛裂是小儿最常见的便血原因,表现为小儿或大便频繁或干燥,引起排便时肛门疼痛或哭闹,大便表面带有鲜红血丝,或排便后有几滴鲜血滴出。一般出血量很少,并无其他症状,常间歇发生。医生检查时发现肛门括约肌间有红色裂口。

肠息肉在小儿并不少见,90%发生在肠道的下段乙状结肠或直肠,息肉实际上是小的良性肿瘤,靠一根长短不一的蒂与肠管相连。不少病例可于 10 岁以内由于蒂坏死使息肉脱落而自愈。乙状结肠或直肠息肉主要症状是便血,一般于便将终了时出现少量鲜血,常附于粪便之上,有时留有少量黏液,排便时通常没有疼痛感,也无里急后重感。有的由于息肉阻挡粪便,而使排出的圆柱形粪便上带有沟状凹痕;有的由于息肉位置低或蒂长,可在排便时见到脱出肛门外的紫红色息肉。

美克尔氏憩室是发生在小肠末端的一种先天疾病。憩室长约 2～5 cm,为一个与肠道相通的小室,好像房间的壁橱一样。一般距离大小肠交界处约 30～60 cm。它引起的便血多发生在 2 岁以下婴儿,表现为突然大量便血,开始为黑色血便,以后则为鲜血便,如出血不止小儿可出现脸色苍白、出冷汗、脉快、血压下降等休克症状。憩室还可与其他肠段发生粘连而造成肠梗阻,也可内翻而引起肠套叠,还能发生憩室炎,表现同阑尾炎一样,一旦穿孔也可发生腹膜炎。

急性坏死性小肠炎是小肠一种急性炎症,因有广泛出血,也叫急性出血性小肠炎。各年龄小儿均可患病,主要表现为持续性全腹疼痛,可阵发加剧,婴儿表现为阵发性哭闹,并可呕吐。大便开始为水样,并有黏液,婴儿一周左右出现血便,儿童可于起病数小时或 2～3 d 出现血便。粪便呈洗肉水样或红果酱样,有特殊腐败腥臭味,严重者出现休克和脱水症状,如不及时抢救有可能发生死亡,还能引起肠穿孔和腹膜炎,治愈病例一般于疾病开始后 7～14 d 逐渐恢复。

婴幼儿不懂事,常将物品放入口中,有时会咽入消化道。有的儿童常把小件物品如笔帽、发卡、曲别针含在口中玩要,不慎吞入消化道。小的光滑异物进入胃后,2～3 d 从大便排出。如果异物尖锐,可能损伤胃肠道黏膜,引起便血。

血液病是一种全身疾病,当然也可引起便血。许多血液病如新生儿出血症、血小板减少性紫癜、白血病、血友病、再生障碍性贫血均可发生便血,这同其他部位的出血一样。所以,还会有其他部位的出血现象,如尿血、呕血、皮肤及黏膜出血等。当然,治疗时要治疗原发病,不能只注意便血。

(1)应安慰患儿,使其保持安静,患儿要绝对卧床休息。

(2)要及时输液或输血,定时测量血压,密切观察病情进展及出血情况。及时给止血药。

(3)随时清理出血后的污物,如需手术则应作好术前及术后护理。

## 七、脱肛的护理

脱肛是指肛门直肠脱垂,就是肛管、直肠向外翻出而脱垂于肛门外,多见于1～3岁小儿,5岁以后少见。

由于小儿身体未发育完全,直肠呈垂直位,腹压增高时,直肠容易向下滑动。小儿营养不良时,直肠周围的脂肪少,缺乏对直肠的支持作用,直肠也容易向下坠。如果因便秘、腹泻、百日咳等腹压增高时,就会使直肠脱出。

仅黏膜脱出叫不完全脱出,直肠全脱出叫完全脱出。慢性脱肛由于肛门括约肌松弛,脱肛后易于复位,急性突发性脱肛,如未能复位,肛门括约肌收缩可造成直肠绞窄性坏死。是一种紧急情况,需要急救处理。

脱肛开始的表现是小儿排便后有肿物从肛门内脱出,便后自动缩回。反复发作后,每次便后都需用手托回,常有少量黏液从肛门流出。以后,每当腹压增加时,如哭闹、咳嗽、用力时就会发生。这种患儿的肛门括约肌松弛,只要让患儿蹲下用力,就会看到脱肛。如果脱肛后久不复位,被嵌顿的直肠会充血、肿胀、出血,以致复位更困难。

(1)要积极治疗增加腹压引起脱肛的根本原因,如便秘、腹泻、百日咳等疾病,引起脱肛的原因去掉,脱肛也就不治自愈了。

(2)要增强小儿的体质,培养良好的排便习惯。应避免蹲盆,特别是长时间的蹲盆,可采取侧位或仰位排便,如能坚持1～2个月,多可痊愈。

(3)中医治疗,采用补中益气之法,服用汤药效果不错,针灸疗法也很好。

(4)如发生急性的直肠嵌顿,应先让患儿用热水坐浴,等水肿消退后再用手法复位。如脱出的肠段发黑有坏死现象,则需要手术治疗。

## 八、肛瘘的护理

所谓瘘是指内部脏器(一般是空腔器官)与外界沟通的管道,一般瘘都有两个口,即内口和外口,外口大都开在人体表面。瘘的内壁为一层薄的上皮组织,不断分泌液体,所以管道总不能自行愈合。

人体的许多部位都可以出现瘘,肛瘘就是其中之一,它是肛管、直肠与外界相通瘘管的简称。

首先是感染因素,多发生在新生儿或小婴儿,由于皮肤娇嫩,抵抗力低,特别是肛门周围的皮肤,经常受粪便的污染,肛门括约肌松弛,造成直肠、肛门黏膜外翻,更易受损。肛门局部感染或全身败血症经血液循环感染,形成肛旁脓肿。

脓肿形成之后,初期部位较深,仅引起患儿哭闹或大便时不安,以后随着脓肿的发展,脓肿穿透直肠周围筋肉时,家长才在换尿布的过程中无意发现肛门周围红肿,外表很像一个疖子(女孩可发生一侧大阴唇红肿),最后,皮肤破溃,脓液流出。家长以为病该好了,谁知破溃的伤口很难真正的愈合,有时从瘘口还溢出少量大便,这才知道已形成肛瘘。

普通肛瘘多开口在距肛门3 cm以内的左右侧。瘘口在外生殖器和肛门之间的叫直肠会阴瘘。瘘口开在大阴唇的叫直肠大阴唇瘘。瘘口开在阴道口的叫前庭瘘。瘘口在阴道的叫直肠阴道瘘。还有一种外伤性肛瘘,多发生在受外伤的地方,比较少见。肛瘘的特点是反复不愈,外瘘口的皮肤常有假性愈合现象,有时肛瘘外口处的皮肤像个米粒大小的皮肤下陷或小瘢痕;有时外表像一块小腐肉,但不久瘘口处出现红肿,接着破溃出脓。

以上反复发作的间隔时间并无规律,有的患儿一个月犯几次,有的患儿数月才犯一次,也有的患儿只是从瘘口处经常流出分泌物。

(1)肛瘘很少自愈,都需要治疗。上述普通肛瘘、直肠会阴瘘可用"挂线疗法"治愈,其他瘘则需要手术治疗或挂线与手术相配合的疗法。肛瘘挂线很简单,门诊手术即可完成。

(2)为预防和减少新生儿和小婴儿发生感染性肛瘘,必须注意肛门卫生。家长习惯在换尿布时顺手用尿布擦一下肛门和外阴,并且误认为尿布很干净,也很柔软,其实对新生儿和小婴儿来讲,尿布还是有些粗糙和不卫生的。

(3)最好在便后用装有温水或硼酸水的小壶冲洗肛门和外阴,然后再用干净的棉花或软布轻轻擦干,并涂以少量软膏(金霉素眼药膏或鞣酸软膏)。这样就能减少肛门周围皮肤及外翻的直肠黏膜的损伤,达到预防感染的目的。

## 九、腹股沟斜疝的护理

小儿腹股沟斜疝是疝的一种。凡内脏器官或其他组织通过一个不正常的孔道突出,就叫疝。典型的疝尤如一个带把的梨,梨皮的部分叫疝囊,梨肉的部分叫疝内容,梨把的部分叫疝颈部。疝可以发生在人体的许多部位,例如腹部、胸部、颅内、腰部、臀部等,但以腹部疝多见,其中腹股沟疝又在腹部疝中占重要地位。

腹股沟斜疝的大小如鸡蛋或鸭蛋,疝内容主要是肠管,肠管是中空器官,内有气体或液体,疝突出时手触时有咕咕的气窜声,所以形象地称为小肠串气或气蛋。有时因小儿感冒咳嗽或哭闹等因素造成疝颈部紧缩,使疝内的肠管不能回纳到腹腔,肠管发生功能紊乱,血液供应受阻,这就是所谓的嵌顿疝。

所谓腹股沟是指大腿根部,发生疝时这个部位的内侧或阴囊内(女孩在大阴唇上方)出现肿物,哭闹或腹部用力时增大,安静状态即自行消失,如用手对肿物加压上移也可消失,而且手感咕咕的肠内气鸣声。阴囊内的肿物可大可小,严重时阴囊明显胀大,甚至妨碍小孩走路。

一旦发生嵌顿,疝部位会变得紧张而又疼痛,患儿阵阵腹疼哭闹、呕吐、腹胀。疝的嵌顿是一个危险的症状,应该及时送医院。

(1)小儿腹股沟斜疝是先天疾病,自愈的机会很小。它影响患儿今后的劳动能力,并给生活带来一些不便,在未发生嵌顿时应行选择性手术。小儿 6 个月以上可手术,手术并不复杂,在门诊就可作,不必住院。

(2)因小儿的疝孔有弹性,腹肌不如成人发达,肠系膜血管弹性较好,所以发生嵌顿疝时肠管血液供应受阻的程度较轻。因此小儿发生嵌顿疝的机会虽多,但发生肠管坏死的机会却较少,即使出现坏死,也比成人缓慢。不少嵌顿疝可自行复位,特别是患儿来医院途中,因坐车颠簸或患儿熟睡时,使疝颈部肌肉放松,促使疝内容还纳腹腔。

(3)未行复位者,如嵌顿时间不超过 24 h,患儿一般情况较好,多数可经手法按摩使疝内容复位,若手法复位困难,则需急诊手术。可见,小儿嵌顿疝尽管有一定危险性,但并不可怕。

(4)许多有经验的家长,他们的孩子曾多次发生嵌顿疝,初犯时家长紧张,过 1～2 次就不那么慌张了,因为他们知道疝可以自己复位。发生嵌顿时让患儿睡觉、热敷患处、按摩上推等办法,促进缓解。如果这些办法无效,再到医院看病也不会耽误病情。

(5)要注意,遇有以下情况时,说明有危险:嵌顿超过 24 h,阴囊出现红肿,同时并发嘴干、眼凹、尿少、呼吸深长等脱水表现,应及时送医院诊治。

(6)新生儿及 3 个月以下小婴儿多因病史不清、患儿反应差、肠管薄弱,易发生穿孔及坏死,以粗暴手法复位者易损伤肠管。应及时手术治疗,不可延误。

## 十、先天性胃扭转的护理

多见于新生儿和小婴儿。人的胃通常由支持它的韧带固定位置,由于小儿的支持韧带比较松弛,胃体或其他部位发生转动,若转动过甚则发生扭转,这是一种暂时性胃体变位,也叫胃折叠,不论急性还是慢性扭转,均造成胃的不完全性梗阻,影响奶水顺利通过胃。

先天性胃扭转在临床上并不少见,其表现以吐奶为主,吐奶可在生后或生后数周出现,吐奶大多发生在喂奶后,特别是改变体位时更明显。吐奶前无痛苦表情。少数患儿有恶心或不适,但医生检查腹部无明显异常，只有进行钡餐造影，才能发现胃扭转，这是因为钡剂不能透过 X 射线，在胃里停留时，可以显示出胃扭转的样子来。

(1)胃扭转的护理主要靠体位喂养法，具体做法如下：喂奶前应避免小儿大声哭闹或吃空乳头，以防止吞入较多量空气，影响胃的有效容积；喂奶时小儿取半卧位或右侧前倾位，即孩子向右侧倒，同时略向前倒。

(2)人工喂养，注意防止吃奶时吸进大量空气，喂奶后仍保持喂奶时体位 30～60 min，并轻轻拍小儿背部，然后再平卧睡觉或休息。

(3)以上做法有助于减轻症状，若效果不理想，小儿消化功能也允许，可在牛奶中加糕干粉或其他类代乳粉。总之使奶加稠，半流状的奶不易吐出，与体位疗法相结合，效果会更好。在医生的指导下可适当用镇静剂或解痉剂。

(4)本病随着小儿的发育，一般在生后 6 个月内逐渐减轻或消失。病情持续无好转者，可能合并其他畸形，应到医院进一步诊治。

## 十一、先天性肥大性幽门狭窄的护理

先天性肥大性幽门狭窄是小儿常见的消化道畸形之一，4/5 患者是男孩。

幽门是胃的出口，也就是胃及十二指肠连接的部位。幽门的肌层比胃壁略厚，具有收缩括约肌的作用，形成消化道的一个关口。由于某些原因使该处的肌肉呈不正常样肥大，并向管腔内压迫，使管腔变得狭小，最终形成一定程度的梗阻，这就是先天性肥大性幽门狭窄的形成原因。

喷射性呕吐是本病最突出的症状，其特点如下：呕吐多在生后 2～4 周出现，少数在生后第一周出现，呕吐呈进行性加重，病初可能少量吐奶，不久，几乎每次喂奶后都吐，且吐量较多，吐物是奶和奶凝块或黏液，但不含绿色的胆汁样物，因为吃进去的奶被滞留在胃内，而胆汁分泌是在幽门下面的十二指肠内。

幽门发生梗阻后，只有少量奶水通过幽门到达肠内，所以患儿出现便秘和尿少，同时由于小儿长期处于饥饿状态，体重逐渐减轻，明显消瘦，并有慢性脱水，皮肤起皱纹，样子像个又干又瘦的小老头。有些小儿在吃奶后，上腹部出现蠕动波形，但不易为家长发现，医生在查体时，常常发现患儿右上腹有小枣样的肿块。呕吐加消瘦加右上腹肿块为本病主要表现。少数患者诊断困难，只有通过钡餐和超声波检查来确诊。

有人会问，既然此病是先天的，为什么刚生下来不吐，而在生后两周左右才发病呢？这里的原因是，患儿生后 1～2 周内，幽门肌肉虽然肥厚压迫管腔，但幽门管尚有腔隙，奶水还能勉强通过，随着奶水的不断通过，幽门管黏膜因受机械性刺激发生水肿，这就进一步加重了管腔的狭窄，所以呕吐就日益明显了。

幽门肥大必须与幽门痉挛相鉴别，因这两种病都有吐奶症状，容易混淆。幽门痉挛的呕吐常是交替发生，可以几天不吐或不怎么吐，不像幽门肥大的吐呈进行性加重。使用解痉、镇静止吐药可使幽门痉挛缓解，却不能使幽门肥大的呕吐减轻，另外幽门痉挛时腹部摸不到肿块。

(1)先天性幽门肥大性狭窄的治疗方法只有手术。手术的治疗效果很好，但术前要有一定准备，包括输液纠正脱水和电解质紊乱。

(2)呕吐时应让小儿侧卧，以免引起吸入性肺炎。

(3)术后需加强护理，喂奶量开始不可过多，有些患儿术后还可能吐奶，家长不必担忧，不久就会好转。

## 十二、胰腺炎的护理

胰腺是重要的消化液分泌器官，胰腺炎多并发于胆管蛔虫或腮腺炎。

胰腺发炎时水肿、渗出，大量渗液可流入腹腔，导致腹膜炎。也可压迫胆管造成黄疸。胰腺一旦发生坏死，可引起中毒性休克，使患儿有生命危险。

如并发腮腺炎，小儿可有腮腺炎的表现，腮腺肿大。

胰腺炎主要症状是上腹部疼痛，多为持续性，并伴恶心、呕吐。吐物为食物及胃液，严重时可呕吐绿色胆汁。由于腹膜的刺激，出现明显的腹胀，腹部压痛明显。因为疼痛和早期休克，患儿表现精神萎靡、表情淡漠、面色苍白、冷汗淋漓、脉快而弱、血压下降。

血及尿的淀粉酶增高是这个病的重要诊断依据。因为这个病属急腹症，家长应及时去医院，不要耽误病情。

(1)胰腺炎的治疗主要是保守疗法，应给患儿静脉输液，补充脱水造成的体液损失，纠正休克，腹胀严重者可行胃肠减压。

(2)患儿应绝对卧床休息，禁食禁水，使胃肠得以休息，营养及热量均由输液供给。一般3～7d，发炎的胰腺可自动恢复，患儿进入恢复期。开始的饮食应为流食，以后逐渐过渡到半流食，最后才能恢复正常饮食。

(3)为预防合并症的发生，患儿腹痛在床上辗转不安时，要注意保暖及安全。患儿发热退烧后，要及时更换衣被，擦干身上汗水。

## 十三、先天性髋脱位的护理

日常生活中可见到这样的患儿，走路时上身晃动，臀部后蹶，走路就像鸭子一样，医学上把这种不正常步态称为"鸭步"。凡以鸭步走路的患儿首先应想到是"先天性髋脱位"的可能。先天性髋脱位的患儿出生时或出生后不久出现症状。由于人们对这种疾病了解得不多，往往没有得到及时诊断和治疗而延误了病情，这样就失去最佳治疗机会。

人的大腿骨与躯干骨和盆骨相连处的关节叫髋关节。髋脱位就是髋关节脱位，俗称"大胯脱位"。一般认为与遗传因素有关，本病女孩患病的机会比男孩多，单侧髋脱位比双侧多见。上述"鸭步"是双侧髋脱位典型表现，因家长对病情不认识，往往患儿在走路后才发现，实际上有些表现在新生儿阶段已经出现。有下述表现者应怀疑先天性髋脱位的可能。

(1)双小腿一边长一边短，新生儿阶段得病肢体呈屈膝屈髋少动状态，双侧大腿和臀部皮肤皱纹不对称，或一侧臀纹增多。

(2)患儿平卧双下肢并拢时屈髋屈膝且双足平放时双膝高低不一样。

(3)被动活动患儿髋部时，髋间有弹簧松弛感。

1～3岁阶段小孩开始走路常常出现跛行步态，很容易跌跤。得病一侧肢体短缩，髋部的外侧有过于宽厚的感觉，进一步诊断是否有髋脱位，要到医院做X线检查确诊。

本病治疗越早效果越好，年龄越小治疗方法越简单。治疗方法因年龄不同而不同。如新生儿和婴儿用外展支架、连衣挽具(就是牵引用的布衣)或石膏固定。1～3岁患儿原则上手法复位加石膏固定治疗。有时尚需手术切断紧张的肌腱或牵引患肢后再手法复位。手法复位失败者一般需手术复位加石膏固定。

### (一)护理要点

(1)先天性髋脱位患儿在治疗中多数需要石膏固定或有支架，有的时间长达数月。在固定的头几天，注意患儿双脚的颜色及肿疼情况。

(2)注意皮肤有无被石膏硌伤或压伤。

(3)保持石膏或支架的完整性，防止石膏断裂变形及干燥，清洁卫生以达到治疗目的。

### (二)注意事项

(1)家长应细心观察新生儿及婴儿肢体活动情况，若发现肢体屈膝屈髋少动状态或以"鸭步"姿态走路的小儿应尽早到医院检查。

(2)在家里给患儿测量腿长时，要把患儿位置摆正，否则会出现假象。

## 十四、脐疝的护理

脐疝是小儿肠管自脐部凸出至皮下形成球形软囊，易于压回，是一种先天性发育缺陷病，较常见。女孩得病比男孩多。得了脐疝的病儿在脐部可见一球形、可复位肿物，患儿安静卧位时肿块消失。哭闹、咳嗽、直立等腹压增大时肿物出现。新生儿及小婴儿平时不消失，但用轻压可使疝内容物还纳腹腔，并可听到咕噜声和滑动感觉，用手压肿块时患儿无任何表现。如用手指端探入脐孔内，可以清楚地触及脐环及边缘，并可以估计出脐环的直径，直径多为 1 cm 左右，2～3 cm 者罕见。脐疝多无症状，个别可有局部膨胀及不适感。

2 岁以内患儿绝大多数可自愈，随着年龄的增长，腹肌逐渐发达，疝孔常能逐渐狭窄缩小而闭合。2 岁以内未闭合的脐疝，可采用胶布粘贴法。即取两块胶布宽约 3 cm，长 10 cm。将皮肤清洁干净后涂以安息香酸酊，将脐疝内容物推入腹腔复位后，用胶布在腹部两侧拉紧固定，使脐门紧缩。固定后的皮肤呈纵形皱褶表示敷贴正确。应每 1～2 周更换一次胶布。也可用束带或硬币紧压疝环的方法治疗。4 岁以上脐疝直径在2～3 cm以上则应手术治疗。

(1)患儿使用胶布固定脐部时，如果脐周围有湿疹或对胶布过敏者慎用。

(2)新生儿及小婴儿最好不用硬币紧压疝环的方法，若使用不当可引起脐部发炎，肿胀以致穿破。

(3)尿布应兜在脐部敷料的下方，避免大小便污染，敷料被污染后应及时更换。

(4)每次更换胶布时，应将胶布痕迹擦去，观察皮肤有无红肿现象。

(5)患儿手术后防止哭闹，以免伤口裂开。

## 十五、真假包茎的护理

男孩阴茎的外层是皮肤，阴茎头处的皮肤像包袱皮似的包住阴茎头，故称包皮。若因包皮口狭窄或包皮与阴茎头有粘连，使包皮不能上翻露出尿道口时，称为包茎。

从小儿生理解剖特点看，包茎有真假之分。小儿出生至 2 岁左右，绝大多数是包皮包住阴茎头部，包皮与阴茎头之间有纤维粘连，造成包皮不能上翻，这是正常现象，又称“婴儿包茎”，在出生后 2～3 年内，由于阴茎和阴茎头的生长及阴茎勃起，使粘连逐渐吸收，包皮就能逐渐向上翻，露出尿道口，所以这种包茎叫假包茎。

有些患儿因包皮口极小，排尿时包皮鼓起成囊。包皮内常常有垢物，包皮始终不能上翻，或者阴茎头与包皮经常发炎，引起包皮口呈瘢痕性缩窄，以致包皮与阴茎头之间发生粘连，使包皮根本无法上翻，这才是真正的包茎，这多见于 2～3 岁以上的小儿。

患包茎的患儿，容易发生包皮炎及阴茎头炎，并可继发泌尿系感染。甚至发生排尿困难，排尿时间长，尿线细等表现。严重者引起尿反流，影响整个泌尿系统功能。

包皮随意上翻，但包皮仍覆盖在阴茎头上者，称为包皮过长。

### (一)护理要点

(1)一般讲，假包茎可以不治疗，但为了减少包皮炎的发生，无论真假包茎的小儿都应每天清洗外阴，最好从婴儿时就作起。

(2)半岁以上小儿，在清洁外阴时，可顺便翻包皮，上翻包皮用力要适当，不要企图一下就把包皮翻上去，要循序渐进，每天逐渐扩大上翻的程度，直到阴茎头露出为止。

(3)每天上翻包皮后，要及时使包皮复位，以防包皮嵌顿引起疼痛及局部水肿。

(4)上翻包皮同时，以温水清洗局部，包括已能随意上翻但包皮仍覆盖阴茎头者，即包皮过长者。

### (二)注意事项

(1)养成每天清洗外生殖器的良好习惯，不仅有利于男孩外生殖器的卫生，减少包皮炎症，还可以使一些有可能患真包茎的患儿得到治疗。

(2)清洁外阴时水温要适宜，避免烫伤。

(3)包皮口呈瘢痕性狭窄的患儿需到医院就诊，一般不需住院治疗，可在门诊手术治疗。

(4)手术后伤口肿胀疼痛时间较长，必要时可服止痛药。要保持伤口清洁卫生。

(张敏＜济南军区＞)

# 精编临床护理学

（下）

王丽芹等◎编著

吉林科学技术出版社

# 第十三章　儿科疾病护理

## 第六节　婴儿抚触

婴儿抚触是一种具有悠久历史的医疗技术，通过对婴儿皮肤感官的温和刺激，促进婴儿神经系统发育，从而促进其生长及智能发育。

### 一、目的

(1)促进婴儿的生长发育、改变睡眠节律、提高应激能力、促进婴儿识别能力和运动能力。
(2)增强免疫力，促进情绪的调适以及各种感觉的统一。
(3)可以增进婴儿与父母的交流，增进母子感情，培养育儿的信心。
(4)对于患病婴儿，可以改善症状，促进康复，减少并发症和后遗症。

### 二、评估

(1)婴儿年龄、体重、生命体征、治疗等情况。
(2)与家属进行有效沟通(告知目的、意义及安全性)，取得家属的理解与配合。
(3)婴儿局部及全身皮肤状况。
(4)环境温度是否适宜。

### 三、准备

(一)操作者准备
(1)衣帽整洁，洗手，脱去手表和戒指。
(2)了解婴儿意识状态、病情，检查全身皮肤情况。
(二)用物准备
婴儿润肤油、干净衣裤、尿布、大毛巾。
(三)婴儿准备
沐浴后或喂奶后 1 h，换尿布，取合适体位。
(四)环境准备
室内安静、整洁，关闭门窗，调节室温至 26 ℃左右，灯光柔和，播放背景音乐。

### 四、实施

见表 13-5。

### 五、注意事项

(1)选择适当的时间，当婴儿饥饿、过饱或疲劳时均不宜进行。
(2)抚触时保持适宜的室温，每次 15 min 左右，每日 3 次。
(3)播放轻音乐有助于彼此放松。
(4)开始时动作要轻，然后逐渐增加力量。

表 13-5 新生儿抚触操作步骤

| 操作步骤 | 要点说明 |
| --- | --- |
| 1.备齐用物,核对婴儿,向家属解释。操作者衣帽整洁,洗手 | ◆脱去手表和戒指摆好 |
| 2.调节室温,播放背景音乐,将大毛巾铺在操作台上,用物按顺序 | |
| 3.倒少许婴儿润肤油于掌心 | ◆搓热双手 |
| 4.两手拇指从前额中央向两侧滑动,从下颌中央向外、向上滑动,两手掌面从前额发际向上、后滑动,至后下发际,轻轻按压耳后乳突 | |
| 5.两手分别从胸部外下侧向对侧的外上侧滑动 | |
| 6.两手分别从腹部的右下侧经中上腹滑向左上腹;右手指腹面自右上腹经左上腹滑向左下腹;右手指腹面自右下腹经右上腹、左上腹滑向左下腹 | |
| 7.婴儿呈俯卧位,两手掌分别于脊柱两侧由中央滑向两侧 | |
| 8.双手抓住上肢近端边挤边滑向远端,然后从上到下搓揉(上下肢相同) | |
| 9.两手拇指指腹从掌面根侧推向指侧,并提捏各手指关节(足与手相同) | |
| 10.给婴儿穿上干净的衣裤,取舒适体位 | |
| 11.整理床单和用物 | |

## 六、评价

(1)患儿安静、舒适。

(2)操作动作轻柔,方法正确。

(3)关心婴儿,沟通技巧良好。

(4)安全,无并发症及其他意外发生。

(刘 凤)

# 第七节 急性上呼吸道感染

## 一、定义

急性上呼吸道感染是小儿最常见的疾病,主要侵犯鼻咽和咽部,简称“上感”。

## 二、疾病相关知识

(一)流行病学

全年都可发病,以冬春季节及气候骤变时多见。而且,免疫力和年龄不同,反复感染的概率也不同,主要是空气飞沫传播。

(二)临床表现

(1)年长儿以呼吸系统症状为主,婴幼儿症状较重,以全身症状为主。

(2)局部症状:鼻塞、流涕、喷嚏、咽部不适、干咳或声音嘶哑。

(3)全身症状:发热、畏寒、头痛、咳嗽、乏力、食欲减退、睡眠不安;咽部充血。

(三)治疗

充分休息,对症治疗,控制感染,预防并发症。

(四)康复

经对症治疗后症状缓解,免疫力较短,多为 1～2 个月。

(五)预后

饮食精神如常者预后多良好;精神萎靡、多睡或烦躁不安、面色苍白者,应加警惕。

## 三、专科评估与观察要点

1.发热

多为不规则热,持续时间不等。

2.全身症状

头痛、畏寒、乏力、食欲缺乏;常伴有呕吐、腹痛、腹泻、烦躁不安,甚至高热惊厥。

3.局部症状

主要是鼻咽部症状如出现鼻塞、流涕、喷嚏、流泪、咽部不适、发痒、咽痛,亦可伴有声音嘶哑。

## 四、护理问题

1.体温过高

与上呼吸道感染有关。

2.舒适的改变

与咽痛、鼻塞等有关。

3.活动无耐力

与全身症状有关。

## 五、护理措施

(一)一般护理

注意休息,减少活动。做好呼吸道隔离,保持室内空气新鲜,但应避免空气对流。

1.发热护理

发热期绝对卧床休息,保持皮肤清洁,每4小时测量体温一次并准确记录,如为超高热或高热惊厥史者须1～2小时测量一次,退热处置1小时后复测体温,并随时注意有无新的症状和体征出现,以防惊厥发生和体温骤降。

2.促进舒适

保持室温18℃～20℃,湿度50%～60%,以减少空气对呼吸道黏膜的刺激,保持口腔鼻孔周围的清洁,及时清除鼻腔及咽喉部分泌物,以免影响呼吸。

3.保证充足的营养和水分

给予富含营养、易消化的饮食,有呼吸困难者,应少食多餐,并供给充足水分。

(二)观察病情

(1)密切观察病情变化,注意体温、脉搏、呼吸、精神状态及咳嗽的性质。

(2)观察有无皮疹、恶心、呕吐、烦躁等,以早期发现某些传染病的前驱症状,及时进行隔离。

(3)观察咽部充血、水肿、化脓情况,在疑有咽后壁脓肿时,应及时报告医师,同时应警惕脓肿破溃后脓液流入气管引起窒息。

(4)对有可能发生惊厥的患儿应加强巡视,密切注意病情变化,床边放置床栏,以防患儿坠床,备好急救物品和药品。

(三)用药护理

(1)应用解热剂后应注意多饮水,以防止大量出汗引起虚脱。

(2)高热惊厥患儿给予镇静剂时,应观察止惊的效果及药物的不良反应。

(3)使用抗生素时,应注意有无变态反应的发生。

## 六、健康指导

(1)小儿的居室应宽敞、整洁、舒适、采光好,经常开窗通风,保持室内空气新鲜。

(2)指导家长合理喂养小儿,加强营养,及时添加辅食,保证摄入足量的蛋白质及维生素,保证营养均衡,纠正偏食。

(3)鼓励患儿多进行户外活动,多晒太阳,预防佝偻病的发生。加强锻炼,增强体质,提高呼吸系统的抵抗力与适应环境的能力。

(4)在呼吸道感染的高发季节,家长不宜带小儿去公共场所。

(5)在气候骤变时,应及时为小儿增减衣服,既要注意保暖,避免着凉。

## 七、护理结局评价

(1)患儿不适感减轻或无不适感。

(2)患儿体温维持在正常范围。

(刘　凤)

# 第八节　急性感染性喉炎

急性感染性喉炎(acute infectious laryngitis)是由病毒或细菌等引起的喉部黏膜的急性炎症,多见于5岁以下的儿童,冬、春季发病较多。由于小儿喉腔狭小、黏膜下血管淋巴组织丰富,声门下组织疏松等解剖特点,患儿易出现犬吠样咳嗽、声音嘶哑、吸气性喉鸣伴呼吸困难,严重时出现喉梗阻症状,若处理不及时,可危及生命。

## 一、临床特点

1.症状

(1)发热:患儿可有不同程度的发热,严重时体温可高达40 ℃以上并伴有中毒症状。

(2)咳嗽:轻者为刺激性咳嗽,伴有声音嘶哑,较重的有犬吠样咳嗽。

(3)喉梗阻症状:呈吸气性喉鸣、三凹症,重者迅速出现烦躁不安、吸气性呼吸困难、青紫、心率加快等缺氧症状。临床将喉梗阻分为4度。

Ⅰ度喉梗阻:安静时如常人,但活动(或受刺激)后可出现喉鸣及吸气性呼吸困难。胸部听诊呼吸音清晰,心率无改变。

Ⅱ度喉梗阻:即使在安静状态下也有喉鸣和吸气性呼吸困难。听诊可闻喉鸣传导或气管呼吸音,呼吸音强度大致正常。心率稍快,一般状况尚好。

Ⅲ度喉梗阻:吸气性呼吸困难严重,除上述表现外,还因缺氧严重而出现明显发绀,患儿常极度不安、躁动、恐惧、大汗,胸廓塌陷,呼吸音明显减低。心率增快,常大于140次/分,心音低钝。

Ⅳ度喉梗阻:由于呼吸衰竭以及逐渐体力耗竭,患儿极度衰竭,呈昏睡状或进入昏迷,三凹征反而不明显,呼吸微弱,呼吸音几乎消失,胸廓塌陷明显,心率或慢或快,心律不齐,心音微弱,面色由发绀变成苍白或灰白。

2.体征

咽部充血,肺部无湿性啰音。直达喉镜检查可见黏膜充血肿胀,声门下黏膜呈梭状肿胀,黏膜表面有时附有黏稠性分泌物。

## 二、护理评估

1.健康史

询问发病情况,病前有无上呼吸道感染现象。

2.症状、体征

检查患儿有无发热、声音嘶哑、咳嗽、气促、三凹征。

3.社会、心理

评估患儿及家长的心理状态,对疾病的了解程度,家庭环境及经济情况,了解患儿有无住院的经历。

4.辅助检查

了解病原学及血常规检查结果。

## 三、常见护理问题

(1)低效性呼吸形态:与喉头水肿有关。

(2)舒适的改变:与咳嗽、呼吸困难有关。

(3)有窒息的危险:与喉梗阻有关。

(4)体温过高:与感染有关。

## 四、护理措施

1.改善呼吸功能,保持呼吸道通畅

(1)保持室内空气清新,每日定时通风2次,保持室内湿度在60%左右,以缓解喉肌痉挛,湿化气道。

(2)适当抬高患儿颈肩部,怀抱小儿使头部稍后仰以保持气道通畅,体位舒适。

(3)Ⅱ度以上喉梗阻患儿应给予吸氧。

(4)吸入用布地奈德混悬液+肾上腺素用生理盐水稀释后雾化吸入,每日3~4次。以消除喉水肿,恢复气道通畅。

(5)指导较大患儿进行有效的咳嗽,当患儿剧烈咳嗽时,可嘱患儿深呼吸以抑制咳嗽。

2.密切观察病情变化

根据患儿三凹征、喉鸣、青紫及烦躁的表现来判断缺氧的程度,及时发现喉梗阻,积极处理,避免窒息。如有喉梗阻先兆,立即通知医生,备好抢救物品,积极配合抢救。

3.发热护理

监测体温变化,发热时给温水擦浴,解热贴敷前额,必要时按医嘱给予药物降温。

4.提高患儿的舒适度

卧床休息,减少活动,各种护理操作尽量集中进行,避免哭闹。一般情况下不用镇静剂,若患儿过度烦躁不安,可遵医嘱用地西泮、苯巴比妥肌内注射或10%水合氯醛灌肠。因氯丙嗪及吗啡有抑制呼吸的作用,不宜应用。

## 五、健康教育

(1)向患儿家长讲解疾病的有关知识和护理要点,指导家长耐心细致地喂养,进食易消化的流质或半流质,多饮水,不吃有刺激性的食物,避免患儿进食时发生呛咳。

(2)向家长说明雾化吸入的重要性,鼓励患儿配合治疗。

(3)避免哭闹时间过长,吸入有害气体或进食辛辣食物,刺激损伤喉部。

## 六、出院指导

(1)注意锻炼身体,合理喂养,增强机体抵抗力。

(2)养成良好卫生生活习惯，饭后漱口，多饮水，保持口腔清洁。

(3)一旦发生痉挛性喉炎(出现呼吸紧促如犬吠，喉鸣，吸气困难，胸廓塌陷，唇色青紫)应立即送医院治疗，并保持气道通畅(患儿头向后仰，解开衣领)。

(刘　凤)

# 第九节　小儿腹泻

## 一、护理评估

(一)健康史

应详细询问喂养史，是母乳喂养还是人工喂养，喂何种乳品，冲调浓度、喂哺次数及量，添加辅食及断奶情况。并了解当地有无类似疾病的流行。并注意患儿有无不洁饮食史、肠道内外感染、食物过敏史、外出旅游和气候变化史等。询问患儿腹泻开始时间，次数、颜色、性质、量、气味。并是否伴随发热、呕吐、腹胀、腹痛及里急后重等症状。既往有无腹泻史、其他疾病史和长期服用广谱抗生素史等。

(二)身体状况

观察患儿生命体征，有无腹痛、里急后重、大便性状为松散或水样，密切观察患儿生命体征、体重、出入量、尿量、神志状态、营养状态，皮肤弹性、眼窝凹陷、口舌黏膜干燥、神经反射等脱水表现。并评估脱水的程度和性质，检查肛周皮肤有无发红、破损；了解大便常规、大便致病菌培养等实验室检查结果。

(三)心理社会状况

腹泻是小儿的常见病、多发病，年龄越小、发病率越高，特别是在贫困和卫生条件较差的地区，家长缺乏喂养及卫生知识是导致小儿易患腹泻的重要原因。故应了解患儿家长的心理状况及对疾病的病因、护理知识的认识程度，注意评估患儿家庭的经济状况、聚居条件、卫生习惯、家长的文化程度及家长对病因、护理知识的了解程度，认识疾病流行趋势。

(四)实验室检查

了解大便常规及致病菌培养等化验结果。分析血常规、红细胞计数、血清电解质、尿素氮、二氧化碳结合力($CO_2CP$)等可了解体内酸碱平衡紊乱性质和程度。

## 二、护理诊断

(一)体液不足

体液不足与腹泻、呕吐丢失过多和摄入量不足有关。

(二)体温过高

体温过高与肠道感染有关。

(三)有皮肤黏膜完整性受损的危险

有皮肤黏膜完整性受损的危险与腹泻大便次数增多刺激臀部皮肤及尿布使用不当有关。

(四)知识缺乏(家长)

与喂养知识、卫生知识及腹泻患儿护理知识缺乏有关。

(五)营养失调

营养低于机体需要量，呕吐腹泻等消化功能障碍所致。

(六)排便异常腹泻

排便异常腹泻与喂养不当，肠道感染或功能紊乱。

(七)腹泻

腹泻与喂养不当、感染导致胃肠道功能紊乱有关。

(八)有交叉感染的可能

交叉感染与免疫力低下有关。

(九)潜在并发症

1.酸中毒

酸中毒与腹泻丢失碱性物质及热能摄入不足有关。

2.低血钾

低血钾与腹泻、呕吐丢失过多和摄入不足有关。

## 三、护理目标

(1)患儿腹泻、呕吐、排便次数逐渐减少至正常,大便次数性状颜色恢复正常。

(2)患儿脱水、电解质紊乱纠正,体重恢复正常,尿量正常,获得足够的液体和电解质。

(3)体温逐渐恢复正常。

(4)住院期间患儿能保持皮肤的完整性,不再有红臀发生。

(5)家长能说出婴儿腹泻的病因、预防措施和喂养知识,能协助医护人员护理患儿。

(6)患儿不发生酸中毒,低血钾等并发症。

(7)避免交叉感染的发生。

(8)保证患儿营养的补充将患儿体重保持不减或有增加。

## 四、护理措施

新入院的患儿首先要测量体重,便于了解患儿脱水情况和计液量。以后每周测一次,了解患儿恢复和体重增长情况。

(一)体液不足的护理

1.口服补液疗法的护理

适用于无脱水、轻中脱水或呕吐不严重的患儿,可采用口服方法,它能补充身体丢失的水分和盐,执行医嘱给口服补液盐时应在4~6小时之内少量多次喂,同时可以随意喂水,口服液盐一定用冷开水或温开水溶解。

(1)一般轻度脱水需50~80 mL/kg,中度脱水需80~100 mL/kg,于8~12小时内将累积损失量补足;脱水纠正后,将余量用等量水稀释按病情需要随时口服。对无脱水患儿,可在家进行口服补液的护理,可将ORS溶液加等量水稀释,每日50~100 mL/kg,少量频服,以预防脱水(新生儿慎用),有明显腹胀、休克、心功能不全或其他严重并发症者及新生儿不宜口服补液。在口服补液过程中,如呕吐频繁或腹泻、脱水加重,应改为静脉补液。服用ORS溶液期间,应适当增加水分,以防高钠血症。

(2)护理中的注意事项:①向家长说明和示范口服液的配制方法。②向家长示范喂服方法:2岁以下的患儿每1~2分钟喂1小勺约5 mL,大一点的患儿可用杯子直接喝,如有呕吐,停10分钟后再慢慢喂服(每2~3分钟喂一勺)。③对于在家进行口服补液的患儿,应指导家长病情观察方法。口服补液可直到腹泻停止,并继续喂养。如病情不见好转或加重,应及时到医院就诊。④密切观察病情,如患儿出现眼睑浮肿应停止服用ORS液,改用白开水或母乳,水肿消退后再按无脱水的方案服用。4小时后应重新估计患儿脱水状况,然后选择上述适当的方案继续治疗护理。

2.禁食、静脉补液

适用于中度以上脱水,吐、泻重或腹胀的患儿。在静脉输液前协助医生取静脉血做钾、钠、氯、二氧化碳结合力等项目检查。

(1)第一天补液:①输液总量,按医嘱要求安排24小时的液体总量。(包括累积损失量、继续损失量和生理需要量):并本着"急需先补、先快后慢、见尿补钾"的原则分批输入。如患儿烦躁不安,应检查原因,必要时可遵医嘱给予适量的镇静剂,如复方冬眠灵,10%水合氯醛,以防患儿因烦躁不安而影响静脉输液。

一般轻度脱水 90～120 mL/kg,中度脱水 120～150 mL/kg 重度脱水 150～180 mL/kg。②溶液种类:根据脱水性质而定,若临床判断脱水困难,可先按等渗脱水处理。对于治疗前 6 小时内无尿的患儿首先要在 30 分钟内给输入 2 ∶ 1 液,一定要记录输液后首次排尿时间,见尿后给含钾液体。③输液速度:主要取决于脱水程度和继续损失的量与速度,遵循先快后慢原则。明确每小时的输入量,一般茂菲氏滴管 14～15 滴为1 mL,严格执行补液计划,保证输液量的准确,掌握好输液速度和补液原则。注意防止输液速度过速或过缓。注意输液是否通畅,保护好输液肢体,随时观察针头有无滑脱,局部有无红肿渗液以及寒战发绀等全身输液反应。对重度脱水有明显周围循环障碍者应先快速扩容;累积损失量(扣除扩容液量)一般在前8～12 小时内补完,每小时 8～10 mL/kg;后 12～16 小时补充生理需要量和异常的损失量,每小时约 5 mL/kg;若吐泻缓解,可酌情减少补液量或改为口服补液。④对于少数营养不良、新生儿及伴心、肺疾病的患儿应根据病情计算,每批液量一般减少 20%,输液速度应在原有基础减慢 2～4 小时,把累积丢失的液量由 8 小时延长到 10～12 小时输完。如有条件最好用输液泵,以便更精确地控制输液速度。

(2)第 2 天及以后的补液:脱水和电解质紊乱已基本纠正,主要补充生理需要量和继续损失量,可改为口服补液,一般生理需要量为每日 60～80 mL/kg,用 1/5 张含钠液;继续损失量是丢多少补多少,用 1/2～1/3张含钠液,将这两部分相加于 12～24 小时内均匀静脉滴注。

3.准确记录出入量

准确记录出入量,是医生调整患儿输液质和量的重要依据。

(1)大便次数,量(估计)及性质、大便的气味、颜色、有无黏液、脓血等。留大便常规并做培养。

(2)呕吐次数、量、颜色、气味以及呕吐与其他症状的关系,体现了患儿病情发展情况。比如呕吐加重但无腹泻;补液后脱水纠正由于呕吐次数增多而效果不满意,这时要及时报告医生,以及早发现肠道外感染或急腹症。

4.严密观察病情,细心做好护理

(1)注意观察生命体征:包括体温、脉搏、血压、呼吸、精神状况。若出现烦躁不安、脉率加快、呼吸加快等,应警惕是否输液速度过快,是否发生心力衰竭和肺水肿等情况。

(2)观察脱水情况:注意患儿的神志、精神、皮肤弹性、有无口渴,皮肤、黏膜干燥程度,眼窝及前囟凹陷程度,机体温度及尿量等临床表现,估计患儿脱水程度,同时要动态观察经过补充液体后脱水症状是否得到改善。如补液合理,一般于补液后 3～4 小时应该排尿,此时说明血容量恢复,所以应注意观察和记录输液后首次排尿的时间、尿量。补液后 24 小时皮肤弹性恢复,眼窝凹陷消失,则表明脱水已被纠正。补液后眼睑出现浮肿,可能是钠盐过多;补液后尿多而脱水未能纠正,则可能是葡萄糖液补入过多,宜调整溶液中电解质比例。

(3)密切观察代谢性酸中毒的表现:中、重度脱水患多有不同程度的酸中毒,当 pH 值下降、二氧化碳结合力在 25%容积以下时,酸中毒表现明显。当患儿出现呼吸深长、精神萎靡、嗜睡,严重者意识不清、口唇樱红、呼吸有丙酮味。应准备碱性液,及时使用碱性药物纠正,应补充碳酸氢钠或乳酸钠。注意碱性液体有无漏出血管外,以免引起局部组织坏死。

(4)密切观察低血钾表现:常发现于输液后脱水纠正时,当发现患儿尿量异常增多,精神萎靡、全身乏力、不哭或哭声低下、吃奶无力、肌张力低下、反应迟钝、恶心呕吐、腹胀及听诊肠鸣音减弱或消失,呼吸频不规整,心电图显示 T 波平坦或倒置、U 波明显、S-T 段下移(或心律失常,提示有低血钾存在,应及时补充钾盐)等临床表现,及时报告医生,做血生化检查。如是低血钾症,应遵医调整液体中钾的浓度。补充钾时应按照见尿补钾的原则,严格掌握补钾的速度,绝不可作静脉推入,以免发生高血钾引起心搏骤停。一般按每日 3～4 mmol/kg(相当于氯化钾200～300 mg/kg)补给,缺钾明显者可增至 4～6 mmol/kg,轻度脱水时可分次口服,中、重度脱水予静脉滴入。并观察记录好治疗效果。

(5)密切观察有无低钙、低镁、低磷血症:当脱水和酸中毒被纠正时,大多表现有钙、磷缺乏,少数可有镁缺乏。低血钙或低血镁时表现为手足搐搦、惊厥;重症低血磷时出现嗜睡、精神错乱或昏迷,肌肉、心肌收缩无力。(营养不良或佝偻病活动期患儿更甚),这时要及时报告医生。静脉缓慢注射 10%葡萄糖酸钙或深部肌内注射25%硫酸镁。

(6)低钠血症:低钠血症多见于静脉输液停止后的患儿。这是以为患儿进食后水样便次数再次增多。主要表现为患儿前囟及眼窝凹陷、肢端凉、精神弱、尿少等。要及时报告医生要继续补充丢失液体。

(7)高钠血症:高钠血症出现在按医嘱禁食补液或口服补液后,患儿出现烦躁不安、口渴、尿少、皮肤弹性差,甚至惊厥。这时应报告医生,必要时取血查生化,待结果回报后根据具体情况调整液体的质和量。

(8)泌尿系统感染:患儿腹泻渐好,但仍发热,阵阵哭闹不安,此时要报告医生,根据医嘱留尿常规,并寻找感染病灶。并发泌尿系感染的患儿多见于女婴,在护理和换尿布时一定要注意女婴儿会阴部的清洁,防止上行性尿路感染。

5.计算液体出入量

24小时液体入量包括口服液体和胃肠道外补液量。液体出量包括尿、大便和不显性失水。呼吸增快时,不显性失水增加4~5倍,体温每升高1 ℃,不显性失水每小时增加0.5 mL/kg;环境湿度大小可分别减少或增加不显性失水;体力活动增多时,不显性失水增加30%。补液过程中,计算并记录24小时液体出入量,是液体疗法护理工作的重要内容。婴幼儿大小便不易收集,可用“秤尿布法”计算液体排出量。

(二)腹泻的护理

控制腹泻,防止继续失水。

1.调整饮食

根据世界卫生组织的要求对于轻中度脱水的患儿不必禁食,腹泻期间和恢复期适宜的营养对促进恢复、减少体重下降和生长停滞的程度、缩短腹泻后康复时间、预防营养不良非常重要。故腹泻脱水患儿除严重呕吐者暂禁食4~6小时(不禁水)外,均应继续喂养进食是必要的治疗与护理措施。但因同时存在着消化功能紊乱,故应根据患儿病情适当调整饮食,达到减轻胃肠道负担、恢复消化功能之目的。继续哺母乳喂养;人工喂养出生6个月以内的小儿,牛奶(或羊奶)应加米汤或水稀释,或用发酵奶(酸奶),也可用奶—谷类混合物,每天6次,以保证足够的热量。腹泻次数减少后,出生6个月以上的婴儿可用平常已经习惯的饮食,选用稀粥、面条、并加些熟的植物油、蔬菜、肉末等,但需由少到多,随着病情稳定和好转,并逐渐过渡到正常饮食。幼儿应给一些新鲜、味美、碎烂、营养丰富的食物。病毒性肠炎多有双糖酶缺乏,应限制糖量,并暂停乳类喂养,改为豆制代用品或发酵奶,对牛奶和大豆过敏者应该用其他饮食,以减轻腹泻,缩短病程。腹泻停止后,继续给予营养丰富的饮食,并每日加餐1次,共2周,以赶上正常生长。双糖酶缺乏者,不宜用蔗糖,并暂停乳类。对少数严重病例口服营养物质不能耐受者,应加强支持疗法,必要时全静脉营养。

2.控制感染

感染是引起腹泻的重要原因,细菌性肠炎需用抗生素治疗。病毒性肠炎用饮食疗法和支持疗法常可痊愈。严格消毒隔离,防止感染传播,按肠道传染病隔离,护理患儿前后要认真洗手,防止感染,遵医嘱给予抗生素治疗。

3.观察排便情况

注意大便的变化,观察记录大便次数、颜色、性状、气味、量、及时送检,并注意采集黏液脓血部分,作好动态比较,根据大便常规检验结果,调整治疗和输液方案,为输液方案和治疗提供可靠依据。

(三)发热的护理

(1)保持室内安静、空气新鲜、通风良好,保持室温在18 ℃~22 ℃,相对湿度55%~65%,衣被适度,以免影响机体散热。

(2)让患儿卧床休息限制活动量,利于机体康复和减少并发症的发生。多饮温开水或选择喜欢的饮料,以加快毒素排泄带走热量和降低体温。

(3)密切观察患儿体温变化每4小时测体温1次,体温骤升或骤降时要随时测量并记录降温效果。体温超过38.5 ℃时给予物理降温:温水擦浴;用30%~50%的乙醇擦浴;冰枕、冷毛巾敷患儿前额,或冷敷腹股沟、腋下等大血管处;冷盐水灌肠。物理降温后30分钟测体温,并记录于体温单上。

(4)按医嘱给予抗感染药及解热药,并观察记录用药效果,药物降温后,密切观察,防止虚脱。

(5)患儿的衣服,出汗后及时擦干汗液,更换衣服,并注意保暖,在严重情况下给予吸氧,以免惊厥抽搐发生。

(6)加强口腔护理,鼓励多漱口,口唇干燥时可涂护唇油。

(四)维持皮肤完整

由于腹泻频繁,大便呈酸性或碱性,含有大量肠液及消化酶,臀部皮肤常处于被大便腐蚀的状态,容易发生肛门周围皮肤糜烂,严重者引起溃疡及感染,要注意每次换尿布大便后须用温水清洗臀部及肛周并吸干,局部皮肤发红处涂以5%鞣酸软膏或40%氧化锌油并按摩片刻,促进血液循环。应选用消毒软棉尿布并及时更换。避免使用不透气塑料布或橡皮布,防止尿布皮炎发生。局部有糜烂者可在便后用温水洗净后用灯泡照烤,待烤干局部渗液后,再涂紫草油或1%龙胆紫效果更好。

(五)做好床边隔离

护理患儿前后均要认真洗手防止交叉感染。

(六)减轻患儿的恐惧

医护人员的检查、治疗应相对集中进行以减少患儿的哭闹,可根据患儿年龄给予不同玩具,减少其恐惧心理,若患儿哭闹不安影响静脉输液的顺利进行,必要时可根据医嘱适当应用镇静药物。

(七)对症治疗

腹胀明显者用肛管排气或肌内注射新斯的明。呕吐严重者针刺足三里、内关或肌内注射氯丙嗪等。

(八)注意口腔清洁

禁食患儿每日做口腔护理两次。由于长时间应用抗生素可发生鹅口疮。如口腔黏膜有乳白色分泌物附着即为鹅口疮,可涂制霉菌素;若发生溃疡性口炎时可用3%双氧水洗净口腔后,涂复方龙胆紫、金霉素鱼肝油。

(九)恢复期患儿护理

(1)新入院患儿分室居住,预防交叉感染。

(2)患儿消化功能恢复时,逐渐增加奶的质和量,细心添加辅食,避免小儿腹泻再次复发。

(十)健康教育

(1)宣传母乳喂养的优点,鼓励母乳喂养,尤其是出生后最初数月及出生后每个夏天更为重要,避免在夏季断奶。按时逐步加辅食,防止过食、偏食及饮食结构突然变动。如乳制品的调剂方法,辅食加方法,断奶时间选择方法,人工喂养儿根据具体情况。选用合适的代乳品。

(2)指导患儿家长配置和使用ORS溶液。

(3)注意饮食卫生,培养良好的卫生习惯;注意食物新鲜、清洁和奶具、食具应定时煮沸消毒,避免肠道内感染。教育儿童养成饭前便后洗手,勤剪指甲的良好习惯。

(4)及时治疗营养不良、维生素D缺乏性佝偻病等,加强体格锻炼,适当进行户外活动。防止受凉或过热,营养不良,预防感冒,肺炎及中耳炎等并发症的发生,避免长期滥用广谱抗生素。

(5)气候变化时及时增减衣物,防止受凉或过热,冬天注意保暖,夏天多喝水。尤其应做好腹部的保暖。集体机构中如有腹泻的流行,应积极治疗患儿,做好消毒隔离工作,防止交叉感染。

(刘　凤)

## 第十节　小儿肺炎

肺炎系指不同病原体或其他因素所致的肺部炎症。以发热、咳嗽、气促、呼吸困难和肺部固定湿啰音为共同临床表现。该病是儿科常见疾病中能威胁生命的疾病之一。据联合国儿童基金会统计,全世界每年约有350万左右<5岁儿童死于肺炎，占<5岁儿童总死亡率的28%；我国每年<5岁儿童因肺炎死亡者约35万，占全世界儿童肺炎死亡数的10%。因此积极采取措施，降低小儿肺炎的死亡率，是21世纪世界儿童生存、保护和发展纲要规定的重要任务。

目前，小儿肺炎的分类尚未统一，常用方法有四种，各肺炎可单独存在，也可两种同时存在。①病理分类：可分为支气管肺炎、大叶性肺炎、间质性肺炎等。②病因分类：感染性肺炎如病毒性肺炎、细菌性肺炎、支原体肺炎、衣原体肺炎、真菌性肺炎、原虫性肺炎；非感染性肺炎如吸入性肺炎、坠积性肺炎等。③病程分类：急性肺炎(病程<1个月)、迁延性肺炎(病程1～3个月)、慢性肺炎(病程>3个月)。④病情分类：轻症肺炎(主要为呼吸系统表现)、重症肺炎(除呼吸系统受累外，其他系统也受累，且全身中毒症状明显)。

临床上若病因明确，则按病因分类，否则按病理分类。

## 一、病因与发病机制

引起肺炎的主要病原体为病毒和细菌，病毒中最常见的为呼吸道合胞病毒，其次为腺病毒、流感病毒等；细菌中以肺炎链球菌多见，其他有葡萄球菌、链球菌、革兰阴性杆菌等。低出生体重、营养不良、维生素D缺乏性佝偻病、先天性心脏病等患儿易患本病，且病情严重，容易迁延不愈，病死率也较高。

病原体多由呼吸道入侵，也可经血行入肺，引起支气管、肺泡、肺间质炎症，支气管因黏膜水肿而管腔变窄，肺泡壁因充血水肿而增厚，肺泡腔内充满炎症渗出物，影响了通气和气体交换；同时由于小儿呼吸系统的特点，当炎症进一步加重时，可使支气管管腔更加狭窄、甚至阻塞，造成通气和换气功能障碍，导致低氧血症及高碳酸血症。为代偿缺氧，患儿呼吸与心率加快，出现鼻翼扇动和三凹征，严重时可产生呼吸衰竭。由于病原体作用，重症常伴有毒血症，引起不同程度的感染中毒症状。缺氧、二氧化碳潴留及毒血症可导致循环系统、消化系统、神经系统的一系列症状以及水、电解质和酸碱平衡紊乱。

### (一)循环系统

缺氧使肺小动脉反射性收缩，肺循环压力增高，形成肺动脉高压；同时病原体和毒素侵袭心肌，引起中毒性心肌炎。肺动脉高压和中毒性心肌炎均可诱发心力衰竭。重症患儿常出现微循环障碍、休克甚至弥散性血管内凝血。

### (二)中枢神经系统

缺氧和高碳酸血症使脑血管扩张、血流减慢，血管通透性增加，致使颅内压增高。严重缺氧和脑供氧不足使脑细胞无氧代谢增加，造成乳酸堆积、ATP生成减少和Na-K离子泵转运功能障碍，引起脑细胞内水、钠潴留，形成脑水肿。病原体毒素作用亦可引起脑水肿。

### (三)消化系统

低氧血症和毒血症可引起胃黏膜糜烂、出血、上皮细胞坏死脱落等应激性反应，导致黏膜屏障功能破坏，使胃肠功能紊乱，严重者可引起中毒性肠麻痹和消化道出血。

### (四)水、电解质和酸碱平衡紊乱

重症肺炎可出现混合性酸中毒，因为严重缺氧时体内需氧代谢障碍、酸性代谢产物增加，常可引起代谢性酸中毒；而$CO_2$潴留、$H_2CO_3$增加又可导致呼吸性酸中毒。缺氧和$CO_2$潴留还可导致。肾小动脉痉挛而引起水钠潴留，重症者可造成稀释性低钠血症。

## 二、临床表现

### (一)支气管肺炎

支气管肺炎为小儿最常见的肺炎。多见于3岁以下婴幼儿。

1.轻症

以呼吸系统症状为主，大多起病较急。主要表现为发热、咳嗽和气促。

(1)发热：热型不定，多为不规则热，新生儿或重度营养不良儿可不发热，甚至体温不升。

(2)咳嗽：较频，早期为刺激性干咳，以后有痰，新生儿则表现为口吐白沫。

(3)气促：多发生在发热、咳嗽之后，呼吸频率加快，每分钟可达 40～80 次，可有鼻翼扇动、点头呼吸、三凹征、唇周发绀。肺部可听到较固定的中、细湿啰音，病灶较大者可出现肺实变体征。

2.重症

重症肺炎常有全身中毒症状及循环、神经、消化系统受累的临床表现。

(1)循环系统：常见心肌炎、心力衰竭及微循环障碍。心肌炎表现为面色苍白、心动过速、心音低钝、心律不齐，心电图显示 ST 段下移和 T 波低平、倒置；心力衰竭表现为呼吸突然加快，＞60 次/分钟；极度烦躁不安，明显发绀，面色发灰；心率增快，＞180 次/分钟，心音低钝有奔马率；颈静脉怒张，肝脏迅速增大，尿少或无尿，颜面或下肢水肿等。

(2)神经系统：表现为烦躁或嗜睡，脑水肿时出现意识障碍、反复惊厥、前囟膨隆、脑膜刺激征等。

(3)消化系统：常有纳差、腹胀、呕吐、腹泻等；重症可引起中毒性肠麻痹和消化道出血，表现为严重腹胀、肠鸣音消失、便血等。

若延误诊断或病原体致病力强，可引起脓胸、脓气胸、肺大泡等并发症，多表现为体温持续不退，或退而复升，中毒症状或呼吸困难突然加重。

(二)几种不同病原体所致肺炎的特点

1.呼吸道合胞病毒性肺炎

由呼吸道合胞病毒感染所致，多见于 2 岁以内婴幼儿，尤以 2～6 个月婴儿多见。常于上呼吸道感染后 2～3天出现干咳、低～中度发热，喘憋为突出表现，2～3 天后病情逐渐加重，出现呼吸困难和缺氧症状。肺部听诊可闻及多量哮鸣音、呼气性喘鸣，肺基底部可听到细湿啰音。喘憋严重时可合并心力衰竭、呼吸衰竭。

临床上有两种类型。

(1)毛细支气管炎：有上述临床表现，但中毒症状不严重，当毛细支气管接近完全阻塞时，呼吸音可明显减低，胸部 X 线常显示不同程度的梗阻性肺气肿和支气管周围炎，有时可见小点片状阴影或肺不张。

(2)间质性肺炎：全身中毒症状较重，呼吸困难明显，肺部体征出现较早，胸部 X 线呈线条状或单条状阴影增深，或互相交叉成网状阴影，多伴有小点状致密阴影。

2.腺病毒性肺炎

为腺病毒引起，在我国以 3、7 两型为主，11、12 型次之。本病多见于 6 个月～2 岁的婴幼儿。起病急骤，呈稽留高热，全身中毒症状明显，咳嗽较剧，可出现喘憋、呼吸困难、发绀等。肺部体征出现较晚，常在发热 4～5 日后出现湿啰音，以后病变融合而呈现肺实变体征。少数患儿可并发渗出性胸膜炎。胸部X线改变的出现较肺部体征为早，可见大小不等的片状阴影或融合成大病灶，并多见肺气肿，病灶吸收较缓慢，需数周至数月。

3.葡萄球菌肺炎

包括金黄色葡萄球菌及白色葡萄球菌所致的肺炎。多见于新生儿及婴幼儿。临床起病急，病情重，进展迅速；多呈弛张高热，婴儿可呈稽留热；中毒症状明显，面色苍白、咳嗽、呻吟、呼吸困难，皮肤常见一过性猩红热样或荨麻疹样皮疹，有时可找到化脓灶，如疖肿等。肺部体征出现较早，双肺可闻及中、细湿啰音，易并发脓胸、脓气胸等，可合并循环、神经及胃肠功能障碍。胸部 X 线常见浸润阴影，易变性是其特征。

4.流感嗜血杆菌肺炎

由流感嗜血杆菌引起。近年来，由于广泛使用广谱抗生素和免疫抑制剂，加上院内感染等因素，流感嗜血杆菌感染有上升趋势，多见于＜4 岁的小儿，常并发于流感病毒或葡萄球菌感染者。临床起病较缓，病情较重，全身中毒症状明显，有发热、痉挛性咳嗽、呼吸困难、鼻翼扇动、三凹征、发绀等，体检肺部有湿啰音或肺实变体征。易并发脓胸、脑膜炎、败血症、心包炎、中耳炎等。胸部 X 线表现多种多样。

5.肺炎支原体肺炎

由肺炎支原体引起，多见于年长儿，婴幼儿发病率也较高。以刺激性咳嗽为突出表现，有的酷似百日咳样咳嗽，咯出黏稠痰，甚至带血丝；常有发热，热程 1～3 周。年长儿可伴有咽痛、胸闷、胸痛等症状，肺部体征不明显，常仅有呼吸音粗糙，少数闻及干湿啰音。婴幼儿起病急，呼吸困难、喘憋和双肺哮鸣音较突出。部分患儿出现全身多系统的临床表现，如心肌炎、心包炎、溶血性贫血、脑膜炎等。胸部X线检查可分为4种改变：①肺门阴影增浓。②支气管肺炎改变。③间质性肺炎改变。④均一的实变影。

6.衣原体肺炎

沙眼衣原体肺炎多见于6个月以下的婴儿，可于产时或产后感染，起病缓，先有鼻塞、流涕，后出现气促、频繁咳嗽，有的酷似百日咳样阵咳，但无回声，偶有呼吸暂停或呼气喘鸣，一般无发热。可同时患有结合膜炎或有结合膜炎病史。胸部X线呈弥漫性间质性改变和过度充气。肺炎衣原体肺炎多见于5岁以上小儿，发病隐匿，体温不高，咳嗽逐渐加重，两肺可闻及干湿啰音。X线显示单侧肺下叶浸润，少数呈广泛单侧或双侧浸润。

## 三、治疗要点

采取综合措施，积极控制感染，改善肺的通气功能，防止并发症。

（一）控制感染

根据不同病原体选用敏感抗生素积极控制感染，使用原则为：早期、联合、足量、足疗程，重症宜静脉给药。

WHO推荐的4种第1线抗生素为：复方磺胺甲基异恶唑、青霉素、氨苄西林、阿莫西林，其中青霉素为首选药，复方磺胺甲基异恶唑不能用于新生儿。怀疑有金葡菌肺炎者，推荐用氨苄西林、氯霉素、苯唑青霉素或邻氯青霉素和庆大霉素。我国卫生部对轻症肺炎推荐使用头孢氨苄(先锋霉素Ⅳ)。大环内酯类抗生素如红霉素、交沙霉素、罗红霉素、阿奇霉素等对支原体肺炎、衣原体肺炎等均有效。除阿奇霉素外，用药时间应持续至体温正常后5～7天，临床症状基本消失后3天。支原体肺炎至少用药2～3周。应用阿奇霉素3～5天一疗程，根据病情可再重复一疗程，以免复发。葡萄球菌肺炎比较顽固。疗程宜长，一般于体温正常后继续用药2周，总疗程6周。

病毒感染尚无特效药物，可用利巴韦林、干扰素、聚肌胞、乳清液等，中药治疗有一定疗效。

（二）对症治疗

止咳、止喘、保持呼吸道通畅；纠正低氧血症、水电解质与酸碱平衡紊乱；对于中毒性肠麻痹者，应禁食、胃肠减压，皮下注射新斯的明。对有心力衰竭、感染性休克、脑水肿、呼吸衰竭者，采取相应的治疗措施。

（三）肾上腺皮质激素的应用

若中毒症状明显，或严重喘憋，或伴有脑水肿、中毒性脑病、感染性休克、呼吸衰竭等以及胸膜有渗出者，可应用肾上腺皮质激素，常用地塞米松，每日2～3次，每次2～5 mg，疗程3～5日。

（四）防治并发症

对并发脓胸、脓气胸者及时抽脓、抽气；对年龄小、中毒症状明显、脓液黏稠经反复穿刺抽脓不畅者，以及有张力气胸者进行胸腔闭式引流。

## 四、护理措施

（一）改善呼吸功能

(1)保持病室环境舒适，空气流通，温湿度适宜，尽量使患儿安静，以减少氧的消耗。不同病原体肺炎患儿应分室居住，以防交叉感染。

(2)置患儿于有利于肺扩张的体位并经常更换，或抱起患儿，以减少肺部淤血和防止肺不张。

(3)给氧。凡有低氧血症，有呼吸困难、喘憋、口唇发绀、面色灰白等情况立即给氧。婴幼儿可用面罩法给氧，年长儿可用鼻导管法。若出现呼吸衰竭，则使用人工呼吸器。

(4)正确留取标本，以指导临床用药；遵医嘱使用抗生素治疗，以消除肺部炎症，促进气体交换；注意观察治疗效果。

（二）保持呼吸道通畅

(1)及时清除患儿口鼻分泌物，经常协助患儿转换体位，同时轻拍背部，边拍边鼓励患儿咳嗽，以促使肺泡及呼吸道的分泌物借助重力和震动易于排出；病情许可的情况下可进行体位引流。

(2)给予超声雾化吸入，以稀释痰液，利于咳出；必要时予以吸痰。

(3)遵医嘱给予祛痰剂如复方甘草合剂等；对严重喘憋者遵医嘱给予支气管解痉剂。

(4)给予易消化、营养丰富的流质、半流质饮食，少食多餐，避免过饱影响呼吸；哺喂时应耐心，防止呛咳引起窒息；重症不能进食者，给予静脉营养。保证液体的摄入量，以湿润呼吸道黏膜，防止分泌物干结，利于痰液排出；同时可以防止发热导致的脱水。

(三)加强体温监测

观察体温变化并警惕高热惊厥的发生。对高热者给予降温措施。保持口腔及皮肤清洁。

(四)密切观察病情

(1)如患儿出现烦躁不安、面色苍白、气喘加剧、心率加速(>160～180 次/分钟)、肝脏在短时间内急剧增大等心力衰竭的表现，及时报告医生，给予氧气吸入并减慢输液速度，遵医嘱给予强心、利尿药物，以增强心肌收缩力，减慢心率，增加心搏出量，减轻体内水钠潴留，从而减轻心脏负荷。

(2)若患儿出现烦躁或嗜睡、惊厥、昏迷、呼吸不规则等，提示颅内压增高，立即报告医生并共同抢救。

(3)患儿腹胀明显伴低钾血症时，及时补钾；若有中毒性肠麻痹，应禁食、予以胃肠减压，遵医嘱皮下注射新斯的明，以促进肠蠕动，消除腹胀，缓解呼吸困难。

(4)如患儿病情突然加重，出现剧烈咳嗽、烦躁不安、呼吸困难、胸痛、面色发绀、患侧呼吸运动受限等，提示并发了脓胸或脓气胸，应及时配合进行胸穿或胸腔闭式引流。

(五)健康教育

向患儿家长讲解疾病的有关知识和护理要点，指导家长合理喂养，加强体格锻炼，以改善小儿呼吸功能；对易患呼吸道感染的患儿，在寒冷季节或气候骤变外出时，应注意保暖，避免着凉；定期健康检查，按时预防接种。对年长儿说明住院和注射等对疾病痊愈的重要性，鼓励患儿克服暂时的痛苦，与医护人员合作；教育患儿咳嗽时用手帕或纸捂嘴，不随地吐痰，防止病原菌污染空气而传染给他人。

(刘　凤)

## 第十一节　小儿惊厥

惊厥的病理生理基础是脑神经元的异常放电和过度兴奋，是由多种原因所致的大脑神经元，暂时性功能紊乱的一种表现。发作时全身或局部肌群突然发生阵挛或强直性收缩，多伴有不同程度的意识障碍。惊厥是小儿最常见的急症，大约有 5%～6%的小儿曾发生过高热惊厥。

### 一、病因

小儿惊厥(Convulsions in Children)可由众多因素引起，凡能造成脑神经元兴奋性功能紊乱的因素，如脑缺氧、缺血、低血糖、脑炎症、水肿、中毒变性、坏死等，均可导致惊厥的发生。将其病因归纳为以下几类。

(一)感染性疾病

1. 颅内感染性疾病

(1)细菌性脑膜炎、脑血管炎、颅内静脉窦炎。

(2)病毒性脑炎、脑膜脑炎。

(3)脑寄生虫病，如脑型肺吸虫病，脑型血吸虫病，脑囊虫病，脑包虫病，脑型疟疾等。

(4)各种真菌性脑膜炎。

2. 颅外感染性疾病

(1)呼吸系统感染性疾病。

(2)消化系统感染性疾病。

(3)泌尿系统感染性疾病。

(4)全身性感染性疾病以及某些传染病。

(5)感染性病毒性脑病，脑病合并内脏脂肪变性综合征。

(二)非感染性疾病

1. 颅内非感染性疾病

(1)癫痫。

(2)颅内创伤，出血。

(3)颅内占位性病变。

(4)中枢神经系统畸形。

(5)脑血管病。

(6)神经皮肤综合征。

(7)中枢神经系统脱髓鞘病和变性疾病。

2. 颅外非感染性疾病

(1)中毒：如有毒动植物，氰化钠、铅、汞中毒，急性酒精中毒及各种药物中毒等。

(2)缺氧：如新生儿窒息，溺水，麻醉意外，一氧化碳中毒，心源性脑缺血综合征等。

(3)先天性代谢异常疾病：如苯酮尿症、粘多糖病、半乳糖血症、肝豆状核变性、尼曼一匹克病等。

(4)水电解质紊乱及酸碱失衡：如低血钙、低血钠、高血钠及严重代谢性酸中毒等。

(5)全身及其他系统疾病并发症：如系统性红斑狼疮、风湿病、肾性高血压脑病、尿毒症、肝昏迷、糖尿病、低血糖、胆红素脑病等。

(6)维生素缺乏症：如维生素 $B_6$ 缺乏症、维生素 $B_6$ 依赖症、维生素 $B_1$ 缺乏性脑型脚气病等。

## 二、临床表现

(一)惊厥发作形式

1. 强直一阵挛发作

发作时突然意识丧失，摔倒，全身强直，呼吸暂停，角弓反张，牙关紧闭，面色青紫，持续10～20秒，转入阵挛期；不同肌群交替收缩，致肢体及躯干有节律地抽动，口吐白沫(若咬破舌头可吐血沫)。呼吸恢复，但不规则，数分钟后肌肉松弛而缓解，可有尿失禁，然后入睡，醒后可有头痛、疲乏，对发作不能回忆。

2. 肌阵挛发作

是由肢体或躯干的某些肌群突然收缩(或称电击样抽动)，表现为头、颈、躯干或某个肢体快速抽搐。

3. 强直发作

表现为肌肉突然强直性收缩，肢体可固定在某种不自然的位置持续数秒钟，躯干四肢姿势可不对称，面部强直表情，眼及头偏向一侧，睁眼或闭眼，瞳孔散大，可伴呼吸暂停，意识丧失，发作后意识较快恢复，不出现发作后嗜睡。

4. 阵挛性发作

发作时全身性肌肉抽动，左右可不对称，肌张力可增高或减低，有短暂意识丧失。

5. 限局性运动性发作

发作时无意识丧失，常表现为下列形式。

(1)某个肢体或面部抽搐：由于口、眼、手指在脑皮层运动区所代表的面积最大，因而这些部位最易受累。

(2)杰克逊(Jackson)癫痫发作：发作时大脑皮层运动区异常放电灶逐渐扩展到相邻的皮层区。抽搐也按皮层运动区对躯干支配的顺序扩展，如从面部抽搐开始→手→前臂→上肢→躯干→下肢。若进一步发展，可成为全身性抽搐，此时可有意识丧失。常提示颅内有器质性病变。

(3)旋转性发作：发作时头和眼转向一侧，躯干也随之强直性旋转，或一侧上肢上举，另一侧上肢伸直，躯干扭转等。

6.新生儿轻微惊厥

是新生儿期常见的一种惊厥形式，发作时呼吸暂停，两眼斜视，眼睑抽搐，频频的眨眼动作，伴流涎，吸吮或咀嚼样动作，有时还出现上下肢类似游泳或蹬自行车样的动作。

(二)惊厥的伴随症状及体征

1.发热

为小儿惊厥最常见的伴随症状，如系单纯性或复杂性高热惊厥患儿，于惊厥发作前均有38.5 ℃，甚至40 ℃以上高热。由上呼吸道感染引起者，还可有咳嗽、流涕、咽痛、咽部出血、扁桃体肿大等表现。如为其他器官或系统感染所致惊厥，绝大多数均有发热及其相关的症状和体征。

2.头痛及呕吐

为小儿惊厥常见的伴随症状之一，年长儿能正确叙述头痛的部位、性质和程度，婴儿常表现为烦躁、哭闹、摇头、抓耳或拍打头部。多伴有频繁喷射状呕吐，常见于颅内疾病及全身性疾病，如各种脑膜炎、脑炎、中毒性脑病、瑞氏综合征，颅内占位性病变等。同时还可出现程度不等的意识障碍，颈项抵抗，前囟饱满，颅神经麻痹，肌张力增高或减弱，克氏征、布氏征及巴宾斯基征阳性等体征。

3.腹泻

如遇重度腹泻病，可致水电解质紊乱及酸碱失衡，出现严重低钠或高钠血症，低钙、低镁血症，以及由于补液不当，造成水中毒也可出现惊厥。

4.黄疸

新生儿溶血症，当出现胆红素脑病时，不仅皮肤巩膜高度黄染，还可有频繁性惊厥；重症肝炎患儿，当肝功能衰竭，出现惊厥前即可见到明显黄疸；在瑞氏综合征、肝豆状核变性等病程中，均可出现不等的黄疸，此类疾病初期或中末期均能出现惊厥。

5.水肿、少尿

各类肾炎或肾病为儿童时期常见多发病。水肿、少尿为该类疾病的首起表现，当其中部分患儿出现急、慢性肾衰，或肾性高血压脑病时，均可有惊厥。

6.智力低下

常见于新生儿窒息所致缺氧、缺血性脑病，颅内出血患儿，病初即有频繁惊厥，其后有不同程度的智力低下。智力低下亦见于先天性代谢异常疾病，如苯丙酮尿症、糖尿症等氨基酸代谢异常病。

## 三、诊断依据

(一)病史

了解惊厥的发作形式，持续时间，有无意识丧失，伴随症状，诱发因素及有关的家族史。

(二)体检

全面的体格检查，尤其神经系统的检查，如神志、头颅、头围、囟门、颅缝、脑神经、瞳孔、眼底、颈抵抗、病理反射、肌力、肌张力、四肢活动等。

(三)实验室及其他检查

1.血尿粪常规

血白细胞显著增高，通常提示细菌感染。红细胞血色素很低，网织红细胞增高，提示急性溶血。尿蛋白及细胞数增高，提示肾炎或肾盂肾炎。粪镜检，排除痢疾。

2.血生化等检验

除常规查肝肾功能、电解质外，应根据病情选择有关检验。

3.脑脊液检查

凡疑有颅内病变惊厥患儿，尤其是颅内感染时，均应做脑脊液常规、生化、培养或有关的特殊化验。

4.脑电图

阳性率可达80%～90%。小儿惊厥，尤其无热惊厥，其中不少系小儿癫痫。脑电图上可表现为阵发性棘波、尖波、棘慢波、多棘慢波等多种波型。

5.CT检查

疑有颅内器质性病变惊厥患儿，应做脑CT扫描，高密度影见于钙化、出血、血肿及某些肿瘤；低密度影常见于水肿，脑软化，脑脓肿，脱髓鞘病变及某些肿瘤。

6.MRI检查

MRI对脑、脊髓结构异常反映较CT更敏捷，能更准确反映脑内病灶。

7.单光子反射计算机体层成像SPECT

可显示脑内不同断面的核素分布图像，对癫痫病灶、肿瘤定位及脑血管疾病提供诊断依据。

## 四、治疗

（一）止惊治疗

1.地西泮

每次0.25～0.5 mg/kg，最大剂量不大于10 mg，缓慢静脉注射，1分钟不大于1 mg。必要时可在15～30分钟后重复静脉注射一次。以后可口服维持。

2.苯巴比妥钠

新生儿首次剂量15～20 mg静脉注射。维持量3～5 mg/(kg·d)。婴儿、儿童首次剂量为5～10 mg/kg，静脉注射或肌内注射，维持量5～8 mg/(kg·d)。

3.水合氯醛

每次50 mg/kg，加水稀释成5%～10%溶液，保留灌肠。惊厥停止后改用其他镇静剂止惊药维持。

4.氯丙嗪

剂量为每次1～2 mg/kg，静脉注射或肌内注射，2～3小时后可重复1次。

5.苯妥英钠

每次5～10 mg/kg，肌内注射或静脉注射。遇有“癫痫持续状态”时可给予15～20 mg/kg，速度不超过1 mg/(kg·min)。

6.硫苯妥钠

催眠，大剂量有麻醉作用。每次10～20 mg/kg，稀释成2.5%溶液肌内注射。也可缓慢静脉注射，边注射边观察，惊止即停止注射。

（二）降温处理

1.物理降温

可用30%～50%乙醇擦浴。头部、颈、腋下、腹股沟等处可放置冰袋。亦可用冷盐水灌肠。或用低于体温3 ℃～4 ℃的温水擦浴。

2.药物降温

一般用安乃近5～10 mg/(kg·次)，肌内注射。亦可用其滴鼻，大于3岁患儿，每次2～4滴。

（三）降低颅内压

惊厥持续发作时，引起脑缺氧、缺血，易致脑水肿；如惊厥系颅内感染炎症引起，疾病本身即有脑组织充血水肿，颅内压增高，因而及时应用脱水降颅内压治疗。常用20%甘露醇溶液5～10 mL/(kg·次)，静脉注射或快速静脉滴注(10 mL/min)，6～8小时重复使用。

（四）纠正酸中毒

惊厥频繁，或持续发作过久，可致代谢性酸中毒，如血气分析发现血pH<7.2，BE为15 mmol/L时，可

用5%碳酸氢钠3～5 mL/kg，稀释成1.4%的等张液静脉滴注。

(五)病因治疗

对惊厥患儿应通过病史了解，全面体检及必要的化验检查，争取尽快地明确病因，给予相应治疗。对可能反复发作的病例，还应制订预防复发的防治措施。

## 五、护理

(一)护理诊断

(1)有窒息的危险。

(2)有受伤的危险。

(3)潜在并发症：脑水肿。

(4)潜在并发症：酸中毒。

(5)潜在并发症：呼吸、循环衰竭。

(6)知识缺乏。

(二)护理目标

(1)不发生误吸或窒息，适当加以保护防止受伤。

(2)保护呼吸功能，预防并发症。

(3)患儿家长情绪稳定，能掌握止痉、降温等应急措施。

(三)护理措施

1.一般护理

(1)将患儿平放于床上，取头侧位。保持安静，治疗操作应尽量集中进行，动作轻柔敏捷，禁止一切不必要的刺激。

(2)保持呼吸道通畅：头侧向一边，及时清除呼吸道分泌物。有发绀者供给氧气，窒息时施行人工呼吸。

(3)控制高热：物理降温可用温水或冷水毛巾湿敷额头部，每5～10分钟更换1次，必要时用冰袋放在额部或枕部。

(4)注意安全，预防损伤，清理好周围物品，防止坠床和碰伤。

(5)协助做好各项检查，及时明确病因。根据病情需要，于惊厥停止后，配合医生作血糖、血钙或腰椎穿刺、血气分析及血电解质等针对性检查。

(6)加强皮肤护理：保持皮肤清洁干燥，衣、被、床单清洁、干燥、平整，以防皮肤感染及褥疮的发生。

(7)心理护理：关心体贴患儿，处置操作熟练、准确，以取得患儿信任，消除其恐惧心理。说服患儿及家长主动配合各项检查及治疗，使诊疗工作顺利进行。

2.临床观察内容

(1)惊厥发作时.观察惊厥患儿抽搐的时间和部位，有无其他伴随症状。

(2)观察病情变化，尤其随时观察呼吸、面色、脉搏、血压、心音、心率、瞳孔大小、对光反射等重要的生命体征，发现异常及时通报医生，以便采取紧急抢救措施。

(3)观察体温变化，如有高热，及时做好物理降温及药物降温.如体温正常，应注意保暖。

3.药物观察内容

(1)观察止惊药物的疗效。

(2)使用地西泮、苯巴比妥钠等止惊药物时，注意观察患儿呼吸及血压的变化。

4.预见性观察

若惊厥持续时间长、频繁发作，应警惕有无脑水肿，颅内压增高的表现，如收缩压升高、脉率减慢，呼吸节律慢而不规则，则提示颅内压增高。如未及时处理.可进一步发生脑疝，表现为瞳孔不等大、对光反射消失、昏迷加重、呼吸节律不整甚至骤停。

## 六、康复与健康指导

(1)做好患儿的病情观察准备好急救物品，教会家属正确的退热方法，提高家长的急救知识和技能。

(2)加强患儿营养与体育锻炼，做好基础护理等。

(3)向家长详细交代患儿的病情、惊厥的病因和诱因，指导家长掌握预防惊厥的措施。

（刘 凤）

# 第十二节 营养性贫血

## 一、缺铁性贫血

缺铁性贫血是由于体内铁缺乏导致血红蛋白减少引起的一种小细胞低色素性贫血。

(一)疾病相关知识

1.流行病学

遍及全球，发病年龄以6个月至2岁小儿多见，是我国重点防治的常见病之一。

2.临床表现

起病缓慢，面色苍白、消瘦、出现精神神经症状、易疲乏、易激惹、异食癖。

3.治疗

去除病因，纠正不合理饮食习惯，铁剂治疗。

4.预后

早期发现，对症治疗预后较好。

(二)专科评估与观察要点

(1)皮肤、黏膜：逐渐苍白，以唇、口腔黏膜及甲床最明显，皮肤干燥，毛发枯黄，反甲。

(2)营养状况：早期体重不增或增长缓慢。

(3)精神神经症状：烦躁不安或萎靡不振，易疲乏，注意力不集中，理解力下降，学习成绩下降智能较同龄儿低。

(4)消化系统：食欲减退，少数患儿有异食癖，可出现呕吐、腹泻、口腔炎、舌炎，重者可出现萎缩性胃炎或吸收不良综合征。

(5)心血管系统：心率增快，心脏扩大，严重时可出现心力衰竭。

(6)年长儿可有头晕、耳鸣、眼前发黑等症状。

(7)髓外造血：肝、脾、淋巴结肿大。

(8)其他：行为及智力改变，易出现感染。

(三)护理问题

1.活动无耐力

与贫血致组织缺氧有关。

2.营养失调

低于机体的需要量与铁剂的供应不足，吸收不良，丢失过多或消耗增加有关。

3.知识缺乏

与缺乏营养及护理知识有关。

4.潜在并发症

充血性心力衰竭与心肌缺氧有关。

5.潜在不合作

与所给药物及饮食方案有关。

(四)护理措施

(1)注意休息,适量活动:评估活动耐力情况,制定规律的作息时间,活动强度,持续时间,避免剧烈运动,生活规律,睡眠充足。

(2)饮食指导:讲解发病病因,纠正不良饮食习惯,指导饮食制作和合理科学的饮食搭配。鲜牛奶必须煮沸后喂养小儿,提倡母乳喂养,按时添加辅食和含铁丰富的食物。早产儿、低体重儿应在2个月时开始补充铁剂。维生素C、氨基酸、果糖、脂肪酸可促进铁剂吸收,茶、牛奶、咖啡抑制铁的吸收,避免同服。

(3)指导正确应用铁剂、观察疗效与不良反应,观察血红蛋白及网织红细胞上升情况。口服铁剂从小剂量开始,在两餐之间服用,避免引起胃肠道的不适。服药期间大便变黑为正常现象,停药后恢复正常。为避免牙齿变黑,服用铁剂时应用吸管。网织红细胞2～3天上升,1～2周后血红蛋白上升。治疗3～4周无效时,积极查找原因。

(4)防治感染:观察早期感染征象,注意无菌操作,实施保护性隔离。

(5)心理护理:给予家长心理疏导,关心患儿,学习成绩下降者减少其自卑心理。

(五)健康指导

(1)讲解本病的发病原因,护理要点。

(2)合理喂养,提倡母乳喂养,培养良好的饮食习惯。

(3)讲解服用铁剂的方法、注意事项,观察疗效。

(4)治疗原发病,预防感染。

(六)护理结局评价

(1)患儿活泼健康。

(2)家长能为患儿提供生长发育所需的含铁及营养丰富的食物。

(3)家长能够叙述病因及掌握护理知识。

(4)患儿血清铁3个月内达正常值。

## 二、营养性巨幼红细胞性贫血

营养性巨幼红细胞性贫血是由于维生素$B_{12}$或(和)叶酸缺乏所致的一种大细胞性贫血。

(一)疾病相关知识

1.流行病学

单纯乳类喂养而未及时添加辅食,年长儿偏食、挑食者多见,年龄以6个月至2岁小儿多见。

2.临床表现

起病缓慢,面色苍白,皮肤蜡黄,毛发稀黄,虚胖,反应迟钝,智力及动作落后或倒退,震颤,共济失调。

3.治疗

去除诱因,加强营养,防治感染,维生素$B_{12}$治疗。

4.预后

精神症状发生时间短的治疗效果恢复快,精神症状出现6个月开始治疗的恢复较困难,治疗6个月至1年无症状改善者,会留有永久性损伤。

(二)专科评估与观察要点

1.皮肤、黏膜

皮肤呈蜡黄色,睑结膜、口唇、甲床苍白,毛发稀黄,颜面轻度水肿或蜡黄色。

2.贫血、出血表现

乏力,轻度黄疸,常有肝脾肿大。严重者有皮肤出血点或瘀斑。

3.精神神经症状

烦躁不安，表情呆滞，嗜睡，肢体或全身震颤，智力及运动发育落后甚至出现倒退现象。

4.消化系统

常有厌食，可出现呕吐、腹泻、口腔溃疡、舌炎等消化道症状。

5.其他

易出现感染，重症者可有心脏扩大或出现心力衰竭。

（三）护理问题

1.活动无耐力

与贫血致组织缺氧有关。

2.营养失调

低于机体的需要量与各种原因致需要量增加有关。

3.生长发育改变

与营养不足、贫血、维生素 $B_{12}$、叶酸缺乏致生长发育落后或倒退有关。

4.有感染的危险

与机体免疫力下降有关。

（四）护理措施

(1)注意休息，适量活动：根据患儿的活动耐力情况安排日常活动，一般不需卧床休息，严重贫血时适当限制活动，注意劳逸结合。震颤、烦躁、抽搐者遵医嘱给予镇静剂。心力衰竭时卧床休息。

(2)指导喂养，加强营养：母乳喂养儿及时添加辅食，合理搭配食物，改善乳母营养，养成良好的饮食习惯，维生素 C 可促进叶酸的吸收，提高疗效。年长儿做到不偏食、不挑食。推荐食物种类为肉类、动物肝、肾及蛋类含有丰富的维生素 $B_{12}$，绿色新鲜蔬菜、水果、酵母、动物肝脏、谷类食物含有充足的叶酸。

(3)生长发育的监测：评估患儿的发育状况及智力水平，对于落后者尽早训练和教育。

(4)药物疗效观察 2～4 天症状好转，网织红细胞 1 周增高，贫血症状好转。

(5)预防感染(同缺铁性贫血)。

（五）健康指导

(1)讲解本病的发病原因，预防发病的基本卫生知识。

(2)提供喂养知识，提高母乳喂养水平。

(3)培养良好的饮食习惯，纠正偏食、挑食。

(4)去除病因，积极治疗，合理用药，预防感染。

（六）护理结局评价

(1)患儿运动发育正常，智能不受损伤。

(2)家长掌握喂养的基本知识和预防措施。

(3)红细胞和血红蛋白正常。

(4)无感染发生。

（刘　凤）

## 第十三节　正常足月新生儿的护理

正常足月新生儿(normal term neonate)是指出生时胎龄满 37～42 周，体重在 2500 g 以上，无畸形和疾病的活产婴儿。

## 一、足月新生儿特点

(一)外观特点

正常足月儿体重在2500 g以上,身长47 cm以上,哭声响亮,肌肉有一定张力,四肢屈曲,皮肤红润,胎毛少,耳壳软骨发育良好,乳晕清楚,乳头突起,乳房可扪及结节,整个足底有较深的足纹,男婴睾丸下降,女婴大阴唇覆盖小阴唇。

(二)呼吸系统

胎儿在宫内不需要肺的呼吸,但有微弱的呼吸运动。胎儿肺内充满液体,出生时经产道挤压,1/3肺液由口鼻排出,其余由肺间质毛细血管和淋巴管吸收,如吸收延迟,则出现湿肺症状。分娩后新生儿在第1次吸气后紧接着啼哭,肺泡张开。其呼吸较浅快,频率为40次/分左右,常呈腹式呼吸。

(三)循环系统

胎儿出生后血液循环发生巨大变化:①脐带结扎。②肺血管阻力降低。③卵圆孔和动脉导管出现功能性关闭。心率波动较大,100～160次/分,平均120～140次/分,血压平均为9.3/6.7 kPa(70/50 mmHg)。

(四)消化系统

足月儿消化道面积相对较大,有利于吸收。而胃呈水平位,贲门括约肌发育较差,幽门括约肌发育较好,易发生溢乳和呕吐。新生儿肠壁较薄,通透性高,有利于吸收母乳中营养物质,也易使肠腔内毒素及消化不全产物通过肠壁而进入血液循环,引起中毒症状和过敏现象。足月儿除胰淀粉酶不足外,其余消化酶均能满足生理需要。胎粪呈墨绿色,由肠黏膜脱落上皮细胞、羊水及消化液组成。出生后12小时内开始排泄,约3～4天内排完,若超过24小时还未见胎粪排出,应检查是否为肛门闭锁。足月儿肝葡萄糖醛酸转移酶的活力较低,是出现生理性黄疸及对某些药物解毒能力低下的原因之一。

(五)血液系统

由于胎儿期处于相对缺氧状态,故足月儿出生时血液中红细胞数和血红蛋白量较高,血红蛋白中胎儿血红蛋白(HbF)约占70%,后渐被成人血红蛋白(HbA)替代。由于胎儿血红蛋白对氧有较强的亲和力,氧离曲线左移,不易将氧释放到组织,所以新生儿缺氧时发绀不明显。足月儿刚出生时白细胞数较高,第3天开始下降。足月儿血容量为80～100 mL/kg。

(六)泌尿系统

足月儿一般生后第1天排尿,如生后48小时无尿,需要检查原因。新生儿肾小管稀释功能尚可,但肾小球滤过率低,浓缩功能较差,因此排出同样量的溶质需比成人多2～3倍的水。新生儿排磷功能较差,因此牛奶喂养儿易导致低钙血症。

(七)神经系统

新生儿脑相对较大,约重300～400 g,占体重10%～12%(成人仅2%)。新生儿期间视觉、听觉、味觉、触觉、温觉发育良好,痛觉、嗅觉(除对母乳外)相对差些。足月儿出生时已具有原始的神经反射,如觅食反射、吸吮反射、握持反射、拥抱反射和交叉伸腿反射。由于锥体束发育不成熟,正常新生儿也可出现巴彬斯基征、凯尔尼格征、佛斯特征阳性。

(八)免疫系统

胎儿可从母体通过胎盘得到免疫球蛋白IgG,因此不易感染一些传染病如麻疹;而免疫球蛋白IgA和IgM则不能通过胎盘传给新生儿,因此新生儿易患呼吸道、消化道感染和大肠埃希菌(大肠杆菌)、葡萄球菌败血症。新生儿单核－吞噬细胞系统和白细胞的吞噬作用较弱,血清补体比成人低,白细胞对真菌的杀灭能力也较低,这是新生儿易患感染的另一种原因。人乳的初乳中含较高分泌型免疫球蛋白IgA,应提倡母乳喂养,提高新生儿抵抗力。

(九)体温调节

新生儿体温调节功能差,皮下脂肪较薄,体表面积相对较大,容易散热,其产热主要依靠棕色脂肪的代谢。新生儿的环境温度要适宜。室温过高时足月儿能通过皮肤蒸发和出汗散热,但如体内水分不足,血液浓缩而出现发热，称“脱水热”；室温过低时则可引起体温低下或寒冷损伤综合征。

(十)能量、水和电解质需要量

新生儿总的能量需要为：出生后第1天209.2～313.8 kJ/kg(50～75 kcal/kg)，以后增至每日418.4～502.1kJ/kg(100～120 kcal/kg)。其体液总量占体重的65%～75%，每日液体需要量为：第1天为60～80 mL/kg，第2天为80～100 mL/kg，第3天以上为100～140 mL/kg；钠、钾每日需要量各约1～2mmol/kg。新生儿患病时易发生酸碱失衡，其碳酸氢盐的肾阈值低，肾处理酸负荷能力不足，故特别容易发生代谢性酸中毒，需及时纠正。

(十一)常见几种特殊生理状态

(1)生理性体重下降：新生儿出生数日内，因丢失水分较多，出现体重下降，但一般不超过10%，生后10天左右，恢复到出生时体重。

(2)生理性黄疸：于新生儿出生后2～3天出现，4～5天达高峰，2周内消退，除皮肤及巩膜黄染外无临床症状，肝功能正常，血中非结合胆红素增加。

(3)乳腺肿大：生后第3～5天，男、女足月新生儿均可发生乳腺肿胀，如蚕豆到鸽蛋大小，系出生后母体雌激素影响中断所致。一般不需处理，切勿强行挤压，以免继发感染。生后2～3周内消退。

(4)口腔内改变：新生儿上腭中线和齿龈切缘上常有黄白色小斑点，分别俗称为“上皮珠”和“板牙”，系上皮细胞堆积或黏液分泌物积留所致，于生后数周至数月自行消失。其两颊部的脂肪垫，俗称“螳螂嘴”，对吸乳有利，不应挑割，以免发生感染。

(5)假月经：有些女婴生后5～7天阴道可见带血性分泌物，持续2～3天，称假月经。系因妊娠后期母亲雌激素进入胎儿体内，生后突然中断，而形成类似月经的出血，一般不必处理。

## 二、常见护理问题

(一)有窒息的危险

与溢奶和呕吐有关。

(二)有体温改变的危险

与体温调节功能不完善有关。

(三)有感染的危险

与新生儿免疫功能不足有关。

(四)有受伤的危险

与没有自我防卫能力有关。

## 三、护理措施

(一)新生儿室要求

有条件的医院应设立新生儿病区或在病区中设立新生儿病室，并应安置在阳光充足、空气流通的朝南区域。病室内最好备有空调和空气净化设备，保持室温在24 ℃～26 ℃、相对湿度在55%～65%。每张病床占地面积为2.5 $m^2$，床间距离为60 cm以上。规模较大的病区应设入院观察室、危重监护室、足月儿室及早产儿室，另配1～2间空房间，供临时隔离或空气消毒时轮换使用，条件许可的还应设置血气分析等检查室。

(二)保持呼吸道通畅

(1)在新生儿娩出后开始呼吸前，应迅速清除口、鼻部的黏液及羊水，保持呼吸道通畅，以免引起吸入性肺炎。

(2)经常检查鼻孔是否通畅，清除鼻孔内的分泌物。

(3)保持新生儿适宜的体位，一般取右侧卧位，如仰卧时避免颈部前屈或过度后仰；给予俯卧位时，需专人看护，防止窒息。

(4)避免随意将物品阻挡新生儿口鼻腔或按压其胸部。

(三)维持体温稳定

新生儿体温调节功能尚不完善,因此应有足够的保暖措施,保暖方法有头戴帽、母体胸前怀抱、母亲"袋鼠"怀抱、热水袋、婴儿培养箱和远红外辐射床等。使用时因人而异,最好使婴儿处于"适中温度"的环境,"适中温度"系指能维持正常体核及皮肤温度的最适宜的环境温度,在此温度下,身体耗氧量最少,蒸发散热量最少,新陈代谢最低。此外,值得引起注意的是接触婴儿的手、仪器、物品等均应预热,以免导致传导散热。

(四)预防感染

(1)建立消毒隔离制度和完善的清洗设施:要求人人严格遵守,入室更衣换鞋,接触新生儿前后勤洗手,避免交叉感染。每季度对工作人员做1次咽拭子培养,对带菌者及患感染性疾病者应暂时调离新生儿室。病室应该使用湿法进行日常清洁,安装空气净化器,并要定期进行全面的清洁消毒,病室每月一次空气培养。

(2)脐部处理:一般在新生儿分娩后1~2分钟内结扎,遵守无菌操作,消毒处理后包扎脐残端。同时应每日检查脐部,一天二次用3%过氧化氢溶液洗净后,再用5%聚维酮碘溶液消毒,直至脐残端脱落,脐凹干燥。如有感染可局部使用抗生素。

(3)皮肤护理:新生儿出生后,初步处理皮肤皱褶处的血迹,擦干皮肤后给予包裹。每日沐浴1次,达到清洁皮肤和促进血液循环的目的。同时检查皮肤黏膜完整性及有无肛旁脓肿等情况。

(五)供给营养

(1)喂养:正常足月儿提倡早哺乳,一般生后半小时左右即可给予母乳喂哺,鼓励按需喂奶。确实无法母乳喂养者先试喂5%~10%葡萄糖水,如无消化道畸形及吸吮吞咽功能良好者可给予配方乳。人工喂养者,奶具专用并消毒,奶流速以能连续滴出为宜。

(2)磅体重:定时、定磅秤,每次测定前均要调节磅秤零位点,确保测得体重的精确度,为了解营养状况提供可靠依据。

(六)确保新生儿安全

避免新生儿处于危险的环境,如高空台面,可能触及的热源、电源及尖锐物品。工作人员的指甲要短而光滑。

(七)健康教育

(1)促进母婴感情建立:目前国内外均大力提倡母婴同室和母乳喂养。因此,如母婴的情况允许,婴儿出生后,应尽早(30分钟内)将新生儿安放在母亲身旁,进行皮肤接触,鼓励早吸吮,促进感情交流,以利于婴儿身心发育。

(2)宣传育儿保健常识:向家长介绍喂养、保暖、预防感染、预防接种等有关知识。

(3)新生儿筛查:护理人员应了解新生儿筛查的项目,如先天性甲状腺功能低下症、先天性肾上腺皮质增生症、苯丙酮尿症和半乳糖血症等,按要求进行筛查。

## 四、出院指导

(一)喂养

1.提倡母乳喂养

母亲患有结核、肝炎等传染病时,不能再喂母奶;遇患重感冒、发热等暂停母乳喂养。有上述情况、无母乳或母乳不足时可选用专为婴儿配方的奶粉。

2.人工喂养儿应注意几点

(1)奶粉冲配法:按容量1∶4(1份奶粉∶4份水)配成全奶。奶粉不能冲得过浓或过稀,以免引起消化不良或营养不足。

(2)奶量:一周内30~45毫升/次,二周内45~60毫升/次,半月以上75~100毫升/次,每隔3小时左右喂一次。个别婴儿奶量视消化功能和需要而定。

(3)喂奶前试奶的温度:将奶滴在手腕内侧,以感觉温而不烫即可。喂奶时奶液要充满奶头,不要使婴儿吸入空气而引起吐奶。最好抱起婴儿或托起婴儿头肩部,并将其头侧向一边喂奶。

(4)吃奶后应竖抱,轻拍背部,让其嗳气后方可放下,以免吐奶。

(5)奶粉最好现配现喂,若一次配好宜冰箱冷藏,时间不超过12小时。每次喝剩的牛奶不能留至下次再喝。

(6)配奶和喂奶前均须洗净双手,奶瓶和奶头至少每日煮沸消毒一次,每次用后,用开水冲洗并盖上干净纱布。

3.喂奶时须特别小心

若出现呛咳、憋气、面色发紫时应立即停喂,头低侧卧,拍背驱出气道内奶汁后急送医院。

4.观察婴儿是否吃饱

吃奶后婴儿精神活泼,不哭,能安静入睡3～4小时,体重增长每月在0.7公斤以上,说明奶量足够;如常哭闹不安,伴吸吮动作,吃奶后仍哭闹,说明奶量不足,需加量。新生儿奶量每次加15 mL左右。

(5)天气炎热时须在两次喂奶间适当喂些水。

(二)观察婴儿大便

(1)母乳喂养的小儿大便呈金黄色、糊状,每日3～4次。

(2)人工喂养儿大便为淡黄色,较干,有时可有白色小凝块,每日1～2次。

(3)泡沫样绿色大便、酸臭、婴儿腹部胀气,是由于糖太多,应减少糖的进量。

(4)大便干燥,有白色硬结块,臭味重,是因为蛋白质过多,没有完全消化,应减少奶量。

(5)绿色、黏液大便,量少、次数多,婴儿哭闹不安,可能奶量不足,应增加奶量。

(6)大便中粪与水分开、色黄、有不消化奶瓣、次数增多,为消化不良,可延长吃奶间隔时间、稀释奶液或口服助消化药,必要时去医院就医。

(7)大便次数多、水分多、似蛋花汤样或黏液脓血、有腥臭味,需立即去医院治疗。

(三)皮肤护理

(1)小婴儿衣服宜用柔软棉质布制作,穿着宜宽松,衣服不用纽扣以免损伤皮肤,开襟衫带子不能扎得过紧,避免擦伤腋下皮肤;久藏箱子的衣服,要晒洗后再穿,因个别婴儿接触樟脑丸后会产生溶血。

(2)每日需洗脸、洗手、洗臀部,注意头颈、腋窝、肘弯、会阴部、手心、指缝等处的清洁。脐带脱落者夏天每日洗澡,冬季每周1～2次。洗澡前要提高室温至29 ℃～30 ℃,洗澡时动作轻柔、及时擦干,可在皮肤皱褶部位扑爽身粉(将粉倒在手心里再均匀抹在婴儿身上,避免将粉吸入),并及时修剪指甲。对婴儿的皮肤、黏膜切勿针刺或艾灸,以免感染。

(四)脐部护理

脐带未脱落或脱落后脐窝仍潮湿者,每日用3%过氧化氢溶液洗净后,再用5%聚维酮碘溶液消毒两次,并保持局部清洁干燥,避免洗澡水和尿液污染脐部。如脐部有血或脓性分泌物,应去医院诊治。

(五)臀部护理

新生儿尽量不用纸尿裤,宜选用浅色、柔软、吸水性好的旧棉质尿布,并及时更换。每次便后用温水轻轻洗净臀部,用软毛巾吸干水分。轻度臀红时可给予呋锌油涂敷;若皮肤有破损,可在洗净臀部后涂红霉素软膏或爱疗素软膏,并采用臀部暴露疗法。

**(闫俊荣)**

## 第十四节　新生儿黄疸

新生儿黄疸(neonatal jaundice)又称高胆红素血症，是由于新生儿时期血清胆红素浓度升高而引起皮肤、巩膜等黄染的临床现象。分生理性黄疸及病理性黄疸两大类。严重者非结合胆红素进入脑部可引起胆红素脑病(核黄疸)，危及生命或导致中枢神经系统永久性损害而留下智力落后、听力障碍等后遗症。

### 一、临床特点

(一)生理性黄疸

主要由于新生儿肝葡萄糖醛酸转移酶活力不足引起。黄疸一般生后2～3天开始出现，4～5天达高峰，10～14天消退，早产儿可延迟到3～4周。血清胆红素足月儿＜221 μmol/L(12.9 mg/dL)，早产儿＜256.5μmol/L(15 mg/dL)。一般情况良好，以血中非结合胆红素升高为主。

(二)病理性黄疸

1.一般特点

①黄疸出现早，一般在生后24小时内出现。②黄疸程度重，血清胆红素足月儿＞221 μmol/L(12.9 mg/dL)，早产儿＞256.5 μmol/L(15 mg/dL)。③黄疸进展快，血清胆红素每日上升＞85 μmol/L(5 mg/dL)。④黄疸持续时间长，足月儿超过2周或早产儿超过4周黄疸仍不退或退而复现。⑤血清结合胆红素＞26 μmol/L(1.5mg/dL)。⑥重者可引起胆红素脑病，又称核黄疸，是由于血中游离非结合胆红素通过血脑屏障引起脑组织的病理性损害。胆红素脑病一般发生在生后2～7天，早产儿更易发生。临床分警告期、痉挛期、恢复期、后遗症期。警告期表现：嗜睡、吸吮力减弱、肌张力低下，持续12～24小时。痉挛期表现：发热、两眼凝视、肌张力增高、抽搐、两手握拳、双臂伸直内旋、角弓反张，多数因呼吸衰竭或肺出血死亡，持续12～48小时。恢复期表现：抽搐减少或消失，恢复吸吮能力，反应好转，此期约持续2周。后遗症期于生后2个月或更晚时出现，表现为手足徐动、眼球运动障碍、听力障碍、牙釉质发育不良、智力障碍等。

2.不同病因引起病理性黄疸的特点

(1)胆红素来源增多引起病理性黄疸：以非结合胆红素增高为主。

新生儿溶血：①同族免疫性溶血如新生儿ABO或Rh溶血症或其他血型不合溶血。ABO或Rh溶血症往往于生后24小时内出现黄疸，并迅速加重，可有进行性贫血。ABO溶血病可呈轻中度贫血或无明显贫血；Rh溶血病贫血出现早且重，严重者死胎或出生时已有严重贫血、心力衰竭，部分患儿因抗体持续存在，可于生后3～6周发生晚期贫血。全身水肿，主要见于Rh溶血病；肝脾肿大，髓外造血活跃所致；低血糖，见于重症Rh溶血病大量溶血时造成还原型谷胱甘肽增高刺激胰岛素释放所致；重症者可有皮肤瘀点、瘀斑、肺出血等出血倾向；容易发生胆红素脑病。血型鉴定母婴Rh或ABO血型不合；血中有致敏红细胞及免疫性抗体，改良直接抗人球蛋白试验阳性，抗体释放试验阳性，游离抗体试验阳性。②红细胞酶缺陷溶血如葡萄糖6-磷酸脱氢酶(G-6-PD)缺乏症，往往生理性黄疸持续不退或进行性加重、贫血、易发生胆红素脑病、高铁血红蛋白还原率下降。③红细胞形态异常如遗传性球形或椭圆形、口形红细胞增多症等。球形红细胞增多症可早期出现溶血性贫血，外周血直径较小的球形红细胞增多，红细胞脆性试验阳性，有家族史。④血红蛋白病如地中海贫血，可引起胎儿水肿综合征、低色素小细胞性贫血、黄疸、肝脾肿大。

体内出血：头颅血肿、颅内出血、内脏出血等逸至血管外红细胞寿命会缩短而出现黄疸，有相应部位出血的表现。

红细胞增多症：常见于宫内缺氧、胎一胎输血、脐带结扎延迟等。一般在生后48小时出现黄疸加深，病儿有多血貌或青紫，呼吸暂停，静脉血红细胞＞6×1012/L，血红蛋白＞220 g/L，血细胞比容＞65%。

肠肝循环增加：①开奶延迟，吃奶少，大便排出延迟、排出少或不排(如肠闭锁等消化道畸形)使胆红素重吸收增加而出现黄疸。以非结合胆红素升高为主。②母乳性黄疸，见于母乳喂养儿，可能与母乳中β-葡萄糖醛酸苷酶活性高使胆红素重吸收增加有关。黄疸于生后3～8天出现，1～3周达高峰，6～12周消退，停喂母乳3～5天黄疸明显减轻或消退，如重新母乳喂养黄疸可稍加重，患儿一般情况良好。

其他：维生素E缺乏、低锌血症可影响红细胞膜功能；孕母分娩前静脉滴注催产素(＞5 U)和不含电解质的葡萄糖溶液使胎儿处于低渗状态导致红细胞通透性及脆性增加而溶血，母亲有分娩前用药史。以非结合胆红素升高为主。

(2)肝摄取结合胆红素减少：以非结合胆红素升高为主。

葡萄糖醛酸转移酶受抑制：家族性、窒息、缺氧、低体温、低血糖、使用水合氯醛、婴儿室应用酚类清洁剂可抑制肝酶活力。患儿有血糖及体温异常、窒息、用药等相应病史，以非结合胆红素升高为主。

先天性葡萄糖醛酸转移酶缺乏症(Crigler-Najjar综合征)：分两型。Crigler-Najjar Ⅰ型为葡萄糖醛酸转移酶完全缺乏，常染色体隐性遗传病，多于生后3天内出现明显黄疸，并持续终身，黄疸不能被光疗所控制，需换血再行光疗方能奏效，如不换血大多发生胆红素脑病，酶诱导剂无效。Crigler-Najjar Ⅱ型为葡萄糖醛酸转移酶部分缺乏，常染色体显性遗传病，酶诱导剂有效，个别发生胆红素脑病。

家族性暂时性新生儿高胆红素血症(Lucey-Driscoll综合征)：为母孕中、后期血清中一种能通过胎盘到达胎儿体内的孕激素抑制了葡萄糖醛酸转移酶所致。有明显家族史，多于生后48小时内出现严重黄疸，如不及时换血可发生胆红素脑病，生后2周内黄疸逐渐消退。

先天性非溶血性黄疸(Gilbert综合征)：常染色体显性遗传病。肝细胞摄取胆红素功能障碍，也可伴有葡萄糖醛酸转移酶活性部分减低。一般黄疸轻，呈慢性或间歇性。

酸中毒、低蛋白血症：影响非结合胆红素与白蛋白结合。血气分析pH降低或血白蛋白低。

药物：磺胺类、水杨酸盐、维生素$K_3$、吲哚美辛、毛花苷丙与胆红素竞争Y、Z蛋白结合位点；噻嗪类利尿剂可使胆红素与白蛋白分离等。患儿有用药史。

其他：甲状腺功能低下、脑垂体功能低下、先天愚型等常伴血胆红素升高或生理性黄疸消退延迟。甲状腺功能低下表现为少哭、喂奶困难、吸吮无力、肌张力低、腹膨大、便秘、生理性黄疸持续不退，血清$T_3$、$T_4$降低，TSH增高。

(3)胆红素排泄障碍：引起结合胆红素增高或混合性高胆红素血症。

肝细胞对胆红素的排泄障碍：①新生儿肝炎综合征，如TORCH(T：弓形虫；R：风疹病毒；C：巨细胞病毒；H：单纯疱疹病毒；O：其他如乙肝病毒、梅毒螺旋体、EB病毒等感染)引起，以巨细胞病毒感染最常见。感染可经胎盘传给胎儿或在通过产道时被感染，常在生后1～3周或更晚时出现黄疸，粪便色浅或灰白，尿色深黄，可有厌食、呕吐、肝脏肿大、肝功能异常；血清巨细胞病毒、疱疹病毒、风疹病毒、弓形虫IgM抗体阳性；巨细胞病毒(CMV)感染者还可有CMV特异性结构蛋白PP65阳性、尿CMV-DNA阳性；梅毒患儿梅毒螺旋体间接血凝试验(TPHA)及快速血浆反应素试验(RPR)阳性。②先天性代谢缺陷病，如半乳糖血症，患儿进食乳类后出现黄疸、呕吐、体重不增、白内障、低血糖和氨基酸尿，红细胞1-磷酸半乳糖尿苷转移酶活性低，血半乳糖升高。③先天性遗传性疾病如家族性进行性胆汁淤积、先天性非溶血性黄疸(结合胆红素增高型)等。以结合胆红素升高为主。家族性进行性胆汁淤积初为间隙性黄疸，常诱发于感染，以后转变为慢性进行性胆汁淤积，肝硬化。

胆管胆红素的排泄障碍：①新生儿先天性胆道闭锁，生后1～3周出现黄疸并逐渐加重，大便生后不久即呈灰白色，皮肤呈深黄绿色，肝脏明显增大，质硬，大多于3～4个月后发展为胆汁性肝硬化，以结合胆红素增高为主，腹部B超检查可发现异常。②先天性胆总管囊肿，呈间隙性黄疸、腹部肿块、呕吐、无黄色大便，超声检查可确诊。③胆汁黏稠综合征，严重新生儿溶血病时大量溶血造成胆总管被黏液或浓缩胆汁所阻塞。皮肤呈深黄绿色，大便呈灰白色，尿色深黄，以结合胆红素升高为主。④肝和胆道肿瘤、胆道周围淋巴结病压迫胆总管引起黄疸，以结合胆红素升高为主。腹部B超或CT协助诊断。

(4)混合性：如新生儿败血症，感染的病原体或病原体产生毒素破坏红细胞及抑制肝酶活性引起黄疸。常表现为生理性黄疸持续不退或退而复现或进行性加重，有全身中毒症状，有时可见感染灶，早期以非结合胆红素升高为主或两者均高，晚期有的以结合胆红素升高为主，血培养可阳性，白细胞总数、C反应蛋白增高。

(三)辅助检查

(1)血常规：溶血者红细胞和血红蛋白降低(早期新生儿小于145g/L)，网织红细胞显著增高(大于6%)，有核红细胞增高(大于10/100个白细胞)。

(2)血清总胆红素增高，结合和(或)非结合胆红素升高。

## 二、护理评估

(一)健康史

了解母亲妊娠史(胎次、有无不明原因的流产、早产及死胎、死产史和输血史，妊娠并发症，产前有无感染和羊膜早破)；有无黄疸家族史；患儿的兄、姐有无在新生儿期死亡或者明确有新生儿溶血病；询问父母血型、母婴用药史；了解患儿喂养方式(母乳或人工喂养)、喂养量和大小便颜色、量；了解患儿有无接触樟脑丸、萘；询问黄疸出现时间及动态变化。

(二)症状、体征

评估黄疸程度、范围；有无皮肤黏膜苍白、水肿、肝脾肿大；评估患儿有无心率快等心力衰竭表现及嗜睡、角弓反张、抽搐等胆红素脑病的表现；检查有无头颅血肿；注意有无脓疱疹、脐部红肿等感染灶；注意大小便颜色及大便次数、量。

(三)社会、心理

评估家长对黄疸病因、预后、治疗、护理的认识程度；了解家长心理状态。有无认识不足和焦虑。

(四)辅助检查

了解母子血型，血红蛋白、网织红细胞、血清胆红素值尤其是非结合胆红素是否升高，抗人球蛋白试验、红细胞抗体释放试验等是否阳性。了解红细胞脆性试验、肝功能检查是否异常。高铁血红蛋白还原率是否小于75%。了解血培养是否阳性、白细胞总数、C反应蛋白是否增高。了解血、宫内感染病原学检查结果及腹部B超等检查结果。

## 三、常见护理问题

(一)合作性问题

胆红素脑病。

(二)有体液不足的危险

与光照使失水增加有关。

(三)皮肤完整性受损

与光照疗法引起结膜炎、皮疹、腹泻致尿布疹有关。

(四)有感染的危险

与机体免疫功能低下有关。

(五)知识缺乏

家长缺乏黄疸的护理知识。

## 四、护理措施

(一)密切观察病情

(1)观察黄疸的进展和消退情况：监测胆红素值；观察皮肤黄染程度、范围及其变化；注意大小便色泽。

(2)注意有无拒食、嗜睡、肌张力减退等胆红素脑病的早期表现。

(3)观察贫血进展情况：严密监测患儿贫血的实验室检查结果。观察患儿面色、呼吸、心率、尿量、水肿、肝脏大小等情况，判断有无心力衰竭。

(二)减少胆红素产生，促进胆红素代谢，预防胆红素脑病

1.做好蓝光疗法和换血疗法准备工作与护理工作

具体见蓝光疗法和换血疗法。需做换血疗法者用无菌生理盐水持续湿敷脐带残端保持新鲜，防止脐血管干燥闭合，为脐动脉插管做准备。

2.遵医嘱给予血浆、白蛋白和肝酶诱导剂

非结合胆红素增高明显者遵医嘱尽早使用血浆、白蛋白以降低胆红素脑病的危险。白蛋白一般稀释至5%静脉输注。溶血症者遵医嘱正确输注丙种球蛋白以抑制溶血。

3.杜绝一切能加重黄疸、诱发胆红素脑病的因素

避免发生低温、低血糖、窒息、缺氧、酸中毒、感染，避免不恰当使用药物等。①做好保暖工作，监测体温，维持体温正常。②供给足够的热量和水分，如病情允许及早、足量的喂养，不能进食者由静脉补充液体和热量。监测血糖，及时处理低血糖。③监测血气分析、电解质，缺氧时给予吸氧，及时纠正酸中毒。④避免使用影响胆红素代谢的药物如磺胺类、吲哚美辛等。⑤防止感染：加强皮肤、黏膜、脐带、臀部护理，接触患儿前洗手。⑥保持大便通畅，必要时开塞露灌肠，促进胆红素排泄。⑦避免快速输入高渗性药液，以免血脑屏障暂时开放而使胆红素进入脑组织。

(三)减轻心脏负担，防止心力衰竭

(1)保持患儿安静，减少不必要的刺激，各项治疗护理操作尽量集中进行。

(2)白蛋白静脉输注4小时左右，必要时在输注后遵医嘱预防性使用呋塞米以减轻心脏负荷。

(3)心力衰竭时输液速度5 mL/(kg·h)左右。遵医嘱给予利尿剂和洋地黄类药物，并密切观察药物反应，防止中毒。

## 五、出院指导

(一)用药

出院时若黄疸程度较轻，日龄已大，可不必再服用退黄药物。出院时黄疸仍明显，可能需要服用苯巴比妥与尼可刹米联合制剂(酶诱导剂)3～6天。贫血者强调铁剂的补充。G-6-PD缺陷者，可因某些药物如维生素$K_3$、磺胺类、解热镇痛药及新生霉素等引起溶血和黄疸，乳母和小儿都应避免应用。肝炎综合征病程较长，一般需4～6个月，出院后常需要服用保肝药，如葡醛内酯、胆酸钠等，同时小儿要加强脂溶性维生素A、D、E、K的补充。

(二)复查

疑有胆红素脑病或已确诊胆红素脑病，应加强神经系统方面的随访，以便尽早做康复治疗。新生儿溶血病的小儿，一般在生后2～3个月内每1～2周复查一次血红蛋白，若血红蛋白降至80 g/L以下，应输血以纠正贫血。患肝炎综合征的小儿，应每隔1～2个月复查肝功能，直至完全康复。

(三)就诊

孩子出现下列情况如小儿黄疸持续时间较长，足月儿大于2周，早产儿大于4周，黄疸消退或减轻后又再出现或加重，更换尿布时发现大便颜色淡黄或发白甚至呈陶土色，尿色变深黄或呈茶色，或者皮肤出现瘀斑、瘀点、大便变黑等，家长要引起重视，及时就诊。

(四)喂养

母乳营养高、吸收快、无菌且含有多种免疫活性物质，即使是新生儿溶血病仍提倡母乳喂养，可按需喂养。若为G-6-PD缺陷者，乳母和小儿忌食蚕豆及其制品。母乳性黄疸，若黄疸较深可暂停或减少母乳喂养，改喂其他乳制品，2～4天后黄疸会减退，再喂母乳时黄疸再现，但较前为轻且会逐渐消退，所以不必因黄疸而放弃母乳喂养。

（五）促进孩子康复的措施

婴儿和产妇的房间应该空气清新，阳光充足。抱孩子适当户外活动，多晒太阳。保持大便通畅，如大便秘结及时用开塞露灌肠排出大便减少胆红素吸收。由于低温、低血糖会加重黄疸，应避免受寒和饥饿。G-6-PD 缺陷者衣服保管时勿放樟脑丸。

溶血症患儿母亲如再次妊娠，需做好产前监测与处理。孕期监测抗体滴度，不断增高者，可采用反复血浆置换术。胎儿水肿，或胎儿 Hb 低于 80 g/L，而肺尚未成熟者，可行宫内输血；重症 Rh 阴性孕妇既往有死胎、流产史，再次妊娠中 Rh 抗体效价升高，羊水中胆红素增高，且羊水中磷脂酰胆碱/鞘磷脂比值大于 2，可提前分娩，减轻胎儿受累。胎儿娩出后及时送新生儿科诊治。

（闫俊荣）

## 第十五节　新生儿窒息与复苏

新生儿窒息（asphyxia of the newborn）是指生后 1 分钟内，无自主呼吸或未能建立规律呼吸而导致低氧血症和混合性酸中毒。凡能造成胎儿或新生儿缺氧的因素均可引起窒息。本病是引起新生儿伤残和死亡的重要原因之一，需要争分夺秒抢救。

### 一、临床特点

（一）胎动、胎心率改变

缺氧早期胎动增加，胎心率加快≥160 次/分；晚期为胎动减少或消失，胎心率减慢（＜100 次/分）或消失。

（二）羊水呈黄绿或墨绿色

缺氧胎儿肛门括约肌松弛，排出胎粪污染羊水所致。

（三）Apgar 评分降低

0～3 分为重度窒息，4～7 分为轻度窒息，8～10 分为正常。如出生 1 分钟评分 8～10 分，5 分钟后复评降到 7 分及以下亦属窒息。窒息患儿 5 分钟再评分仍低于 6 分，神经系统损伤较大，预后较差（表 13-6）。

表 13-6　Apgar 评分标准

| 体征 | 0 分 | 1 分 | 2 分 |
|---|---|---|---|
| 心率 | 无 | ＜100 次/分 | ＞100 次/分 |
| 呼吸 | 无 | 浅慢，哭声弱 | 正常、哭声响 |
| 肌张力 | 松弛 | 四肢稍屈曲 | 四肢动作好 |
| 刺激反应 | 无反应 | 少有动作，皱眉 | 咳嗽、喷嚏、哭 |
| 皮肤颜色 | 青紫或苍白 | 躯干红，四肢青紫 | 全身红 |

（四）部分患儿复苏后可出现各系统受损及并发症

1. 呼吸系统

羊水、胎粪吸入性肺炎、肺透明膜病、呼吸暂停。

2. 神经系统

颅内出血、缺氧缺血性脑病。

3. 血液系统

出血倾向及 DIC。

4. 消化系统

应激性溃疡、坏死性小肠结肠炎、肝功能损害。

5. 泌尿系统

尿少、蛋白尿及管型，重者可发生急性肾小管坏死，有血尿素氮及肌酐增高、高钾血症等。

6. 循环系统

心肌受损、三尖瓣闭锁不全、心力衰竭、心源性休克或肺动脉高压。

7. 代谢紊乱

低血钙、低血糖或高血糖、酸中毒。

（五）辅助检查

1. 血气分析

动脉血氧分压降低、二氧化碳分压增高、pH 值下降。

2. 血生化

血糖升高或降低、血钙降低、高血钾、心肌酶谱增高、血肌酐及尿素氮增高。

3. 心电图

可有心肌受损改变。

4. 胸部 X 线检查

可有肺气肿、肺不张等。

5. 头颅 B 超或 CT

缺氧缺血性脑病或颅内出血改变。

## 二、护理评估

（一）健康史

详细询问妊娠期孕母身体状况，产前的胎心和胎动以及破膜时间、胎盘脐带情况、胎位、产程长短、羊水情况等。

（二）症状、体征

评估皮肤颜色、呼吸情况、心率、四肢肌张力及对刺激的反应；观察皮肤、指甲有无胎粪污染；评估有无各系统受损表现。

（三）社会、心理

了解家长对小儿治疗预后的担忧和焦虑，对后遗症康复护理知识与方法的了解程度。

（四）辅助检查

了解血气分析电解质检查结果，尤其注意酸中毒程度及新生儿窒息时二氧化碳分压情况；了解血生化检查值及胸部 X 线摄片、头颅 B 超或 CT 检查结果。

## 三、常见护理问题

（一）不能进行有效呼吸

与肺动脉收缩、肺血管阻力增加、肺血流减少，羊水胎粪吸入，中枢神经系统受损有关。

（二）心输出量减少

与肺水肿、肺动脉收缩、液体转移到组织间隙、心肌受损有关。

（三）组织灌注改变

与低血容量、缺血有关。

（四）体温异常

与缺氧、体温调节中枢受损有关。

（五）有感染危险

与免疫功能低下、污染的羊水吸入有关。

（六）焦虑（家长）

与病情危重及担心预后有关。

## 四、护理措施

（一）早期预测

估计胎儿娩出后有窒息危险时应事先做好复苏准备。复苏必备物品：婴儿辐射保暖台（事先预热）、负压吸引器、吸引管（5Fr、6Fr、8Fr）、复苏皮囊及面罩、供氧系统、新生儿喉镜、气管插管（2.5 mm、3 mm、3.5 mm、4 mm）、胃管、脐静脉插管包、各种型号注射器、手套、胶布、听诊器、心电监护仪、氧饱和度监护仪等。复苏药品：1∶10000 肾上腺素、生理盐水、10%葡萄糖、5%碳酸氢钠、注射用水、多巴胺、纳洛酮、5%白蛋白等。

（二）正确复苏

熟练掌握复苏程序。新生儿娩出后立即对是否足月妊娠、羊水清否、有无呼吸及哭声、肌张力情况作快速评估，如果 4 个问题中有一个答案是“否”，则通常认为这个婴儿需要按顺序进行 ABCD 下列 4 种措施中的一种或多种。新生儿复苏过程中每隔 30 秒评估一次，并根据呼吸、心率、肤色同步评估决定是否需要进行下一步措施。

A（最初复苏步骤）：新生儿出生后快速评估新生儿羊水情况、呼吸及哭声、肌张力、是否足月，如回答有“否”，立即将婴儿置于已预热好辐射保暖台上或用预热的毯子裹住以减少热量散失。摆正体位，将头摆成“鼻吸位”（新生儿仰卧或侧卧，颈部轻度伸仰到吸气位置），为使新生儿保持正确体位，仰卧时可在其肩胛下垫一折叠的毛巾（垫高 2～3 cm）。迅速清理呼吸道，先吸口腔后吸鼻腔（因鼻腔较敏感，吸引鼻腔时比吸口腔时更容易受刺激而引发呼吸运动，易造成口腔咽部的黏液、羊水在清理之前被吸入肺内），过度用力吸引可能导致喉痉挛和迷走神经性的心动过缓并使自主呼吸出现延迟，因此应限制吸管插入的深度和吸引时间（<10 秒/次），吸引器的负压不超过 100 mmHg（13.3 kPa）。用温热干毛巾快速擦干全身。重新摆正头部，使颈部轻微伸仰保持气道最佳开放状态。如患儿仍无呼吸，可拍打或弹足底 2 次或沿身体长轴快速摩擦腰背皮肤 1～2 次来促使呼吸出现。如出现正常呼吸、心率>100 次/分、肤色红润做好观察。如出现正常心率、呼吸，但有中心性发绀则予常压吸氧。如这些努力无效则需要正压通气。

B（正压通气）：如经上述处理仍无规律呼吸建立，出现持续呼吸暂停或喘息或心率<100 次/分或婴儿经 100%浓度常压给氧仍持续中心性发绀，应进行正压通气。正压通气可使用气流充气式气囊、自动充气式气囊等设备。通气频率一般为 40～60 次/分（胸外按压时为 30 次/分）。最初的几次正压呼吸需要 30～40 $cmH_2O$（早产儿 20～25 $cmH_2O$），以后维持在 20 $cmH_2O$，如无法监测压力应该使用能使心率增加的最小压力。充分的人工呼吸应显示双肺扩张，可由胸廓起伏、呼吸音、心率及肤色来评价，如胸廓扩张不良可能与密闭不良、气道阻塞或压力不足有关，应重新调整面罩位置（面罩应正好封住口鼻）或纠正患儿头部位置或检查并清除气道分泌物或增大压力，必要时气管插管。在新生儿复苏过程中应用气管插管术有以下几个指征：需要气管内吸引胎粪；复苏囊面罩通气无效或需长时间使用；需要胸外按压；需要气管内给药。正压通气 30 秒后如有自主呼吸，且心率>100 次/分、肤色红润可停止正压通气。如自主呼吸不充分，或心率<100 次/分，须继续正压人工呼吸。如心率<60 次/分，继续正压人工呼吸并开始胸外按压。持续气囊面罩人工呼吸>2 分钟可产生胃充盈，应常规插入 8Fr 胃管，用注射器抽气和在空气中敞开端口来缓解。

C（胸外按压）：100%氧充分正压通气 30 秒后如心率<60 次/分，开始胸外按压，并继续正压通气。胸外按压的部位位于胸骨下 1/3 处（两乳头连线下方，剑突之上）。按压深度为胸廓前后径的 1/3，产生可触及的脉搏为有效。按压有 2 种方法：双拇指重叠或并列按压，其余手指环抱胸廓支撑背部（双拇指一环抱术）；或以右手食、中指指尖放在胸骨上按压，另一手支撑背部（双指法）。因为双拇指一环抱术比双指法可

产生更高的收缩期峰值和冠状动脉灌注压，所以建议采用前者。然而当需要进行脐插管术时，双指法也许更合适。胸外按压下压时间稍短于放松时间，这样的按压比率在理论上可以提供更多的血流，同时胸外按压与通气应该协调一致，避免同时施行。在放松时，胸壁应被完全扩张，但复苏者的拇指不应离开胸壁。胸外按压与通气应达到3∶1，即每分钟120次动作中给予90次胸外按压和30次通气，约1/2秒的时间完成每次动作，2秒完成一个循环（做3次胸外按压和1次正压通气）。30秒后再次评估心率，协调的胸外按压与通气应持续到自主心率＞60次/分。如心率仍＜60次/分，除继续胸外按压外，考虑使用肾上腺素。

D（用药）：在新生儿复苏时，很少需要用药。但如果30秒100%氧正压通气和胸外按压后心率仍持续＜60次/分，则需要使用肾上腺素。①1∶10000肾上腺素0.1～0.3 mL/kg，过去的指南推荐通过气管插管给予初始剂量的肾上腺素，然而动物实验研究表明使用该推荐剂量插管内给药无效，插管内给予肾上腺素其剂量需较现在的推荐剂量高出很多，而高浓度、大剂量肾上腺素可导致新生儿高血压、心肌功能下降和神经功能受损。因此现在主张通过静脉给药。需要时3～5分钟重复1次（心率＞100次/分停止给药）。②扩容剂：当怀疑新生儿有失血或出现休克症状（皮肤苍白、低灌注、脉搏弱）和对复苏措施无明显反应时，应考虑使用扩容剂。等张晶体液较白蛋白好，推荐用生理盐水，剂量为10 mL/kg，静脉缓慢推入（＞10分钟），必要时可重复给予。当复苏早产儿时避免扩容剂输注太快，因为快速输注大量溶液可导致脑室内出血。③碳酸氢钠：在一般的心肺复苏过程中不鼓励使用碳酸氢钠，但在对其他治疗无反应时或严重代谢性酸中毒时可使用。剂量为2 mmol/kg，用5%（0.6 mmol/ mL）碳酸氢钠溶液3.3 mL/kg，用等量5%～10%葡萄糖溶液稀释后经脐静脉或外周静脉缓慢注射（＞5分钟）。注意碳酸氢钠的高渗透性和产生$CO_2$的特性可对心肌和大脑功能有害，应在建立充分的人工呼吸和血液灌注后应用。④纳洛酮：不推荐在产房新生儿呼吸抑制的初步复苏过程中使用纳洛酮。如果需要使用纳洛酮，心率和肤色必须首先被通气支持纠正。首选的途径是静脉或肌肉注射。推荐剂量为0.1 mg/kg。有报告提示吸毒母亲出生的婴儿给予纳洛酮后导致癫痫发作，因此纳洛酮应避免应用于那些长期暴露于阿片类物质母亲出生的新生儿身上。纳洛酮较母源性阿片类物质的半衰期更短，因此应严密监测新生儿，如反复呼吸暂停或通气不足，应给予后续剂量的纳洛酮。

（三）复苏后护理

1.加强监护

复苏后的新生儿不应将其视同正常新生儿对待，而必须给予密切观察监护，监护内容有以下几种。

（1）生命体征：包括呼吸、心率、血压、氧饱和度，呼吸是监护的重点，应密切观察呼吸的频率、节律的变化，注意有无呼吸困难。若复苏后患儿呼吸已正常2天后又加快者，常是继发肺炎的征兆。

（2）重要脏器受损的表现：观察患儿反应是否灵敏，有无两眼凝视、四肢抖动、肌张力改变、颅内压增高等神经系统表现；记录出入液量尤其注意小便的次数、量以及颜色，了解肾功能情况；注意观察有无腹胀、呕吐咖啡色物等应激性溃疡表现及腹胀、胃潴留、便血等坏死性小肠结肠炎表现等。

（3）皮肤颜色：如有发绀应仔细查找原因，及时处理。

（4）监测各种实验室检查结果：血气分析、血钾、血氯、血钠值；血糖、血胆红素、心肌酶谱、肌酐、尿素氮值等。

2.保证营养

维持血糖正常，严防低血糖造成神经系统损伤。如无并发症生后半小时可吸吮母亲乳头；重度窒息儿复苏恢复欠佳者，适当延迟开奶时间，并防止呕吐物吸入再次引起窒息，如果喂养不能保证营养者予静脉补液。

3.预防感染

曾气管插管，疑有感染者用抗生素预防感染，加强新生儿口腔、皮肤、脐部护理，工作人员应严格执行无菌操作技术，接触患儿前洗手。

（四）维持合适体温

有缺氧缺血损伤的婴儿应避免体温过高。必要时应用人工低温疗法如适度的全身低温

(34 ℃～34.5 ℃)或选择性脑部低温(34 ℃～35 ℃),但目前尚无足够的证据常规推荐使用。

(五)安慰家长

耐心细致地解答病情,取得家长的理解,减轻家长的恐惧心理,得到家长最佳的配合。

(闫俊荣)

## 第十六节　新生儿肺炎

新生儿肺炎(neonatal pneumonia)是一种常见病。按病因不同可分为吸入性肺炎和感染性肺炎两大类。

### 一、临床特点

(一)吸入性肺炎

主要指胎儿或新生儿吸入羊水、胎粪、乳汁等引起的肺部炎症。胎儿在宫内或娩出时吸入羊水所致肺炎称羊水吸入性肺炎;吸入被胎粪污染的羊水引起的肺炎称胎粪吸入性肺炎;出生后因喂养不当、吞咽功能不全、反流或呕吐、食管闭锁和唇裂、腭裂等引起乳汁吸入而致肺炎称乳汁吸入性肺炎。其中以胎粪吸入性肺炎最为严重,病死率最高。

1.羊水、胎粪吸入者

羊水、胎粪吸入者多有宫内窘迫和(或)产时的窒息史。

(1)羊水吸入量少者可无症状或仅轻度呼吸困难,吸入量多者常在窒息复苏后出现呼吸窘迫、青紫,口腔流出液体或泡沫,肺部可闻及粗湿啰音。

(2)胎粪吸入者症状常较重,分娩时可见羊水混胎粪,患儿皮肤、脐窝、指(趾)甲胎粪污染,口鼻腔、气管内吸引物中含胎粪。窒息复苏后很快出现呼吸急促、鼻翼扇动、三凹征、呼气呻吟及发绀、甚至呼吸衰竭。双肺可闻及干湿性啰音。可并发肺不张、肺气肿、纵隔气肿或气胸、持续肺动脉高压、ARDS 等。

2.乳汁吸入者

乳汁吸入者常有喂奶时或喂奶后呛咳,乳汁从口、鼻腔流出或涌出。症状与吸入程度有关。患儿可有咳嗽、喘憋、气促、发绀、肺部啰音等。严重者可导致窒息。

3.辅助检查

(1)血气分析:常有低氧血症或高碳酸血症,pH 降低。

(2)胸部 X 线检查:双肺纹理增粗,常伴肺气肿或肺不张,可见结节状阴影或不规则斑片状影。胎粪吸入性肺炎双肺可有广泛粗颗粒阴影或斑片状云絮影,常伴气漏。

(二)感染性肺炎

感染性肺炎是指出生前、出生时或出生后感染细菌、病毒、原虫等微生物引起的肺炎。宫内和分娩过程中感染以大肠埃希菌、B 族链球菌、巨细胞病毒为主;生后感染以金黄色葡萄球菌、大肠埃希菌为主,近年来条件致病菌如克雷伯菌、表皮葡萄球菌、厌氧菌、真菌等亦可引起。新生儿感染性肺炎多数为产后感染性肺炎,可由上呼吸道炎症向下蔓延引起,也可为败血症并发。

宫内、产时感染发病早,产后感染发病较晚。

1.症状与体征

主要有发绀、呻吟、口吐泡沫、呼吸急促、鼻翼扇动、点头样呼吸、三凹征、体温异常、反应差、吃奶差。早产儿可见呼吸暂停,日龄大的新生儿可有咳嗽。双肺可闻及干湿性啰音。严重者可出现呼吸衰竭、心力衰竭。金黄色葡萄球菌肺炎易并发气胸、脓胸、脓气胸,病情常较严重。

2.辅助检查

(1)外周血象:白细胞总数细菌感染大多增高;病毒感染正常或降低。

(2)宫内感染脐血或出生早期血 IgM>200 mg/L。

(3)血气分析和电解质测定:常有低氧血症或高碳酸血症,pH 降低,可伴有电解质紊乱。

(4)病原学检查:采集深部气道分泌物或支气管肺泡灌洗液作细菌培养,必要时作病毒学及支原体、衣原体、解脲脲原体检测可呈阳性。

(5)胸部 X 线摄片:产前感染者常以肺间质病变为主;产时 B 族链球菌感染,胸片与肺透明膜病相似,后期呈大片毛玻璃影;产后感染者多见两肺散在斑片状阴影,可伴大片融合或肺不张、肺气肿等。

## 二、护理评估

### (一)健康史

询问母亲孕期尤其是孕后期有无感染病史如巨细胞病毒或弓形虫等感染;有无羊膜早破;询问羊水颜色、性质,有无宫内窘迫或产时窒息;了解 Apgar 评分;了解生后新生儿有无脐部或皮肤等感染病史及呼吸道感染性疾病接触史;有无长期住院、气管插管等医源性感染的因素。

### (二)症状、体征

注意评估患儿是否反应差、发热或体温不升,注意呼吸频率、节律、深浅度,观察有无发绀、呻吟、口吐白沫、呼吸急促、吸气性三凹征、胸腹式呼吸、咳嗽、呼吸暂停等。

### (三)社会、心理

新生儿肺炎多数预后良好,痊愈出院。少数早产儿肺炎、胎粪吸入性肺炎、呼吸机肺炎等病情较重、病死率高或病程迁延者应注意评估家长有无焦虑与恐惧。

### (四)辅助检查

了解痰、血化验、胸部 X 线片检查结果,尤其应注意了解血气分析结果,以指导氧疗。

## 三、常见护理问题

### (一)不能有效清理呼吸道

与炎症使呼吸道分泌物增多、咳嗽无力等有关。

### (二)气体交换功能受损

与吸入羊水、胎粪、奶汁及肺部炎症有关。

### (三)喂养困难

与呼吸困难、反应差、拒奶、呛奶等有关。

### (四)体温异常

与肺部感染有关。

### (五)合作性问题

心力衰竭、气胸、脓胸或纵隔气肿。

## 四、护理措施

### (一)保持呼吸道畅通,改善肺部血液循环,改善通气和换气功能

(1)胎头娩出后立即吸尽口、咽、鼻黏液,无呼吸及疑有分泌物堵塞气道者,立即进行气管插管,并通过气管内导管将黏液吸出,再吸氧或人工呼吸。

(2)室内空气宜新鲜,保持湿度在 60%左右。分泌物黏稠者可行雾化吸入,湿化气道分泌物,使之易排出。雾化液可用生理盐水,也可加入抗感染、平喘、化痰药物,雾化吸入每次不超过 15 分钟,以免引起肺水肿。

(3)胸部物理疗法促进血液循环,利于肺部炎症吸收。①头高位或半卧位以利呼吸,肺不张者取健侧

卧位。经常翻身、有条件多怀抱。②拍背:由下而上,由外周向肺门用弓状手掌拍击,使小气道分泌物松动易于进入大气道。③吸痰:吸痰负压 75～100 mmHg。有下呼吸道分泌物黏稠,造成局部阻塞引起肺不张、肺气肿者可用纤维支气管镜术吸痰。④根据病情和胸片中病变的部位选用适当的体位引流,以利呼吸道分泌物或胎粪的清除。⑤病程迁延者可行胸部超短波或红外线理疗。

保持安静减少氧耗,避免剧烈哭闹,必要时遵医嘱使用镇静剂。

(二)合理用氧

轻、中度缺氧采用鼻导管给氧,氧流量为 0.5～1 L/min 或面罩给氧,氧流量为 2～3 L/min。重度缺氧可用头罩给氧,氧流量为 5～8 L/min。并根据动脉血氧分压及时调节吸入氧浓度,使 $PaO_2$ 维持在 50～80 mmHg 至青紫消失为止。如青紫无改善,$PaO_2$ 持续低于 50 mmHg 或 $PaCO_2$ 持续高于 60 mmHg,并发生呼吸衰竭时,可气管内插管进行机械通气。给氧浓度不宜过高,时间不宜太长,以免发生早产儿视网膜病、支气管肺发育不良等并发症。

(三)维持正常体温

置患儿于中性环境温度中。患新生儿肺炎时,体温可能升高也可能降低,应根据病情不同,采取相应方法维持正常体温。

(四)耐心喂养,保证营养供给

患儿易呛奶,能喂奶时应将头部抬高或抱起,并少量多餐耐心间隙喂奶,不宜过饱,以免影响呼吸和引起呕吐、吸入。呛奶严重或呼吸困难明显者可行鼻饲。进食少者根据不同日龄、体重、对液量的具体要求给予静脉补液,重症肺炎补液时适当控制输液速度避免诱发心力衰竭。

(五)密切观察病情,及时发现异常并积极处理

监测体温、心率、呼吸、血压、经皮氧饱和度、动脉血气,记录出入液量。并注意观察以下几点。

(1)呼吸系统表现是否改善,如青紫、呼吸困难、咳嗽有无改善。

(2)全身症状是否好转如反应、体温、进奶量等。

(3)观察有无并发症,如面色苍白或发绀加重、烦躁、短期内呼吸明显加快,心率加快,肝脏增大,提示并发心力衰竭,应配合做好给氧、镇静、强心、利尿等处理。如烦躁不安、突然呼吸困难伴青紫加重、一侧胸廓饱满及呼吸音降低可能合并气胸,应立即做好胸腔穿刺或胸腔闭锁引流准备。如出现烦躁、前囟隆起、惊厥、昏迷,则可能并发中毒性脑病,遵医嘱止痉、脱水等治疗。如腹胀明显,可能存在中毒性肠麻痹或低血钾,予禁食、胃肠减压、肛管排气,低血钾根据血钾报告补钾。

## 五、出院指导

(一)孩子出院后的环境

选择阳光充足、空气流通的朝南房间为佳。室温要求在 22 ℃～24 ℃,夏冬季可借助空调或取暖器调节。相对湿度 55%～65%为宜,气候干燥时可在室内放一盆水。保持室内空气新鲜,无层流或新风系统病室应定时通风,冬天可每日通风 2 次,每次 30 分钟,避免对流风。

(二)用药

病愈出院后,一般不需要用药。如需服用药物要根据医嘱,不可随意增减。请勿在小儿哭闹时喂药,以免误吸入气管。

(三)喂养

喂养要有耐心,以少量多餐为宜。奶头孔大小要适宜。喂好后将小儿竖直,头伏于母亲肩上,轻拍其背以排出咽下的空气避免溢乳和呕吐,待打嗝后再取右侧卧位数分钟。容易吐奶的小儿可同时抬高肩背部,以促进胃排空减少吐奶的发生。当小儿发生呕吐时,迅速将小儿的头侧向一边,轻拍其背部,并及时清除口鼻腔内的奶汁防止奶汁吸入。

(四)日常护理

多怀抱小儿,如肺炎未愈出院或肺炎恢复期可在脊柱两侧由下而上,由外向内用弓状手掌拍其背部。

经常检查鼻孔是否通畅，清除鼻孔内的分泌物。卧位一般取右侧卧位，如仰卧时要避免颈部前屈或过度后伸。洗澡时，要求室温 26 ℃～30 ℃左右，水温 38 ℃～40 ℃左右，关好门窗，动作轻快，及时擦干，注意保暖避免着凉。根据季节及气候及时增减衣服，防止过热或着凉，衣着以小儿的手足温暖而不出汗为宜。少去公共场所，减少探视，避免接触呼吸道感染者。

（闫俊荣）

## 第十七节　新生儿败血症

新生儿败血症(neonatal septicemia)系病原体侵入新生儿血液循环并在其中生长繁殖，产生毒素所造成的全身性感染。常见病原体为细菌，也可为真菌、病毒或其他病原体。细菌感染以葡萄球菌、大肠埃希菌为主。近年来，条件致病菌引起败血症有增多趋势。

### 一、临床特点

(一)产前、产时感染

一般在出生后 3 天内出现症状，而产后感染一般在出生 3 天后出现症状。

(二)临床表现无特异性，表现为全身中毒症状，可累及多个系统。

(1)体温不稳定，可表现为发热或体温不升。面色苍白或青灰。

(2)神经系统：精神萎靡、嗜睡、反应低下、少哭少动、重者不哭不动。并发化脓性脑膜炎时则有激惹、凝视、颈部抵抗、前囟饱满、抽搐等。

(3)消化系统：少吃、不吃、呕吐、腹胀、腹泻、体重不增，严重患儿出现中毒性肠麻痹(腹胀、肠鸣音消失)和坏死性小肠结肠炎(吃奶量减少，胃潴留，腹胀，呕吐，腹泻，血便等)。

(4)呼吸系统：气促、发绀、呼吸暂停。

(5)循环系统：心率加快、脉搏细速、皮肤花纹、四肢末端凉或冷。重者出现毛细血管充盈时间延长、血压下降、酸碱平衡紊乱、出血、DIC 等循环衰竭表现。

(6)黄疸常加重，持续不退或退而复现，可伴肝脾肿大。

(7)硬肿。

(8)迁徙性病灶：脓毒败血症时可出现局部蜂窝组织炎、脓气胸、骨髓炎、肝脓肿等。

(9)发病前可有脐炎、脓皮病、甲沟炎等。

(三)辅助检查

(1)血常规：白细胞总数低于 $5.0\times10^9/L$ 或超过 $20\times10^9/L$，中性粒细胞比例升高，血小板小于$100\times10^9/L$。

(2)末梢血 C 反应蛋白(CRP)增高，大于 8 mg/L。

(3)末梢血中性粒细胞杆状核细胞所占比例≥0.20。

(4)血培养阳性。

### 二、护理评估

(一)健康史

询问患儿有无宫内、产时和产后感染史，如母亲产前有无发热、胎膜早破、产程延长、羊水混浊发臭；是否为早产；患儿出生时有无复苏抢救史，是否接受过损伤性操作；近期有无皮肤黏膜破损，有无脐炎、脓疱疹等。

(二)症状、体征

注意体重增长情况。评估患儿的面色及肤色、反应、哭声、吃奶、体温情况；有无感染性病灶，特别是脐部和皮肤有无破损或化脓；有无腹胀、呼吸暂停、黄疸和肝脾肿大、硬肿、出血倾向及休克等；有无神经系统阳性体征。

(三)社会、心理

评估家长有无焦虑及家长对该病的认识程度、护理新生儿知识和技能的掌握程度、家庭的卫生习惯和居住环境等。

(四)辅助检查

注意白细胞总数、血小板值，有无中毒颗粒和核左移。了解血培养结果(但血培养阳性率低，约10%。阳性可确诊，阴性而症状和体征非常明显者仍不能排除败血症，尤其是在应用抗生素之后做血培养者)。了解CRP是否升高。

## 三、常见护理问题

(一)体温失调：体温升高或低于正常

与感染有关。

(二)皮肤黏膜完整性受损

与皮肤破损或化脓性感染有关。

(三)营养失调：低于机体需要量

与食欲缺乏、摄入量不足及疾病消耗增加有关。

(四)有血管损伤的可能

与败血症疗程长、需反复静脉穿刺有关。

(五)合作性问题

感染性休克、化脓性脑膜炎、骨髓炎等。

(六)知识缺乏

家长缺乏护理新生儿知识和技能。

## 四、护理措施

(一)血培养采集

应在抗生素使用之前抽血以提高血培养阳性率，抽血时严格无菌操作避免杂菌污染，取血量至少1 mL，采血后即送细菌室培养。必要时同时做双部位采血，分别培养。

(二)保证有效静脉用药

(1)抗生素现配现用，遵医嘱准时分次使用，以维持抗生素有效血浓度。熟悉所用抗生素的药理作用、用法、不良反应及配伍禁忌。

(2)遵医嘱正确静脉输入免疫球蛋白：部分患儿输注免疫球蛋白1小时内可出现头痛、哭闹、心率加快、恶心。因此最初半小时以5 mL/h速度输入，如无不良反应再加快速度。血管活性药物应尽可能使用上肢近心端静脉，以较快发挥效果。纠正酸中毒用碳酸氢钠一般稀释至1.4%，30～60分钟内输完。

(3)本病治疗疗程长且需每12小时一次或每8小时一次用药，加上部分抗生素如万古霉素等药物静脉刺激性强，因此静脉损伤大。应注意保护静脉，如采用外周静脉置管，应从远端到近端有计划地使用静脉，提高静脉穿刺成功率，尽量做到一针见血。肘部静脉暂时保留以备必要时中心静脉置管用。对于血培养持续阳性或并发化脓性脑膜炎、脓胸、骨髓炎等估计抗生素使用达2周以上者应及早行中心静脉置管。

(三)清除局部病灶

脐部感染时先用3%过氧化氢溶液清洗，再涂5%聚维酮碘溶液，必要时用抗生素溶液湿敷；脓疱疹可用无菌针头刺破后涂5%聚维酮碘溶液或抗生素软膏；鹅口疮在吃奶后或两餐奶间涂制霉菌素甘油；皮肤破损者局部涂5%聚维酮碘溶液，创面大者必要时给予保温箱暴露疗法。

(四)维持正常体温

提供中性环境温度。体温偏低或体温不升时,及时予加盖包被、热水袋或保温箱保温;体温过高时给予松解包被、洗温水澡、多喂水,新生儿一般不用药物降温以免体温过度下降。

(五)耐心喂养,保证营养供给

不能进食时可行鼻饲或通过静脉补充能量和水份,必要时输注鲜血或血浆。

(六)密切观察病情,发现异常及时处理。

1.症状体征的观察

监测体温,观察面色、精神反应、哭声、吃奶、黄疸情况。注意有无出血倾向如皮肤黏膜出血,重症出血时可口吐咖啡色液体,应及时吸引清除防止窒息,并给予吸氧和止血药物。注意有无腹胀、潴留、呕吐、黏液血便等坏死性小肠结肠炎表现,必要时禁食,腹胀明显者给予胃肠减压、肛管排气。注意观察有无迁徙性病灶。

2.并发症的观察

如患儿出现持续发热、激惹、面色青灰、颈部抵抗、呕吐、前囟饱满、两眼凝视、呼吸暂停提示有化脓性脑膜炎可能;如患儿面色青灰、脉搏细速、毛细血管充盈时间延长、皮肤花纹、四肢厥冷、皮肤有出血点等应考虑感染性休克;黄疸突然加重伴拒食、嗜睡、肌张力减退提示胆红素脑病可能。出现以上情况应及早与医生联系,积极处理。

3.观察药物疗效和毒不良反应

抗生素应用后如病情无改善、反复或恶化,应及时与医生联系,以便适当调整抗生素。头孢类抗生素可引起二重感染和凝血功能障碍。万古霉素可造成听力、肾脏损害,输液速度宜慢,保证输注 1 小时以上,并监测尿常规,及时做听力检查。

接触患儿前洗手,保持患儿皮肤黏膜清洁、干燥、完整,做好脐部护理等,以防止院内继发感染。

## 五、出院指导

(1)出院后用药:新生儿败血症的抗菌治疗必须用足疗程。病情治愈出院者,出院后不必再用药,用药疗程未足而自动出院者,可遵医嘱带口服抗生素直至用足疗程,具体用药种类、剂量与方法必须遵照医嘱。口服药物一般在新生儿两餐奶间服用,服药时,将药物置于奶瓶中用适量的温开水溶化后套上奶嘴喂入,喂后再喂少许温开水,以冲尽奶瓶、奶嘴及口腔内的残余药液。

(2)出院时新生儿如存在某些问题,应告之家长做相应处理。脓疱疹每日 2 次在脓疱部位涂擦聚维酮碘溶液少许,勿用手挤压脓疱;脐炎者每日 2 次先用 3%过氧化氢溶液清洗脐部,再涂 5%聚维酮碘溶液至脐部完全愈合。

(3)家庭观察,需要引起警惕的异常症状:精神食欲欠佳、嗜睡、哭声减弱、体温改变、脐轮红肿、脐部有脓性渗液等。危险征兆:面色苍白或青灰、肢端厥冷、皮肤花斑等休克表现;并发化脓性脑膜炎时主要症状有发热、拒乳、呕吐、烦躁、颈部抵抗、尖叫、双眼发直、抽搐等。出现以上情况请立即就诊。

(4)做好日常护理,预防感染:保持婴儿皮肤黏膜、臀部及脐部的清洁干燥。勿用不洁布等揩洗新生儿口腔,不能针刺、艾灸、挑割和擦伤婴儿的皮肤黏膜。勤换尿布,每次大便后洗净臀部,预防尿布疹。避免尿液污染未愈合的脐部,包裹脐带的敷料必须无菌。接触婴儿前洗手,护理时动作应轻柔。减少探视,避免患病者护理婴儿。根据气候变化及时添减衣被,避免过冷或过热。

(闫俊荣)

# 第十八节　新生儿分类与胎龄评估

## 一、新生儿分类

新生儿指从脐带结扎到生后 28 天内的婴儿。可根据不同的分类方法分为以下几类(表13-7)。

表 13-7　新生儿分类

| 分类方式 | 名称 | 具体分类 |
|---|---|---|
| 根据胎龄 | 足月儿 | ≥37 周至<42 周 |
| | 早产儿 | ≥28 周至<37 周 |
| | 极早早产儿 | ≥22 周至<28 周 |
| | 过期产儿 | ≥42 周 |
| 出生体重 | 正常出生体重儿 | 2500～3999 g |
| | 低出生体重儿 | <2500 g |
| | 极低出生体重儿 | <1500 g |
| | 超低出生体重儿 | <1000 g |
| | 巨大儿 | ≥4000 g |
| 出生体重与胎龄的关系 | 小于胎龄儿 | 出生体重在同胎龄平均体重的第 10 百分位以下 |
| | 适于胎龄儿 | 出生体重在同胎龄平均体重的第 10～90 百分位 |
| | 大于胎龄儿 | 出生体重在同胎龄平均体重的第 90 百分位以上 |
| | 足月小样儿 | 胎龄已足月,出生体重<2500 g |

### (一)按胎龄分类

分为足月儿(fullterm infant)、早产儿(preterm infant)和过期产儿(postterm infant)。足月儿是指出生时胎龄满 37 周且小于 42 周(260～293 天);早产儿是指出生时胎龄小于 37 周(≤259 天),其中胎龄小于 28 周且满 22 周者称为极早早产儿或超未成熟儿;过期产儿是指出生时胎龄大于等于 42 周(≥294 天)。

### (二)按出生体重分类

分为正常出生体重儿、低出生体重儿(LBW)、极低出生体重儿(VLBW)、超低出生体重儿(ELBW)和巨大儿。

### (三)按出生体重与胎龄关系分类

分为适于胎龄儿(AGA)、小于胎龄儿(SGA)和大于胎龄儿(LGA)。我国不同胎龄新生儿出生体重及百分位数见表 13-8 图 13-21。

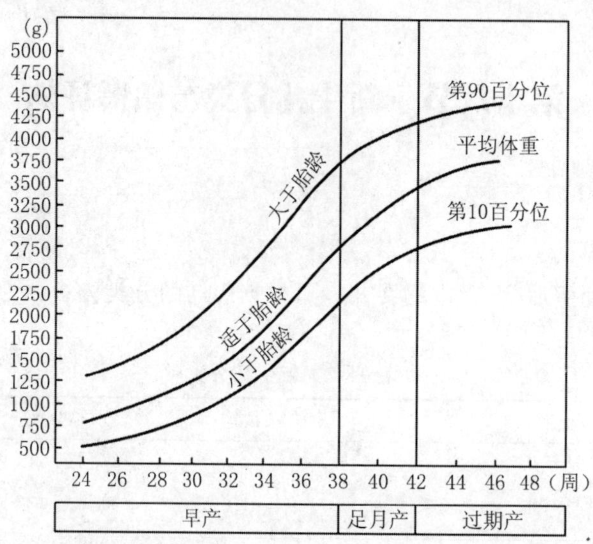


图 13-21　新生儿出生体重(g)与胎龄关系曲线图

表 13-8 中国 15 城市不同胎龄新生儿出生体重值(g)

| 孕周 | 平均值 | 标准差 | 第 3 百分位 | 第 5 百分位 | 第 10 百分位 | 第 90 百分位 | 第 95 百分位 | 第 97 百分位 |
|---|---|---|---|---|---|---|---|---|
| 28 | 1339 | 302 | 923 | 931 | 972 | 1799 | 1957 | 2071 |
| 29 | 1475 | 331 | 963 | 989 | 1057 | 2034 | 2198 | 2329 |
| 30 | 1715 | 400 | 1044 | 1086 | 1175 | 2255 | 2423 | 2563 |
| 31 | 1943 | 514 | 1158 | 1215 | 1321 | 2646 | 2632 | 2775 |
| 32 | 1970 | 438 | 1299 | 1369 | 1488 | 2660 | 2825 | 2968 |
| 33 | 2133 | 434 | 1461 | 1541 | 1670 | 2843 | 3004 | 3142 |
| 34 | 2363 | 449 | 1635 | 1724 | 1860 | 3013 | 3168 | 3299 |
| 35 | 2560 | 414 | 1815 | 1911 | 2051 | 3169 | 3319 | 3442 |
| 36 | 2708 | 401 | 1995 | 2095 | 2333 | 3312 | 3458 | 3572 |
| 37 | 2922 | 368 | 2166 | 2269 | 2413 | 3442 | 3584 | 3690 |
| 38 | 3086 | 376 | 2322 | 2427 | 2569 | 3558 | 3699 | 3798 |
| 39 | 3197 | 371 | 2457 | 2560 | 2701 | 3660 | 3803 | 3899 |
| 40 | 3277 | 392 | 2562 | 2663 | 2802 | 3749 | 3897 | 3993 |
| 41 | 3347 | 396 | 2632 | 2728 | 2865 | 3824 | 3981 | 4083 |
| 42 | 3382 | 413 | 2659 | 2748 | 2884 | 3885 | 4057 | 4170 |
| 43 | 3359 | 448 | 2636 | 2717 | 2852 | 3932 | 4124 | 4256 |
| 44 | 3303 | 418 | 2557 | 2627 | 2762 | 3965 | 4184 | 4342 |

(四)按生后周龄分类

1. 早期新生儿

指出生后 1 周以内的新生儿。

2. 晚期新生儿

指出生后 2～4 周新生儿。

## 二、胎龄评估

新生儿的胎龄通常按孕母的末次月经期计算，但如母亲末次月经期难以确定，则需通过某些方法进行胎龄评估。目前国内常用的有石氏的简易评分法以及新修订的 Ballard 法。

评估方法：一般应在出生后 48 小时内最好是 24 小时以内进行。出生一周以后一般不再进行胎龄评估。

(一)简易评分法

该法计算方便，即总分加上常数 27 等于胎龄周数。其误差多数在 1 周以内，仅少数达 2 周以上。但不能评估 27 周以下的极低胎龄儿。其评分法见表 13-9。

表 13-9 简易胎龄评分法

| | 0 分 | 1 分 | 2 分 | 3 分 | 4 分 |
|---|---|---|---|---|---|
| 足底纹理 | 无 | 前半部红痕不明显 | 红痕>前半部，褶痕<前 1/3 | 褶痕>前 2/3 | 明显深的褶痕>前 2/3 |
| 乳头形成 | 难认，无乳晕 | 明显可见，乳晕淡、平，直径<7.5 mm | 点状乳晕，边缘不突起，直径<7.5 mm | 点状乳晕，边缘突起，直径>7.5 mm | |
| 指甲 | | 未达指尖 | 已达指间 | 超过指尖 | |
| 皮肤组织 | 很薄，胶冻状 | 薄而光滑 | 光滑，中等厚度，皮疹或表皮翘起 | 稍厚，表皮皱裂翘起，手足最著 | 厚，羊皮纸样，皱裂深浅不一 |

* 若各体征的评分介于两者之间，可用其均值。胎龄周数＝总分＋27。

(二)新 Ballard 评分法

评分从 10(矫正胎龄为 20 周)～50(矫正胎龄为 44 周)分。胎龄 26 周的新生儿最好在生后 12 小时内进行评分，大于 26 周者在生后 96 小时内进行即可。

1. 准确性

无论是健康新生儿或是有病患儿，该方法可将胎龄精确至 2 周之内。在胎龄 32～37 周时，该方法会过高估计胎龄 2～4 天。

2. 标准

该检查由 6 项体格成熟标准和 6 项神经肌肉成熟度标准构成(图 13-22)。

(1)体格成熟度：①皮肤：仔细观察皮肤，参照图 13-22 进行评分。极度不成熟的早产儿皮肤呈黏性透明状，评分为 1 分。②胎毛：检查新生儿背部和肩胛间的胎毛。③足底：测量从大脚趾尖到足跟的长度，如果小于 40 mm，评 2 分；40～50 mm，评 1 分；大于 50 mm 但足底无皱褶评0 分，若有皱褶评分相应调整。④乳房：触摸乳房组织，给予评分。⑤眼和耳：这一部分已扩展到包括极不成熟新生儿的检查标准。闭合的眼睑可被轻柔地分开，评为 1 分，眼睑闭合紧密不能被轻柔地分开称为不易分离。依据睁眼和耳的检查进行其他评分。⑥外生殖器：参照图表评分。

(2)神经肌肉成熟度：①姿势：0 分为四肢是伸展的；1 分为膝关节和髋关节开始屈曲而上肢仍为伸展的，其他评分依据图表。②方窗：在检查者拇指和食指间尽可能将患儿手向前臂弯曲，测量小鱼际隆起处与前臂腹侧面形成的角度，参照图表进行评分。③上臂回弹：屈曲前臂 5 秒，而后抓住婴儿手使上臂完全伸直后松开，如果手臂完全为屈曲状，评为 4 分，依据屈曲程度的减低参照表格给予评分。④腘窝成角：以左手食指和拇指握住大腿呈膝胸位并抵住膝关节，而后以右手食指在踝关节(距小腿关节)轻轻伸展小腿，测量腘窝形成的角度给予相应的评分。⑤围巾征：将婴儿一侧手牵引、围绕颈部至对侧肩部，尽可能置于肩后方，依据图表进行评分。⑥足跟至耳：婴儿骨盆平置台上，将婴儿足拉起，尽量接近头部，依据图表进行评分。

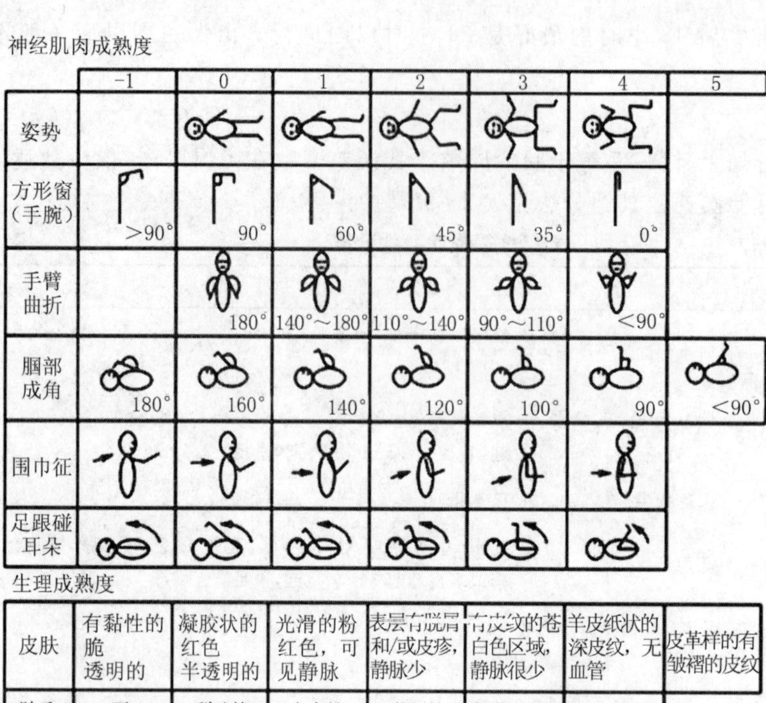


生理成熟度

| 皮肤 | 有黏性的脆透明的 | 凝胶状的红色半透明的 | 光滑的粉红色，可见静脉 | 表层有脱屑和/或皮疹，静脉少 | 有皮纹的苍白色区域，静脉很少 | 羊皮纸状的深皮纹，无血管 | 皮革样的有皱褶的皮纹 |
|---|---|---|---|---|---|---|---|
| 胎毛 | 无 | 稀疏的 | 丰富的 | 薄层的 | 有脱毛区域 | 大部分脱毛 | |
| 足底面 | 足跟-足趾40～50 mm: -1, <40 mm: -2 | >50 mm 无皱褶 | 浅淡的红色痕迹 | 仅有前部的横向皱褶 | 前2/3有皱褶 | 整个足底都有皱褶 | |
| 乳房 | 难以察觉的 | 仅能看见 | 乳晕平坦无乳芽 | 斑点状乳晕1～2 mm的乳芽 | 乳晕升起3～4mm的乳芽 | 乳晕完全5～10 mm的乳芽 | |
| 眼/耳 | 眼睑融合松驰：-1 紧密：-2 | 眼睑张开，耳廓平坦，呈褶皱状 | 轻微有弧度的耳廓；柔软；慢慢弹回原状 | 耳廓弧度良好；柔软，但易于弹回原状 | 成行，致密，并可立即弹回原状 | 厚，软骨化的耳朵，硬 | |
| 生殖器/男 | 阴囊平坦，光滑 | 阴囊空虚，微微有皱褶 | 睾丸位于上方的管内，略有皱褶 | 睾丸下降，有少许皱褶 | 睾丸下降到位，皱褶良好 | 睾丸悬垂，皱褶深 | |
| 生殖器/女 | 阴蒂明显，阴唇平坦 | 阴蒂明显，小阴唇较小 | 阴蒂明显，小阴唇增大 | 大小阴唇均明显 | 大阴唇大，小阴唇小 | 大阴唇遮盖小阴唇和阴蒂 | |

成熟度分级

| 评分 | 周龄 |
|---|---|
| -10 | 20 |
| -5 | 22 |
| 0 | 24 |
| 5 | 26 |
| 10 | 28 |
| 15 | 30 |
| 20 | 32 |
| 25 | 34 |
| 30 | 36 |
| 35 | 38 |
| 40 | 40 |
| 45 | 42 |
| 50 | 44 |

图 13-22　新 Ballard 评分表

将以上体表特征和神经肌肉成熟度的各项评分相加得出总分，查表即可得出胎龄。因表中总分以5分和胎龄以2周为间距分级，如评得的总分介于某两级之间，胎龄亦可取相应的间值。实际上只需记住上表起始的－10分＝20周这一对数字，按总分每增5分胎龄递增2周推算即可。

（张　敏）

## 第十九节　新生儿病史和体格检查

良好的病史采集和全面的体格检查是诊断疾病的关键步骤，新生儿病史更是如此，必须及时、详细、实事求是地记录。新生儿病史有其鲜明的自身特点，必须根据新生儿特点进行采集病史和体格检查。近年随着法制的健全和信息化的发展，一份病史不仅是一个患者的医疗记录，更是一份法律文书和医学信息资源。今后病史还要向电子化、程式化、表格式方向发展，达到项目全面、书写简便、容易检索的目标。

## 一、病史采集

(一)一般记录

①姓名:不少新生儿尚未取名,要加注父亲或母亲姓名,如张××之子,李××之女,不要写乳名,以免发生错误;②性别;③日龄:要准确记录实际日龄,生后1周内还要精确到小时;④种族;⑤籍贯:要写父亲祖籍的××省××县(区),特殊情况时要问母亲祖籍;⑥入院时间:要准确记录年、月、日、时;⑦父母姓名:为便于联系,要写父母姓名;⑧家庭住址:要写现在家庭详细住址,邮政编码;⑨联系方法:必须写清楚能够随时联系到的电话号码;⑩供史者。

(二)主诉

促使家长送患儿就诊或产科医师提出转诊的主要原因,包括主要症状及伴随症状的发生部位和时间经过。如"呼吸困难2小时,发绀1小时"。

(三)现病史

为现患疾病的详细经过,应包括:①起病时间、方式、地点;②症状性质:应详细描述症状的诱因、部位、严重程度、频度、间隔时间、持续时间、伴随症状等;③疾病经过:疾病的发展和变化,疾病加重或减轻的因素;④治疗经过:治疗方法、药物名称、剂量、治疗地点、治疗效果等;⑤出生情况:对与出生过程有关的疾病,应将出生情况写在现病史,如出生前胎儿情况变化、分娩方式、有无胎膜早破、羊水、胎盘、脐带、Apgar评分、复苏抢救等情况;⑥一般状况:患病前的健康状况,患病后的精神状况、食欲、奶量等。

询问病史既要全面,又要突出重点,既要详细询问阳性症状,也要注意具有鉴别诊断意义的阴性症状。

(四)个人史

包括4方面内容:①出生史:包括胎次、产次、出生时间、出生时体重、胎龄、有无窒息(Apgar评分)、惊厥、出血,治疗情况。要问母亲妊娠史、分娩情况。②喂养史:开奶时间、喂养方式、方法、数量、乳品种类。③生长发育史:询问患儿体重、身高、头围、胸围;神经智能发育情况。④预防接种史:卡介苗和乙肝疫苗接种情况。

(五)过去史

①胎儿期情况;②出生后患病情况。

(六)家族史

①父母年龄、职业、文化程度、种族、有无亲属关系、健康状况、患病情况、有害物质接触史;②患儿同胞兄姐及近亲的健康状况、患病情况,要详细记录母亲各胎次情况及原因,如流产、死胎、死产、生后死亡等;③家族成员的遗传病史、先天性疾病史、过敏性疾病史、地方病史等。

## 二、体格检查

新生儿不是儿童的缩影,许多生理和病理特点、参数、标准以及病种均与儿童不同,且因胎龄日龄而异。在体格检查中,应尽量做到迅速、准确、全面。遇到急症病例,应先获取最关键的体检资料,及时紧急处理,待病情平稳后再详细询问病史,进行全面体格检查,以免贻误抢救时机。注意检查前务必先洗手,动作要轻柔。

新生儿体检应遵循合理的顺序,对易受哭闹影响干扰的项目先检查,受哭闹影响不大和一些不舒适的检查可以后做,可按以下次序进行。

(1)在不触动和患儿安静状态下,首先视诊易见部位,如外貌、头形、面容、面色、呼吸、姿势、反应、动作、发育、营养等,获取初步一般印象(全身视诊留待松解衣服、尿片后进行)。

(2)感觉前囟张力(如婴儿哭闹则留到后面检查)。

(3)听诊心脏和肺部,数心率和呼吸频率。

(4)触诊腹部。

(5)回到头部,检查头皮、头颅外形。

(6)检查眼、耳、鼻和口。

(7)检查颈部,包括锁骨。

(8)检查四肢。

(9)脱去尿布。

(10)触诊股动脉搏动。

(11)检查外生殖器和肛门。

(12)置婴儿俯卧位,检查背部和脊柱,评估张力。

(13)回到仰卧位,检查中枢神经系统。

(14)检查臀部。

(15)测量并记录体重、身长、头围、胸围。

(16)必要时进行胎龄评估;在病情允许和适当时作行为测试。

1.一般情况

观察外貌,发育,营养状况,头部外观,面容,面色,神志,精神,反应,呼吸情况(有无气促、呼吸暂停、呼吸节律改变、呼吸做功增加),姿势、体位(如四肢松弛、蛙式、角弓反张),活动情况(有无两侧不对称、颤抖、抽搐)。

2.皮肤

(1)肤色异常:①发绀:注意鉴别中央性青紫(唇周或全身发绀)和周围性青紫(局限于肢端或先露受压部),前者多由呼吸、循环、神经、血液等系统疾病造成,属严重病征,后者为静脉淤滞所致,无临床意义;②苍白:为贫血、循环衰竭或二者并存的病征,可能是出血、溶血、胎一胎或胎一网输血、窒息、休克的结果;③发灰或花纹:为末梢循环不良或休克的表现;④紫红或深红:提示红细胞增多症,极少数可能由于过度加温,皮肤毛细血管过度扩张所致;⑤胎粪污染:多见于过期产儿和足月儿,提示可能存在宫内缺氧;⑥黄疸:首先出现于面部,呈下行性发展,注意区分生理性和病理性黄疸;⑦广泛黑色素沉着:可见于肾上腺功能不全,虽罕见,但为重要体征。

(2)皮肤性状及皮下组织:早产儿皮肤薄而透明,血管清晰易见;过期产儿皮肤较厚如羊皮纸样,可有局部角化脱皮;小于胎龄儿缺少皮下脂肪,故皮肤多皱,在评价皮肤弹性时应予注意。大面积的脱皮可见于剥脱性皮炎和大疱性表皮松解症。

(3)皮疹、色斑、紫癜:最常见的良性皮肤病损为毒性红斑。有时可能是内在严重疾病的部分表现和线索。例如斑丘疹、疱疹、紫癜可见于某些先天性病毒感染或过敏,脓疱、脓肿可以是败血症的原发灶,紫癜可因出血性疾病、感染、过敏等引起,牛奶咖啡斑见于神经纤维瘤病,卵圆形或柳叶状色素脱失斑提示结节性硬化,多形皮疹伴惊厥应考虑色素失禁症。

(4)水肿、硬肿:早产儿手、足、眼睑常有轻度水肿,分娩时受压部位也可有局限性水肿。全身水肿可见于心、肾、肝疾患,严重贫血,甲状腺功能低下等。硬肿以皮肤和皮下脂肪变硬为主,常伴水肿、低体温,好发部位为下肢、臀部,可见于寒冷损伤、严重感染等。

(5)其他:注意有无器械分娩的挤压伤、剖宫产时的刀划伤等。

3.头面、五官、颈部

(1)头部:注意头颅大小、形状,有无产瘤、血肿,迅速扩大的帽状腱膜下血肿有引起失血性休克的危险;注意触诊有无明显的颅骨骨折、软化(乒乓球感)、颅骨缺损和脑膨出。用示指平放头顶从后向前滑动,触诊前囟的大小和张力,囟门过大伴广泛的颅骨软化、多缝,可见于先天性佝偻病、成骨发育不全、低磷酸酶血症和先天性甲状腺功能低下等;前囟过小伴骨缝过早融合见于小头畸形;前囟隆起或饱满、骨缝增宽、头围增大、头皮静脉先露、落日眼是颅内高压的重要体征,见于颅内出血、脑水肿、脑膜炎、脑积水、颅内肿瘤等;前囟凹陷见于失水;头发分布异常有缺失区可能伴有脑部发育畸形。

(2)面部:观察有无面肌的微小抽搐,有无面神经麻痹。注意面部的轮廓、形状,结合一些五官形态异常所形成的面部特征,有助于识别某些染色体异常和综合征。

(3)五官:①眼:注意有无眼睑水肿及分泌物,眼球大小及活动情况,瞳孔大小及对光反射,结膜下出血、虹膜缺损等。如有小眼裂、眼距过宽或过窄、眼睑缺损或下垂、内睑缝或外睑缝向上或向下倾斜、内眦上赘皮等,分别是21-三体、阿佩尔(Apert)、狄戈基(DiGeorge)、屈-柯二氏(Treacher-Collins)综合征等的线索。眼睑水肿伴大量脓性分泌物是淋球菌感染的典型表现。②耳:注意其形态与位置,低位耳常与肾畸形及某些综合征有关,毛状耳见于糖尿病母亲婴儿。③鼻:观察其大小、形状、位置,鼻形异常或上翻、鼻基部过宽或过窄、人中过短、鼻唇沟平坦等常提示某些综合征。呼吸困难者注意检查有无鼻后孔狭窄或闭锁,严重者可危及生命。鼻翼扇动提示呼吸窘迫。黏稠的鼻腔分泌物应考虑先天性梅毒的可能。④口:小下颌、下颏退缩、唇裂、腭裂、高腭弓、巨舌、舌前突等畸形可能是某些综合征的部分表现,如巨舌提示先天性甲低,舌前突提示Down综合征。唾液过多伴呛咳提示食管闭锁和食管气管瘘。鹅口疮提示白色念珠菌感染。

(4)颈部:正常新生儿颈相对较短,可从床垫上托起新生儿的上胸部检查。注意颈部有无包块,如胸锁乳突肌肿块、水囊肿状淋巴管瘤和比较少见的鳃裂囊肿和甲状腺肿块等。颈蹼是潜在性颈椎畸形或女婴中的Turner综合征的指征;过剩皮肤折叠是Down综合征的特征;斜颈多由胸锁乳突肌血肿引起。

4.胸部及呼吸系统

(1)视诊:观察胸廓是否对称,不对称的胸廓常提示张力性气胸。生后30分钟内可有一过性呼吸急促、呼吸不整、鼻翼扇动、呻吟,早产儿可见周期性呼吸,均不属病态。呼吸急促、呼吸费力、吸气性三凹征、呼气性呻吟提示呼吸窘迫,是呼吸系统和心脏疾病的征象。呼吸暂停分原发性与继发性,需仔细搜寻病因。呼吸节律明显不整,伴呼吸浅慢、呼吸暂停、发绀等,为严重中枢性呼吸衰竭的表现,应紧急抢救。

(2)触诊:仔细触诊有无锁骨、肋骨骨折。

(3)叩诊:注意对比双侧是否对称。一侧鼓音提示气胸,浊音提示胸腔积液。

(4)听诊:①呼吸音:最佳听诊部位为左右腋下。仔细听诊呼吸音是否存在和对称。呼吸音减弱可见于胸腔积液、气胸、膈疝、肺不张、肺透明膜病等。②肺部啰音:新生儿期以捻发音及细小湿性啰音多见,如在新生儿出生后20分钟内闻及属生理现象,系由于肺内残留液体未吸收完全所致;出生20分钟以后的啰音,属病理性,可见于肺炎、吸入综合征、湿肺、肺透明膜病、肺水肿等。③喘鸣、哮鸣:喘鸣多提示喉梗阻或气管部分阻塞,常见于先天性喉软骨发育不全,插管后声门水肿、气管狭窄、喉蹼等;哮鸣可见于支气管、细支气管部分阻塞,可由炎症、黏稠痰块、胎粪颗粒等引起。

5.心血管系统

(1)视诊:正常新生儿心尖搏动点位于左第4肋间左侧锁骨中线内侧,如搏动点扩展到上腹部,提示心脏扩大;如明显向一侧偏移,提示对侧可能有占位性病变向右移位,需注意排除右位心。

(2)触诊:①心尖搏动位置,注意心前区的起伏和震颤;②动脉搏动:在婴儿安静状态下以示指触摸双侧桡动脉和股动脉,注意搏动的强弱和两侧是否对称。脉搏微弱见于心搏出量减少、周围血管收缩或休克;水冲脉见于早产儿动脉导管未闭;桡动脉搏动右强左弱,提示动脉导管近端主动脉狭窄;桡动脉搏动强而股动脉搏动弱,提示动脉导管远端主动脉狭窄。

(3)听诊:①心音:正常新生儿出生后第一、二心音均单纯、清晰、响亮,数小时后常可闻第二心音分裂。心音低钝常见于窒息或其他原因所致的心肌受损;心音遥远可见于胸腔积液或气胸。②心率:应听诊1分钟,新生儿心率波动范围大,早产儿略快,心动过速(＞180/min)可能是发热、贫血、失水、心衰、休克或甲状腺功能亢进等引起;心动过缓(＜90/min),可能由于缺氧、颅内压增高、窦性心动过缓或房室传导阻滞所致。③节律:新生儿常有窦性心律不齐,极少数出现轻至中度心动过缓或少量期前收缩,如无其他异常,无需特殊处理,绝大部分在1～2周龄内自行消失。如为明显心律失常伴血流动力学改变,需紧急处理。④杂音:注意听诊杂音的部位、强度、性质、期相、放射区域等。生理性杂音大多数不超过出生后48小时,如杂音持续存在,响亮粗糙,或伴有心血管系统的其他症状,可能是病理性的,有必要进一步检查是否存在先天性心血管疾病。相反,1/3以上的严重先天性心脏病并无杂音。

(4)血压:急性低血压常见于休克、心衰、心包积液或积气;高血压常见病因为肾动脉血栓形成、肾动脉狭窄，少数见于肾发育异常、主动脉狭窄、颅内高压等。

(5)毛细血管充盈时间：肢体温暖时如外周毛细血管充盈时间大于3秒钟，提示末梢循环不良。

6.腹部

(1)视诊：①腹部外形：正常新生儿腹部可稍隆起或稍凹陷。显著的腹胀可见于腹腔器官肿大、腹腔包块、肠梗阻、巨结肠、坏死性小肠结肠炎、腹膜炎、腹腔积液等，应高度警惕外科急腹症。舟状腹可见于食管闭锁、膈疝和极度营养不良的患儿。明显的腹部缺损包括脐膨出和腹裂。②肠型、蠕动波：消瘦的新生儿和早产儿较易发现肠型和蠕动波，不一定是病理情况；但肠型、蠕动波伴呕吐、便秘、肠鸣亢进、气过水声等，则常提示肠道梗阻。上腹部胃蠕动波伴呕吐和右上腹橄榄形肿块提示肥厚性幽门狭窄。③脐带：单条脐动脉提示肾脏或遗传性疾病可能；注意观察有无渗血、红肿、脓性分泌物等。

(2)触诊：①肝脾触诊：新生儿正常肝下界可达肋缘下2～2.5 cm，质软，边缘较锐，表面平滑。如超过肋下3 cm则为增大，若边缘厚钝、质硬、表面凹凸不平，均为病理现象。脾仅在肋下刚可触及，如超过肋缘下1 cm为增大。②肾脏触诊：足月儿肾脏长4.5～5 cm，其下极相当于脐水平上1～2 cm，如低于此水平为增大，可能是多囊肾、肾积水、肾静脉血栓、肾肿瘤等；如体积过小或未触及，可能为肾发育不全或肾缺如。③膀胱触诊：排尿前在耻骨上方易触及，呈球形。如排尿后仍可触及膨胀的膀胱，提示可能存在不完全性尿道梗阻。此外，膀胱触诊还有助于鉴别真性和假性少尿。④其他包块：腹腔其他部位的包块通常是肠源性的。

(3)听诊：肠鸣音亢进只有结合其他消化道症状体征分析才具有意义；肠鸣音减弱或消失，可见于各种原因所致的肠麻痹。

7.生殖器和肛门

(1)生殖器：注意性别，如有性征模糊，应行内分泌检查确定性别。①男婴：应注意观察阴茎大小及尿道口位置，有无尿道下裂或上裂，如同时有阴茎过小和尿道裂口，有垂体功能不全的可能。检查睾丸是否在阴囊内，有无腹股沟斜疝。鞘膜积液常见，多在1岁左右消失。阴囊皮肤发蓝提示睾丸扭转。②女婴：应注意大、小阴唇的发育情况，并分开阴唇观察阴蒂大小，如阴唇融合而阴蒂增大，应高度警惕先天性肾上腺增生症或先天性肾上腺生殖器综合征。由于母亲雌激素撤退的影响，阴道内可有血性分泌物。

(2)肛门：注意肛门的位置、观察有无肛门闭锁和肛瘘。

8.脊柱、四肢和臀部

(1)脊柱：使患儿呈俯卧位，视诊背部后，用一手扶持患儿，另一手沿脊柱自上而下触诊有无脊柱侧凸、脊柱裂和包块。脊柱中线区隆起的柔软包块通常是脑脊髓膜膨出。任何异常的色素沉着或多毛斑均应除外脊柱畸形的存在。脊柱腰骶部如有多毛的凹陷区或窦道，提示存在显性或隐性脊柱裂。

(2)四肢：观察四肢是否发育正常。轻微的腿弯曲、足内翻或外翻可因宫内姿势所致，非病理现象。一些畸形如肢体过短、变形、两侧不对称、关节挛缩、指(趾)过短、指(趾)分叉、并指(趾)、多指(趾)、指(趾)甲缺如、足跟隆凸、掌纹异常(通贯掌、草鞋足)等，常提示存在某些染色体异常或综合征。对难产患儿应检查有无肱骨或股骨骨折。注意四肢的自发运动，包括肌肉张力、活动度及两侧是否对称，有无颤抖或惊厥动作。如一侧上肢活动受限提示臂丛神经损伤；有难产史，出生后双下肢或四肢一直不能活动，可能因脊柱骨折伤及脊髓所致；如四肢松弛伴肌肉发育不良、眼睑下垂等，应考虑重症肌无力等神经肌肉疾患。

(3)臀部：主要检查有无髋关节异常。如臀部皱纹不对称或双下肢不等长，应进一步检查有无髋关节脱位或半脱位。常用检查方法为Ortolani和Barlow操作法。

9.神经系统

完整的神经系统检查不属于新生儿常规检查范围，作为筛查，可通过观察新生儿的活动能力、体位、张力和原始反射来评估。首先观察新生儿有无异常活动(如抽搐)或过度激惹，细微的震颤可能是正常的。大部分足月儿保持其宫内体位，即肘、膝和髋等关节保持屈曲。握得过紧的拳头可能是大脑损伤的一个表现。肌张力低下表现为肌肉松软，肌张力增高表现为肢体伸展时抵抗感增强，也可以表现为背部过伸或双拳紧握。通常测试的原始反射有觅食反射、握持反射和拥抱反射。

10.胎龄评估

出生体重小于2500 g,生后3天内住院的新生儿,应常规进行胎龄评估(assessment of gestational age)。根据胎龄不仅可以判断是早产、足月、过期产,其出生体重是小于、适于、大于胎龄,而且是评估其风险度的重要依据之一。评估一般应在出生后48小时内最好是24小时以内进行。新生儿处在迅速生长发育过程中,日龄过大,会影响评估的准确性,出生一周以后一般不再进行胎龄评估。目前国内常用的有石氏的简易评分法以及新修订的Ballard法。

(张 敏)

## 第二十节 新生儿疾病筛查

新生儿疾病筛查(neonatal screening)是指在新生儿群体中,用快速、简便、敏感的检验方法,对一些危害儿童生命、导致儿童体格及智能发育障碍的先天性、遗传性疾病进行筛查,作出早期诊断,在病儿临床症状出现之前,给予及时治疗,避免病儿机体各器官受到不可逆损害的一项系统保健服务。国内外实践证明,新生儿筛查能防止儿童智力低下,有利于提高人口出生质量。国际上认为筛查的疾病一般应符合以下几个标准:①疾病危害严重,可导致残疾或死亡,已构成公共卫生问题。②有一定发病率,筛查的疾病在人群中是相对常见或流行的疾病。③疾病早期无特殊症状,但有实验室指标能显示阳性。④有可靠的、适合于大规模进行的筛查方法,假阳性率和假阴性率均较低,并易为家长所接受。⑤筛查的疾病可以治疗,特别是通过早期治疗,能逆转或减慢疾病发展,或者改善其预后。⑥筛查费用低廉,筛查、诊断和治疗所需的费用应低于发病后诊断、治疗的支出费用,即投入/产出比高,经济效益良好。

1961年美国Guthrie医生建立了在干燥滤纸血片中采用细菌抑制法对血中苯丙氨酸进行半定量测定的方法,开创了新生儿苯丙酮尿症(phenylketonuria,PKU)的筛查。自此,新生儿疾病筛查工作在世界范围内广泛展开,筛查的种类也逐渐增加。PKU和先天性甲状腺功能减退症(congenital hypothyroidism,CH)是目前国内外新生儿疾病筛查最普遍的病种,世界各地CH的平均发病率为1/4 000,美国CH发病率为1/3 000~1/5 000,欧洲的平均发病率为1/3 000,非洲国家发病率较低,仅1/10 000~21/17 000,亚洲国家如日本为1/5 700。苯丙酮尿症的发病率也不尽相同,美国、加拿大等北美地区约为1/15 000,中欧诸国约为1/10 000,亚洲国家如日本则发病率较低,约为1/80 000。

我国自20世纪80年代初期开始新生儿疾病筛查。1992—1997年国内八大城市110万新生儿筛查结果,CH发病率为1/5 469,PKU为1/14 767。1994年《中华人民共和国母婴保健法》颁布,提出应在全国“逐步开展新生儿疾病筛查”,这使开展新生儿疾病筛查工作有了根本的法律保障。目前我国主要筛查CH和PKU两种疾病,广西广东地区增加了葡萄糖-6-磷酸脱氢酶(glucose 6-phosphate dehydrogenase,G-6-PD)缺乏症筛查,其发病率为3.6%,江苏和上海等部分地区还增加了先天性肾上腺皮质增生症(congenital adrenal hyperplasia,CAH)的筛查。

随着新生儿疾病筛查工作的不断推进,目前全国除西藏以外,已有30个省(市、自治区)相继开展筛查,已建立了上百家筛查中心,年筛查新生儿已达290万人次,上海、北京、浙江等地的新生儿疾病筛查率已达95%,但从总体来看,我国新生儿疾病筛查率仍然较低,按2007年的调查显示全国平均筛查率为48.56%左右。依托浙江大学医学院附属儿童医院建立的浙江省新生儿疾病筛查中心,与全省1 200余家分娩接产单位建立了筛查网络体系,已成为全国乃至全世界最大的筛查中心,2009年筛查新生儿50余万例。我国1985—2006年,各地筛查PKU 13 666 750例,发现病儿1 170例,发病率1/11 681;筛查CH 2 944 022例,发现病儿1 836例,发病率1/1 603。按我国每年2 000万新生儿计算,每年至少新增添PKU 1 700例,CH 1.2万例,如能对这些病儿及时进行诊断和治疗,避免智力障碍的发生,具有极其重要的社会效益和经济效益。

## 一、新生儿疾病筛查程序

(一)标本采集

筛查前应将新生儿疾病筛查的项目、条件、方式、费用等情况如实告知新生儿的监护人,并应遵循知情选择的原则。认真填写采血卡片,要求字迹清楚、登记完整。卡片内容包括:采血单位、母亲姓名、住院号、居住地址、联系电话、新生儿性别、孕周、出生体重、出生日期、采血日期及开奶时间等。

1.采血时间

为出生 72 h 后,7 d 之内,并充分哺乳;对于各种原因(早产儿、低体重儿、提前出院者等)未采血者,最迟不宜超过出生后 20 d。

2.采血部位

为足跟内侧或外侧,针刺采血部位,滴血于滤纸片上,使血自然渗透至滤纸背面。至少采集 3 个血斑,每个血斑直径>8 mm。

3.标本保存

将血片置于清洁空气中,避免阳光直射,自然晾干呈深褐色,并登记造册后,置于塑料袋内,保存在 2 ℃~8 ℃冰箱中。

4.标本递送采集后及时递送

在 5 个工作日内必须到达筛查检测机构。

CH、PKU、CAH、G-6-PD 缺乏症或其他氨基酸、有机酸、脂肪酸代谢异常疾病筛查均可利用同一滤纸血片检测。

(二)检测方法

1.PKU

①以苯丙氨酸(phenylalanine,Phe)作为筛查指标。②Phe 浓度阳性切值>120 μmol/L(>2 mg/dL)。③推荐方法为细菌抑制法、定量酶法和荧光分析法。

2.CH

①以促甲状腺素(thyroid stimulating hormone,TSH)作为筛查指标。②TSH 水平的阳性切值,根据实验室及试剂盒而定,一般为 10~20 μU/ mL。③推荐方法为时间分辨免疫荧光分析法、酶免疫荧光分析法和酶联免疫吸附法。

3.CAH

①以 17α-孕酮(17-OHP)作为筛查指标。②17-OHP 的阳性切值,根据实验室及试剂盒而定,一般为 30~60 nmol/L;17-OHP 水平与出生体重有关,足月儿>30 nmol/L,出生低体重儿(1 500~2 500 g)>40 nmol/L,极低体重儿(<1 500 g)>50 nmol/L。③推荐方法为时间分辨免疫荧光分析法和酶联免疫法。

4.G-6-PD 缺乏症

①以 G-6-PD 活性作为筛查指标。②G-6-PD 活性阳性切值,根据实验室及试剂盒而定,一般在 2.2 U/gHb 以下。③推荐方法为荧光分析法。

(三)追访

对于筛查实验结果大于切值的可疑阳性新生儿,均应立即通过固定电话、手机、短信、电子邮件或书信等方式通知家长,召回到筛查中心进行复查,确诊后尽早给予治疗及干预。

(四)诊断

1.PKU

高苯丙氨酸血症(hyperphenylalaninemia,HPA)为血 Phe 浓度>120 μmol/L。对 HPA 应进行早期鉴别诊断,以明确苯丙氨酸羟化酶(phenylalanine hydroxylase,PAH)缺乏所致的 PKU 和 PAH 辅酶四氢生物蝶呤(tetrahydrobiopterin,$BH_4$)缺乏所致的四氢生物蝶呤缺乏症(tetrahydrobiopterin deficiency,

BHD)。可采用下列实验方法加以鉴别。

四氢生物蝶呤($BH_4$)负荷试验:该负荷试验是一种快速而可靠的辅助诊断实验。如血 Phe 浓度>600 μmol/L,直接做口服 $BH_4$ 负荷试验。方法为餐前 30 min 口服 $BH_4$ 片 20 mg/kg,在口服前(0h)和口服后 2 h、4 h、6 h、8 h、24 h 分别采血 1 次,检测血 Phe 浓度。服药前和服药后 4～8h 留尿做尿蝶呤分析。①PKU病儿在服用 $BH_4$ 前后,血 Phe 浓度无明显改变。②$BH_4D$ 病儿在服用 $BH_4$ 4～6h 后,血 Phe 浓度可下降至正常。如尿生物蝶呤显著低下,尿新蝶呤明显增加,诊断为 6-丙酮酰四氢蝶呤合成酶(PTPS)型。③24h 内下降 30%以上,提示对 $BH_4$ 有反应,尿蝶呤分析正常,诊断为 $BH_4$ 反应性苯丙氨酸羟化酶缺乏症(phenylalanine hydroxylase deficiency,PAHD)。

尿蝶呤分析应用高效液相色谱仪进行尿液蝶呤分析是诊断 $BH_4D$ 的有效方法。通过测定尿液新蝶呤(N)、生物蝶呤(B)及其比值 B/(B+N)来鉴别 PKU 和 $BH_4D$。

红细胞二氢蝶啶还原酶活性测定:$BH_4D$ 中二氢蝶啶还原酶(dihydropteridine reductase,DHPR)缺乏型者该酶活性极低或测不出。

Phe 负荷试验:如 Phe 浓度<600 μmol/L,需做 Phe+$BH_4$ 联合负荷试验。先口服 Phe 0.1 g/kg,分别于服前,服后 1、2、3h 各采血 1 次,检测血 Phe 浓度;再服 $BH_4$ 片,做 $BH_4$ 负荷试验,根据血 Phe 浓度进行鉴别。

苯丙氨酸羟化酶缺乏性 HPA:①血 Phe 浓度>360 μmol/L(6 mg/dL)为 PKU。②血 Phe 浓度≤360 μmol/L(2～6 mg/dL)为轻度 HPA。

2. CH

(1)实验室检查和辅助检查:①检测血清促甲状腺素(TSH)、游离甲状腺素($FT_4$)、甲状腺素($T_4$)、游离三碘甲状腺原氨酸($FT_3$)、三碘甲状腺原氨酸($T_3$)的浓度。②甲状腺 B 型超声检查甲状腺是否缺失及其大小、形状和位置。③甲状腺核素扫描可发现移位甲状腺,不显影者应考虑甲状腺发育不良或缺如。④骨龄测定。

(2)诊断标准:①临床型 CH:TSH>20 mIU/L,$FT_4$、$T_4$ 下降。②亚临床型 CH:CH>20 mIU/L,$FT_4$、$FT_3$、$T_4$、$T_3$ 均正常。③高 TSH 血症:TSH 升高但在 20 mLU/L 以下,$FT_4$、$FT_3$、$T_4$、$T_3$ 均正常。

3. CAH

21-羟化酶缺乏症(21-OHD)是最常见的一种 CAH,占 90%～95%。新生儿筛查能使 70% 21-OHD 的 CAH 病儿在出现临床症状前得到早期诊断。CAH 的实验室诊断涉及许多激素及其中间产物,必须由专业实验室进行,对结果的判断也须仔细分析。

根据临床症状、体征和实验室检测结果,21-OHD 诊断分三种类型:①失盐型。②单纯男性化型。③非典型型即晚发型。

实验室检测:①尿:17-酮类固醇(17-KS)、17-羟类固醇(17-OH)。②血:电解质、皮质醇、17-羟孕酮(17-OHP)、脱氢异雄酮(DHEA)、雄烯二酮。

4. G-6-PD 缺乏症

G-6-PD 活性检测为特异性的直接诊断方法。① Zinkham 法(WHO 推荐)正常值为(12.1±2.09)U/gHb。②Clock 与 Melean 法(国际血液学标准化委员会推荐)正常值为(8.34±1.59)U/gHb。③NBT 定量法正常值为 13.1～30.0 NBT U。

影响 G-6-PD 活性的因素有新生儿感染、病理产程、缺氧、溶血症等,这些因素可能会掩盖 G-6-PD 缺乏症的诊断;对高度怀疑者,应在血液指标恢复正常,溶血停止后 2～3 个月再复查 G-6-PD 活性,以免漏诊。

(五)治疗和随访

1. HPA

(1)PKU:①PKU:采用无苯丙氨酸或低苯丙氨酸饮食治疗。②轻度 HPA:无需特殊治疗,密切随访,监测血 Phe 浓度。

(2)$BH_4$ 反应性 PAHD:采用 $BH_4$ 单独治疗或无苯丙氨酸饮食治疗,或联合治疗。

(3)$BH_4D$:采用 $BH_4$、5-羟色胺、左旋多巴等联合治疗。

(4)随访:①PKU一经确诊后须立即饮食治疗,治疗开始后须在数日内使血 Phe 浓度降至 600 μmol/L(10mg/dL)以下,继而进一步下降至 120~240 μmol/L(2~4 mg/dL)。每周复查1次血 Phe 浓度。根据血 Phe 浓度决定 Phe 摄入量。血 Phe 浓度持续稳定后,每2周~1个月复查1次,饮食有改变时随时复查。低苯丙氨酸饮食治疗至少持续到青春发育期,目前提倡终身治疗。②低苯丙氨酸饮食治疗的原则是:应使 Phe 摄入量能保证正常生长发育和体内代谢的最低需要量,又不出现过高 Phe。血 Phe 浓度控制范围如表 13-10 定期进行体格和智能发育评估(6个月至1年)测定身高、体重、血常规、肝肾功能、微量元素、智力(每1~2年1次)、脑电图(必要时)。③女性苯丙酮尿症患者,应告知在准备怀孕半年前起食用低 Phe 饮食,然后再怀孕,严格控制血 Phe 浓度在 120~360 μmol/L 直至分娩,以免高 Phe 透过胎盘危害胎儿。

**表 13-10 苯丙氨酸饮食治疗时不同年龄血 Phe 浓度控制的最合适范围**

| 年龄 | 最合适的血 Phe 浓度 |
|---|---|
| 0~3岁 | 120~240 μmol/L(2~4 mg/dL) |
| 3~9岁 | 120~360 μmol/L(2~6 mg/dL) |
| 9~12岁 | 120~480 μmol/L(2~8 mg/dL) |
| 12~16岁 | 120~600 μmol/L(2~10 mg/dL) |
| >16岁 | 120~900 μmol/L(2~15 mg/dL) |

2. CH

(1)CH 确诊后,立即采用甲状腺素替代治疗,目前多采用左甲状腺素钠(优甲乐),初始剂量为 6~15 μg/(kg·d)。开始治疗后2周内,使血清 $T_4$ 值提高到正常范围的上限;4周内 TSH 值下降至正常水平。复查后根据血清 TSH、$T_4$ 水平,进行个体化的药物剂量调整。定期随访一般为:1岁以内小儿,每2~3个月复查1次;1~3岁,每3~4个月复查1次;3岁以上,每6个月复查1次。随访期间,每当药物剂量调整后,服药1个月即应复查。当血清指标有异常变化,而药物剂量暂时不必调整时,则需密切观察2个月后再复查。

治疗随访期间,除定期复查甲状腺功能外,须同时进行体格和智能发育情况的评估,对甲状腺发育异常或骨龄异常者,也应及时复查及评估。智商每1~2年测定1次;体格发育每半年检查1次等。

规范治疗2~3年进行重新评估:①永久性 CH:一般为仍需大剂量甲状腺素才能维持正常甲状腺功能者,往往为甲状腺移位、缺如、发育不良或甲状腺素合成障碍,需终身治疗,无需停药评估。②暂时性 CH:一般为小剂量甲状腺素即能维持正常的甲状腺功能者,甲状腺形态、位置、大小发育正常,停药1个月、3个月分别复查甲状腺功能,持续正常者则可终止治疗,但需定期随访。如停药后复发者,也称为永久性 CH,需要终身治疗。

(2)亚临床型 CH 采用较小剂量甲状腺素替代治疗,左甲状腺素钠(优甲乐)初始剂量为 3~5 μg/(kg·d)。随后定期复查,根据血清 TSH、$T_4$ 水平,进行个体化的药物剂量调整。

(3)高 TSH 血症:需及时定期随访,每1~2个月复查1次,期间根据个体情况进行必要的检查(如甲状腺超声、血脂、骨龄、体格发育等)。当 TSH 持续大于 10 mIU/L 时,应予以小剂量左甲状腺素钠(优甲乐)3~5 μg/(kg·d)治疗,并定期随访。

3. CAH

CAH 病儿尽早予以盐皮质激素和糖皮质激素治疗。治疗期间必须进行临床评估和血17-OHP、脱氢异雄酮、雄烯二酮的检测,以调节两类激素的剂量,达到最佳治疗效果。病儿在出生后3个月内,若得到早期规范的治疗,激素水平均能得到较好的控制,并在生长发育过程中,维持正常的生长速率和骨龄成熟,其最终能出现正常的青春期发育。

4. G-6-PD 缺乏症

G-6-PD 缺乏症为 X 连锁不完全显性遗传性疾病，目前尚无特殊治疗，以去除诱因、对贫血和高胆红素血症对症处理为主。确诊后，对家长要进行疾病预防知识的宣教。并给予病儿G-6-PD缺乏携带卡，指导病儿预防用药，卡内列出禁用和慎用的氧化作用药物和避免食用蚕豆及其制品等。

## 二、遗传代谢病的筛查

遗传代谢病(inherited metabolic diseases，IMD)是由人体内某些酶、膜泵及受体等的生物合成遗传缺陷所导致，大多数在婴儿期起病，涉及机体各系统组织器官。目前已发现的遗传代谢病达 400 多种，常见的有 30 余种，总发病率约占出生人口的 1%。IMD 不仅影响儿童的体格发育，还影响智能发育，如能在出生早期发现，可通过调整饮食和补充相应缺乏物质来控制和治疗疾病，降低病儿的病死率及后遗症发生率。如果治疗不及时，可造成不可逆的智力低下、发育不良或脏器损害，给家庭及社会带来沉重负担。因此，在全国范围内开展新生儿期常见遗传代谢病的筛查工作刻不容缓。

IMD 发病机制复杂，临床表现多样且缺乏特异性，确诊依赖于对病儿血、尿及其他体液中特异性异常代谢物质的实验室生化分析。自 1966 年 Tanaka 等应用气相色谱－质谱联用技术(IMS)诊断首例异戊酸血症后，通过不断改进，GC-MS 已成为对 IMD 高危儿童筛查及诊断的重要手段。还可同时检测有机酸、氨基酸、糖类和核酸的碱基，一次能筛查多种 IMD，灵敏度及准确度均高。目前，国际上已有美国、加拿大、澳大利亚、卡塔尔及部分西欧国家采用这项技术开展了群体新生儿 IMD 筛查。据报道筛查阳性率为 1/2 000～1/5 000，大大提高了遗传代谢性疾病的防治水平。德国采用串联质谱技术对 49 万例新生儿进行了筛查，发现脂肪酸氧化和肉碱代谢异常 63 人，氨基酸代谢异常 45 人，有机酸代谢异常 24 人。美国通过这一技术筛查了 200 万新生儿，IMD 发病率为 1/4 000。我国台湾地区筛查了 9.6 万例新生儿，发病率为 1/5 600。我国北京、上海于 20 世纪末率先引进 GC-MS 技术用于高危儿童的筛查，此后其他城市也相继开始使用此项技术，各地阳性检出率相似，为 8.26%～10.4%。

虽然 GC-MS 能对大多数遗传代谢病进行高危筛查诊断，但如果用于新生儿群体筛查，分析成本高，耗时长。目前，串联质谱分析技术(tandem mass spectrometry，MS/MS)已逐渐成为新生儿遗传代谢病筛查的有力手段。MS/MS 一次能筛查氨基酸代谢异常、脂肪酸代谢异常及有机酸血症等 30 余种遗传代谢病，每次分析只需 2min，大大提高了筛查效率，实现了从“一种实验检测一种疾病”到“一种实验检测多种疾病”，及“一滴血检测 2 种疾病”到“一滴血检测 30 余种疾病”的根本转变。MS/MS 还具有高灵敏性、高特异性及高选择性等特点。

我国上海、北京、武汉、广州、浙江等地已逐步采用 MS/MS 进行 IMD 高危儿童的筛查。2002—2003 年，上海交通大学附属新华医院与上海市儿科医学研究所采集了 104 名临床疑诊 IMD 儿童的干血滤纸片，用串联质谱仪分析血片中氨基酸谱、酰基肉碱谱及其浓度，检出阳性标本 10 例(9.6%)。2005 年对1 000例 IMD 高危儿童进行的有机酸血症筛查发现 40 例阳性患者。目前，上海、浙江、广州等省市已开始把 MS/MS 应用于群体新生儿筛查，以 30 种 IMD 的发生率为 1/3 000 计算，我国每年新生儿中可筛查出 7 000 名左右 IMD 病儿。由此可见增加新生儿遗传性代谢病筛查病种的必要性和重要性。

## 三、新生儿听力筛查

新生儿听力障碍是常见的出生缺陷。国外报道正常新生儿双侧听力障碍的发生率为 1‰～3‰，国内为 1.4‰～1.8‰，经 ICU 抢救的新生儿中发生率更高。正常的听力是儿童语言学习的前提，儿童听力的最关键期为 0～3 岁。胎儿后期听觉已较为敏感，这就是早期教育中能够对胎儿进行胎教的理论基础。但是新生儿听力较差，需要较强的声刺激才能引起反应。3～4 个月时头可以转向声源；6 个月时能够辨别父母的声音；8 个月时能够辨别声音的来源。由于儿童听力的发展与儿童的智能以及社交能力有密切关系，故早期发现儿童听力障碍应及时干预。听力障碍的后果不在于聋而在于哑。有专家研究认为听力障碍儿童最终的语言发育水平并不是取决于听力障碍的严重程度，而是取决于其被发现和干预的早晚。不管听力损害的程度怎样，若能在6个月前发现，通过适当的干预，病儿的语言发育能力可以基本不受影响；6个月前发现的病儿其语言发育水平明显优于6个月后被发现者。

虽然可以对高危家庭进行追踪管理，但仅能发现50%的病儿；用常规的体检和父母的观察识别方式几乎不能在1岁内发现轻至中度听力障碍儿童。目前的医学知识和技术还不能完全预防先天性听力障碍的发生，因而如果能在新生儿期或婴儿早期及时发现听力障碍的儿童，可通过放大技术等方法重建其语言刺激环境，使语言发育不受或少受损害，使先天性听力障碍的病儿做到聋而不哑，从而避免家庭和社会的不幸，减轻家庭和社会沉重的经济负担。而新生儿筛查是早期发现听力障碍的有效方法，最终实现使先天性听力障碍儿童聋而不哑。因此，新生儿听力筛查是一项利国利民的大事，对于提高我国出生人口素质，减少出生缺陷具有重要意义。因此，1999年我国卫生部、残疾人联合会等10个部委联合下发通知，将新生儿听力筛查纳入妇幼保健的常规检查项目。

（一）耳聋程度分级

根据1997年WHO障碍、残疾和残废的国际分类标准进行分级（表13-11）。

**表13-11 WHO听力损伤程度分级标准（1997年）**

| 听力分级 | 平均阈值及粗略判断 |
|---|---|
| 正常听力水平 | ≤25 dB（可以听到耳语声） |
| 轻度听力障碍 | 26～40 dB（听小声讲话困难） |
| 中度听力障碍 | 41～60 dB（听一般讲话有困难） |
| 重度听力障碍 | 61～80 dB（听大声讲话亦有困难，影响工作和生活） |
| 极重度听力障碍 | ≥81 dB（几乎听不到任何声音，残存听力一般不能利用，儿童则为聋哑） |

（二）新生儿听力筛查方法

听力检测方法可分为：主观测听法和客观测听法。

1.主观测听法

主观测听法即行为测听，依据受检者对刺激声信号作出的主观判定记录，受到受检者的主观意识、情绪、年龄、文化程度、反应能力和行为配合的影响。主观测听法包括：音叉试验、纯音听力计检查法、阈上听功能测试、言语测听法、表试验、语音检查法等。能判定和鉴定耳聋性质、听力受损程度、蜗性病变与蜗后性病变、语言康复训练效果等。主要用于国内司法、劳动力和伤残鉴定。

2.客观测听法

无需受检者行为配合，不受其主观意识等的影响，结果相对客观可靠，但结论判断的正确性与操作者的经验和水平有关。频率特性较差，对每个频率的听阈难以作出精确的评价。客观测听法包括：声导抗测试、耳声发射测试、电反应测听等。可用于婴幼儿听力筛查、非器质性耳聋和感音神经性耳聋的鉴别，以及听力受损程度的鉴定。

对筛查方法的总体要求：所用的筛查方法须客观快速、操作简便、便于标准化、准确性可以接受、有良好的敏感性和特异性、价廉。目前国内常用的筛查方法为耳声发射法（OAE）和（或）自动（快速）脑干诱发电位法（AABR）。

（三）筛查对象

1.初次筛查对象

凡诊疗科目中设有产科或儿科的医疗机构均应按照《新生儿听力筛查技术规范》的要求开展新生儿听力筛查，时间为生后48～72h；各级妇幼保健机构应在儿童首次健康体检建卡时核查儿童听力筛查情况。未做筛查者应补做听力筛查。

2. 复查、监测对象

初次筛查不通过者应进行复查，复查仍不能通过者，应进行诊断性测定。具有高危因素的婴幼儿应定期进行听力复查或监测，儿童听力障碍的高危因素包括：①有儿童期永久性听力障碍家族史。②有巨细胞病毒、风疹病毒、疱疹病毒、梅毒或弓形虫病等宫内感染史。③颅面骨畸形者，包括耳廓和耳道畸形等。④出生时体重低于 1 500 g。⑤高胆红素血症达到换血要求。⑥母亲孕期曾使用过耳毒性药物或滥用药物和酒精。⑦有病毒性或细菌性脑膜炎。⑧宫内或产程、产后有窒息史（Apgar 评分 1 min 0～4 分或 5 min 0～6 分）。⑨新生儿重症监护室住院超过 24 h。⑩临床上存在或怀疑有与听力障碍有关的综合征或遗传病。⑪机械通气时间 5 d 以上。

（四）新生儿听力筛查的工作规范与要求

我国卫生部《新生儿疾病筛查技术规范》中规定如下。

1. 筛查机构

①诊疗科目中设有产科或儿科的医疗保健机构须配备专职人员，配置新生儿听力筛查仪，开展新生儿听力筛查。②职责是负责新生儿听力筛查，出具报告，资料登记归档并上报，对家长进行告知并转诊，对通过筛查的高危儿要建议其定期至儿童保健机构随访。

2. 诊治机构

①经省、自治区、直辖市卫生行政部门指定具备儿童听力障碍诊治技术能力的医疗机构为儿童听力诊断中心。②应具备相应的专业人员、先进的听力检测和诊断设备。③职责是负责听力障碍确认，对疑难病例进行会诊，出具报告，资料登记归档并上报，对家长进行告知，建议确诊病儿进入干预程序。

3. 人员要求

从事听力筛查和诊断的技术人员必须进行经省级卫生行政部门认可的岗前培训，取得培训合格证后方可上岗。①筛查人员：负责新生儿听力筛查的实施，由经过听力学专门培训的技（护）师以上职称的人员担任。②诊断人员：检测人员由从事听力学测试工作 3 年以上的专业人员担任；出具诊断报告由具有高级技术职称的专业人员担任。

4. 房屋要求

①筛查机构设置 1 间相对比较安静的专用房间，配备诊察床和办公桌椅。②诊断机构：符合国家标准（GB/T16403、GB/T16296）的测听室 2 间；诊室 1 间，并配诊察床，面积至少 8 $m^2$；综合用房 1 间。

5. 设备要求

筛查机构及诊断机构的设备要求如表 13-12、表 13-13 所述。

**表 13-12　筛查机构的设备要求**

| 设备 | 用途 |
|---|---|
| 筛查型耳声发射仪和（或）自动听性脑干诱发电位仪 | 快速筛查新生儿听力情况 |
| 具备网络接驳能力的计算机 | 用于保留结果原始数据，信息管理 |

**表 13-13　诊断机构的设备要求**

| 设备 | 用途 |
|---|---|
| 诊断型听性脑干诱发电位仪（须具备短声、短纯音和骨性稳态反应功能）、诊断型耳声发射仪、声导抗仪、便携式听觉评估仪、纯音听力计（具备声场及 VRA） | 综合评估听力损失的性质、程度并进行鉴别诊断 |
| 计算机 | 登记、数据分析 |

（五）听力筛查

操作步骤及流程如表 13-14 所述。

表 13-14　听力筛查步骤及流程

| 阶段 | 对象 | 地点 | 时间 | 方法 |
|---|---|---|---|---|
| 第一阶段<br>听力筛查 | 新生儿 | 医疗机构 | 生后 48～72h | OAE 和(或)AABR |
| | 初筛未通过者 | 医院(或妇幼保健院)的产科 | 出院时 | OAE 和(或)AABR |
| | 出院时仍未通过者和新生儿期漏筛者 | 妇幼保健院(所) | 42 日内 | OAE 和(或)AABR |
| 第二阶段<br>诊断和干预 | 复筛未通过者 | 儿童听力诊断中心 | 生后 3～6 个月 | 诊断型听性脑干诱发电位(ABR)、诊断型声导抗等 |
| 第三阶段<br>康复阶段 | 确诊患有听力损害需康复者 | 各级医疗保健康复中心 | 确诊时 | 听力、言语等能力的训练 |

(六)儿童耳聋的预防

1.一级预防

①避免使用或慎用耳毒性药物。②开展耳聋遗传咨询,实行优生优育。③加强免疫接种,预防相关的疾病。

2.二级预防

①积极治疗能致聋的感染性疾病,如细菌性脑炎,巨细胞病毒感染,尤其是慢性中耳炎。②妥善处理高危孕妇、高危分娩和高危新生儿情况。③开展婴幼儿听力筛查,早期发现听力障碍,早期干预。高危儿童,应在 3 岁前接受听力检测追踪。

3.三级预防

儿童耳聋三级预防的目的是不失时机地对病儿进行语言培训,尽可能地提高其听力和语言沟通能力,这是一项具有抢救性和长远意义的工作。

## 四、新生儿视力筛查

眼是人体的重要器官,是“心灵的窗户”。人类视觉发育的关键期为出生至 3 岁;视觉发育的敏感期为出生至 12 岁。在视觉发育的关键期和敏感期,儿童视觉的形成易受各种因素的干扰和破坏而导致视力发育异常。2002 年统计资料显示,我国约有盲人 500 余万,低视力者 600 余万;屈光不正者约占总人口的 34%,儿童斜视、弱视约 1 000 万。早产儿视网膜病变(retinopathy of prematurity,ROP)是未成熟或低体重婴儿发生的增殖性视网膜病变,表现为视网膜缺血、新生血管形成和增殖性视网膜病变。目前其发病机制尚未完全阐明,但一致认为视网膜新生血管在发病机制中起主导作用,而视网膜缺氧则是新生血管形成的关键。在 1942 年 ROP 首先被报道:早产儿出生后 4～6 个月出现视力低下、瞳孔区发白、晶状体后有纤维膜增殖,称之为晶状体后纤维增生。近年来我国新生儿科学不断发展,早产儿、低体重儿存活率有很大提高,但 ROP 发生率也开始上升,导致盲童不断增多。

一些视力发育异常早期发现后及时干预是可以治疗和避免的。国外儿童保健和眼科医生设计了一些视力筛查方案。及时检出视力异常人群,进行适时随访和治疗,达到防病治病目的。我国儿童眼保健始于 70 年代初,以弱视、斜视防治为主。1981 年卫生部批准北京医科大学成立了全国儿童弱视、斜视培训基地,1986 年又批准成立全国儿童弱视、斜视培训中心,为我国儿童视力保健工作的开展创建了平台。1994 年卫生部下发了《儿童弱视斜视防治技术服务规范》。1995 年卫生部颁发的《全国妇幼保健机构评审标准》中明确规定,各级妇幼保健机构必须常规开展儿童眼保健服务项目,从而使儿童眼保健服务得到广泛开展和更加规范。1992 年天津医科大学眼科王延华教授和流行病学专家耿贯一教授首次向全国倡议在国内设立“爱眼日”。这一倡议得到了全国眼科专家们的热烈响应,决定每年的 5 月 5 日为“全国爱眼日”。1996 年国家卫生部、教委、团中央、全国妇联、中国残联等 12 个部委以《卫医发[1996]第 5 号》文件向全国各省、自治区、直辖市有关厅、局联合发出通知,将爱眼日活动列为国家节日之一,并重新确定每年的6月6日为"全国爱眼日"。

新生儿出生时眼球近乎球形，由于物体成像在视网膜后，故新生儿的视力为远视力，称为生理性远视。随着儿童年龄的增长，眼球前后轴加长，物体成像在视网膜上，儿童的视力逐渐发育为正常视力。

（一）ROP筛查与诊断

在儿童眼病中，ROP致盲率高达6%～18%。早产儿中患病率为15%～30%，怀孕期越短、出生体重越轻，患病率越高。平均出生体重1 kg者，患病率可达40%；低于1 kg者，患病率高达70%～80%。常双眼发病，男女无差别。据估计，美国每年100万婴儿中，有300个婴儿由于ROP导致失明。WHO统计，ROP已成为发达国家的首位致盲因素。

我国卫生部于2004年4月颁布了《早产儿治疗用氧和视网膜病变防治指南》，其中明确规定，出生体重低于2 kg的早产儿和低体重儿，在生后4～6周或矫正胎龄32周起，就应进行早产儿视网膜病变的检查。而对患有严重疾病的早产儿，筛查范围可适当扩大。

1. ROP诊断

1984年在国际眼科会议上ROP被正式命名，并制定了疾病分类标准及分期。ROP按部位划分为三个区。Ⅰ区：以视盘为中心，半径为2倍视盘至黄斑的距离；Ⅱ区：Ⅰ区以外的环形区域，以视盘为中心。以视盘至鼻侧锯齿缘为半径画圆；Ⅲ区：为Ⅱ区以外其他部位，直至颞侧锯齿缘。

按病变进程划分五期：Ⅰ期：视网膜有血管区和无血管区之间出现白色平坦分界线；Ⅱ期：白色分界线变宽增高，呈嵴样隆起；Ⅲ期：嵴上发生视网膜血管扩张增生，伴纤维组织增生；Ⅳ期：由纤维增生血管膜造成牵引性视网膜脱离；Ⅴ期：视网膜全脱离，呈漏斗型。此外，还有附加病变、阈值前病变、阈值病变及Rush病变等诊断标准。

2. ROP筛查标准及时间

ROP早期治疗可阻止视网膜病变的发展，使病儿有一个相对较好的视力预后。ROP晚期视网膜脱离后再进行治疗，病儿费用高且预后差。因此，早期筛查并治疗对ROP至关重要。目前，美国儿科学会规定的筛查标准是：出生胎龄≤28周和（或）出生体重≤1.5 kg的早产儿。我国筛查标准：体重＜2 kg，胎龄＜32周，高危因素的早产儿体重＜2.2 kg。胎龄＜34周。一般首次检查应在出生后4～6周或矫正胎龄32～34周开始。

病儿早期筛查时间建议：Ⅰ期或无病变可隔周复查，直至视网膜生长锯齿缘为止；Ⅱ期病变每周复查；Ⅲ期病变每2～3日复查1次，如达病变阈值，72h内进行治疗。终止检查的条件是视网膜血管化，矫正胎龄45周，不曾有阈值前病变，视网膜血管发育到Ⅲ区，以往不曾有Ⅱ区病变。

3. ROP筛查方法

现今ROP筛查方法多利用间接检眼镜直接行眼底检查，更多敏感的筛查指标还在不断研究之中。ERG检查，作为筛查视网膜病变的依据，可很好地反映正常视网膜发育，对预防和治疗ROP十分重要。RetCam数字视网膜照相机也已在临床中应用。

4. ROP治疗

第1、2期为观察期，在此期间，绝大多数早产儿视网膜病变会自动退化；第3期是最佳治疗时期（这段时间很短，约为1个月，医学上称之为时间窗），若在此时期用激光治疗（仅需1～2次），成功率可高达90%；第4、5期视网膜已发生脱离，只能用手术方法治疗。

5. ROP预防

研究显示ROP与早产、吸氧、高血压、肠外营养、气管插管、输血、多巴胺应用及气管发育不良等因素有关，特别是早产和吸氧。因此，首先要尽可能降低早产儿的出生率；规范早产儿给氧指征、氧疗及呼吸支持方式；对早产儿，应定期随访检查眼底。

（二）非高危新生儿视觉筛查

除ROP外，先天性白内障、结膜炎、泪囊炎、先天性上睑下垂等眼部疾病也危及儿童眼部健康。应结合0～7岁儿童系统管理的体格检查时间在眼保健门诊做常规检查（1岁内4次、1～3岁半年1次、3岁后一年 1 次)。

新生儿期可通过旋转鼓检查来观察新生儿的眼睛变化。将带有条纹的转鼓在距离新生儿眼前 30 cm 处,用手使其缓慢转动,观察被检眼的反应,如产生眼球震颤则为阳性(即有视力),无震颤则为阴性(即无视力)。

(张　敏)

## 第二十一节　新生儿体温调节与保暖

### 一、新生儿体温调节特点

新生儿体温分为深部温度(core temperature)和表层温度(shell temperature)。

深部温度:新生儿常用直肠温度(测温探头深度 4cm)作为深部体温的代表。正常范围为 35.5 ℃～37.5 ℃。低于 35 ℃为低体温。成人亦常用腋窝温度,由于它是从深部温度传递来的,一般比直肠温度低 0.5 ℃～0.8 ℃。因为新生儿腋窝温度受腋窝周围棕色脂肪产热的附加影响,产热程度不同,腋窝温度可低、高或等于直肠温度,并不能准确代表深部温度。

皮肤温度:皮肤是机体表层的最外层,它们的温度都低于深部温度。各部位的皮肤温度差异很大,四肢末梢温度最低,接近躯干和头部逐渐稍高,受环境和被服的影响。并随环境温度的高低而升降,可使失热量增加或减少,具有调节体温的作用。

(一)产热特点

机体产热包括以下几部分。

1.基础代谢产热

正常人的基础代谢率很稳定,但小儿高于成人,新生儿又高于儿童。正常新生儿 SMR 约占总产热量的 80%。在正常情况下,基础代谢所产生的热量高于维持体温的需要,剩余的热量经体表放散于体外。如果完全保持在体内而不放散,将使体温每小时升高约 1 ℃。虽然环境温度降低时,皮肤血管收缩,减少体热的丧失量,对于保持体温,使之减轻或免于下降有一定作用。但环境温度降低并不能使基础代谢率(产热)增高,而且体温降低反而会使之下降,所以基础代谢产热并无调节体温的作用。

2.食物的特殊动力作用

进食后,虽然在安静状态下,机体的产热量也比进食前增加约 6%～10%,称为食物特殊动力作用。主要是由食物中的蛋白质引起,牛奶大于母奶。静脉滴注氨基酸或蛋白水解物同样出现上述现象。由此产生的过多热量从体表发散体外。食物的特殊动力作用与摄入蛋白质后所吸收的氨基酸在肝脏代谢消耗能量有关,不受环境温度的影响。无调节体温的作用。

3.肌肉活动产热

产热量与肌肉活动的强度成正比。新生儿肌肉活动较少,多发生在啼哭时。早产儿肌肉活动更少。这种在基础代谢之外,由于肌肉活动所产生的过多热量,一般由体表放散体外,不具有调节体温的作用。但在寒冷环境中,为抵御寒冷,成人采取的踏步或跑动,婴儿哭闹不安和肢体活动增加,使代谢率和产热增加,也具有一定的调节体温的作用,属于行为性体温调节的一部分。然而对婴儿所起的作用很小。

4.额外产热

是指在寒冷环境下,机体为补偿增加的失热、保持产热与失热的平衡和维护体温所额外产生的热量。是在冷应激时,机体增加产热和减少失热,进行体温调节的两大方式之一。一般都协同发生,以增加保温效果。

1)肌肉活动产热:已见上述,所起的作用很小。

2)寒战产热:是指在寒冷环境中,骨骼肌发生不随意的节律性收缩(寒战)所产生的热量。寒战时不做外功,但产热量很高,代谢率可增加4～5倍,是成人额外产热的最重要的方式,在环境温度低到23 ℃时即出现寒战。但新生儿在冷应激时很少出现寒战,足月儿仅在环境温度很低时(15 ℃)才出现寒战,早产儿则不出现寒战。随着日龄的增长,寒战产热能力逐渐增强。

3)非寒战产热(化学产热):是指在寒冷环境中,棕色脂肪(BAT)所产生的热量,是新生儿额外产热的最重要的方式。棕色脂肪在胎龄26～30周开始出现,逐渐增多,但在足月时仍未发育完全,生后2～3周内,在数量和细胞大小方面继续发育。在3～6个月内对冷应激的产热反应最强。以后棕色脂肪及其产热反应逐渐减少和减弱。后者发生的早晚与环境温度有关,如果环境温度较低,则BAT及其产热反应的存在时间较长;若环境温暖,则减少和减弱的发生较早,但环境温度再降低,该产热反应又可逐渐恢复。随着BAT产热反应的降低,寒战产热逐渐增强。

棕色脂肪组织(brown adipose tissue,BAT)和白色脂肪组织(white adipose tissue,WAT)都是储存脂肪的主要场所,但其分布部位、细胞形态和功能都明显不同。

(1)白色脂肪:其功能是储存脂肪(脂库)和提供温度绝缘(皮下脂肪)以减少失热。主要分布在皮下、肠系膜和大网膜,呈黄色。白色脂肪细胞为圆形,其中含有一个大脂滴,细胞质被挤压成一薄层包裹着脂滴。细胞核也被压成扁平卵圆形,位于细胞的一侧。脂库中的脂肪经常有一部分分解成脂肪酸和甘油释出到血液循环,称为脂肪动员,运送到各组织器官氧化和供给能量。脂肪动员的程度决定于机体生理活动对能量的需要。

(2)棕色脂肪:主要存在于新生儿及幼婴时期。除储存脂肪外,还具有在局部氧化脂肪酸和产热的功能,以补偿失热和维护体温。但这种额外产热量的增加是否能防止体温下降,决定于BAT产热能力高低和失热量大小的相对平衡。

BAT的含量和分布部位:BAT约占体重的2%～6%。早产儿胎龄越小,含量越少。主要分布在颈项部、肩胛间、腋窝、心肾和大血管周围,呈浅红黄色。BAT富含交感神经末梢和毛细血管。血运丰富,其血流量可高达心输出量的1/4,所产生的热量通过血液循环输送到全身。此外,颈项部和肩胛间BAT与脊柱的静脉丛连接,部分静脉血流向包围着脊髓的脊椎内静脉丛,影响脊髓的温度,对非寒战和寒战产热的调节有重要作用。

棕色脂肪细胞的形态:棕色脂肪细胞小于白色脂肪细胞,形态不太规则,细胞核近于中央,周围有很多小脂肪滴,在脂滴之间有很多线粒体,后者又富含细胞色素。

产热机制:在寒冷环境中,在体温中枢的作用下,交感神经兴奋,BAT中的交感神经末梢释放去甲肾上腺素,作用于棕色脂肪细胞膜上的β-肾上腺素能受体,使膜上的腺苷酸环化酶活性增高,再依次使细胞内ATP转化为cAMP,激活蛋白激酶,激活脂肪酶,促使甘油三酯最后水解为脂肪酸和甘油,即脂肪动员。本过程与白色脂肪相同。但白色脂肪水解的脂肪酸和甘油释出到血液循环(见前述),而棕色脂肪除甘油释出到血液循环外,绝大部分脂肪酸在局部氧化和产生热能,仅约10%进入血液循环,与白色脂肪的单纯脂库作用不同。在棕色脂肪细胞内,脂肪酸首先与辅酶A合成脂酰辅酶A。然后被转入线粒体内,在基液中经过多次β-氧化,分解为乙酰辅酶A,进入三羧酸循环氧化。各阶段脱出的氢通过线粒体内膜上由多种酶和辅酶(递氢体或递电子体)所组成的电子传递系统(呼吸链)逐步传递(递氢或递电子)和释放能量,最后与氧结合生成水。该过程与一般细胞相同。但在一般细胞产生的总能量中,50%以上转化为热量,用于加温机体及维持体温和放散体外,其余不足50%通过偶联磷酸化(氧化磷酸化的偶联),使ADP磷酸化为ATP,将能量载荷于ATP,为细胞的生理活动提供能量。由于棕色脂肪细胞线粒体内膜存在产热酶(thermogenin)或称解联蛋白(uncoupling protein,UCP),具有对氧化磷酸化的解联作用,使ATP生成减少,因而能量乃以热能的形式放出,产热量大大增加。据报道解离出来的游离脂肪酸及其生成的脂酰辅酶A对产热酶的活性有促进作用,而ATP则具有抑制作用。

影响棕色脂肪产热的因素:早产儿胎龄越小,BAT越少,产热和耐受寒冷的能力越差,易于发生低体温。充足的热量供应可补充消耗的能源和维持能源储备,提供产热代谢的底物,是维持棕色脂肪产热能力的关键。在寒冷环境下,若进食不足,BAT 在 3～4 天内即耗竭,早产儿则发生更早。严重的颅脑疾患使体温调节和能源物质的动员发生障碍,虽然能源储备不缺乏,亦可致低体温。能源物质的氧化产能是绝对需氧的反应,即或能源储备充足,由于缺氧也会使氧化产能和供热发生障碍,导致低体温。而在一般细胞因为线粒体生成 ATP 减少,还会发生严重的病理生理变化,例如缺血缺氧性脑病时。

(二)散热特点

在机体产生的热量中,一部分用于加温机体达到一定的体温,所需热量称为储存热量(heat storage),另一部分用于补偿失热,以维持正常体温。

1. 热量从机体深部向表层的传递

机体深部温度高于表层(皮肤)温度,从里到表存在着温度梯度,称为内部温度梯度。新生儿特别是早产儿的体表面积相对较大,向体表传递从而向体外发散的热量也相对大于成人(按体表面积/单位体重(kg)计明显高于成人),易于失热。热传递综合系数主要决定于:①机体表层特别是皮下脂肪层的厚度(提供热绝缘):表层越厚(薄),热绝缘性越强(差),热传导越少(多)。新生儿特别是早产儿皮层较薄,皮下脂肪较少,绝缘性差,易于失热。②从深部到表层的血流速度:由于新生儿躯体半径很小,循环血流从深部到达体表的对流热传递速度快于成人,加之新生儿皮肤血流更丰富,易于失热。③皮肤血流量:皮肤温度与局部血流量密切相关,凡能影响皮肤血管舒缩的因素都能改变皮肤血流量及其温度。因此皮肤温度和热绝缘决定于皮肤血流量,后者由体温调节中枢通过交感神经进行调节。在寒冷环境中或者体温降低,皮肤血管收缩,血流量减少,皮肤温度降低,而绝缘性增强,向体外失热减少。但新生儿的皮肤绝缘性差,效果不大。例如体重 4 kg 婴儿的组织最大绝缘为成人的 1/3,而 1 kg 的早产儿仅为 1/5。当环境温度或体温增高,则皮肤血管舒张,血流量增加,皮肤温度升高,而绝缘性降低,向体外失热增加。

对于产热障碍的新生儿,冷伤患儿进行外加温(即箱温或温水浴高于体温)的复温治疗时,由于新生儿的上述特点,提高的箱温或水温通过传导和经皮肤被加温的血液回流,可以使低体温较快恢复正常。

2. 热量从体表向周围环境的放散

主要是通过传导、对流、辐射和蒸发,少量通过大小便将热量散发到体外。

1)传导失热:是指热量从皮肤传导给皮肤直接接触的物体如床垫、被服等。由于这些物体都是热的不良导体,热绝缘性强,从此途径的失热量很小,仅占总产热量的 1%～3%,一般可忽略不计。

2)对流失热:人体周围总是围绕一层静止的空气称为周围空气层。如果无风,其厚度约4～8 mm。体热不断地传导给周围空气层,后者受热膨胀,密度变得比附近较冷的空气小,乃向周围弥散移动;或者被流动的空气带走,体热就散失到空间。体表又与新移动过来的较冷空气进行热量交换。

3)辐射失热:是指从皮肤表面以发射红外线的方式向周围物体散失的热量。与其他失热途径不同,辐射热传递并不需要任何介质,而是直接将热能传递给周围物体,与空气温度(室温、箱温)无关。发射红外线的多少与表面温度的高低相关。在临床工作中值得注意的是暖箱壁温度受箱温和室温的共同影响,箱壁温低于箱温,箱壁的外面温度更低于内面。室温越低,箱壁温也越低,皮温一箱壁温差增大,辐射失热增多。由于双壁暖箱内层壁或隔热罩被暖箱的温暖空气对流加温到箱温,辐射失热大大减少,又不妨碍对患儿的观察。包裹也可减少辐射失热(包括对流失热),进一步调低箱温仍能保持被服内小环境于适中温度。但是产热障碍的低体温患儿特别是早产儿,虽然包裹使失热减少,由于自身产热很少,其体温仍难以回升,该过程称为温室效应(greenhouse effect)。

4)蒸发失热:分为不显性蒸发失热和显性蒸发(出汗)失热。

(1)不显性蒸发失热:是指伴随皮肤和呼吸道的不显性失水(insensible water loss,IWL)所散失的热量。IWL 为体液的水分直接透出皮肤和呼吸道黏膜而尚未形成水滴前蒸发掉的水分。每蒸发 1 g 水可消耗热量 0.58 kcal(2.43 kJ)。所以蒸发失热量(He)=IWL(g)×0.58 kcal(或 2.43 kJ)。在适中环境温度下,不显性蒸发失热约占总失热量的 20%～25%,不受体温调节中枢的控制,而是决定于人体周围空气层(或呼出气)与该层外空气(或吸入气)的水蒸气分压差。室内或箱内空气的水蒸气分压越低(高),即湿度越低(高),不显性失水和蒸发失热越多(少)。体温、箱温增高或应用辐射保温台均可使不显性失水和蒸发失热增加。新生儿体表面积相对较大,皮层薄,对水的通透性大,不显性失水和蒸发失热相对大于儿童和成人,早产儿更为显著。

(2)显性蒸发(出汗)失热:出汗受环境温度影响,当环境温度升高,传导、辐射、对流失热逐渐减少,达30 ℃±1 ℃时开始出汗;等于皮温时,该三项失热等于零;若高于皮温时,反而将从上述三个途径吸收热(外加温)。在后两种情况下,出汗就成为机体散热的唯一途径。此外,环境温度增高时,出汗发生得早,量大。风速大时,汗液易蒸发,散热快,汗量减少。

新生儿出生时汗腺数目已达成人水平,终生不变,所以单位面积皮肤的汗腺密度高于成人,但汗腺的发育尚未完全成熟。引起足月儿出汗的环境温度约32 ℃,高于成人。日龄大于1周后稍降低。但足月儿出汗多发生在啼哭时,出汗部位多限于前额部,随着日龄的增长,胸部、上肢、其他尾端部位皮肤才相继可以出汗。早产儿很少出汗,胎龄小于32周则不能出汗。但出生12周后都可以出汗。由于新生儿出汗能力差,在环境温度增高时易于发热。

(三)新生儿出生后的体温变化

胎儿浸在子宫内的羊水中,处于温暖湿润的适中环境温度,直肠温度约37.5 ℃～37.8 ℃,娩出时过渡到寒冷干燥的环境中,环境温度从子宫内的37 ℃骤降到分娩室的23 ℃～25 ℃,或更低,下降幅度达10 ℃以上。通过蒸发、辐射、对流大量失热,如果床垫较冷则传导失热亦明显增多。虽然出生后棕色脂肪产热显著增高,也难以补偿如此大量的失热。若不即刻采取保温措施,短时间内直肠温度以0.3 ℃/分钟的速度下降,半小时可降低2 ℃～3 ℃,早产儿会更多。

新生儿产热能力受一些因素影响,例如缺氧、颅脑损伤或麻醉等均可使产热反应降低;在窒息复苏时,应用较冷和干燥的氧气进行气囊通气将增加对流和蒸发失热;都要加以重视。为减少失热,新生儿娩出后即刻擦干皮肤,头发不易擦干,可戴绒帽以减少失热,用温暖的毯子或被包裹。若需要复苏或其他处置,应在辐射保温台上进行。然后放置暖箱内,待体温恢复正常和稳定后,移出箱外。早产儿和疾病儿则根据情况决定。亦可将新生儿擦干后置于母亲怀里,借母亲体温供暖,效果亦佳。从分娩室转送到婴儿室或新生儿病室的过程中要注意保温,用能保温和继续治疗的转运车更佳。

(四)体温调节

人体在体温调节中枢的控制下,在一定的环境温度范围内,通过增减产热量和失热量,并维持其动态平衡,使体温经常保持在正常范围内。这是人体调节体温的主要方式,称为自主性体温调节。此外,人体在不同温度环境中,为了保温或降温所采取的姿势、行为和其他措施也具有辅助的调节体温的作用,以减轻自主性体温调节的负担,称为行为性体温调节。

体温调节机构包括温度感受器、体温调节中枢和效应器。

1.温度感受器

分为外周温度感受器和中枢温度感受器。前者为游离的神经末梢,后者为神经元。温度感受器又分为冷感受器和热感受器。

(1)外周温度感受器:包括体表(皮肤、黏膜)和深部(主要是腹膜腔壁、腹腔内脏和上腹部及胸腔大静脉)的温度感受器。当局部温度降低时,冷感受器兴奋,反之,热感受器兴奋。在皮肤以冷感受器在数量上占优势,特别是面部。深部温度感受器所处的环境温度(体核温度)与皮肤不同,但是与皮肤温度感受器相似,都是以感受冷刺激为主,即主要是预防低体温。

(2)中枢性温度感受器:为中枢神经系统内对温度变化敏感的神经元。在视前区一下丘脑前部、脑干网状结构和脊髓存在温度感受器(中枢性温度敏感神经元)。以前者和后者的敏感性更强。分为热敏感神经元和冷敏感神经元。在视前区一下丘脑前部以热敏感神经元在数量上占优势。

各处的温度感受器感受体表和体内深部温度的变化,将温度信息多途径地传入体温调节中枢,进行负反馈体温调节。

2.体温调节中枢(控制系统)

虽然从脊髓到大脑皮质的整个中枢神经系统都存在调节体温的中枢结构,但是最重要的体温调节中枢位于下丘脑。在冷或热的情况下,外周的冷、热感受器感受并发放冲动,然而体温的调节都是通过下丘脑进行的。视前区和下丘脑前部是中枢性温度敏感神经元的高级存在部位。下丘脑后部是将各部位温度感受器包括中枢性温度敏感神经元等多途径传入的温度信息进行整合(综合反应)和向效应器发出增减产热和失热的指令性信息的主要部位,下丘脑对体温的调节是通过调定点方式进行的。下丘脑的体温调节中枢类似恒温箱的控温仪,调定点温度就像控温仪的设定温度。体温调节中枢是按照设定的调定点温度进行体温调节的。调定点温度的高低决定体温的水平。

3.效应器

接受体温调节中枢传出的多途径指令性信息,增减产热和失热。①产热:行为性肌肉随意活动(躯体神经支配)、寒战(躯体神经支配)和棕色脂肪产热(交感神经支配)。②失热:调节血管的舒缩以增减皮肤血流量、皮温及对流、辐射和传导失热和促进汗腺活动及出汗(都由交感神经支配)。

## 二、判断新生儿体温调节状态的简易方法

(一)检测指标

1.直肠温度

直肠温度($T_R$)(测温探头深度 4cm)代表机体的深部温度,可据以推测机体储存热量的程度(即加温机体达到一定体温所需的热量),作为判断产热与失热平衡状态的指标,但不能表示产热或失热的各自程度。

2.腋温一直肠温差

产热程度即机体能量代谢率(产热率),耗氧量与其呈正相关,故常用耗氧量表示之。由于后者的测定需要一定的仪器设备,而且测定方法和计算比较复杂费时,不适合临床的紧急需要。根据新生儿存在棕色脂肪及其生理和病理生理特点,以腋温一直肠温差($\Delta T_{A-R}$)作为棕色脂肪(BAT)产热程度的指标。腋窝温度是由机体深部温度传递过来的,正常成人腋窝温度比直肠温度低 0.5 ℃~0.8 ℃。而新生儿(包括幼婴)存在棕色脂肪,在冷应激情况下可在该组织内氧化产热,使局部温度升高,并将热量输送到全身,以补偿失热,避免体温下降,是新生儿额外产热的基本方式。腋窝是 BAT 的主要分布部位之一。腋窝周围的棕色脂肪垫类似电热垫,由于产热高低的不同,对局部的加温多少不等,因此腋窝温度可低于、等于或高于直肠温度。例如在适中环境温度时 BAT 不产热或产热很少,腋窝温度(TA)<直肠温度($T_R$)。冷应激时 BAT 产热增加,腋窝温度≥直肠温度。所以根据腋温与直肠温差($\Delta T_{A-R}$)可估量 BAT 的产热程度。测量腋温和直肠温度最好用数字体温计,同时或紧接着进行。腋窝要密封良好。测温度时间 10 分钟,至温度不再上升时读数。$\Delta T_{A-R}$的结果和意义如下:

$\Delta T_{A-R}<0$ ℃($T_A<T_R$):提示 BAT 产热少。

$\Delta T_{A-R}\geq 0$ ℃($T_A>T_R$):提示 BAT 产热增加。

3.皮温一环境温差

皮温一环境温差($\Delta T_{S-E}$)作为判断辐射和对流失热程度的指标。失热通过辐射、对流、传导和蒸发等途径,并受多种因素影响,计算很复杂,不便于临床应用;也很难用一个简单的指标表示所有途径失热的总情况。由于辐射和对流失热占总失热量的 70%以上,应用 $\Delta T_{S-E}$可以估量失热的主要趋向。直线相关分析显示 $\Delta T_{S-E}$与耗氧量($VO_2$)呈显著的正相关(r=0.937)。当 $\Delta T_{S-E}<2.5$ ℃时耗氧量(机体能量代谢率,产热率)最低,提示失热最少,因而用于平衡失热所需的氧耗量和产热量也最小。在该情况下的暖箱温度即是体温正常新生儿的适中环境温度。若 $\Delta T_{S-E}\geq 2.5$℃提示失热增加,因而耗氧量(机体能量代谢率,产热率)增高。

(二)临床应用

1.适中环境温度的选择

并无普遍适用的适中环境温度,随成人、儿童、新生儿及其胎龄、日龄、体重而异。裸体成人一般为 28 ℃~31 ℃(安静、无风、相对湿度 50%,下同),足月新生儿约为 32 ℃~34 ℃,早产儿约为 33 ℃~35 ℃,甚

至可达 36 ℃～37 ℃。适中环境温度能够减少辐射和对流等失热，使机体的代谢率(产热率)最低，可维持新生儿正常体温的环境温度(暖箱温度)。新生儿的适中环境温度明显高于成人，而早产儿又高于足月儿。穿衣服的成人和包被的新生儿，由于被服的热绝缘作用使失热减少，被服外所需的适中环境温度较低，一般约 24 ℃，随被服的厚薄和质地而异。但被服与皮肤间的小环境温度仍然与裸体时的适中环境温度相近。因为存在上述个体差异，一般可结合新生儿的胎龄、日龄、体重先给予适用的适中环境温度，再按下述方法进行监护调整，以达到适合该新生儿的适中环境温度。①直肠温度($T_R$)：作为产热和失热平衡的指标，保持在正常范围(储存热量正常)，即产热＝失热的正常体温平衡。但是不能区分是低产热(能源低消耗状态)或高产热(能源高消耗状态)的体温平衡。②腋温－直肠温差($\Delta T_{A\text{-}R}$)：作为新生儿棕色脂肪产热的指标。$\Delta T_{A\text{-}R}<0$ ℃(腋温＜直肠)为产热少。≥0 ℃(腋温≥直肠温)为产热增加。根据 $T_R$ 和 $\Delta T_{A\text{-}R}$可以推测失热程度大小。若 $T_R$ 正常，$\Delta T_{A\text{-}R}<0$ ℃，表明失热少，机体处在低产热＝低失热(能源低消耗状态)的正常体温平衡，该环境温度就是适中环境温度。

腹壁温度与耗氧量(表示机体代谢率的指标)密切相关。当腹壁温度 36.5 ℃时，耗氧量(机体代谢率)最低，该时的环境温度也是适中环境温度。临床常将测温探头(热敏电阻)放置在腹壁上，设定腹壁温度为 36.5 ℃，自动调控(伺服调控)箱温，稳定后的箱温即是适中环境温度。该测温探头可以感知不适宜的温度变化，并在直肠温度(机体的深部温度)发生变化之前即对箱温进行调控。

但是将新生儿置于单壁暖箱和双壁暖箱或加隔热罩的单壁暖箱中保温时，虽然都能维持正常体温，由于两者对于减少辐射失热的效果不同，其适中环境温度亦异。不同胎龄、日龄和体重的新生儿所需的适中环境温度也不同。

(1)单壁暖箱：对流失热(Hc)＝ $hc(\overline{Ts}-Ta)$，辐射失热(Hr)＝ $hr(\overline{Ts}-Tw)$，后者决定于皮温与箱壁温差的大小，与与箱温无关。$\overline{Ts}$为平均皮肤温度。Ta 为箱温(应在接近皮肤周围空气层处测定，约距皮肤 1 cm 许)。Tw 为箱壁内面温度。单壁暖箱需要将箱温调升到对流和辐射这两方面的失热综合减少到使机体代谢率(产热率)降到最低还能维持体温正常，此时的箱温即是适中环境温度。单壁暖箱的箱壁温度受室温和箱温的共同影响，其均值约为室温和箱温之和的中间值，箱壁的外面稍低，内面稍高。室温越低，箱壁温度越低，婴儿的皮温－箱壁温差越大，辐射失热越多，因此维持新生儿正常体温所需的适中环境温度高于双壁暖箱或加隔热罩的单壁暖箱。

作用温度用于表示对流加温热源和辐射加温热源的综合作用。与此不同的是婴儿单壁暖箱只有对流加温热源，并没有辐射加温热源。而且室温总是低于箱壁温，箱壁向室内环境持续转递热量(失热)。室温越低，箱壁失热越多，箱壁温越低，因而婴儿的皮温－箱壁温差越大，辐射失热越多。对于对流加温热源具有一定程度的抵消作用。有学者提出估计单壁暖箱的作用温度的方法是箱温比室温每增高 7 ℃(也就是室温比箱温每低 7 ℃)，把箱温减 1 ℃。从临床实际考虑，婴儿单壁暖箱的箱温反映的是对流加温热源的加温和箱壁失热的综合净结果。对流加温热源提升箱温：①使婴儿的皮温－箱温差降低，婴儿的对流失热减少；②补偿箱壁失热(也就是对箱壁加温)，减少箱壁温度的降低程度，使婴儿的皮温－箱壁温差降低，辐射失热减少；③维持不同程度的婴儿体温，决定于对流失热和辐射失热的减少程度。如果箱温能够维持婴儿体温于正常范围，而且机体产热量最低，称为适中环境温度。若婴儿体温仍然低于正常，则它只是较低的箱温，而不是适中环境温度。这样评估方式对于临床更为实用，参见上下文的叙述。

(2)双壁暖箱或单壁暖箱加隔热罩：由于暖箱内层壁或隔热罩被暖箱对流加温到等于箱温，辐射失热减少，因此维持新生儿正常体温所需的适中环境温度低于单壁暖箱，见上述。

无论是伺服调控的双壁暖箱、加隔热罩的单壁暖箱或单壁暖箱，只要把腹壁温度设定在36.5 ℃，进行伺服调控，虽然稳定后的箱温高低不同，都是适中环境温度。

将置于单壁暖箱、双壁暖箱或加隔热罩的单壁暖箱的新生儿腹部皮温伺服调控在 36.5 ℃，双壁暖箱或加隔热罩的单壁暖箱的辐射失热较少，所需的适中环境温度(箱温)减低，但对流失热却增加。单壁暖箱辐射失热较多，所需的适中环境温度(箱温)增高，对流失热却减少。因此综合的失热总量在上述三种暖箱之间并无显著差异。它们的机体产热量(耗氧量)和综合热平衡也是相似的。

2. 对新生儿冷伤体温调节状态变化的监护和调整治疗方案

根据直肠温和 $\Delta T_{A-R}$ 可以推测失热程度和判断体温调节状态，预测体温的变化趋势，选择适宜的治疗方案。对于低体温和 $\Delta T_{A-R}<0$（产热障碍）的患儿，可加测 $\Delta T_{S-E}$，以利于评估体温变化趋势，但不测亦可，治疗原则是相同的。当患儿产热障碍时，仅使箱温保持在适中环境温（高于体温）并不能使体温满意回升，体温达到箱温后即不再上升，甚至转而继续下降。必须首先进行外加温（即箱温或温水浴的温度高于体温），待体温恢复正常后，继续保温，即保持体温继续正常的环境温度。同时加强热量供应，以恢复能源储存和产热能力，后者是复温和保温取得成功的关键措施。

## 三、新生儿保暖

### （一）分娩室、婴儿室及母婴同室温度管理的重要性

足月胎儿在宫内的体温虽比母亲高 0.5 ℃（37.5 ℃～38 ℃）左右，但刚出生时，离开母体来到比母体温度低的外界环境，分娩的瞬间以及生后的短时间（1～2 小时）内将迅速丢失大量体热。有资料报道，分娩室温度为 23 ℃～25 ℃时，新生儿皮肤温度在每分钟下降可达 0.3 ℃，直肠温下降 0.1 ℃，导致新生儿在分娩室的短时间内体温下降 2 ℃～3 ℃左右。

新生儿在分娩室内体温迅速下降与下列因素有关：①分娩室温度明显低于母体温度，婴儿皮温－环境温差增大，对流和幅射失热增加。分娩室温度越低，新生儿失热越多。②新生儿刚出生时体表覆盖羊水，蒸发失热增多，如此时不能立即擦干，可增加大量体热散失。③接触新生儿的床面或包被寒冷或未加温，传导失热增大。④分娩室房间风速较大，或初生婴儿放置在有对流风的位置，更增加对流失热。⑤初期处理或窒息复苏时暴露时间过长，或在婴儿室、母婴同室使用凉的医疗、急救设施如寒冷的氧气、输液或检查器械等，均可导致初生婴儿体温恢复延迟或引起新生儿早期低体温。

### （二）分娩室、婴儿室及母婴同室的温度管理

1. 拭干与包裹

新生儿刚出生时由于体表有羊水，皮肤湿润，经蒸发、辐射、对流等散热方式可迅速丢失大量体热。有资料统计，于室温中，婴儿出生后皮肤湿润，体热丢失量可达 0.42 kJ(100 cal)/(kg · min)；而擦干皮肤后，体热丢失为 0.34 kJ(81.4 cal)/(kg · min)；擦干皮肤后再用温布包裹，体热丢失仅为 0.16 kJ(39 cal)/(kg · min)。可见，生后擦干和温布包裹，是对初生婴儿保暖的重要措施。婴儿出生后立即用温暖的毛巾将羊水拭干，再用温暖的毯子（或布单）将新生儿包裹。以防止婴儿因全身皮肤暴露，通过蒸发、对流、辐射、传导等方式而增加失热，达到保暖和避免低体温发生。包裹婴儿应松紧适度，不应过度捆绑婴儿，以免限制其自主运动，降低肌肉产热能力和增加呼吸困难的危险。

2. 保持适宜的房间温度

分娩室、婴儿室或母婴同室的适宜室温对初生婴儿体温的维持至为重要。产房温度＜21 ℃时，足月儿生后早期低体温的发生率明显增加。产房及婴儿室的温度应不低于 25 ℃。

3. 保持适宜的环境湿度

由于干燥的房间空气使婴儿不显性失水增加，从而增加失热。房间过湿在寒冷季节也影响体温稳定，因此产房保持适宜的环境湿度（50％～60％），以维持婴儿体温稳定。

4. 低出生体重儿及窒息复苏婴儿的保暖

出生体重＜1500 g 的极低出生体重儿或处于窒息复苏状态下的婴儿应在婴儿暖箱内或有辐射热的开放式抢救台上进行保暖。

## 四、婴儿暖箱及辐射热保温台的应用

### （一）婴儿暖箱及辐射热保温台的应用指征

新生儿保暖的最舒适而安全的方法是穿衣、包裹及睡在婴儿床上并覆盖棉被。对有以下指征婴儿应给予暖箱或辐射热保温台保暖：①需裸体观察或进行医疗、急救操作的婴儿；②出生体重＜1500 g 的极低

出生体重儿,这些婴儿要求较高的环境温度,在一般室温下可发生低体温。

(二)婴儿暖箱

1.功能

婴儿暖箱又称闭式暖箱,为早产儿或需要保温的新生儿提供一个空气净化、温度适宜的生态环境,其主要功能为:①保持适当环境温度,箱温可根据临床需要加以调节;②通过箱内水槽,保持适当湿度;③隔离作用;④密闭环境,可按需要供氧。

2.箱型及用法

根据箱温控制方式分为箱温控制型(箱温型,airmode)、腹温控制型(腹温型,bodymode)和箱温腹温双控制型。

(1)箱温型:此型暖箱对新生儿保暖的应用历史较久。应用时,置婴儿于有机玻璃罩内的床垫上。以电热器将箱内空气加温,风扇保持空气对流。工作人员可以通过暖箱的透明玻璃罩随时观察婴儿,并可以从旁门进行操作。暖箱温度用控温仪控制,由工作人员按婴儿的需要设定所需箱温。设定暖箱温度时应注意下列事项:①不同日龄、体重婴儿需要不同的适中环境温度(用双壁暖箱或带隔热罩的单壁暖箱时见表 13-15)。②若用无辐射热隔罩(隔热罩)的单壁暖箱,辐射失热增加。例如加隔热罩的单壁暖箱的箱温与室温每相差 7 ℃,撤掉隔热罩后的单壁暖箱箱温应比原箱温增加 1 ℃。③暖箱内婴儿穿衣则箱温相应减低约 5 ℃~7 ℃。④婴儿头部占整个体表面积 1/4,如给婴儿戴帽,可减少婴儿失热。⑤定时检测婴儿体温以调节暖箱温度。现代暖箱不仅精密度很高,设置箱温温度后,很快达到设置水平,而且箱内具有各种安全报警装置(如电源中断报警,风机停转报警及超温报警等),适于产房、婴儿室及各级新生儿监护中心使用。

**表 13-15　新生儿的适中环境温度**

| 体重(kg) | 适中环境温度(均值) | | | |
| --- | --- | --- | --- | --- |
| | 35 ℃ | 34 ℃ | 33 ℃ | 32 ℃ |
| 1.0 | ≤10 天 | >10 天 | >3 周 | >5 周 |
| 1.5 | — | ≤10 天 | >10 天 | >4 周 |
| 2.0 | — | ≤2 天 | >2 天 | >3 周 |
| 2.5 | — | | ≤2 天 | >2 天 |

注:双壁或加隔热罩的单壁暖箱,裸置的健康新生儿,均匀环境温度,无风,中等湿度

(2)腹温型:此型与箱温型的区别是暖箱温度控制方法不同。将扁型测温探头(热敏电阻)放置在婴儿腹部皮肤上。由工作人员按婴儿需要设定婴儿所需皮肤温度(调定点)(一般为36.5 ℃),伺服调控电加热器使箱温升高,并维持婴儿皮肤温度于设定的皮肤温度。即箱温高低决定于达到和维持婴儿皮肤温度的需要。应用腹温型暖箱时应注意以下事项:①测温探头贴于上腹部,必须直接接触皮肤,在其上面贴盖隔热膜(带金属箔片的泡沫塑料小圆垫),以避免箱温对测温探头的影响。②不同体重婴儿腹壁温度的设定参考值见表 13-16。③测温探头应保持干燥,切防尿湿。④注意个体差异,应用过程中密切监护体温及箱温,如发现异常应及时排除影响因素。

**表 13-16　腹温型暖箱的婴儿腹壁温度设定值**

| 出生体重(kg) | 腹壁温度(℃) |
| --- | --- |
| <1.0 | 36.9 |
| ~1.5 | 36.7 |
| ~2.0 | 36.5 |
| ~2.5 | 36.3 |
| >2.5 | 36.0 |

使用暖箱保温的目的是使婴儿能够在机体产热最少(热能低消耗)的情况下(腋温<直肠温,即 $\Delta T_{A-R}<0$ ℃)保持正常体温,此时的箱温就是适中环境温度。婴儿之间存在个体差异,调定温度应当个别化。无论采用哪种控温方式,在初始设定温度之后,都要监护腋温及直肠温度差。随时调节,达到维持体温正常和 $\Delta T_{A-R}<0$ ℃,才算适宜。

3.应用婴儿暖箱的其他有关问题

(1)双壁暖箱和加隔热罩的单壁暖箱的辐射失热比单壁暖箱明显减少,可以增强保温效果。

(2)箱内空气的湿化:暖箱内装置热水槽,循环的空气经过水槽而被湿化。当用干燥氧气,且流量较高时,应先湿化然后输送入暖箱中。暖箱内空气湿度应维持在60%~80%为宜。过高的空气湿度可增加细菌感染机会。

(3)供氧:可经侧壁输氧入口向暖箱输氧,也可应用 Veturi 装置,使暖箱内氧浓度维持在24%~40%。给氧时应加强湿化并监测吸入氧浓度及婴儿血氧水平。

(4)暖箱内光疗:婴儿在暖箱内可同时接受光疗,光疗灯设在暖箱上面。因光疗放热,箱温常需要降低。

(5)监护仪的使用:危重婴儿在暖箱内应连续监测呼吸、心率、血压、体温及经皮或动脉血氧分压(或血氧饱和度)。

(6)暖箱不可放在阳光直射处,因为日光直接持续照射暖箱时,由于温室效应可使暖箱内的新生儿被加温,甚至可能发热。暖箱亦不可邻近冷窗,因为箱壁向窗玻璃辐射失热,使新生儿的辐射失热增多,而且箱壁温度也进一步降低。

(7)消毒:暖箱应保持清洁,使用前及每日应常规擦洗。湿化器(或热水槽)应用无菌水并每24小时更换一次,如培养出致病菌应彻底消毒。婴儿出箱应清洗、消毒。

(8)出箱标准:穿衣服的婴儿在箱温降低后能保持正常体温为出箱指征。

(三)辐射保温台

1.功能

辐射保温台又称新生儿抢救台是通过顶部装置的石英远红外管电热器产生辐射,给台上的裸体婴儿以热能。热能以辐射形式直接集中在下面台上。开放式辐射保温台除保暖的功能外,更适于做新生儿护理,尤其对新生儿危重症的急救和操作更为方便,是分娩室、新生儿室和新生儿监护中心必备设备之一。

2.箱型及用法

(1)温度控制:有2种类型。①输出量固定型(手控加热型),主要用来对需要复苏的新生儿提供温暖。此型不适于单纯为了护理的目的,若应用此型保温台的时间超过5~10分钟时即应有专人在台旁监测婴儿体温。②伺服调节型(伺服控温型),加热器的输出热量是通过固定在婴儿腹壁的测温探头(热能传感器)伺服调节完成的。温度传感器用于感知皮肤温度和根据设定的皮肤温度调控加热器输出热量。当婴儿体温达到设定的皮肤温度时,加热器输出热量由最高值降至0。相反,当皮肤温度比设定温度低时,加热器输出量增加,由此来维持婴儿的正常体温。现代化的伺服调节系统能将婴儿腹壁温度控制在很小的范围内。婴儿在辐射保温台上使用的腹壁设定温度略高于暖箱,见表13-17。

**表13-17　辐射保温台上婴儿腹壁温度设定值**

| 出生体重(kg) | 腹壁温度(℃) |
|---|---|
| ~1.0 | 37.0 |
| ~1.5 | 36.8 |
| ~2.0 | 36.6 |
| ~2.5 | 36.4 |
| >2.5 | 36.2 |

(2)皮肤温度传感器(测温探头)的放置:温度传感器置放于婴儿躯干的皮肤表面,常用部位是腹壁。

温度传感器电极一定要与婴儿皮肤接触牢靠，在其上面贴盖隔热膜(带金属箔片的泡沫塑料小圆垫)，以防止室温、空气流动及水分蒸发对的影响，可在婴儿上面盖一块透明塑料布以利保暖。

(3)报警：现代化的保温台其温度传感器所感受的温度和设定温度差>0.5 ℃时，保温台发出报警。可能为以下几种场合：①传感器探头与皮肤脱开；②电极受潮，此时易发生过热。

## 五、新生儿冷伤

新生儿冷伤(cold injury)即新生儿寒冷损伤综合征。本病的主要临床特征是低体温，病情严重者出现硬肿症，亦称新生儿硬肿症。新生儿冷伤多发生在寒冷季节或并发于重症感染、颅内出血、窒息缺氧、早产及低出生体重儿，尤其家庭分娩或社会经济条件低下地区。据 1992 年至 1993 年在我国辽宁省铁岭、湖北省英山、河北省平泉三县农村分娩的新生儿调查资料，体温<35 ℃低体温新生儿为 641 例，占 10.41%，其中 95%发生在生后 48 小时以内，主要发生在春冬季节，与产房温度低下有关。严重低体温与硬肿症患儿可继发肺出血及多脏器功能衰竭而致死，是新生儿危重症之一。

(一)诊断

1.病史

发病处于寒冷季节、环境温度过低或保温不当史；或有严重感染、窒息、产伤等所致的摄入不足或能量供给低下史。

2.临床表现

早期吮乳差，哭声低，反应低下。病情加重后，体温(肛温或腋温)<35 ℃，严重者<30 ℃。硬肿为对称性。多器官功能损害：早期心率减慢，微循环障碍，严重时休克、心力衰竭、DIC、肺出血、肾衰竭等。

3.实验室检查

根据需要检测动脉血气、血糖、钠、钾、钙、磷、尿素氮或肌酐、心电图、胸部 X 线摄片。

4.分度

本症分轻、中、重度，评分标准见表 13-18。

表 13-18　新生儿冷伤分度及评分标准

| 评分 | 体温 | | 硬肿范围(%) | 器官功能改变 |
|---|---|---|---|---|
| | 肛温(℃) | 腋－肛温差(℃) | | |
| 0 | ≥35 | | <20 | 无明显改变 |
| 1 | <35 | 0 或正值 | 20～50 | 明显改变 |
| 4 | <35 或<30 | 负值 | >50 | 功能衰竭 |

(1)体温、硬肿范围和器官功能改变分别评分，总分为 0 分者属轻度，1～3 分为中度，4 分以上为重度。

(2)体温检测：肛温在直肠内距肛门约 3 cm，持续 4 分钟以上；腋温将上臂紧贴胸部测 8～10 分钟。

(3)硬肿范围计算，头颈部 20%，双上肢 18%，前胸及腹部 14%，背部及腰骶部 14%，臀部 8%，双下肢 26%。

(4)器官功能低下，包括不吃、不哭、反应低下、心率慢或心电图及血生化异常；器官功能衰竭指休克、心力衰竭、DIC、肺出血、肾衰竭等。

(5)无条件测肛温时，腋温<35 ℃为 1 分，<30 ℃为 4 分。

(二)治疗

1.复温

(1)复温时的监护：①生命体征：包括血压、心率、呼吸等；②判定体温调节状态：检测肛温、腋温、腹壁皮肤温度及环境温度(室温或暖箱温度)以肛温为体温平衡指标，腋－肛温差为棕色脂肪代偿产热指标；③摄入或输入热量、液量及尿量监护。

(2)复温方法：①轻、中度(直肠温>30 ℃)产热良好(腋－肛温差为正值)，用暖箱复温，患儿置入预热至30 ℃的暖箱内，通过暖箱的自控调温装置或人工调节箱温于30 ℃～34 ℃，使患儿6～12 小时内恢复正常体温。乡村、基层医疗单位可用热水袋、热炕、电热毯包裹或母怀取暖等方法，如无效立即转上级医院。②重度低体温＜30 ℃或产热衰竭（腋－肛温差为负值）。先以高于患儿体温1 ℃～2 ℃的暖箱温度（不超过34 ℃）开始复温，每小时提高箱温1 ℃，于12～24 小时内恢复正常体温。必要时辅以恒温水浴疗法（水温39 ℃～40 ℃，脐部置消毒小纱布，用橡皮膏固定，头露水外，每次12 分钟，每日1～2 次），浴后立即擦干放入30 ℃～32 ℃暖箱内保温。或用远红外线抢救台（开放式暖箱）快速复温，床面温度从30 ℃开始，每15～30 分钟升高体温1 ℃，随体温升高逐渐提高远红外线箱的温度（最高33 ℃），恢复正常体温后置于预热至适中环境温度的暖箱中。抢救台环境温度易受对流影响，可以塑料薄膜覆盖患儿（见表13-19）。

表13-19　不同体重早产儿暖箱温度湿度参考数（裸体）

| 出生体重(g) | 暖箱温度(℃) | | 相对湿度(%) |
|---|---|---|---|
| | 初生者 | 日久者 | |
| ＜1000 | 36 | 34 | 55～56 |
| 1000～1500 | 36 | 32 | |
| 1501～2000 | 34 | 30 | |
| ＞2000 | 32 | 30 | |

2. 热量和液体供给

热量开始按每天200 kJ(50 kcal/kg)，并迅速增至420～500 kJ/kg(100～120 kcal/kg)。早产儿或伴产热衰竭患儿适当增加热量。给予经口、部分或完全静脉营养，静脉滴注葡萄糖每分钟4～6 mg/kg。液量按每小时1 mL/kg 给予，重症伴有尿少，无尿或明显心肾功能损害者，应严格限制输液速度和液量。

3. 纠正器官功能紊乱

(1)循环障碍：有微循环障碍或休克体征及时扩容、纠酸。扩容先用2∶1 液15～20 mL/kg（明显酸中毒者用1.4%碳酸氢钠等量代替）在1 小时内静脉滴入，继用1/3 或1/4 张液，低于生理需要量每天70～90 mL/kg。

纠酸给予5% 碳酸氢钠每次3～5 mL/kg。或以血气值计算：补充碳酸氢钠的mmol数＝－BE×体重(kg)×0.5或(22－实测 $HCO_3^-$ mmol)×体重(kg)×0.5。先给1/2 量，以2.5 倍注射用水稀释成等渗液，快速静脉滴注（5%碳酸氢钠1.7 mL＝1 mmol），余量4～6 小时内给予。

血管活性药：早期伴心率低者首选多巴胺每分钟5～10 μg/kg 静脉滴入，或（和）酚妥拉明每次0.3～0.5 mg/kg，每4 小时一次；或654-2 每次0.5～1 mL/kg，15～20 分钟/次。

(2)DIC：经化验确定为DIC 及高凝状态，立即用肝素，首剂1 mg/kg，6 小时后按0.5～1 mg/kg给予。若病情好转，改为每8 小时1 次，逐渐停用。两剂肝素后应给予新鲜全血或血浆每次20～25 mL。

(3)急性肾衰竭：尿少或无尿可给呋塞米，每次1～2 mg/kg，并严格限制液量。无效加用多巴胺或氨茶碱静脉滴注。并发高钾血症应限制钾的摄入，严重时给予胰岛素加葡萄糖静脉输注（每2～4 g 葡萄糖加1 单位胰岛素）或静脉注射适量葡萄糖酸钙以抵消钾对心脏的毒性作用。

(4)肺出血：一经确立早期给予气管内插管，进行正压呼吸治疗（CPAP 或IPPV），平均气道压（MAP）1.05～1.25 kPa(10.75～12.75 $cmH_2O$)，2～3 天后病情好转，减低呼吸机参数或撤离。同时积极治疗引起肺出血的病因，如DIC，肺水肿，急性心、肾衰竭等。

4. 控制感染

可根据感染性质加用青霉素、氨苄西林、先锋霉素等，对新生儿肾脏有毒不良反应的药物应慎用。

5. 其他

有缺氧表现或重症应进行氧疗法。维生素E 每次5 mg，每天3 次口服。

## 六、新生儿发热

新生儿核心体温（肛温）超过37.5 ℃即为发热。新生儿发热可由多种原因引起，并非都是病理状态。

由于新生儿体温调节功能不完善，当环境温度升高或脱水等情况，易出现体温增高。当感染等病理状态也可表现发热。新生儿高热可迅速引起全身代谢紊乱及器官功能变化，如循环障碍、抽搐等，应及时处理。

(一)病因及临床特点

1.非感染性发热

当环境温度(室温或暖箱温度)过高并持续，新生儿可出现发热。此时体温增高的原因，除新生儿体温调节中枢功能低下外，也与新生儿期汗腺组织发育不完善有关。早产儿的汗腺发育更差。当足月新生儿环境温度超过 30 ℃或腋温大于 37.2 ℃才开始发汗。新生儿因环境温度过高引起的发热常伴有皮肤血管扩张，外周血流增快以代偿失热。此时婴儿肢端与躯干皮肤温度几乎是类同的。患儿一般状态较好。当环境温度恢复正常，婴儿发热能较快恢复。

(1)脱水：新生儿脱水热多见于生后 2～3 天，婴儿进乳量少或水分摄入不足，环境温度常较高或包被较多。此时可出现烦躁、哭叫、尿少。检查时可有周身皮肤潮红，心率增快等。当降低环境温度，给婴儿喂水或静脉补充液体后，发热很快好转。

(2)其他：新生儿非感染性发热也见于中枢病变如颅内出血、先天畸形及药物引起等。给婴儿光疗或暖箱长时间放在日光直射处，因光线直接照射，给婴儿输热增加可引起新生儿发热。新生儿先天性外胚层发育不良，因汗腺缺乏，散热障碍，可引进发热。

2.感染性发热

新生儿出生前、后患各种感染可引起发热，主要是重症或全身性感染如细菌性肺炎、败血症、化脓性脑膜炎等。病毒感染可引起高热持续数日不退。可由细菌或病毒病原体的代谢产物或毒素直接作用，也可由于下丘脑体温中枢调节障碍引起发热。新生儿感染性发热时全身状态较差，除病变相关临床表现外，常常出现末梢循环障碍，外周皮肤血管收缩，肢端发凉，表现“腹部－足尖”温度差增大，此时足皮肤温度较腹部皮肤温度低 2 ℃～3 ℃以上，此点与非感染性发热不同。

(二)治疗

新生儿发热应强调病因治疗，如环境温度过高或脱水引起的发热经病因治疗后，体温很快恢复，常不需要对症处理。感染性发热，应针对不同病原及器官功能病变积极治疗，如婴儿体温过高，超过 39 ℃以上时，应给予物理降温，可用温水洗或温水擦浴，水温 33 ℃～36 ℃为宜。擦浴部位为头部前额、枕部、颈部、四肢及腋下、腹股沟等。也可用凉水袋置枕部。忌用酒精浴，慎用退热药，以防止体温骤降。

(张　敏)

## 第二十二节　新生儿营养需要和营养方法

### 一、正常新生儿的营养需要和营养方法

(一)正常新生儿的营养需要

1.热量的需要

(1)足月正常新生儿维持体重需要 50～60 kcal/(kg·d)；达到体重增长 15～30 g/d 需要100～120 kcal/(kg·d)。

(2)生后第 1 周约为 60～80 kcal/(kg·d)，第 2 周 80～100 kcal/(kg·d)，第 3 周及以后 100～120 kcal/(kg·d)。其中基础代谢所需热量约为 50 kcal/(kg·d)。

2.蛋白质的需要

母乳喂养或乳清蛋白和酪蛋白之比与人乳(70∶30)相似的乳制品的蛋白质需要量约每日 1.2 g/kg；牛乳喂养的蛋白质需要量增至每日 2～3 g/kg(蛋白质占总热卡的 7%～16%或者2～3 g/100 kcal可达到

有效利用率)。蛋白质∶热卡=1 g∶(35～43 kcal)[(2.8～3.1 g)∶(110～120 kcal)]。

3.脂肪的需要

脂肪主要用于供应热能,其所供热能占总热量的35%～50%,总需要量为5～7.0 g/100 kcal。

4.碳水化合物的需要

碳水化合物的需要大约为10～30 g/(kg·d),其热卡占总热量的40%～50%,总需要量为7.5～15 g/100kcal。

5.维生素及矿物质的需要

见表13-20。

(二)喂养方式

1.母乳喂养

(1)按WHO新生儿营养指南规定,生后第1个小时内尽早开始哺乳。新生儿每天喂哺8～12次,按需哺乳。

(2)两侧乳房交替哺喂,一侧乳房完全排空后再吸另一侧,至喂饱为止。

(3)哺乳时应采取母亲舒适和婴儿安全的位置,母亲紧抱和托住婴儿,使其胸腹紧贴着母亲的胸腹,鼻尖对着乳头。

(4)婴儿吸吮时应将大部分的乳晕含在嘴里,避免因只吸吮乳头造成乳头疼痛和皲裂而影响哺乳。

表13-20　新生儿每天维生素及矿物质的需要量

| 营养素 | 足月儿(每天) | 早产儿(LBW)剂量/kg |
|---|---|---|
| 维生素A | 700 mcg | 700～1500 mcg |
| 维生素D | 400 U | 400 U |
| 维生素E | 7 U | 6～12 U |
| 维生素K | 200 mcg | 8～10 mcg |
| 维生素C | 80 mg | 18～24 mg |
| 维生素$B_1$ | 1.2 mg | 0.18～0.24 mg |
| 维生素$B_2$(核黄素) | 1.4 mg | 0.25～0.36 mg |
| 烟酸 | 17 mg | 3.6～4.8 mg |
| 维生素$B_6$ | 1.0 mg | 0.15～0.20 mg |
| 维生素$B_{12}$ | 1.0 mg | 0.3 mcg |
| 叶酸 | 140 mcg | 25～50 mcg |
| 泛酸 | 5 mg | 1.2～1.7 mg |
| 矿物质 | | |
| 钙 | 250 mg | 120～330 mg |
| 磷 | 150 mg | 60～140 mg |
| 镁 | 20 mg | 7.9～15 mg |
| 钠 | 1～2 mEq/kg | 2.0～3.0 mEq |
| 钾 | 2～3 mEq/kg | 2.0～3.0 mEq |
| 铁 | 1 mg/kg | 2～3 mg |
| 铜 | 20 mcg/kg | 120～150 mcg |
| 锌 | | 1000 mcg |
| 锰 | 5 mcg/100 kcal | 0.75～7.5 mcg |
| 钼 | 0.75～7.5 mcg | 0.3 mcg |
| 硒 | 2 mcg/kg | 1.3～3.0 mcg |
| 铬 | 0.20 mcg/kg | 0.1～0.5 mcg |

2.人工喂养

(1)无条件母乳喂养的新生儿则采取人工喂养,可用牛乳和配方乳喂养。

(2)生后第一天每次以 30 mL 为初始乳量，以后可每天增加 10 mL。

(3)喂奶间隔时间约 3 小时，不必限制过严，夜间适当延长。

(4)实际哺喂量应按每个新生儿的吸吮、胃容量、体重等具体情况而增减，每天总量以达到营养需要为准。

3. 混合喂养

(1)母乳不足时，每次先喂母乳，待两侧乳房吸空后再用其他代乳品来补充其不足部分。

(2)若不能按时哺乳，先鼓励母亲将乳汁挤出贮存，待其离家时先用挤出的母乳哺喂，不足部分用其他代乳品补充。

(3)母亲每日哺乳不应少于 3 次，次数过少则母乳分泌量会减少。

## 二、早产儿的营养需要和营养方法

### (一)早产儿的营养需要

1. 热卡的需要

早产儿体重增长的评估按照接近同胎龄宫内生长速率 15 g/(kg · d)。需要热卡为 110～140 kcal/(kg · d)，非蛋白热卡 70～90 kcal/(kg · d)。

热卡需要取决于日龄、体重、活动、环境、生长及食物的类型等。早产儿热卡合适的组成应为：碳水化合物 40%～50%[11～15 g/(kg · d)]，脂肪 30%～40%[4～6 g/(kg · d)]，蛋白质 10%～15%[2.5～4.0 g/(kg · d)]。早产儿热卡的需要量见表 13-21。

低出生体重儿出生时代谢低于足月儿，随日龄增长 RMR 逐渐增加，第一周为40～41 kcal/(kg · d)，到第三周末增至 62～64 kcal/(kg · d)。不包括生长的代谢需要约为50 kcal/(kg · d)。每克体重增长需要 5～6 kal。

**表 13-21　早产儿热卡需要**

| 项目 | kcal/(kg · d) |
|---|---|
| 休息能量代谢(RMR) | 40～50 |
| 间歇活动 | 10～20 |
| 寒冷刺激 | 5～10 |
| 特殊动力作用 | 8～10 |
| 粪便丢失 | 2～20 |
| 生长 | 25～40 |
| 总计 | 90～150 |

2. 蛋白质的需要

800～1200 g 的早产儿蛋白质的理想摄入量为 4 g/(kg · d)，1200～1800 g 早产儿为3.5 g/(kg · d)。最低标准为 3.4 g/(kg · d)，2.5～2.8 g/100 kcal；最高标准为 4.3～4.6 g/(kg · d)，3.6 g/100 kcal。

3. 脂肪的需要

(1)脂肪推荐需要量为 5～7 g/(kg · d)，占总热卡的 40%～50%。

(2)为保证必需脂肪酸的供给，2%～5%的非蛋白热量应以亚油酸的形式、0.6%以亚麻酸的形式供给(占总能量 3%)。

(3)母乳中具有配方奶中所没有的长链多聚不饱和脂肪酸(LCPUFAs)。

(4)卡泥汀可加速长链脂肪酸的脂肪氧化。母乳中含有 39～60 μmol/L 卡泥汀，无需另外补充。在早产儿特殊配方乳中建议将卡泥汀含量补充到 60～90 μmol/L。

4. 碳水化合物的需要

早产儿饮食中碳水化合物的供给应占总热卡的 40%～45%。糖的消化酶出现于不同的胎儿期(表 13-22)。早产儿生后最初几天如给乳糖含量高的乳制品可出现乳糖吸收不良的症状，如腹胀，便次增多。

表 13-22 不同胎龄婴儿肠内双糖酶的量*

| 胎龄(周) | 蔗糖酶(%) | 麦芽糖酶(%) | 乳糖酶(%) |
|---|---|---|---|
| 26～28 | 64 | 58 | 29 |
| 30～32 | 64 | 68 | 48 |
| 34～36 | 83 | 62 | 59 |

*以胎龄 40 周为 100%

5.矿物质及微量元素的需要

(1)钠:一般钠的供给量为 2.5～3.5 mmol/(kg·d),<1500 g 为 4～8 mmol/(kg·d),<1000 g为足月儿需要量的 5 倍。

(2)钾:早产儿钾需要量为 2～3.5 mmol/(kg·d)。

(3)氯:氯的需要量为 2～3 mmol/(kg·d)。

(4)钙和磷:低体重儿钙摄入量需 4.5～5.0 mmol/(kg·d)[180～200 mg/(kg·d)],磷需 3.9～4.5 mmol/(kg·d)[120～140 mg/(kg·d)]。

(5)铁:对早产儿补充铁从能够耐受足量喂养(150 mL/kg·d)开始,持续到 12～15 个月。出生体重 1500～2000 g 为 2 mg/(kg·d);1000～1500 g 为 3 mg/(kg·d);<1000 g,4 mg/(kg·d)。补充铁剂同时应补充维生素 E。

(6)锌:锌的需要量为 0.5 mg/100 kcal。

(7)镁:母乳喂养(镁含量 5 mg/100 kcal)与早产儿配方奶喂养(镁 6.8～12.0 mg/100 kcal)均能满足早产儿的生长需要,很少出现镁缺乏。

(8)铜:铜的需要量为 90 μg/100 kcal。

6.维生素的需要

体重低于 2500 g 的早产儿应常规补充维生素。早产儿维生素需要量见表 13-23。

表 13-23 早产儿每日维生素需要量

| | | | |
|---|---|---|---|
| 维生素 A | 1500 U | 维生素 D | 600 U |
| 维生素 $B_1$ | 0.2 mg | 维生素 E | 30 U |
| 维生素 $B_2$ | 0.4 mg | 维生素 K | 15 μg |
| 维生素 $B_6$ | 0.4 mg | 烟酸 | 6 mg |
| 维生素 $B_{12}$ | 1.5 μg | 泛酸 | 300 μg |
| 维生素 C | 60 mg | 叶酸 | 50 μg |

(1)维生素 A:早产儿每日应给维生素 A 1500 U。

(2)维生素 D:母乳喂养的早产儿每日供给维生素 D 800～1200 U。

(3)维生素 E:早产儿常规每日给维生素 E 30 U 直至体重达到 2000 g。

(4)维生素 K:生后肌内注射维生素 K 0.5～1.0 mg,以后每周重复一次至婴儿能接受经口喂养。当婴儿腹泻或使用广谱抗生素或全静脉营养时,应常规每周肌内注射维生素 $K_1$ 1～2 mg。

(5)叶酸:体重<2000 g 的早产儿每日应给叶酸 50 μg/kg。

(二)早产儿喂养方案

1)开始喂养的时间。①成功的经口喂养需要早产儿呼吸、吸吮和吞咽的协调。开始经口喂养的时间应个体化。②无先天性消化道畸形及严重疾患者,能耐受胃肠道喂养的早产儿应尽早开始喂养。③出生体重>1000 g,病情相对稳定者,可于出生后 12 小时内开始喂养。④有严重围生期窒息,脐动脉插管或出生体重<1000 g 者可于出生后 24 小时内开始喂养。⑤在喂养早期经口喂养不能满足其营养需求时,常需胃肠道外营养补充。⑥任何胃肠道缺氧:严重窒息复苏后或正处于低氧血症状态;肠道循环不良,如低血压等;或存在肠梗阻症状和体征。建议延迟喂养。

2)喂养方法。①极低(或超低)出生体重儿和需要机械通气支持的危重早产儿早期喂养应从微量喂养开始。②微量喂养可以从出生24小时内开始,选择早产儿的母乳或早产儿配方奶,以5～20 mL/(kg·d)的奶量进行喂养,持续数日至两周。③胎龄>34周,呼吸<60次/分,吸吮和吞咽协调的早产儿可以开始经口喂养。④胎龄<34周,呼吸、吸吮及吞咽不协调者,可采用管饲喂养。⑤经十二指肠(空肠)喂养仅适用于严重食管反流者或严重慢性肺疾患的早产儿。

3)喂养量及间隔时间。①早产儿早期喂养每日喂养量及间隔时间一定是依据临床表现,实验室检查,以及对喂养的耐受程度个体化标准。以下表格(表13-24)仅供参考。②喂养间隔时间,出生体重>2000 g,间隔4小时;出生体重1500～2000 g,间隔3小时;出生体重1000～1500 g,可间隔2小时。胎龄在>30周可采用间隔2～3小时;胎龄在<30周可采用间隔1～2小时。如果存在BPD的早产儿建议间隔1～2小时喂养。

**表13-24　早产儿喂养量与添加速度参考表**

| 出生体重(g) | 开始奶量 ml/(kg·d) | 添加速度 ml/(kg·d) |
|---|---|---|
| <800 | 10 | 10 |
| 800～1000 | 10～20 | 10～20 |
| 1001～1250 | 20 | 10～20 |
| 1251～1500 | 30 | 20 |
| 1501～1800 | 30～40 | 20～30 |
| 1801～2500 | 40 | 30 |
| >2500 | 50 | 30～40 |

注:建议最终喂养量达到140～160 mL/(kg·d)

4)极低出生体重儿的早期营养和喂养。

(1)对于出生时胎龄很小或极低或超低出生体重儿,在出生早期仅仅依靠肠内营养是不够的。应在生后立即输注葡萄糖。一般开始以5%～10%的葡萄糖静脉输入,糖速控制在4～6 mg/(kg·min),根据血糖检测的结果适时调整葡萄糖的输入速度。或每2～3小时测尿糖,若尿糖≥1+或7.2 mmol/L(130 mg/dL)则测血糖。血糖>8.3 mmol/L(150 mg/dL)应降低葡萄糖的浓度或输液速度。

(2)病情稳定后可采用间歇胃管法经口喂养,开始喂养量和增加速度依据不同出生体重参照表13-24。喂养量可每12～24小时增加一次,但总量应该控制在一定的范围内。

(3)应尽早给予各种维生素。

(4)纯母乳喂养的极低出生体重儿摄入的包括蛋白质在内的许多营养素不够其生长所需,生长速度较慢。母乳内的钙和磷含量较低,这些矿物质的不足会刺激骨的重吸收以保证血清钙浓度的正常,造成早产儿骨发育不良和代谢性骨病的危险。国际上推荐母乳喂养的极低出生体重儿使用含蛋白质、矿物质和维生素的母乳强化剂以确保预期的营养需求。

(5)母乳强化剂添加时间:当早产儿耐受100 mL/(kg·d)的母乳喂养之后,将HMF加入母乳中进行喂哺。按标准配制的强化母乳可使其热卡密度至80～85 kcal/100 mL。如果需要限制喂养的液体量达130 mL/(kg·d),如BPD时,可增加奶的热卡密度至90～100 kcal/100 mL,HMF则应在达到100 mL/(kg·d)前开始使用,以提供足够的蛋白质和能量。

(6)经口喂养过程中若出现腹胀、反流、喂养早期残留奶超过总摄入量的30%以及呼吸暂停次数增加,应停止经口喂养改用胃肠外营养。腹胀提示可能有感染或过量喂养或坏死性小肠结肠炎。

5)一般情况良好,胎龄>34周,呼吸、吸吮和吞咽协调,能够耐受胃肠道喂养的早产儿,生命体征平稳则生后3小时可开始喂奶4～10 mL,如能用奶瓶则每2～3小时一次,以后逐渐增加。至生后第一周可摄入100～150 mL/(kg·d),第2周为150～180 mL/(kg·d)。若出现腹胀、胃反流、腹泻或青紫应减量或暂停喂养,用胃肠外营养补充或代替。

6)小于胎龄的早产儿生后应根据胎龄和出生体重决定立即开始喂养或输注葡萄糖液。生后48小时内每4～6小时监测血糖，使其稳定于2.7 mmol/L(50 mg/dL)以上。摄入量不能满足需要或体重下降>5%，应给10%葡萄糖输入。

7)早产儿出院后的营养和喂养。①对于出生体重>2000克、无营养不良高危因素的早产/低出生体重儿，纯母乳仍是出院后首选。要注意母亲的饮食和营养均衡。②极(超)低出生体重儿，尤其出院前评价营养状况不满意，需要母乳喂养继续强化母乳喂养至足月(即胎龄40周)。此后母乳强化的热卡密度应较住院期间略低，如半量强化(73 kcal/100 mL)，根据生长情况而定。③人工喂养的极(超)低出生体重儿早产儿配方奶需要喂至足月；如母乳喂养体重增长不满意可混合喂养(早产儿配方奶不超过每日总量的1/2)，作为母乳的补充。④早产儿出院后配方奶各种营养素和能量介于早产儿配方奶和标准婴儿配方奶之间的一种早产儿过渡配方，适用于人工喂养的早产儿或作为母乳的补充。

(三)早产儿喂养方法

1.哺乳法

用于胎龄和出生体重较大的早产儿，出生体重>1500 g或胎龄>32～34周，吸吮和吞咽能力正常的早产儿可直接哺母乳或用奶瓶喂哺。

2.间歇胃管饲法

1)适应证。

(1)体重1000～1500 g或胎龄<32周吸吮和吞咽功能不协调的早产儿。

(2)胎龄较大的婴儿但吸吮和吞咽功能较差需直接哺乳和间歇胃管法并用。

2)间歇胃管法的特点。

(1)优点：间歇注入可对胃肠激素的释放产生较有利的生理刺激，促进胃肠道功能成熟。

(2)缺点：间歇注入可致短时间胃扩张，腹内压力增高和膈肌上升，造成短暂的呼吸暂停、青紫及pH和$PO_2$降低。尤其是BPD的早产儿。

3)插管方法。

(1)从口腔或鼻腔插入胃管，长度从耳垂到鼻尖至剑突的距离。

(2)插入后打入空气试探，如在胃部可听到水泡声，表示管在胃内。

(3)用注射器吸出胃内残留物，记录其量后再将其推入胃中，以防不断吸出酸性物质和电解质引起代谢性并发症。

4)管饲。

每次将乳品倒入接在胃管的针筒内，让其自然流入胃中，切忌加压推入，以免刺激胃壁引起呕吐。喂完奶取出胃管时应夹紧胃管迅速抽出，以防管中液体流入咽喉部，或者夹紧胃管在体外的一端，至下次喂奶时开放。

5)监护。

(1)每次喂奶前应先抽取胃液，观察是否有残留奶，如有残留奶则应减少奶量或停喂一次。

(2)喂奶后将婴儿置于右侧位或伏卧位，身体上部略抬高，有助于胃排空，减少残留奶。

(3)如摄入量不能满足营养需要，可用胃肠外营养补充其不足部分。

3.持续胃管饲法

1)适应证和禁忌证。

(1)用于胃内易有残留奶的早产儿和用间歇胃管法易出现缺氧症状或呼吸困难的婴儿。

(2)频繁发作呼吸暂停的早产儿不宜用胃管饲法。

2)持续胃管法的特点。

(1)优点：持续注入极低出生体重儿较间歇注入营养吸收好，体重增长快。尤其是BPD的早产儿。

(2)缺点：对胃肠道成熟的刺激不如间歇注入法。需要持续密切监测胃容量，尤其是频发呼吸暂停的早产儿不宜用持续胃管饲法。

3)插管方法。

与间歇胃管法相同。

4)管饲。

胃管的体外端与输液泵连接,以 1～2 mL/h 速度将一日乳量连续缓慢注入胃中。胃管和输液泵的管每日更换一次。

5)监护。

每隔 2～4 小时抽取胃液,检查胃内残留奶量,以调整滴入速度,残留奶量不应超过每小时的入量。

4. 十二指肠(空肠)管饲法

1)适应证。

(1)持续胃排空时间长(胃内持续有残留奶)。

(2)严重胃食管反流者。

(3)用胃管喂奶后易出现气促、反复出现呼吸暂停(由于插管和胃膨胀)的早产儿。

2)特点。

(1)优点:减少胃潴留和胃食管反流。减少间歇注入和持续注入后出现的呼吸暂停。

(2)缺点:延迟胃功能的发育和成熟。

3)插管方法。

管长度为从鼻尖到膝部的距离。将管插入胃后,置婴儿于右侧卧位,使管通过幽门进入十二指肠或空肠,抽到胆汁或 pH 值在 7 以上的液体说明进入恰当位置,最后用 X 光来证实。或选择小儿空肠穿刺造口术。

4)管饲。

将管与输液泵连接,滴注牛奶或配方乳。开始以 0.5～1 mL/h 速度滴入,如能耐受则每12～24小时增加 0.5～1 mL/h,至 150～180 mL/(kg·d)。若耐受良好,亦可改为每 2 小时缓慢推注或滴注一次。每 3 天换一次管(改为另一鼻孔),以防小肠穿孔。

5)监护。

(1)用胃管每 3～6 小时检查一次胃内残留物及有无十二指肠反流,如残留奶＞2 mL 应减少奶量或应将管向下延伸。若持续＞3 mL,要密切观察,可能需要中止十二指肠管饲。

(2)腹胀则说明可能有肠梗阻,为坏死性小肠结肠炎的早期症状,应中止管饲。

(3)腹泻说明喂奶过多或吸收不良。

5. 胃肠道外营养。

不能用胃肠道内营养的早产儿可采用静脉外营养。

(黄雪琴)

## 第二十三节　早产与低出生体重儿管理

### 一、呼吸系统管理

随着新生儿重症监护医学的进步和产前糖皮质激素、表面活性物质及无创通气的广泛应用,早产儿尤其超低出生体重儿(extremely low birth weight infants,ELBWI,出生体重小于1000 g)生存率逐年提高。由于这些早产儿生理不成熟,出生早期常需呼吸支持,各种出生前后不良刺激导致支气管肺发育不良(broncho pulmonary dysplasia,BPD)的发生。为减少肺损伤、提高早产儿生存率及生活质量,过去 40 年间新生儿学者在诸多方面进行了有益的探索,使早产儿呼吸管理策略不断完善。

(一)出生前管理

早产常有先兆,允许足够时间进行干预,包括宫内转运、胎膜早破者应用抗生素、早期用药延迟出生等。常用药物为糖皮质激素,推荐用于胎龄小于35周有先兆早产的孕妇,其主要作用为促进肺成熟。

(二)分娩室的呼吸支持

主要针对于ELBWI。由于缺乏表面活性物质,这些未成熟早产儿出生后需要适当呼吸支持,主要包括外源性表面活性物质替代治疗及鼻塞持续正压(CPAP)通气,胎龄小于28周的可能需要辅助通气。

1.氧气及复苏

血氧饱和度监测为呼吸支持提供了客观依据,但出生后数分钟内理想的血氧饱和度范围尚不清楚。胎儿宫内血氧饱和度为30%~40%,应避免生后短期内血氧迅速升高。学者建议ELBWI复苏时应以空气开始,五分钟内缓慢使血氧饱和度升至90%,故应有空氧混合气用于复苏。

2.气管插管

随着产前糖皮质激素的应用,ELBWI出生状况已明显改善,多数早产儿出生后不需机械通气即可建立自主呼吸。应根据呼吸情况决定是否需要复苏及其方式,目前主张胎龄小于27周的早产儿应尽早经气管插管给表面活性物质。

(三)无创性呼吸支持

CPAP是一种创伤性极小的无创性呼吸支持模式,用于心率正常,FRC及自主呼吸建立缓慢、有自主呼吸的新生儿。早期鼻塞持续气道正压(ENCPAP)可替代气管插管和机械通气,降低肺损伤程度,还可减少表面活性物质的应用、缩短机械通气时间。

(四)表面活性物质(surfactant)治疗

外源性表面活性物质具有降低表面张力、改善肺顺应性、增加氧合的作用。由于经气管插管提供表面活性物质为有创性,母亲接受产前糖皮质激素治疗者,RDS发生率逐渐下降,目前多数学者主张诊断明确后再应用。

欧洲RDS管理指南建议:①有RDS高危因素的早产儿,给予表面活性物质可降低死亡率及气漏发生;②胎龄小于27周者,生后15分钟内应预防性应用表面活性物质,预防性应用还可用于胎龄26~30周需在分娩室气管插管者或母亲产前未接受糖皮质激素治疗者;③早期提供表面活性物质用于明确诊断RDS的新生儿;④对于进行性加重的RDS,需持续吸氧、机械通气或CPAP通气压力6 $cmH_2O$,吸入氧浓度50%以上,可考虑第二次或第三次应用表面活性物质;⑤CPAP下需机械通气者,第二次应用表面活性物质;⑥在降低气漏及病死率方面,天然表面活性物质优于合成表面活性物质;⑦只要新生儿稳定,应尽早拔管,改为CPAP通气,缩短机械通气时间。

(五)机械通气(mechanical ventilation,MV)

各种呼吸模式的建立为早产儿生后呼吸支持提供了不同的通气及监护模式,无论以哪种模式通气,均应尽量缩短通气时间,尽早拔管以CPAP支持。MV有两种方式,即间歇正压通气(IPPV)及高频振荡通气(HFOV),其原理是用适当的呼气末压(PEEP)维持肺容量(IPPV)或以持续扩张压(continuing distending pressure,CDP)使肺在整个呼吸周期中保持扩张(HFOV)。

(六)吸入一氧化氮(iNO)

1.指征

(1)足月及近足月儿原发及继发性PPHN。继发于各种肺实质疾病的PPHN,常于应用表面活性物质后与高频振荡通气同时应用,迅速改善氧合。

(2)早产儿:仅用于超声证实的PPHN患者。

(3)预防早产儿BPD。

2.方法及剂量

iNO通过呼吸及管路提供。开始剂量20 ppm,当$FiO_2$降至60%以下,患者稳定6小时,试行逐渐降低浓度。

3. 监护

(1)高铁血红蛋白(metHb)大于7%时，应尽量停用或给予相应治疗。

(2)出院前听力测定。

## 二、早产儿发展性照顾

(一)前言

人类的脑部发展在怀孕最后三个月及出生后的头一段时间成长得最为快速，大脑皮质于受孕六周后就开始发育。神经元的移行自第八周开始，于二十四周达高峰。组织化自第七周开始，第五个月达高峰，一直到出生后几年间仍持续进行。这个过程包括神经元的排列、次序、神经元之间的连接及刺激与抑制连接间之平衡。脑回数目在怀孕六个月底开始增加，成鞘化则在出生至九岁中达高峰，一直持续进行到四十岁左右。从二十四周左右开始，同时有分化性的细胞死亡及退化，可以根据个别神经元的预期需求而调整，对脑部组织的弹性发展极为重要。而感觉的输入会影响何种神经元会被留下来，何种神经元会被消除。

在胎儿时期，感觉系统发展的顺序是触觉、前庭感、嗅觉、味觉、听觉，最后是视觉。但是当早产儿出生后，在新生儿加护病房中他所接触到的感觉刺激最多的是视觉及听觉，其他的感觉输入相对少很多。当感觉输入与他的发展预期不一样时，可能会造成感觉输入的超载及压力，而影响到正常的神经发展。过早启动皮质的路径，可能抑制日后的分化而干扰脑部适当的发育及雕塑，尤其是与复杂的思维过程、注意力及自我调适有关的前叶连接。以脑部磁共振摄影检查比较早产儿及足月儿，可以发现早产儿即使到了预产期其前叶发展及胼胝体的发育仍然较足月婴儿差。以早产儿行为评估工具用于早产儿到达预产期后的两周检查，其表现仍然较足月婴儿差。

早产儿需要的是母亲的子宫、自己父母的身体及其家人的社会互动。Winnicott早在20世纪70年代就提出，对婴幼儿而言，依赖是必要的。儿童的成长过程就是由一个完全依赖迈向独立的过程。当婴儿被孤立太久没有和人接触时，他们会感觉到家庭破碎不完整，以致堕落并失去希望。但是如果有好的照顾时，破碎不完整的感觉会转变为放松及休息；堕落感会转变为被照顾的欢愉。当依赖的需求被持续满足时，对关系的失望将转变为自信，知道即使当他独自一人时也有人在意他且照顾他。对早产儿的父母而言，早产的过程也使得他们成为父母的过程被迫早产。正常的父母在经过一段足月的孕育准备后，在婴儿生下来之后持续和他们的婴儿在一起一段相当的时间；然后他们的小孩逐渐成长独立，而终于离开父母的怀抱。但是当婴儿提早来到世上时，父母也被迫和他们的小孩提早分开，这常使得他们不知所措。因此Winnicott也说，当母亲有做母亲的简单能力时，我们不应去干扰。因为此时她可能因为不了解，而不知道去争取自己的权利。她所知道的是，她受伤了。只是这个伤痛不是骨头断了或是皮肤擦伤，而是她的婴儿。

新生儿的安危直接影响家庭的整体平稳性，因此新生儿护理扮演着极重要的角色。新生儿专业护理对刚出生的危重婴儿医学监护在过去30年里已经有了长足的进步。胎龄24周、出生体重<1000 g的早产儿存活并非少见，新生儿存活率虽然提高了，但也存在很多的后遗症，比如脑性麻痹、智力迟钝、神经性耳聋以及视力障碍，而且常常是多种残疾同时存在。

所以早产儿仍面临发展上的问题。尽管围产医学正努力减少早产，加强对胎儿异常以及致命疾病的诊断，但目前还几乎没有证据显示在不久的将来，已知的预防措施可以消除这些问题。因此，在重症监护的过程中，NICU不再仅仅是让这些婴儿活下来，而且要产生良好的远期效果。这就要求护理人员在早产儿的照顾上不但要顾及急性期的需要，更要以减少恢复期或成长期并发症为照顾宗旨。自20世纪90年代起，发达国家的医务人员已开始对早产儿发育性照顾进行研究，根据相关研究发展性照顾已显示出能改善早产儿特别是极低体重儿的预后，目前在国外被广泛应用早产儿特别是极低体重儿的照顾。

(二)发展性照顾的概念

所谓发展性照顾就是视早产儿是一个主动参与的合作者，相信早产儿的行为可以提供照顾上最好的指标，同时支持监护中心的工作人员计划及执行对早产儿及家人的照顾，支持监护中心的工作人员帮助及促进早产儿及家人间的相互协调。因此早产儿或新生儿的照顾将是一个团队的照顾，除了新生儿科或监护中心医师、护士之外，社工人员、物理师、呼吸治疗师等相关人员与父母一起照顾早产儿或新生儿；另外有一个发展团队可以支持所有的工作人员执行他们的工作。这样的照顾是有持续性的，根据婴儿的表现及需求来调整照顾的步伐；提供适当的个人化的体位；个人化的喂食计划；提供皮肤对皮肤接触的机会。在各种评估检查中，父母都参与合作，支持婴儿过程中的舒适。提供安静平稳的环境，支持家人的舒适性。

（三）发展性照顾的理论依据

1. 胎儿在宫内的环境

胎儿在子宫内声音分贝低频率，母亲活动作息有规律性，温暖，环境幽暗舒适，无侵入性刺激，有安全感。胎儿在妈妈子宫内动一下，给妈妈带来无比的喜悦，同时对胎儿来说因为碰到了妈妈，觉得很安全。

2. 早产儿宫外环境

提早出生的早产儿刺激缺乏规律性，疼痛无法预期，杂音高频率及高分贝，无日夜之分，光线明亮刺眼，肢体活动无边界感，非预期侵入性操作频率高。

3. 早产儿各系统发育不完善

(1)神经传导系统发育不完善：神经轴突、树突分支有限；神经元间相互连接有限；神经递质变化有限；髓鞘形成不足影响冲动传导。早产儿神经发育不完整的表现：行为状态缺乏规律，无法维持较长时间的清醒，肌张力增高或降低，体位及肢体协调能力差，缺乏原始反射：拥抱反射、握持反射、觅食反射。

(2)早产儿其他问题：神经行为协调能力差，慢性肺发育不良，支气管肺发育不良，颅内出血，坏死性小肠炎，感官系统异常(听力，眼睛，喂食)，难以安抚，无法适应外界，身体抽动，自主神经反射改变。例如：①吸吮—吞咽—呼吸协调能力差；②不成熟免疫能力及神经系统：易感染和脑室内出血；③体温控制能力不成熟；④较无体力长期维持某一体位因应或对抗地心引力；⑤较无能力对抗或因应外界刺激。

4. NICU 环境对早产儿的影响

NICU 的护理环境中的许多因素已经被确定是引起重症或早产儿不良刺激的潜在来源。研究表明来自 NICU 的有害刺激是导致终生残疾的重要原因，而且可能成为一种对重症患儿、早产儿的致命打击。NICU 环境中的有害因素包括光线和噪声、不舒适的体位、各种检查和操作，和父母分离。

1)噪声对早产儿的影响。

(1)降低血氧饱和度。

(2)增加颅内压力。

(3)增加呼吸及心跳速率。

(4)刺激屏息及心跳减慢的机会。

(5)使皮肤出现花纹般的微细血管收缩。

(6)使睡眠受到干扰。

(7)使生长激素降低不利发育。

2)NICU 噪声来源。

电话铃声、人员交谈声、医护人员交接班声、仪器搬动声、开门关门声、仪器使用机械声、流水洗手声、监视器或仪器报警声、暖箱开关门声，奶瓶置放声等等。

3)光线对早产儿的影响。

光线对早产儿脑部发育有很大影响，光线刺激可使早产儿视网膜病变(retinopathy of prematurely, ROP)发生率增高，生长发育缓慢，持续性照明能致早产儿生物钟节律变化和睡眠剥夺。然而，大多数新生儿病房都采用持续的、高强度荧光照明。因此，必须采取措施，减少光线对早产儿的刺激，如拉上窗帘以避免太阳光照射，降低室内光线，暖箱上使用遮光罩，营造一个类似子宫内的幽暗环境。24 小时内至少应保证 1 小时的昏暗照明，以保证宝宝的睡眠。降低光源可促进睡眠，减少肢体活动，促进喂食，增加体重，并减少视网膜病变。

4)NICU 光线来源。

治疗光线、自然光线、室内照明灯、暖床照明灯。

5)NICU 噪声及光线。

(1)噪声:电话声 65 分贝,监视器报警 55～88 分贝,暖箱门关闭 79 分贝,人员说话 80 分贝,平常家庭婴儿所接触的分贝量是 40。国外调查资料显示,在 NICU 中声音的水平在 50～90 分贝,最高可达 120 分贝,远远超过 1994 年美国环保署(EPA)推荐的白天 45 分贝,晚上 35 分贝的指数。美国儿科学会建议新生儿加护病房暖箱内的噪声不超过 60 分贝。

(2)光线:NICU 光线明亮度约 60～90 foot-candles,加热灯 200～300 foot-candles,照光机器 300～400 foot-candles,日光＞1000 foot-candles。美国儿科学会建议新生儿加护病房光线明亮度是 60 foot-candles,特殊治疗时 100 foot-candles。

5.体位、姿态对早产儿的影响

(1)长时间俯卧可导致肩内缩、颈部过度外转及肩部后仰。国外有资料报道俯卧位可以减少早产呼吸暂停的发作和周期性呼吸,改善早产儿潮气量及动态肺顺应性,降低气道阻力。俯卧位对于改善早产儿呼吸和肺功能有很大作用。

(2)仰卧:臀部和膝关节放松,容易建立脚的支撑,还可避免颈部伸展。但仰卧可增加惊吓反射及导致睡眠障碍。

俯卧和仰卧血氧分压研究:Fox&Molesky(1990)针对 25 位呼吸窘迫插管早产儿研究发现,俯卧动脉血氧分压 71.5 mmHg;仰卧动脉血氧分压 65.2 mmHg。

早产儿肩膀的发展:Georgieff&Bernbaum(1986)发现,46%早产儿在 18 个月时发现有肩膀挛缩现象,无法屈曲其肩膀,限制婴儿爬行、坐起及持物,影响第一年的发展。

早产儿头部的塑性:扁平头是因颈部肌肉张力较差,头部重量偏向侧边,而导致颜颅变形;长时间的使用 CPAP 固定头部,使头部发展受限;特征是高而窄缩的前额,长型而窄的脸面,影响外观;长期仰卧或俯卧可导致髋部关节外翻,扁平变形,W 形手臂,形成类似青蛙式的姿势和早产儿髋部的姿势。

6.各种检查和操作对早产儿的影响

可导致早产儿氧饱和度和生理状态的不稳定,对神经系统发育产生潜在的不良影响。

7.与父母分离的影响

使父母产生恐惧、失控、不确定和无信心。

(四)早产儿的行为规律

由于早产儿不会说话,因此沟通的桥梁有赖行为表现,行为表现除了神智状态之外尚包含肢体、脸部表情、肠胃活动以及中枢神经操控的心跳、呼吸、肤色等变化。新生儿行为表现与中枢神经系统完整性息息相关,在清醒期新生儿的肌肉组织活动力与反向表现最佳,此代表行为状态(中枢功能)是主导互动主要因素,行为状态(behavioral state)与肌肉张力协调能力代表其是否能接受外界刺激或自外界互动过程中受益,著名的新生儿医师 Dr. Brazelton 将新生儿行为状态分为六期(deep sleep 深睡眠,light sleep 浅睡眠,drowsy 嗜睡,alert 清醒,active 活跃,crying 哭吵),并表示在不同的行为状态中新生儿对外界刺激均有不同反应,唯有当新生儿是清醒时,所有的互动方显得有意义(因为婴儿可以接收信息并能提供反应)。Dr. Brazelton 认为评估新生儿的行为反应的意义着重于以下几点。

(1)新生儿是否能选择外界刺激或互动并能出现较一致的反应的能力。

(2)新生儿是否能有自己控制自己的行为状态或意识形态的能力,以接受有利于己的良性互动或自负向互动中保护自己。

(3)新生儿是否有维持平稳的肌肉张力、良好肢体活动或行为状态的能力,或能否进行自我安抚行为(如吃手指,紧抓物品)。

(4)新生儿是否维持平稳生理状态之能力(肤色、体温、呼吸、心跳、肌张力)。

由此可见,行为状态是婴儿调适刺激的工具,因为行为会说话且有其特殊意义,由于婴儿不会说话,沟通的桥梁有赖于行为表现，行为表现除了神智状态之外尚包含肢体、脸部表情、肠胃活动以及中枢神经操控的心跳、呼吸、肤色等变化。

(五)高危险新生儿照顾理念的演变

随着时代的进步，对高危险新生儿的照顾方法上也逐渐地改变，在尝试与错误中我们领会早产儿的韧性，也更确定适当的照护方向，但这一步一脚印也为新生儿照护奠定基石。然而在时间的洪流中，我们是否察觉每送一位没有后遗症的早产儿出院，就等于为社会节省医疗成本，也更凝聚家庭的完整性，也为一个新生命开启有意义的人生旅程，因此我们的任务何其重要。

因为早产和危重婴儿神经系统发育不完整，不能控制正常的生理和行为反应所以无法适应环境。这一认识大大地转变了 NICU 的监护观念并通过改变监护环境和监护活动，也促进了护理人员对早期有害刺激的预防。国外很多的 NICU 改变了以工作程序为中心的护理模式，发展成以个体生长发育需求为中心的护理。

个体化发展的护理强调照护新生儿时顾及其个别性，将新生儿视为一整体，只有在神经系统、行为状态、肌肉张力或活动力、自我规律与安抚行为上维持平衡，方能接受外界刺激或在互动的过程中受益。

由环境的改善开始做起，着重早产儿的个别性，呼吁提供规律性的照护措施，以行为表现作为提供护理的参考及个体化发展的护理。

(六)发展性照顾的实施方法

1.合理摆好早产儿体位

体态的不恰当使肌肉长期处于收缩或伸展状态，能量消耗多。正确的早产儿体位能促进肢体的伸展与屈曲以达平衡，增加肢体的支持以使肢体能趋向身体的中心部位，以便日后发展手一嘴统合能力，促进身体的对称性以便身体的屈曲及伸展能有平衡，预防不正常姿势及变形。

(1)俯卧：四肢屈曲配合髋关节屈曲以预防髋关节的外翻，可用小毛巾轻微地抬高骨盆，使前膝能承受重量，可在婴儿两侧以床单形成穴巢以提供触觉刺激及边界感，适当地包裹婴儿并使手能靠近嘴。

(2)侧卧：在婴儿背部提供支持，以预防背部的弓起，有利手臂的屈曲，利于吸吮，使用软枕置放于下肢之间，以维持下肢于正中体位置，放一片尿布于髋关节下以利关节的稳定，并轻微提高骨盆，促进髋部屈曲，协助上方的大腿屈曲。

(3)仰卧：头部可使用小枕支持维持正中，减少颅内压波动，使头部下巴向前胸，颈部避免过度屈曲及伸展，肢体的两侧给予穴巢式的支持，肩膀给予支持以减少肩膀外翻，两臂向前，置中屈曲，并使其有机会将手靠近嘴，屈曲髋部及膝关节，以小毛巾在膝下方支持，并在足部给予支持性的对抗。

(4)其他与体位相关的因素：尽量包裹早产儿并露出双臂使之能自由地靠近脸部，使用符合规定的水床以促进动感发育，使用 CPAP 时注意头部固定处勿太紧，使用氧气罩时尽可能使用较大尺寸的氧气罩。在进行护理活动时尽量让早产儿手握东西。

2.建立适当的环境

在新生儿重症监护病房的新生儿，其发育和行为发展不仅取决于出生体重、胎龄和临床过程，而且也取决于新生儿 ICU 的环境(光、声、医护程度)以及住院期间父母的互动。

(1)护理早产儿时的环境要求：降低灯光及噪声、遮盖暖箱以减少灯光刺激、限制收音机床旁的使用。

(2)护理人员应尽力营造一个安静的环境，如说话轻柔，尤其在靠近婴儿时降低音量(彼此提醒，标志)，最好不在早产儿暖箱或床旁说话，走动轻柔、避免穿响底鞋，轻柔地开关暖箱不要用力摔碰暖箱门，避免敲击暖箱等；注意暖箱马达声的刺激，勿置放仪器在暖箱上以减少震动刺激；监护仪及电话声音设定于最小音量，及时地回应监视器报警以减少噪声；注意呼吸机的管道勿积聚水分以避免噪声或震动。

3.促进早产儿适应

(1)每次护理早产儿时仅对其施与一项护理措施，并观察其反应以避免过度刺激，集中护理(但不过度刺激)以使其能有不被打扰的睡眠时段，在执行集中护理时如患儿出现疲惫时给予休息时段以促进其复原，勿突然地惊醒早产儿，在治疗前轻柔地唤醒或触摸患儿使其有所准备，在治疗后停留在患儿声旁观察患儿表现，以及了解是否出现异常行为，当患儿出现异常行为时，提供静止期以利早产儿恢复，并继续评估患儿。

(2)接触早产儿时，针对婴儿的肢体提供支持，在翻身、抽吸、给予侵入性治疗时多给予肢体支持，使其保持屈曲体位，以减少其不适及异常行为反应；肢体的支持可借助手、毛巾、床单、枕头、柔软衣物及玩具，使其双手，双腿靠近身体中线，呈屈曲体态使其更容易维持稳定的生理及肢体活动系统。

(3)俯卧时使其肢体屈曲，使用毛毯或毛巾以支持前胸；如无法俯卧，可使其侧卧，并使其肢体屈曲。

(4)接触早产儿时护理前后要有安抚动作促进恢复生理平稳，在量 TPR，换尿布，进行侵入性治疗，口鼻胃管喂食，协助更换体位，经口腔吸引时，早产儿出现自我安抚抓握动作时，多给予轻柔的帮助，以减少能量的消耗。

4.针对早产儿给予非营养性吸吮

在喂食前或处置前后使用安抚奶嘴可促进清醒行为状态以利喂食吸吮；减少哭泣；提高氧饱和度；促进尽早的经口进食；促进体重增长；促进喂食的消化；促进口腔满足感；安抚婴儿，特别是在侵入性治疗之后。

5.促进早产儿的自我安抚及控制行为

使用毛巾或床单制作早产儿的“鸟巢”，使其能安适的睡在鸟巢中，脚能触及衣物，手能触及毛巾床单，能感觉边际，使其感觉安全；可使用毛巾包裹婴儿使其肢体屈曲，包裹时确定婴儿的手能触及面部，使用面罩时考虑能包含头及手，促进头手互动；适当使用水床，摇篮以促进韵律感；提供奶嘴使其能有机会进行非营养性吸吮(提高血氧饱和度，降低心跳，促进睡眠，减少身体无意义活动，有利增加体重)。

6.促进父母的参与

(1)指导父母学习认识早产儿的行为及其意义，以增进父母对患儿的信心及认可，让父母参与早产儿的照顾，使其有机会学习，并建立信心，促进父母与患儿的互动，每日以电话联络早产儿的情况，减少焦虑，成立早产儿家长联谊会使父母分享照顾早产儿的心情。

(2)袋鼠式护理的开展：皮肤与皮肤接触和袋鼠式护理最初被用于早产儿保暖的方式，现在袋鼠式护理已经作为一种促进早产儿神经行为的发育、亲子关系和鼓励母乳喂养的干预措施被广泛应用在北美和欧洲的新生儿重症监护室中。袋鼠式护理是将病情允许的只包有尿片的早产儿俯卧放在父母裸露的胸口，然后盖上毯子，从而使父母与早产儿的皮肤直接接触。这种方式会给早产儿提供温暖的环境，父母胸廓的起伏会刺激早产儿前庭感觉，皮肤与皮肤的接触提供触觉感受。父母的气味和母亲柔和、安静的说话声音，呼吸声和心跳声提供听觉感受。这样，所有的早产儿早期发育所需的感觉输入都可得到满足。父母可根据婴儿的个体需要和耐受程度，每天给予早产儿一两次的袋鼠式护理，每次 60 分钟或更长。应注意：早产儿需持续监护生命体征，必要时应提供保暖措施并监测体温；保护父母的个人隐私，着重指导父母如何观察与汇报早产儿的表现。

(七)早产儿发展性护理的预期结果

(1)在给予护理及措施时生命体征(心跳呼吸次数)变化小。

(2)在互动时或护理时能维持适当的肤色。

(3)促进体重增长，经口喂养开始的时间早。

(4)能促进喂食量的消化，减少胃残余量及反流。

(5)促进早产儿能出现平滑及协调的肢体活动。

(6)能适当地使用自我控制行为因应外界环境的刺激，以促进身体内部的平衡。

(7)能运用外界物质安抚自己。

(8)能促进治疗，减少住院日和住院费用。

(八)在执行发展性照顾上有几个重点

1.以过程为指引

不像以前的照顾都是以工作为导向，而是要依照婴儿的需求来调整我们的照顾。所以需要有弹性，不仅是要改善环境，还要注意婴儿的表现，给予个别化的照顾，这在一个急性的医疗工作环境中并不是很容易。

2. 以关系为基础

强调照顾者与婴儿的关系建立，还有要支持父母与婴儿之间的关系建立，还有工作人员之间的关系都是很重要的。

3. 系统导向

需要所有团队及整个病房的参与。

随着新世纪的来临，新生儿监护中心的照顾已经不再只是完成某些步骤、某些计划而已，而是开始以关系为基础，强调个人化及家庭为中心的照顾。早产儿只有一个脑部，而照顾的环境及行为都会影响他的塑造。每一个早产儿都是父母心爱的人。发展性照顾不仅是改变环境，提供婴儿及家人舒适的环境，更要求所有工作人员改变我们的工作形态，观察婴儿的行为，了解婴儿，思考我们的行为对婴儿可能会有的影响，然后给予适当的照顾。一个好的监护中心将可以提供支持婴儿、家人和所有工作人员持续成长发展的空间。

（黄雪琴）

## 第二十四节　极低出生体重儿的特点及护理

极低出生体重儿（very low birth weight in fant，VLBW）是指出生体重小于1500g的新生儿，其中绝大部分为早产儿，胎龄小于32周。VLBW的死亡数占新生儿死亡数的很大一部分，而且即使存活也容易出现神经系统发育的障碍。据美国1981—1997年的统计资料显示，VLBW的发生率为1.1%～1.4%，国内20世纪80年代的资料与之相近。尽管长期以来一直认为VLBW多数可以发生后遗症，但是日本的仁志田博司等的总结资料显示：即使是出生体重小于1000g的超低出生体重儿神经系统发育障碍的后遗症发生率也只有15%左右；提示良好的临床医疗与管理不仅可挽救VLBW的生命，同时赋予他们以后较好的生活质量。

### 一、生理特点

（一）呼吸系统

VLBW呼吸中枢的发育、呼吸器官的发育和相关因子的产生均是不完善的。由于呼吸中枢发育的不完善，导致VLBW很容易发生呼吸暂停和低氧血症，可造成严重的后果。VLBW的胸壁薄、呼吸肌发育差、小支气管的软骨少和肺泡发育未完成，导致其功能残气量低，肺顺应性差，通气/血流比严重失调；同时由于其气道的管径小，造成气道阻力高、有效通气量减少。对于胎龄小于32周的VLBW，其肺泡Ⅱ型上皮细胞及其功能的发育尚未完善，缺乏产生肺表面活性物质的能力或数量极少，导致新生儿呼吸窘迫综合征的发生率增高。

（二）循环系统

胎龄小的VLBW的心肌纤维胶原含量低而且缺乏张力，心肌处于一种低反应状态，表现为收缩期的收缩力和舒张期张力均较低，对于维持心功能不利。VLBW发育尚未达到适应外界生活的需要，因而出生后容易发生潜水反射，即全身血流重新分布，以保证重要脏器心、脑、肾上腺的血液供应。神经系统对心血管的调节为副交感神经占优势，在进行口、鼻腔操作时容易引起迷走神经反射亢进，发生缓脉等情况。对血压自身调节能力的发育尚未完善，如躯体血压的变动直接可影响脑血压的变化。VLBW的肺动脉缺乏平滑肌，致使肺动脉舒缩困难，容易引发持续性肺动脉高压。出生早期动脉导管处于可开放性状态，容易因缺氧等病理原因造成动脉导管重新开放，甚至在短期内引起充血性心力衰竭。另外，对于部分重度宫内发育迟缓的 VLBW，生后即可发生心功能不全，并在生后 2～3 日开始恶化，发病后 1～2 日达高峰，如能度过这一高峰期，则存活率增高，在部分死亡病例的尸解中发现心肌纤维与相应胎龄比较明显地更细。

（三）中枢神经系统

因发育不完善致反射和协调功能差；四肢肌张力明显低下。脑室室管膜下生发层在侧脑室周围长得很厚，而此处非常容易引起脑室内室管膜下出血，是脑室内出血好发部位。脑血管结构从软脑膜开始，沿很长的小动脉向侧脑室方向行进，终止于深部白质的脑室脚间动脉，和从侧脑室开始向深部白质行进的较短脑室动脉形成终末供血区。这一部位容易受低血压或低血流所伴的缺血性变化的影响，造成脑室周围白质软化症的发生。同时由于形成髓鞘的透明质增加及代谢活动亢进，亦是脑室周围白质软化的好发因素。

（四）泌尿系统

VLBW 的肾功能差，肾小球滤过率较低；肾脏浓缩功能亦差，肾小管对葡萄糖的重吸收阈值低，给予高浓度葡萄糖补液可以造成高血糖和渗透性利尿。新生儿少尿的定义为＜1 mL/(kg・h)，但是对于 VLBW在尿量＜2 mL/(kg・h)时也要考虑少尿的存在。

（五）消化系统

小肠的自律性活动从胎龄 6～7 个月已经开始，但尚无输送能力，肠道输送能力实际是从胎龄 34 周开始的。VLBW 的消化器官未能正常活动是因为：肠道神经丛处于未成熟阶段，加上低血糖及其他刺激，使交感神经的兴奋性增高；潜水反射使进入肠道的血流减少，导致肠道活动能力低下；母亲的某些用药，如控制妊高症的硫酸镁可以使乙酰胆碱释放减少，并使神经一肌紧张反射功能低下。VLBW 可以在经肠道喂养前就比较容易发生坏死性小肠结肠炎（NEC）。无论是潜水反射造成的缺氧，或是肠道喂养后发生的缺氧（开始肠道喂养后，肠道本身对氧的需求增加，而肠道血流量未明显增加，造成一种肠道组织的低氧状态），都是发生 NEC 的危险因素。感染对发生 NEC 的影响与肠道的局部防御能力有关。VLBW 的胆汁酸分泌量很少，其胆汁酸池也很小，容易造成胆汁排出的困难，形成胆汁淤积症。VLBW 在出生前体内已经有蛋白分解酶的活性存在，尽管其浓度与成人比还是处于明显的低水平；胎龄 24 周已经具备对氨基酸等的转运能力。胎龄 25 周时唾液腺已经开始分泌能消化脂肪的脂酶，同时人乳中存在的胆盐刺激脂酶（bile salt stimulating lipase，BSSL）能促使脂肪酸分解和消化脂肪。小肠粘膜绒毛膜刷状缘有活性双糖分解酶在胎龄 10～12 周已经出现，在 26～34 周时几乎达到成人的水平；乳糖酶、β-葡萄糖苷酶的活性在胎龄 24 周才开始增加；但缺乏消化多糖体所需要的淀粉酶，母乳中抗胃酸的淀粉酶直接到达小肠，可以帮助消化多糖体。

（六）水、电解质和酸碱平衡

VLBW 的体表面积相对较大，不显性失水量较大，体重＜1000g 新生儿的不显性失水几乎是 1500g 新生儿的 2 倍。出生后 3 日内由于不显性失水的增加，以及排尿和使用含钠盐溶液，可以造成高钠血症的出现。而对于出生 3 日后的 VLBW，由于其肾小管重吸收功能差，尿中排钠量高，母乳中钠含量随出生后日数的增加而相应地持续减少，如加上利尿剂的使用，可以造成低钠血症。VLBW 在生后 1～2 日内处于一种非少尿性高钾血症状态，并在生后 24 小时达到高峰，高钾血症的原因可能与肾小球滤过率低、肾小管重吸收能力差、以及和红细胞 Na-K-ATP 酶的活性较高有关。酸中毒往往发生在生后初期，主要与缺氧有关，通过改善氧供和呼吸循环的功能可以及时纠正；生后 2 周以后发生的晚发性代谢性酸中毒，可能与蛋白质负荷高、尿酸化能力低（肾小管分泌 $H^+$ 功能差）和排出 $HCO_3$ 阈值低有关。代谢性碱中毒的发生，可能与排钠钾性利尿剂的持续使用有关，造成肾小管对钠钾的重吸收障碍，同时利尿剂抑制了对氯离子的重吸收，则发生低氯性代谢性碱中毒。低血钙的发生可能无临床症状，血钙最低可＜3mmol/L，一般在 7 日后可自行纠正。

（七）代谢

VLBW 的基础代谢率比足月新生儿低，但是其糖原、脂肪的储存量很少，能量的摄取能力极差。糖耐受量低，容易引起高血糖和糖尿，高血糖可以造成高渗性利尿，从而有引起颅内出血的危险，并可引起呼吸暂停和大脑抑制。同时高血糖会造成肝细胞对胰岛素的反应低下。VLBW 发生低血糖情况较少见。VLBW 本身血清蛋白含量低,同时能量供应不足的情况下,蛋白质被用于能量供应,造成负氮平衡。VLBW的肉毒碱合成能力低,对脂肪酸的分解不利。对静脉给予的脂肪利用度小,容易造成一过性高脂血症。脂肪吸收率低,容易影响脂溶性维生素的吸收。胎龄小于 36 周的新生儿难以从肠道吸收锌,容易存在锌缺乏。VLBW 的体温调节能力低,通常需要 37℃～38℃的环境温度(包括暖箱温度)方能维持其肛门温度为 37℃,否则容易出现低体温。同时由于汗腺功能发育不完善,环境温度过高,容易产生发热。

(八)其它

感染是造成 VLBW 死亡的重要原因,主要与免疫功能发育不完善有关,包括从母体获得的特异性免疫球蛋白量少于足月新生儿。VLBW 在黄疸程度不高的情况下,由于低蛋白血症和血脑屏障的发育不完善,也容易发生核黄疸,有人认为体重在 1000g 的新生儿,一旦其总胆红素为 10mg/dL 就应换血,以避免核黄疸的发生。

## 二、护理要点

(一)保温和保湿

VLBW 出生后,应在远红外暖床上立即擦拭干净其体表的水分,送入暖箱,以防止低体温的出现。在保温的同时应注意保湿,因为其不显性失水相对较多,容易出现脱水。用塑料布或薄膜覆盖 VLBW 的全身,可以明显减少不显性失水。有人甚至用水气雾化的方法,提高暖箱内的湿度达到 100%。通过这些方法,可以将不显性失水的量减少 30%～60%,从而减少输液量,这对 VLBW 而言是有重要意义的。控制液体的供给,是预防动脉导管开放的重要措施之一,并可以减轻肾脏的负担。但是也有人提出暖箱内如此高的湿度是否会增加感染的机会,尤其是通过水分传播的铜绿假单胞菌感染。高湿度可造成皮肤感染,这种感染对于 VLBW 而言是致命的。其实只要加强医疗行为中预防感染的措施,并将水气雾化使用的时间控制在生后 3～7 日内,应当是安全的。

(二)呼吸管理

首先应防止胎龄小于 32 周的早产儿发生因肺表面活性物质的缺乏而出现呼吸窘迫综合征,及时补充肺表面活性物质是有效的措施。密切观察有无呼吸暂停的发作,对已经出现呼吸暂停的新生儿可以使用咖啡因或氨茶碱进行治疗,应以前者为主。如果药物治疗效果不佳,并出现严重低氧血症的,可以使用呼吸机进行治疗。选用的通气模式可以是持续气道内正压(CPAP),也可以是同步间歇指令通气(SIMV)或控制机械通气(CMV)等。

(三)喂养

VLBW 的喂养不应过迟,尽早喂养可以减轻生理性体重下降的程度,防止低血糖的发生,降低核黄疸的危险性。喂养应以母乳为最佳,可以减少坏死性小肠结肠炎的发生机率。如果没有母乳,可以选用适合早产儿使用的配方奶进行喂养,在用配方奶之前可以先试用糖水,且糖水的浓度不可超过 5%,高渗性糖水对 VLBW 的胃肠道不利,容易引起坏死性小肠结肠炎。喂养的方式尽可能选用让小儿自己吸吮的方式,若有困难,可以使用鼻胃管或鼻肠管的方式。需要注意的是,在使用鼻胃管或鼻肠管喂养时,应注意给奶的速度,切忌快速注入,应根据小儿的体重给予喂养的量,开始剂量为 2～5 mL 左右。

(四)预防感染

对 VLBW 的操作过程应严格执行消毒隔离制度,注意其环境和用具的清洁。对于使用气管插管、鼻胃管或鼻肠管的小儿,应至少每周换管 1 次,并对换下的管道进行细菌学检测,以指导抗生素的应用。对 VLBW 伴有低丙种球蛋白血症的,可以给予静脉输注丙种球蛋白,以提高对感染的抵抗力。

(五)动脉导管开放(PDA)的处理

对存在 PDA 的 VLBW,可以首先控制每日液体的输注量,以降低心脏负荷。其次,可以使用吲哚美辛治疗。在使用吲哚美辛后,应注意肾功能的变化和有无坏死性小肠结肠炎的发生。在使用吲哚美辛关闭动脉导管后 24～72 小时,可有部分小儿的动脉导管重新开放。对于因 PDA 引起的充血性心力衰竭,可以使用洋地黄类药物治疗，但要注意对其血浓度的监测。

(六)预防核黄疸

对于VLBW，其黄疸的换血指标应在10～15mg/dL，要及时纠正低蛋白血症，并尽早开始光疗。

(七)对于脑室内出血的预防和治疗

要防止反复低氧的发生、血压的波动和高渗性补液的输注(VLBW应用的葡萄糖溶液浓度应低于8%)，同时应用头颅B超或CT对小儿颅内情况进行连续监测，目前的国际中心资料显示应用药物(如巴比妥等)预防脑室内出血无明显疗效。最近的资料显示，目前临床上部分应用的连续腰穿疗法，对治疗由脑室内出血所造成的脑积水其疗效也不确切，需要进一步的论证。

(黄雪琴)

## 第二十五节　预防接种

### 一、免疫制剂

预防接种(vaccination)是提高人群免疫水平，防止传染病流行的重要措施。机体的抗感染能力分为非特异性免疫和特异性免疫，通过非特异性免疫机体可以抵抗普遍存在的低毒力微生物；对许多高毒力的微生物，机体需要特异性免疫才能避免感染致病。特异性免疫获得的方式有自然免疫和人工免疫两种。自然免疫是指机体通过自然途径如感染病原体后建立的特异性免疫、胎儿和新生儿经胎盘或乳汁从母体获得的抵抗疾病的能力。人工免疫是通过接种疫苗或注射免疫血清使机体获得特异性免疫。

人工接种的疫苗和注射的免疫血清都属于免疫制剂。接种免疫制剂可获得特异性免疫，使机体摆脱传染病或不受感染。免疫制剂包括自动免疫制剂和被动免疫制剂(表13-25)。

表13-25　自动免疫制剂与被动免疫制剂的比较

| | 自动免疫制剂 | 被动免疫制剂 |
|---|---|---|
| 免疫制剂来源 | 减毒或灭活的活的病原微生物或病原微生物的抗原成分 | 从外源获得的抗体、转移因子、细胞等防御因子 |
| 免疫力 | 长期或终身免疫 | 短期保护 |
| 获得免疫时间 | 需要一定时间才获得保护 | 即刻产生保护 |
| 危险性 | 与用活病原微生物有关 | 血清病 |
| 免疫效果 | 好，能预防发病 | 不能防止发病，仅能减轻症状 |

(一)自动免疫制剂

自动免疫制剂是指具有免疫原性物质(分子)的生物制剂，接种后可刺激机体免疫系统产生特异性自动免疫力，抵抗传染病发生和(或)流行。

1.灭活疫苗

此类疫苗选用免疫原性强的病原体，经人工大量培养后，用理化方法灭活，使之完全丧失对原来靶器官的致病力，而仍保留相应的免疫原性。灭活疫苗具有安全、易于保存和运输等优点，主要诱导特异性抗体的产生，要维持血清抗体水平需多次接种。目前主要应用的灭活疫苗包括霍乱、伤寒、钩端螺旋体、百日咳、狂犬病、甲型肝炎和乙型脑炎疫苗等。

2.减毒活疫苗

减毒活疫苗是将病原微生物(细菌或病毒)反复传代，促使产生定向变异，使其极大程度地丧失致病力，但仍保留一定的剩余毒力、免疫原性和繁衍能力。活疫苗接种类似隐性感染或轻微感染，可使机体获得长期免疫力。减毒病原体在体内有一定的生长繁殖能力，一般只需接种一次。多数活疫苗的免疫效果持久而良好，除诱导体液免疫外还可产生细胞免疫，经自然感染途径接种减毒活疫苗还可形成黏膜局部免疫。但减毒活疫苗存在恢复突变的可能性，有免疫缺陷者和孕妇不宜接种。目前应用的减毒活疫苗有卡介苗、麻疹疫苗、腮腺炎疫苗、脊髓灰质炎疫苗、风疹疫苗和水痘疫苗等。

3.类毒素

由细菌的外毒素经过脱毒制成，无毒性而保留了抗原性的制剂称为类毒素，如白喉类毒素、破伤风类毒素。

4.亚单位疫苗

亚单位疫苗是从细菌或病毒培养中，以生物化学和物理方法提取、纯化有免疫原性的特异性抗原而制成的疫苗，如从病原体中提纯有效的多糖成分，或提纯病毒表面的某种亚单位成分。常用的有乙肝病毒的HBsAg亚单位疫苗、脑膜炎奈瑟菌荚膜多糖疫苗、肺炎链球菌荚膜多糖疫苗、b型流感杆菌多糖疫苗等。亚单位疫苗与灭活疫苗及减毒活疫苗相比，由于除去了引起不良反应的物质，除去了病毒核酸，消除了潜在的致畸作用，因此安全性大大提高。

5.多肽疫苗

多肽疫苗是根据已知的微生物有效免疫原序列，设计多个氨基酸的直链和支链多聚物，连接适当的载体与佐剂制成的疫苗。此类疫苗可以诱导有效的特异性免疫应答，而不良反应轻微，不足之处在于免疫原性较弱，但可通过研制新的载体和佐剂克服。目前已研制出的多肽疫苗有HIV多肽疫苗、丙型肝炎病毒多肽疫苗等，这种疫苗是今后新疫苗研制的发展方向。

6.基因工程疫苗

基因工程疫苗又称重组疫苗或基因重组疫苗，是应用基因工程方法或分子克隆技术，分离出编码病原体抗原的基因片段，将其转入原核或真核系统表达出具有免疫原性的抗原分子，而制成的疫苗，或是将病原体的毒力相关基因删除掉，使其成为具有毒力的基因缺失疫苗。基因工程疫苗生产简便，可大量产生，成本低；且不含活的病原体和病毒核酸，安全有效。已应用的基因工程疫苗有乙肝病毒疫苗、重组流感病毒神经氨酸酶亚单位疫苗等。

7.DNA疫苗

DNA疫苗是指将编码引起保护性免疫应答的目的基因片段插入质粒载体，制成核酸表达载体。通过肌内注射或基因枪等方法将其导入体内，然后宿主细胞的转录系统合成抗原蛋白质，从而激发机体免疫系统产生针对外源蛋白质的特异性免疫应答反应。DNA疫苗在体内能持续表达，免疫效果好，维持时间长，但其机制和安全性还不十分确定。目前已应用的有疟疾DNA疫苗和HIV-DNA疫苗。

（二）被动免疫制剂

1.免疫血清

免疫血清是抗毒素、抗细菌血清、抗病毒血清的总称。凡用细菌类毒素或毒素免疫马或其他动物，免疫后获得的免疫血清，称为抗毒素，如破伤风、白喉、气性坏疽、肉毒等的抗毒素。凡用细菌或病毒免疫动物而获得的免疫血清，称为抗细菌或抗病毒血清。如抗炭疽血清、抗狂犬病血清。这类血清中含有大量特异抗体，注入人体后可以立即获得免疫力。

2.丙种球蛋白

胎盘血液或健康人血液中提取的含抗体的溶液，可用来作为被动免疫。若在接触麻疹、甲型肝炎后早期注射可防止发病或减轻症状，也可用来治疗免疫球蛋白缺陷病儿，提高血中免疫球蛋白。

3.特异性免疫球蛋白

选择对某种疾病有较高浓度抗体的人血制品，如乙型肝炎免疫球蛋白、带状疱疹免疫球蛋白，用以治疗及减轻病症。

免疫血清、丙种球蛋白、特异性免疫球蛋白这类生物制品注射后，人体即可获得被动的特异性免疫力，但保持时间不长，一般3～4周。免疫血清多来自动物血清，对人体是异种蛋白，应用前需先用少量进行皮试；皮试阴性者可全量注射；皮试阳性者应采用脱敏注射法，以防止发生变态反应。

## 二、儿童计划免疫程序

计划免疫(planned immunization)是指国家根据传染病的疫情监测及人群免疫水平的调查分析，有计划地为应免疫人群按年龄进行常规预防接种，以提高人群免疫水平。达到控制乃至最终消灭相应传染病的目的。我国实行"预防为主"的卫生方针，于1950年起开始为儿童免费接种牛痘疫苗、卡介苗、百白破混合疫苗，20世纪60年代普及接种麻疹疫苗，20世纪70年代普及口服脊髓灰质炎疫苗。1974年第27届世界卫生大会通过要求WHO的成员国实施"扩大免疫规划(expended program of immunization,EPI)"的决议，1978年WHO正式建立EPI并成立全球EPI小组，提出在1990年前全世界儿童都接种卡介苗、百白破三联疫苗、脊髓灰质炎疫苗、麻疹疫苗。我国积极响应EPI计划，在1978年推广实施WHO提出的四种疫苗。随着免疫预防理论和实践的不断深化，疫苗剂型的改进及冷链设备的完善，国家在1986年、2007年又相继颁布了新的儿童基础免疫程序及扩大国家免疫规划，使免疫程序更加符合我国实际。根据2007年扩大免疫规划要求，应在全国范围内对适龄儿童常规接种乙型肝炎疫苗(简称乙肝疫苗)、卡介苗、脊髓灰质炎疫苗、百白破疫苗、麻疹疫苗、白破疫苗、甲型肝炎疫苗(简称甲肝疫苗)、流行性脑脊髓膜炎疫苗(简称流脑疫苗)、流行性乙型脑炎疫苗(简称乙脑疫苗)、麻腮风疫苗。各级卫生保健部门应按照国家规定的儿童常规疫苗免疫程序，有计划地对适龄儿童进行预防接种(表13-26)。

**表13-26　儿童常规疫苗免疫程序**

| 疫苗 | 接种途径 | 接种年龄 |
|---|---|---|
| 卡介苗 | 皮内注射 | 出生 |
| 乙肝疫苗 | 肌内注射 | 出生、1月龄、6月龄 |
| 脊髓灰质炎混合疫苗 | 口服 | 2月龄、3月龄、4月龄 |
| 百白破三联疫苗 | 肌内注射 | 3月龄、4月龄、5月龄、18～24月龄 |
| 麻腮风疫苗 | | |
| 麻风疫苗/麻疹疫苗 | 皮下注射 | 8月龄 |
| 麻腮风疫苗/麻腮疫苗/麻疹疫苗 | 皮下注射 | 18～24月龄 |
| 乙脑疫苗 | | |
| 减毒活疫苗 | 皮下注射 | 8月龄、2周岁、7周岁 |
| 灭活疫苗 | 皮下注射 | 8月龄、2周岁、6周岁 |
| A群流脑疫苗 | 皮下注射 | 6～18月龄接种2剂次，接种间隔3个月 |
| 甲肝疫苗 | | |
| 减毒活疫苗 | 皮下注射 | 18月龄 |
| 灭活疫苗 | 肌内注射 | 18月龄、24～30月龄 |
| A+C群流脑疫苗 | 皮下注射 | 3周岁、6周岁 |
| 白破疫苗 | 肌内注射 | 6周岁 |

注：①目前，麻腮风疫苗供应不足阶段，使用含麻疹成分疫苗的过渡期免疫程序。8月龄接种1剂次麻风疫苗，麻风疫苗不足部分继续使用麻疹疫苗。18～24月龄接种1剂次麻腮风疫苗，麻腮风疫苗不足部分使用麻腮疫苗替代，麻腮疫苗不足部分继续使用麻疹疫苗。②乙脑疫苗接种减毒活疫苗2剂次，或接种灭活疫苗4剂次(8月龄时接种2剂次)。③甲肝疫苗接种减毒活疫苗1剂次，或接种灭活疫苗2剂次

在进行预防接种前应了解儿童有无过敏史及禁忌证，各种生物制品都有接种的禁忌证，为减少异常反应，对有过敏史及禁忌证的儿童不接种或暂缓接种。禁忌证分为相对禁忌、绝对禁忌和特殊禁忌三种。

(一)相对禁忌证

相对禁忌证指正患活动性肺结核、腹泻、发热、急性传染病等，待病情缓解，恢复健康后即可接种。

(二)绝对禁忌证

绝对禁忌证指任何生物制品都不能接种，如有明确过敏史者，患有自身免疫性疾病、恶性肿瘤、神经

病、精神病、免疫缺陷的患者等。

(三)特殊禁忌证

特殊禁忌证是指某一种生物制品特有的,不是所有生物制品都不能接种。如结核患者不能接种卡介苗,有惊厥史儿童不能接种百白破三联疫苗。

## 三、预防接种使用的疫苗

(一)计划免疫疫苗

计划免疫使用的疫苗,也称为第一类疫苗,是指政府免费向公民提供,公民应当按照政府的规定接种的疫苗,包括国家免疫规划确定的疫苗,省级人民政府在执行国家免疫规划时增加的疫苗,以及县级以上人民政府或其卫生行政部门组织的应急接种或者群体性预防接种所使用的疫苗。第一类疫苗主要有以下几种。

1. 卡介苗(BCG)

卡介苗是采用一种牛型结核杆菌菌株(卡介杆菌)制成的活疫苗。这种菌株经反复的特殊培养与传代,其毒性与致病性已经丧失,但仍保留抗原性。接种本菌苗后可获得一定的对抗结核病的免疫力。接种后 12 周结核菌素试验阳转率在 90%以上。

(1)接种对象:接种对豫为健康的足月新生儿以及结核菌素试验呈阴性反应的儿童。新生儿出生后即可接种,3 个月以上儿童无论初种还是复种,一般应先做结核菌素试验,阴性反应者方可接种,阳性反应者无需接种。

(2)接种方法:于左上臂三角肌处皮内注射,剂量为 0.5 mg。严禁皮下注射或肌内注射。

(3)接种反应:一般不会引起发热反应。接种后 2~3 周局部出现小硬结,逐渐软化形成小脓疱,或形成脓肿,穿破皮肤形成浅溃疡(直径不超过 0.5 cm),然后结痂,痂皮脱落后可留下永久疤痕。

(4)注意事项:①接种后 2~3 个月内严格避免与结核病患者接触,因初次接种卡介苗后,一般在 8 周左右结核菌素试验呈现阳性反应。即机体产生有效的免疫力。免疫成功后有效的免疫力可维持 3~5 年。②少数婴儿接种卡介苗后引起同侧邻近腋下淋巴结肿大,直径不超过 1 cm,属正常反应,无需处理。如果淋巴结肿大超过 1 cm,且发生软化,又不能白行消退,可进行局部抽脓。如果出现破溃流脓,局部溃疡可涂异烟肼粉,再用消毒纱布包扎,同时口服异烟肼每日 8~10 mg/kg,连服1~3个月。切忌切开排脓,以防切口长期不愈合或引起继发感染。③早产儿、难产儿、有明显先天畸形及出生体重低于 2 500 g 的新生儿,发热、腹泻以及有严重皮肤病、湿疹的病儿暂时不能接种卡介苗。④保持卡介苗的环境温度高于 8 ℃或低于 4 ℃时,活菌数均会下降,必然会降低免疫效果,因此卡介苗需要在冰箱 4 ℃~8 ℃的低温保存。卡介苗注射器及针头为 1 mL 专用注射器,不得用于其他注射。

2. 乙肝疫苗

我国目前应用基因重组乙肝疫苗。

(1)接种对象:接种对象为出生正常新生儿,早产儿体重大于 2 000 g 时接种。

(2)接种方法:共接种 3 针,出生后 24h 内接种第 1 针,1 月龄时接种第 2 针,6 月龄时接种第 3 针。每次 10 μg,在右上臂三角肌处肌内注射。对 HBsAg、HBeAg 阳性母亲的新生儿,在生后 12h 内及 1 月龄时分别肌内注射乙肝免疫球蛋白(hepatitis B immunoglobulin,HBIG)100 IU 以上,然后在 2 月龄、3 月龄、6 月龄接种乙肝疫苗,剂量每次 10 μg,阻断率达 94%~97%。也可在出生后 12h 内注射 HBIG 200 IU 以上,1~2 周内接种第一针乙肝疫苗。

(3)接种反应:使用基因重组乙肝疫苗,接种反应小,不会发生血源传播乙肝。比较常见的接种反应为接种部位红肿,微小硬块,一般 24~48h 后即可消除,无需处理。

(4)注意事项:乙肝疫苗用前必须摇匀,如有摇不散的凝块则不能使用。乙肝疫苗的保存温度为 2 ℃~8 ℃,绝对不能冷冻。冷冻后佐剂的胶体被破坏,乙肝疫苗随之失效。注射时必须做到一人一针头、一副注射器,最好用一次性注射器,以防交叉感染。发热或过敏体质者不予注射。乙肝疫苗可以与目前儿童计划免疫使用的疫苗，如卡介苗、百白破联合疫苗、口服脊髓灰质炎疫苗、麻疹疫苗等同时接种，但应在不同肢体和(或)不同部位接种。如不同时接种，至少应间隔1个月。不同疫苗接种时，切忌将不同疫苗混合接种。

3.脊髓灰质炎混合疫苗(oral polic vaccine，OPV)

2000年10月，WHO西太平洋地区宣布成为无脊髓灰质炎区域，标志着我国已达到无脊髓灰质炎目标。但目前其他国家特别是与我国接壤的部分国家仍有脊髓灰质炎流行，脊髓灰质炎病毒输入我国并引起流行的危险仍然存在，因此我国提出了“全国保持无脊髓灰质炎状态，直至全球实现消灭脊髓灰质炎目标”。

我国现在普遍应用的口服疫苗，是Sabin Ⅰ、Ⅱ、Ⅲ型混合减毒活疫苗糖丸，俗称小儿麻痹糖丸。服用OPV后95%的儿童对3个血清型均产生持久性免疫。由于OPV在肠道内复制后可发生回复突变而毒力增强，在美国。约每150万首次服用OPV的儿童有1例发生疫苗相关的脊髓灰质炎，因此1997年美国儿科学会推荐应用脊髓灰质炎死疫苗。

(1)接种对象：2个月以上正常婴儿。

(2)接种方法：口服，大多从2月龄开始，在2、3、4月龄时每次服1丸。2次服疫苗之间必须间隔1个月，因一次服苗至少排毒30日，在排毒期间影响另一次服苗的免疫应答。

(3)接种反应：本疫苗糖丸口服后一般无不良反应，极个别儿童可能有皮疹、腹泻。无需治疗，1～2 d后即可自愈。

(4)注意事项：①需用冷开水喂服，切勿用热开水或人乳喂服，以免影响免疫效果。②近1周内每日腹泻4次以上的儿童，暂缓口服。③疫苗要低温保存，－20 ℃可保存3个月以上。

4.百白破三联疫苗

我国现纳入扩大免疫规划的为无细胞百白破疫苗(diphtheria，pertussis，tetanus；DPT)，是由无细胞百日咳菌苗、白喉类毒素及破伤风类毒素适量配合制成的混合制剂。免疫成功可预防百日咳、白喉及破伤风。

(1)接种对象：3个月以上正常婴儿。

(2)接种方法：上臂外侧三角肌肌内注射，每次剂量0.5 mL，婴儿满3个月开始注射，连续注射3次，每次间隔1个月(4～6周)；18～24月龄进行加强免疫。由于4岁以后儿童患百日咳机会减少，6岁时加强免疫不再使用百白破三联制剂而用白破疫苗强化注射。

(3)接种反应：接种后6～10 h局部可有轻微红肿，疼痛发痒，少数儿童可有低热或全身不适，均为正常反应。如果体温在38.5 ℃以上，局部红肿范围超过5 cm。可口服退热药，一般于2～3 d内消退。

(4)注意事项：①有惊厥史或脑损伤史者禁用，急性传染病及发热者暂缓接种。②注射第1针后出现高热、惊厥等异常情况者，不再注射第2针。③如果注射第1针后，因故未能按时注射第2针，可延长间隔时间，但最长间隔期勿超过3个月。④百白破三联制剂在保存和运输中的温度要求为4 ℃～8 ℃。

5.麻疹疫苗

目前常用的是麻疹减毒活疫苗，是将减毒的麻疹病毒株接种于鸡胚细胞上，待病毒繁殖后收集制成。接种麻疹疫苗后12日体内产生特异性抗体，阳转率在95%～98%，保护率在90%以上。

(1)接种对象：8个月以上未出过麻疹的易感儿童。

(2)接种方法：上臂外侧三角肌下缘附着处皮下注射，剂量0.5 mL。注射前皮肤用75%乙醇消毒，接种后拔针时勿使疫苗沿针眼漏出，也不要用乙醇棉球压迫针眼。

(3)接种反应：接种后有5%～10%的儿童于第5～6日开始有低热或一过性皮疹，一般不超过2日即恢复正常。个别儿童可能出现高热，可对症处理。

(4)注意事项：本疫苗不耐热也不耐冻，室温下极易失效，保存与运输的适宜温度为4 ℃～8 ℃。发热或患结核病的儿童应暂缓接种。近期注射免疫球蛋白的儿童，推迟3～6个月再接种。

6.麻腮风疫苗(MMR)

根据国家免疫程序规定，儿童8月龄接种1剂次麻风疫苗或麻疹疫苗，儿童18～24月龄时接种1剂次麻腮风疫苗或麻腮疫苗或麻疹疫苗。麻腮风疫苗是麻疹、腮腺炎、风疹三联减毒活疫苗，用于预防麻疹、腮腺炎、风疹这三种传染病。

(1)接种对象：1岁以上儿童。

(2)接种方法：18～24月龄接种1剂，上臂外侧三角肌下缘附着处，皮下注射，剂量0.5 mL。

(3)接种反应：接种部位短暂疼痛，偶见发烧，出疹通常很少，接种后5～12 d也可能出现全身性皮疹。

(4)注意事项：有严重过敏史和(或)对鸡蛋白过敏者、发热、活动性肺结核、严重血液系统疾病、免疫缺陷或接受免疫抑制治疗者不能接种。

7.乙脑疫苗

按照2007年《扩大国家免疫规划实施方案》，乙脑疫苗除西藏、青海、新疆及新疆生产建设兵团外，在其他省、自治区、直辖市全面实施。乙脑疫苗分为乙脑减毒活疫苗和乙脑灭活疫苗两类。

(1)接种对象：6个月以上儿童。

(2)接种方法：上臂外侧三角肌下缘附着处，皮下注射。乙脑减毒活疫苗共接种2剂次，分别在儿童8月龄和2周岁各接种1剂次。乙脑灭活疫苗共接种4剂次，儿童8月龄接种2剂次、间隔7～10 d，2周岁和6周岁再各接种1剂次。

(3)接种反应：灭活疫苗首次接种时不良反应很少，但复种时不良反应发生率较高，主要有头昏、荨麻疹、全身痒感等。减毒活疫苗不良反应发生率很低，主要包括局部反应和轻度全身症状。

(4)注意事项：①禁忌证：灭活疫苗除有过敏史不宜注射外，发热、其他急慢性疾病和有神经系统疾病者亦不能接种；减毒活疫苗除上述禁忌证外，有免疫缺陷或近期进行免疫抑制剂治疗或用过有关抑制免疫系统药物者不能接种。②灭活疫苗保存和运输中的温度要求为2 ℃～8 ℃，减毒活疫苗在8 ℃以下保存。

8.流行性脑脊髓膜炎疫苗

我国目前使用的有A群流脑疫苗和A+C群流脑疫苗两种。

(1)接种对象：6个月到15岁的儿童和青少年。

(2)接种方法：上臂外侧三角肌附着处，皮下注射。流行性脑脊髓膜炎疫苗共接种4剂次：6～18月龄接种2剂次A群流脑疫苗，两次接种间隔期为3个月，每次剂量0.5 mL；3周岁、6周岁各接种1剂次A+C群流脑疫苗，每次剂量0.5 mL，第1剂次与A群流脑疫苗第2剂次间隔应不少于12个月，第1、2剂次间隔应不少于3年。

(3)接种反应：少数婴儿注射局部出现红晕、硬结，可有低热，1～2 d消退。

(4)注意事项：①有过敏史、惊厥史、脑部疾病、精神病、肾脏病、心脏病、活动性肺结核、发热者均属禁忌。②疫苗在2 ℃～8 ℃保存和运输。

9.甲肝疫苗

目前全世界预防甲型肝炎实行的是减毒活疫苗和灭活疫苗并行的政策，我国主要是甲肝减毒活疫苗。

(1)接种对象：1周岁以上的儿童。

(2)接种方法：甲肝减毒活疫苗接种1剂次，在上臂外侧三角肌附着处皮下注射，剂量1 mL，18月龄接种。甲肝灭活疫苗接种部位在上臂三角肌附着处，采用肌内注射，共接种2剂次，分别于18月龄和24～30月龄各接种1剂次，两次接种间隔应不少于6个月，每次剂量0.5 mL。

(3)接种反应：不良反应发生率较低，少数有低热、恶心、呕吐、腹痛症状，可自愈，无需处理。

(4)注意事项：①禁忌证：身体不适、腋温超过37.5 ℃者；急性传染病或其他严重疾病者；免疫缺陷和接受免疫抑制治疗者；过敏体质者。②疫苗应冷藏运输，2 ℃～8 ℃或－20 ℃以下避光保存。

(二)其他常用疫苗

根据疾病流行情况、卫生资源、经济水平、实施条件及居民的自我保健要求，还有些疫苗儿童可以使用，这类由公民自费并且自愿接种的其他疫苗统称为第二类疫苗。

1.水痘疫苗

水痘-带状疱疹病毒具有高度传染性，在儿童的传播占90%以上，接种水痘减毒活疫苗后，机体可产生对水痘一带状疱疹病毒的保护性抗体。

(1)接种对象:1～12 周岁的健康儿童及水痘易感者。

(2)接种方法:上臂三角肌附着处,皮下注射,剂量 0.5 mL。

(3)接种反应:发热,注射局部红肿。5%左右的接种者在 1 个月内出现少许斑丘疱疹的轻度水痘表现。

(4)注意事项:有严重疾病史、过敏史、免疫缺陷者及孕妇禁用;一般疾病治疗期、发热者暂缓接种。

2.流行性感冒病毒疫苗

根据流行性感冒(简称流感)病毒的核蛋白抗原性不同,流感病毒分为甲、乙、丙三型,再根据其表面上的血凝素和神经氨酸酶抗原性不同,同型病毒又可分为若干亚型。流感常于冬春季在人群中发生流行,但大的流行发生于流行株抗原发生较大变异时,流行范围取决于当时人群对新病毒的免疫力。流感病毒有三种血凝素亚型($H_1$、$H_2$、$H_3$)和两种神经氨酸酶亚型($N_1$、$N_2$),故抗原常变更,针对流感病毒流行亚型在流行季节前对人群接种疫苗。流感疫苗分为减毒活疫苗和灭活疫苗两种,接种后半年至 1 年有预防同型流感的作用。

(1)接种对象:除对鸡蛋白过敏、有慢性肺部疾病、肾病、心脏病、严重贫血以及免疫缺陷病儿禁止接种外,其余人群均可接种。

(2)接种方法:灭活流感疫苗采用上臂三角肌下方皮下注射,减毒活疫苗可滴鼻。6 个月至 3 岁儿童接种两针,间隔 2～4 周。3 岁以上儿童及成人接种一针。在流感流行高峰前 1～2 个月接种流感疫苗能更有效发挥疫苗的保护作用。推荐接种时间为 9～11 月份。各地区可根据当地流行的高峰季节及对疫情监测的结果分析预测,确定并及时公布当地的最佳接种时间。

(3)接种反应:可有发热。接种年龄在 13 岁以上的儿童 10%有局部反应。

(4)注意事项:对鸡蛋白过敏、严重过敏体质者、患吉兰一巴雷综合征、急性发热性疾病、慢性病发作期、妊娠 3 个月内的孕妇不能接种;12 岁以下儿童不使用全病毒灭活疫苗。

3.轮状病毒疫苗

轮状病毒是引起婴幼儿秋季腹泻的致病原,目前应用的是轮状病毒减毒活疫苗,接种后可刺激机体产生对 A 群轮状病毒的免疫力,用于预防婴幼儿 A 群轮状病毒引起的腹泻。由于轮状病毒有不同分型,疫苗接种后的保护率在 60%～70%。

(1)接种对象:6 个月至 5 岁婴幼儿。

(2)接种方法:口服,推荐 3 岁以下儿童每年服用 1 次,3～5 岁儿童服用 1 次即可。

(3)接种反应:一般无明显不良反应。

(4)注意事项:患严重疾病、急性或慢性感染、急性传染病及发热者,先天性心血管系统畸形病儿,患血液系统疾病、肾功能不全、严重营养不良、消化道疾病、胃肠功能紊乱者,过敏体质,有免疫缺陷和接受免疫抑制治疗者均不能接种。

4.B 型流感嗜血杆菌(Hib)疫苗

Hib 感染主要引起婴幼儿脑膜炎和肺炎,目前世界上已有 20 多个国家将 Hib 列入计划免疫并取得了成功,大大减少了 Hib 引起的疾病。

(1)接种对象:2 个月以上未患过流感嗜血杆菌感染的儿童。

(2)接种方法:肌内注射,对于患血小板减少症和出血性疾病者应予皮下注射。Hib 疫苗的接种要根据儿童开始接种的年龄,选用不同的程序:婴儿如从 2 月龄开始接种,则在 2～6 月龄间接种 3 次,每次间隔 1～2 个月,15～18 月龄加强 1 次,共接种 4 次;6～12 月龄开始接种的婴儿在 6～12 月龄间接种 2 次,每次间隔 1～2 个月,15～18 月龄加强 1 次,共接种 3 次;1～6 周岁始接种的儿童只需接种 1 次。

(3)接种反应:发热、局部红肿,有的出现一过性皮疹。

(4)注意事项:高热时禁用。

5.23 价肺炎球菌疫苗

23 价肺炎球菌疫苗是采用 23 种血清型肺炎球菌，包括血清型 1、2、3、4、5、6B、7F、8、9N、9V、10A、11A、12F、14、15B、17F、18C、19A、19F、20、22F、23F 和 33F，经培养、提纯制成的多糖疫苗，可刺激机体产生体液免疫。对由同型肺炎球菌引起的感染性疾病产生保护。

(1)接种对象：2 岁以上易感人群。

(2)接种方法：上臂外侧三角肌皮下或肌内注射，每次注射 0.5 mL。

(3)接种反应：局部暂时疼痛、红肿、硬结，发热。

(4)注意事项：2 岁以下婴幼儿、患发热性呼吸系统疾病者、急性感染者不能接种。

6.7 价肺炎球菌疫苗

7 价肺炎球菌疫苗是应用肺炎球菌 6B、4、9V、14、18C、19F 和 23F 型多糖与 C 载体蛋白结合制成的疫苗，是目前唯一用于 2 岁以下婴幼儿的肺炎疫苗。

(1)接种对象：3 月龄至 2 岁婴幼儿、未接种过本疫苗的 2～5 岁儿童。

(2)接种方法：肌内注射，推荐免疫程序：①3～6 月龄婴儿：基础免疫接种 3 剂，每剂 0.5 mL；首次接种在 3 月龄，免疫程序为 3、4、5 月龄各一剂，每次接种至少间隔 1 个月，12～15 月龄接种第 4 剂。②7～11 月龄婴儿：基础免疫接种 2 剂、每剂 0.5 mL，每次接种至少间隔 1 个月。建议在 12 月龄以后接种第 3 剂，与第 2 次接种至少间隔 2 个月。③1～2 岁幼儿：接种 2 剂、每剂 0.5 mL，每次接种至少间隔 2 个月。④2～5 岁儿童：接种 1 剂。

(3)接种反应：局部红肿、硬结，发热，食欲不振、呕吐、腹泻。

(4)注意事项：有严重过敏史或对白喉类毒素过敏者禁用。

## 四、应用免疫制剂的注意事项

### (一)器械

卡介苗注射器及针头应专用，煮沸消毒时针头及针筒内残留的水必须排尽，最好使用一次性注射器。

### (二)预防接种记录

必须建立、应用和管理好个案预防接种记录，不接种要注明原因，属于相对禁忌证的要进行补种。要做到接种及时、全程足量，有计划地按免疫程序进行接种，避免重种、漏种。预防接种卡(证)作为儿童入园入学的保健档案。

### (三)冷链系统的管理

疫苗及其他生物制品的有效成分是蛋白质，或由脂类、多糖和蛋白质复合物组成，还有的是活的微生物，它们多不稳定。受光、热、冻的作用后可引起变性或多糖降解，影响免疫效果，甚至出现不良反应。大部分抗原在 2 ℃～8 ℃冷暗处保存较为稳定，有些疫苗不能低于 0℃保存，如液体麻疹疫苗、液体卡介苗、乙型肝炎疫苗、狂犬病疫苗、丙种球蛋白及破伤风抗毒素，一旦冻结后再溶化能使菌体溶解、蛋白质变性、出现摇不散的颗粒及絮状沉淀。

### (四)接种质量监测

包括疫苗效价监测和免疫成功率监测。疫情监测包括疫情报告收集、调查和分析。调查包括病例调查、暴发调查和疾病漏报率调查等。

## 五、接种免疫制剂的反应及处理

生物制品是指用微生物及其毒素、酶，人或动物的血清、细胞等制备的供防治疾病和诊断用的制剂。预防接种的免疫制剂属于生物制品，对人体来说是一种外来刺激，活疫苗的接种实际上是一次轻度感染，灭活疫苗对人体是一种异物刺激。因此，生物制品在接种后一般都会引起不同程度的局部和(或)全身反应。接种反应一般可分为正常反应和异常反应两种。

(一)正常反应(一般反应)

1.局部反应

一般在接种疫苗后24h左右局部发生红、肿、热、痛等现象。红肿直径在2.5 cm以下者为弱反应，2.6～5 cm者为中等反应，5 cm以上者为强反应。强反应有时可引起局部淋巴结肿痛，应进行热敷。

2.全身反应

表现为发热，体温在37.5 ℃左右为弱反应，37.6 ℃～38.5 ℃为中等反应，38.6 ℃以上为强反应。除体温上升外，极个别的有头痛、呕吐、腹痛、腹泻等症状。目前所使用的预防接种制剂绝大多数局部反应和全身反应都是轻微的、暂时的，不需要做任何处理，经过适当休息，1～2 d后就可以恢复正常。中等度以上反应是极少的。全身反应严重者，可以对症处理，高热、头痛者可以口服解热镇痛剂。

(二)异常反应

一般少见。主要是晕厥，多发生在空腹、精神紧张的儿童。一旦发生，应让儿童立即平卧，密切观察脉搏、心率、呼吸、血压，服温开水或糖水，一般可在短时间内恢复正常。若疑为过敏性休克，则立即皮下注射1∶1 000肾上腺素，剂量是每次0.01～0.03 mg/kg，同时使用糖皮质激素等药物进行急救。

(张　敏)

# 第十四章　精神科疾病护理

## 第一节　精神分裂症

### 一、概述

精神分裂症是一组病因未明的精神病，多起病于青壮年，常缓慢起病，具有思维、情感、行为等多方面的障碍，及精神活动的不协调。通常意识清楚，智能尚好，有的患者在疾病过程中可出现认知功能损害，自然病程多迁延，呈反复加重或恶化，但部分患者可保持痊愈或基本痊愈状态。

精神分裂症的临床表现十分复杂，可按其临床占主导的症状分为若干类型，对估计治疗反应和预后有一定指导意义。通常分为偏执型、青春型、紧张型、单纯型及其他类型。

### 二、临床表现

（一）前驱症状

在精神分裂症的早期阶段，精神分裂症的特征性症状尚未充分表现，此时的精神症状往往不典型或呈一过性，加上首次出现精神病性症状之前的各种变化称为前驱症状。尤其在缓慢或隐袭起病的患者，这种非特征性的症状更为常见。精神分裂症的前驱症状可归纳为以下几方面。

1.意志行为障碍

约半数患者表现为意志行为改变以及适应能力的下降。以前正常的人变得懒散、孤独、被动、不修边幅、不求上进，常被认为思想有问题，但经深入了解并未发现引起这些改变的思想基础和环境因素。

2.情感障碍

情感改变在疾病的早期即已发生，主要表现在患者对某些细腻或高级情感体验能力的丧失，对周围的兴趣逐渐减退，早期常表现在对家人缺乏关心和亲切感，自感孤独无援，出现消极自杀言行，情绪多变、易激惹、焦虑和恐怖等。

3.思维障碍

有些患者沉溺于与其工作和学习无关的高深、抽象问题，终日苦思冥想却并不企图解决问题。有的表现思维贫乏，言语内容单调重复，有的交谈是东拉西扯，漫无边际，令人费解。

4.强迫观念

是早期较常见症状，表现为控制不住地反复思考一些无关紧要的问题，患者并不一定能认识到这种思考是没有必要的，亦不为此感到痛苦。

5.感知觉障碍

一些患者可出现躯体不适感，如头部重压感或体内液体流动感，有些患者不断照镜子（窥镜症状）。感知觉障碍也较常见，如似曾相识感和非真实感。

6.神经症症状

精神分裂症早期可表现为各种不同的神经症症状，如神经衰弱、癔病样表现或疑病症状，患者对这些症状的描述和态度比较特殊，但不迫切要求治疗。

（二）临床表现与分型特点

1.精神症状

本病临床症状十分复杂和多样，不同类型、不同阶段的临床表现可有很大差别。但它具有特征性的思维和知觉障碍，情感、行为不协调和脱离现实环境。常见症状见以下几个方面。

(1)思维障碍：常为思维联想和思维内容障碍。常见症状为思维散漫、破裂性思维、思维贫乏及关系、被害、影响、钟情、罪恶、夸大、嫉妒、被控制体验等妄想，内容荒谬离奇、脱离现实。思维逻辑障碍常见为病理性象征性思维、逻辑倒错性思维等。

(2)情感障碍：主要表现为情感反应与思维内容不协调，与周围环境不协调。情感淡漠、情感倒错及不协调性兴奋较多见。

(3)意志行为障碍：多表现为意志活动减退或缺乏。对外界事物缺乏兴趣，缺乏主动性。终日呆坐或卧床，生活懒散，孤僻退缩，有的患者甚至吃痰液、肥皂等非食物，称意向倒错。在幻觉或妄想的影响下可出现自伤、毁物或攻击他人的行为。有的患者可出现木僵、蜡样屈曲、缄默、违拗等紧张症候群表现。

(4)其他症状：听幻觉见于半数以上患者，特别是言语性幻听最常见。其他尚有幻视、幻嗅等。精神分裂症患者自知力多缺乏，否认有精神病，因而常拒绝治疗。

2.临床分型

本病根据临床症状特点可划分为以下几型，主要特征见以下几个方面。

(1)偏执型：最常见。约占精神分裂症患者一半以上，发病多见于青壮年或中年。起病较慢，病初表现敏感多疑，逐渐发展成妄想，并有泛化趋势，妄想内容日益脱离现实，可伴有幻觉和感知综合障碍。妄想结构可系统化，亦可零乱。情感和行为常受幻觉妄想支配而出现自伤及伤人行为，病程发展缓慢，精神衰退不明显，自发缓解者少。治疗效果较好。

(2)青春型：较常见。多发病于青春期，起病较急。主要症状是思维内容离奇，难以理解，思维破裂；情感喜怒无常，表情做作，扮弄鬼脸，傻笑，行为幼稚愚蠢，甚至裸体，常有兴奋冲动行为及本能（性欲、食欲）亢进。幻觉妄想片断零乱，精神症状丰富易变。病程发展较快，但及时治疗效果较好。

(3)紧张型：较少见。青壮年发病多见，起病快，以木僵状态多见，可出现缄默不语、蜡样屈曲等。紧张性木僵与紧张性兴奋可交替出现或单独发生，患者可出现冲动行为。可自动缓解，治疗效果较好。

(4)单纯型：较少见。青少年时期发病，起病缓慢，持续进行。早期出现类神经衰弱症状。临床表现为日益加重的孤僻、被动、生活懒散和情感淡漠。幻觉妄想不明显。患者发病早期常不被注意，易误认为性格问题，常经过数年病情发展至较严重时才被发现。治疗效果较差。

(5)其他类型：除上述四个类型外，临床上上述各型部分症状同时存在或难以分型者并不少见，称未定型。

（三）体检及实验室检查

患者的一般体格检查，神经系统检查，血、尿、粪及其他实验室检查均无特异性异常发现。

## 三、诊断

（一）发病特点

多起病于青壮年，女性略多于男性，病前多具有孤僻、内倾、敏感、思想缺乏逻辑性、好幻想等分裂性人格特点，病程多迁延，有间歇发作或持续进行等特点。急性、亚急性或慢性起病，以慢性起病居多，多无明显原因而发病，部分患者可在各种精神因素的影响下诱发起病。

（二）CCMD-3精神分裂症的诊断标准

1.症状学标准

至少下列两项，且并非继发于意识障碍、智能障碍以及情感高涨或低落。单纯型精神分裂症另有规定。①反复出现的言语性幻听。②明显的思维松弛、思维破裂、言语不连贯或思维内容贫乏。③思想被插入、被撤走、被播散、思维中断,或强制性思维。④被动、被控制,或被洞悉体验。⑤原发性妄想(包括妄想知觉,妄想心境)或其他荒谬的妄想。⑥思维逻辑倒错、病理性象征性思维,或语词新作。⑦情感倒错,或明显的情感淡漠。⑧紧张综合征、怪异行为,或愚蠢行为。⑨明显的意志减退或缺乏。

2.严重标准

自知力障碍,并有社会功能明显受损;无法进行有效的交谈。

3.病程标准

(1)符合症状标准和严重程度标准至少已持续1个月,单纯型另有规定。

(2)若同时符合分裂症和情感性精神障碍的症状标准,当情感症状减轻到不能满足情感性精神障碍症状标准时,分裂症状需继续满足分裂症的症状标准至少2周以上,方可诊断分裂症。

4.排除标准

排除脑器质性精神障碍,及精神活性物质和非成瘾物质所致精神障碍。尚未缓解的分裂症患者,若又罹患本项中前述两类疾病,应并列诊断。

(三)分型标准

1.偏执型分裂症

符合分裂症的诊断标准;以妄想为主要临床表现,常伴有幻觉,以听幻觉较为常见。

2.青春型(瓦解型)分裂症

符合精神分裂症的诊断标准;常在青年期起病,以思维、情感、行为障碍或紊乱为主。例如明显的思维松弛、思维破裂、情感倒错、怪异行为。

3.紧张型分裂症

符合分裂症的诊断标准;以紧张综合征为主,其中以紧张性木僵较常见。

4.单纯型分裂症

(1)以思维贫乏、情感淡漠、意志减退等阴性症状为主,从无明显的阳性症状。

(2)社会功能严重受损,趋向精神衰退。

(3)起病隐袭,缓慢发展,病程至少2年,常在青少年期起病。

5.未定型精神分裂症

(1)符合精神分裂症的诊断标准,且有明显的阳性症状。

(2)不符合上述亚型的诊断标准或为其混合型。

6.其他型或待分类的分裂症

符合精神分裂的诊断标准,不符合上述各型的诊断标准,如儿童精神分裂症、晚发型精神分裂症等。

## 四、鉴别诊断

精神分裂症症状复杂多样,应与多种常见的精神疾病及器质性疾病伴发的精神障碍相鉴别。

(一)脑器质性精神障碍

脑器质性精神障碍多具有记忆障碍、智能障碍或意识障碍和神经系统阳性体征,脑脊液、脑电图及脑影像学检查有助于诊断。

(二)躯体疾病所致的精神障碍

躯体疾病所致的精神障碍可出现精神病性症状,但患者常有意识障碍,精神症状昼轻夜重,体检有病理体征,实验室有阳性发现,预后较好。

(三)情感性精神障碍

为发作性病程,有完全缓解期,患者知、情、意协调。躁狂发作时思维奔逸,说话富有感染力,精力充沛,自我感觉良好,情感高涨,有时易激惹;抑郁发作时,思维迟缓,情感低落,患者自感能力下降,兴趣丧失,自我评价低,有想死的念头或自伤自杀行为。

(四)神经衰弱

神经衰弱的患者没有精神病性症状,自知力完整,对自己的疾病很重视,迫切要求治疗。

(五)偏执性精神障碍

偏执性障碍是以系统的妄想为主要临床症状,妄想内容固定,与现实生活有联系,有一定的现实性,且情感和行为与妄想内容相一致,无精神衰退。

(六)反应性精神障碍

反应性精神障碍的患者情感反应鲜明强烈,主动诉述自己的不幸遭遇,以求得到周围人的帮助和同情,精神因素解除后症状逐渐消失,病程较短,预后好。

(七)强迫性神经症

部分精神分裂症患者可有强迫症状,但其内容荒谬、不可理喻,自知力缺失或不完整,缺少摆脱强迫症状的愿望,亦无痛苦的内心体验。而强迫性神经症患者自知力完整,有强烈痛苦体验和求治欲望。

(八)人格障碍

人格障碍以人格显著偏离正常为主要特征,无思维障碍,是自幼形成的,一贯如此。

## 五、治疗

(一)药物治疗

(1)抗精神病药物按作用机制可分为经典药物与非经典药物两类。经典药物按临床特点分为高效价和低效价两类。后者以氯丙嗪为代表,镇静作用强,抗胆碱能作用明显,对心血管和肝功能影响较大,锥体外系不良反应较小,治疗剂量较大;前者以氟哌啶醇为代表,抗幻觉妄想作用较好,镇静作用较弱,心血管及肝脏毒性小,但锥体外系不良反应较大。非经典抗精神病药代表药物为利培酮、氯氮平、奥氮平、喹硫平等,对阳性症状及阴性症状均有效。

(2)原则上为单一用药,作用机制相似的药物原则上不宜合用。用药应系统规范,早期、足量、足疗程。即及早开始用药,从低剂量开始,逐渐加量至治疗剂量,高剂量时应密切注意不良反应,门诊患者用药剂量通常低于住院患者,一般情况下不能突然停药。一般急性期治疗应维持2～6个月,维持治疗对于减少复发或再住院具有肯定的作用。第一次发作维持治疗 1～2 年,第二次或多次复发者,维持治疗时间应更长,甚至终生服药。药量一般为急性治疗期剂量的1/2～2/3。

(3)对于伴发抑郁情绪、躁狂状态、睡眠障碍的患者可酌情选用抗抑郁剂、心境稳定剂、镇静催眠药,有药物不良反应者应对症处理,或减药、换药、停药等。

(二)胰岛素休克治疗及电抽搐治疗

两种方法对分裂症均有一定效果,但要注意适应证和禁忌证。

(三)心理治疗

心理治疗对精神分裂症患者十分重要,心理治疗不但可以改善患者的精神症状、提高自知力、增强治疗的依从性,并可改善家庭成员间的关系,促进患者与社会的接触。行为治疗有助于纠正患者的某些功能缺陷,提高人际交往技巧。家庭治疗是家庭成员发现存在已久的沟通方面的问题,有助于宣泄不良情绪。

(四)社会康复

对痊愈患者应鼓励其参加社会活动和从事力所能及的工作;对慢性精神分裂症有退缩表现的患者,可进行日常生活能力、人际交往技能的训练和职业劳动训练,以减轻残疾程度。对患者的亲属进行健康教育,使其了解有关的精神分裂症的基础知识,以期增加对患者的理解、支持。对公众普及精神卫生知识,使社会对精神疾病患者多一些宽容和关怀,少一些歧视和孤立。

## 六、护理

(一)护理诊断/问题

1.思维过程改变

与心理冲突、判断力障碍有关。

2.知觉改变

与不能容忍的精神压力威胁患者自我的完整性和自尊、不能区分自我和环境的界线、严重的焦虑等有关。

3.有暴力行为的危险

与恐慌状态、愤怒反应等有关。

4.言语沟通障碍

与思维过程改变有关。

5.社交活动障碍

与沟通障碍、自我概念紊乱、认知障碍、怪异和不恰当的社会行为对他人的恐慌等有关。

6.睡眠型态紊乱

与心理压力、幻觉有关。

7.营养状态改变

低于机体需要,与被害妄想而拒绝进食有关。

8.自我照顾能力缺失

与个人应对能力失调、认知障碍有关。

9.家庭应对无效

与家庭重要成员无效应对方式的运用,家庭重要成员不能表达内疚、愤怒、挫折等感受,家庭对疾病知识的缺乏等有关。

(二)护理措施

1.一般护理

(1)饮食护理:维持正常的营养代谢,保证成人患者每日入量2 500～3 000 mL。有被害妄想拒绝进食的患者可让其自行选择食物,进食时应缓慢,不可催促。患者的餐具应选用不易破损的制品,防止发生意外。

(2)睡眠护理:良好的睡眠可促进病情恢复,严重的失眠可导致病情恶化,甚至发生意外事件,故护理时必须注意观察患者的睡眠情况。要保证患者充分的睡眠,尽量让患者按作息时间养成良好的睡眠习惯,保持环境安静,避免声光刺激,失眠者可酌情选用安眠药。

(3)个人卫生护理:多数精神分裂症的患者生活懒散,不知整洁,不能自理生活,护士应督促、鼓励和帮助患者处理个人卫生,如洗漱、整理床铺、定期洗澡、更衣和理发等。

(4)做好排泄物的护理:注意观察患者大小便及月经规律,同时加强教育与训练,发现情况及时处理。对于便秘的患者,要鼓励患者多活动、多饮水、多吃水果和含粗纤维的蔬菜。

2.心理护理

与患者建立信任关系,提供心理支持,帮助患者认识心理社会因素对疾病的影响,共同探讨解决问题的方法;指导患者学习适应性行为,鼓励患者积极参加集体活动,增加社会交往,建立良好的人际关系。

3.用药护理

创造良好的治疗环境,保证治疗的顺利进行和督促患者遵从医嘱完成药物治疗,要设法保证患者把药服下,防止藏药、吐药等行为。严密观察病情和治疗反应,为医疗处理提供依据。对应用抗精神病药物治疗的患者蹲位如厕时,注意直立性低血压的发生。

4.安全护理

保证精神分裂症患者的健康和安全是护理工作的重要组成部分。

(1)重点患者做到心中有数,尤其要注意那些受幻觉、妄想支配,但思维内容不暴露的患者,要严密观察患者的情感反应,通过患者的外显行为,发现患者的异常表现,及时阻止,防止意外发生。

(2)每 30 min 巡视 1 次,确保患者安全。对有自伤、自杀、伤人、兴奋冲动的患者随时置于护士的监视之下。对自杀倾向的患者设专人护理,24 h 在护理人员视线范围内活动;对极度兴奋有可能造成意外的患者必要时要进行保护性约束;对不合作的患者要适当限制其活动范围,防止患者出现私自外出行为。

(3)加强病房设施的检查,发现问题及时处理。办公室、治疗室、餐厅、浴室、杂物间要随时锁门。患者入院、探视、返院后要认真做好安全检查(包括患者带入的打开包装的液体物品),防止患者将危险物品带入病房。患者需要使用危险物品如刀剪、针时,要在护理人员的协助下完成。要在每日扫床时做好床单位的检查,要及时清除危险物品。

5.康复护理

(1)可根据病情指导患者参加各种工娱治疗、行为矫正治疗、音乐治疗,如折纸、编制花、体疗等。在此过程中要鼓励患者多与其他病友进行交流,从而增强治疗信心。

(2)康复期患者主要以技能训练为主,为回归社会打下基础,可安排患者参加职业技能训练、社交技能训练、家居技能洲练等。

(三)健康教育

(1)向患者和家属介绍有关治疗精神分裂症的基本知识,使其明白按医嘱治疗对预防疾病复发、恶化的重要意义。

(2)教会患者和家属应对各种危机(如自杀、自伤、冲动或外走)的方法,争取亲友、家庭和社会支持。根据病情安排探视,以帮助患者适应家庭、社会生活。

(3)向社会公众普及精神卫生知识,使社会对精神病患者多一些宽容和关怀,少一些歧视和孤立。

### 七、预后

预后与临床特点和治疗有关。起病较急,有明显诱因,病前性格无明显缺陷,家族史不明显,病程为间断发作者预后较好。患者如能被早期发现及时治疗,多数可获得较满意疗效。若延误治疗或复发频繁者,可发展为慢性状态,使患者丧失原有工作、学习和社会活动能力。

(任红梅)

## 第二节 偏执性精神障碍

### 一、概述

偏执性精神障碍的历史可以追溯到 19 世纪初,德国医生 Heinroth 首先描述了一类以持久的妄想为特征的病例,他用希腊词语 para noya 为其命名,意思是“自身以外的精神”。1863 年,另一德国医生 Kahlbaum 将这类病例正式命名为 paranoia(偏执狂),他认为这是一类以系统性的被害妄想或夸大妄想为特征的慢性精神疾病,与不良人格特征有关,而在持续的病程中并没有幻觉等其他精神病性症状,而且不会导致精神衰退。

Kraepelin 先是使用 dementia paranoides(偏执性痴呆)来描述只有严密而系统化的妄想症状,不具有幻觉等其他精神病性症状的障碍,并将这类障碍与他定义的早发痴呆(preacox dementia)相区别。其后他又以 paraphrenia 来定义伴有幻觉的偏执性精神障碍,认为这是介于精神分裂症和偏执性痴呆之间的一种类型。Bleuler 则将其命名为 paranoia schizophrenia(偏执狂分裂症),肯定这类患者的症状中也可以有幻觉。现在的观点认为,这类障碍患者即便有幻觉,也历时短暂且在总体临床相中表现并不突出。北欧和东欧的学者常常使用“偏执性精神病性反应”(paranoid psychotic reaction)来命名这类障碍,他们认为这些患者通常是在各种应激状态下慢性起病的,属于“反应性”或“心因性”精神障碍的范畴。

可以说迄今还没有任何精神障碍有过像偏执性精神障碍这样复杂的概念与病名变迁。在最近几十年里,该障碍就曾有过“偏执性精神病”“偏执性障碍”“妄想障碍”等诸多病名,其诊断亚型或相关问题的名称更是令人眼花缭乱,如“偏执狂”“类偏狂”“偏执状态”“妄想痴呆”“Capgras 综合征”“嫉妒偏执狂(Othello 综合征)”“Clerambault 综合征”“Fregoli 综合征”“敏感关系妄想”“诉讼妄想症”“改革家妄想症”,“移民精神病”“监狱精神病”和“文化精神病”等等。

历史上,偏执性精神障碍曾作为精神分裂症和情感性精神病之外的第三大类功能性精神疾病,在分类学上具有非常重要的地位,自 1890 年以后的精神科医生通常都对该病持有如下一些共识。

(1)该障碍以妄想为特征,病程相对稳定。

(2)是一种原发性障碍,而非继发于其他精神疾病。

(3)属于慢性障碍,许多患者的症状可以持续终身。

(4)妄想具有逻辑结构性和内在一致性。

(5)属于单狂性质的障碍,即妄想主题单一而且持续。

(6)除了单一妄想的特质,不同患者的疾病症状具有不同的内容,包括被影响、被迫害、夸大等。

(7)患者常自我夸大,对自身重要性有不切实际的认识。

(8)无智能障碍,且偏执症状并非继发于抑郁,但在病程中可能会出现情感症状。

(9)可以出现幻觉,且幻觉可使某些患者的妄想症状加重。

(10)妄想的存在不会干扰患者的总体逻辑推理,一般也不会导致行为紊乱。

(11)许多患者是在明显的异常人格基础上发展成为该障碍的。

(12)发病率不详,但该障碍由于表现特殊,常令人印象深刻。

(13)致病理论很多,但确切病因仍存在争议。

1950 年以后,该障碍在欧美国家的诊断学地位曾一度逐步下降,1970 年,Winokur 建议将此类障碍更名为“妄想障碍”,但直到 1987 年美国 DSM-Ⅲ-R 中才再次将其作为一个独立诊断单元,并以“妄想障碍”命名。其后的 ICD-10 和 DSM-Ⅳ也都采用了这个概念。CCMD-3 命名为偏执性精神障碍,其内包括偏执狂和偏执状态。有关偏执性精神障碍有两个误解需要得到澄清:一个误解是认为该病较为罕见,临床医生的确不常见到该症患者,因为患者很少主动求治,实际上,在精神科医生最后见到这类患者之前,他们可能在社会上其他很多地方表现过症状了(比如在信访部门、劳动保障部门等)。另一个误解是,认为该病很难治疗,但实际上,随着现代精神药理学的进展以及心理治疗方法的极大丰富,该病的治疗已经有了很大的改观。

## 二、流行学、病因、病程

该病的患病率不详,据国外统计,其时点患病率为 0.03%,终身患病概率为 0.05%~0.1%,但也有人认为该病较为常见,可占精神科患者数的 1%~4%。该病男女患病比例总体上相仿,但多数学者认为可以因妄想内容(亚型)的不同而有性别差异,比如国外有统计发现钟情型以女性较为多见、嫉妒型和被害型则以男性较为多见。在起病年龄上,学者们的观点是基本一致的,即这类障碍大多在中年以后起病,起病年龄多在 35~55 岁。从病前社会功能看,已婚者较其他重性精神疾病患者多,但患者多数出自较低的社会经济阶层。该障碍在特殊人群(如海员、军人、聋哑人、移民等)中较常见。常合并的精神障碍包括抑郁症、强迫症以及偏执性、分裂样或焦虑性人格障碍等。

该病的病因至今未明,研究发现与遗传因素的关系不如其他精神障碍来得密切,有人发现患者的一级亲属中分裂症和人格障碍比例较高;此外,调查发现该病与偏执型人格障碍有一定联系,约 40%的中年以后起病的偏执性精神障碍患者的病前人格可以达到偏执性人格障碍的诊断标准。该病与分裂样人格之间的关系则不太密切。心理社会刺激因素可能是该病较为重要的诱发因素。

该病的病程差异较大，从数月到持续终身。但按照CCMD-3的标准，病程至少要持续3个月以上才符合该障碍的诊断。其病程特点可以是缓解与复发交替，但无论怎样，该病预后普遍较差，相对来说，嫉妒型的预后较被害型为佳。此外，研究表明初次发病在6个月以内缓解良好者总体预后显著好于病程6个月以上者。因此在国外通常将6个月作为划分"急性"与"持久性(或慢性)"偏执性精神障碍的分界线。

## 三、临床表现

偏执性精神障碍的主要临床表现是系统的、占支配地位的、通常不泛化的、非离奇怪异的妄想，而人格特征相对保持完整，长期患病后精神状态不发生衰退。这里，"占支配地位"有两重含义：其一，妄想症状在患者的精神活动中占据支配地位，因而常常会左右其思维活动和行为；其二，妄想症状在患者的精神症状中占支配性地位，很少或几乎没有其他精神病性症状。对于"怪异"或"离奇"的理解，有人认为，妄想症状本身都是荒谬而脱离现实的，但实际上，临床上本病许多患者的妄想如果仅从其内容本身看，可能是现实世界中"能够"发生的事物(尽管作为妄想，它并不真的如患者所坚持的那样"已经"发生)，比如患者坚信受到他人迫害(被害妄想)、其配偶有外遇(嫉妒妄想)等。这类妄想虽脱离现实，但并不怪诞。相反，如果患者的妄想内容是在他体内被人安装了窃听器，且安装过程并未通过任何手术方式，或者是有人整天在用电磁波影响其举止行为(物理影响妄想)，这就可以理解为是"怪异"或"离奇"的妄想。这一点在区别偏执性精神障碍和精神分裂症时尤为重要。该障碍的妄想内容通常是单一的，一般不会泛化。美国直到在1990年以前还只把表现为被害和嫉妒妄想的患者诊断为该障碍，如DSM-Ⅲ诊断标准的第一条就是："持久的被害妄想或嫉妒妄想"；而我国和许多欧洲国家的学者则认为各种非怪异妄想均可见于此障碍。现行的DSM-Ⅳ已经做出了改变，按照妄想内容的不同将此障碍分为被害型(以被害妄想为主)、嫉妒型(嫉妒妄想为主)、夸大型(夸大妄想为主)、疑病型(疑病妄想为主)和钟情型(钟情妄想为主)等主要亚型。

尽管偏执性精神障碍患者人格和适应能力相对保持完好，在不涉及妄想时行为和外表可能完全正常，但其心理社会功能还是可能有很大变化，例如，牵连观念在这类患者中一般较为常见，而妄想信念本身也可能直接导致社会功能的减退(如患者因害怕被"迫害者"暗害而不敢外出工作)。此外，虽然智力和职业功能受损不明显，但社交和婚姻功能可能受损较严重。此外，患者还有时会出现较为明显的情绪或行为问题，如激惹、烦躁以及暴力、诉讼、反复就诊等行为。

## 四、诊断和鉴别诊断

### (一)诊断

本病以系统妄想为主要症状，其他心理活动可保持正常，病程持久而不衰退。典型病例诊断并不困难。过去根据妄想结构的严密程度及有无幻觉存在区别为偏执狂与偏执状态(或类偏狂)。但有时临床上会遇到两者的鉴别困难，并且也无实际价值，因此目前分类倾向已不再加以区分，而总称为偏执性精神障碍，这种方法比较切合实际。

这里需要提一下"偏执状态"的名称使用问题，目前仍存在不同理解，有的医生理解为偏执性精神障碍中的一个亚型；有的医生使用此名称时具有过度诊断的意义，例如某患者存在以妄想为主要症状的精神病，但究竟归入反应性或分裂症等感到困惑时，就暂时使用"偏执状态"名称作为诊断，这种做法虽比较方便，但为了避免诊断概念上的混乱，建议还是按照标准化名称进行诊断。认为属于偏执性精神障碍范畴的不必再区分出此亚型；如果认为疾病鉴别上有困难，根据CCMD-3，可以诊断为"精神病性障碍"。

妄想是这类疾病最常见、也最典型的症状表现，对临床医生来说，发现或识别偏执性精神障碍者的非怪异奇特的妄想有时也非常困难，一方面可能多少有些现实性因素掺杂其中，另一方面这类患者常有着很强的自我保护，不愿暴露其妄想。近年来人们开发了一批专门用于评估妄想症状的工具，如"妄想体验维度量表(DDE)""信念固定性评定量表(FBS)""妄想特征评定量表(CDRS)""MacArthur-Maudsley 妄想评估表(MMDAS)”等,使用这些工具可以从不同的维度检查患者的妄想信念,如DDE可以评估妄想的确信度、压力感受度、泛化度、系统性、怪异离奇度等;MMDAS可评估确信度、负性情感、行动程度、节制程度、先占观念、泛化度以及易变性等7个维度。Kendler、Appalbaum等通过因子分析将这些维度归纳为2因子模型:①妄想卷入(也称强度与广度因子),包括确信度、泛化度、先占观念、系统性与易变性等。②妄想构成(也称情感与行动因子),包括怪异离奇度、压力感受度、负性情感、行动程度与节制程度等。这样,妄想的严重程度与妄想支配下的行为便可以很好地得到解释或预测,例如持被害妄想的患者如果在负性情感和行动程度上得分较高,就很可能会表现出暴力攻击行为;而持物理影响妄想的患者如果负性情感得分低而节制程度得分高,则很可能不会有妄想支配下的行为表现。不过,对于具偏执特征的精神疾病患者来说,一旦明确是妄想,则患者对自身症状的自知力对于诊断、鉴别诊断、治疗和预后判断等意义可能就显得更加重要,目前也有一些工具可用于这方面的评定,如“未察精神障碍评估量表(SAUMD)”“Brown信念评估量表(BABS)”等。这些工具在鉴别诊断中的作用也已受到重视,如BABS不仅用于精神病性障碍的评定,而且也可被用来评估强迫症等非精神病性障碍的病态信念,从而有助于它们之间的鉴别,而且该量表对于评定药物治疗的疗效也有较大的参考价值。

(二)鉴别诊断

最需要进行鉴别的有下列疾病。

1.偏执性人格障碍

当偏执性人格障碍出现超价观念时,有时与妄想的鉴别甚为困难;而且一旦诊断失误,通常紧跟着就会发生一系列法律纠纷(主要是涉及侵犯人权问题)。由于超价观念与妄想不仅存在理论上差异认识,而且在实践工作中各人对具体情节的掌握和判断可以不相一致,因此各临床医生间出现诊断倾向的见仁见智情况是经常发生的。为此,当遇到这类临床问题时亟须抱着严谨态度,切忌草率。诊断时注意下列几点。

(1)全面调查:包括患者的病前人格特征及成为异常想法起因的客观事件真相等。调查对象包括患者家属、单位领导及同事、知己朋友等,对调查结果要进行客观、全面评价。此外,要尽可能多地把患者的书写材料收集起来,这对于诊断往往具有重要参考价值。

(2)细致检查:关键要让患者充分暴露想法内容,由于不愿暴露真实想法是这类患者的普遍特点,因此检查者要有非常的耐心和精湛的技巧去发现症状,当患者愿意暴露想法时要“一鼓作气”到底,务必让其把想法暴露无遗,而且要了解各细小环节。不要带着框框去进行一问一答式的检查,或者经常转移话题,这常是检查这类患者时的失败原因。患者在暴露想法过程中,切忌去进行解释、说服,始终要掌握多听、多引导的原则。

(3)客观分析:检查者要站在客观立场,用客观态度去进行分析。症状分析的重点是鉴别超价观念与妄想。对于具体病例还可通过分析其想法的合理程度及其所提出解决问题的要求方式等去进行鉴别,例如偏执性人格障碍的想法多环绕现实生活中的事情,如职称晋升、经济待遇、居住条件、工作环境等,所要求解决的限于具体的人和事;而偏执性精神障碍者的想法脱离实际,认为有许多关系人物环绕着此具体事件勾结起来对他进行迫害,因此他要求解决的不限于具体的人和事,而是要“戳穿政府阴谋”“追究集团黑手”等。

(4)完善记录:要把所发现的精神症状客观地、完整地记录下来,不要仅记录症状术语,一定要把患者的原话记录下来,这样才可能在发生诊断异议时经得起考验。

2.精神分裂症

分裂症妄想型患者,其他心理活动也可相对保持正常,与本病的鉴别主要根据。

(1)妄想的严密性和现实性:分裂症的妄想缺乏严密结构,内容也可以较荒唐、离奇,在旁人听来,不需深入了解,就会感到其想法不切实际;妄想对象也相对广泛。而妄想结构严密系统,对象相对固定是偏执性精神障碍的基本特征。

(2)幻觉的频度和内容:分裂症的妄想可继发于幻觉,尤其是听幻觉;幻觉发生频繁,而且有与妄想缺乏联系的幻觉内容,例如争论性、评论性、命令性幻觉等。偏执性精神障碍可有幻觉,但不占重要地位,内容多与妄想内容有关。

(3)思维形式障碍与被动体验:分裂症患者可有怪异的思维推理及各种被动体验。偏执性精神障碍者却不存在。

(4)情感和意志状态:分裂症患者情感相对淡漠,随着时间的推移,其意志状态也会相对减退。偏执性精神障碍者情感保持协调,在妄想影响下意志亢进。

3.反应性精神障碍

主要是与反应性妄想症的鉴别,因为偏执性精神障碍的起病常有一定的生活事件作为心理诱因,妄想内容又多涉及现实内容,故需与反应性妄想症发生鉴别上的困难。鉴别可根据以下几点。

(1)生活事件的强烈程度:反应性妄想症的生活事件程度较为强烈,足以引起精神障碍;而偏执性精神障碍的生活事件程度较为一般,充其量不过起到诱因作用。

(2)妄想特点:反应性妄想症的妄想对象局限,缺乏严密的推理过程,妄想缺乏系统性;偏执性精神障碍的妄想对象经过层层推理后逐渐扩大,包括涉及的相关人员,结构亦愈加严密和系统。

## 五、治疗

1980 年以前,偏执性精神障碍的药物治疗涉及许多抗精神病药物,而 1980 年后,绝大多数这类患者在西方国家是使用匹莫齐特治疗,而且往往是单一用药治疗。Munro 等通过对 209 例的荟萃分析发现,总计达 80.8%的患者对治疗有效。其中 90.9%的患者用匹莫齐特治疗有效,而用其他抗精神病药物治疗仅 67.9%有效,两组之间有极显著差异。此外也有研究发现洛沙平、氯氮平等药物对于妄想为主的精神病性症状有较好的疗效。

匹莫齐特剂量范围每日 2～40 mg,常用剂量在每日 2～16 mg 之间。研究还发现,躯体化型偏执性精神障碍的药物治疗较其他亚型佳。因此,依从性是该病治疗中一个极其重要的因素。

治疗一般需要先有一个疗程使患者信任医生并答应接受药物治疗的试验。患者往往会采用各种各样的方式拒绝服药,但医生冷静地坚持劝说往往还是能使一些患者最终配合治疗。匹莫齐特剂量可从每日 1～2 mg 开始并缓慢增加,这样可减少因不良反应而中断治疗的风险,并提高依从性。一般在几天之内可以看到一些微小的变化,如激越性降低、信心有所提高、睡眠改善或对妄想的先占观念减少等。据观察,持续足量治疗 2 周后,妄想会有显著的减轻,少数患者需要 6 周或更长时间。一旦患者对医生产生了信任,则其依从性会非常高,与其之前的拒绝治疗态度一样显著。

此外,国外的观察还发现,一旦这类患者开始康复,则其康复速度会很快而且彻底,患者的社会功能也会恢复得很好,因此有专家甚至认为,某些患者病前存在的偏执性人格特征可能不过是偏执性精神障碍本身长期的前驱期而已。

## 六、护理

### (一)护理评估

1.主观资料

评估患者的行为表现、情绪变化及患者的内心感受。

2.客观资料

评估患者的一般情况、体格检查及精神状态。

3.相关因素

评估患者的性格特点,思维模式,有无社会压力及特定事件的影响等。

### (二)护理诊断

1.现存或潜在的激越或冲动暴力行为

相关因素:可能与被害、嫉妒等妄想支配有关。

2.潜在的走失观念

患者对疾病认识不足，不想住院，故寻机外走；患者为实现妄想内容，设法离开医院。

3.社会适应能力下降

因妄想支配，表现为患者的妄想系统而固定，而且患者把全部精力倾注于妄想内容，从而影响了正常的工作和学习，造成社会适应能力障碍。

（三）护理目标

(1)激越或暴力冲动行为得到控制，患者情绪稳定，未出现自伤或他伤。

(2)患者对所患疾病有一定认识，安心住院，配合治疗。

(3)社会适应能力改善，工作、学习效率提高。

（四）护理措施

1.安全护理

做好病区的安全管理工作，注意环境的安全性，减少不良刺激。护理人员接触患者时应注意方式方法，尽量避免触及患者的妄想内容，耐心倾听患者诉说，不要干涉或加以解释，更不能与其争辩。避免在患者面前低声议论或交谈，以免引起患者猜疑而强化妄想内容。护理人员与患者交流时要以温和、坦诚、尊重、接纳、冷静的态度对待患者，主动与患者建立良好的护患关系。对处于激惹、冲动状态的患者应分开管理，严密看护，必要时限制活动、药物控制及保护性约束等，并及时通知医生给予适当处理。给予保护性约束时要向患者解释约束可帮助其控制激动的情绪及行为，同时要注意定时观察患者肢体血循环情况、患者舒适度等情况，满足患者营养、水份及排泄要求。如果患者的妄想内容涉及同病室患者时，应及时分开，避免再次接触，以保证其他患者的安全。

2.密切观察病情变化

对其妄想内容避而不谈，故意隐瞒是部分偏执行患者的典型症状。这时护理人员就应主动与患者接触，了解、观察患者的言行，分析判断患者的疾病程度，针对性的制定护理计划措施，有效的做好护理工作。

3.严防患者外走

患妄想性精神障碍的患者，一般不承认自己有病，对家人让其住院认为是迫害的一个内容，因此患者千方百计想摆脱医院。也有些患者为了实现妄想内容，不安心住院，护理人员要严密观察，5～10 min 巡视一次，且将患者置于工作人员视线范围内活动，避免患者在门口处活动。急性期尽量减少外出检查或其他治疗，必须外出活动时要加强陪护。

4.做好心理护理

妄想性障碍的患者其妄想系统而固定，心理护理工作比较困难。但首先要注意与患者建立良好的护患关系，以取得患者的信任，主动帮助患者解决住院期间遇到的各种困难，让患者感到护理人员可信赖；能做朋友，然后在进一步了解患者妄想的具体内容，对患者痛苦的内心体验表示同情、理解，切记勿与患者争辩而引起患者反感，甚至还可能产生新的妄想内容；循序渐进地向患者讲解有关精神疾病的知识，让患者了解与自己疾病有关的问题，告知患者事情的真相，帮助患者彻底领悟和重新认识自己，恢复自。我意识，从而改变原有的思维观念，达到治疗目的，但勿急于求成。

5.定期组织活动

病情稳定后，鼓励患者参加工娱治疗和康复活动，这不仅培养患者有益于身心健康的爱好或学习新技能的本领，而且还可分散患者注意力，使其从妄想状态中解脱出来；通过活动增加与他人的接触，从而提高社会适应能力。

6.社会康复

帮助患者发展新的支持系统，经常与患者单位、家属联系，取得社会力量的支持。

（五）教育计划

(1)患者自知力恢复后，给患者介绍疾病相关知识及健康教育的内容，帮助患者树立重返社会的信心和能力，教会患者如何尊重别人、尊重家人和逐渐恢复正常生活的方法。

(2)指导家属学习有关知识，正确对待精神患者的精神症状，不歧视患者，尊重患者，给患者以亲人的关怀，为患者出院后创造良好的家庭生活环境，让患者广泛地接触现实生活，参加力所能及的家务劳动，逐步适应社会生活，密切与周围环境的接触，以改善精神状态，从而避免患者因长期住院与社会隔绝而引起的精神衰退。

(3)指导患者按时服药，积极配合治疗。教会患者如何避免各种精神刺激，防止病情反复。如生活规律，注意劳逸结合，克服性格中的缺陷，保持良好的人际关系，正确对待及处理生活中的事件，适应并正确处理有关的社会矛盾，消除自卑与不满，树立坚强的意志等。

（任红梅）

# 第十五章 耳鼻咽喉科疾病护理

## 第一节 耳鼻咽喉科护理概述

### 一、护理评估

护理评估是临床上制订整个护理计划的基础。因此护理人员必须在掌握一般的评估方法与技巧的基础上，同时熟悉耳鼻咽喉科患者的特点，了解耳鼻咽喉科患者各种疾病的症状和体征，通过相关的身体检查方法来了解病情和发现健康问题，对患者进行整体、系统、动态的科学评估，为做出护理诊断和制订出有效的护理措施提供客观、准确的科学依据。

（一）症状评估

1.鼻阻塞

为鼻气道阻力增大，患者经鼻腔通气受阻，呼吸有阻塞不畅感。多系鼻腔的炎症、异物、肿瘤、鼻部外伤及局部畸形所致。可表现为交替性、双侧性、间歇性、持续性、进行性及主观性鼻阻塞，并常伴有嗅觉减退、耳鸣、耳闷胀、头昏、失眠等不适感。

2.嗅觉障碍

系机械性鼻阻塞和感觉神经障碍所致。主要表现为嗅觉减退、嗅觉丧失、嗅觉过敏与嗅觉倒错等。呼吸性嗅觉障碍多见于鼻甲肿大、鼻息肉、鼻腔肿瘤、气管切开术后等；感觉性嗅觉障碍则可见于萎缩性鼻炎、脑血管疾患、颅底骨折等。嗅觉障碍常伴有食欲减退及情绪不佳。一般临床上以嗅觉减退或丧失较为多见。

3.鼻漏

指鼻腔内分泌物的外流。水样鼻漏常见于急性鼻炎初期、变应性鼻炎、颅底外伤或手术后脑脊液鼻漏者，黏液性则多见于慢性单纯性鼻炎，黏脓性或脓性鼻漏多见于急、慢性鼻窦炎，急性鼻炎恢复期，而血性鼻漏则多见于鼻腔异物、鼻结石或鼻腔、鼻窦及鼻咽的肿瘤。

4.鼻出血

中医称之为鼻衄，为临床常见症状之一，也是耳鼻咽喉科门诊常见急症之一。多由鼻部疾病所致，也常由全身其他疾病所引发。

5.咽痛

为咽部疾患患者主诉最多的症状之一。轻者可为咽部不适或隐痛，重者可表现为咽部的刺痛、钝痛或跳痛，有时可放射到同侧耳部，并常伴有吞咽不畅及言语含糊。咽部炎症、创伤、肿瘤、手术、邻近器官及某些全身性疾病均可引发咽痛。

6.吞咽困难

指吞咽不畅或不能吞咽。有阻塞性、神经性及精神性三种类型。阻塞性常见于咽部或食管狭窄、腭扁桃体肥大、异物、肿瘤等；咽肌麻痹可引起神经性吞咽困难；癔症、严重焦虑者则易引发精神性吞咽困难。另外，咽部的急性炎症亦常因局部疼痛而导致吞咽困难。

7. 咽感觉异常

中医称"梅核气",指除疼痛外的咽部各种异常感觉。如咽部瘙痒、蚁行、球塞、异物黏着、束缚紧迫感等。咽部、邻近器官、全身性疾病以及精神因素等,均可引发本症状。如咽炎、扁桃体炎、腭垂过长、茎突过长、胃十二指肠溃疡、自主神经功能紊乱、癔症、焦虑症等。咽感觉异常使患者心理和精神上产生紧张和忧虑,不同程度地影响患者正常的工作、生活和学习。

8. 打鼾

为软腭、舌根等处软组织因呼吸气流摩擦振动而产生的有节奏的声音。若同时伴有睡眠呼吸暂停,则称为阻塞性睡眠呼吸暂停综合征。多见于上呼吸道狭窄或某些全身性疾病,如肥胖、内分泌紊乱等。因为打鼾使睡眠质量欠佳,从而导致嗜睡、精神萎靡、记忆力减退、工作学习效率降低等,并易引发心血管方面的病症,同时因鼾声如雷,可能会影响到其他人的正常休息。

9. 声嘶

系喉部疾病所特有和最常见的症状。最常见的原因为炎症,如急慢性喉炎、声带小结、声带息肉等。轻者发声嘶哑,重者可失声。此外,喉创伤、异物、肿瘤、喉返神经麻痹、喉部特异性感染或先天性畸形等也可致声嘶。有时癔症者会突发失声,但经治疗后会即刻恢复正常。炎症所致的声嘶,一般经治疗和发声休息后,多能减轻和恢复。

10. 呼吸困难

系患者(或常人)主观上有呼吸不畅、空气不足及不适的感觉。客观上有呼吸频率、节律或深度的改变。为许多疾病的一种常见症状。呼吸困难一般可分为吸气性、呼气性和混合性三种类型。喉源性呼吸困难多为吸气性的,多为喉黏膜的炎症、水肿、喉部外伤、异物、肿瘤、先天性喉畸形以及神经性疾病所引起,主要表现为吸气时胸廓软组织凹陷,同时伴有烦躁不安、精神紧张、恐慌等。吸气性呼吸困难临床上分为 4 度。

11. 耳聋

指听觉系统的传音或感音部分或两者均发生病变时所致的听力下降。有传音性耳聋、感音神经性耳聋和混合性耳聋之分。一般外耳与中耳的病变所致多为传音性耳聋,如外耳道耵聍栓塞、化脓性中耳炎、鼓膜穿孔所引起的耳聋;感音神经性耳聋多由耳蜗及耳蜗后等部位的病变所引起,如老年性聋、药物中毒性聋、噪声性聋等;而混合性聋者则同时兼有传音与感音神经性聋。听觉障碍会不同程度地影响患者正常的生活、工作、学习和人际之间的交往。若耳聋发生在 2 岁前小儿,则很可能导致聋哑症。

12. 耳鸣

为患者自觉耳内出现的与周围环境无同音源的异样鸣响。常有高音调和低音调之分。一般高调者多属神经性,低音调者多属传音性。耳鸣常使患者感到心烦意乱、注意力难于集中,工作、学习效率及生活质量均降低。

13. 耳漏

系经外耳道流出的异常分泌物。漏液多为黏脓性、脓性、血性或水性。黏脓性、脓性者多见于急、慢性化脓性中耳炎,水性者常见于脑脊液耳漏,而血性者则可能为肿瘤。临床上应注意观察漏液的性状及量。

14. 耳痛

指各种因素所引起的耳部不适感。常由耳部炎性病变所致,如外耳道炎、外耳道疖、急性中耳炎及乳突炎等。要注意观察耳痛的性质、程度和其他伴随的症状。

15. 眩晕

为患者所感受到的一种自身或外物发生一定形式的运动或位置性幻觉。耳源性眩晕的特点是突发,常感觉自身或周围物体不稳和旋转,并伴有恶心、呕吐、出冷汗等自主神经系统的症状,多见于梅尼埃病,急、慢性迷路炎等。除耳鼻咽喉科的因素外,眩晕与内科、神经内科、神经外科等也有着很密切的关系。

(二)常用护理诊断

1.体温过高

多与耳鼻咽喉的急性感染性炎症有关,如急性化脓性鼻窦炎,急性扁桃体炎,急性会厌炎,急性化脓性中耳炎,耳源性颅内、外并发症等。

2.疼痛

主要由耳鼻咽喉的急性炎症、外伤、异物或手术创伤和肿瘤侵袭等所致。如急性鼻窦炎时的头痛,急性扁桃体炎或咽异物时的咽痛,急性化脓性中耳炎时的耳痛等。

3.焦虑

主要因对耳鼻咽喉疾病的发生、发展、并发症的出现、治疗护理措施、疾病的愈后,以及对就诊环境的陌生或因患病后影响到正常的生活、工作、学习以及医疗费用的负担等因素缺乏足够的了解所致。

4.自我形象紊乱

多与耳鼻咽喉的畸形如鞍鼻、歪鼻、酒渣鼻、甲状舌管囊肿、耳郭畸形以及上颌骨截除术、全喉切除后遗留的缺陷、慢性化脓性鼻窦炎、变应性鼻炎、慢性化脓性中耳炎等的分泌物增多、原发性萎缩性鼻炎的恶臭等各种因素有关。

5.有感染的危险

因耳鼻咽喉所处的解剖位置特殊,再加上鼻腔通气及鼻窦引流不畅,咽部的慢性病灶,先天性耳前瘘管,耳咽管功能不良,耳鼻咽喉外伤以及异物等因素的存在,均预示着可能有感染的危险。

6.体液不足或有体液不足的危险

因各种因素导致体液丢失过多所致。如鼻出血,手术出血,外伤以及各种原因所引起的呕吐;咽或食管的炎症、异物或肿瘤等引起吞咽困难所致的摄入不足;发热、呼吸困难、气管切开术后等引起的水分蒸发过多等。

7.清理呼吸道无效

多由鼻、咽、喉、气管的炎症或异物所引起的分泌物增多,或因咳嗽、咳痰困难等所引起。

8.有窒息的危险

与扁桃体肿大、小儿急性喉炎或急性会厌炎、喉外伤、喉痉挛、喉及气管异物、喉部肿瘤以及咽喉部分泌物滞留等有关。

9.吞咽障碍

多与咽喉的炎症或异物所致的疼痛、双侧扁桃体过度肿大、咽及食管异物或肿瘤以及气管插管等因素有关。

10.语言沟通障碍

常因开放或闭塞性鼻音、咽痛、声嘶或失声,以及气管切开术后发音功能障碍、听觉功能障碍等各种因素所致。

11.感知改变

多由耳鼻咽喉先天或后天、局部或全身的各种因素所引起的嗅觉、听觉以及前庭功能的障碍所致。

12.知识缺乏

与对耳鼻咽喉疾病的发生、发展、治疗、愈后以及预防保健等方面的知识知之甚少有关。如对鼻咽癌、喉癌的早期症状知之不多,缺乏咽及食管异物、呼吸道异物的预防与急救处理的一般知识与技能,不懂得使用耳毒性药物会导致耳损伤的防范知识,不懂得中耳炎会引起耳源性颅内并发症的危险性,不知道该如何来预防某些相关的职业病等。

## 二、耳鼻咽喉科手术患者的护理常规

(一)耳科患者手术前后护理常规

耳科手术主要包括耳前瘘管摘除术、鼓膜置管术、鼓室成形术、人工耳蜗植入术、颞骨次全切除术等。

1.术前护理常规

(1)心理护理:了解患者的心理状态,向患者说明手术的目的、意义,手术的大致时间,手术前、中、后的注意事项等,以减轻患者的紧张、焦虑情绪,使其有充分的思想准备。

(2)耳部准备:①慢性化脓性中耳炎耳内有脓的患者,入院后遵医嘱予3%过氧化氢清洗外耳道脓液,并滴入抗生素滴耳液,初步清洁外耳道。②术前一日剃除患侧耳郭周围头发,范围为距耳郭5~6 cm,耳毛长者减短耳毛,清洁耳郭及周围皮肤,术晨协助女患者梳理头发,以方便手术、不污染术野为宜。需植皮者,应与术者沟通,准备植皮区域的皮肤。

(3)一般准备:①协助确认全身常规检查(包括血尿常规、出凝血试验、血糖、肝肾功能、胸片、心电图等)、专科各项检查(包括纯音测听、耳部CT,必要时还要进行前庭功能、MRI等检查)是否齐全,了解患者是否患有心脑血管疾病、糖尿病及其他全身疾病,有无手术禁忌证等。②密切观察患者,如有发热、咳嗽、月经来潮等情况及时通知医生,以便进行治疗或延缓手术。③术前一日遵医嘱做抗生素过敏试验,术中可能输血者,做好交叉配血试验。④术前一日沐浴、剃胡须、剪指趾甲,做好个人清洁卫生。⑤为患者佩戴好腕带。⑥术前禁烟酒及刺激性食物,全麻患者术前6 h禁食水。⑦术前晚观察患者睡眠情况,入睡困难者遵医嘱予以镇静药物。⑧术晨检查病历资料及术前准备工作是否完善,测量生命体征、更衣、取下活动义齿、隐形眼镜及所有饰物、不涂口红和指(趾)甲油。⑨遵医嘱予术前用药。⑩去手术室前排空大、小便。⑪认真填写手术安全核对表、手术患者转运交接记录单。接患者时,严格进行“三方”查对,确认患者身份、手术部位及侧别。

2.术后护理常规

(1)全麻患者未醒,去枕平卧、头偏向一侧,以防呕吐物误吸入气道引起窒息。

(2)全麻清醒后,可平卧、健侧卧位或半卧位,如患者无发热、头痛、眩晕、恶心等症状,6 h后可起床轻微活动,人工镫骨手术需绝对卧床2~3日。

(3)全麻清醒6 h后可进流质或半流质饮食,逐渐过渡到软食,3~5日视病情逐步改为普食,以高蛋白、高热量、高维生素清淡饮食为宜。

(4)密切观察耳周敷料有无松脱及渗血、渗液情况,如有异常,及时通知医生。

(5)密切观察患者有无眩晕、恶心呕吐、眼震、面瘫等并发症,开颅手术者密切观察患者有无发热、嗜睡、喷射性呕吐、神志不清、瞳孔变化等情况,警惕颅内并发症发生。

(6)嘱患者预防感冒,教会其正确擤鼻方法,即单侧轻轻擤,勿用力,以免影响移植片位置。

(7)遵医嘱使用抗生素,预防感染,促进切口愈合。

(8)耳部手术患者由于听力都有不同程度的损害,所以护士要特别注意与患者沟通的方式,如大声说话、语速减慢、必要时可用图片、写字或简单的手语交流,以免沟通障碍引起患者情绪波动。

(9)术后7日拆线,2周内逐渐撤出耳内填塞物。

(10)嘱患者注意保持外耳道清洁,洗头、洗澡时污水勿进入外耳道,以防感染。

(11)嘱患者出院后遵医嘱按时换药、定期随访。

### (二)鼻科患者手术前后护理常规

鼻科手术主要包括鼻内镜手术、鼻侧切开术、上颌骨截除术等。

1.术前护理常规

(1)心理护理:向患者说明手术的目的及意义,手术的大致时间,手术前、中、后的注意事项等,减轻患者的焦虑感,做好迎接手术的准备。

(2)鼻部准备:术前一日剪去患侧鼻毛,男患者需剃净胡须。

(3)口腔护理:上颌窦根治术、鼻侧切开术、上颌骨截除术等手术,患者术前用含漱液漱口,清洁口腔,预防术后感染。

(4)一般准备:准备好鼻部影像学资料,余同“耳科患者术前一般准备”。

2.术后护理常规

(1)全麻患者按全麻术后护理常规至患者清醒。

(2)局麻及全麻清醒后患者给予半卧位,以利于鼻腔渗出物分泌物引流、减轻头部充血。

(3)局麻患者术后 2 h、全麻清醒后 6 h 可进温凉的流质或半流质饮食,逐渐过渡到软食、普食,以高蛋白、高热量、高维生素无刺激性饮食为佳,保证患者营养。

(4)密切观察鼻腔渗血情况,嘱患者如后鼻孔有血液流下,要吐出、勿咽下,以利于准确观察出血量,同时防止咽下的血液刺激胃黏膜引起恶心呕吐。术后 24 h 内可用冰袋冷敷鼻部。如鼻腔渗血较多,及时通知医生,遵医嘱使用止血药物或协助止血。

(5)观察患者术后疼痛的部位、程度,分析疼痛原因,可利用注意力转移法、松弛法等方法缓解疼痛,或遵医嘱给予止痛药物。

(6)遵医嘱使用抗生素,预防感染。

(7)患者术后鼻腔填塞、张口呼吸,需做好口腔护理。上颌窦根治术、鼻侧切开术、上颌骨截除术等手术术后尤应加强口腔护理,以防感染。

(8)嘱患者不要用力咳嗽或打喷嚏,以免鼻腔止血填塞物松脱而引起出血。欲打喷嚏时,指导患者可用按压人中、深呼吸或舌尖上抵硬腭等方法缓解。告知患者及家属病室内不可摆放鲜花,避免花粉刺激。

(9)嘱患者保护鼻部勿受外力碰撞,尤其是鼻骨复位等鼻部手术患者,且不做弯腰、蹦跳等大幅度动作,防止切口出血、影响手术效果。

(10)注意保暖,预防感冒。

(11)嘱患者出院后遵医嘱按时复查换药、定期门诊随访。

(三)咽喉科患者手术前后护理常规

咽喉科手术主要包括扁桃体摘除术、腺样体切除术、悬雍垂腭咽成形术、气管切开术、喉全切除术、部分喉切除术、支气管镜和食管镜检查及异物取出术等。

1.术前护理常规

(1)心理护理:向患者说明手术的目的及意义,手术的大致时间,手术前、中、后的注意事项及配合方法等,使患者有充分的心理准备。对于恶性肿瘤患者,术后语言交流功能将受到影响,术前必须详细做好解释工作,使患者及家属充分理解手术的必要性,在完全愿意接受手术的心理状态下实施手术治疗。

(2)局部准备:①做好口腔护理,用 1∶5 000 的呋喃西林或洗必泰等含漱液漱口,预防口腔感染,利于术后伤口愈合。②喉部手术患者术前至少禁食水 6 h。③咽喉部或口腔有炎症者,最好先控制炎症,再行手术。

(3)一般准备:准备好咽喉部 CT、MRI、X 光片、纤维喉镜检查报告单、病理结果单等,余同“耳科患者术前一般准备”。

2.术后护理常规

(1)全麻患者按全麻护理常规监测生命体征至清醒。

(2)咽部全麻手术患者未清醒前采取侧俯卧位,利于口中分泌物流出,防止渗血咽入胃内,全麻清醒后予以半卧位。

(3)术后患者切口无渗血,局麻或表麻术后 2 h、全麻术后 6 h 可进温凉流质饮食,防止食物温度过高引起局部充血,进食清淡的高蛋白、高热量、高维生素饮食,避免辛辣刺激性食物。

(4)密切观察切口渗血情况,嘱患者将口中分泌物吐出勿咽下,以便准确观察出血量。

(5)密切观察患者呼吸情况,有无剧烈咳嗽,保持呼吸道通畅。

(6)遵医嘱使用抗生素,预防感染。

(7)气管切开或喉切除的患者,保持气管套管通畅。多与患者用手势、书写、图片等方式沟通,理解、关心患者,尽量满足其需求,避免出现情绪波动。

(8)做好口腔护理,防止感染,使患者感觉舒适。

(9)声带手术后嘱患者禁声,注意声带休息。

(10)嘱患者出院后遵医嘱按时换药、定期随访、复查。

(刘　宇)

## 第二节　耳鼻咽喉科患者的护理评估

### 一、耳鼻咽喉科患者护理病史的采集

耳鼻咽喉科患者的护理病史采集包括患者的一般资料和健康史的采集。

(一)一般资料

包括患者的姓名、性别、年龄、床号、住院号、入院时间、入院方式、平诊还是急诊、疾病诊断等。性别和年龄与许多耳鼻喉科疾病的发生、发展有关。

(二)健康史

1.现病史和主诉

现病史和主诉包括询问患者的主要症状、发病的时间、地点、部位、起病缓急、有无诱因和前驱症状、持续时间、诊断和治疗过程。可以根据 Gordon 的功能健康形态作为评估患者疾病状况的理论依据。如评估患者听觉的主观感受时可以询问患者:"您自己觉得听力有问题吗?","您和他人交谈有困难吗?","您平时戴助听器吗?","您喜欢看电视或听收音机时开很大声音吗?","您有耳痛或耳流脓吗?","您有眩晕或耳鸣吗?","您最近有感冒过吗?","您看过医生吗?","您上次检查听力在什么时候?","在噪声环境下您注意采取保护听力的措施吗?"等问题。也可以通过与患者交谈时观察患者听的姿势和回答的是否切题判断患者的听力情况。

2.过去的健康状况

询问患者有无相关的全身系统性疾病如高血压、动脉硬化、心脏病、糖尿病、血液病、营养不良、全身感染、艾滋病、梅毒等疾病,女性患者有无怀孕史等。

询问患者有无外伤史、手术史、过敏史,受伤的过程、手术的名称、过敏的时间、过敏物质、过敏表现、如何缓解等。

有无特殊用药史,如使用抗组胺药、糖皮质激素、肾上腺素类药物、抗肿瘤药、氨基糖苷类等耳毒性药物等。如果患者有使用特殊药物的病史,应详细询问药物的名称、剂量、使用方法等。

一些耳鼻喉科疾病如喉癌、声带息肉、耳聋、外耳道炎、耵聍栓塞、外耳道异物等与不良的生活习惯如吸烟、饮酒、高声喊叫以及卫生习惯和饮食习惯有关,应询问患者饮食习惯、卫生习惯等,了解有无不当卫生习惯和饮食习惯。询问两便情况、睡眠状况等。

3.家族史

询问患者有无过敏性疾病、肿瘤、耳聋等家族史,是直系亲属还是旁系亲属,其性别、发病年龄等。

### 二、耳鼻咽喉科患者的身体状况

身体状况的评估侧重于耳、鼻、面部、咽、喉、口腔、头颈部位结构和功能有无异常表现,包括主观症状和客观体征,同时也要重视全身健康状况的评估。

(一)耳部常见症状和体征

1.耳部常见的临床症状

(1)耳郭形状异常:多见于先天性耳郭畸形、外伤或耳郭疾病如耳郭化脓性软骨膜炎等。患者因形象有异常可能会产生自卑心理。

(2)耳痛:约95%为耳病所致,5%为牵涉性痛。耳痛的性质有钝痛、刺痛、抽痛等。常见的原因有耳周及耳的各部分发生炎症、耳部外伤、耳部肿瘤等。耳痛会引起患者烦躁不安,无法正常学习和生活。小儿会哭吵不安、摇头、用手扯耳等。

(3)耳漏:指经外耳道流出或在外耳道积聚异常分泌物。黏液性或脓性耳漏多见于急慢性化脓性中耳炎,水样耳漏要警惕脑脊液耳漏。耳道长期流脓且伴有臭味的患者可能不愿与人接触,自尊降低。

(4)耳聋:临床上将不同程度的听力下降称为耳聋,根据病变部位分为传导性聋、感音神经性聋和混合性聋。传导性聋即病变部位发生在外耳和中耳的传音结构,感音神经性聋即病变发生在耳蜗和耳蜗以后的各部位,混合性聋为兼有传导性聋和感音神经性聋。听觉是人们语言正常发展和与人交往的重要基础,失去听觉会导致小儿言语功能发育障碍、社交困难、日常工作和生活严重受影响,患者易产生焦虑、孤独、恐惧、自卑等各种心理问题。

(5)耳鸣:是听觉功能紊乱所致的常见症状,患者主观感到耳内有鸣声,而周围环境并无相应的声源。传导性耳聋患者的耳鸣为低音调如机器轰鸣,感音神经性聋的耳鸣多为高音调如蝉鸣。耳鸣常会使患者感到烦躁、失眠、头晕、情绪易激动等,而心理障碍又可加重耳鸣,形成恶性循环。

(6)眩晕:是自身与周围物体的位置关系发生改变的主观上的错觉,大多由外周前庭病变引起,表现为睁眼时周围物体旋转,闭眼时自身旋转,多伴有恶心、呕吐、出冷汗等自主神经功能紊乱现象。

2.耳部常见体征

(1)鼓膜充血:多见于大疱性鼓膜炎、急性化脓性中耳炎早期、急性乳突炎等。

(2)鼓膜穿孔:常见于鼓膜外伤、急性化脓性中耳炎未及时控制、慢性化脓性中耳炎等。

(3)鼓室积液:多见于分泌性中耳炎。

(二)鼻部常见症状和体征

1.鼻部常见症状

(1)鼻塞:常见于鼻及鼻窦疾病,如鼻炎、鼻窦炎、肿瘤、鼻中隔偏曲等。由于引起鼻塞的原因和病变程度不同,可表现为单侧或双侧鼻塞,持续性、间歇性或交替性鼻塞。

(2)鼻漏:是指鼻内分泌物外溢。由于原因不同,分泌物性状各异,水样鼻漏多见于急性鼻炎早期和变应性鼻炎发作期;脑脊液鼻漏多发生于外伤或手术后,可疑者测定其葡萄糖含量及蛋白定量可确诊;黏液性鼻漏见于慢性单纯性鼻炎;黏脓性鼻漏见于急性鼻炎恢复期、慢性鼻炎和鼻窦炎等;脓性鼻漏见于较重的鼻窦炎,有时伴有臭味;血性鼻漏即鼻分泌物中带有血液,见于鼻腔、鼻窦、鼻咽部肿瘤或鼻腔异物等。

(3)鼻出血:鼻部常见症状。可由鼻外伤、鼻黏膜干燥、挖鼻、鼻部手术、鼻咽癌、鼻中隔偏曲等局部原因引起,也可由全身疾病如高血压、动脉硬化、血液病、高热等引起。少量出血对患者无明显影响,大量出血会致命,可引起患者和家属恐惧和高度紧张。

(4)嗅觉障碍:按原因可分为3种类型:①呼吸性嗅觉减退和失嗅,如鼻腔阻塞、全喉或气管切开术后,呼吸气流不经鼻腔。②感觉性嗅觉减退和失嗅,因嗅黏膜、嗅神经病变而不能感到嗅素存在。③嗅觉官能症,因嗅中枢及嗅球受刺激或变性所致,患者可能会产生嗅觉过敏,嗅觉倒错,幻嗅等,多见于癔症、神经衰弱、精神病等患者。嗅觉障碍会引起患者食欲下降、精神不振等心理症状。

2.鼻部常见体征

(1)鼻黏膜充血、肿胀,鼻甲充血、肿大:常见于急慢性鼻炎、鼻窦炎、变应性鼻炎。

(2)鼻黏膜干燥,鼻甲缩小:见于萎缩性鼻炎。

(3)鼻窦面部投射点红肿和压痛:见于炎症较重的急性鼻窦炎患者。

(三)咽部常见症状和体征

1.咽部常见症状

(1)咽痛:为咽部最常见的症状。由咽部急慢性炎症、溃疡、手术、异物或咽部邻近器官疾病引起,也可以是全身疾病的伴随症状。患者常因咽痛而不愿进食。

(2)咽部感觉异常:患者自觉咽部有异物感、堵塞、贴附、瘙痒、干燥等异常感觉,常用力“吭”以清除。

常见的原因有咽部及其周围组织的器质性病变，如慢性咽炎、咽角化症、扁桃体肥大等，也可为神经官能症的一种表现，多与恐惧、焦虑等精神因素有关。

(3)吞咽困难：大致可分为3种：①功能障碍性：凡导致咽喉疼痛的疾病均可引起吞咽困难。②梗阻性：因咽部肿瘤、食管狭窄、肿瘤、扁桃体过度肥大，妨碍食物下行。③麻痹性：因中枢性病变或周围性神经炎引起咽肌麻痹。吞咽困难严重的患者常处于营养不良、饥饿消瘦状态。

(4)打鼾：睡眠时因软腭、悬雍垂、舌根等处软组织随呼吸气流颤动而产生节律性声音。各种病变造成的上呼吸道狭窄如肥胖等均可引起打鼾。鼾症患者常有注意力不集中、记忆力减退、工作效率低，且因鼾声影响他人而影响人际交往。

2.咽部常见体征

(1)咽部黏膜充血肿胀：咽后壁淋巴滤泡增生，见于急慢性咽炎、急慢性扁桃体炎、扁桃体周围脓肿、咽后脓肿等。

(2)腭扁桃体肥大：见于急慢性扁桃体炎、扁桃体生理性肥大、扁桃体肿瘤等。临床上常将腭扁桃体肥大分为三度：一度肥大扁桃体仍限于扁桃体窝内；二度肥大扁桃体超出扁桃体窝，但距中线尚有一定距离；三度肥大扁桃体肥大如核桃，达到或接近中线，甚至两侧扁桃体能相互触碰。

(3)腺样体肿大：见于急性腺样体炎、腺样体肥大等。

(4)鼻咽部隆起或新生物：见于鼻咽纤维血管瘤、鼻咽癌等。

(四)喉部常见症状和体征

1.喉部常见症状

(1)声音嘶哑：是喉部疾病最常见的症状，表示病变累及声带。常见原因主要是声带病变如炎症、息肉、肿瘤以及支配声带运动的神经受损等。

(2)喉痛：多见于喉部急性炎症如急性喉炎、急性会厌炎、喉软骨膜炎，也可因喉关节病变和喉部恶性肿瘤晚期引起。喉痛常在吞咽时加重，使患者不敢吞咽，造成吞咽困难。

(3)咯血：喉部病变引起的咯血多为少量，表现为痰中带血。常见于喉癌晚期、喉结核、喉血管瘤、喉异物等。

2.喉部常见体征

(1)吸气性呼吸困难：常见于喉部阻塞性病变者，主要表现为吸气时间延长，吸气时空气不易进入肺内，此时胸腔内负压增加，出现胸骨上窝、锁骨上窝、剑突下以及肋间隙软组织凹陷，临床上称之为“四凹征”。

(2)喉喘鸣：是由于喉或气管发生阻塞，患者用力呼吸，气流通过喉或气管狭窄处发出的特殊声音。

(五)全身情况的评估

除上述耳鼻咽喉部的异常表现外，还应注意评估患者的全身情况，包括对患者意识状态的判断、生命体征的测量，有无头痛、发热、精神委靡等全身症状。通过全身其他部位的体格检查了解有无其他异常体征。评估患者目前的不适状况是否引起饮食、营养、排泄、睡眠、自理、活动等方面的改变，改变的程度如何等。

## 三、耳鼻咽喉科患者的检查

(一)一般检查

1.耳部检查

1)耳郭、外耳道口及耳周检查。

(1)视诊：观察耳郭的形状、大小及位置，有无畸形、红肿、局限性隆起、破损等，耳周有无红、肿、瘘口、瘢痕、赘生物及皮肤损害等。

(2)触诊：触诊乳突区、鼓窦区有无压痛，耳周淋巴结是否肿大。如耳后肿胀，注意有无波动感。遇有瘘口，应以探针探查其方向及瘘管走向。

(3)嗅诊:有助于鉴别诊断。如胆脂瘤有特殊的腐臭,中耳癌常有恶臭。

2)外耳道及鼓膜检查。

(1)徒手检查:由于外耳道呈弯曲状,应用单手亦可用双手将耳郭向后、上、外方轻轻牵拉,使外耳道变直;同时将耳屏向前推压。婴幼儿外耳道呈裂隙状,检查时应向下牵拉耳郭。当耳道狭小或炎症肿胀时,可用漏斗状的窥耳器撑开狭窄弯曲的耳道,以利检查。

观察外耳道内有无耵聍栓塞、异物、疖肿、新生物、瘘口、狭窄、骨段后上壁塌陷等。有脓液时,观察其性状和气味,可做细菌培养及药敏试验,并将脓液清除,以便窥清鼓膜。当耵聍堆积成团后经常为褐色硬块,需用3%苏打水软化后再清理。外耳道黑色污状物或黄白色点片状分布的污物常为外耳道真菌的表现。外耳道皮肤无黏液腺,当拭出黏液或黏脓时,应考虑为中耳疾病并发鼓膜穿孔。

观察鼓膜时,先找到光锥,再相继观察锤骨柄、短突及前后襞,区分鼓膜松弛部和紧张部。注意鼓膜的色泽、活动度、有无穿孔等。若有穿孔,注意穿孔的位置和大小,鼓室黏膜是否充血、水肿,鼓室内有无肉芽、息肉或胆脂瘤等。急性炎症时,鼓膜充血、肿胀;鼓室内有积液时,鼓膜色泽呈黄、琥珀、灰蓝色,可见气泡;鼓室硬化症时鼓膜增厚或萎缩变薄,出现钙斑;胆固醇肉芽肿或颈静脉球高位、颈静脉球体瘤表现为蓝鼓膜。

(2)电耳镜检查:电耳镜是自带光源和放大镜的窥耳器。操作方便,无需其他光源,可发现肉眼不能觉察的细微病变。

(3)鼓气耳镜检查:鼓气耳镜是在漏斗型耳镜后端安装一个放大镜,在耳镜的一侧通过细橡皮管与橡皮球连接。检查时,将鼓气耳镜与外耳道皮肤紧贴,通过反复挤压、放松橡皮球,使外耳道交替产生正、负压,同时观察鼓膜内、外向的活动度。鼓室积液或鼓膜穿孔时鼓膜活动度降低或消失,咽鼓管异常开放和鼓膜菲薄时鼓膜活动度明显增强。鼓气耳镜检查可发现细小的穿孔,通过负压吸引作用使不易窥见的脓液从小穿孔向外流出。鼓气耳镜还能行瘘管试验,详见前庭功能检查法。

(4)光导纤维耳窥镜或电子耳窥镜检查:有硬管镜和软管镜两种。可精确观察鼓膜和中耳的结构,并将结果通过监视器显示或照相打印。

注意:耳镜检查时,前端勿超过软骨部,以免引起疼痛。

2.鼻部检查

1)外鼻。

(1)视诊:观察外鼻的形态(如有无外鼻畸形,前鼻孔是否狭窄)、颜色(如早期酒渣鼻时皮肤潮红)、活动(如面神经瘫痪时鼻翼塌陷及鼻唇沟变浅)。

(2)触诊:如鼻骨骨折时鼻骨的下陷、移位等及鼻窦炎时的压痛点、鼻窦囊肿时的乒乓球样弹性感。

(3)听诊:受检者有无开放性或闭塞性鼻音等。

2)鼻腔。

(1)徒手检查:以拇指将鼻尖捏起并左右活动,利用反射的光线观察鼻前庭的情况。

(2)前鼻镜检查如下。

目的:观察鼻前庭及鼻腔的情况。

用物准备:前鼻镜、卷棉子、1%麻黄碱生理盐水或其他鼻用减充血剂。

检查方法:先将前鼻镜两叶合拢,与鼻腔底平行伸入鼻前庭,勿超过鼻阈,然后将前鼻镜的两叶轻轻上下张开,抬起鼻翼,扩大前鼻孔,按下述三种头位顺序检查。第一头位:患者头面部呈垂直位或头部稍低,观察鼻腔底、下鼻甲、下鼻道、鼻中隔前下部分及总鼻道的下段。第二头位:患者头稍后仰,与鼻底成30°,检查鼻中隔的中段以及中鼻甲、中鼻道和嗅裂的一部分。第三头位:头部继续后仰30°,检查鼻中隔的上部、中鼻甲前端、鼻丘、嗅裂和中鼻道的前下部。注意观察鼻甲有无充血、水肿、肥大、干燥及萎缩,中鼻甲有无息肉样变,各鼻道及鼻底是否积聚分泌物及分泌物的性状,鼻中隔病变(偏曲、骨嵴、骨棘、穿孔、出血、血管曲张、溃疡糜烂或黏膜肥厚),鼻腔内有无异物、息肉或肿瘤等。检查完毕,取出前鼻镜。

注意事项:①前鼻镜伸入鼻前庭时,不可超越鼻阈,以免引起疼痛或损伤鼻中隔黏膜。②如鼻甲肿胀或肥大，可用1%麻黄碱生理盐水或其他鼻用减充血剂收缩鼻黏膜后再进行检查。③张开镜叶取出前鼻镜，以免夹住鼻毛。

(3)后鼻镜(间接鼻咽镜)检查如下。

目的：弥补前鼻镜检查的不足。

用物准备：间接鼻咽镜、压舌板、1%丁卡因喷雾剂。

操作步骤：受检者端坐，头微前倾，用鼻呼吸以使软腭松弛。检查者右手持镜，左手持压舌板下压舌前2/3，右手以握笔姿势将加温而不烫的后鼻镜从左侧口角送到软腭与咽后壁之间，调整镜面分别观察软腭背面、鼻中隔后缘、后鼻孔、各鼻道及鼻甲后端、咽鼓管咽口、咽隐窝、圆枕、鼻咽顶部及腺样体等结构。观察有无黏膜充血、粗糙、出血、溃疡、增生肥厚，有无新生物等。

注意事项：①压舌板勿太深入，鼻咽镜勿接触咽后壁或舌根，以免引起恶心。②咽隐窝饱满常是鼻咽癌早期特征之一。③咽反射敏感致检查不配合者，可用1%丁卡因作表面麻醉，数分钟后再行检查。

3)鼻窦。

(1)视诊：观察与鼻窦相应面颊部及前额部有无红肿、下塌或隆起，眼球有无移位、运动异常，上颌齿龈有无肿胀、溃疡、牙齿松动等。

(2)触诊：与鼻窦对应部位有无波动感、乒乓球感，有无压痛等。

(3)前鼻镜检查：观察鼻腔的中鼻道或是嗅裂处有无脓液引流出来，若中鼻道有脓液流出，说明前组鼻窦有炎症，嗅裂有脓液说明后组鼻窦有炎症。观察阻塞引流的病变，如中鼻甲黏膜有无肿胀或息肉样变性，中鼻道内有无钩突或筛泡肥大，有无息肉或新生物。

(4)体位引流如下。

目的：疑有鼻窦炎而前鼻镜检查未见到脓液者，可行体位引流。

用物准备：1%麻黄碱生理盐水棉片、前鼻镜、后鼻镜。

引流方法：用1%麻黄碱棉片置入鼻腔，收缩下鼻甲及中鼻道和嗅裂处黏膜，使窦口通畅便于引流。疑上颌窦积脓，侧卧低头位，患侧在上；疑额窦或筛窦积脓，取正坐位，约10～15 min后取出棉片，行鼻镜检查。

3.咽部检查

1)口咽检查。

(1)视诊：受检者端坐，张口，压舌板轻压舌前2/3处，观察口腔黏膜有无充血、溃疡或新生物；软腭有无下塌或裂开，双侧运动是否对称；悬雍垂有无水肿、过长；腭咽弓和腭舌弓有无充血、瘢痕和粘连；扁桃体是否肿大或萎缩，有无脓液或豆腐渣样物阻塞，有无溃疡、角化物或新生物；咽后壁有无淋巴滤泡增生、肿胀和隆起。

(2)触诊：受检者端坐，检查者用手指沿右侧口角伸入咽部，对扁桃体窝，舌根及咽侧壁进行触诊，有助于诊断这些部位的肿瘤。

2)鼻咽检查。

(1)间接鼻咽镜检查。

(2)鼻咽指诊：有一定不适感，一般不常做，但需要判别鼻咽部肿物大小、质地及原发部位时，可行此项检查。方法是检查者右手示指戴橡皮指套或手套，将示指经口腔伸入鼻咽部，触诊相关部位。因易诱发恶心、呕吐，故检查时间要短。在成人，可用1%丁卡因麻醉口腔黏膜。在小儿，行此检查时应戴可弯曲的金属护指，以防咬伤。

颈部扪诊：颈部淋巴结肿大常提示某些咽部疾病，故应注意，具体手法见颈部检查。

4.喉部检查

视诊：观察喉的外部大小、形状及位置是否正常，两侧是否对称。

触诊：用手指触诊甲状软骨和环状软骨的前部，注意喉部有无肿胀、触痛、畸形以及颈部有无肿大的淋巴结或皮下气肿等。用拇指、示指按住喉体，向两侧推移，可扪及甲状软骨板后缘与颈椎的摩擦感，如喉癌发展至喉内关节，这种摩擦感往往消失。行气管切开术时，可以环状软骨弓、甲状软骨切迹等为标志，找到和其下缘连接的气管。

5.颈部检查

受检者取坐位或卧位，头颈部完全暴露在良好的光线下依次进行以下检查。

(1)视诊：观察颈部位置，两侧是否对称，有无斜颈、强直，活动受限，有无静脉充盈、血管的异常搏动；观察皮肤有无充血、肿胀、瘘管、溃疡等；注意喉结的位置及外形，有无局部隆起；观察颈部肿块的部位、形状、大小及有无搏动，其表面皮肤的色泽及有无血管扩张等情况；注意腮腺、颌下腺、甲状腺有无肿大。

(2)触诊：按一定顺序对颈部每个区域进行系统触诊。①先行颏下区及下颌下区检查，滑行至下颌角。注意此区内淋巴结及颌下腺有无肿大。②颈深上下淋巴结区。③颈后三角：注意枕后淋巴结、副神经淋巴结有无肿大。④锁骨上区。⑤甲状腺触诊。检查者站于受检者身后，一手示指、中指施压于一侧甲状软骨，将气管推向对侧，另一手拇指在对侧胸锁乳突肌后缘向前推挤甲状腺。或检查者站在患者对面，用一手拇指将甲状软骨推向检查侧，另一只手示指、中指在检查侧的胸锁乳突肌后缘推挤甲状腺，拇指在胸锁乳突肌前缘触诊。嘱受检者吞咽，重复检查。

(3)听诊：甲亢患者因腺体内血流增加，可在甲状腺区闻及一持续性静脉“嗡鸣”声。颈动脉瘤、颈动脉体瘤、主动脉瘤、锁骨下动脉瘤等，可听到收缩期杂音。血管丰富的肿瘤及紧贴于颈部大血管的肿瘤有时也可以听到血管杂音。咽和颈段食管憩室时，吞咽时可在颈部相应部位听到气过水声。喉阻塞时可听到喉鸣音。

(二)辅助检查

1.咽鼓管功能检查

1)鼓膜完整者可采用以下方法。

(1)吞咽试验法：①听诊法：将听诊器前端换为橄榄头，置于受试者外耳道口，嘱其作吞咽动作。咽鼓管功能正常时，检查者经听诊管可听到“嘘嘘”声。②鼓膜观察法：请受试者作吞咽动作，此时观察鼓膜，若鼓膜随吞咽动作而向外运动，示功能正常。

(2)咽鼓管吹张法：①瓦尔萨尔法(Valsalva method)：又称捏鼻闭口呼吸法。受试者以手指将两鼻翼向内压紧，紧闭双唇，同时用力呼气。咽鼓管通畅者，检查者可从听诊管内听到鼓膜的振动声，或可看到鼓膜向膨出。②波利策法(Politzer bag)：适用于小儿。嘱受试者含水一口，检查者将波氏球前端的橄榄头塞于受试者一侧前鼻孔，另侧前鼻孔以手指紧压之。告受试者将水吞下，于吞咽之际，检查者迅速紧压橡皮球。咽鼓管功能正常者，在此软腭上举、鼻咽腔关闭，同时咽鼓管开放的瞬间，从球内压入鼻腔的空气即可逸入鼓室，检查者从听诊管里可听到鼓膜振动声。

(3)导管吹张法：通过一根插入咽鼓管咽口的咽鼓管导管，向咽鼓管吹气，同时借助连接于受试者耳和检查者耳的听诊管，听诊空气通过咽鼓管时的吹风声，以判断其通畅度。常用的有圆枕法和鼻中隔法。禁忌证：急性上呼吸道感染；鼻腔或鼻咽部有脓性分泌物未清除者；鼻腔或鼻咽部有肿瘤、异物或溃疡等；鼻出血患者。操作时应注意动作轻柔，吹气时用力适当，鼻腔或鼻咽部有脓液痂皮时，吹张前应去除之。

(4)声导抗仪检查法：可以用声导抗的气泵压力系统检测吞咽对外耳道压力的影响；也可以比较捏鼻鼓气法前后的鼓室导抗图，若峰压点有明显的移动或鼓室压力发生变化，说明咽鼓管功能正常，否则为功能不良。

2)鼓膜穿孔者可采用以下方法。

(1)鼓室滴药法：通过向鼓室内滴入有味、有色或荧光素类药液，观察咽鼓管咽口有无药液流出，以检查咽鼓管是否通畅。

(2)咽鼓管造影术：将碘油造影剂滴入外耳道，经鼓膜穿孔流入鼓室，同时摄X线片，了解咽鼓管有无狭窄或梗阻及排液功能。

(3)鼓室内镜检查法。

(4)声导抗仪检查法：用声导抗的气泵压力系统检测咽鼓管平衡正负压的功能。如果不能达到或维持监测压力，或吞咽后压力减小，说明咽鼓管通畅。

2. 听力检查

分为主观测听和客观测听法两大类。主观测听因受受检者主观意识及行为配合的影响，故在某些情况下，其结果不能正确反应受检者的实际听功能水平。本节将介绍几种常用的听力检查方法。

1)音叉试验。

(1)目的：初步鉴别耳聋为传导性或感音神经性聋。

(2)检查方法。

Rinne 试验：采用 512 Hz 音叉，敲响后将叉柄置于耳后乳突鼓窦区，问受检者能否听到声音，此为骨导。将音叉头端置外耳道口外 1 cm 处，使叉头与外耳道口平行，问能否听到，此为气导。一般正常人耳气导时间比骨导时间长两倍，即气导＞骨导，为林内试验阳性。如气导＜骨导，则称林内试验阴性，此现象见于传导性耳聋或重度感音神经性耳聋。正常人耳骨导受气导抑制或受环境噪音掩蔽，故气导＞骨导。如外耳、中耳病变使空气传导发生障碍，则气导缩短而骨导相对延长。

Weber 试验：取 256 Hz 或 512 Hz 音叉，敲响后将叉柄置颅骨中线如头顶、额、颏或下颌处，问受检者声音有无偏向。如两耳正常则无偏向。否则，感音性聋者偏于健侧，传音性聋者偏于患侧，有岛状听力和精神异常者则偏向不定。

Schwabach 试验：取 256 Hz 音叉，敲响后将音叉柄先置检查者自身耳后鼓窦区(检查者本人听力必须正常)。当听不到声音时速将叉柄置受检者鼓窦区，问能否听到声音，如能听到提示受检者骨导较正常人延长。反之，亦可同法先试受检者后试自己。骨导延长表示患传音性聋，缩短则示感音神经性聋。

(3)注意：以上音叉试验，应该结合考虑才能得出正确结果。

2)纯音测听。

(1)目的：通过音频振荡发生不同频率和强度的纯音，测试听觉范围内不同频率的听敏度，对听力损失的类型和病变部位作出初步诊断。

(2)检查过程：被检者在耳机中会听到不同大小的声音，听到声音后举手或者按钮，以示听到声音，声音为短暂的纯音，有时候会在被检耳的对侧耳加噪音，被检者只要注意检测的短暂纯音。

(3)检测报告解读：①传导性听力损失：骨导正常，气导下降，骨气导的间距通常大于 20 dB。气导下降不超过 60～65 dB。②感音神经性听力损失：气导和骨导同步下降，两者间距小于 20 dB。③混合性听力损失：气导和骨导均有下降，以气导下降为主，两者间距大于 20 dB。

(4)注意事项。

纯音测听需要患者的配合，检查前需要详细告知检查的过程和如何配合。婴幼儿以及年幼的儿童一般无法完成，重度耳聋患者和老年患者等结果不一定可靠。有些纠纷案件的当事人，可能伪装成没有听力。

在测试前，应完成相应的外耳道和鼓膜的检查，并提供完整的病史，以便听力师了解必要的情况。

检查前，听力师要向被检者告知检查中如何配合，如何示意听到了声音，对掩蔽音的认识。

3)声导抗测试。

(1)目的：通过测量中耳传音机构的声阻抗(或称声导纳)来客观评估中耳功能。

(2)检查过程：被检者的双耳中会被放置能发出声音刺激的耳塞，其中一个带加压和测压装置，通过加减耳道压力和声音刺激，观察耳道压力和容积的变化。

(3)检测报告解读：①鼓室功能曲线：了解中耳功能情况。鼓室压图常见的有 A 型、B 型和 C 型等；A 型曲线表示中耳功能正常，B 型曲线表示鼓室积液，C 型曲线表示咽鼓管功能障碍。②静态声顺值：代表中耳传音系统的活动度，正常值为 0.30～1.67 mL。③镫骨肌声反射：强声刺激(听阈上 70～100 dB)可引起镫骨肌反射性收缩，使鼓膜、听骨链劲度增加，减少声音向内耳传导。一侧声刺激可导致双侧镫骨肌反射性收缩。

(4)注意事项。

声阻抗检查不需要患者的配合，可以检查更小的儿童，只要患儿不哭闹，一般可完成检查，对于年龄较小的儿童，可以通过转移其注意力的方式，完成检查。

检查前，应当检查外耳道，如果有耵聍栓塞，则无法进行检查。

在检查过程中，一般不能做吞咽动作，不要说话和做头颈部的运动。

4）耳声发射检测。

（1）目的：反映耳蜗尤其是外毛细胞的功能状态，包括自发性耳声发射和诱发性耳声发射。

（2）适应证：可用于蜗性损害的早期定量诊断；鉴别耳蜗性聋及蜗后性聋；进行新生儿听力筛查等。

（3）检查过程：受测耳中会放置耳塞，通过声音刺激，接收鼓膜发射的声波。检查过程短，一般不需特殊配合，可用于婴幼儿。

（4）报告解读：耳声发射图是以不同频率的声反射阈连线组成。声反射阈大于背景噪音 10 dB 为正常，小于背景基线为无反应。听力正常者瞬时性耳声发射的出现率为 90%～100%。纯音听阈＞30 dBnHL时，诱发性耳声发射消失。畸变产物耳声发射主要反映 4 kHz 以上频率外毛细胞的功能。

（5）注意事项：①检查前要注意患者的耳道是否通畅清洁，是否有耵聍栓塞和中耳炎症。②对于婴幼儿，由于难于清理耳道，如果一次未通过，可以待清理耳道内耵聍后复查。

5）听性脑干诱发电位。

（1）目的：客观检测听觉系统与脑干功能。用于评估婴幼儿、极重度耳聋患者的听力，对听力进行鉴定。

（2）检查过程：患者平卧，全身放松，没有肌肉运动，在头部粘贴电极，通过耳机给短声刺激，检测电位的产生。

（3）检测报告解读：分析指标中Ⅰ、Ⅲ及Ⅴ波最重要。评判标准包括Ⅴ波反应阈（正常为 30 dBnHL）及潜伏期。Ⅰ波潜伏期 1.5～2.0 毫秒，中枢传导时间＜4.6 毫秒，双耳Ⅴ波潜伏期差值＜0.4 毫秒。

（4）注意事项：①检查前患者要口服镇静药物，以保证检查中没有肌电的干扰。②有些患儿不易入睡，应该在预约时，告诉家长注意在检查前要让患儿少睡，如晚睡早起。③镇静药物可能会影响呼吸中枢，所以，要注意镇静药物的使用量。常用药物为10%水合氯醛糖浆，小儿的使用量为每千克体重 50 mg，不超过 1 g。

6）多频稳态诱发电位。

（1）基本原理：调频和调幅处理后的不同频率声波刺激耳蜗基膜上的感受器，致相应听神经发出冲动，传至听觉中枢，引起头皮表面电位变化，这种电位变化由计算机记录下来并进行处理，系统自动判断有无反应出现。

（2）目的：用于新生儿听力筛查、婴幼儿听力检测、人工耳蜗术前评估等。

（3）检查过程和注意事项与听觉脑干诱发电位相同。

（4）检测报告解读：电脑根据采集的信号，自动判读结果，得到客观听力图、相位图、频域图和详细的原始数据。

3.前庭功能检查

目的：了解前庭功能状况，并为定位诊断提供依据。主要分为平衡及协调功能检查、眼动检查三个方面。

1）平衡功能检查。

（1）闭目直立检查法：正常者无倾倒，迷路或小脑病变者出现自发性倾倒。

（2）过指试验：正常者双手均能接触目标，迷路或小脑病变者出现过指现象。

（3）行走试验：偏差角度大于 90°示双侧前庭功能有显著差异，中枢性病变者常有特殊的蹒跚步。

（4）姿势描记法：包括静态和动态姿势描记两种。

2）协调功能检查。

协调功能检查包括指鼻试验、轮替运动、对指运动等，用于检测小脑功能。

3)眼动检查。

(1)基本原理:通过观察眼球震颤来检测前庭眼动反射径路、视眼动反射径路和视前庭联系功能状态。前庭性眼震由交替出现的慢相和快相组成。慢相为眼球转向某一方向的缓慢运动,由前庭刺激所引起;快相为眼球的快速回位运动,为中枢矫正性运动。眼球运动的慢相朝向前庭兴奋性较低的一侧,快相朝向前庭兴奋性较高的一侧,通常将快相所指方向作为眼震方向。眼震包括自发性眼震和激发性眼震两种。

(2)眼震观察方式:包括眼震电图描记仪、视频眼震描记法。前者采用电极粘贴于被检者的外眦和前额,记录视网膜和角膜的电位差,后者采用红外线摄像仪记录眼球的运动情况。

(3)眼动检测方法:①自发性眼震检查法:一般在暗室睁眼,没有任何外来刺激,检测眼球的自发运动,可初步鉴别眼震属周围性、中枢性或眼性。②视眼动系统检查法:检测视眼动反射及视前庭联系功能状态。包括扫视试验、平稳跟踪试验、视动性眼震检查法及凝视试验。在暗室中,让患者注视前方的光靶,光靶在计算机控制下移动,观察患者的眼动情况。③前庭眼动系统检查法:主要指半规管功能检查。包括冷热试验和旋转试验。冷热试验采用冷热空气或者水灌注外耳道,观察不同温度刺激引起的眼震方向、数量和速度等。冷热试验有时会引起患者的不适,严重的会眩晕和呕吐。旋转试验是让患者坐在计算机控制的转椅上,以不同的加速度刺激患者,观察眼动的情况。

4)注意事项。

(1)为了消除患者的紧张情绪,向患者讲解测试的名称、目的、测试的简单过程和预期的结果。如果患者对检查的过程有初步的了解,可以缩短测试的时间。

(2)测试当天,患者应穿宽松舒适的衣服,女性最好穿裤子,不要穿礼服和裙子。女性患者不要涂化妆品,不要在皮肤上涂抹油脂。因为有些实验会导致眩晕和恶心,所以在测试前 4 小时不进食或少量进食。不要喝含咖啡因的饮料,否则会影响检查结果。

(3)对测试前的药物使用应该注意,心脏疾病的药物、降压药、降糖药和癫痫预防药不要停用,但镇静剂、止痛药、前庭抑制剂和酒在检查前的 48 小时不能服用。如果确实要用,应当在测试报告中说明。

4.面神经电图

(1)目的:面神经电图是面神经诱发肌电图,使用最大刺激电流兴奋面神经干,引起全部面肌收缩,比较面部两侧表情肌的复合动作电位,估计面神经的受损程度。

(2)适应证:各种类型的面瘫评估。

(3)测量方法:测试设备为带有直流电刺激器的肌电图仪或诱发电位仪。刺激电极的正极置于耳屏前,负极放置在近茎乳孔处。用直径 10 mm 的表面电极记录,负极置于鼻翼旁,正极置于鼻唇沟上。正负极间距 20 mm,局部皮肤用丙酮脱脂使电极与皮肤间电阻小于 5 KΩ。接地电极放置在额部。理想刺激强度是出现最大振幅时电流强度再增加 10%。

(4)结果判读:正常人两侧间的差小于 20%。差值的计算方法是:(健侧振幅－患侧振幅)/健侧振幅的百分比。临床上一般以 90%作为判断预后的临界值,90%以上预后差,小于 90%多可恢复。在发病一周后和三周内检查较有意义。

(5)注意事项:注意患者的皮肤清洁和电极的放置位置准确,告知患者检查过程中面肌会收缩甚至疼痛,不要恐惧。面神经电图应每隔 2～3 天复查以观察神经变性的趋势。面神经电图检查不能解决早期诊断的问题,在面瘫恢复期存在滞后现象。

5.嗅觉功能检查

(1)嗅瓶试验:将 5 种不同嗅剂分装于同样小瓶中,嘱受检者以一侧鼻孔嗅之并判断气味的性质,只辨出 2 种以下者称嗅觉减退。

(2)嗅域检查:以多数人可嗅到的最低嗅剂浓度为一个嗅觉单位,将该嗅剂按 1～10 嗅觉单位配成 10 瓶,选出 7 种嗅剂,配成 70 个一样的小瓶。让受检者依次嗅出,测出其最低辨别阈。

(3)嗅觉诱发电位:由气味剂或电脉冲刺激嗅黏膜,在头皮特定部位记录到特异性脑电位。可用于诊断嗅觉障碍，嗅觉系统临近区域手术监测及评价，辅助诊断某些嗅觉系统疾病。

(4)注意事项：①检查时如果被检者鼻涕较多，应先嘱其擤掉鼻涕。②如果鼻腔不通气，可喷药后再检查。③有些年轻被检者，虽然嗅觉正常，可能因缺乏生活经验，不知道常见化学物如酒精或醋的气味，而不能正确回答气味类型，应加以鉴别。

6.鼻内镜检查

1)目的：①进一步检查鼻腔、鼻咽各个部分。②通过鼻内镜的引导取活检。③发现鼻出血部位即时行电凝固或激光止血。

2)适应证：①部位不详的鼻出血和直视下出血部位电凝术。②确定脓性分泌物的来源。③鼻腔和鼻咽肿瘤的定位和活检。④颅底骨折的定位。⑤脑脊液鼻漏的瘘孔定位。⑥鼻黏膜表面形态与功能的研究。

3)器械介绍：鼻内镜包括0°和倾斜30°、70°、90°、110°、120°等多种视角镜，镜长18 cm，外径4 mm，一般常配备有照相、显示和录像装置。

4)检查步骤。

(1)用1%麻黄碱生理盐水棉片收缩鼻黏膜，再以1%丁卡因行黏膜表面麻醉。

(2)先将镜面用热水加温，以防鼻内镜进入鼻腔因温差镜面有雾形成。

(3)持0°或30°角镜沿鼻底进入，越过鼻中隔后缘，转动镜面观察鼻咽各壁情况。然后逐渐退出指向鼻腔要检查的部位。当镜端到中鼻甲后端时镜面外转，观察蝶窦隐窝、蝶窦开口和后组鼻窦开口的形态、有无分泌物等。

(4)检查同时拍照片，对阳性表现需详细记录。

5)注意事项。

(1)观察上颌窦口需用70°镜，鼻腔顶部检查以90°镜为宜。注意观察鼻腔黏膜形态、分泌物性质、有否糜烂、血管扩张。中鼻道内各结构的形态，如钩突的大小、额窦、前组筛窦和上颌窦的开口。各处有无黏膜息肉或真菌团块；有无新生物，其表面形态如何等。

(2)经下鼻道钻孔的上颌窦内镜检查需经下鼻道上颌窦环钻术将0°、70°、110°鼻内镜依次经套管引入上颌窦内进行不同角度的观察。

(3)受检者觉不适诉打喷嚏时，迅速撤出内镜，以防损伤。

7.多导睡眠监测

1)目的：了解患者的睡眠质量，确定是否存在中枢或者阻塞性睡眠呼吸障碍，并进行量化评估。多导睡眠图(poly somno gram，PSG)是诊断阻塞性睡眠呼吸暂停低通气综合征(OSAHS)的金标准。

2)监测指标：受检者身上佩戴监测感受器和电极，记录以下指标。

(1)口鼻气流：监测呼吸状态，有无呼吸暂停及低通气。

(2)血氧饱和度($SaO_2$)：监测与呼吸暂停相关的血氧饱和度变化，是睡眠监测的重要指标。

(3)胸腹呼吸运动：监测呼吸暂停时有无呼吸运动存在，据此辨别中枢性或阻塞性呼吸暂停。

(4)脑电图、眼动电图和颏下肌群肌电图：判定患者睡眠状态、睡眠结构并计算睡眠有效率，即总睡眠时间与总监测记录时间的比值。

(5)体位：测定患者睡眠时的体位及体位与呼吸暂停的关系。

(6)胫前肌肌电图：用于鉴别不宁腿综合征，该综合征夜间反复发作的腿动可引起多次睡眠觉醒，导致日间嗜睡。

3)监测结果分析：PSG显示每夜7小时睡眠过程中呼吸暂停及低通气反复发作30次以上，或睡眠呼吸暂停和低通气指数≥5，则提示该患者有OSAHS。

4)注意事项。

(1)检查当天中午开始勿饮用含咖啡因的饮料(茶、咖啡、巧克力及可乐等)。

(2)检查前勿饮酒、勿使用睡眠药物(除非这些已成为自己每日的习惯)。长期进行某种药物治疗者可事先向自己的医师咨询哪些药物不能停服。如果检查前饮用了酒精饮料,应向技术员说明。

(3)检查当天不要小睡,除非这已是自己的习惯。

(4)自带一件宽松的睡衣及睡裤,睡衣必须是可以前面解开的样式,以便于检查。

(5)检查前请在家中冲浴,但请勿使用全身洗浴液,冲浴后勿使用美发、护发用品。

(6)男性患者检查前应剃须(有胸毛者,请一并剃净)。

8.间接喉镜检查

1)目的:初步观察喉部情况。

2)检查过程。

(1)受检者正坐,上身稍前倾,头稍后仰,张口,将舌伸出。

(2)对光,使焦点正对悬雍垂。用纱布包裹舌前部1/3并拉至前下方。用右手持间接喉镜,稍稍加热镜面,在手背上试温,再放入咽部,镜面朝向前下方,镜背紧贴悬雍垂前面,将软腭推向上方。将间接喉镜置于口咽部,观察镜中喉的影像。

(3)可根据需要调整镜面的角度和位置。首先检查舌根、舌扁桃体、会厌谷、咽喉后壁、咽喉侧壁、会厌舌面及游离缘、杓状软骨及两侧梨状窝等处。然后嘱受检者发“衣”,使会厌上举,此时可看到会厌喉面、杓会厌襞、杓间区、室带与声带及其闭合情况。

3)注意事项。

(1)若咽反射过于敏感,可喷1%丁卡因,数分钟后再进行检查。

(2)加热镜面后须在手背上试温,以防烫伤。

(3)避免接触咽后壁,以免引起恶心。

9.直接喉镜检查

1)目的:进一步观察喉腔内各部的情况,并根据情况作一定治疗。

2)适应证:①喉腔检查:用于间接喉镜不能查明的局部病变,比如声门下区、梨状窝、环后隙等处病变;或因解剖原因不易上举;或在小儿不合作者。②某些喉腔手术。③导入支气管镜:作小儿支气管镜时,先用直接喉镜暴露声门,再插入支气管镜。④气管内插管:抢救喉阻塞患者和作麻醉插管用。⑤做气管内吸引:用于窒息的新生儿,通过直接喉镜清除呼吸道积液并给氧。

3)禁忌证:无绝对禁忌证。严重的颈椎病变者不宜,严重的心血管病变患者而必须作检查时,应和内科医生共同做好术前准备。

4)检查基本过程。

(1)麻醉:一般用1%丁卡因作表面麻醉。年幼不合作儿童可用全麻。婴儿在无麻下进行。

(2)受检者仰卧,头颈部置于手术台外,肩部靠近手术台边缘。助手坐于手术台右侧前端。右足踏在梯形木箱上,左手固定受检者的头顶,使头部后仰,右手托住受检者枕部,并使头部高于手术台10～15 cm。

(3)检查者以纱布保护受检者上列牙齿及上唇后,右手持直接喉镜沿舌背正中或右侧导入咽部。看见会厌后,即将喉镜稍向咽后壁方向倾斜,再深入1 cm左右,进入会厌喉面之下,用力抬起喉镜,即可暴露喉腔。切不可以上切牙为支点将喉镜向上翘起,以免牙齿脱落。

(4)检查范围包括舌根、会厌谷、会厌、杓会厌襞、杓状软骨、室带、声带、声门下区、气管上段、两侧梨状窝、喉咽后壁和环后隙等处。检查时应注意黏膜色泽、形态、声带运动及有无新生物、异物等。

5)注意事项。

(1)检查前4～6小时禁饮食,向受检者详细说明,解除顾虑。

(2)麻醉不充分,手术操作不细致或受检者情绪紧张均可能导致喉痉挛,一旦发生应立即停止手术,使受检者坐起,做深呼吸,多能逐渐缓解。

(3)操作仔细,勿损伤喉咽黏膜以免引起血肿。同时注意保护受检者的牙齿。

(4)术后禁食2小时,以免食物呛入气管。

(5)术后注意观察呼吸情况及喉部分泌物情况。

(6)嘱患者术后少说话。

(7)观察患者颈部活动情况,有无颈部活动受限等颈椎脱位表现。

10.纤维喉镜检查

(1)适应证:①间接喉镜检查有困难者,如咽部极度敏感、舌体过高等。②直接喉镜检查不能承受者,如牙关紧闭、颈项强直、短颈等。③较小、隐蔽的病变,观察声带活动更清晰。④进行活检或较小的声带小结或息肉的手术治疗。

(2)检查基本过程:①术前准备:术前禁食4小时,术前30 min肌内注射鲁米钠0.1 g,阿托品0.5 mg。②麻醉:1%丁卡因表面麻醉鼻腔、咽喉部3～4次,用蘸有表麻药的喉卷棉子置于双侧梨状窝3～4 min,用弯滴管向声带表面滴1～2次丁卡因,总量不超过60 mg。③体位:坐位或仰卧位。④方法:术者左手持镜体,拇指控制方向钮,直视下从口腔或鼻腔插入镜体,镜体末端向下弯曲,可见会厌或声门的远景,继续推进镜体可达声门区及声门下区,仔细观察有无喉腔黏膜病变、新生物及声带活动情况等。

(3)注意事项:①术后禁食2小时,少说话。②常见并发症有麻醉药过敏和呼吸困难,故谨慎控制麻醉药剂量。

11.电子喉镜检查

电子喉镜是近年来新发展起来的一种软性内镜,其外形和纤维喉镜相似,但图像质量明显优于纤维喉镜。电子喉镜和纤维喉镜相比其优点是:①图像清晰。②可锁定瞬间图像。③方便同电脑连接,根据需要随时调阅,或通过彩色打印将图像打印在报告上。

12.显微喉镜检查

1)适应证。

(1)喉良性增生性病变:声带息肉、小结、囊肿、肥厚增生、任克层水肿。

(2)喉结构异常:声带沟、喉狭窄、喉蹼、杓状软骨切除术。

(3)喉良性肿瘤及癌前病变:血管瘤、喉乳头状瘤、角化症及白斑。

(4)早期恶性肿瘤等。

2)禁忌证。

严重的颈椎病,严重的心血管病变患者。

3)检查基本过程。

(1)全麻,气管内插管,按直接喉镜检查方法暴露喉腔,插入喉镜,连接支撑器或悬吊架,手术显微镜的视轴与喉镜管长轴在同一条直线上。

(2)调节焦距,观察病变。若前联合暴露不佳,可由助手轻压颈前甲状软骨或换用特制的前联合镜。

13.嗓音测试

1)目的:对声音信号进行客观分析。

2)检测方法。

(1)声图分析:是将声音信号作频率、响度、强度的声学分析。若被分析的信号为语言,称为语图(sonograph)。用以分析各种嗓音的特征,研究嗓音的音质,显示对喉部基音共振及构音作用的影响,客观记录语言缺陷、言语矫治及言语重建的特征。表示方式分为两种:①时间－频率－强度的三维图形:横轴代表时间,纵轴代表频率,图形的明暗代表强度。②在某一时间断面上频率－强度的二维图形。

(2)声谱分析:用电声学方法分析声音的物理学特性,对各种声信号进行客观分析,为声带疾病的诊断和疗效评估提供依据。目前主要嗓音学评估为:基频、微扰值、信噪比、谐噪比、噪声谱等。①基频:女性为150～350 Hz,男性为80～200 Hz,儿童为200～500 Hz。歌手范围增宽。②振幅:反映声带振动的强度,正常约为75～80 dB。③微扰:反映声带振动的稳定性,包括基频微扰、振幅微扰以及噪声谱。

(3)嗓音声学特征的主观评价:普遍应用的标准为日本言语矫正与语言学会提出的声音嘶哑的GRBAS评估标准:G(grade)总评分;R(roughness)粗糙声;B(breathiness)气息声;A(asthenic)弱音;

S(strained)紧张型音质。每个参数又分为四个等级:0 正常;1 轻度;2 中度;3 重度。最后总评分记为:GnRnB nAnSn。另一判定方法为患者的满意度。另外,声音残疾指数可定量分析声音主观感知,利于评估专业声音。

(4)气流动力学测量:①准肺功能实验:轻度阻塞性或限制性肺功能障碍可能为患者发声疲劳或发声困难的基础。②声门下压力。③最长发声时间:患者以最舒适的音调发"a"音一次呼吸发声长度。④平均气流率(气流量/发声时间):低流量的流速提示喉部功能亢进、阻塞或原发性肺部疾病,测量值增高则提示声门闭合异常,有气体漏出。⑤电声门图:通过测定声带接触时间及接触面积的变化,评价声门闭合程度。

14.食管镜检查

目的:对食管内病变进行检查和治疗。

1)硬质食管镜检查法适应证。

(1)用于诊断:明确食管异物的诊断;了解食管狭窄的部位、范围及程度;查明食管肿瘤的病变范围,并取组织送病理检查;查找吞咽困难和吞咽疼痛的原因。

(2)用于治疗:取出食管异物;施行食管瘢痕性狭窄扩张术或放置金属支架;食管静脉曲张的出血填塞或硬化剂注射治疗;食管憩室切除术前的灌洗;食管溃疡药物涂布或出血面上次碳酸铋粉的喷撒;食管带蒂良性肿瘤的切除。

2)硬质食管镜检查法禁忌证。

(1)严重食管腐蚀伤的急性期。

(2)食管静脉曲张较重者。

(3)主动脉动脉瘤。

(4)严重的全身性疾病。

(5)严重的颈椎病变者。

(6)吞钡X线透视检查后不宜立即行食管镜检查,因钡剂常掩盖食管黏膜,有碍观察,一般宜待24小时后再行检查。

3)硬质食管镜检查法检查基本过程。

(1)麻醉:局麻或全麻,成年人多采用黏膜表面麻醉。先以1%丁卡因喷布口咽及喉咽部,再以喉咽部麻醉交叉钳将丁卡因棉花置于双侧梨状隐窝处,以麻醉喉上神经喉内支。全麻:用于儿童和局麻检查不成功的成人。大型、不规则、尖锐的食管异物亦应采用全麻,以更好松弛食管壁减少手术损伤。对于婴幼儿可考虑无麻下手术。

(2)体位:检查食管上段时,体位与支气管镜检查时同;当进入中段时,应将头位逐渐放低;检查下段时,头位常低于手术台2～5 cm。总之,调整头位的目的均为了保证食管镜与食管的纵轴走向一致。

(3)导入食管镜:有两种方法。①经梨状窝导入法:左手持食管镜柄,右手扶住镜管之前段沿右侧舌根进入喉咽部。看见会厌及右侧杓状软骨后,则转向右侧梨状窝。然后将食管镜之远端逐渐移向中线,此时如向上提起食管镜,可见呈放射状收缩的食管入口。吞咽或恶心时,环咽肌松弛,食管入口张开并清晰可见时,顺势导入食管镜。②中线导入法:将食管镜从口腔正中置入,从镜中看清悬雍垂和咽后壁,压伏舌背、会厌,看清两侧小角结节后,注意保持食管镜与鼻尖、喉结中点与胸骨上切迹中点的连线同在一条直线上,不经梨状窝而直接从杓状软骨后方送下,并以左手拇指向前抬起镜管,将环状软骨板推压向前,稍稍送下食管镜,远端即可到达食管入口。

(4)观察黏膜有无充血、肿胀、溃疡、狭窄、新生物等情况。观察食管黏膜皱襞及管腔的形态,发现病变后记录其距上切牙的距离、病变的位置及范围。一般成人的食管入口约位于距上切牙16 cm处,距之23 cm处可见主动脉搏动,距之40 cm处可见呈放射状的贲门腔隙。疑为食管静脉曲张或血管瘤时,勿进行活检。

4)硬质食管镜检查法注意事项。

(1)术前禁食4～6小时,取出活动义齿。

(2)检查时必须看到食管入口张开后,方可插入食管镜。

(3)动作轻柔,注意受检者全身情况。

(4)全麻检查应采用气管插管,局麻时如发生呼吸困难,应及时退出食管镜。

(5)检查后嘱患者将口中分泌物吐出,观察分泌物是否带血。

(6)检查后禁食2～3小时,食管异物患者应在食管钡透后确定无异物方可进食。

5)纤维食管镜检查适应证。

(1)病因不明的吞咽困难或吞咽梗阻感。

(2)顽固性的胸骨后疼痛。

(3)反复少量的上消化道出血。

(4)不明原因的咽喉部异物感长期存在。

(5)食管癌术后复查。

(6)硬质食管镜检查困难者。

6)纤维食管镜检查禁忌证。

(1)尖锐或大型的食管异物。

(2)严重的心血管疾病及体质过度虚弱者。

(3)食管静脉曲张近两周内有大出血者。

(4)主动脉瘤压迫血管有破裂危险者。

7)纤维食管镜检查检查基本过程。

(1)麻醉:黏膜表面麻醉。1%丁卡因喷入口咽及下咽部3～4次,每次间隔3～5 min,最后一次喷入后嘱受检者将表麻药与唾液一同咽下即可开始检查。

(2)体位:取左侧卧位,头部垫枕,双腿弯曲,上肢放于胸前,口含牙垫,下面放置一弯盘。

(3)操作步骤:经口腔插入镜管,随吞咽动作调节镜管前端,利用可以弯曲的特点经咽喉梨状窝至环后区,待食管入口张开时进入食管,逐渐向下深入探查,镜下所见同硬管食管镜。

15.支气管镜检查

1)目的。

(1)检查气管内有无异物,气管壁有无肿瘤、溃疡等病变。

(2)支气管异物取出,气管病变活检。

(3)气管内分泌物或其他液体吸除。

2)硬质支气管镜适应证。

(1)原因不明的长期咯血、咳嗽,久治不愈的肺炎,支气管扩张,肺不张,肺脓肿,气管食管瘘,下呼吸道阻塞性呼吸困难等病变。

(2)喉以上无异常的新生儿呼吸困难。

(3)肺结核患者出现下述情况时:有支气管阻塞体征需确定阻塞部位者,临床及X线检查证实肺部病变痊愈但痰液中常查见结核菌者,长期咯血或痰中带菌双侧肺结核患者需确定排菌及出血部位者。

(4)需正确导入药液的支气管造影术。

(5)气管切开术后呼吸困难未改善或拔管困难。

(6)明确气管、支气管或肺部病变范围,并取组织作病理检查。

(7)采集下呼吸道内分泌物作细菌培养和细胞学等检查。

3)硬质支气管镜禁忌证。

(1)严重的心脏病和高血压,主动脉动脉瘤,过于衰弱的患者。

(2)近期严重的咯血,喉结核,活动性肺结核,上呼吸道急性炎症。

(3)颈椎疾病及张口困难。

(4)紧急情况下,除颈椎疾病外,其他无绝对禁忌证。

4)硬质支气管镜检查基本过程。

(1)麻醉:局麻适合于成人及能合作的儿童,分为表面麻醉法和喉上神经麻醉法,总药量不超过60 mg;全麻适用于儿童或病情复杂者,呼吸道内活动性异物且呼吸困难严重者,应慎用全麻。

(2)体位:取仰卧位,肩部与手术台前缘平齐,助手固定受检者头部,将头后仰并高出手术台面约15 cm,使口、咽、喉基本在同一直线上。

(3)支气管镜导入:有两种方法。①直接导入法:适于成人。左手持支气管镜柄,右手扶住镜管前段,沿舌面正中导入支气管镜,经悬雍垂至舌根部,向下暴露会厌,挑起会厌,见杓状软骨后沿会厌喉面继续深入,窥见室带、声带时,顺势将支气管镜通过声门,进入气管。②间接导入法:适于儿童。先以直接喉镜暴露声门,再插入支气管镜。支气管镜通过声门时,宜将之向右转90°,使其前端镜口之斜面朝向左侧声带,然后导入。

(4)观察:于气管末端见一自前向后的纵行间隔,称隆嵴,为左右主支气管的分界。检查右侧时,将受检者头略转向左侧,以使支气管镜可经隆嵴右边进入右侧主支气管,继续伸入可观察右肺上叶、中叶、下叶支气管开口。右侧完毕后,将镜退至隆嵴处,使受检者头转向右侧,进入左主支气管,继续伸入可观察左肺上叶及下叶支气管开口。

5)硬质支气管镜注意事项。

(1)术前禁食4～6小时。

(2)选用合适的支气管镜,过粗或手术时间过长均易诱发喉水肿。

(3)保持呼吸道通畅,充分准备抢救物品,以防意外。

(4)保护牙齿,尤其是上切牙,以免受损或脱落。

(5)动作轻巧,退出钳子受阻时,避免用力牵拉,以免损伤管壁。

(6)术后注意观察呼吸。

(7)术后禁食2～3小时。

6)纤维支气管镜适应证。

(1)原因不明的长期咳嗽、咯血或痰中带血,怀疑喉以下部位病变应常规行纤维支气管镜检查。

(2)明确气管、支气管或肺部肿瘤的病变部位和范围,取可疑组织或分泌物行病理检查。

(3)了解气管、支气管狭窄或推移的程度和原因。

(4)用于气管、支气管或肺部手术后的复查。

(5)明视下吸除或钳取阻塞支气管的分泌物或痂皮。

(6)摘除气管、支气管内小的良性肿瘤或肉芽组织等。

(7)硬质支气管镜取出困难的小异物。

(8)有颈椎病变或下颌关节病变者。

(9)替代纤维鼻咽喉镜。

7)纤维支气管镜禁忌证。

(1)婴幼儿。

(2)严重呼吸困难及支气管哮喘的发作期。

(3)严重的心脏病、高血压或身体极度虚弱者。

(4)呼吸道急性炎症期或近期有大咯血病史者。

8)纤维支气管镜检查基本过程。

(1)术前禁食4～6小时,术前半小时皮下注射阿托品0.5 mg,必要时肌内注射安定10 mg。

(2)麻醉:常选用黏膜表面麻醉。视插入途径(鼻腔、口咽、气管切口)不同,采用不同部位的麻醉,当支气管镜进入引起剧烈咳嗽时,可分次通过喉钳插入口再滴入1%丁卡因或2%利多卡因,但应控制总剂量,防止麻醉药中毒。

(3)体位:卧位或坐位,视情况而定。

(4)导入支气管镜:通过口腔或鼻腔,经喉进入气管、支气管。其余基本同硬质支气管镜。

9)纤维支气管镜注意事项。

(1)密切注意受检者全身状况。

(2)随时吸除气管、支气管内的分泌物和血液。

(3)保持镜体末端清洁。

(4)操作轻巧,以免折断镜体内导光纤维。夹取较大异物时,宜用硬质支气管镜。

(5)术后禁食2～3小时。

### 四、耳鼻咽喉科患者心理社会状况的评估

耳鼻咽喉科疾病均发生在头面部,疾病本身以及其治疗方式可能会引起头面部明显的结构和功能的改变,如上颌骨截除使面部严重塌陷,语音不清,全喉截除使患者失去发声功能,且颈部留下终身性造口,耳聋给患者的生活和工作带来严重障碍等,这些改变都会严重影响患者的心理社会健康,需要患者重新调整和适应生活的改变,如果适应不良,会导致严重的心理和社会疾病如自我形象紊乱、自尊降低、抑郁、易激惹、家庭关系受损、社会退缩,生活质量严重下降,有些患者还会导致自杀倾向。有些耳鼻喉科疾病如耳鸣、癔症性耳聋、癔症性失音、鼻出血、急性会厌炎等与患者压力过大、过度疲劳、过度紧张和焦虑有关。所以应重视评估患者的自我观念、认知能力、情绪和情感、角色适应状态、压力水平和压力应对方式、家庭结构、家庭功能、家庭关系、教育水平、生活方式、社会关系等,通过对患者心理和社会状况的评估,可以发现和确定患者存在或可能发生的心理和社会问题,并根据每个患者的不同特点提供有针对性的护理措施。

有些耳鼻喉科疾病与患者的年龄、性别有关,如鼻出血、喉癌多发生于男性,老年性聋多发生于老年患者,耳硬化症好发于女性等,因此,注意评估患者的年龄、性别对疾病的影响,有助于制定护理措施。

也有些耳鼻咽喉科疾病的发生和发展与环境因素有密切关系,如长期工作在有害物质或噪声过高的环境中,可以直接或间接导致耳鼻咽喉等器官的病变。环境中的有害因素大致分三类,即物理因素,如高温、低温,高压、低气压,噪声等;化学因素包括有毒粉尘或气体;生物因素包括病毒、真菌、细菌等。职业用嗓者如教师、演员等如发声方法不当,用声过度,会引起职业性声带疾病。患者的生活习惯如长期吸烟、喝酒等与喉部疾病的发生和发展有密切关系。所以,护士评估患者时要注意评估患者的职业,工作和生活环境,生活习惯,特殊嗜好,自我保健知识水平等,以提供相关的预防疾病发生和发展的有关知识和技能。

(李　姗)

## 第三节　耳鼻咽喉科手术患者护理常规

### 一、耳科患者术前护理常规

耳科手术主要包括耳前瘘管摘除术、乳突手术、鼓膜修补术、鼓室成形术、人工镫骨植入术、电子耳蜗植入术、颞骨切除术等,护理常规如下。

1.心理护理

了解患者的心理状态,有针对性地向患者介绍手术的目的和意义,说明术中可能出现的情况,如何配合,术后的注意事项,使患者有充分的思想准备。

2.耳部准备

(1)对于慢性化脓性中耳炎耳内有脓的患者,入院后根据医嘱给予3%双氧水溶液清洗外耳道脓液,

并滴入抗生素滴耳液，每日 3～4 次，初步清洁耳道。

（2）术前一天剃除患侧耳郭周围头发，一般为距发际 5～6 cm（颞骨切除术患者需剃除 10 cm，男患者建议剃光头），清洁耳郭及周围皮肤，术晨将女患者头发梳理整齐，术侧头发结成贴发三股辫，如为短发，可用凡士林将其粘于旁边，或用皮筋扎起，以免污染术野。需植皮取脂肪者，应备皮，备皮部位多为腹部或大腿。

3.使用抗生素

术前按医嘱予以全身使用抗生素，预防术后感染。

4.一般准备

（1）术前检查各项检验报告是否正常，包括血尿常规、出凝血试验、肝肾功能、胸片、心电图等，了解患者是否有糖尿病、高血压、心脏病或其他全身疾病，有无手术禁忌证，以保证手术安全。

（2）局部各项检查要齐全，包括电测听、前庭功能、耳部 CT、面神经功能等。

（3）根据需要完成药物皮肤敏感试验。

（4）预计术中可能输血者，应做好定血型和交叉配血试验。

（5）术前一日沐浴、剪指（趾）甲，做好个人卫生工作。

（6）术前晚可服镇静剂，以便安静休息。

（7）术晨更衣，局部麻醉者不穿高领内衣，全身麻醉者病服贴身穿。取下所有贵重物品和首饰交于家属保管。活动性义齿要取下。不涂口红和指甲油。不戴角膜接触镜。

（8）按医嘱予术前用药，并做好宣教工作。

（9）局麻患者术晨可进少量干食。全麻者术前 6 小时开始禁食、禁水。

（10）术前有上呼吸道感染者、女患者月经来潮者，暂缓手术。

（11）术前禁烟酒及刺激性食物。

## 二、耳科患者术后护理常规

（1）全麻患者按全麻术后护理常规护理至患者清醒。

（2）全麻清醒后，可选择平卧或健侧卧位或半卧位，如无发热、头痛、眩晕等症状，次日可起床轻微活动。人工镫骨手术需绝对卧床 48 小时。

（3）观察敷料的渗透情况及是否松脱，如渗血较多，及时通知医生，可更换外面敷料重新加压包扎。

（4）饮食护理：如术后无恶心、呕吐，全麻清醒 3 小时后可进流质或半流质饮食，3～5 天后视病情逐步改为普食，以高蛋白、高热量、高维生素的清淡饮食为宜。

（5）注意观察有无面瘫、恶心、呕吐、眩晕、平衡失调等并发症，进颅手术注意患者有无高热、嗜睡、神志不清、瞳孔异常变化等颅内并发症发生。

（6）嘱患者防止感冒，教会其正确擤鼻方法，即单侧轻轻擤，勿用力擤，以免影响移植片，并利于中耳乳突腔愈合，按需要应用呋麻滴鼻液，保持咽鼓管通畅。

（7）根据医嘱使用抗生素，预防感染，促进伤口愈合。

（8）耳部手术患者因听力都有不同程度的损害，所以护士要注意与患者沟通的方式，如面对患者、大声说话、语速减慢，必要时用图片、写字或用简单的手语。避免患者烦躁不安，情绪不稳。

（9）术后 6～7 天拆线，2 周内逐渐抽出耳内纱条，拆线后外耳道内应放置挤干的酒精棉球，保持耳内清洁并吸收耳内渗出液。嘱患者洗头洗澡时污水勿进入外耳道。

（10）出院指导：①防止感冒，保持鼻腔通畅。②保持大便通畅，勿用力屏气；3 周内勿剧烈咳嗽；3 周内不用吸管喝饮料。③掌握正确的擤鼻方法，即按住一侧鼻孔，将另一侧鼻腔内鼻涕轻轻擤出，然后交替，或者将鼻涕从后鼻孔吸入口中吐出。④洗头时，用清洁的干棉球塞住外耳道，防止污水进入；短期内不要进行水上运动；不用手或棉签挖耳。⑤出院后 1 个月内，每日用挤干的酒精棉球塞住外耳道，及时更换。⑥定期门诊随访，按医嘱继续用药。一般术后 3 个月有少量渗液为正常现象，但如有耳痛、再次流脓或渗液异味,应立即就诊。⑦术后3个月内,尽量避免乘飞机,以免影响鼓膜正常愈合。

## 三、鼻科患者术前护理常规

鼻科手术包括鼻内镜手术、上颌窦根治术、额窦根治术、鼻中隔矫正术、鼻侧切开术、上颌骨截除术等。虽不同手术护理措施有所不同,但鼻科基本护理常规相似。

1.心理护理

向患者介绍手术的目的和意义,说明术中可能出现的情况,如何配合,术后的注意事项,使患者有充分的思想准备,减轻焦虑。

2.鼻部准备

(1)剪去术侧鼻毛,男患者需理发,剃净胡须。如果息肉或肿块过大,已长至鼻前庭,则不宜再剪鼻毛。

(2)检查患者有无感冒、鼻黏膜肿胀等急性炎症,如有应待其消失后手术。

3.一般准备

准备好鼻部CT或X线片,余同"耳科患者术前一般准备"。

## 四、鼻科患者术后护理常规

(1)局麻患者术后给予半卧位,利于鼻腔分泌物渗出物引流,同时减轻头部充血。

(2)全麻按全麻护理常规至患者清醒后,改为半卧位。

(3)按医嘱及时使用抗生素,预防感染。注意保暖,防止感冒。

(4)注意观察鼻腔渗血情况,嘱患者如后鼻孔有血液流下,一定要吐出,以便观察出血量,并防止血液进入胃内,刺激胃黏膜引起恶心呕吐。24小时内可用冰袋冷敷鼻部和额部。如出血较多,及时通知医生处理,必要时按医嘱使用止血药,床旁备好鼻止血包和插灯。

(5)叮嘱患者不要用力咳嗽或打喷嚏,以免鼻腔内纱条松动或脱出而引起出血。教会患者如果想打喷嚏,可用手指按人中、作深呼吸或用舌尖抵住硬腭以制止。

(6)局麻患者术后2小时、全麻患者术后3小时可进温、凉的流质或半流质饮食,可少量多餐,保证营养,避免辛辣刺激性食物。

(7)因鼻腔内有填塞物,患者会感觉非常不舒适,如鼻部疼痛、头痛、头胀、流泪、咽痛、咽干等,向患者解释不舒适的原因、可能持续的时间、适当吸氧、雾花吸入等方法减轻不舒适症状。

(8)鼻腔填塞纱条者,第二天开始滴液状石蜡以润滑纱条,便于抽取。纱条抽尽后改用呋麻滴鼻液,防止出血并利于通气。

(9)因鼻腔不能通气,患者需张口呼吸,口唇易干裂,所以要做好口腔护理,保持口腔清洁无异味,防止口腔感染,促进食欲。

(10)测量体温时采用测量腋温。

(11)注意保护鼻部勿受外力碰撞,尤其是鼻部整形手术患者,防止出血和影响鼻部手术效果。

(12)出院指导:①教会患者正确的滴鼻药、冲洗鼻腔和擤鼻方法。②告知患者尽量克制打喷嚏,如果克制不住,打喷嚏时一定把嘴张大。③告知患者不用手挖鼻,防止损伤鼻黏膜。④防止感冒,避免与患感冒的人接触。冬春季外出时应戴口罩,减少花粉、冷空气对鼻黏膜的刺激。⑤保持大便通畅,勿用力排便。⑥1个月内勿参加剧烈的体育锻炼和需要屏气的运动,避免游泳。⑦饮食要清淡易消化,禁烟酒,禁辛辣刺激性食物。⑧定期门诊随访鼻腔黏膜情况,清理痂皮。

## 五、咽科患者术前护理常规

咽科手术包括腺样体刮除术、鼻咽纤维血管瘤摘除术、扁桃体摘除术、腭裂修补术、各种治疗鼾症的手术等,护理常规如下。

1.心理护理

向患者介绍手术的目的和意义，说明术中可能出现的不适，如何配合，术后的注意事项，使患者有充分的思想准备。对小患者应向其家属说明各有关注意事项。

2.局部准备

(1)术前做好口腔护理：可用1∶5000的呋喃西林漱口液漱口，防止口腔感染，影响术后伤口愈合。

(2)局麻者术晨可进少量干食。

(3)咽喉部或口腔有炎症者，应先控制炎症，再行手术。

3.一般准备

局部检查包括咽部CT、MRI、X线片等，余同"耳科患者术前一般准备"。

## 六、咽科患者术后护理常规

(1)全麻患者按全麻常规监测生命体征至清醒。

(2)患者清醒前采用侧俯卧位，以利口中分泌物流出，防止渗血咽下，清醒后予半卧位。

(3)观察切口渗血情况，一则通过观察切口敷料渗透，二则嘱患者口中分泌物吐出，以便观察。如果发现患者有明显的持续出血情况，及时通知医生，立即处理。

(4)观察呼吸情况，有无剧烈咳嗽。嘱患者及时将咽喉部分泌物吐出，必要时护士应予经鼻或经口吸出，保持呼吸道通畅。

(5)局麻或表麻手术患者，术后2小时可进温冷流质或半流质，防止食物温度过高引起局部充血。全麻患者术后3小时开始进流质。禁烟酒，避免辛辣刺激性食物。

(6)做好口腔护理，防止感染。

(7)术后疼痛较为明显，可按医嘱适当使用止痛剂，冰袋冷敷颈部，禁用阿司匹林。

(8)出院指导：①宜继续按医嘱用药，教会患者和家属药物使用方法。②注意口腔卫生，进食后用漱口液漱口。③注意饮食以柔软、易消化、无刺激、温度适中、易于吞咽、营养丰富为原则。④定期门诊随访，如有任何异常如出血、疼痛加重、呼吸不畅等应立即就诊。

## 七、喉科患者术前护理常规

喉科手术包括各种喉镜检查术、声带手术、气管切开术、喉全切除术、部分喉切除术、食管镜和支气管镜检查及异物取出术等。护理常规如下。

1.心理护理

向患者介绍手术的目的和意义，手术的大致过程，说明术中可能出现的情况，如何配合，简单介绍术后的注意事项，使患者有充分的思想准备。对于肿瘤患者、术后语言交流功能受影响的患者，要特别加强术前解释工作，使患者在充分理解和愿意接受手术的心理状态下进行手术。

2.局部准备

(1)局麻者术前至少禁食6小时。

(2)咽喉部或口腔有炎症者，应先控制炎症，再行手术。

3.一般准备

局部检查包括喉部CT、MRI、X线片等，余同"耳科患者术前一般准备"。

## 八、喉科患者术后护理常规

(1)全麻患者按全麻常规监测生命体征至清醒。

(2)观察切口渗血情况，一则通过观察切口敷料渗透，二则嘱患者口中分泌物吐出，以便观察；有负压引流者还可通过观察负压引流量判断切口渗血情况。

(3)观察呼吸情况，有无剧烈咳嗽。嘱患者及时将咽喉部分泌物吐出，必要时护士应予经鼻或经口吸出，保持呼吸道通畅。

(4)局麻或表麻手术患者，术后2小时可进温冷流质或半流质，防止食物温度过高引起局部充血。全麻患者术后3小时开始进流质。

(5)对于气管切开或喉切除的患者，保持气管筒通畅。因存在语言交流障碍，更应做好心理护理，加强与患者的非语言交流和沟通，及时满足患者需要，保持情绪稳定。

(6)做好口腔护理，防止感染。

(7)各种喉镜术后嘱患者少讲话，注意声带休息。

(8)禁烟酒，避免辛辣刺激性食物。

(9)出院指导根据患者疾病和治疗方法的不同予患者详细的出院指导。

（李 姗）

## 第四节 先天性耳病的护理

### 一、先天性耳前瘘管

(一)病因

先天性耳前瘘管为第一、二鳃弓的耳郭原基在发育过程中融合不全的遗迹，是一种临床上很常见的先天性外耳疾病。可因各种原因引起继发感染。

(二)护理评估

1.健康史

评估患者发现耳前瘘管的年龄，有无继发感染，反复感染史。

2.身体状况

一般无症状，偶尔局部发痒，挤压时有少许白色分泌物，有微臭。继发感染时，局部红肿、疼痛、溢脓液，重者，周围组织肿胀，皮肤可以破溃成多个漏孔。

3.心理社会状况

应注意评估患者的文化层次、职业、生活习惯、对本病的病因和相关保健知识的了解程度等，以便给予针对性的护理措施。

4.治疗原则

无症状无感染者，可不予处理。局部瘙痒、有分泌物溢出，宜行手术切除。有感染者先行抗感染治疗。脓肿形成应切开引流，炎症消退后行瘘管切除。

(三)主要护理诊断及医护合作性问题

1.有感染的危险

与机体抵抗力下降和细菌入侵有关。

2.知识缺乏

缺乏有关手术的配合知识和自我保健知识。

(四)护理目标

通过治疗和护理措施的落实，患者能够：①掌握预防局部感染的知识，预防感染。②顺利通过手术，手术伤口愈合无感染。

(五)主要护理措施

1.教会患者预防耳前瘘管感染的知识

注意瘘管周围的清洁干燥，不用手抓挠。不过度疲劳，注意营养均衡，预防机体抵抗力降低等。

2.术前护理

(1)心理护理:了解患者的心理状态,有针对性地向患者介绍手术的目的和意义,说明术中可能出现的情况,如何配合,术后的注意事项,使患者有充分的思想准备。

(2)耳部准备:①对于慢性化脓性中耳炎耳内有脓的患者,入院后根据医嘱给予3%双氧水溶液清洗外耳道脓液,并滴入抗生素滴耳液,每日3~4次,初步清洁耳道。②术前一天剃除患侧耳郭周围头发,一般为距发际5~6 cm(颞骨切除术患者需剃除10 cm,男患者建议剃光头),清洁耳郭及周围皮肤,术晨将女患者头发梳理整齐,术侧头发结成贴发三股辫,如为短发,可用凡士林将其粘于旁边,或用皮筋扎起,以免污染术野。需植皮取脂肪者,应备皮,备皮部位多为腹部或大腿。

(3)术前按医嘱予以全身使用抗生素,预防术后感染。

(4)一般准备:①术前检查各项检验报告是否正常,包括血尿常规、出凝血试验、肝肾功能、胸片、心电图等,了解患者是否有糖尿病、高血压、心脏病或其他全身疾病,有无手术禁忌证,以保证手术安全。术前禁烟酒及刺激性食物。②局部各项检查要齐全,包括电测听、前庭功能、耳部CT、面神经功能等。③根据需要完成药物皮肤敏感试验。④预计术中可能输血者,应做好定血型和交叉配血试验。⑤术前一日沐浴、剪指(趾)甲,做好个人卫生工作。⑥术前晚可服镇静剂,以便安静休息。⑦术晨更衣,局部麻醉者不穿高领内衣,全身麻醉者病服贴身穿。取下所有贵重物品和首饰交于家属保管。活动性义齿要取下。不涂口红和指甲油。不戴角膜接触镜。⑧按医嘱予术前用药,并做好宣教工作。⑨局麻患者术晨可进少量干食。全麻者术前6小时开始禁食、禁水。⑩术前有上呼吸道感染者、女患者月经来潮者,暂缓手术。

3.术后护理

(1)嘱患者平卧或健侧卧位,避免压迫伤口。

(2)观察敷料的渗透情况及是否松脱。

(3)局麻术后即可进软食。

(4)术后一周拆线,拆线前不洗头,洗脸时注意保持伤口清洁干燥。

4.健康指导

注意保持伤口清洁干燥,洗头沐浴后及时擦干头发。养成良好的卫生习惯,经常修剪指甲,避免指甲触及伤口。

(六)护理评价

通过治疗和护理计划的实施,评价患者是否能够达到:①掌握预防局部感染的知识。②配合手术顺利完成,手术伤口愈合无感染。

## 二、先天性外耳及中耳畸形

先天性外耳畸形包括耳郭先天性畸形、先天性外耳道闭锁伴中耳畸形先天性中耳畸形可以与外耳畸形及内耳畸形相伴,也可以单独出现。

(一)病因

因母体妊娠时,在胚胎三个月内受遗传因素、药物损害或病毒感染引起第一、二鳃弓发育畸形或第一鳃沟发育障碍所致。

(二)护理评估

1.健康史

评估患者在家庭中有无类似病例及母亲在妊娠时有无感染或服药史。

2.身体状况

主要表现不同程度外耳畸形、听力障碍。外耳畸形表现有耳郭缺如、小耳、耳郭形状不正常、耳郭移位、赘耳、巨耳等;听力障碍的程度与外耳畸形和中耳不同位置畸形有关。

3.辅助检查

(1)听功能检查。

(2)影像学检查。

4.心理社会状况

评估患者的年龄、性别、文化层次,对疾病的态度,自我概念,有无自卑心理等。

5.治疗原则

单纯中耳畸形者,可行鼓室探查术。有外耳道闭锁者,需行外耳道及鼓室成形术,伴有外耳畸形者可同时或择期行耳郭整形术或耳郭再造术。

(三)主要护理诊断及医护合作性问题

1.身体意象紊乱

因外耳畸形、听力障碍所致。

2.知识缺乏

缺乏有关手术的配合知识和自我保健知识。

(四)主要护理措施

1.病情观察

(1)观察患者手术伤口有无渗血和出血。

(2)观察患者皮瓣血运情况:温度、颜色、肿胀程度。有异常及时与医生联系。

(3)有埋植扩张器者应观察扩张器位置及周围皮肤的血运,并保持清洁干燥。

2.健康指导

(1)注意保暖,防止感冒,并掌握正确的擤鼻方法。

(2)注意保持外耳道清洁干燥,洗头沐浴时应用棉球堵塞外耳道口,防止污水进入耳内。

(3)养成良好的卫生习惯,经常修剪指甲,避免用手搔抓术耳和牵拉耳郭。

## 三、先天性内耳畸形

先天性内耳畸形亦称先天性迷路畸形,种类繁多,临床上常见的有大前庭导水管综合征、先天性耳蜗畸形、可单独发生,亦可伴随外耳、中耳畸形,部分病例伴有颜面器官、眼、口、齿畸形及或伴有肢体与内脏畸形,构成许多综合征。

(一)病因

(1)先天性遗传性内耳畸形,此类有家族史。

(2)先天性感染性畸形是由胚胎早期母体感染疾病所致,如风疹、麻疹、腮腺炎等。

(3)理化因素损伤性畸形,如母亲在妊娠期服用药物、X 射线、电磁波等。

(二)护理评估

1.健康史

评估母体在妊娠时有无病毒感染或服用致畸药物,频繁接触放射线及电磁波等物理因素史。发现患者失聪的时间及其他疾病史。

2.身体状况

主要表现为听力严重障碍,不能很好的沟通,也有部分患者表现为发作性眩晕。严重者伴有肢体与内脏畸形。

3.辅助检查

(1)听功能检查。

(2)影像学检查。

4.心理社会状况

评估患者的年龄、性别、性格特点、交流能力、智力发育情况以及家庭经济状况、父母的知识层次和对疾病的了解。

5.治疗原则

根据耳聋的性质和程度可采用:①传导性聋,局麻下行人工镫骨安装术。②中、重度感音神经性聋,可选配合适的助听器。③重度及极重度感音神经性聋,建议尽早(≥1 岁)行人工耳蜗植入术。

(三)主要护理诊断及医护合作性问题

1.社交障碍

与听力严重障碍不能有效的沟通有关。

2.潜在并发症

颅内感染。

3.知识缺乏

缺乏有关手术的配合知识和自我保健知识。

(四)主要护理措施

1)利用各种方式(手语、口型、书面文字)与患者沟通,或向其家属简单说明手术的目的、基本过程、术中可能出现的不适及如何与医生配合。

2)卧位:①行人工镫骨安装术者应平卧 2～3 天。②行人工耳蜗植入术者 6 小时后头部略抬高 15°～30°,小孩应避免哭闹,并嘱咐家属避免其抓耳部敷料。

3)病情观察:①严密观察生命体征、意识和瞳孔,有无面瘫、恶心、呕吐、眩晕、寒战、高热、头痛、嗜睡等颅内外并发症出现,有异常及时通知医生进行抢救处理。②观察患者手术伤口有无渗血和出血。

4)健康指导如下。

(1)注意保暖,防止感冒,并掌握正确的擤鼻方法,勿用力擤鼻。

(2)注意保持外耳道清洁干燥,洗头沐浴时应用棉球堵塞外耳道口,防止污水进入耳内。

(3)叮嘱患者或患儿家属尽可能不让患儿进行剧烈运动,以防电极脱落。

(4)人工耳蜗植入术出院后 1 个月到医院开机调试。

(5)尽可能 2～3 岁时进行语言培训,训练说话能力。

(李　姗)

## 第五节　耳外伤

### 一、耳郭外伤

(一)病因

多因机械性挫伤、锐器或钝器所致撕裂伤。

(二)护理评估

1.健康史

评估患者耳郭外伤发生的原因、时间、程度,出血情况、初步处理措施,有无神志不清等。

2.身体状况

主要表现为耳郭血肿、出血、耳郭断裂,破损处易继发感染。可单独发生,也可伴邻近组织的外伤。

3.心理社会状况

评估患者的年龄、性别、情绪状况、文化层次等。

4.治疗原则

及时清创、止血;预防和控制感染;尽可能修复耳郭畸形。

(三)主要护理诊断及医护合作性问题

1.感染的危险

与耳郭外伤和断裂暴露环境中被污染有关。

2.知识缺乏

缺乏有关手术的配合知识和自我保健知识。

3.潜在并发症

耳郭畸形、脑脊液耳漏、颅内感染等。

(四)主要护理措施

(1)协助医生及时处理伤口,清除血块和血肿,加压包扎48小时。

(2)观察局部伤口渗血情况,生命体征,耳道内有无透明无色液体流出,观察耳郭修复后血运情况。

(3)健侧卧位或平卧位,如有脑脊液耳漏则取头高位或半卧位。

(4)按医嘱应用敏感抗生素治疗。

(5)健康指导:①注意保护术耳,使耳郭清洁干燥。避免用手触及和牵拉修复后耳郭。②日常生活工作中要注意自身安全。户外工作必须配戴安全帽等防护措施。

## 二、耳郭冻伤

(一)病因

由于患者长期受冻于寒冷冬季,缺乏防冻保暖措施,使耳郭血管收缩,缺血缺氧,造成局部组织受损或坏死。

(二)护理评估

1.健康史

评估患者耳郭冻伤的时间,有无治疗及治疗的经过。有无长期暴露在寒冷地区工作,有无防护措施。

2.身体状况

受冻轻者,局部感觉不敏,仅有发痒和烧灼感。受冻重者局部完全失去感觉,冻伤区呈深红色或暗褐色,乃至形成水疱,局部疼痛明显。

3.心理社会状况

评估患者的年龄、文化层次、职业、生活环境等。

4.治疗原则

保护耳郭,重建局部循环,预防感染。

(三)主要护理诊断及医护合作性问题

1.感染的危险

与局部抵抗力降低有关。

2.知识缺乏

缺乏有关治疗和预防保健知识。

(四)主要护理措施

(1)注意观察受冻部位皮肤的颜色、感觉、皮肤表面有无破裂溢血和水疱,及疼痛的程度。

(2)受冻较轻患者每日用38 ℃～40 ℃或42 ℃～44 ℃的温水作局部冲洗或热敷约20 min,每日2次。

(3)如表皮破裂、渗出可遵医嘱外敷抗生素软膏。

(4)若患者耳郭局部失去感觉,呈死灰色,应及时与医生取得联系。

(5)健康指导:①指导患者注意保护双耳,每日用温水作局部热敷。②在寒冷季节,长期户外工作时必需戴棉质耳罩保暖。③若发现冻伤继续加重,应及时就诊。

## 三、耳郭化脓性软骨膜炎

(一)病因

主要因外伤后细菌感染引发,常见细菌依次为铜绿假单胞菌、金黄色葡萄球菌、链球菌、大肠杆菌等。常见的外伤有创伤、烧伤、冻伤、抓伤、手术切口、针刺、打耳环孔等。

(二)护理评估

1.健康史

评估患者耳郭感染的时间,有无外伤史,有无采取治疗等。

2.身体状况

早期表现为局部烧灼感、红肿、疼痛,继而整个耳郭弥漫性肿大、疼痛加剧、体温升高。后期脓肿形成,触之有波动感,炎症期后软骨坏死。

3.心理社会状况

评估患者的性别、年龄、文化层次、职业、生活习惯、卫生习惯等。

4.治疗原则

早期脓肿尚未形成时,应全身使用足量敏感抗生素,理疗改善局部循环。脓肿形成后,行脓肿切开引流,清除坏死组织。

(三)主要护理诊断及医护合作性问题

1.急性疼痛

与耳郭感染性炎症有关。

2.潜在并发症

反复感染致耳郭软骨坏死。

3.知识缺乏

缺乏治疗有关的配合知识和自我保健知识。

(四)主要护理措施

(1)及时按医嘱用药,观察用药效果。对于门诊治疗的患者,如果 48 小时之内症状好转,要叮嘱其至少继续使用抗生素 1 周。

(2)脓肿切开引流后,松散加压包扎,嘱患者健侧卧位或平卧位,每日或隔日换药。术后按医嘱使用抗生素至少 2 周。

(3)观察局部脓液引流、伤口渗血和耳郭颜色、血运情况。如渗出较多,耳郭颜色变深应及时处理。

(4)健康指导:①嘱患者注意保护术耳,使耳郭清洁干燥。②养成良好的卫生习惯,经常修剪指甲,避免用手搔抓和牵拉修复后的耳郭。③嘱患者如发生耳郭外伤,应及时处理,预防感染。

## 四、鼓膜外伤

(一)病因

因直接外力或间接外力作用所致,如挖耳棒、毛线针、火星溅入、小虫飞入、掌击耳部、放鞭炮、跳水气压伤等。

(二)护理评估

1.健康史

评估患者耳内不适感发生的时间,有无受到直接或间接外力的伤害。

2.身体状况

主要表现有耳痛、耳出血、听力减退、耳鸣、耳闷塞感等。

3.辅助检查

(1)耳镜检查鼓膜破裂情况。

(2)听功能检查呈传导性聋。

4.心理社会状况

评估患者的文化层次、年龄、职业、情绪状况等。

5.治疗原则

清除外耳道异物、积血等，消毒外耳道及耳郭，预防感染。小的外伤性穿孔一般3～4周可自愈，大的穿孔不能自愈可行鼓膜修补术。

(三)主要护理诊断及医护合作性问题

1.焦虑

与担心预后有关。

2.有感染的危险

与鼓膜外伤，细菌易侵入有关。

3.知识缺乏

缺乏有关治疗的知识和预防保健知识。

(四)主要护理措施

(1)心理护理：向患者简单说明发病的原因和治疗的情况，并告知患者不要紧张担心，密切配合医生治疗，使伤口尽早愈合。

(2)遵医嘱给予抗生素治疗，外耳道口可用酒精棉球擦拭后，放置无菌棉球防止感染。

(3)告知患者1个月内禁止耳内滴入任何药液，洗澡洗头时防止水进入耳道，禁止任何水上运动。

(4)嘱患者避免上呼吸道感染，掌握正确的擤鼻方法，切勿用力擤鼻涕。

(5)健康指导：勿自己用利器挖耳。耵聍分泌较多影响听力时，应到专科医院就诊。如有异物进入耳内不能取出时，应及时到专科医院就诊。遇到放鞭炮巨大声响时，应用棉花或手指塞耳。在强气压环境工作时要戴防护耳塞。

## 五、听骨链损伤

(一)病因

因头部外伤、爆炸伤、手术不当等引起砧镫关节脱位或镫骨弓骨折。

(二)护理评估

1.健康史

评估患者受伤发生的时间，何种外伤引起。有无昏迷、休克等其他全身症状。

2.身体状况

(1)主要表现有外伤后突然出现听力减退、耳鸣、耳痛伴有内耳损伤，可出现眼球震颤、眩晕和恶心。鼓膜可完整或穿孔，表面可见血性分泌物或血痂。

(2)外伤严重者可伴有昏迷、休克等。

3.辅助检查

(1)听功能检查。

(2)影像学检查。

4.心理社会状况

评估患者的年龄、性别、职业、文化层次、对疾病的认识、情绪状况、经济状况等。

5.治疗原则

首先积极治疗全身症状，预防和控制感染。症状控制后根据听骨链中损伤位置的不同行听骨链重建术，鼓膜穿孔者同时行鼓膜修补术，伴有耳鸣眩晕者，予改善内耳微循环及促进神经细胞生长的药物。

（三）主要护理诊断及医护合作性问题

1.焦虑

与担心预后有关。

2.知识缺乏

缺乏有关手术的配合知识和自我保健知识。

（四）主要护理措施

(1)向患者简单说明手术的目的、基本过程、术中可能出现的不适及如何与医生配合。

(2)健康指导：①注意保暖，防止感冒，并掌握正确的擤鼻方法，勿用力擤鼻。②注意保持外耳道清洁干燥，洗头沐浴时应用棉球堵塞外耳道口，防止污水进入耳内。③叮嘱患者避免进行激烈运动，以防人工听骨脱落。④日常生活工作中要注意安全防护，必要时戴耳塞。

（刘　宇）

## 第六节　外耳疾病

### 一、耳郭假性囊肿

耳郭假性囊肿为耳郭外侧面出现的一个半球形的无痛囊性隆起。曾被称为耳郭非化脓性软骨膜炎、耳郭浆液性软骨膜炎、耳郭软骨间积液等。

（一）病因

目前认为与机械性刺激、挤压有关，造成局部微循环障碍，引起组织间的无菌性炎性渗出而发病。

（二）护理评估

1.健康史

评估患者耳郭不适和局部隆起的时间。有无明显诱因如耳郭长期受到挤压等。

2.身体状况

(1)耳郭外侧面出现半球形囊性隆起，表面肤色正常，刺激后可迅速增大。

(2)无痛，有胀感、灼热感和痒感。

(3)囊肿增大时隆起明显，有波动感，无压痛感。

(4)穿刺可抽出淡黄色液体。

3.辅助检查

(1)对抽出液作生化检查，含有丰富蛋白质。

(2)对抽出液进行细菌培养，无细菌生长。

因本病容易确诊，故临床上较少使用辅助检查。

4.心理社会状况

评估患者的年龄、性别、文化层次、职业、生活习惯等。

5.治疗原则

囊肿早期或小囊肿可用冷敷、微波照射；较大囊肿一般采用穿刺抽液，穿刺后可加压包扎或注入硬化剂或高渗剂；可口服抗生素预防感染。

（三）主要护理诊断及医护合作性问题

1.知识缺乏

缺乏有关本病治疗的配合知识和自我保健知识。

2.感染的危险

与无菌技术操作不当和患者缺乏预防感染的知识有关。

(四)主要护理措施

(1)对需要冷敷或微波照射的患者,应教会患者或家属冷敷的方法,微波照射的频率、时间和注意事项。

(2)对需进行穿刺抽液和石膏加压固定的患者,应严格按照"耳郭假性囊肿石膏固定法"的相关内容操作:①患者取坐位,解释操作目的和方法。②用安尔碘消毒囊肿皮肤,在囊肿最低处穿刺抽出囊肿内液体。进针点用棉球压迫止血后,用胶布封住。③患者头部侧卧,患耳朝上。用棉球塞住外耳道。④将石膏粉调匀,涂于囊肿及耳郭周围固定耳郭。⑤待石膏干燥后可坐起。严格执行无菌技术,预防感染。

(3)健康指导:①注意保护患耳,使耳郭清洁干燥,加压包扎或固定物如石膏不能弄湿,防止污染。加压包扎或固定期间,如有耳郭剧烈疼痛等不适,应及时就诊。②养成良好的卫生习惯,经常修剪指甲,避免用手搔抓耳郭。③避免长期挤压耳郭。

## 二、外耳道炎

外耳道炎是外耳道皮肤或皮下组织广泛的急、慢性炎症。由于在潮湿的热带地区发病率高,因而又被称为"热耳病"。根据病程可将外耳道炎分为急性弥漫性外耳道炎和慢性外耳道炎。较为常见的是急性弥漫性外耳道炎。

(一)病因

(1)温度升高,空气湿度大,影响腺体分泌,降低局部防御能力。

(2)外耳道局部环境的改变游泳、洗头或沐浴时水进入外耳道,浸泡皮肤,角质层被破坏,微生物侵入。同时改变了外耳道酸性环境使外耳道抵抗力下降。

(3)挖耳时损伤外耳道皮肤,引起感染。

(4)中耳炎分泌物的持续刺激使皮肤损伤感染。

(5)全身性疾病使身体抵抗力下降,引起外耳道感染,如糖尿病、慢性肾炎、内分泌紊乱、贫血等。

(二)护理评估

1.健康史

(1)评估患者耳部不适及疼痛、分泌物流出发生和持续的时间。

(2)有无明显诱因如挖耳损伤皮肤,游泳、洗头时污水进入外耳道等。

(3)有无全身性疾病史,如糖尿病、慢性肾炎、内分泌紊乱、贫血等。

2.身体状况

(1)急性外耳道炎:①发病初期耳内有灼热感,随后疼痛剧烈,甚至坐卧不宁,咀嚼、说话、牵拉耳郭、按压耳屏时加重,伴有外耳道分泌物。②外耳道皮肤弥漫性肿胀、充血。③可伴发热,耳周淋巴结肿大。

(2)慢性外耳道炎:①自觉耳痒不适,可有少量分泌物流出。游泳、洗头或耳道损伤可使之转为急性。②检查可见外耳道皮肤增厚,有痂皮附着,去除后皮肤呈渗血状。耳道内可有少量稠厚或豆腐渣样分泌物。

3.辅助检查

(1)耳窥镜检查,了解外耳道皮肤肿胀及鼓膜情况。

(2)分泌物细菌培养和药敏试验。

4.心理社会状况

评估患者的文化层次、职业、卫生习惯、居住环境等。

5.治疗原则

清洁外耳道,使局部干燥和引流通畅,并使外耳道处于酸性环境。合理使用敏感抗生素。外耳道红肿严重时,可用消炎消肿纱条置于外耳道。耳痛剧烈时可适当予以止痛剂。

（三）主要护理诊断和医护合作性问题

1.急性疼痛

与外耳道急性炎症反应有关。

2.舒适改变

与耳道痒、分泌物流出引起的不适有关。

3.焦虑

与炎症引起多种不适和担心预后有关。

4.知识缺乏

缺乏有关治疗配合和自我预防保健知识。

（四）主要护理措施

1.心理护理

向患者简单说明发病的原因和治疗的情况，并告知患者不要担心，密切配合医生治疗，使病情得到控制。

2.根据医嘱使用敏感抗生素

全身或局部使用，控制炎症。外耳道红肿可根据医嘱局部覆用鱼石脂甘油，消炎消肿。耳痛剧烈影响睡眠时，按医嘱给予止痛药和镇静剂。进食流质或半流质食物，减少咀嚼引起的疼痛。

3.仔细清除耳道内分泌物

可用无菌棉签蘸生理盐水擦拭，并教会患者或家属正确擦拭的方法，以保持局部清洁干燥，减少刺激，又不会损伤外耳道。

4.健康指导

(1)教会患者或家属正确滴耳药的方法。

(2)用药后如有耳部症状加重，应及时就医，确定是否局部药物过敏。

(3)无论慢性或急性外耳道炎，均应坚持治疗至完全治愈，防止复发或迁延不愈。

(4)加强个人卫生，经常修剪指甲，避免挖耳损伤皮肤。

(5)炎症期间不要从事水上运动。

(6)游泳、洗头、沐浴时不要让水进入外耳道，如有水进入外耳道内，可用无菌棉签或柔软纸巾放在外耳道口将水吸出。或患耳向下，蹦跳几下，让水流出后擦干。保持外耳道清洁干燥。

(7)如有中耳疾病，应积极治疗。

(8)积极治疗全身性疾病。

## 三、外耳道疖

外耳道疖是外耳道皮肤的局限性化脓性炎症。好发于外耳道软骨部。多发生在热带、亚热带地区或炎热潮湿的夏季。

（一）病因

致病菌大多为金黄色葡萄球菌，也有白色葡萄球菌。诱发因素包括：挖耳引起外耳道皮肤损伤；游泳、洗头、洗澡时不洁水进入外耳道；化脓性中耳炎脓液刺激；全身性疾病如糖尿病、慢性肾炎、营养不良等使全身或局部抵抗力下降。

（二）护理评估

1.健康史

(1)评估患者耳部疼痛、脓液流出发生和持续的时间。

(2)了解有无上述诱因。

2.身体状况

(1)耳痛剧烈，咀嚼或说话、压耳屏或牵拉耳郭时疼痛加重。

(2)疖破溃时有脓液流出,严重者体温升高伴有全身不适。

(3)耳镜检查可见外耳道软骨部局限性红肿隆起,中央有白色脓栓。

(4)可引起耳前或耳后淋巴结肿大疼痛。

3.辅助检查

(1)实验室检查可有白细胞升高。

(2)脓液作细菌培养和药敏试验。

4.心理社会状况

评估患者的年龄、性别、文化层次、职业、卫生习惯、工作环境和居住环境等。

5.治疗原则

(1)局部治疗:根据疖的不同阶段采取不同治疗方法。①早期可覆用鱼石脂甘油纱条,局部配合物理治疗、微波治疗,可起到消炎消肿作用。②脓肿形成后可行切开排脓,脓腔置引流条,每日换药。未成熟疖禁忌切开。

(2)全身治疗:合理使用敏感抗生素。

(三)主要护理诊断和医护合作性问题

1.焦虑

与炎症引起的剧烈疼痛和担心预后有关。

2.急性疼痛

与外耳道疖引起的炎症反应有关。

3.知识缺乏

缺乏有关治疗配合的知识和自我预防保健知识。

## 四、外耳湿疹

外耳湿疹是发生在外耳道、耳郭、耳周皮肤的变态反应性皮炎。

(一)病因

病因不清,可能与变态反应因素、神经功能障碍、内分泌功能失调、代谢障碍、消化不良等因素有关。引起变态反应的因素可为食物(如牛奶、海鲜等)、吸入物(如花粉、动物的皮毛、油漆等)、接触物(如药物、化妆品、化纤织物、助听器的塑料外壳、眼镜架、肥皂、化学物质等)等,也可从头面部和颈部皮炎蔓延而来,潮湿和高温常是诱因。外耳道湿疹还可由化脓性中耳炎的脓性分泌物持续刺激引起。

(二)护理评估

1.健康史

(1)评估患者外耳不适和出现红斑、丘疹、水疱等症状的时间,发作的频次。

(2)了解患者有无上述诱因或过敏体质等。

2.身体状况

急性期主要表现为外耳奇痒、灼热感、有渗液。外耳皮肤红肿、红斑、粟粒状丘疹、小水疱等,慢性期患处皮肤增厚、粗糙、皲裂、有脱屑和色素沉着。易反复发作。

3.心理社会状况

评估患者的年龄、性别、文化层次、职业、生活习惯、饮食习惯、生活和工作环境等。

4.治疗原则

去除过敏原,口服抗过敏药,局部对症治疗。有继发感染加用抗生素。

(三)主要护理诊断和医护合作性问题

1.舒适改变

与局部痒、渗液、灼热不适有关。

2.皮肤完整性受损

与脓液、过敏原刺激皮肤引起各种损害有关。

3.知识缺乏

缺乏有关治疗配合和自我预防保健知识。

4.焦虑

与疾病易转为慢性和反复发作有关。

（四）主要护理措施

1.指导患者服用抗过敏药和抗生素

根据医嘱指导患者服用抗过敏药和抗生素，减轻不适反应。

2.根据医嘱指导患者局部用药的方法

(1)急性期渗液较多时，用炉甘石剂清洗渗液和痂皮后，用3%硼酸溶液湿敷1～2 d。干燥后可用10%氧化锌软膏涂擦。

(2)亚急性湿疹渗液不多时局部涂擦2%甲紫溶液。

(3)慢性湿疹局部干燥时，局部涂擦10%氧化锌软膏、抗生素激素软膏或艾洛松软膏等。干痂较多时先用双氧水清洗局部后再用上述膏剂。皮肤增厚者可用3%水杨酸软膏。

3.饮食护理

进清淡饮食，禁忌食用辛辣、刺激或有较强变应原食物，如牛奶、海鲜类等。

4.心理护理

向患者讲解发病的原因和治疗的方法、效果等预防再次发作的措施，使患者情绪稳定，密切配合医生治疗。

5.清除外耳道脓液

对慢性化脓性中耳炎患者尤应注意清除外耳道脓液，减少刺激。保持耳郭清洁干燥。

6.健康指导

(1)嘱患者不要搔抓挖耳，不用热水肥皂擦洗患处。

(2)根据医嘱坚持用药和复诊，积极治疗慢性化脓性中耳炎、头颈面部湿疹。

(3)加强个人卫生，经常修剪指甲，避免挖耳损伤皮肤。

(4)不进行水上运动，洗头洗澡时注意保护耳郭。

(5)避免食用鱼、虾、海鲜类、牛奶等易过敏食物，不吃辛辣、刺激性食物。

(6)避免接触变应原物质，如化妆品、耳环、油漆和化纤织物等。

(7)锻炼身体，均衡营养，充足睡眠，提高机体抵抗力。

（李　姗）

## 第七节　中耳疾病

### 一、大疱性鼓膜炎

大疱性鼓膜炎又称出血性大疱性鼓膜炎，是鼓膜及其临近外耳道皮肤的急性炎症。

（一）病因

一般认为此病由流感病毒所致，常发生于流感感染之后。少数病例与药物或物理刺激以及过敏等因素有关。

（二）护理评估

1.健康史

评估近期有无流感、脊髓灰质炎等病毒感染史；询问耳痛程度，耳道内有无液体流出等。

2.身体状况

常于流感热退后 2～3 d 时突发剧烈耳痛，多伴有轻度听力障碍、耳鸣及同侧偏头痛，部分病例有眩晕感。大疱破裂后有稀薄血性分泌物自外耳道流出，耳痛随之减轻。

3.辅助检查

耳镜检查可见鼓膜红肿，以松弛部为甚，在鼓膜后上方出现大小不同的水疱，表面可有明显血管。

4.心理社会状况

因本病好发于儿童及青年人，应注意评估患者的年龄、性别、文化层次、职业、生活习惯等。

5.治疗原则

全身抗病毒治疗；给予镇痛剂缓解耳痛；局部及全身应用抗生素预防继发感染。大疱可待其自破或吸收自愈，较大血疱可行穿刺抽液。

（三）主要护理诊断及医护合作性问题

1.急性疼痛

与鼓膜和外耳道的急性炎症反应有关。

2.知识缺乏

缺乏大疱性鼓膜炎的防治和护理知识。

3.有感染的危险

与鼓膜大疱破裂或穿刺后用药或护理不当有关。

（四）主要护理措施

(1)卧床休息，多饮水，进营养丰富的软食。

(2)患者诉说疼痛时耐心倾听，指导患者放松和分散注意力的方法，遵医嘱给予止痛药物，并观察药物疗效。

(3)大疱破裂前按医嘱局部用消炎镇痛类滴耳液。大疱破裂后，拭净外耳道，停用酚甘油，改用抗生素滴耳液，同时全身应用抗生素预防继发感染。

(4)行大疱穿刺者，注意严格消毒，避免刺破鼓膜全层，以免引起中耳腔感染。

(5)耳部可应用热敷或透热疗法促进吸收，加速血疱消退。

(6)健康教育：①指导患者或家属掌握正确的滴耳药方法。②耳痛加剧时应及时就诊。③锻炼身体，增强体质，积极防治上呼吸道感染等。

## 二、急性乳突炎

急性乳突炎是乳突气房黏膜及其骨壁的急性化脓性炎症。好发于儿童，2～3 岁以下婴幼儿乳突尚未发育，仅发生鼓窦炎。

（一）病因

本病多为急性化脓性中耳炎的并发症。与患者抵抗力差，致病菌毒力强、耐药、对常用抗生素不敏感，中耳脓液引流不畅等因素有关。

（二）护理评估

1.健康史

评估患者急性化脓性中耳炎的病程；耳痛、耳流脓、耳聋等症状是否加重，耳流脓后疼痛是否减轻；有无体温再度升高等。

2.身体状况

在急性化脓性中耳炎第 3 周左右，各种症状不轻反重，鼓膜穿孔后耳痛不减轻，或一度减轻后又逐渐加重；听力进一步下降；耳流脓不见减少反渐增加，引流受阻时流脓突然减少并伴同侧颞区头痛。同时全身症状加重，体温再度升高，重者可达 40 ℃以上。乳突部皮肤轻度肿胀，鼓窦区及乳突尖区有明显压痛。

3. 辅助检查

(1)耳镜检查：可见鼓膜充血，松弛部膨出。一般穿孔小，穿孔处有脓液搏动。

(2)乳突 X 线片或 CT 摄片：可见乳突腔密度改变。

(3)血常规检查：显示白细胞升高。

(4)细菌培养及药物敏感试验：以确定致病菌和敏感抗生素。

4. 心理社会状况

注意评估患者的心理状况及家庭支持系统状况。

5. 治疗原则

早期需按照细菌培养及药物敏感试验的结果及早静脉给予大剂量敏感的抗菌药物；注意改善局部引流；如炎症得不到控制或出现可疑并发症时，应立即行乳突凿开术。

(三)主要护理诊断及医护合作性问题

1. 体温升高

与急性乳突炎引起全身反应有关。

2. 急性疼痛

与乳突急性化脓性炎症有关。

3. 潜在并发症

硬脑膜外和硬脑膜下脓肿、乙状窦血栓性静脉炎、脑脓肿、耳后骨膜下脓肿等颅内、外感染。

4. 知识缺乏

缺乏急性乳突炎的治疗和护理知识。

(四)主要护理措施

(1)按医嘱全身给予抗生素治疗，直至症状完全消失后继续治疗数日。注意观察药物疗效及不良反应。

(2)遵医嘱给予 1% 的麻黄碱滴鼻，以保持咽鼓管引流通畅。必要时配合医生行鼓膜切开术，以利排脓。

(3)观察体温的变化，高热患者给予物理降温或遵医嘱给予退热药物。

(4)对于耳痛明显的患者，应分散患者注意力以降低机体对疼痛的感受性，必要时给予止痛药。

(5)密切观察病情变化，有剧烈头痛、恶心、呕吐、烦躁不安等症状时应警惕颅内并发症的产生。发现耳郭后上方红肿压痛加剧并有波动感应注意颅外并发症的可能。

(6)注意休息，多饮水，鼓励进食高蛋白、高热量、高维生素易消化的流质或半流质饮食，疏通大便。重症者应注意支持疗法。小儿患者必要时请儿科医生协同观察处理。

(7)需要手术者，认真做好手术前后护理。

(8)健康教育：①向患者和家属讲解急性乳突炎的危害，特别是引起颅内、外并发症的严重性。②告知有鼓膜穿孔或手术后的患者，短期内不宜游泳，淋浴或洗头时可用干棉球塞于外耳道口，防止污水流入耳内。③乳突凿开术患者告知其三个月内耳内会有少量渗出，注意保持外耳道清洁，防止感染。④教会正确的滴耳药方法，滴耳药前先用生理盐水清洗外耳道的脓液并用棉签拭干。⑤定期复诊，病情有变化时及时就诊。⑥增加营养，提高机体抵抗力，积极预防和治疗上呼吸道感染。⑦按时进行各种传染病的预防接种。⑧宣传正确的哺乳姿势：哺乳时应将婴儿抱起，使头部竖直；乳汁过多时应适当控制其流出速度。

## 三、分泌性中耳炎

分泌性中耳炎是以中耳积液(包括浆液、黏液、或浆黏液)及听力下降为主要特征的中耳非化脓性炎性疾病。可分为急性和慢性两种。急性中耳炎症未愈、病程大于 8 周者称为慢性分泌性中耳炎。

(一)病因

尚不完全明了。可能与咽鼓管功能障碍、感染、免疫反应等有关。

(二)护理评估

1.健康史

了解病程;询问患者发病前有无感冒、腺样体肥大、鼻炎、鼻窦炎、中耳感染等,近期有无乘坐飞机。

2.身体状况

(1)听力下降:急性发病者大多于感冒后有听力减退,听力可因头位不同而改变。慢性者起病隐匿。

(2)耳痛:急性者可有隐隐耳痛,慢性者耳痛不明显。

(3)耳鸣:有"噼啪"声,"嗡嗡"声及流水声等。当头部震动时耳内可有气过水声。

(4)耳内闭塞感:本病尚有耳内闭塞或闷胀感,按压耳屏后可暂时减轻。

3.辅助检查

(1)耳镜检查:急性期可见鼓膜充血、内陷;鼓室积液时可见液平面或鼓膜呈淡黄、橙红或琥珀色。慢性者鼓膜可呈灰蓝或乳白色。

(2)听力测试:示传导性聋。

(3)声阻抗测定:鼓室压曲线常呈平坦型或高负压型。

(4)乳突X线检查:多发现乳突气房模糊,密度增加。

(5)鼓膜穿刺:可抽出积液。

4.心理社会状况

评估患者年龄、性别、文化层次、对疾病的认知、家庭功能状况、情绪反应等。

5.治疗原则

清除中耳积液(鼓膜穿刺抽液、鼓膜切开、鼓室置管术等);控制感染,改善咽鼓管通气引流,病因治疗。

(三)主要护理诊断和医护合作性问题

1.感知改变:听力下降

与中耳积液及负压有关。

2.舒适改变:耳鸣、耳痛、耳闷塞感

与咽鼓管阻塞、鼓室积液有关。

3.知识缺乏

缺乏分泌性中耳炎的相关的治疗配合和自我护理知识。

(四)主要护理措施

(1)向患者及其家人介绍本病的致病原因和各种治疗方法,增强患者信心,使其积极配合治疗。

(2)遵医嘱给予抗生素类、类固醇激素类药物以控制感染,减轻炎性渗出和机化。注意观察用药效果和不良反应。

(3)教会患者正确的滴鼻药方法,遵医嘱给予1%的麻黄碱滴鼻,保持鼻腔及咽鼓管通畅。

(4)行咽鼓管吹张时,应先清除鼻腔分泌物。行鼓膜穿刺抽液时,严格按操作规程执行。行鼓膜切开或鼓室置管术者,向其解释目的及注意事项,以利其配合。

(5)健康指导:①加强体育锻炼,增强体质,防止感冒。乘飞机起飞或降落时,做吞咽或张口说话动作,使咽鼓管两侧压力平衡。②嘱患者积极治疗鼻咽部疾病,如腺样体肥大、鼻窦炎、扁桃体炎等。③对10岁以下儿童告知家长定期行筛选性声阻抗检测。④掌握正确的擤鼻方法,压一侧鼻翼擤出或吸至咽部吐出。⑤行鼓室置管术后,勿自行用棉棒擦拭外耳道,以防小管脱出。通气管取出前或鼓膜切开者,禁止游泳及淋浴,以防耳内进水,导致中耳感染。⑥本病急性期,应尽早、彻底治愈,以免迁延成慢性。

## 四、急性化脓性中耳炎

急性化脓性中耳炎是中耳黏膜的急性化脓性炎症。

（一）病因

主要致病菌为肺炎链球菌、流感嗜血杆菌、乙型溶血性链球菌、葡萄球菌及铜绿假单胞菌等。感染途径以咽鼓管途径为最常见，也可经外耳道鼓膜途径感染，血行感染者极少见。

（二）护理评估

1.健康史

评估患者是否有上呼吸道感染和传染病史。近期是否接受过鼓膜穿刺或置管、咽鼓管吹张等治疗。了解擤鼻习惯、婴幼儿吮乳姿势以及是否有污水入耳等情况。

2.身体状况

(1)耳痛：早期患者感耳深部锐痛或搏动性跳痛，疼痛可向同侧头部或牙齿放射。鼓膜穿孔流脓后疼痛减轻。

(2)耳鸣及听力减退：患耳可有搏动性耳鸣，听力逐渐下降。耳痛剧烈者，轻度的耳聋可不被察觉。鼓膜穿孔后听力反而提高。

(3)耳漏：鼓膜穿孔后耳内有液体流出，初为血水脓样，以后变为脓性分泌物。

(4)全身症状：轻重不一。可有畏寒、发热、怠倦、食欲减退。小儿症状较成人严重，可有高热、惊厥，常伴有呕吐，腹泻等消化道症状。鼓膜穿孔后，体温逐渐下降，全身症状亦明显减轻。

3.辅助检查

(1)耳镜检查：可见鼓膜充血、肿胀，鼓膜穿孔后可见穿孔处有搏动亮点，为脓液从该处涌出。

(2)耳部触诊：乳突部可有轻压痛，鼓窦区较明显。

(3)听力检查：多为传导性聋。

(4)血常规检查：显示白细胞总数和多形核白细胞增加，鼓膜穿孔后血象恢复正常。

(5)乳突X线检查：乳突部呈云雾状模糊，但无骨质破坏。

4.心理社会状况

注意评估患者的年龄、文化层次、生活习惯、心理状态及对疾病的认知程度。

5.治疗原则

控制感染、通畅引流、去除病因。

（三）主要护理诊断及医护合作性问题

1.急性疼痛

与中耳急性化脓性炎症有关。

2.体温过高

与急性化脓性中耳炎引起全身反应有关。

3.潜在并发症

急性乳突炎、耳源性脑脓肿等。

4.知识缺乏

缺乏本病的治疗和护理知识。

（四）主要护理措施

(1)遵医嘱给予足量广谱抗生素控制感染，同时观察药物的疗效及不良反应。

(2)正确使用滴耳药。禁止使用粉剂滴耳，以免其与脓液结块而影响引流。并发上呼吸道感染或有鼻炎鼻窦炎者给予血管收缩药滴鼻，以利咽鼓管引流通畅。

(3)耳痛剧烈者，遵医嘱酌情应用镇静、止痛药物。

(4)观察体温变化，高热者给予物理降温或遵医嘱使用退热药。

(5)注意观察耳道分泌物性质、量和伴随症状，注意耳后是否有红肿、压痛。如出现恶心、呕吐、剧烈头痛、烦躁不安等症状时，应警惕并发症的发生。

(6)必要时配合医生做鼓膜切开术，以利排脓。

(7)注意休息,多饮水,进食易消化营养丰富的软食,保持大便通畅。

(8)健康教育:①告知正确的擤鼻方法,指导母亲采取正确的哺乳姿势。②及时清理外耳道脓液,指导正确的滴耳药方法。嘱患者坚持治疗,按期随访。③有鼓膜穿孔或鼓室置管者避免游泳等可能导致鼓室进水的活动。禁滴酚甘油。④加强体育锻炼,增强抗病能力,做好各种传染病的预防接种工作。患上呼吸道感染等疾病时积极治疗。

## 五、急性坏死性中耳炎

急性坏死性中耳炎是中耳黏膜、鼓膜和听小骨急性的严重破坏,炎症深达骨质。

(一)病因

常为小儿流感、麻疹尤其是猩红热的并发症。

(二)护理评估

1.健康史

评估近期有无患流感或猩红热、麻疹等传染病等。

2.身体状况

与急性化脓性中耳炎类似,但程度更严重。听力下降明显,鼓膜穿孔较大,鼓室内常伴有肉芽形成,脓液稀,有臭味。

3.辅助检查

(1)耳镜检查:可见鼓膜穿孔较大,多呈肾形。

(2)听力检查:常为较严重的传导性耳聋。

(3)乳突X线或颞骨CT检查:显示听骨链、乳突气房、鼓室和乳突天盖及乙状窦骨质破坏。

4.心理社会状况

评估患者的年龄、文化层次、生活习惯和心理状况及家属的支持情况等。

5.治疗原则

全身应用大剂量抗生素控制感染,手术引流、清除病灶。

(三)主要护理诊断和医护合作性问题

1.焦虑

与急性坏死性中耳炎导致听力明显下降有关。

2.感知改变:听力下降

与鼓膜穿孔、鼓室肉芽、急性坏死性炎症破坏听骨链有关。

3.急性疼痛

与中耳急性坏死性炎症反应有关。

4.潜在并发症

慢性化脓性中耳炎,耳源性脑脓肿、耳后骨膜下脓肿等颅内外感染等。

5.知识缺乏

缺乏急性坏死性中耳炎的治疗和护理知识。

(四)主要护理措施

(1)耐心倾听患者主诉,向患者和家属讲解疾病发生的原因和治疗方法,消除其紧张焦虑情绪,鼓励患者积极配合治疗。

(2)遵医嘱给予大剂量广谱抗生素控制感染,注意药物的疗效及不良反应。

(3)评估患者疼痛程度,给予精神安慰,分散注意力,必要时按医嘱给予镇痛剂。

(4)正确使用滴鼻药和滴耳药。鼓膜穿孔、持续流脓者可局部滴用无耳毒性抗生素,如泰利必妥滴耳液,滴前先用3%过氧化氢溶液清洗外耳道脓液。

(5)行乳突切开引流术或鼓室成形术的患者,围术期的护理如下:①耳科患者术前护理常规:耳科手术主要包括耳前瘘管摘除术、乳突手术、鼓膜修补术、鼓室成形术、人工镫骨植入术、电子耳蜗植入术、颞骨切除术等，护理常规如下。心理护理，了解患者的心理状态，有针对性地向患者介绍手术的目的和意义，说明术中可能出现的情况，如何配合，术后的注意事项，使患者有充分的思想准备。耳部准备，对于慢性化脓性中耳炎耳内有脓的患者，入院后根据医嘱给予3%双氧水溶液清洗外耳道脓液，并滴入抗生素滴耳液，每日3～4次，初步清洁耳道。术前一天剃除患侧耳郭周围头发，一般为距发际5～6 cm(颞骨切除术患者需剃除10 cm，男患者建议剃光头)，清洁耳郭及周围皮肤，术晨将女患者头发梳理整齐，术侧头发结成贴发三股辫，如为短发，可用凡士林将其粘于旁边，或用皮筋扎起，以免污染术野。需植皮取脂肪者，应备皮，备皮部位多为腹部或大腿。术前按医嘱予以全身使用抗生素，预防术后感染。术前检查各项检验报告是否正常，包括血尿常规、出凝血试验、肝肾功能、胸片、心电图等，了解患者是否有糖尿病、高血压、心脏病或其他全身疾病，有无手术禁忌证，以保证手术安全。局部各项检查要齐全，包括电测听、前庭功能、耳部CT、面神经功能等。根据需要完成药物皮肤敏感试验。预计术中可能输血者，应做好定血型和交叉配血试验。术前一日沐浴、剪指(趾)甲，做好个人卫生工作。术前晚可服镇静剂，以便安静休息。术晨更衣，局部麻醉者不穿高领内衣，全身麻醉者病服贴身穿。取下所有贵重物品和首饰交于家属保管。活动性义齿要取下。不涂口红和指甲油。不戴角膜接触镜。按医嘱予术前用药，并做好宣教工作。局麻患者术晨可进少量干食。全麻者术前6小时开始禁食、禁水。术前有上呼吸道感染者、女患者月经来潮者，暂缓手术。术前禁烟酒及刺激性食物。②耳科患者术后护理常规：全麻患者按全麻术后护理常规护理至患者清醒。全麻清醒后，可选择平卧或健侧卧位或半卧位，如无发热、头痛、眩晕等症状，次日可起床轻微活动。人工镫骨手术需绝对卧床48小时。观察敷料的渗透情况及是否松脱，如渗血较多，及时通知医生，可更换外面敷料重新加压包扎。饮食护理如术后无恶心、呕吐，全麻清醒3小时后可进流质或半流质饮食，3～5天后视病情逐步改为普食，以高蛋白、高热量、高维生素的清淡饮食为宜。注意观察有无面瘫、恶心、呕吐、眩晕、平衡失调等并发症，进颅手术注意患者有无高热、嗜睡、神志不清、瞳孔异常变化等颅内并发症发生。嘱患者防止感冒，教会其正确擤鼻方法，即单侧轻轻擤，勿用力擤，以免影响移植片，并利于中耳乳突腔愈合，按需要应用呋麻滴鼻液，保持咽鼓管通畅。根据医嘱使用抗生素，预防感染，促进伤口愈合。耳部手术患者因听力都有不同程度的损害，所以护士要注意与患者沟通的方式，如面对患者、大声说话、语速减慢，必要时用图片、写字或用简单的手语。避免患者烦躁不安，情绪不稳。术后6～7 d拆线，2周内逐渐抽出耳内纱条，拆线后外耳道内应放置挤干的酒精棉球，保持耳内清洁并吸收耳内渗出液。嘱患者洗头洗澡时污水勿进入外耳道。

(6)注意观察病情变化，注意有无恶心、呕吐、头痛、表情淡漠或耳后红肿、明显压痛等症状，防止发生颅内、外并发症。

(7)健康教育：①向患者及家属讲解疾病的危害，嘱患者积极治疗，按期随访，病情变化时及时就医。②告知鼓膜穿孔或鼓室成形术后不宜游泳，洗头和沐浴时可用干棉球塞于外耳道口，谨防污水流入耳内。③忌用氨基糖苷类抗生素滴耳液(如新霉素、庆大霉素等)滴耳，以防耳中毒。④行鼓室成形术患者术后2～3个月内不要乘坐飞机，以防气压突然变化影响手术效果。并告知其术后3个月耳内会有少量渗出，此为正常现象，注意保持外耳道清洁，防止感染。⑤加强锻炼，增强机体抵抗力，认真做好各种传染病的预防接种工作。

(刘　宇)

## 第八节　内耳疾病

### 一、耳硬化症

耳硬化症是内耳骨迷路发生反复的局灶性吸收并被富含血管和细胞的海绵状新骨所代替，继而血管减少，骨质沉着，形成骨质硬化病灶而产生的疾病。好发于前庭窗前区和圆窗边缘。好发年龄为20～40岁，女性多于男性。

（一）病因

尚无定论，可能与遗传、种族、代谢紊乱及内分泌障碍等因素有关。

（二）护理评估

1.健康史

仔细询问患者是否有代谢紊乱、内分泌障碍等疾病，家族中是否有类似病例，女性患者是否怀孕。

2.身体状况

（1）缓慢进行性听力下降：可因妊娠、分娩、外伤、过劳及烟酒过度等而致听力减退加剧。

（2）耳鸣：一般以“轰轰”或“嗡嗡”低音调为主，可为持续性或间歇性。

（3）韦氏错听（亦称闹境返聪）：在嘈杂环境中，患者的听觉反较在安静环境中为佳，此现象称为韦氏错听。

（4）眩晕：少数患者在头部活动时出现轻度短暂眩晕。

3.辅助检查

（1）耳镜检查：可见外耳道宽大，皮肤菲薄，鼓膜完整，标志清楚，可见 Schwartze 征。

（2）听力检查：可表现为单纯传导性聋或伴有不同程度耳蜗功能损失之混合性聋。

（3）声导抗测试：显示 A 型鼓室导抗图。

（4）颞骨 CT 扫描：明确病变部位。

4.心理社会状况

注意评估患者的性别、年龄、文化层次、对疾病的认知程度以及压力应对方式等。

5.治疗原则

各期镫骨硬化患者以手术治疗为主，可采用镫骨部分或全部切除、人工镫骨术等。另可选配助听器和采用药物治疗。据报道氟化钠肠衣片、硫酸软骨素片等药物对本病有一定的防治作用。

（三）主要护理诊断和医护合作性问题

1.焦虑

与双耳听力下降及担心手术效果有关。

2.感知改变：双耳听力下降

与耳骨迷路病变有关。

3.有受伤的危险

与双耳聋有关。

4.知识缺乏

缺乏耳硬化症的治疗和护理知识。

（四）主要护理措施

（1）多与患者接触，了解患者焦虑的原因、程度，让家人经常探望和陪伴患者。告知其治疗方法和目的，鼓励患者勇敢面对疾病，积极配合治疗。

（2）人工镫骨术后应嘱患者保持头部制动48小时，以防镫骨移位。

（3）注意患者安全，避免车辆等物体的撞击。外出检查和活动要有人陪伴。在可能出现危险的地方安置警示牌。

（4）不宜手术或不愿意接受手术的患者，可佩戴助听器。应告知患者助听器的类型、适配对象和佩戴效果，协助患者选配合适的助听器。

（5）健康教育：①佩戴助听器的患者应每天清洗耳模和套管，耳部感染时不可佩戴。不用时关闭助听器，准备备用电池，夜间将电池盖打开，以免漏电。②口服氟化钠肠衣片等药物者应注意饭后服用。③手术后注意休息，避免剧烈活动，尤其是头部过度晃动和撞击。④伤口未愈不可洗头，以防污水流入耳内。

⑤注意保暖，防止感冒，防止致病菌进入鼓室。

## 二、梅尼埃病

梅尼埃病是一种原因不明的以膜迷路积水为主要病理特征，以发作性眩晕、波动性耳聋、耳鸣、耳内胀满感为临床特征的内耳疾病。多见于50岁以下的中青年。

(一)病因

病因未明，主要学说有：耳蜗微循环障碍，内淋巴液生成、吸收平衡障碍，变态反应与自身免疫异常，另外可能与遗传、病毒感染等有关。

(二)护理评估

1. 健康史

评估患者是否患过各种耳病，有无其他自身免疫性疾病，有无家族遗传史，有无反复发作的眩晕、耳鸣和听力障碍等情况。

2. 身体状况

(1)眩晕：多为无先兆突发旋转性眩晕，伴有恶心、呕吐、面色苍白、出冷汗、脉迟缓、血压下降等症状。

(2)耳鸣：多出现在眩晕发作之前，眩晕发作时加剧，间歇期自然缓解，但常不消失。

(3)耳聋：一般为单侧，多次发作后明显。发作期加重，间歇期减轻，呈明显波动性听力下降，耳聋随发作次数增加而加重。

(4)耳胀满感：发作期患侧头部或耳内有胀满、沉重或压迫感，有时感耳内灼热或钝痛。

3. 辅助检查

(1)耳镜检查：鼓膜多正常，咽鼓管功能良好。

(2)听力检查：呈感音性聋，多年长期发作者可能呈感音神经性聋。

(3)前庭功能试验：早期患者前庭功能正常或轻度减退。发作期可见自发性水平型或水平旋转型眼震，发作过后，眼震逐渐消失。多次发作后，可出现向健侧的优势偏向。晚期出现半规管轻瘫或功能丧失。

(4)甘油试验：阳性反应提示耳聋系膜迷路积水引起。

(5)颞骨CT扫描：偶显前庭导水管周围气化差，导水管短而直。

4. 心理社会状况

注意评估患者的年龄、文化层次、心理状况及对本病的认知程度。

5. 治疗原则

采用以调节自主神经功能、改善内耳微循环以及解除迷路积水为主的药物综合治疗或手术治疗。手术有保存听力的颈交感神经节普鲁卡因封闭术、内淋巴分流术、前庭神经切除术及非听力保存的迷路切除术等。

(三)主要护理诊断和医护合作性问题

1. 焦虑

与眩晕反复发作影响生活和工作有关。

2. 舒适的改变：眩晕、恶心、呕吐

与膜迷路积水有关。

3. 有外伤的危险

与眩晕有关。

4. 知识缺乏

缺乏本病的预防保健知识。

(四)主要护理措施

(1)向患者讲解本病的有关知识，使其主动配合治疗和护理，消除其紧张、恐惧心理，使之心情愉快、精神放松。对久病、频繁发作、伴神经衰弱者要多作耐心解释，消除其思想负担。心理精神治疗的作用不容忽视。

(2)观察眩晕发作的次数、持续时间、患者的自我感觉以及神志、面色等情况。眩晕发作前,可有耳鸣为先发症状。

(3)按医嘱给予镇静药、改善微循环药及减轻膜迷路积水等药物,同时观察药物疗效和不良反应,如长期使用利尿剂者,应注意补钾。

(4)急性发作时应卧床休息,避免意外损伤。给予高蛋白、高维生素、低脂肪、低盐饮食,适当减少饮水量。休养环境宜暗并保持安静舒适。

(5)对症状重或服用镇静药者,起床时动作要慢,下床活动时有人搀扶,防止跌倒。

(6)对发作频繁、症状重、保守治疗无效而选择手术治疗者,应告知其手术目的和注意事项,做好各项术前准备,围术期护理按耳科手术患者护理常规。

(7)健康教育:①指导患者在治疗的同时配合适当的体育运动,如做呼吸操、散步、做静功等助气血运行的运动,增强体质。②指导患者保持健康的心理状态和良好的生活习惯,起居规律、睡眠充足。戒除烟酒,禁用耳毒性药物。③对眩晕发作频繁者,告知其不要骑车、登高等,以免发生危险。④积极治疗因病毒引起的呼吸道感染及全身性疾病。

## 三、良性阵发性位置性眩晕

良性阵发性位置性眩晕是由体位变化而诱发症状的前庭半规管疾病,是由多种病因引起的一种综合征。

### (一)病因

尚不明确,可能与下列疾病有关,或继发于下列疾病:头部外伤、病毒性神经炎、椎一基底动脉短暂缺血性眩晕、内耳血循环障碍、耳部疾病如中耳及乳突感染、药物性耳中毒等。

### (二)护理评估

1.健康史

评估患者有无头部外伤史,是否患有其他耳病,是否使用过耳毒性药物;询问眩晕发作的时间特征、次数与频率、伴发症状等情况。

2.身体状况

发病突然,患者在头位变化时出现强烈旋转性眩晕,常持续于60秒之内,伴眼震、恶心和呕吐。症状常发生于坐位至躺下或从躺卧位至坐位时。严重者于头部轻微活动时即出现。眩晕发作后可有较长时间的头重脚轻、漂浮感和不稳定感。

3.辅助检查

(1)变位性眼震试验:显示眼震为旋转性、有潜伏期、持续时间短,为典型性位置性眼震。

(2)正旋转试验:呈阳性反应。

(3)听力学检查:一般为正常。

(4)其他:姿势图检查可呈现异常,但无特征性。前庭功能检查、神经系统检查以及CT或MRI检查主要用于鉴别诊断或病因诊断。

4.心理社会状况

注意评估患者的文化层次、职业、心理状况等。

5.治疗原则

抗眩晕药、头位变位管石复位疗法等,上述疗法无效,且影响生活工作质量者,可行后壶腹神经切断术或半规管阻塞术。

### (三)主要护理诊断和医护合作性问题

1.焦虑

与眩晕影响正常生活与工作有关。

2.知识缺乏

缺乏疾病的治疗和护理知识。

3.意外受伤的危险

与突发眩晕有关。

（四）主要护理措施

(1)针对患者的心理特点，及时给予心理疏导，使其情绪稳定，安心休息，积极配合治疗。

(2)发作时嘱患者卧床休息，保持环境安静、整洁，空气清新，光线宜暗，避免对患者的刺激。

(3)给予低盐、低脂、高蛋白、高维生素、清淡的饮食。少饮水，多食新鲜的水果、蔬菜，戒烟、酒、咖啡等辛辣刺激性食物及饮料。

(4)指导患者做体位疗法：患者闭眼，从坐位到侧卧位，当眩晕消失后或无眩晕时保持体位30秒后再向另一侧侧卧，两侧交替进行直至症状消失为止，或3～5次结束。第一次疗法应在清晨进行，每日进行3次，可进行2～3星期，通常7～10天症状可消失。

(5)遵医嘱给予抗眩晕药物治疗，观察治疗的效果及用药后的反应。

(6)需手术的患者，按耳部手术护理常规进行护理。

(7)健康指导：①保持情绪稳定，心情舒畅，避免急躁、暴怒情绪。②生活规律，劳逸结合，加强锻炼，避免劳累、紧张，提高自身的代偿适应能力。③从事驾驶、舞蹈、体操等工作者，不要急于恢复训练，休息2～4周后再恢复原工作。④避免使用耳毒性药物，身边常备地西泮、抗眩晕等药物，以防止眩晕突然发作。⑤发作时立即扶住身边物体，闭眼，停止移动或蹲下，防止跌倒受伤。　（刘　宇）

## 第九节　鼻的先天性疾病

### 一、鼻部脑膜脑膨出

鼻部脑膜脑膨出是脑膜、脑组织及脑脊液通过前颅底裂隙膨出于颅外形成的先天性畸形。

（一）病因

(1)胚胎时期颅面骨连接薄弱，脑组织生长过度，突入尚未融合的骨缝之外。

(2)胚胎时期神经管闭合不全发生颅裂，脑膜脑组织膨出颅外。

(3)分娩过程中胎儿颅内压增高所致。

（二）护理评估

1.健康史

评估患者母亲孕期有无发生感染性疾病、特殊用药等异常情况。

2.身体状况

(1)鼻外型：主要表现为外鼻正中或者略偏一侧有圆形柔软肿物，皮肤菲薄、表面光滑，哭闹或者压迫双侧颈内静脉时肿物增大，透光试验阳性，肿物随年龄增长而变大，可出现眼距增宽等。

(2)鼻内型患儿主要表现为鼻阻塞、哺乳困难，检查鼻腔或者鼻咽部可见表面光滑的肿物。

3.辅助检查

X线检查可见前颅底骨质缺如、筛骨鸡冠消失；CT显示前颅底骨质缺损的轮廓；MRI检查更能清晰的显示出脑室畸形和膨出物的各种内容。

4.心理社会评估

评估患者的年龄、性别、文化层次，对疾病的认知程度，评估患者的心理活动特点或情绪反应，评估家庭成员对疾病的认知和对患者的支持程度。

5.治疗原则

手术治疗，切除膨出物，修补颅底缺损。手术年龄在 2～3 岁为宜。

(三)主要护理诊断及医护合作性问题

1.营养失调:低于机体需要量

与鼻阻塞、哺乳困难有关(鼻内型)。

2.知识缺乏

缺乏有关手术配合和术后康复知识。

3.潜在并发症

脑脊液漏、出血、颅内感染等。

(四)护理目标

通过治疗和护理，希望患者能够达到:①患者营养状况改善。②顺利通过手术，掌握术后康复的知识。③无并发症发生，或及时发现，及时处理。

(五)主要护理措施

1.术前护理

(1)全麻和鼻部术前护理常规。

(2)增加患儿的营养，正确喂哺，改善全身营养状况。

(3)向患者和家属讲解手术的目的、基本过程、术前注意事项、术后可能出现的不适及如何缓解等。

(4)术前按医嘱使用抗生素。

2.术后护理

(1)全麻术后和鼻部手术后护理常规。

(2)严密观察生命体征及神志、意识、瞳孔变化，有无剧烈头痛，颈抵抗，喷射性呕吐等。

(3)鼻内镜入路手术，要观察鼻腔渗血情况，如鼻腔出现无色透明渗液，考虑是否有脑脊液鼻漏的可能，应及时通知医生处理。

(4)饮食护理:给半流质饮食 1 日后改为普食，饮食不可过热。

(5)遵医嘱给予抗生素 7～10 天，预防颅内感染。

(6)口腔护理:口泰漱口水含漱每日四次，用湿纱布覆盖于患者口鼻处，保持呼吸道湿润。

3.健康指导

(1)保持良好的心态，避免紧张激动的情绪。

(2)避免增加颅内压的动作:低头、便秘、重体力劳动等。

(3)增加营养，选择含丰富维生素、蛋白质及富含粗纤维的饮食。

(4)尽量避免上呼吸道感染及头部外伤，改变不良的生活习惯:如大力擤鼻、挖鼻、打喷嚏等。

(5)遵医嘱按时用药，出院后门诊定期复查，以观察术后恢复情况和判断治疗效果。

(六)护理评价

通过治疗和护理方案的实施，评价患者是否达到:①全身营养状况良好。②顺利通过手术，伤口愈合好，无并发症发生。③掌握疾病和康复的有关知识。

## 二、先天性后鼻孔闭锁

先天性后鼻孔闭锁是胚胎发育过程中鼻颊膜或颊咽膜遗留引起的先天畸形。双侧闭锁多见。

(一)病因

尚不完全明确，多数学者支持“颊一鼻膜未自行破裂学说”。

(二)护理评估

1.健康史

(1)评估患者有无呼吸困难及程度，营养状况，睡眠情况。

(2)有无合并其他畸形,如:硬腭高拱、面骨不对称、扁平鼻、外耳道闭锁等。

2.身体状况

(1)出现周期性呼吸困难,即每当吮奶或闭口时呼吸困难加重,张口啼哭后症状改善或消失。

(2)因吮奶困难,可出现营养不良和吸入性肺炎。

(3)可出现鼻塞和嗅觉障碍、睡眠时有鼾声和呼吸暂停综合征、鼻塞性鼻音、咽部干燥和胸廓发育不良等。

3.辅助检查

(1)用导尿管或卷棉子试探、碘油造影。

(2)前鼻镜及后鼻镜检查、鼻内镜检查。

(3)CT 扫描确定闭锁位置和闭锁板性质等。

4.心理社会评估

评估家属的文化程度、职业、孕期的情况等。

5.治疗原则

对双侧先天性后鼻孔闭锁的重症新生儿应立即建立经口呼吸通道,加强营养供给,防止继发感染,为手术创造条件。患儿 2 岁后可行手术切除闭锁部分。

(三)主要护理诊断及医护合作性问题

1.有窒息的危险

与呼吸困难、睡眠时呼吸暂停以及可能发生误吸有关。

2.有感染的危险

与吮奶时误吸有关。

3.营养失调:低于机体需要量

与后鼻孔闭锁、哺乳困难有关。

4.家庭妥协性应对

与家长缺乏护理患儿的知识和技能以及有关手术的配合知识有关。

(四)主要护理措施

1.保守治疗期间的护理

(1)协助患儿学会及早用口呼吸,如将奶嘴剪去头端,放在患儿口内,用系带固定于头部。

(2)指导家属正确喂养患儿的方法,如吸吮和呼吸交替进行,每次吸吮时间不宜过长,预防发生缺氧和误吸。

2.术前护理

(1)全麻术前护理常规。

(2)向家属说明手术的必要性、手术的简单过程以及术前的一些注意事项。

3.术后护理

(1)全麻术后护理常规。

(2)严密观察生命体征。观察鼻腔渗血情况,尽量让分泌物流出,不可堵塞鼻孔,尽量避免打喷嚏、用力擤鼻;要观察患儿有无频繁的吞咽动作。

(3)饮食护理:当日可进少量流质或半流质饮食,第二天可进软食,注意不可用过热的饮食。

(4)术后 2～4 小时可半坐卧位,以减轻头痛、促进鼻腔分泌物引流。

(5)口腔护理:口泰漱口水含漱每日 4 次,用湿纱布覆盖于患者口鼻处,保持呼吸道湿润。

(6)遵医嘱抗炎、抗水肿治疗,并观察用药后的效果。

(7)有气管切开的患者,按照气管切开护理常规进行护理。

4.健康指导

(1)保持良好的心态,避免紧张激动的情绪。

(2)饮食增加营养,选择含丰富维生素、蛋白质及富含粗纤维的饮食。

(3)尽量避免上呼吸道感染。

(4)教会患者或家属正确滴鼻和擤鼻的方法。

(5)遵医嘱按时用药,出院后门诊定期复查,以观察术后恢复情况和判断治疗效果。

(刘 宇)

## 第十节 鼻外伤

### 一、鼻骨骨折

鼻骨骨折是人体最为常见的骨折。

(一)病因

常见原因有鼻部遭受拳击、运动外伤、个人意外和交通事故。交通事故常伴有其他颅面或者颅底骨折。

(二)护理评估

1.健康史

评估患者鼻部受伤的时间、部位、严重程度,当时有无鼻出血和其他伴随症状。

2.身体状况

鼻梁歪斜、鼻背塌陷、鼻腔出血或血肿。鼻中隔偏曲或血肿形成,可造成一侧或双侧鼻塞。擤鼻时气体经撕裂的鼻腔黏膜进入眼及颊部皮下组织,出现皮下气肿。

3.辅助检查

X线鼻骨侧位片可显示骨折线,CT检查可显示骨折部位。

4.心理社会评估

评估患者的年龄、性别、文化程度、心理状况等。

5.治疗原则

矫正鼻部畸形和恢复鼻腔的通气功能。

(1)非手术治疗:单纯鼻骨骨折无移位,鼻外形无明显改变者,无需手术复位。

(2)鼻骨骨折复位术:对于刚刚发生的闭合性骨折,伴有明显鼻畸形,在充分检查和评估后,即刻行鼻骨复位术。若鼻部明显肿胀,应在肿胀消退后手术,不宜超过2周。若有脑脊液鼻漏时,一般不宜填压纱条,仅在前鼻孔放一无菌棉球,同时全身给予大量抗生素,以防发生颅内感染。

(三)主要护理诊断及医护合作性问题

1.急性疼痛

与骨折创伤有关。

2.焦虑

与担心外观改变和手术预后有关。

3.知识缺乏

缺乏术前准备、术后饮食活动等相关知识。

(四)主要护理措施

(1)向患者解释疼痛的原因、处理的方法和可能持续的时间。对保守治疗的患者要叮嘱其注意不要压迫或推揉鼻部,如在洗脸时、穿脱衣服时,尽量不穿套头衫;平常戴较重眼镜者,最好暂停戴2~3周。

(2)行鼻骨复位术者,按照鼻骨复位术操作进行。

## 二、鼻窦骨折

前组鼻窦骨折多与颌面部创伤同时发生。后组鼻窦骨折多与颅底外伤同时存在。

(一)病因

由于外伤引起。依外力作用的部位、方向和大小,可发生单一鼻窦骨折或者同时发生两个或两个以上鼻窦的骨折,可同时伴有眼眶、颅底或脑的损伤。手术不当也可造成筛窦损伤。

(二)护理评估

1.健康史

评估患者受伤的原因、发生的时间、部位、程度,患者鼻部有无出血,眼眶、眼球、结膜、视力有无改变,有无脑脊液耳漏或鼻漏的发生,发生外伤时有无神志不清。

2.身体状况

(1)额窦骨折表现为鼻出血,额部肿胀或凹陷,眶上缘后移,眼球向下移位,结膜下出血,泪液外溢,视力障碍。

(2)筛窦骨折表现为眼部或鼻根部肿胀,鼻出血,内眦距增宽或塌陷畸形,视力障碍,患侧瞳孔散大,对光反射消失,但间接反射存在。

(3)上颌窦骨折表现为局部肿胀、塌陷畸形、左右两侧颌面部不对称等。

(4)蝶窦骨折可出现视力减退、脑脊液耳漏或鼻漏等。

3.辅助检查

鼻额部X线、视神经管位摄片等,鼻窦CT可明确诊断。

4.心理社会评估

评估患者的年龄、性别、文化程度、情绪状况、家庭成员、家庭功能、经济状况等。

5.治疗原则

整复骨折、恢复外形和功能,避免并发症。

(三)主要护理诊断及医护合作性问题

1.急性疼痛

与机械性创伤有关。

2.潜在并发症

出血性休克、颅内感染等。

3.自我形象紊乱

与骨折引起鼻部和面部畸形有关。

4.焦虑

与担心外观改变和手术预后有关。

5.有感染的危险

与损伤面积大、易被污染、机体抵抗力下降有关。

6.知识缺乏

缺乏手术和自我保健的相关知识。

(四)主要护理措施

(1)患者如有大量鼻出血,应立即配合医生进行抢救和止血。密切观察患者的病情变化,及时与医生共同处理。

(2)观察鼻腔分泌物的颜色、性质、量,判断有无脑脊液鼻漏。保持呼吸道通畅,留置鼻导管的患者要定时吸引分泌物。

(3)嘱患者尽量让分泌物流出,不可堵塞鼻孔,避免打喷嚏、用力擤鼻。

(4)有脑脊液鼻漏者按脑脊液鼻漏术后护理措施进行护理。

(5)开放性外伤者,应及时配合医生清创伤口,遵医嘱予足量抗生素。

(6)饮食以清淡、温凉、柔软、易消化、营养丰富为原则。

(7)向患者解释面部的改变经治疗后可能恢复的程度,使患者有正常的期望值,对于面部畸形经治疗后仍较明显者,可建议其到权威整形医院进一步接受整形治疗。

## 三、脑脊液鼻漏

脑脊液自破裂或缺损的蛛网膜、硬脑膜和颅骨流入鼻腔或鼻窦,再自前、后鼻孔或鼻咽部流出,称为脑脊液鼻漏。

(一)病因

可分为创伤性和非创伤性两类原因。创伤性脑脊液鼻漏可以是外伤,亦可以是颅底和鼻窦手术创伤。非创伤性原因中由于颅内肿瘤或脑水肿所致颅内压高占多数,少数为先天性缺损所致。

(二)护理评估

1.健康史

评估患者有无受伤史,有无近期颅底和鼻腔手术史,有无颅内肿瘤史。

2.身体状况

从一侧鼻孔流出清亮水样液体或伤后血性液体变为清亮液体。当颅内压增高时流出液增多,如低头、压迫双侧颈内静脉。可伴有嗅觉丧失、听力减退、感觉障碍等,长期不愈可引起细菌性脑膜炎。

3.辅助检查

(1)鼻流出液葡萄糖定量检查,其含量超过1.65 mmol/L(30 mg/dL)为阳性。

(2)鼻窦内镜检查、椎管内注入荧光染料或有色染料以及同位素法和CT脑池造影等方法均可用于漏孔的定位。

4.心理社会评估

评估患者(家属)对疾病的认知程度,患者的个性特征和情绪反应。评估患者的教育背景、经济收入等。

5.治疗原则

(1)保守治疗:降低颅压,预防感染,多可自愈,4～6周未见好转,应行手术治疗。

(2)手术治疗:分为颅内法和颅外法。颅内法多用鼻内镜技术找到漏孔后,将其修补。

(三)主要护理诊断及医护合作性问题

1.焦虑

与担心疾病预后有关。

2.知识缺乏

缺乏保守治疗相关的配合知识以及手术治疗的相关配合知识。

3.潜在并发症

细菌性脑膜炎、颅内压增高等。

(四)主要护理措施

(1)向患者和家属详细解释本病可能的原因、治疗方法和预后,帮助患者建立信心。

(2)对需采取保守治疗的患者向其和家属详细解释预防感染和避免颅内压增高的知识,包括半坐位卧床,限制水、盐摄入量,预防咳嗽、打喷嚏、便秘,教会其正确擤鼻方法,按医嘱使用脱水剂降颅压等。

(3)严密监测患者体温变化,观察神志、瞳孔大小及对光反射是否存在,有无脑膜刺激征。

(4)对行手术治疗的患者按照鼻部手术护理常规。对于皮肤准备除剪鼻毛,剃胡须外,根据手术方式准备耳后颞部皮肤或去剃头发。

(5)术后应严密观察患者的意识状态,注意有无剧烈头痛、颈抵抗、喷射性呕吐、瞳孔大小、对光反射及视力等情况,如发现异常及时向医生汇报,进行处理。

(6)严密观察患者鼻腔渗出物的情况,包括鼻腔渗出物的量、颜色及性质与时间体位的关系等,若发现有淡黄色液体从鼻腔流出或咽部有带咸味的液体咽下应及时向医生汇报,进行处理。

(7)术后床头抬高30°,半卧位卧床1～2周,进低盐饮食,并限制饮水量,避免用力咳嗽,打喷嚏,擤鼻,过度低头等增加颅压的动作,预防便秘。

(8)遵医嘱给予能通过血脑屏障的广谱抗生素,使用时间要适当延长。

(9)健康指导:①保持良好的心态,避免紧张激动的情绪。②增加营养,选择含丰富维生素、蛋白质及富含粗纤维的饮食,防止便秘。③出院半年内应尽量避免重体力劳动和过度弯腰低头动作,避免增加颅压的动作。④注意平卧时有无咸性液体流经口咽或鼻部清水样液体流出,如有立刻到医院复诊。

## 四、鼻腔及鼻窦异物

鼻腔及鼻窦异物可分为内源性和外源性两大类。前者有死骨、凝血块、鼻石、痂皮等;后者又可分为生物性和非生物性。非生物类如包糖纸、塑料玩具、纽扣、项链珠、玻璃珠、石块、泥土等。生物性异物包括:植物类如豆类、花生、果核等;动物类如昆虫、蛔虫、蛆虫、水蛭等。

### (一)病因

外源性异物通过前后鼻孔或外伤进入鼻腔,内源性异物可为先天性异常或鼻腔疾病、外伤所致。

### (二)护理评估

1. 健康史

评估患者有无异物进入鼻腔史,异物性质、形状、进入的时间等。

2. 身体状况

根据异物大小、形状、性质、所在部位及停留时间等表现不一,异物在鼻腔长期存留引起鼻黏膜炎症性肿胀、局部溃烂,有时形成鼻石。表现有头痛、鼻出血、一侧流血性或黏脓性鼻涕且有恶臭等。

3. 辅助检查

(1)借助探针检查以确定。

(2)不透X线异物可行X线检查,较大、较深的异物必要时可行CT检查。

4. 心理社会评估

评估患者的年龄、性别,患者和家属对疾病的认知程度,对疾病恢复的期望。

5. 治疗原则

根据异物大小、形状、性质、所在部位及停留时间等,采取相应的方法直视下尽快取出。一般除不规则扁平片状异物,如纸片、棉片可用镊子夹出外,对坚硬、圆滑异物切忌用镊子随意夹取,以免将异物推向深处,或掉入鼻咽部,误吸入气管内。异物取出后,若鼻腔有炎症应予以适当处理。

### (三)主要护理诊断及医护合作性问题

1. 舒适改变

与异物引起鼻腔阻塞、脓涕、头痛等有关。

2. 有窒息的危险

与圆形异物易滑落到后鼻孔被误吸有关。

3. 有感染的危险

与异物刺激性强或滞留时间过长有关。

4. 知识缺乏

缺乏预防和应对异物进入鼻腔、鼻窦的知识。

5. 焦虑

与担心异物造成身体损伤和担心预后有关。

### (四)主要护理措施

(1)安慰患者,告知患者异物取出术的简单过程及术中配合的方法。

(2)嘱患者不要挖鼻、揉鼻,防止植物和生物性异物造成的损伤进一步加重,动物性异物进入鼻腔或鼻窦深入。

(3)协助医生及时为患者取出异物。取异物的过程要根据患者异物的形状、性质准备合适的器械,并指导患者正确配合医生,防止异物吸入气管。

(4)局麻术后嘱患者休息 30～60 min,观察患者无异常后方可离去。

(5)健康指导:①嘱患者术后 2 小时可进温凉普食,避免辛辣、刺激和过热的食物。②嘱患者不要用力擤鼻、挖鼻,让鼻腔分泌物自然流出;预防上呼吸道感染。③鼻部有感染的患者,遵医嘱服用抗生素。④教会患者(小儿家属)预防鼻腔、鼻窦异物的方法。嘱小儿家属勿将小件物品单独让小孩玩,做好对小孩的监护,纠正小孩往鼻腔、耳朵、口腔内塞物体的不良习惯。

(刘　宇)

## 第十一节　鼻　炎

### 一、急性鼻炎

急性鼻炎是鼻黏膜的急性炎症,常伴有急性鼻咽炎。后者是鼻咽部黏膜的急性炎症,是上呼吸道感染的一部分,俗称“伤风”或“感冒”。本病常发生于气候变化不定的季节,为病毒经飞沫传播所致;受凉、过度疲劳、营养不良、烟酒过度等各种能引起机体抵抗力下降的原因都可诱发本病。病毒入机体还可以使原来存在于鼻部和鼻咽部的细菌活跃、繁殖而引起细菌继发感染。急性鼻炎是机体因受凉、过劳、抵抗力降低,或鼻腔黏膜防御功能受到破坏时,病毒侵入机体、生长繁殖而产生的鼻腔黏膜急性炎性疾病,俗称“伤风”或“感冒”。其发病率高,有传染性,易引起急性鼻窦炎、中耳炎、肺炎等并发病。自然病程约 7～10 d。

(一)病因与发病机制

常见的致病病毒为鼻病毒、腺病毒、流感和副流感病毒以及冠状病毒等。当机体由于各种诱因而抵抗力下降,鼻黏膜的防御功能遭到破坏,如血管痉挛、组织缺氧、纤毛运动功能障碍、SIgA 减少等,病毒通过呼吸道传染侵入机体;或原来潜藏于上呼吸道的病毒生长繁殖,毒力增强而致病。在病毒感染的基础上还可合并细菌的继发感染。常见的诱因为以下几点。

1. 全身因素

受凉,过劳,烟酒过度,维生素缺乏,内分泌失调以及全身的慢性疾病等。

2. 局部因素

鼻中隔偏曲、慢性鼻炎等鼻腔慢性疾病,邻近的感染病灶如慢性化脓性鼻窦炎、慢性扁桃体炎等,均有利于病原体在局部生长繁殖。

(二)护理评估

(1)健康史。

(2)症状与体征:潜伏期 1～3 d,起病时鼻内有灼热感及痒感,打喷嚏,随即出现鼻塞并逐渐加重,鼻涕增多,伴嗅觉减退及闭塞性鼻音。全身症状轻重不一,大多有全身不适、倦怠、低热、头痛等。小儿全身症状较成人重,多有发热,甚至高热、惊厥;常出现消化道症状,如呕吐、腹泻等;合并腺样体肥大时,鼻塞甚重,妨碍吮奶。局部检查两侧鼻腔黏膜充血、肿胀,总鼻道或鼻底有较多分泌物,早期为清水样,以后逐渐变为黏液性、黏脓性,继发细菌感染时为脓性。若无并发症,症状逐渐减轻乃至消失,全病程约历 7～10 d,但纤毛输送功能在 8 周左右方能完全恢复。并发症由于感染的直接蔓延,或不恰当的处理(如咽鼓管吹胀、用力擤鼻等)引起。

(三)护理诊断

(1)发病前可能有接触急性鼻炎患者、受凉、过度疲劳等病史。

(2)自觉咽干、四肢倦怠、头胀痛、发热及全身不适。

(3)鼻内干燥、烧灼和发痒感；打喷嚏，流大量清涕，鼻塞，嗅觉减退。

(4)鼻黏膜弥漫充血肿胀，有大量水样或黏液样分泌物(后期可为脓性)。

(5)应与麻疹、流感、猩红热、过敏性鼻炎等鉴别。

(四)护理计划

(1)患病时，应适当休息，多饮开水，进食易消化的食物。

(2)鼻塞时，不可强行擤鼻，或捏住双侧鼻孔擤鼻，以防细菌进入咽鼓管引起中耳炎。

(3)注意观察患者的呼吸、心率、体力等病情变化。

## 二、慢性鼻炎

(一)慢性单纯性鼻炎

慢性单纯性鼻炎为鼻黏膜由于各种因素所致的可逆性慢性炎性疾病，是常见的多发病。

1. 病因及发病机制

致病原因为急性鼻炎反复发作或治疗不彻底，黏膜未恢复正常；鼻中隔偏曲影响鼻腔通气流；慢性鼻窦炎的脓液长期刺激鼻黏膜，易导致邻近病变。

2. 护理评估

(1)健康史。

(2)症状与体征：主要症状是间歇性和交替性鼻塞，有时为持续性，平卧时较重，侧卧时其下侧较重，常在运动后或在新鲜空气中鼻塞减轻。鼻塞重者可导致闭塞性鼻音、嗅觉减退及头痛、鼻涕增多，其分泌物呈稠厚半透明黏液状，偶有脓涕。

3. 护理诊断

(1)急性鼻炎反复发作或久治不愈，或邻近有病灶，或有慢性化学性、物理性刺激。

(2)间歇性或交替性鼻塞，少许黏液性或黏液脓性鼻涕，头痛、嗅觉障碍。

(3)下鼻甲肿胀，表面光滑湿润，呈暗红色。

(4)黏膜柔软富有弹性，用探针压迫可出现凹陷，移开探针立即恢复原状。外用麻黄素后，黏膜收缩好。

4. 护理计划

慢性肥厚性鼻炎的治疗，在注意全身性病因治疗的同时，应矫正鼻中隔畸形、治疗病灶。局部主要是采用缩小鼻甲的办法促进通气，如下鼻甲黏膜下注射硬化剂，黏膜下进行电凝固术、冷冻疗法、激光疗法及手术切除肥厚的黏膜等各种治疗方法。

(二)慢性鼻窦炎

慢性鼻窦炎多继发于急性鼻窦炎。它与变态反应体质、鼻窦引流受阻、人体抵抗力弱或病菌毒力强都有密切关系，多数患者无明显的全身症状，一般有不同程度的头昏、精神不振、易疲倦、记忆力下降等，最常见的症状是鼻塞、流脓、流鼻涕、嗅觉不灵等，并可分肺气虚寒型和脾气虚弱型。

1. 病因及发病机制

(1)急性鼻炎：反复发作或治疗不彻底而演变成慢性鼻炎。

(2)由于邻近的慢性炎症长期刺激或畸形，致鼻发生通气不畅或引流阻塞，如慢性鼻窦炎、慢性扁桃体炎或腺样体肥大等。

(3)鼻腔用药不当或过量过久形成：药物性鼻炎，常见于久用滴鼻净之后。

(4)全身的病因：慢性疾病，如内分泌失调、长期便秘、肾脏病和心血管疾病；维生素缺乏，如维生素 A 或 C；烟酒过度可影响鼻黏膜血管收缩而发生障碍；长期服用利血平等降压药物，可引起鼻腔血管扩张而产生似鼻炎的症状。另外环境因素，如有水泥、烟草、煤尘、面粉或化学物质等环境中的工作者，鼻黏膜受到物理和化学因子的刺激与损害，可造成慢性鼻炎；温湿度急剧变化的环境，如炼钢、冷冻、烘熔等车间工人，也较易发生此病。

2.护理评估

(1)健康史。

(2)症状与体征:①脓涕多:鼻涕多为脓性或黏脓性,黄色或黄绿色,量多少不定,多流向咽喉部,单侧有臭味者,多见于牙源性上颌窦炎。②鼻塞:轻重不等,多因鼻黏膜充血肿胀和分泌物增多所致,鼻塞常可致暂时性嗅觉障碍,伴有鼻息肉时鼻腔可完全阻塞。③头痛:慢性化脓性鼻窦炎一般的明显局部疼痛或头痛,如有头痛,常表现为钝痛或头部沉重感,白天重,夜间轻;前组鼻窦炎多表现前额部和鼻根部胀痛或闷痛,后组鼻窦炎的头痛在头顶部、颞部或后枕部;患牙源性上颌窦炎时,常伴有同侧上列牙痛。④其他:由于脓涕流入咽部和长期用口呼吸,常伴有慢性咽炎症状,如痰多、异物感或咽喉疼痛等。若影响咽鼓管,也可有耳鸣、耳聋等症状。⑤慢性筛窦炎常与慢性上颌窦炎合并存在,除有一般慢性化脓性鼻窦炎的症状外,嗅觉减退更为明显。

3.护理诊断

慢性鼻窦炎的诊断一是靠病史:伤风、感冒1周后仍有鼻塞,且出现脓涕、头闷痛,就说明患了急性鼻窦炎,如果没有及时正确治疗,迁延不愈,超过3周即转为慢性鼻窦炎;二是临床表现:常表现为鼻塞、脓性涕、头闷痛;三是鼻腔局部检查所见:鼻腔黏膜慢性充血、水肿,鼻道内有脓性分泌物;四是影像学检查:X线平片检查和CT检查。

4.护理计划

(1)平时注意鼻腔卫生。

(2)注意擤涕方法。鼻塞多涕者,宜按塞一侧鼻孔,稍稍用力外擤,之后交替而擤。

(3)游泳时姿势要正确,尽量做到头部露出水面。

(4)有牙病者,要彻底治疗。

(5)急性发作时,多加休息。卧室应明亮,保持室内空气流通,但要避免直接吹风及阳光直射。

(6)遵医嘱及时用药。

(7)慢性鼻窦炎者,治疗要有信心与恒心,注意加强锻炼以增强体质。

(8)严禁烟、酒、辛辣食品。

(9)保持心情开朗,精神上避免刺激,同时注意不要过劳。

(10)平时可常做鼻部按摩。

(刘　宇)

## 第十二节　鼻窦炎

鼻窦炎系鼻窦黏膜一般性炎症改变,临床以上颌窦炎最为多见,其次是筛窦炎、额窦炎和蝶窦炎,分为急性和慢性两种。

### 一、临床表现

(一)急性鼻窦炎

1.全身症状

食欲不振、畏寒、发热等,以急性额窦炎和牙源性上颌窦炎较严重。

2.局部症状

鼻塞、分泌物增多、头痛和局部疼痛。

(二)慢性鼻窦炎

1.全身症状

精神不振、乏力、头晕、头痛。

2.局部症状

流黄色黏液性和脓性涕，鼻塞、记忆力减退、嗅觉减退，以筛窦炎为甚。

## 二、评估要点

(一)一般情况

了解患者的健康状况、既往史，心理、社会状况，饮食、睡眠、生活习惯；了解有无慢性中毒症状(如精神不振、头昏易倦、记忆力减退、注意力不集中等)、特应性体质及全身性疾病(贫血、糖尿病、急性传染病)等诱发因素；评估患者对疾病的认识程度。

(二)专科情况

(1)急性上颌窦炎：前额部痛，晨起轻，午后重。

(2)急性筛窦炎：头痛轻，局限于内眦或鼻根部。

(3)急性额窦炎：前额痛，晨起加重，午后减轻，晚间消失。

(4)急性蝶窦炎眼球深部钝痛。

(三)实验室及其他检查

X线摄片及CT有助于明确诊断，了解血常规、出凝血时间、肝功能、肾功能等有无异常。

## 三、护理诊断

(一)舒适改变

与鼻塞或与手术后油纱条填塞有关。

(二)体温过高

与鼻部炎症有关。

(三)潜在并发症

出血，与局部炎性反应黏膜糜烂有关。

## 四、护理措施

(1)锻炼身体，增强体质，预防鼻部疾病，多饮水，增加营养。

(2)控制感染，预防急性炎症转为慢性，用抗生素或磺胺类药物。清理鼻腔后用滴鼻剂，以预防感染，改善鼻腔通气。

(3)患者经口呼吸，应保持口腔卫生。

(4)术后取半卧位，局部冷敷，减少出血；告知患者鼻腔纱条抽出后疼痛会有好转。

(刘　宇)

# 第十三节　鼻息肉

鼻息肉是鼻、鼻窦黏膜的慢性炎性疾病，以极度水肿的鼻黏膜在中鼻道形成息肉为临床特征。

## 一、病因

尚未完全清楚。由鼻部黏膜长期水肿所致，以变态反应和慢性炎症为主要原因。

## 二、护理评估

(一)健康史

评估患者以往健康状况,是否有过敏性鼻炎、慢性鼻炎、哮喘史。有无慢性炎症刺激及诱发因素。

(二)身体状况

(1)进行性鼻塞,逐渐转为持续性鼻塞、流涕。有鼻塞性鼻音。

(2)嗅觉障碍及头痛。

(3)外鼻可形成"蛙鼻"。

(4)前鼻镜检查可见鼻腔内有一个或多个表面光滑呈灰白色或淡红色、半透明的新生物,触之柔软,可移动,不易出血,不感疼痛。

(三)辅助检查

(1)鼻内镜检查。

(2)X线鼻窦摄片,明确病变的部位和范围。

(3)病理学检查。

(四)心理社会评估

评估患者的年龄、性别、对疾病的认知程度、文化层次、生活习惯、饮食习惯等。观察患者对疾病的情绪反应。

(五)治疗原则

现多主张以手术为主的综合治疗,使用糖皮质激素及功能性鼻内镜手术。

## 三、主要护理诊断及医护合作性问题

1.焦虑

与疾病容易复发和担心预后有关。

2.舒适改变

与持续性鼻塞、流涕、头痛等有关。

3.知识缺乏

缺乏有关疾病预防、保健、治疗及配合等方面的知识。

4.急性疼痛

与术后切口出血、肿胀及鼻腔填塞有关。

## 四、主要护理措施

1.和患者及家属沟通

向患者及家属介绍疾病的特点,治疗方法和一般预后情况,如何预防复发等,使患者增加对疾病的认识,树立战胜疾病的信心。

2.鼓励患者多喝水

口唇干燥时涂以润唇膏。根据医嘱使用糖皮质激素,减轻鼻塞症状,缓解不适。

3.健康指导

(1)保持良好的心理状态,避免情绪激动,适当参加锻炼。

(2)选择含有丰富维生素、蛋白质的饮食增强机体抵抗力,促进疾病康复。

(3)避免挤压、挖鼻、大力擤鼻等不良习惯。

(4)冬春季外出时可戴口罩,减少花粉、冷空气对鼻黏膜的刺激。

(5)遵医嘱按时正确做鼻腔冲洗,定时服药、滴鼻。

(6)尽量避免上呼吸道感染,减少对鼻腔的强烈刺激。

(7)术后定期进行窥镜检查。

(8)2 个月内避免游泳。

(刘　宇)

## 第十四节　鼻出血

鼻出血又称鼻衄,是临床常见症状之一,冬季好发。儿童及青壮年的出血部位大多在鼻中隔前下部的易出血区(Little 区);中老年人,尤其是伴有高血压和动脉硬化的男性,出血部位多见于鼻腔后部,位于下鼻甲后端附近的鼻咽静脉丛。

### 一、病因

分为两大类:局部原因和全身原因。

1. 局部原因

局部原因包括外伤、解剖异常、鼻部炎性疾病、鼻腔异物、肿瘤、动脉瘤等。

2. 全身原因

全身原因包括:①心血管疾病:如高血压、动脉硬化等。②血液病:如血小板减少性紫癜、白血病、再生障碍性贫血、血友病、大量应用抗凝血药物等。③遗传性出血性毛细血管扩张症。④其他:如滥用酒精、发热性传染病(流感、鼻白喉、麻疹、疟疾、猩红热、伤寒及传染性肝炎)、毒性药物(磷、汞、砷、苯)、内分泌失调等。

### 二、护理评估

(一)健康史

(1)评估患者的既往史,有无出血的全身或局部诱因。

(2)了解患者出血的频率、量等情况。

(二)身体状况

(1)轻者可仅为涕中带血或仅少量从前鼻孔滴出;重者一侧或双侧鼻腔血流如注,同时经口涌出。

(2)可伴有病因本身的临床表现。如头鼻部创伤、医源性损伤、鼻一鼻窦肿瘤或鼻咽和鼻颅底肿瘤以及其他全身性疾病等。

(3)反复多次或大量出血表现为贫血、休克等。

(三)辅助检查

(1)鼻镜、间接鼻咽镜、纤维鼻咽镜的检查。

(2)鼻窦 X 线摄片或 CT 扫描可明确出血部位。

(3)实验室检查了解患者全身情况。

(四)心理社会评估

评估患者的年龄、性别、文化层次、对疾病的认知程度、情绪反应等,还应评估家属的心理状态和认知程度。

(五)治疗原则

(1)首先止血,再对病因检查和治疗。临床上常用的止血方法包括烧灼法、电灼法、鼻腔填塞法、血管结扎法、血管栓塞法等。

(2)全身治疗较严重的鼻出血可予以镇静剂、止血剂、维生素、抗生素全身用药。有贫血或休克者应纠正贫血或抗休克治疗。

## 三、主要护理诊断及医护合作性问题

1.恐惧

与害怕出血和担心疾病预后有关。

2.体液不足的危险

与鼻腔大量出血有关。

3.急性疼痛

与患者鼻腔填塞纱条有关。

4.感染的危险

与机体抵抗力下降、局部鼻腔填塞有关。

5.潜在并发症

低氧血症、失血性休克等。

6.知识缺乏

缺乏有关疾病预防、保健、治疗等方面的知识。

## 四、主要护理措施

(一)一般护理措施

(1)医护人员应耐心安慰患者,消除恐惧,安定情绪,使其沉着镇静地配合治疗,防止因情绪波动加重出血,同时做好家属的解释工作,及时更换污染的衣服、被褥,避免对患者产生不良刺激。

(2)严密观察血压、脉搏、呼吸、神志及出血情况,评估出血量。

(3)及时配合医生为患者采取合适的方法止血。

(4)建立静脉通道,遵医嘱输液或输血,补充血容量。

(5)准备好抢救物品及药品,如吸引器、鼻内镜及光源、止血油纱条、止血药、升压药、备血等。

(6)外伤所致鼻出血要注意呼吸道通畅,及时解除呼吸道梗阻,必要时吸氧。

(7)高血压所致鼻出血,遵医嘱应用降压药、注意全身护理、预防并发症。

(8)填塞止血后应取半坐位,如患者虚弱,为防止休克发生可给予平卧位,活动性出血时,应绝对卧床休息。

(9)鼻出血患者给予冷流食或温半流食,止血后给高蛋白、高维生素饮食,补充含铁食物,必要时给予铁剂。

(10)预防便秘,以免用力大便诱发鼻出血。

(11)创造清洁、安静、舒适的环境,避免噪声刺激,病室应避光通风,温度适宜。

(12)按医嘱使用抗生素,做好口腔护理,防止感染。

(13)鼻腔填塞后应避免打喷嚏,防止填塞物脱出而引起出血。

(14)鼻腔纱条应在24～48小时抽出,一般不超过72小时,严重者可用碘仿纱条填塞5～7天。

(15)鼻内镜下电灼止血者术后注意观察患者有无再次出血,按医嘱使用滴鼻药,注意卧床休息,进温凉半流质,教会患者避免打喷嚏的方法。

(16)行血管结扎术或血管栓塞术者,按照相应的手术前后护理措施,注意观察手术效果和术后有无并发症出现,及时通知医生处理。

(二)健康指导

(1)嘱患者保持良好的心理状态,避免紧张激动的情绪,预防鼻出血再次发生。

(2)注意合理的饮食搭配,选择富含铁、蛋白质、维生素、纤维素的食物,保持大便通畅。避免辛辣刺激性食物。

(3)避免挤压碰撞鼻部,改掉挖鼻、用力擤鼻等不良习惯。指导正确滴鼻的方法。

(4)积极治疗原发病,定时监测血压。

(5)教会患者少量鼻出血的紧急处理方法手指捏紧两侧鼻翼 10～15 min,同时用冷水袋或湿毛巾敷前额和后颈,身体放松,口腔里有血液应吐出勿咽下;如果出血量多,不能止住,应及时来院急诊。

(刘　宇)

# 第十五节　慢性咽炎

慢性咽炎是咽黏膜慢性炎症。以咽部不适、发干、异物感或轻度疼痛、干咳、恶心,咽部充血呈暗红色,咽后壁可见淋巴滤泡等为主要临床表现。慢性咽炎患者,因咽分泌物增多,故常有清嗓动作,吐白色痰液。

## 一、病因及发病机制

外界因素:生活地域气候寒冷、干燥,工作环境空气被粉尘、化学气体污染,烟酒、辛辣饮食长期刺激,都易得慢性咽炎。局部因素:急性咽炎反复发作,可转为慢性。邻近器官疾病,如慢性扁桃体炎、牙龈炎、龋齿、慢性鼻炎、慢性鼻窦炎等炎性分泌物流入咽部,或慢性鼻病造成鼻通气困难而用口呼吸,以及咽部长期受刺激而呈慢性炎症改变。全身因素:长期生活不规律;疲劳、精神紧张,使身体抵抗力下降;细菌和病毒容易反复感染。过敏体质的人对外界环境、气候的改变过度敏感,容易感冒,引起咽炎。

## 二、护理评估

(1)健康史。

(2)症状与体征:主要分为慢性单纯性咽炎、慢性肥厚性咽炎、萎缩性或干燥性咽炎。主要表现为咽部可有各种不适感觉,如异物感、发痒、灼热、干燥、微痛、干咳、痰多不易咳净,讲话易疲劳,或于刷牙漱口、讲话多时易恶心作呕。

## 三、护理诊断

### (一)病史

常有急性咽炎反复发作史,或因鼻病长期张口呼吸及烟酒过度、环境空气干燥、粉尘和刺激性气体污染等。

### (二)症状

咽部不适,或疼、或痒、或干燥感、灼热感、烟熏感、异物感等;刺激性咳嗽,晨起用力咳出分泌物,甚或作呕。病程 2 个月以上,常因受凉、感冒、疲劳、多言等原因导致症状。

### (三)检查

咽部慢性充血,加重,呈暗红色,或树枝状充血;咽后壁淋巴滤泡增生,或咽侧索肿大;咽黏膜增生肥厚,或干燥、萎缩、变薄,有分泌物附着。具上述症状及 1 项或 1 项以上检查所见,即可诊断。

## 四、护理计划

(1)注意身体健康,增强体质,预防感冒;生活要有规律,以防劳累生气耗伤气阴,引致虚火上炎。

(2)减少发音,避免大声呼叫,以防损伤声带脉络。

(3)及早彻底治疗咽喉部炎症。

(4)戒除烟酒,少食辛辣刺激、干燥上火和冰镇食品、饮料。

(5)避免各种有害气体及粉尘刺激。

(刘　宇)

# 第十六节 扁桃体炎

急性扁桃体炎是链球菌侵入扁桃体发生的急性炎症。多发于儿童和青壮年，部分患者因治疗不彻底，而转变成慢性扁桃体炎，反复发作或形成全身其他器官疾病的慢性病灶。

## 一、病因与发病机制

主要致病菌为乙型溶血性链球菌、葡萄球菌、肺炎双球菌，腺病毒也可引起本病。细菌和病毒混合感染也不少见。细菌可能是外界侵入的，亦可能系隐藏于扁桃体隐窝内的细菌，当机体抵抗力因寒冷、潮湿、过度劳累、体质虚弱、烟酒过度，有害气体刺激等因素骤然降低时，细菌繁殖加强所致。有时则为急性传染病的前驱症状，如麻疹及猩红热等。急性扁桃体炎往往是在慢性扁桃体炎基础上反复急性发作。

## 二、护理评估

(1)健康史。

(2)症状与体征：主要症状是反复发作急性扁桃体炎，也有部分患者无明显急性发作史。表现为经常咽部不适、异物感、发干、痒、刺激性咳嗽、口臭等症状。儿童过度肥大的扁桃体可引起呼吸、吞咽、语言障碍。若伴有腺样体肥大可引起鼻塞、鼾声及卡他性中耳炎症状。由于经常咽下分泌物及隐窝中的细菌毒素，可致消化不良、头痛、乏力、低热等症状。急性扁桃体炎主要症状是怕冷、继之发热、咽痛，严重时有头痛、乏力、腰背及四肢酸痛等。小儿还可出现呕吐、腹泻、昏睡至高热惊厥。咽痛剧烈时可放射至耳部。检查时可见咽部充血，扁桃体肿大，表面还有白点，这些白点很容易拭去，拭去后并不出血，并伴有下颌淋巴结肿大和压痛。

## 三、护理诊断

本病从诊断和治疗意义来说，分为充血性和化脓性两种。急性充血性扁桃体炎，一般认为系病毒引起的炎症，侵及了扁桃体黏膜的表面组织，全身及局部症状比较轻，扁桃体表面无脓性渗出物，与急性上呼吸道感染不易分开，治疗也与上呼吸道感染相同。一般不需要抗生素，采用对症处理即可。急性化脓性扁桃体炎，多为细菌感染，或细菌和病毒混合感染。多发生于春秋两季，尤其 3～4 岁以后及青年人多见，而 2 岁前及 50 岁以后很少发病。在正常情况下，人体的咽部、扁桃体隐窝内常存留致病微生物，在机体防御机能正常时，并不发生疾病。当人们在寒冷、潮湿、过度疲劳、烟酒过度等情况下，机体抵抗力下降，细菌乘机大量繁殖，并产生毒素，使扁桃体实质内发生许多大小不一的化脓性滤泡，隐窝内脱落的上皮细胞及纤维蛋白、白细胞和细菌等组成栓塞物，呈灰白色或黄白色，可相互融合假膜。本病发病很急，常伴有发热、咽痛、头痛、背痛、四肢酸痛、全身不适等症状，有时体温达 40℃，儿童可因高热而引起昏睡、抽搐或呕吐等。此外，颌下及颈淋巴结肿大并有压痛，有时可有耳痛(神经反射性耳痛)。扁桃体局部炎症可向四周扩散，引起扁桃体周围淋巴组织的炎症和扁桃体周围脓肿，也可引起中耳炎、颈淋巴结炎症。如发生全身并发症多为风湿热、风湿性关节炎、风湿性心脏病、急性肾炎五官科(耳鼻喉)常见疾病护理等，这类疾病，一般认为与溶血性链球菌引起的变态反应有关。本病具有传染性，患者应适当隔离；适当休息、多饮水，饮水困难者应补液；可用退热镇痛剂，以缓解头痛、高热等。多为链球菌感染，首选的抗生素为青霉素。注意口腔清洁。

## 四、护理计划

(1)发病时应卧床休息，多饮水排出细菌感染后在体内产生的毒素。

(2)淡盐水含漱每日多次，保持口腔清洁无味。

(3)在应用抗生素治疗时,应严密观察患者体温、脉搏变化,如仍持续高热,可增大剂量,或在医生指导下更换药物。

(4)小儿体温过高时,应物理降温,用凉巾或冰袋敷头颈部,也可用酒或低浓度酒精擦拭头颈、腋下、四肢,帮助散热,防止病儿发生惊厥。

(5)保持大便通畅,大便秘结时可服用缓泻药。

(6)急性扁桃体炎不是一种单纯的局部疾病,当细菌或病毒毒素进入血液循环后,会引起严重的并发症,如风湿热、心肌炎、肾炎、关节炎等,邻近器官也可并发颈淋巴炎、中耳炎等。因此对此病必须重视,严密观察患者病态发展,给予及时处理,勿使并发症发生。

(7)为预防疾病的反复发作,应注意锻炼身体,增强体质,增强抗病能力。

(刘　宇)

# 第十六章　老年疾病护理

## 第一节　疼痛的护理

疼痛(pain)是由感觉刺激而产生的一种生理、心理反应和情感上的不愉悦经历。老年人疼痛主要有来自骨关节系统的疼痛、头痛以及其他慢性病引起的疼痛。肿瘤引起的疼痛也是老年人最为常见的症状之一。由于老年人的痛觉敏感度降低,可延误慢性疼痛病症的诊治。疼痛常使老年人服用过多的药物而可增加药物的不良反应、毒性作用等不良反应。

### 一、护理评估

(一)健康史

询问老年人疼痛的部位、性质、开始时间、持续时间和强度,加重或缓解疼痛的因素。了解是否患有骨关节病、神经系统疾病、肿瘤等疾病,明确目前存在疾病与疼痛症状间的关系。询问目前正在使用哪些药物治疗,疼痛对食欲、睡眠和日常生活的影响。

(二)身体评估

1.疼痛类型

(1)根据起病的急缓和持续的时间分为急性和慢性疼痛。

急性疼痛的特征是:①起病急,持续时间多在1个月内;②有明确的原因,如骨折、手术等;③疼痛常伴有自主神经系统症状,如心跳加快、出汗,甚至血压轻度升高。

慢性疼痛的特点是:①起病较慢,一般超过3个月;②多与慢性疾病有关,如糖尿病性周围神经病变、骨质疏松症等;③无自主神经症状,但易发生抑郁等心理障碍。

(2)根据发病机制分为躯体疼痛(somatic pain)、内脏性疼痛(visceral pain)和神经性疼痛(neuropathic pain)。①躯体疼痛:来自皮肤、骨筋膜或深部组织,疼痛容易定位,表现为钝痛或剧痛,如骨关节退行性变、手术后疼痛或转移性骨肿瘤的疼痛;②内脏性疼痛:源自脏器的浸润、压迫或牵拉,位置较深而难以定位,表现为压榨样疼痛,可牵涉到皮肤痛,内脏性疼痛以腹腔脏器的炎症性疾病较为多见;③神经性疼痛:其疼痛性质为放射样烧灼痛,常伴有局部感觉异常,常见疾病有疱疹后神经痛、糖尿病性周围神经病变、脑卒中后疼痛、三叉神经痛等。

2.老年人疼痛表现特点

①持续性疼痛的发生率高于普通人群;②骨骼肌疼痛的发生率增高;③功能障碍与生活行为受限等症状明显增加;④疼痛常伴有疲劳、焦虑、抑郁、睡眠障碍、行走困难和康复缓慢。

3.躯体检查

①运动系统检查:对触痛敏感区域、肿胀和炎症部位的触诊,相应关节的旋转和直腿抬高试验,可使疼痛再现以帮助明确原因;②神经系统检查:寻找运动、感觉、自主神经功能障碍和神经损伤的体征。

(三)辅助检查

可通过各种疼痛量表较为准确地了解老年人的疼痛情况,对个体老年人的疼痛评估应始终使用同一个量表来评判。

1.视觉模拟疼痛量表(visual analogue scale,VAS)

VAS是用一条长约10cm的游动标尺,一面标有10个刻度,从“0”分端和“10”分端,“0”分表示无痛,“10”分代表难以忍受的最剧烈的疼痛。使用时让患者在直尺上标出能代表自己疼痛程度的相应位置,根据患者标出的位置为其评分。临床评定以“0～2”分为“优”,“3～5”分为“良”,“6～8”分为“可”,“>8”分为“差”。VAS亦可用于评估疼痛的缓解情况,在尺的一端标上“疼痛无缓解”,而另一端标上“疼痛完全缓解”,初次疼痛评分减去治疗后的疼痛评分就是疼痛的缓解程度,此方法称为疼痛缓解的视觉模拟评分法。

2.Wong-Banker面部表情量表(face rating scale,FRS)

FRS用6种面部表情从微笑至悲伤哭泣来表达疼痛的程度。此法适合任何年龄,没有特定的文化背景要求,易于掌握。急性疼痛、老年人、小儿、表达能力丧失者特别适用。

3.疼痛日记评分法(pain diary scale,PDS)

PDS是临床上常用的测定疼痛的方法。由护士、家属或患者记录每天各时间段(每0.5h,或1h,或2h,或4h)与疼痛有关的活动。在疼痛日记表内注明某时间段内某种活动方式(坐位、行走、卧位)、使用的药物名称和剂量。疼痛强度用0～10的数字量级来表示,睡眠过程按无疼痛记分(0分)。此方法简单、真实、易比较,便于发现患者的行为与疼痛、疼痛与药物用量之间的关系。

(四)心理一社会状况

持续疼痛会影响老年人的睡眠、饮食和活动,并引起焦虑、抑郁、沮丧等情绪改变,导致生活质量的下降,社会交往能力减退。

## 二、常见护理诊断与医护合作性问题

(一)疼痛

(1)与骨关节病有关组织损伤、反射性肌肉痉挛。

(2)与血管疾病有关:血管痉挛、梗塞、静脉炎。

(3)与糖尿病有关:周围神经病变。

(4)与病毒感染有关:带状疱疹。

(二)焦虑和抑郁

与长期慢性疼痛而对疼痛治疗信心降低有关。

(三)睡眠形态紊乱

与疼痛有关。

## 三、护理计划与实施

治疗和护理目标:①老年人能说出并被证实疼痛的存在;②老年人能初步应用一般止痛方法处理疼痛;③疼痛缓解或得到改善。

(一)一般护理

正确评估老年人疼痛的程度,创造良好的环境,加强生活护理,使老年人保持舒适的体位,运用按摩、冷热敷、放松术、音乐疗法等辅助手段,尽量减轻疼痛对老年人日常生活的影响。

(二)用药护理

用于缓解疼痛的药物包括非甾体类抗炎药(nonsteroidal antiinflammatory drugs,NSAID),麻醉性镇痛药,抗抑郁、抗焦虑与镇静催眠药等。老年人的疼痛以慢性多见,治疗最好使用长效缓释剂。

1.非甾体类抗炎药(NSAID)

NSAID是适用于短期治疗炎性关节疾病(如痛风)和急性风湿性疾病(如风湿性关节炎)的主要药物,也是肿瘤的早期和辅助止痛药物。其中对乙酰氨基酚是用于缓解轻、中度肌肉骨骼疼痛的首选药物。其他常用药物有布洛芬、阿司匹林、双氯芬酸等,应注意其不良反应,如胃肠道不良反应、肾脏损害、钠潴留、血小板功能障碍所致的出血倾向等。

2.阿片类药物

阿片类镇痛药适用于急性疼痛和恶性肿瘤引起的强烈持续疼痛。常用药物有曲马多、吗啡、芬太尼和哌替啶等。

3.抗抑郁药物

抗抑郁药除了抗抑郁效应外还有镇痛作用,可用于治疗各种慢性疼痛综合征。此类药包括三环类抗抑郁药如阿米替林和单胺氧化酶制剂。三环、四环类抗抑郁药不能用于青光眼、严重心脏病和前列腺肥大患者。

4.外用药

对骨关节疼痛的老年人,可选用双氯芬酸乳胶剂(扶他林)、红花油、正骨水、吲哚美辛栓塞肛等外用药。芬太尼透皮贴剂适用于不能口服的患者和应用其他阿片类药物效果不佳的患者。

(三)心理护理

重视老年人对疼痛的主诉和表现,及时给予关心和安慰,按时给予止痛药物,施行有效的非药物止痛疗法,均有助于减轻患者的疼痛、焦虑和抑郁。

(四)健康教育

使用常用的疼痛评价方法和工具,指导家属或患者正确使用止痛药物,了解止痛药物的不良反应。提醒老年人止痛药与其他药物合用时,应注意药物的相互作用可能带来的影响,应遵医嘱用药。鼓励老年人适当活动以缓解慢性疼痛,运动锻炼在改善全身状况的同时,可调节情绪,振奋精神,缓解抑郁症状。

### 四、护理评价

患者及家属能恰当使用各种有效的止痛方法。老年人的生活未受到明显的影响,表现为睡眠良好,饮食、活动能正常进行,情绪稳定。

(刘艳华)

## 第二节　尿失禁的护理

尿失禁(uroclepsia)是指尿液不能自行控制而自尿道口溢出或流出。引起尿失禁的原因可因年老而排尿功能减退、膀胱容量减少、盆底支持组织松弛等造成,也可由神经性疾病、泌尿系统感染、精神及环境因素所致。尿失禁极度困扰老年人,不仅造成皮肤损伤,反复尿路感染,还可引起老年人的心理问题。

### 一、护理评估

(一)健康史

询问老年人是否患有泌尿系统感染、糖尿病、脊髓疾患、老年性痴呆、脑卒中等疾病;询问诱发尿失禁的原因,如咳嗽、打喷嚏等,失禁时有无尿意及流出的尿量;询问有无尿道手术史、分娩史及外伤史及饮酒和服药情况。评估老年人的居住环境,如卫生间是否靠近卧室,照明及设施情况。

(二)身体状况

1.尿失禁的临床分类

临床上尿失禁分为急性尿失禁和慢性尿失禁两类。

(1)急性尿失禁:常见于急性意识障碍、急性泌尿系统感染、阴道感染、心理异常以及粪便嵌塞或使用某些镇静剂、利尿剂等,病因祛除尿失禁即可消失。

(2)慢性尿失禁:是由多种原因导致的膀胱功能障碍而出现持久性尿失禁,可分为三种类型:①压力性尿失禁：是指短暂的腹压增高而引起的反射性尿液流出。表现为咳嗽、打喷嚏、大哭、开怀大笑或运动时出现不自主地尿液流出。与老年人组织松弛，膀胱尿道括约肌张力减低有关；老年女性症状明显。②急迫性尿失禁：患者有强烈尿意，并迫不及待地排出大量尿液。尿失禁往往突然发生，几乎没有或完全没有先兆。③充盈性尿失禁：是由于膀胱过度充盈，在膀胱逼尿肌没有收缩的情况下尿液不自主地溢出。

2.评估尿失禁的方法

①直肠指诊：了解肛门括约肌张力、球海绵体肌反射、前列腺大小和质地、有无粪便嵌顿。②女性外生殖器检查：了解有无阴道前后壁膨出、子宫下垂、萎缩性阴道炎等。③尿道压力测试：在老年人膀胱充盈情况下，于站立位时咳嗽或举重物，观察是否有漏尿情况，用于确定压力性尿失禁。

（三）辅助检查

尿常规、尿培养，了解有无泌尿系统感染。有多尿现象时应做血糖等检查。

（四）心理一社会状况

尿失禁对老年人的影响包括躯体、心理、社会和生活质量。尿失禁老年人容易患会阴部湿疹、压疮、反复尿路感染，影响睡眠和性生活；因害怕漏尿或身体有异味而不愿与人交往，常害怕被别人嫌弃，易造成家庭关系紧张；老年人极易产生苦恼、自卑、耻辱、沮丧、退缩、孤独等心理问题，甚至出现绝望感。用于治疗和护理的费用增加使老年人及家庭的经济负担加重，生活质量下降。

## 二、常见护理诊断与医护合作性问题

（一）尿失禁

尿液不自主流出与骨盆肌肉和支持结构退行性改变有关。

（二）有皮肤完整性受损的危险

会阴部皮肤糜烂、压疮与尿失禁有关。

（三）社交障碍

不愿与人交往与窘迫、异味、不适有关。

（四）潜在并发症

尿路感染、压疮。

## 三、护理计划与实施

治疗和护理目标：①增强老年人自信心，能主动配合，积极治疗。②能合理饮食和活动锻炼，并坚持行为训练。③正确使用外引流和护垫，不发生会阴部皮肤损伤。④定期参与社交活动。

（一）一般护理

在病情允许的情况下，鼓励老年尿失禁者适当参加活动，生活自理或部分自理，避免疲劳。保证营养的供应，合理补充水分。指导老年人保持会阴部皮肤的干燥、清洁，尿湿后及时用温水清洗会阴部，更换被污染的衣裤和被褥，以防局部皮肤因尿液刺激造成糜烂、破溃。生活不能自理的老年人，可使用尿片或尿不湿，每日 2 次用温水清洗会阴部，并保持会阴部干燥。

（二）心理及家庭支持

尊重老年人的人格自尊，注意保护其隐私，做好家庭工作，共同配合给予老年人安慰、鼓励和心理支持，减轻老年人的窘迫感和自卑感。全面评估老年人的现状，及时发现造成尿失禁的原因，与老年人及家属共同制定护理措施。

（三）行为训练

教会老年人功能锻炼的方法。

(1)进行排尿训练，让老年人每次排尿时，做排尿与终止尿流交替进行的练习，告诉老年人每次排尿时都应练习数次。

(2)教会老年人有意识地进行收腹提肛动作，躺着或坐着时，有意识地紧缩肛门括约肌(如同紧缩肛门尽量不让大便解出来一样)约5秒钟,放松后再重复练习数次,以加强盆底肌肉的张力。

(3)教会老年人每日早晚进行自我按摩,用手掌揉小腹20～30次,可增加腹肌紧张度,刺激盆腔肌肉和膀胱肌肉的收缩,加强排尿的自控能力。

(四)用药护理

对女性压力性尿失禁者多采用雌激素与α受体拮抗剂如丙咪嗪联合应用。积极祛除诱发因素,及时发现尿路感染的症状,并按医嘱给予抗感染治疗。

(五)健康教育

(1)向老年人及家属讲解可能引起尿失禁的生理和心理因素,强调对老年尿失禁应重视预防,积极控制相关疾病。告知老年人有尿意应及时排尿,避免长时间憋尿,并告知家属提醒老年人莫忘按时上厕所。

(2)指导和帮助改善老年人的居住环境,使老年人及家属懂得积极和友善的环境对控制尿失禁的重要性。居室应光线良好,坐椅应高矮适宜,因为老年人从低矮的椅子上站起来比从高的椅子上站起来更困难、紧张和费时。卫生间应靠近老年人的卧室,坐便器和走道应有扶手。合理布局尤其是厕所的位置,有助于减少尿失禁的发生。

(3)指导老年人建立良好的生活习惯。①穿宽松、柔软、舒适且易解易系的衣裤,减轻对腹部的压力;②夜间便器放在伸手容易拿到的地方,以利老年人及时排尿;③定时开门窗,通风换气,保持室内空气清新,使患者舒适;④合理安排饮水,一般晚餐后应适当控制水的摄入,保证充分的睡眠时间,也可避免夜尿增多而引起尿失禁;⑤忌食刺激性饮食,如咖啡、茶、碳酸饮料等。

(4)提醒老年人注意药物对尿失禁的影响,利尿剂应避免夜间使用,镇痛剂和酒精会降低括约肌对排尿反应的敏感性,尽量减少使用。

(5)鼓励老年人参加各种社交活动和适当运动。

### 四、护理评价

老年人能主诉尿失禁的次数减少;能主动参与治疗护理活动;局部皮肤清洁、干燥;愿意参与社交活动。

(刘艳华)

## 第三节　皮肤瘙痒的护理

皮肤瘙痒是指因为皮肤受到刺激所引起的一种皮肤感觉,产生一种搔抓的欲望。皮肤瘙痒是老年人皮肤病中最常见的症状。痒本身并不造成对生命的直接威胁,因此常被忽略,但是皮肤瘙痒可严重影响老人的生活质量,应值得高度重视和积极防治。引起皮肤瘙痒的病因有皮肤瘙痒症和具有痒感的各种皮肤病两类。皮肤瘙痒症在老年人中患病率达10.47%,因为老年人皮肤萎缩,皮脂和汗腺分泌减少,皮肤干燥,对外界刺激抵抗力弱,轻的刺激即引起痒感。其特征是无原发皮疹而有痒感,搔抓后留有抓痕、血痂和色素斑。全身各部位皆发痒,但以下肢和背部为重,为阵发性发作,一般夜间较为严重。另外,某些刺激如风吹、局部汗渍、痔疮、肛裂、直肠或者阴道分泌物,过多洗澡、嗜辛辣食物、情绪变化、昆虫叮咬等也是引起瘙痒的原因。全身性疾病如糖尿病、缺铁性贫血、胆汁性肝硬化、某些肿瘤及肠道寄生虫病等也可伴有皮肤瘙痒症状。有痒感的皮肤病患病率达13.57%,最常见的是皮炎湿疹类皮肤病,如接触性皮炎、钱币形湿疹、淤积性皮炎、慢性单纯性苔藓、脂溢性皮炎、老年性红皮病,其特征是多有原发疾病及典型皮损表现。

### 一、护理评估

(1)询问瘙痒开始的时间、频率、严重程度,抓痒行为发生率;瘙痒一般发生在什么部位,是否影响睡眠，食辛辣、海鲜等食物后瘙痒是否加重，间隔多长时间淋浴一次，一般使用什么样的洗浴液；瘙痒发生对其日常生活的影响，有无体温升高、皮损出现。

(2)了解既往疾病史和引起瘙痒的诱因，如有无荨麻疹、尿毒症、糖尿病、缺铁性贫血、下肢静脉曲张、皮炎、湿疹、疥疮、昆虫咬伤等病史；有无接触过化妆品、清洁剂、花粉等过敏源；从事的职业有无与酸碱及溶剂等化学物质接触；近来有无外出旅游，居家环境清洁与否，有无在过冷或过热的气候下活动的病史。

(3)评估患者及家属对皮肤瘙痒知识的了解程度和认识能力，皮肤瘙痒对患者情绪的影响和心理反应，如是否出现烦躁、焦虑、紧张、恐惧。

(4)视诊皮肤有无皮损、干燥、粗糙，皮损形态、大小、表面、边缘、颜色、分布，有无抓痕、血痂、糜烂、色素沉着。触诊皮肤弹性、温度，有无压痛，有无黏液性水肿，有无淋巴结肿大。外阴、肛门指检了解有无念珠菌感染、肛裂、痔疮等。

(5)检查全血红细胞、血红蛋白、白细胞及分类、红细胞压积，以了解有无贫血、真性红细胞增多症。大便检查包括常规及潜血，了解有无肠道寄生虫及肠道肿瘤。查血糖、肝肾功能、甲状腺激素，了解有无糖尿病、尿毒症、甲状腺功能异常。肿大的淋巴结穿刺活检，了解有无淋巴系统恶性肿瘤。

## 二、护理措施

(1)创造良好的居室环境，室内通风良好，整洁卫生，陈设雅致。根据老年人的兴趣和爱好，摆放花卉，创造有生气的空间，令人心情舒畅。室温维持在 20℃～25℃，室内湿度在50%～60%，使皮肤柔韧，增强对外环境刺激的抵抗力，预防皮肤干燥、裂口等。多休息，保持安静，减少活动，可减少出汗。

(2)加强皮肤清洁与保养。①定期清洁或浸浴：一般每天至少洗脸两次(早、晚)，餐后漱口，睡前洗脚。每周洗澡一次，夏天可增加。注意清洗颈部、腋下、腹股沟、会阴部等皮肤皱褶处。不用或少用浴皂，浴皂宜选用硼酸、羊脂香皂，否则会引起皮肤干燥、瘙痒。洗浴水温以35℃～40℃为宜，过热会引起血管扩张，导致头晕。浴巾应选用质地柔软的棉质毛巾。皮肤干燥者可用15～30 mL的润肤油加入浴缸，浸泡15～30分钟以滋润皮肤。瘙痒明显者可将 250～450g 的玉米粉加入小壶热水中，调和成胶体状，倒入浴缸，浸润 15～30 分钟，对止痒有效。②皮肤保养：平时穿长袖衣服或戴帽子防晒，穿质地柔软、光滑、吸湿性强、通风性好的纯棉、麻丝织品内衣。衣裤要穿着宽松，以减少对皮肤的摩擦和利于皮肤的排泄。瘙痒者平时保持指甲平整，睡眠时带上棉质手套，避免抓伤皮肤。瘙痒难耐时，以手掌根部按压方式，或用指腹按摩，代替抓痒，免除皮肤受损伤。当皮肤干燥时，应减少淋浴次数，并于浴后用润肤液润滑皮肤。平时常用润肤油或乳液抹在完好的皮肤上，以滋润皮肤。对光敏感的皮肤，慎用含香料的化妆品。

(3)合理饮食。因某些食物会使机体产生致痒的疾病如荨麻疹、过敏性皮炎、银屑病，应指导患者避免食用，如酒、葱、蒜、姜等辛辣食物或海鲜、奶品、蛋。勿饮浓茶、咖啡、可可、巧克力等饮料，因为这些饮料会刺激神经中枢，或导致血管扩张，增加痒的感觉。帮助患者选择利于病情恢复的饮食，多吃绿色、黄色、红色等新鲜的蔬菜及水果，以补充维生素 A、维生素 E、维生素 C，防止皮肤粗糙，延缓皮肤老化。

(4)维持良好的情绪。向患者说明情绪不稳定，可使痒感加重，应保持心胸开阔、豁达、乐观向上，加强自我调适，保持愉快的心情，学会调整情绪的技巧，避免情绪波动。如果瘙痒在夜间发生，以致烦躁而无法入睡时，可在睡前作一短暂的温水淋浴帮助入睡。瘙痒致焦虑、紧张者，可指导患者采取放松或冥想等技巧，以缓解压力，或提供转移注意力的方法，如阅报、听音乐、看电视、与好友聊天，来分散患者瘙痒不适感。

(5)遵医嘱服用抗组胺药如苯海拉明和镇静药。外用止痒药膏或皮质类固醇制剂，但禁用强效类固醇涂擦脸部、外生殖器官或皮肤皱褶处。如痒感难止且为局部发痒者，可以考虑使用针灸或经皮电刺激等方法治疗。原发疾病引起者，则应治疗原发病。皮肤破损者，加用抗生素治疗。

(6)根据患者及家属的文化接受能力选择恰当的宣教方式，组织患者和患者家属参加关于皮肤瘙痒知识的宣教讲座，现场解说止痒技巧，树立战胜疾病的信心。指导患者生活有规律，参加社区各项公益性活动和体育锻炼，增添生活乐趣，调节患者心情，有利于缓解病情。

(7)教会患者评估类固醇类药物的不良反应及应用时的注意事项，并说明及时门诊随访，调整治疗方案的重要性。

（刘艳华）

## 第四节 压疮的护理

压疮(pressure sores)是由于身体局部组织长期受压，血液循环障碍，造成皮肤及皮下组织持续缺血、缺氧，营养不良而导致组织溃烂坏死。压疮一旦发生将给患者增加新的痛苦，加重病情，延长病程，若继发感染可导致严重败血症而危及老年人的生命。

### 一、护理评估

(一)危险因素

老年人发生压疮的原因复杂多样，一般可概括为以下两大类。

1.外源性因素

(1)力学因素：包括压力、摩擦力和剪切力。通常是2～3种力联合作用所致。

(2)潮湿：汗液、尿液、大小便、伤口渗液及引流液等的浸渍、刺激，导致皮肤抵抗能力下降，局部皮肤易破损而发生压疮。

(3)石膏绷带、夹板使用不当：使用石膏绷带、夹板或牵引固定时，松紧不适宜，衬垫不当，致使局部血循环不良，组织缺血坏死。

2.内源性因素

(1)老化：随年龄增长，皮肤变得松弛干燥，缺乏弹性、出现皱褶，皮下脂肪萎缩变薄，血流缓慢，对压迫的耐受力下降，而发生压疮。

(2)营养不良：老年人常因摄入及吸收不足、低蛋白血症、患慢性疾病、恶性肿瘤等原因出现消瘦、全身营养不良，造成皮下脂肪减少、肌萎缩，对压迫的缓冲力降低发生压疮。

(3)感觉、运动功能减退：老年人常因年龄大，合并瘫痪、老年性痴呆、意识障碍及关节炎等，出现感觉、运动功能减退，对压迫的感受性和躲避能力降低，发生压疮。

压疮危险因素评分如下。

通过评分的方式，对老年人发生压疮的危险性进行评估(表16-1)。评分≤16分时，易发生压疮；分数越低，发生压疮的危险性越高。

表16-1 压疮危险因素评估表

| | 4分 | 3分 | 2分 | 1分 |
|---|---|---|---|---|
| 神志状态 | 清醒 | 淡漠 | 模糊 | 昏迷 |
| 营养状况 | 好 | 一般 | 差 | 极差 |
| 运动情况 | 运动自如 | 轻度受限 | 重度受限 | 运动障碍 |
| 活动情况 | 活动自如 | 扶助行走 | 依赖轮椅 | 卧床不起 |
| 排泄控制 | 能控制 | 尿失禁 | 大便失禁 | 两便失禁 |
| 循环 | 毛细血管再灌注迅速 | 毛细血管再灌注减慢 | 轻度水肿 | 中度至重度水肿 |
| 体温 | 36.6℃～37.2℃ | 37.2℃～37.7℃ | 37.7℃～38.3℃ | 大于38.3℃ |
| 使用药物 | 未使用镇静剂和类固醇 | 使用镇静剂 | 使用类固醇 | 使用镇静剂和类固醇 |

(二)健康史

仔细询问老年人有无伴发与长期卧床相关的疾病或因素；平素的饮食营养状况、活动情况和精神状态；姿势、体位及其更换的频率和方法；居室的温湿度；衣被的面料和质地，皮肤及床单位的清洁度；护理用具的完好程度；家属对老年人的关心照顾情况等。询问有无皮肤受损及其特点，如出现的时间、部位、病灶数目、创面大小、分期；有无寒战、发热、疼痛、意识模糊等伴随症状。

（三）身体状况

压疮一般仅表现局部症状和体征，严重者可因继发感染而出现发热、寒战、食欲不振、意识障碍、皮肤黏膜淤点等全身反应。

压疮是老年护理过程中常见的问题之一，老年人压疮的特点是：

1.比较隐蔽

老年人由于感觉及反应迟钝、痴呆等原因，使早期发现压疮相当困难。

2.易继发感染

老年人机体免疫力下降，压疮局部及其周围组织易继发感染，严重者可并发全身感染而危及生命。

3.全身反应不明显

老年人因感觉迟钝、身体虚弱及机体免疫力低下，即使继发全身感染时，中毒表现也常不典型、不明显，易贻误治疗时机。

4.愈合困难

老年人由于营养不良、皮肤老化、组织修复能力差、合并慢性病等原因，一旦发生压疮，很难愈合。

（四）辅助检查

根据压疮的局部及全身症状和体征选择相应检查方法，如可疑压疮合并感染时，可行创面和血液的细菌学培养及药敏试验。

（五）心理－社会状况

老年人发生压疮后，除增加老年人新的痛苦外，同时可因其创面难以愈合、分泌物产生的异味，出现焦虑、自卑自责、不愿与人交往、悲观、绝望、强化患者角色的被动性心理、情感和行为的改变。

## 二、常见护理诊断及医护合作性问题

（一）皮肤完整性受损

与局部组织长期受压、营养不良等有关。

（二）潜在并发症——感染

与局部组织破损、老年人机体抵抗力下降、营养不良等因素有关。

## 三、护理计划与实施

治疗和护理目标：消除产生压疮的因素，患者在住院期间能保持皮肤的完整性，未发生压疮或经过精心护理后压疮愈合未发生感染等并发症；患者及家属掌握预防压疮的有关知识与护理技能，能参与压疮的自我护理。压疮的发生可以预防，预防的关键是消除其发生的原因。护士需将预防压疮的有关知识与技能教给老年人及其家属，使之配合护士加强对老年患者的护理，做到勤观察、勤翻身、勤按摩、勤整理、勤更换和营养好；同时应做好交接班工作，严格细致交接老年人局部皮肤情况及护理措施落实情况；对已发生压疮的老年人，应立即给予治疗和护理。其具体的护理措施如下：

（一）去除危险因素

如采取措施解除局部压迫，积极治疗原发病等。

（二）改善全身营养，促进压疮愈合

良好的营养是压疮愈合的重要条件。应加强老年人的营养，增加优质蛋白质和热能的摄入，纠正负氮平衡，补充富含维生素和微量元素的食物。遵医嘱使用药物，促进创面的愈合。对于水肿患者，应根据水肿的程度限制水、钠摄入。

(三)压疮局部的护理

1.淤血红肿期

此期护理原则是去除危险因素，加强预防，避免压疮继续发展。如增加翻身次数，防止局部继续受压、受潮；采用湿热敷、红外线照射等方法促进局部的血液循环。

2.炎性浸润期

此期护理原则是保护皮肤，预防感染。对未破的小水疱要减少摩擦，防破溃感染，促进水疱自行吸收；大水疱在不剪去表皮的情况下，用无菌注射器抽出疱内液体，涂以消毒液，用无菌敷料包扎，并可继续采用红外线照射。

3.溃疡期

此期护理原则是清洁创面，促进愈合。避免局部组织继续受压，保持创面清洁干燥，创面感染较轻者，用无菌生理盐水、0.02%呋喃西林、0.1%～0.3%利凡诺清洁创面，再用凡士林纱布及敷料包扎，1～2天更换敷料一次；对于溃疡较深、引流不畅者，先清洁创面，去除坏死组织，用3%过氧化氢溶液冲洗，防止厌氧菌的生长，促进愈合。感染的创面应每周采集分泌物做细菌培养及药敏试验，按结果选用药物。另外，可用红外线灯照射或局部高压氧辅助治疗，达到促进创面愈合的目的。

(四)积极防治并发症

压疮若处理不及时或处理不当均可并发全身感染，引起败血症。护士应协助医生在全面提高老年人抵抗力的基础上，正确处理创面，加强外源性感染的预防，密切观察压疮局部，动态监测生命体征的变化。一旦发生感染，遵医嘱给予抗生素治疗。

(五)健康指导

向老年人、家属讲解有关压疮的发生、发展、预防及治疗、护理的一般知识，使老年患者及家属能积极参与自我护理。

### 四、护理评价

(1)是否有效地消除了产生压疮的因素，老年人未发生压疮；或经过积极有效的处理，压疮愈合，老年人感觉舒适，皮肤保持完好状态。

(2)老年人及家属学会了预防压疮的相关知识和技能，并能参与压疮的自我护理。

(刘艳华)

## 第五节　老年期痴呆的护理

### 一、概述

老年期痴呆是指发生在老年期由大脑的退行性病变、脑血管性病变和脑外伤、肿瘤、感染、中毒或代谢障碍等病因所致的以痴呆为主要临床表现的一组疾病。老年痴呆症是脑功能障碍而产生的获得性智能损害综合征。主要包括阿尔茨海默病(Alzheimer's disease，AD，简称老年性痴呆)、血管性痴呆(vascular dementia，VD)、混合性痴呆和其他类型痴呆，如帕金森病、酒精依赖、外伤等引起的痴呆。其中以AD和VD为主，约占全部痴呆的70%～80%。AD是一组病因未明的原发性退行性脑变性疾病。AD起病可在老年前期(早老性痴呆)，但老年期的(老年性痴呆)发病率更高。VD是指由各种脑血管病导致脑循环障碍后引发的脑功能降低所致的痴呆。VD大都在70岁以后发病，在男性、高血压和(或)糖尿病患者、吸烟过度者中较为多见。如能控制血压和血糖、戒烟等，一般能使进展性血管性痴呆的发展有所减慢。研究表明，老年痴呆症的发病可能与下列因素有关：①遗传因素：早发家族性AD(FAD)与第1、14、21号染色体存在基因异常有关,65%～75%散发 AD 及晚发 FAD 与第 19 号染色体 ApoEε4(载脂蛋白 ε4)基因有关;②神经递质乙酰胆碱减少,影响记忆和认知功能;③免疫功能障碍:老年斑中淀粉样蛋白原纤维中发现有免疫球蛋白存在;④慢性病毒感染;⑤铝的蓄积;⑥高龄;⑦文化程度低。

## 二、护理评估

(一)健康史

评估患者有无 AD 的发病因素。询问患者有无脑外伤、心脑血管疾病、糖尿病、既往卒中史、吸烟等。

(二)身体状况

AD 和 VD 在临床上均有构成痴呆的记忆障碍和精神症状的表现,但二者又在多方面存在差异,见表 16-2。

表 16-2　AD 与 VD 的鉴别

| | AD | VD |
|---|---|---|
| 起病 | 隐袭 | 起病迅速 |
| 病程 | 缓慢持续进展,不可逆 | 呈阶梯式进展 |
| 认知功能 | 可出现全面障碍 | 有一定的自知力 |
| 人格 | 常有改变 | 保持良好 |
| 神经系统体征 | 发生在部分患者中,多在疾病后期发生 | 在痴呆的早期就有明显的脑损害的局灶性症状体征 |

此外,VD 的临床表现除了构成痴呆的记忆障碍及精神症状外,还有脑损害的局灶性神经精神症状,如偏瘫、感觉丧失、视野缺损等,并且 VD 的这些临床表现与病损部位、大小及发作次数关系密切。

AD 则根据病情演变,一般分为三期。

1. 第一期,遗忘期,即初期

(1)首发症状为记忆减退,尤其是近期记忆减退明显,不能学习和保留新信息。

(2)语言能力下降,不能用合适的词语表达思维内容,甚至出现孤立性失语。

(3)定向力障碍,空间定向不良,易于迷路。

(4)抽象思维和判断能力受损。

(5)情绪不稳,情感幼稚,易激惹,偏执、急躁、缺乏耐心、易怒等。

(6)认知能力障碍,人格改变,如主动性减少、活动减少、孤僻、自私、对周围环境兴趣减少、对人缺乏热情,敏感多疑。本期能保持日常生活自理能力,一般不需特别照顾。病程可持续 1～3 年。

2. 第二期,混乱期,即中期

(1)完全不能学习和回忆新信息,远期记忆受损但未完全丧失。

(2)注意力不集中。

(3)定向力进一步丧失,常去向不明或迷路,并出现失语、失认、失用、失写、失计算。

(4)日常生活能力下降,如洗漱、梳头、进食、穿衣及大小便等需别人协助。

(5)人格进一步改变,如兴趣更加狭窄,对人冷漠,甚至对亲人漠不关心,言语粗俗,无故打骂家人,缺乏羞耻感和伦理感,行为不顾社会规范,不修边幅,不知整洁,将他人之物据为己有,争吃抢喝类似孩童,随地大小便,当众裸体,甚至发生违法行为。

(6)行为紊乱,如精神恍惚,无目的的翻箱倒柜;收藏废物,视为珍宝,怕被盗窃,东藏西藏;无目的徘徊,甚至出现攻击行为;动作日渐减少,端坐一隅,呆若木鸡。本期患者不能独立生活,需要特别照顾,是护理照管中最困难的时期,多在起病后的 2～10 年。

3. 第三期,极度痴呆期,即末期

(1)生活完全不能自理,卧床不起,大小便失禁。

(2)智能完全丧失。

(3)无自主运动,缄默不语,不会吞咽,成为植物人状态。常因吸入性肺炎、压疮、泌尿系感染等并发症而死亡。本期多在发病后的8～12年。

(三)心理—社会状况

1.心理方面

老年痴呆患者大多数时间限制在家里，常感到孤独、寂寞、羞愧、抑郁，甚至有自杀行为。

2.社会方面

痴呆患者患病时间长、自理缺陷、人格障碍，需家人付出大量时间和精力进行照顾，常给家庭带来很大的烦恼，也给社会添加了负担，尤其是付出与效果不成正比时，有些家属会失去信心，甚至冷落、嫌弃老年人。

(四)辅助检查

1.影像学检查

对于AD患者，CT或MRI显示有脑萎缩，且进行性加重；正电子发射体层摄影(PET)可测得大脑的葡萄糖利用和灌流在大脑某些区域(在疾病早期阶段的顶叶和颞叶，以及后期阶段的额前区皮层)有所降低。对VD患者，CT或MRI检查发现有多发性脑梗死，或多发性腔隙性脑梗死，多位于丘脑及额颞叶，或有皮质下动脉硬化性脑病表现。

2.心理测验

简易智能精神状态检查量表(MMSE)、长谷川痴呆量表可用于筛查痴呆；韦氏记忆量表和临床记忆量表可测查记忆；韦氏成人智力量表可进行智力测查。

采用Hachinski缺血量表(表16-3)可对AD和VD进行鉴别。

**表16-3　Hachinski缺血量表**

| 临床表现 | 分数 | 临床表现 | 分数 |
|---|---|---|---|
| 1.突然起病 | 2 | 8.情感脆弱 | 1 |
| 2.病情逐步恶化 | 1 | 9.高血压病史 | 1 |
| 3.病程有波动 | 2 | 10.卒中发作史 | 2 |
| 4.夜间意识模糊明显 | 1 | 11.合并动脉硬化 | 2 |
| 5.人格相对保存完整 | 1 | 12.神经系统局灶症状 | 2 |
| 6.情绪低落 | 1 | 13.神经系统局灶性体征 | 2 |
| 7.躯体性不适的主诉 | 1 | | |

Hachiski法评定：满分为18分，≤4分为AD，≥7分为VD。

## 三、护理诊断

(一)记忆受损

与记忆进行性减退有关。

(二)自理缺陷

与认知行为障碍有关。

(三)思维过程紊乱

与思维障碍有关。

(四)语言沟通障碍

与思维障碍有关。

(五)照顾者角色紧张

与老年人病情严重和病程的不可预测及照顾者照顾知识欠缺、身心疲惫有关。

## 四、护理目标

(1)患者能最大限度地保持记忆力和沟通能力，能满意地使用改变后的方式进行交流。

(2)患者在最大限度上恢复和达到自理，日常生活自理能力提高，能较好地发挥残存功能，生活质量提高，患者恢复最佳活动功能，身体活动能力增强。患者能保持良好的营养状态。

(3)家庭照顾者能应对患者的各种变化，提供良好的照顾。

## 五、护理措施

(一)日常生活护理及照顾指导

1. 饮食护理

(1)饮食要清淡，品种多样化，保证蛋白质的供应，多食富含维生素、纤维素的食物，少食动物脂肪类食物。

(2)饮食要低盐、低糖，节制饮食，不可过饱，防止暴饮暴食。戒烟、适量饮酒。

(3)进餐定时、定量，与家人共同进餐。偏食的患者，注意平衡膳食。

(4)患者进餐困难时，可协助进餐，亦可使用特别设计的碗筷，方便患者使用，必要时予以喂食。食物尽量简单，防止噎食及呛咳、误咽。

(5)避免铝的摄入。

(6)定时饮水。

2. 穿衣

(1)患者衣物尽量简单、宽松、柔软。选用不系带的鞋子。

(2)避免太多纽扣，以拉链取代纽扣，以弹性裤带取代皮带。

(3)说服患者接受合适的衣着，并给予鼓励。

3. 睡眠

生活有规律，保证足够的睡眠，坚持午睡，看电视时间不宜过长。

(二)自我照顾能力的训练

对于轻、中度痴呆患者，应尽可能给予自我照顾的机会，并进行生活技能训练，如反复练习洗漱，穿、脱衣服，用餐，如厕等，以提高老年人的自尊。应理解老年人的动手困难，鼓励并表扬其尽量自理的行为。

(三)专人护理

患者完全不能自理时应专人护理，注意营养的补充，防止感染等并发症的发生。

(四)用药护理

老年痴呆的药物治疗以口服为主，胆碱酯酶抑制剂在疾病的早期阶段可改善记忆和学习能力，银杏叶提取物可改善AD或VD患者的记忆丧失与其他症状，积极治疗脑血管疾病以预防和缓解VD症状。护理老年痴呆患者用药应注意：

(1)初、中期患者常忘记服药、服错药，或服药后再次服用，所以患者服药时必须有人协助其将药全部服下，以免遗忘或错服。痴呆患者常不承认自己有病，或因幻觉、多疑而认为服用的是毒药，常拒绝服药。此时需耐心说服，向患者解释，可以将药研碎拌在饭中吃下，对拒绝服药的患者，一定要看着患者把药吞下，防止患者在无人看管时将药吐掉。

(2)重症患者吞咽困难，不宜吞服片剂，最好研碎后溶于水中服用，昏迷患者可由胃管给药。

(3)痴呆老年人服药后常不能诉说不适，要细心观察患者有何不良反应，及时报告医生，调整给药方案。

(4)药品管理：对伴有抑郁症、幻觉和自杀倾向的痴呆老年人，一定要把药品管理好，放到患者拿不到或找不到的地方。

(五)智能康复训练

1. 记忆训练

鼓励患者回忆过去的生活经历，帮助其认识目前生活中的人和事，以恢复记忆并减少错误判断；鼓励患者参加一些力所能及的社交活动，通过动作、语言、声音、图像等信息刺激，提高记忆力。对于记忆障碍严重者，通过编写日常生活活动安排表、制定作息计划、挂放日历等，帮助记忆。对容易忘记的事或经常出错的程序，设立提醒标志，以帮助记忆。

2.智力训练

如拼图游戏，归纳和分类图片、实物、单词，由易到难的数字概念和计算能力训练等。

3.理解和表达能力训练

在讲述一件事情后，提问让患者回答，或让其解释一些词语的含义。

4.社会适应能力的训练

结合日常生活常识，训练患者自行解决日常生活中的问题。

（六）安全护理

1.生活环境固定

尽量避免变更患者的生活环境，当患者要到陌生地时，应有他人陪同，直至患者熟悉了新的环境和路途。

2.佩戴标志

患者外出时最好有人陪同或佩戴写有患者姓名和电话的卡片或手镯，以免丢失。

3.防止意外

老年痴呆患者常可发生跌倒、烫伤、烧伤、误服、自伤或伤人等意外。应将患者的日常生活用品置于患者方便之处。地面要做防滑处理，以防跌伤骨折。去除烫伤、烧伤、误服、自伤或伤人等危险因素。

（七）心理护理

1.陪伴关心老年人，消除孤独、寂寞感

鼓励家人经常陪伴患者，给予老年人各方面必要的帮助，陪老年人外出散步，或参加一些学习和力所能及的社会、家庭活动，使之感到家庭的温馨和生活的快乐。遇到患者情绪悲观时，应耐心询问原因，解释，安慰，给予支持、鼓励。

2.维护患者的自尊，尊重患者的人格

耐心倾听，回答询问时语速要缓慢，使用简单、直接、形象的语言；多鼓励、赞赏、肯定患者在自理和适应方面作出的任何努力，切忌使用刺激性语言。

（八）照顾者的支持指导

教会照顾者和家属自我放松方法，合理休息，寻求社会支持，适当利用家政服务机构和社区卫生服务机构及医院和专门机构的资源，组织有痴呆患者的家庭进行相互交流，相互联系与支持。

（九）健康指导

1.早期预防痴呆

老年痴呆的预防应从中年做起。

(1)积极用脑、劳逸结合，保护大脑，保证充足睡眠，注意脑力活动多样化。

(2)培养广泛的兴趣爱好和开朗性格。

(3)培养良好的卫生饮食习惯，合理膳食，低盐饮食，选择富含锌、锰、硒、锗类的健脑食物，如海产品、贝壳类、鱼类、乳类、豆类、坚果类等，适当补充维生素E。

(4)戒烟限酒，预防脑动脉硬化。

(5)不用铝制炊具。

(6)积极防治高血压、脑血管病、糖尿病等慢性病。

(7)按摩或针灸有补肾填精助阳、防止衰老和预防痴呆的效果。

(8)某些药物可引起中枢神经系统不良反应，包括精神错乱和倦怠，尽可能避免使用镇静剂、抗胆碱能药物、抗组胺制剂、抗精神病药物等。

2.早期发现痴呆

大力开展科普宣传，普及有关老年痴呆的预防知识和痴呆早期症状即轻度认知障碍和记忆障碍知识。全社会参与防治痴呆，让公众掌握痴呆早期症状的识别。重视对痴呆前期的及时发现，鼓励凡有记忆减退主诉的老年人应及早就医，以利于及时发现介于正常老化和早期痴呆之间的轻度认知损伤，对老年痴呆做到早期诊断和干预。

### 十、护理评价

通过治疗和护理干预后，患者的认知能力有所提高；能最大限度地保持社交能力和日常生活自理能力，生活质量有所提高；家庭照顾者的压力减轻，能主动照顾患者。

（刘艳华）

## 第六节　老年期抑郁症的护理

### 一、概述

老年期抑郁症是指老年期（≥60 岁）这一特定人群的与大脑器质性病变无关的精神疾病，包括原发性抑郁（青年或成年期发病，老年期复发）和老年期的各种继发性抑郁。老年抑郁症是以心境显著而持久的改变——情绪低落为基本临床表现，伴有相应的思维和行为改变。

老年期抑郁症的发病与下列因素有关：

（一）遗传因素

早年发病的抑郁症患者，具有明显的遗传倾向。如家族中有抑郁症的患者，家庭成员患病的危险性增高，可能是遗传导致了抑郁症易感性升高。然而，并非有抑郁症家族史的人都会得抑郁症，而且并非得了抑郁症的人都有家族史，这表明遗传并非是唯一决定性的患病因素。

（二）生化异常

证据表明，脑内生化物质的紊乱是抑郁症发病的重要因素。现已获知，抑郁症患者脑内有多种神经递质出现了紊乱，如增龄引起中枢神经递质改变如 5-羟色胺（5-HT）和去甲肾上腺素（NE）功能不足以及单胺氧化酶（MAO）活性升高，影响情绪的调节。

（三）神经－内分泌功能失调

有些激素具有改变情绪的作用。下丘脑－垂体－肾上腺皮质轴功能失调导致昼夜周期波动规律紊乱，抑郁症患者的睡眠模式与正常人截然不同。

（四）心理因素

心理因素对抑郁症的发病有一定的影响，如遇事悲观，自信心差，对生活事件把握性差，过分担心等会使心理应激的刺激加重，并干扰个人对事件的处理。

（五）社会环境因素和应激

人际关系紧张，经济困难或生活方式的巨大变化等都会促发抑郁。

老年期躯体多病，健康程度日渐下降，脑组织退行性变也可能对老年期抑郁症的发展产生影响。老年期抑郁症主要表现为情绪低落、焦虑、迟滞和躯体不适等，且不能归于躯体疾病和脑器质性病变。有反复发作的倾向，间歇期完全缓解，缓解期间精神活动保持良好，一般不残留人格缺损，也无精神衰退指征，部分病例预后不良，可发展为难治性抑郁症。

### 二、护理评估

（一）健康史

抑郁症是遗传、心理和社会环境等因素综合作用导致的，老年期抑郁症发病率高与老年期遭受各种社会心理刺激有关。评估时应重点询问与抑郁症发病有关的因素及慢性疾病，如原发性高血压、冠心病、糖尿病及癌症等，结合患者的情况具体分析。

（二）身体状况

1. 情感障碍

老年抑郁症患者抑郁心境长期存在，但不如年轻患者典型。大部分患者表现为无精打采、郁郁寡欢、兴趣下降、孤独、悲观、失望等。患者常用“没有精神”“心里难受”等表达自己的抑郁心境。

2. 焦虑、恐惧

表现为焦虑、恐惧、失眠，终日担心自己和家庭将遭遇不幸、大祸临头，搓手顿足，坐立不安，惶惶不可终日。或反复追念着以往不愉快的事，责备自己做错了事导致家人和其他人的不幸，对不起亲人，可出现冲动性自杀行为。

3. 思维障碍

患者表现为思维迟缓、内容贫乏、言语阻滞，应答反应缓慢，注意力难以集中。患者大部分时间处于缄默状态，行为迟缓，重则双目凝视，情感淡漠，对外界动向无动于衷。

4. 认知能力减退

大部分患者记忆力下降，计算能力、理解和判断能力下降。

5. 意志行为障碍

患者的积极性和主动性下降，依赖性增强，遇事犹豫不决。有些患者活动减少，表现为行为阻滞，通常以随意运动缺乏和缓慢为特点，肢体活动减少，面部表情减少，回避社会交往，卧床时间增多。严重者日常生活不能自理，对环境中的一切事物均无兴趣，完全处于无欲状态。

6. 躯体症状

抑郁症的核心症状是心境低落，但老年期抑郁症大多数以躯体症状作为主要表现形式，常从一种不太严重的躯体疾病开始，而后出现焦虑、不安、抑郁等情绪，由此反复去医院就诊，要求医生给以保证，如要求得不到满足则抑郁症状更加严重。常见的躯体症状以消化道症状最为多见，如食欲减退、腹胀、便秘或上腹不适感。此外，还可出现头痛、疲乏无力、心悸、胸闷、体重减轻、颈背部疼痛、睡眠障碍等，情绪低落不太明显，因此，极易误诊。上述症状往往查不出相应的阳性体征，服用抗抑郁药可缓解、消失。

7. 妄想

约有15%的患者抑郁比较严重，可以出现妄想或幻觉，看见或听见不存在的东西；认为自己犯下了不可饶恕的罪恶，听见有声音控诉自己的不良行为或谴责自己，让自己去死。由于缺乏安全感和无价值感，患者认为自己已被监视和迫害。这类妄想一般以老年人的心理状态为前提，与他们的生活环境和对生活的态度有关。

8. 自杀倾向

自杀是抑郁症最危险的症状。患者由于情绪低落、悲观厌世，严重时很容易产生自杀念头，且由于患者思维逻辑基本正常，实施自杀的成功率也较高。据研究，抑郁症的自杀率比一般人群高20倍。自杀行为在老年期抑郁症患者中很常见，而且很坚决，部分患者可以在下定决心自杀之后，表现出镇定自若，不再有痛苦的表情，进行各种安排，如会见亲人等，寻求自杀的方法及时间等等。因此，由于患者所表现出的这种假象，而使亲人疏于防范，很容易使自杀成为无可挽回的事实。由于自杀是在疾病发展到一定的严重程度时才发生，所以及早发现，及早治疗非常重要。

（三）心理一社会状况

老年人遭遇到的生活事件如退休、丧偶、独居、家庭纠纷、经济窘迫、躯体疾病等对老年期抑郁症的发生、发展作用已被许多研究证实。此外，具有神经质性格的人比较容易发生抑郁症。老年人的抑郁情绪还与消极的认知应对方式如自责、回避、幻想等有关，积极的认知应对有利于保持身心健康。

（四）辅助检查

采用标准化评定量表对抑郁的严重程度进行评估，如老年抑郁量表（GDS）、流调中心用抑郁量表（CES-D）、汉密顿抑郁量表（HAMD）、Zung抑郁自评量表（SDS）、Beck抑郁问卷（BDI），其中GDS较常用。CT、MRI 显示脑室扩大和皮质萎缩。

## 三、护理诊断

(一)个人应对无效

与不能满足角色期望、无力解决问题、社会参与改变、对将来丧失信心、心理防卫机制不恰当有关。

(二)思维过程紊乱

与消极的认知态度有关。

(三)睡眠型态紊乱

与精神压力过大有关。

(四)有自杀的危险

与严重抑郁悲观情绪、自责自罪观念、有消极观念、自杀企图和无价值感有关。

## 四、护理目标

(1)患者抑郁症状减轻,情绪稳定。

(2)患者睡眠型态改善,不需要药物辅助。

(3)患者能应对生活中的问题,生活质量提高,复发的危险因素减少。

## 五、护理措施

(一)观察病情

细心观察患者的各种表现,寻找抑郁的原因,评估抑郁的程度。

(二)日常生活护理

1. 饮食护理

饮食清淡,食用高蛋白、富含维生素的食物,如牛奶、鸡蛋、瘦肉、豆制品、水果、蔬菜。限制脂肪摄入。

2. 休息和睡眠

鼓励患者生活规律,入睡前热水泡脚或洗热水澡,为患者创造舒适安静的入睡环境,确保患者充足睡眠。

3. 适当的运动

鼓励患者参加各种娱乐活动和适当的体育锻炼,适合老年人的运动有散步、慢跑、游泳、健身操和太极拳等,每周不少于 3 次,每次 30 分钟。原则是循序渐进,持之以恒。

(三)预防自杀

自杀观念与行为是抑郁患者最严重而危险的症状。患者往往事先计划周密,行动隐蔽,甚至伪装病情好转以逃避医护人员与家属的注意,并不惜采取各种手段与途径,以达到自杀的目的。

1. 识别自杀动向

首先应与患者建立良好的护患关系,在与患者的接触中,能识别自杀动向,如在近期内曾经有过自我伤害或自杀未遂的行为,或焦虑不安、失眠、沉默少语,或抑郁的情绪突然“好转”,在危险处徘徊,拒食、卧床不起等,应给予心理支持,避免意外发生。

2. 环境布置

患者住处应光线明亮,空气流通、整洁舒适,墙壁以明快色彩为主,挂壁画,插鲜花,调动患者良好的情绪,热爱生活,积极生活。

3. 专人守护

对有强烈自杀企图的患者要专人 24 小时看护,不离视线,尤其夜间、凌晨、午间、节假日等情况下,要特别注意防范,必要时经解释后予以约束,以防意外。

4. 工具及药物管理

自杀多发生于一瞬间，凡能成为患者自伤的工具及药物要妥善保管，以免患者自伤或一次性大量吞服药物，造成急性药物中毒。

（四）用药护理

1. 密切观察药物疗效和可能出现的不良反应

目前临床上应用的抗抑郁药主要有以下几种。

（1）三环类和四环类抗抑郁药：如多塞平、阿米替林、马普替林、米安色林等，上述药物应用时间较久，疗效肯定，但可出现口干、便秘、视物模糊、直立性低血压、嗜睡、心动过速、无力、头晕、心脏传导阻滞、皮疹、诱发癫痫等不良反应，对老年患者不作首选药物。

（2）选择性 5-羟色胺再摄取抑制剂（SSRI）：主要有氟西汀、帕罗西汀、氟伏沙明、舍曲林及西酞普兰等。常见不良反应有头痛、影响睡眠、食欲缺乏、恶心等，症状轻微，多发生在服药初期，之后可消失，不影响治疗的进行。

（3）单胺氧化酶抑制剂（MAOIs）和其他新药物：因前者毒不良反应大，后者临床应用时间不长，可供选用，但不作为一线药物。

2. 坚持用药

抑郁症药物治疗时间长，有些药物有不良反应，患者往往对治疗信心不足或不愿治疗，可表现为抗拒用药、藏药或随意增减药物。要耐心说服患者严格遵医嘱服药，不可随意增减药物，更不可因药物不良反应而中途停服。另外，由于老年抑郁症容易复发，因此，强调长期服药，对于大多数患者应持续服药 2 年，而对于有数次复发的患者，服药时间应更长。

（五）心理护理

1. 阻断负向思考

抑郁患者常会不自觉地对自己或事情保持负向的看法，护士应协助患者确认负向思考，帮助患者回顾自己的优点、长处、成就来增加正向思考。指导患者与自己信任的人一道做事、交流，不要孤立、封闭自己。参加一些能使自己开心的活动，如轻微的户外运动，看电影，简单的家务，维持日常的常规生活，帮助患者暂离痛苦的思绪。要协助患者检验其认知、逻辑与结论的正确性，修正不合实际的目标。此外，协助患者完成某些建设性的工作，参与社交活动，减少患者的负向评价，提供正向增强自尊的机会。

2. 鼓励患者倾诉

严重抑郁患者思维过程缓慢，思维量减少，甚至有虚无罪恶妄想。在接触语言反应很少的患者时，应以耐心、缓慢以及非语言的方式表达对患者的关心与支持，鼓励患者表达内心的痛苦，指出真实的情况，给予希望，通过活动逐渐引导患者注意外界，利用沟通技巧，协助患者表述其看法。

3. 学习新的应对技巧

为患者创造和利用各种人际沟通机会，以协助患者改善处理问题、人际互动的方式，增强社交的技巧。并教会患者亲友识别和鼓励患者的适应性行为，忽视不适应行为，从而改变患者的应对方式。

（六）健康指导

1. 培养兴趣

进入老年期要逐步适应退休生活，面对现实，合理安排生活，与社会保持密切联系，不间断学习；并参加一定限度的力所能及的劳作；按照自己的志趣培养爱好，如种花、钓鱼、书法、摄影、下棋、集邮等。

2. 鼓励老年人与子女同住

子女不仅要在生活上给予照顾，同时要在精神上予以关心，提倡精神赡养。和睦、温暖的家庭和社交圈，有助于预防和渡过灰色的抑郁期。避免或减少住所的搬迁，以免老年人不适应陌生环境而感到孤独。

3. 社会重视

社区和老年护理机构等应创造老年人进行相互交往的条件，鼓励老年人参加集体活动，针对老年抑郁症的预防和心理健康促进等开展讲座，有条件的地区可设立网络和电话热线进行心理健康教育和心理指导。

## 六、护理评价

通过护理干预后，患者能面对现实，解决内在的冲突，增强处理焦虑和应激的能力，提高自信心和自我价值感，能重建和维持人际关系和社会生活；患者未发生睡眠型态紊乱；能积极应对生活中的问题，未再出现自杀念头或行为。

（刘艳华）

# 第十七章　糖尿病及其并发症的护理

## 第一节　糖尿病的护理

糖尿病(DM)是一组以慢性血葡萄糖(简称血糖)水平增高为特征的代谢性疾病,胰岛素分泌和(或)作用缺陷引起碳水化合物以及脂肪、蛋白质代谢紊乱,继而引起多系统损害,导致眼、肾、神经、心脏、血管等组织器官的慢性进行性病变、功能减退及衰竭;病情严重或应激时可发生急性严重代谢紊乱,如糖尿病酮症酸中毒(DKA)、高血糖高渗状态等。目前国际上通用(1999)WHO 糖尿病专家委员会提出的病因学分型:1 型糖尿病(T1DM)、2 型糖尿病(T2DM)、其他特殊类型糖尿病、妊娠糖尿病。

糖尿病是常见病、多发病,其患病率正随着人民生活水平的提高、人口老化、生活方式改变而迅速增加,呈逐渐增长的流行趋势。根据国际糖尿病联盟(IDF)统计,目前全球糖尿病患者已达 2.85 亿,按目前的增长速度,估计到 2030 年全球将有近 5 亿人患糖尿病。2008 年中华医学会糖尿病学分会(CDS)调查结果显示,在 20 岁以上的人群中,年龄标化的糖尿病患病率为 9.7%,而糖尿病前期的比例更高达 15.5%,相当于每 4 个成年人中就有 1 个高血糖状态者,更为严重的是我国 60.7%的糖尿病患者未被诊断而无法及早进行有效的治疗。糖尿病已成为发达国家中继心血管病和肿瘤之后的第三大非传染性疾病,对社会和经济带来沉重负担,是严重威胁人类健康的世界性公共卫生问题。

### 一、病因与发病机制

1.1 型糖尿病

绝大多数 T1DM 是自身免疫性疾病,遗传因素和环境因素共同参与其发病过程。某些外界因素作用于有遗传易感性的个体,激活 T 淋巴细胞介导的一系列自身免疫反应,引起选择性胰岛 β 细胞破坏和功能衰竭,常导致胰岛素绝对缺乏,具有自身免疫性、特发性。

(1)多基因遗传因素。1 型糖尿病患者的父母患病率为 11%,认为与人类白细胞相容抗原(HLA)有关,具有某些特殊类型 HLA($DW_3$、$DR_3$、$DW_4$、$DR_4$)的人具有遗传易感性。

(2)环境因素。①病毒感染:已知与 T1DM 有关的病毒有柯萨奇病毒、流行性腮腺炎病毒、风疹病毒、巨细胞病毒和脑炎心肌炎病毒等。病毒感染可破坏胰岛 β,还可损伤胰岛 β 细胞而暴露其抗原成分、启动自身免疫反应,这是病毒感染导致胰岛 β 细胞损伤的主要机制。②化学毒性物质和饮食因素:四氧嘧啶和链脲佐菌素糖尿病动物模型以及灭鼠剂吡甲硝苯脲导致的人类糖尿病可属于自身免疫性胰岛 β 细胞破坏(小剂量、慢性损伤)或非自身免疫性胰岛 β 细胞破坏(急性损伤)。母乳喂养期短或缺乏母乳喂养的儿童 T1DM 发病率增高,认为血清中存在的与牛乳制品有关的抗体可能参与 β 细胞破坏过程。

(3)自身免疫。许多证据提示 T1DM 为自身免疫性疾病,在遗传的基础上,病毒感染或其他环境因素启动了自身免疫过程,造成胰岛 β 细胞破坏和 T1DM 的发生。

(4)自然史。T1DM 的发生发展经历以下阶段:①个体在其生命的早期阶段无任何异常,但具有遗传易感性。②因病毒感染等触发事件引起少量胰岛 β 细胞破坏并启动自身免疫过程。③免疫学异常,可检测各种胰岛细胞抗体。④胰岛 β 细胞数目开始减少,胰岛分泌功能下降,仍能维持糖耐量正常。⑤胰岛中仅残存少量(约 10%)β 细胞，胰岛素分泌不足，糖耐量降低或出现临床糖尿病，需用胰岛素治疗。⑥最后胰岛 β 细胞几乎完全破坏，需依赖胰岛素维持生命。

2. 2 型糖尿病

目前对 T2DM 的病因仍然认识不足，认为也是复杂的遗传因素和环境因素共同作用的结果，出现机体从以胰岛素抵抗为主伴胰岛素分泌不足到以胰岛素分泌不足为主伴胰岛素抵抗。

(1)遗传因素与环境因素。2 型糖尿病有明显家族史，一般认为是多基因遗传疾病。环境因素包括人口老龄化、现代生活方式、营养过剩、体力活动不足、子宫内环境以及应激、化学毒物等。

(2)胰岛素抵抗和 β 细胞功能缺陷。在存在胰岛素抵抗的情况下，如果 β 细胞能代偿性增加胰岛素分泌，则可维持血糖正常；当 β 细胞功能有缺陷、对胰岛素抵抗无法代偿时，就会发生 T2DM。

(3)葡萄糖毒性和脂毒性。是糖尿病发病机制中最重要的获得性因素。在糖尿病发展过程中所出现的高血糖和脂代谢紊乱可进一步降低胰岛素敏感性和损伤胰岛 β 细胞功能，分别称为“葡萄糖毒性”和“脂毒性”。

(4)自然史。T2DM 早期存在胰岛素抵抗而胰岛 β 细胞可代偿性增加胰岛素分泌时，血糖可维持正常；当 β 细胞功能有缺陷、对胰岛素抵抗无法代偿时，才会进展为葡萄糖调节受损(IGR)和糖尿病。IGR 和糖尿病早期不需胰岛素治疗的阶段较长，但随着病情进展，相当一部分患者需用胰岛素控制血糖或维持生命。

肝糖输出增多以及葡萄糖在肝、肌肉和脂肪组织的利用减少是发生高血糖的主要原因。血糖升高后因渗透性利尿引起多尿，继而口渴多饮，外周组织对葡萄糖利用障碍，脂肪分解增多，蛋白质代谢负平衡，渐见乏力、消瘦，儿童生长发育受阻，为了补偿损失的糖、维持机体活动，患者常易饥、多食。在胰岛素极度缺乏时，脂肪组织动员分解增加，产生大量酮体，若超过机体对酮体的氧化利用能力时，酮体堆积形成酮症或发展为酮症酸中毒。

## 二、临床表现

1. 症状

代谢紊乱症状群，糖尿病的临床表现常被描述为“三多一少”，即多尿、多饮、多食和体重减轻。血糖升高较快时可使眼房水、晶体渗透压改变而引起屈光改变致视力模糊。可有皮肤瘙痒，尤其外阴瘙痒。许多患者无任何症状，仅于健康检查或因各种疾病就诊化验时发现高血糖。

2. 常见类型糖尿病的临床特点

(1)1 型糖尿病。通常年轻起病，起病迅速，症状明显，中度至重度的临床症状，包括体重下降、多尿、烦渴、多饮、体型消瘦、酮尿或酮症酸中毒等，需要胰岛素治疗；可伴有其他自身免疫性疾病。

(2)2 型糖尿病。发生在任何年龄，常在 40 岁以后起病；患者多肥胖，多数发病缓慢，症状相对较轻，半数以上无任何症状；不少患者因慢性并发症、伴发病或仅于健康检查时发现，很少自发性发生 DKA。

## 三、并发症

1. 急性严重代谢紊乱

1)糖尿病酮症酸中毒(DKA)。这是最常见的糖尿病急症。

(1)诱因：T1DM 患者有自发 DKA 倾向，T2DM 患者在一定诱因作用下也可发生 DKA。常见诱因有感染、胰岛素治疗中断或不适当减量、饮食不当、各种应激如创伤、手术、妊娠和分娩等，有时无明显诱因。

(2)临床表现：早期“三多一少”症状加重，酸中毒失代偿后，病情迅速恶化，疲乏、食欲减退、恶心呕吐，多尿、口干、头痛、嗜睡，呼吸深快，呼气中有烂苹果味(丙酮)；后期严重失水，尿量减少、眼眶下陷、皮肤黏膜干燥，脉细速、血压下降；晚期各种反射迟钝、甚至消失，昏迷。感染等诱因引起的临床表现可被DKA 的表现所掩盖，少数患者表现为腹痛，酷似急腹症。

2)高血糖高渗状态(HHs)。这是糖尿病急性代谢紊乱的另一临床类型，以严重高血糖、高血浆渗透压、脱水为特点，常有不同程度的意识障碍或昏迷，而无明显酮症酸中毒。多见于老年糖尿病患者。

(1)诱因：急性感染、外伤、手术、脑血管意外等应激状态，使用糖皮质激素、免疫抑制剂、利尿剂、甘露醇等药物，水摄入不足或失水，透析治疗，静脉高营养疗法等。有时在病程早期因误诊而输入大量葡萄糖液或因口渴而摄入大量含糖饮料可诱发本病或使病情恶化。

(2)临床表现：起病缓慢，最初表现为多尿、多饮，多食不明显或反而食欲减退。逐渐出现严重脱水和神经精神症状，患者反应迟钝、烦躁或淡漠、嗜睡，逐渐陷入昏迷、抽搐，晚期尿少甚至尿闭。

2.感染性并发症

糖尿病患者常发生疖、痈等皮肤化脓性感染，可反复发生，有时可引起败血症或脓毒血症。皮肤真菌感染如足癣、体癣也常见。真菌性阴道炎和巴氏腺炎是女性患者常见并发症，多为白念珠菌感染所致。糖尿病合并肺结核的发生率较非糖尿病者高，病灶多呈渗出干酪性，易扩展播散，形成空洞。肾盂肾炎和膀胱炎多见于女性患者，反复发作可转为慢性。

3.慢性并发症

1)大血管病变。与非糖尿病患者群相比较，糖尿病患者中动脉粥样硬化的患病率较高，发病年龄较小，病情进展较快。动脉粥样硬化主要侵犯主动脉、冠状动脉、脑动脉、肾动脉和肢体外周动脉等，引起冠心病、缺血性或出血性脑血管病、肾动脉硬化、肢体动脉硬化等。

2)微血管病变。这是糖尿病的特异性并发症。病变主要表现在视网膜、肾、神经和心肌组织，其中尤以糖尿病肾病和视网膜病变为重要。

(1)糖尿病肾病：常见于病史超过10年的患者。是T1DM患者的主要死亡原因；在T2DM，其严重性仅次于心、脑血管病。糖尿病肾损害的发生、发展可分5期，常与肾小球硬化和间质性纤维化并存。Ⅰ期、Ⅱ期仅有肾本身的病理改变；Ⅲ期开始出现微量清蛋白尿；Ⅳ期尿蛋白逐渐增多，可伴有浮肿和高血压、肾功能减退；Ⅴ期出现明显的尿毒症症状。

(2)糖尿病性视网膜病变：多见于糖尿病病程超过10年者，是失明的主要原因之一。视网膜改变可分为6期，分属2大类。Ⅰ期：微血管瘤、小出血点；Ⅱ期：出现硬性渗出；Ⅲ期：出现棉絮状软性渗出。以上Ⅰ～Ⅲ期为背景性视网膜病变。Ⅳ期：新生血管形成、玻璃体积血；Ⅴ期：纤维血管增殖、玻璃体机化；Ⅵ期：牵拉性视网膜脱离、失明。以上Ⅳ～Ⅵ期为增殖性视网膜病变(PDR)。当出现PDR时，常伴有糖尿病肾病及神经病变。

(3)其他：心脏微血管病变和心肌代谢紊乱可引起心肌广泛灶性坏死，称为糖尿病心肌病，可诱发心力衰竭、心律失常、心源性休克和猝死。

3)神经系统并发症。①中枢神经系统并发症，如缺血性脑卒中、脑老化加速、老年性痴呆危险性增高。②周围神经病变最为常见，通常为对称性，下肢较上肢严重，病情进展缓慢。先出现肢端感觉异常，如袜子或手套状分布，可伴痛觉过敏、疼痛；后期可有运动神经受累，出现肌力减弱甚至肌萎缩和瘫痪。③自主神经病变也较常见，并可较早出现，临床表现为瞳孔改变、排汗异常、胃排空延迟、腹泻或便秘等胃肠功能紊乱，以及尿失禁、尿潴留、阳痿等。

4)糖尿病足(DF)。WHO将DF定义为与下肢远端神经异常和不同程度周围血管病变相关的足部溃疡、感染和(或)深层组织破坏。轻者表现为足部畸形、皮肤干燥和发凉、胼胝(高危足)；重者可出现足部溃疡、坏疽。DF是截肢、致残的主要原因。

5)其他。①糖尿病还可引起其他眼部并发症，如白内障、青光眼、屈光改变、虹膜睫状体病变等。②皮肤病变也很常见，大多数为非特异性，但临床表现和自觉症状较重。

## 四、医学检查

1.糖代谢异常严重程度或控制程度的检查

(1)血糖测定。诊断糖尿病的主要依据，又是判断糖尿病病情和控制情况的主要指标。血糖值反映的是瞬间血糖状态。常用葡萄糖氧化酶法测定。正常人空腹静脉血糖(FPG)3.9～6.1 mmol/L。

FPG≥7.0 mmol/L(126 mg/dL)应考虑糖尿病。空腹指 8～14 小时内无任何热量摄入。

(2)葡萄糖耐量试验(OGTF)。对可疑糖尿病但血糖值未达上述指标者需作口服葡萄糖耐量试验。试验前停用可能影响 OGTT 的药物如避孕药、利尿剂或苯妥英钠等 3～7 天。清晨受试者空腹服溶于 300 mL水内的无水葡萄糖粉 75 g。5 分钟内饮完,服糖前和服糖后 2 小时分别在前臂采血测血糖。如服糖后 2 小时血糖(OGTT2PG)≥11.1 mmol/L,即可确诊。若服糖后 OGTT2PG 在 7.8～11.1 mmol/L 为糖耐量减低。

(3)糖化血红蛋白($GHbA_{IC}$)和糖化血浆白蛋白测定。$GHbA_{IC}$可反映近 8～12 周内平均血糖水平,正常值为 4%～6%。未控制好的糖尿病患者外周血中糖化血红蛋白含量较正常人高 2～4 倍。血浆蛋白(主要为白蛋白)同样也可与葡萄糖发生非酶催化的糖化反应而形成果糖胺(FA),其形成的量与血糖浓度相关,正常值为 1.7～2.8 mmol/L。由于白蛋白在血中浓度稳定,其半衰期为 19 天,故 FA 反映患者近 2～3 周内平均血糖水平,为糖尿病患者近期病情监测的指标。

(4)尿糖测定和定量检查。空腹或餐后 2 小时尿糖阳性是诊断糖尿病的重要线索。每日 4 次尿糖(3 餐前和晚上 9:00～10:00)和 24 小时尿糖定量可作判断疗效、调整降血糖药物剂量的参考指标。因多种因素可使肾糖阈值升高,故尿糖阴性不能排除糖尿病。该检查现临床已很少使用。

2.胰岛 β 细胞功能检查

(1)血浆胰岛素测定。正常人空腹基础血浆胰岛素约为 35～145 pmol/L(5～20 mU/L),1 型糖尿病血浆胰岛素释放极少;2 型糖尿病胰岛素释放可减少、正常或偏高。

(2)C 肽释放试验。方法同上,基础值不小于 400 pmol/L。高峰时间同上,峰值为基础值 5～6 倍,也反映基础和葡萄糖介导的胰岛素释放功能,C 肽测定不受血清中的胰岛素抗体和外源性胰岛素影响。

(3)其他检测 β 细胞功能的方法。根据患者的具体情况和检查目的而选用。如采用静脉注射葡萄糖一胰岛素释放试验,可了解胰岛素释放第一时相;胰升糖素一C 肽刺激试验可反映 β 细胞储备功能等。

3.并发症检查

(1)根据病情需要选用血脂、肝肾功能等常规检查,急性严重代谢紊乱时的酮体、电解质、酸碱平衡检查,心、肝、肾、脑、眼科以及神经系统的各项辅助检查等。

(2)糖尿病酮症酸中毒:血糖多为 16.7～33.3 mmol/L(300～600 mg/dL),有时可达 55.5 mmol/L(1 000 mg/dL)以上,血酮体升高,正常<0.6 mmol/L,>1.0 mmol/L 为高血酮,>3.0 mmol/L 提示酸中毒,血实际 $HCO_3^-$ 和标准 $HCO_3^-$ 降低,$CO_2$ 结合力降低,酸中毒时失代偿后血 pH 下降;剩余碱负值增大,阴离子间隙增大,与 $HCO_3^-$ 降低大致相等。

(3)高血糖高渗状态:血糖常高至 33.3 mmol/L(600 mg/dL)以上,一般为 33.3～66.6 mmol/L(600～1 200 mg/dL)。有效血浆渗透压达到或超过 320 mOsm/L(一般为 320～430 mOsm/L)可诊断本病。尿酮体阴性或弱阳性,一般无明显酸中毒($CO_2$ 结合力高于 15 mmol/L)。

4.有关病因和发病机制的检查

GAD65 抗体、IAA 及 IA-2 抗体的联合检测,胰岛素敏感性检查,基因分析等。

## 五、诊断要点

1.诊断

目前国内使用 WHO 糖尿病专家委员会提出的诊断标准(1999):糖尿病症状(高血糖所导致的多饮、多食、多尿、体重下降、皮肤瘙痒、视力模糊等急性代谢紊乱表现)加随机血糖≥11.1 mmol/L(200 mg/dL),或 FPG≥7.0 mmol/L(126 mg/dL),或 OGTT2hPG≥11.1 mmol/L(200 mg/dL)。无糖尿病症状者,需改日重复检查。

2.鉴别诊断

最重要的是鉴别 1 型糖尿病和 2 型糖尿病。但是单用血糖水平不能区分。特别是在患者起病初期进行分类有时很困难。1 型糖尿病诊断可借助以下几点。

(1)达到糖尿病诊断标准。

(2)具备1型糖尿病特点:①通常年轻起病,起病迅速,症状明显,中度至重度的临床症状,包括体重下降、多尿、烦渴、多饮、体型消瘦、酮尿或酮症酸中毒等。②空腹或餐后的血清C肽水平低或缺乏。③可出现免疫标记:胰岛素自身抗体(IAA)、胰岛细胞抗体(ICA)、谷氨酸脱羧酶抗体(GAD)、胰岛抗原抗体(IA-2);需要胰岛素治疗;可伴有其他自身免疫性疾病。但需注意血清C肽和GAD抗体及其他与1型糖尿病相关的自身免疫标记物的检测有助于鉴别诊断,但不能作为建立诊断的必要证据。

(3)分型:①免疫介导(1A型)。②特发性(1B型)。

如果对诊断有任何不确定时,可先做一个临时分类,用于指导治疗。然后依据对治疗的初始反应再重新评估和分型。

## 六、治疗

1.降糖药

(1)促胰岛素分泌剂。①磺脲类主要作用为刺激胰岛β细胞分泌胰岛素,其作用不依赖于血糖浓度。其降血糖作用的前提条件是机体尚保存相当数量(30%以上)有功能的胰岛β细胞。②格列奈类是一类快速作用的胰岛素促分泌剂,降血糖作用快而短,主要用于控制餐后高血糖。较适合于T2DM早期餐后高血糖阶段或以餐后高血糖为主的老年患者。瑞格列奈常用剂量为每次0.5～4 mg;那格列奈常用剂量为每次60～120 mg。于餐前或进餐时口服。

(2)双胍类。目前广泛应用的是二甲双胍。主要作用机制为抑制肝葡萄糖输出,也可改善外周组织对胰岛素的敏感性、增加对葡萄糖的摄取和利用。对肥胖、伴血脂异常、高血压或高胰岛素血症的T2DM患者,作为一线用药。但禁用于DKA、急性感染、充血性心力衰竭、肝肾功能不全的患者,也不宜用于孕妇和哺乳期妇女。常用剂量二甲双胍500～1 500 mg/d,分2～3次口服,最大剂量不超过2 g/d。

(3)噻唑烷二酮类(TZDs,格列酮类)。主要作用是增强靶组织对胰岛素的敏感性,减轻胰岛素抵抗,故被视为胰岛素增敏剂。近来发现它也可改善胰岛β细胞功能。现有两种制剂。①罗格列酮用量为4～8 mg/d,每日1次或分2次口服。②吡格列酮用量为15～30 mg/d,每日1次口服。

(4)a-葡萄糖苷酶抑制剂(AGI)。AGI抑制小肠黏膜刷状缘的a-葡萄糖苷酶可延迟碳水化合物吸收,降低餐后高血糖。作为T2DM第一线药物,尤其适用于空腹血糖正常(或不太高)而餐后血糖明显升高者,可单独用药或与其他降糖药物合用。T1DM患者在胰岛素治疗基础上加用AGI有助于降低餐后高血糖。现有两种制剂。①阿卡波糖:主要抑制a-淀粉酶,每次50～100 mg,每日3次。②伏格列波糖:主要抑制麦芽糖酶和蔗糖酶,每次0.2 mg,每日3次。AGI应与食物一起嚼服。饮食成分中应有一定量的糖类,否则AGI不能发挥作用。

(5)DPP-4抑制剂。延缓GLP-1在体内的灭活,GLP-1以葡萄糖浓度依赖的方式增强胰岛素分泌,抑制胰高血糖素分泌。制剂有西格列汀、沙格列汀和维格列汀。餐前服用。

2.胰高糖素样多肽1(GLP-1)

GLP-1受体激动剂通过激动GLP-1受体而发挥降低血糖的作用。GLP-1受体激动剂以葡萄糖浓度依赖的方式增强胰岛素分泌、抑制胰高血糖素分泌,并能延缓胃排空,通过中枢性的食欲抑制来减少进食量。目前国内上市的GLP-1受体激动剂为艾塞那肽和利拉鲁肽,均需皮下注射。有胰腺炎病史的患者禁用此类药物。

3.胰岛素

根据来源和化学结构的不同,胰岛素可分为动物胰岛素、人胰岛素和胰岛素类似物。根据作用特点的差异,胰岛素又可分为超短效胰岛素类似物、常规(短效)胰岛素、低精蛋白胰岛素、精蛋白锌胰岛素(包括精蛋白锌胰岛素类似物)和预混胰岛素(包括预混胰岛素类似物)。

1)适应证。①T1DM。②OKA、高血糖高渗状态和乳酸性酸中毒伴高血糖。③各种严重的糖尿病急性或慢性并发症。④手术、妊娠和分娩。⑤T2DMβ细胞功能明显减退者。⑥某些特殊类型糖尿病。

2)治疗原则和方法。胰岛素是控制高血糖的重要手段,是1型糖尿病患者维持生命和控制血糖所必需的药物。2型糖尿病患者虽然不需要胰岛素来维持生命,但多数患者在糖尿病的晚期却需要使用胰岛素来控制血糖的水平以减少糖尿病急、慢性并发症的危险性。

(1)1型糖尿病:采用模拟体内生理的胰岛素分泌方式。目前,常采用中效或精蛋白锌胰岛素制剂提供基础胰岛素(睡前和早晨注射低精蛋白胰岛素或每日注射1～2次长效胰岛素),采用短效或速效胰岛素来提供餐时胰岛素。通常较普遍的强化胰岛素治疗方案是餐前多次注射速效胰岛素加睡前注射中效或精蛋白锌胰岛素。如无其他的伴随疾病,1型糖尿病患者每日的胰岛素需要量约为0.5～1.0 U/kg。在出现其他的伴随疾病时(如感染等),胰岛素的用量要相应增加。儿童在生长发育期对胰岛素的需要量相对增加。1型糖尿病常用的胰岛素替代治疗方案(表17-1)。

表17-1　1型糖尿病常用的胰岛素替代治疗方案

| 胰岛素注射时间 | 早餐前 | 午餐前 | 晚餐前 | 睡前(10 pm) |
|---|---|---|---|---|
| 方案1 | RI或IA+NPH | RI或IA | RI或IA | NPH |
| 方案2 | RI或IA+NPH | | RI或IA+NPH | |
| 方案3 | ＊RI或IA+Chigice或p21 | RI或IA | RI或IA | |

注:RI=普通(常规,短效)胰岛素;IA=胰岛类似物(超短效,速效胰岛素);NPH=中效胰岛素;PZI=精蛋白锌胰岛素(长效胰岛素)。

＊RI或AI与长效胰岛素(Ghrice或PZI)合用时应分开注射,且不能注射在同一部位。

(2)2型糖尿病:胰岛素补充治疗(图17-1)。采用强化胰岛素治疗方案后,有时早晨空腹血糖仍然较高,可能的原因为:①夜间胰岛素作用不足。②"黎明现象",即夜间血糖控制良好,也无低血糖发生,仅于黎明短时间内出现高血糖,可能由于清晨皮质醇、生长激素等胰岛素拮抗素激素分泌增多所致;(主)Somogyi效应,即在夜间曾有低血糖,在睡眠中未被察觉,但导致体内胰岛素拮抗素激素分泌增加,继而发生低血糖后的反跳性高血糖。夜间多次(于0、2、4、6、8时)测定血糖,有助于鉴别早晨高血糖的原因。采用强化胰岛素治疗时,低血糖症发生率增加,应注意避免、及早识别和处理。2岁以下幼儿、老年患者、已有晚期严重并发症者不宜采用强化胰岛素治疗。

(3)持续皮下胰岛素输注(CSII,又称胰岛素泵)。这是一种更为完善的强化胰岛素治疗方法。

4.人工胰

由血糖感受器、微型电子计算机和胰岛素泵组成。葡萄糖感受器能敏感地感知血糖浓度的动态变化,将信息传给电子计算机,指令胰岛素泵输出胰岛素,模拟胰岛β细胞分泌胰岛素的模式,目前尚未广泛应用。

5.代谢手术

肥胖是2型糖尿病的常见合并症。减肥手术(代谢手术)可明显改善肥胖伴2型糖尿病患者的血糖控制,甚至可以使一些糖尿病患者的糖尿病"缓解"。但该治疗方法的长期有效性和安全性,特别是在我国人群中的有效性和安全性尚有待评估。

6.糖尿病合并妊娠的治疗

整个妊娠期间监测血糖水平、胎儿的生长发育及成熟情况。饮食治疗原则同非妊娠患者,总热量每天每公斤体重159 kJ(38 kcal),碳水化合物约200～300 g/d,蛋白质每天每公斤理想体重1.5～2.0 g。单纯饮食控制不佳者需采用短效和低精蛋白胰岛素,忌用口服降糖药物。由于孕36周前早产婴死亡率较高,38周后胎儿宫内死亡率增高,因此妊娠32～36周时宜住院治疗直至分娩,必要时进行引产或剖宫产。产后注意新生儿低血糖症的预防和处理。

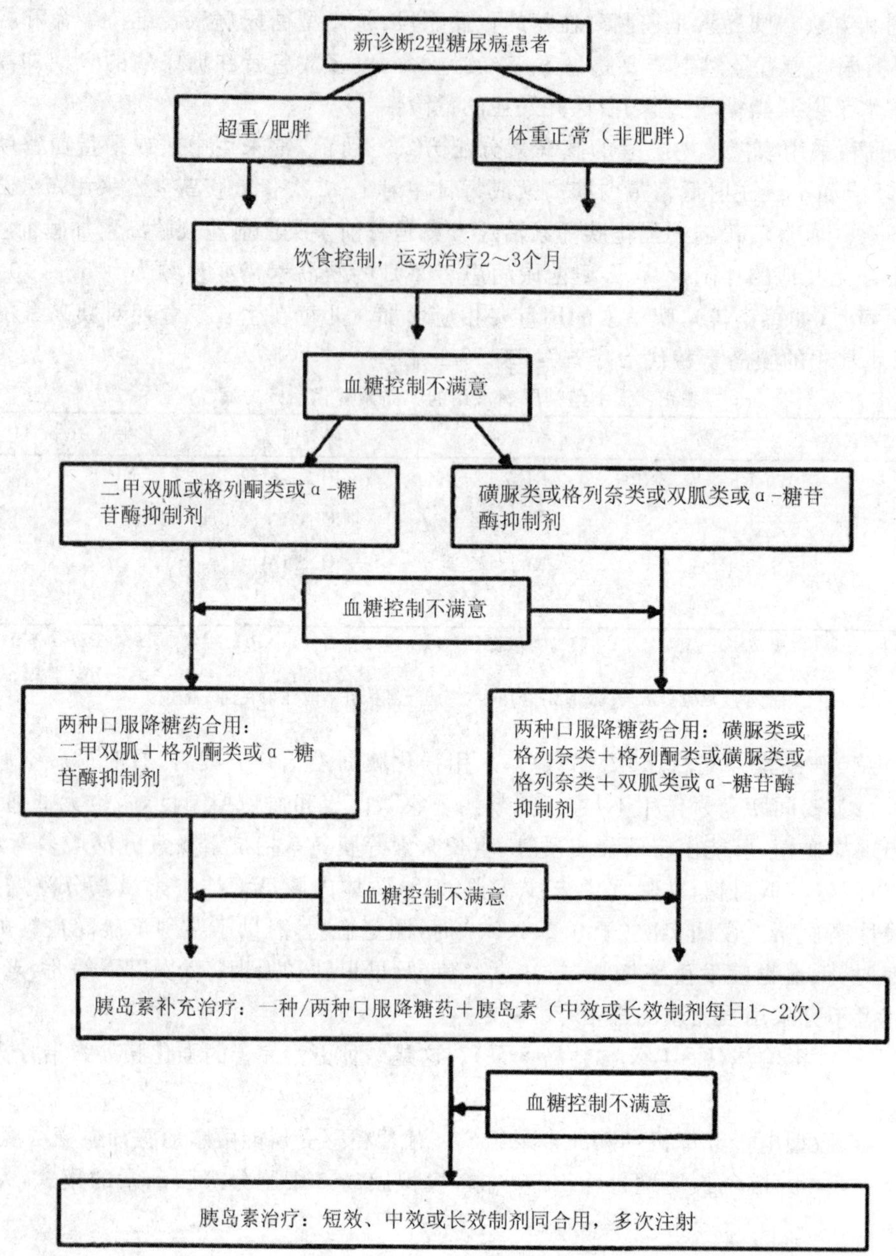


图 17-1　2 型糖尿病的治疗流程

7. 糖尿病酮症酸中毒治疗

(1)补液。是抢救 DKA 首要的、关键的措施。通常使用生理盐水。输液量和速度视失水程度而定。如患者无心力衰竭，开始时输液速度较快，在 1～2 小时内输入 0.9％氯化钠 1 000～2 000 mL，前 4 小时输入所计算失水量 1/3 的液体，以便尽快补充血容量，改善周围循环和肾功能。如治疗前已有低血压或休克，快速输液不能有效升高血压，应输入胶体溶液并采用其他抗休克措施。以后根据血压、心率、每小时尿量、末梢循环情况及有无发热、吐泻等决定输液量和速度，老年患者及有心肾疾病患者必要时监测中心静脉压，一般每 4～6 小时输液 1 000 mL。24 小时输液量应包括已失水量和部分继续失水量，一般为 4 000～6 000 mL，严重失水者可达 6 000～8 000 mL。通常先输注生理盐水，当血糖下降至 13.9 mmol/L (250 mg/dL)时改用 5％葡萄糖液，并按每 2～4 g 葡萄糖加入 1 U 短效胰岛素。

(2)胰岛素治疗。应另建输液途径，采取每小时给予每公斤体重 0.1 U 短效胰岛素，加入生理盐水中持续静脉滴注。首次负荷剂量 10～20 U 胰岛素。血糖下降速度一般以每小时约降低 3.9～6.1 mmol/L

(70～110 mg/dL)为宜,每 1～2 小时复查血糖,若在补足液量的情况下 2 小时后血糖下降不理想或反而升高,提示患者对胰岛素敏感性较低,胰岛素剂量应加倍。当血糖降至 13.9 mmol/L 时改输 5%葡萄糖溶液,加入短效胰岛素(按每 3～4 g 葡萄糖加 1 U 胰岛素计算)。尿酮体消失后,根据患者尿糖、血糖及进食情况调节胰岛素剂量或改为每 4～6 小时皮下注射一次胰岛素约 4～6 U,使血糖水平稳定在较安全的范围内。

(3)纠正电解质及酸碱平衡失调。①DKA 患者体内存在不同程度缺钾,应根据治疗前血钾水平及尿量决定补钾时机、补钾量及速度。在开始胰岛素及补液治疗后,患者的尿量正常,血钾低于 5.5 mmol/L 即可静脉补钾。治疗前已有低钾血症,尿量≥40 mL/h 时,在胰岛素及补液治疗同时必须补钾。严重低钾血症(<3.3 mmol/L)可危及生命,此时应立即补钾,当血钾升至 3.5 mmol/L 时,再开始胰岛素治疗,以免发生心律失常、心脏骤停和呼吸肌麻痹。②轻、中度酸中毒经充分静脉补液及胰岛素治疗后酮体水平下降,酸中毒可自行纠正,一般不需补碱。pH<7.1、$HCO_3^-$<5 mmol/L 的严重酸中毒者应采用等渗碳酸氢钠(1.25%～1.4%)溶液,但需避免过多过快补碱。补碱后注意监测动脉血气情况。

(4)处理诱发病和防治并发症。在抢救过程中要注意治疗措施之间的协调及从一开始就重视防治重要并发症,包括休克、严重感染、心力衰竭、肾衰竭、肺水肿、急性胃扩张等,特别是脑水肿和肾衰竭,维持重要脏器功能。

8. 高血糖高渗状态治疗

治疗原则同 DKA。①严重失水时,应积极补液,24 小时补液量可达 6 000～10 000 mL。目前多主张治疗开始使用等渗溶液如 0.9%氯化钠,如治疗前已有休克,宜先输生理盐水和胶体溶液尽快纠正休克。如无休克或休克已纠正,在输入生理盐水后血浆渗透压高于 350 mOsm/L,血钠高于 155 mmol/L,可考虑输入适量低渗溶液如 0.45%或 0.6%氯化钠。②血糖下降至 16.7 mmol/L 时开始输入 5%葡萄糖液并按每 2～4 g 葡萄糖加入 1 U 胰岛素。高血糖是维护患者血容量的重要因素,因此血糖迅速降低补液不足,将导致血容量和血压进一步下降。③胰岛素治疗方法与 DKA 相似,静脉注射胰岛素首次负荷量后,继续以每小时每公斤体重 0.05～0.1 U 的速率静脉滴注胰岛素,一般来说本症患者对胰岛素较敏感,因而胰岛素用量较小。④补钾要更及时,一般不补碱。⑤积极消除诱因和治疗各种并发症,预防从脑细胞脱水转为脑水肿的可能。

9. 糖尿病足的治疗

(1)治疗病因。严格控制血糖、血压、血脂及改善全身基础情况。

(2)神经性足溃疡的治疗。治疗关键是通过特殊的改变压力的矫形鞋或足的矫形器来改变患者足部的压力;采用一些生物制剂或生长因子类药物配合换药及局部用药。

(3)缺血性病变的处理。对于未导致严重血管阻塞或无手术指征者,可以采取静脉滴注扩血管和改善血液循环的药物等内科保守治疗措施。如患者出现严重的周围血管病变,应尽可能行血管重建手术,如血管置换、血管形成或血管旁路术。坏疽患者在休息时有疼痛及广泛的病变不能通过手术改善者,可考虑截肢。

(4)感染的治疗。有骨髓炎和深部脓肿者,在血糖控制良好的情况下加强抗感染治疗。

## 七、常见护理诊断/问题

1. 营养失调

低于机体需要量或高于机体需要量,与胰岛素绝对或相对减少,物质代谢紊乱有关。

2. 有感染的危险

与高血糖有利于细菌生长繁殖,神经、血管病变易发生组织损伤有关。

3. 潜在并发症

酮症酸中毒、低血糖、高渗性非酮症昏迷、视网膜病变。

## 八、护理措施

1.安全与舒适管理

1)合理运动。运动能促进糖代谢及提高胰岛素在周围组织中的敏感性,降低血糖,促进体重减轻并维持适当的体重,促进肌肉利用脂肪酸,降低胆固醇,有利于预防冠心病、动脉硬化等并发症的发生。根据年龄、性别、体力、病情及有无并发症等不同情况,循序渐进和长期坚持、有规律的合适运动。适用2型糖尿病肥胖者和血糖在11.1～16.7 mmol/L(200～300 mg/dL)以下者和1型糖尿病稳定期患者。禁用于并发急性感染、活动性肺结核、严重急慢性并发症(如心、肾并发症、酮症酸中毒者)、重症糖尿病等患者。

(1)运动方式:可结合患者的爱好,进行有氧运动,如散步、体操、打太极拳、慢跑、打球等,每周至少3次。

(2)运动量:宜适当,以不感到疲劳为度,运动应使患者心率达到:170－年龄。过量的运动可使病情加重。

(3)运动原则:循序渐进、逐步增加运动量和运动时间,持之以恒,切忌随意中断。

(4)运动注意事项:①运动时间最好在饭后1小时以后,避免在空腹时、降糖药物作用的高峰期进行运动以免发生低血糖。尽量避免在恶劣天气,如酷暑及炎热的阳光下或严冬凛冽的寒风中运动。②使用胰岛素患者,需要注意运动量,如运动量比平常多时,可适量加餐或减少胰岛素剂量,预防低血糖。如在运动中出现饥饿感、心慌、出冷汗、头晕及四肢无力等低血糖反应,应立即停止运动并进食,一般在休息10分钟左右即可缓解,若不能缓解,应即送医院治疗。③糖尿病患者并发心脏病、肾病及视网膜病变时,运动量不宜过大,时间不宜过长。尤其有中风或心肌梗死病史的糖尿病患者,应避免剧烈运动。因剧烈运动可使心肌耗氧量增加心肌供血不足而引起心绞痛、心肌梗死,还可因肾血流减少使糖尿病肾病加重;运动时血压上升,可诱发玻璃体和视网膜出血,应注意有无视力模糊,如有应及时就诊。④不可单独进行运动,尤其爬山、游泳、远足等。运动时需穿合适的鞋袜,避免扭伤脚部,运动后要检查双足,察看有无损伤。⑤T1DM患者体育锻炼宜在餐后,运动量不宜过大,持续时间不宜过长,并在餐前腹壁下注射胰岛素,使运动时不会过多增加胰岛素吸收速度,以避免运动后低血糖反应。

2)指导患者注意个人卫生,保持全身和局部清洁。①皮肤护理:护理操作时应严格遵守无菌原则,防止皮肤及皮下组织感染;指导患者勤换衣服,选择质地柔软、宽松的衣服,避免摩擦损伤皮肤;经常用中性肥皂和温水清洁皮肤,勤洗澡,常按摩皮肤促进局部血液循环;如有外伤或皮肤感染时,嘱患者不要搔抓皮肤。②保持口腔清洁:睡前、早起后刷牙,饭后漱口,防牙周及口腔黏膜感染。③会阴护理:女性患者要特别注意外阴部清洁,以防止或减少瘙痒和湿疹发生,防泌尿道逆行感染。

2.疾病监测

(1)常规检测:定期监测血糖,并建议患者应用便携式血糖仪进行自我监测血糖(SMBG);每3～6个月定期复查HbAIC,了解血糖总体控制情况,及时调整治疗方案。每年1～2次全面复查。

(2)并发症监测:监测血糖、血酮、血渗透压、血脂以及心、肾、神经和眼底等情况,尽早发现DKA、HHs等并发症,给予相应治疗。

(3)加重期监测:如患者一直处于昏迷状态,或稍有好转后又陷入昏迷,考虑从脑细胞脱水转为脑水肿的可能,应密切注意病情变化,及早发现和处理。

3.并发症护理

1)低血糖。①糖尿病患者低血糖有2种临床类型,即反应性低血糖和药物性低血糖。前者见于少数2型糖尿病患者的患病初期,由于餐后胰岛素分泌高峰延迟,出现反应性低血糖,大多数发生在餐后4～5 h,尤以单纯性进食碳水化合物时为著。后者多见于胰岛素使用不当或过量,以及口服磺脲类药物不当。当从动物胰岛素改用人胰岛素时,发生低血糖的危险性增加。②糖尿病患者血糖≤3.9 mmol/L即为低血糖。因此,观察低血糖的临床表现尤为重要,肌肉颤抖、心悸、出汗、饥饿感、软弱无力,紧张、焦虑、性格改变、神志改变、认知障碍,严重时发生抽搐、昏迷。老年糖尿病患者应特别注意观察夜间低血糖症状的发生。③一旦确定患者发生低血糖，应尽快给予糖分补充，解除脑细胞缺糖症状。轻症神志清醒者，可给予糖水、含糖饮料或饼干、面包等。如病情重，神志不清者，应立即给予肌内注射50%葡萄糖40～60 mL，或静脉滴注10%葡萄糖液，患者清醒后改为进食米、面食物，以防再度昏迷。反复发生低血糖或较长时间的低血糖昏迷可引起脑部损伤，因此需要给予及时有效的处理。

2)酮症酸中毒、高渗性昏迷。

(1)定期检测血糖，了解血糖的控制水平；应激状况时每天监测血糖；合理用药，不要随意减量或停用药物，需要脱水治疗时，应监测血糖、血钠和渗透压；鼓励患者主动饮水，特别是发生呕吐、腹泻、严重感染等疾病时应保证足够的水分。

(2)严密观察病情变化，使患者能得到及时有效的处理。①对有相应诱因的患者，密切观察是否出现酮症酸中毒、高渗性昏迷的征象。②严密观察和记录患者的神志、生命体征、24小时液体出入量等的变化。如高渗性昏迷患者从脑细胞脱水转为脑水肿时可一直处于昏迷状态，或稍有好转后又陷入昏迷。③遵医嘱及时抽血、留尿标本检测血糖、血酮、血钾、pH值等，并将检验结果及时通知主管医师。

(3)急救配合：①立即开放两条静脉通路，准确执行医嘱，确保液体和胰岛素的输入。②给予低流量持续吸氧。③患者绝对卧床休息，加强生活护理，注意保暖，尤须加强皮肤、口腔护理。④昏迷者按昏迷常规护理。

3)视网膜病变。严格控制血糖，患者出现视物模糊时，应减少活动，保持大便通畅，避免用力排便，防止发生视网膜剥离。患者视力下降时，注意加强日常生活的协助和安全护理，以防意外，如将日常用物放在患者随手可及范围内，移去环境中障碍物，鼓励患者触摸去熟悉环境等。

4)糖尿病足。①评估患者有无足溃疡的危险因素；每天检查患者双足1次，观察足部皮肤有无颜色、温度改变及足背动脉搏动情况，注意检查趾甲、趾间、足底部皮肤有无鸡眼、甲沟炎、甲癣，是否发生红肿、溃疡、坏死等损伤。了解足部感觉，定期做足部感觉的测试，如关节位置觉、振动觉、痛觉、温度觉、触觉和压力觉，评估患者是否出现保护性感觉丧失，以判断足溃疡的危险性。②保持足部清洁，避免感染；若足部皮肤干燥，清洁后可涂用羊毛脂，但不可常用，以免皮肤过度浸软。③预防外伤，指导患者避免赤脚走路，以防刺伤；袜子宜透气散热好及弹性好的棉毛之品；鞋子宜轻巧柔软、前端宽大，并需每天进行检查、保持里衬的平整和清除可能的异物；对有视力障碍的患者，应由他人帮助修剪指甲，指甲应与脚趾平齐，避免修剪得太短；冬天使用热水袋等热疗时谨防烫伤，同时应注意预防冻伤。

4.用药护理

1)口服降糖药。①磺脲类应从小剂量开始，于早餐前半小时口服。该药的主要不良反应是低血糖，少见有肠道反应、皮肤瘙痒、胆汁淤滞性黄疸、肝功能损害、再生障碍性贫血、溶血性贫血、血小板减少等。此外，还应注意水杨酸类、磺胺类、保泰松、利舍平、β受体阻滞剂等，可通过减弱葡萄糖异生，降低磺脲与血浆蛋白结合，降低药物在肝的代谢和肾的排泄等机制，增强磺脲类降糖药的作用。而噻嗪类利尿药、呋塞米、依他尼酸(利尼酸)、糖皮质激素等，因抑制胰岛素释放，或拮抗胰岛素作用，或促进磺脲类降糖药在肝降解等，可降低磺脲类降血糖的作用。②双胍类常见不良反应是胃肠反应，表现为口干苦、金属味、厌食、恶心、呕吐等，应于进餐时或餐后服药、从小剂量开始、逐渐增加剂量。③其他如α葡萄糖苷酶抑制剂可于进餐前即刻整片溶服或与第一口饭同时咀嚼服用，服用后常有腹部胀气等症状。瑞格列奈应于餐前口服，不进餐不服用。噻唑烷二酮主要不良反应为水肿，有心力衰竭倾向和肝病者应注意观察。

2)胰岛素。胰岛素制剂及作用(表17-2)。

(1)胰岛素注射途径：①静脉滴注：是指静脉输入小剂量胰岛素，通常以每小时每公斤体重0.1 U的速度静脉滴注，以降低血糖。②皮下注射：有胰岛素专用注射器、胰岛素笔和胰岛素泵3种。专用于胰岛素注射的1 mL注射器消除了普通1 mL注射器注射无效腔较大的缺点，并且注射器上直接标注胰岛素单位，有利于减少发生剂量错误；胰岛素笔是一种笔式注射器。胰岛素笔芯直接装入笔内，不需抽取，易于携带，对老年患者、经常外出的患者尤为方便；使用胰岛素泵时，将短效或超短效胰岛素装入其储药器内，按预先设定的程序注入体内，特点是模拟胰岛β细胞生理分泌，亦可餐前追加负荷量。

表 17-2 胰岛素制剂及作用特点

| 胰岛素制剂 | 起效时间 | 峰值时间 | 作用持续时间 |
|---|---|---|---|
| 短效胰岛素(RI) | 15～60 min | 2～4 h | 5～8 h |
| 速效胰岛素类似物(门冬胰岛素) | 10～15 min | 1～2 h | 4～6 h |
| 速效胰岛素类似物(赖脯胰岛素) | 10～15 min | 1.0～1.5 h | 4～5 h |
| 低精蛋白胰岛素(NPH) | 2.5～3 h | 5～7 h | 13～16 h |
| 精蛋白锌胰岛素(PZI) | 3～4 h | 8～10 h | 长达 20 h |
| 长效胰岛素类似物(甘精胰岛素) | 2～3 h | 无峰 | 长达 30 h |
| 精蛋白锌胰岛素类似物(地特胰岛素) | 3～4 h | 3～14 h | 长达 24 h |
| 预混胰岛素(HI30R,HI70/30) | 0.5 h | 2～12 h | 14～24 h |
| 预混胰岛素(50R) | 0.5 h | 2～3 h | 10～24 h |
| 预混胰岛素类似物(预混门冬胰岛素 30) | 10～20 min | 1～4 h | 14～24 h |
| 预混胰岛素类似物(预混赖脯胰岛素 25) | 15 min | 30～70 min | 16～24 h |
| 预混胰岛素类似物(预混赖脯胰岛素 50) | 15 min | 30～70 min | 16～24 h |

(2)使用胰岛素注意事项:①胰岛素的保存:未开封的胰岛素保存温度为 4 ℃～8 ℃。正在使用的胰岛素可以在常温环境下(20 ℃左右,不超过 28 ℃)可保存 28 天。无需放入冰箱,应避免过热、过冷、太阳直晒。②准确用药:熟悉各种胰岛素的名称、剂型及作用特点;准确执行医嘱,做到制剂、种类正确,剂量准确,按时注射。使用短效人胰岛素或含短效与中效成分的预混人胰岛素须在餐前 30 分钟进行注射。③注射胰岛素应严格无菌操作,防止发生感染。④混合胰岛素配制方法:自行混合两种剂型胰岛素时,先抽短效胰岛素,再抽低精蛋白胰岛素或精蛋白锌胰岛素,而后摇匀。以免将精蛋白锌胰岛素混入短效内,影响其速效性。⑤注射部位的选择与更换:人体适合皮下注射胰岛素的部位是手臂外侧、腹部、大腿外侧和臀部。速效胰岛素类似物可注射在以上 4 个注射部位;短效人胰岛素理想的注射部位:腹部;中长效胰岛素(例如睡前注射的低精蛋白胰岛素)或精蛋白锌胰岛素类似物理想的注射部位:大腿、臀部;预混人胰岛素或预混胰岛素类似物理想的注射部位:(早晨)腹部,(傍晚)大腿或臀部。注射部位要经常更换,长期注射同一部位可能导致局部皮下脂肪萎缩或增生,局部硬结。如在同一区域注射,必须与上一次注射部位相距 2 cm 以上。⑥注意监测血糖,如持续高血糖或血糖波动过大,应及时通知医生。

(3)胰岛素不良反应的观察及处理:①低血糖反应(见对症护理:低血糖)。②变态反应:由于胰岛素是一种蛋白质,当制剂不纯时可引起变态反应,如荨麻疹、血管神经性水肿,甚至过敏性休克。处理措施包括更换胰岛素制剂种类,使用抗组胺药和糖皮质激素等,严重变态反应者需停止或暂时中断胰岛素治疗。③注射部位皮下脂肪萎缩、硬结:采用多部位交替皮下注射可预防其发生。停止该部位注射后,硬结多可缓慢自然恢复。

5.饮食护理

(1)计算总热量。首先按患者性别、年龄和身高查表或用简易公式计算理想体重[理想体重(kg)=身高(cm)－105],然后根据理想体重和工作性质,参照原来生活习惯等,计算每日所需总热量。成年人休息状态下每日每千克理想体重给予热量 105～125.5 kJ(25～30 kcal),轻体力劳动 125.5～146 kJ(30～35 kcal),中度体力劳动 146～167 kJ(35～40 kcal),重体力劳动 167 kJ(40 kcal)以上。儿童、孕妇、乳母、营养不良和消瘦以及伴有消耗性疾病者应酌情增加,肥胖者酌减,使体重逐渐恢复至理想体重的±5%左右。

(2)营养物质。糖类含量约占饮食总热量 50%～60%,提倡用粗制米、面和一定量杂粮,忌食用葡萄糖、蔗糖、蜜糖及其制品(各种糖果、甜糕点饼干、冰淇淋、含糖饮料等)。蛋白质含量一般不超过总热量 15%～20%,成人每日每千克理想体重 0.8～1.2 g,儿童、孕妇、乳母、营养不良或伴有消耗性疾病者增至 1.5～2.0 g,伴有糖尿病肾病而肾功能正常者应限制至 0.8 g,血尿素氮升高者应限制在 0.6 g。蛋白质应至少 1/3 为动物蛋白质，以保证必需氨基酸的供给。脂肪约占总热量 30%，饱和脂肪、多价不饱和脂肪与单价不饱和脂肪的比例应为 1∶1∶1，每日胆固醇摄入量宜在 300 mg 以下。此外，各种富含可溶性食用纤维的食品可延缓食物吸收，降低餐后血糖高峰，有利于改善糖、脂代谢紊乱，并促进胃肠蠕动、防止便秘。每日饮食中纤维素含量不宜少于 40 g，提倡食用绿叶蔬菜、豆类、块根类、粗谷物、含糖成分低的水果等。每日摄入食盐应限制在 6 g 以下，限制饮酒。

(3)合理分配。确定每日饮食总热量和糖类、蛋白质、脂肪的组成后，按每克糖类、蛋白质产热 16.7 kJ (4 kcal)，每克脂肪产热 37.7 M(9 kcal)，将热量换算为食品后制订食谱，并根据生活习惯、病情和配合药物治疗需要进行安排。可按每日三餐分配为 1/5、2/5、2/5 或 1/3、1/3、1/3。

## 九、健康指导

1. 预防疾病

应对患者和家属耐心宣教，让其了解糖尿病的病因、指导患者保持情绪稳定，生活应规律，戒烟和烈性酒，加强足部护理，防止损伤，预防感染等。

2. 管理疾病

(1)让患者了解糖尿病的基础知识和治疗控制要求，强调饮食治疗与运动疗法的重要性。

(2)了解糖尿病的控制目标(表 17-3)。

(3)学会测定尿糖或正确使用便携式血糖仪，学会胰岛素注射技术。

(4)掌握医学营养治疗的具体措施和体育锻炼的具体要求，使用降血糖药物的注意事项，指导患者识别常用药物的不良反应如低血糖等，并教会处理方法。

(5)随身携带糖尿病治疗卡，以便患者发生昏迷时及时得到救治。定期门诊复查，一般每 2～3 月复检 $GHbA_{1c}$，如原有血脂异常，每 1～2 月监测 1 次，如原无异常每 6～12 月监测 1 次即可。体重每 1～3 月测 1 次，以了解病情控制情况，及时调整用药剂量。每 3～6 月门诊定期复查，每年全身检查 1 次，如查眼底、尿蛋白、心血管及神经系统功能等，以便尽早防治慢性并发症。

**表 17-3　糖尿病的控制目标**

| 检测指标 | | 目标值 |
|---|---|---|
| 血糖(mmol/L) | 空腹 | 3.9～7.2 |
| | 非空腹 | ≤10.0 |
| HbA1c(%) | | <7.0 |
| 血压(mmHg) | | <130/80 |
| HDL-C(mmol/L) | 男性 | >1.0 |
| | 女性 | >1.3 |
| 甘油三酯(mmol/L) | | <1.7 |
| LDL-C(mmol/L) | 未合并冠心病 | <2.6 |
| | 合并冠心病 | <2.07 |
| 体重指数($kg/m^2$) | | <24 |
| 尿白蛋白/肌酐比值(mg/mmol) | 男性 | <2.5(22 mg/g) |
| | 女性 | >3.5(31 mg/g) |
| 或:尿白蛋白排泄率 | | <20 μg/min(30 mg/24 小时) |
| 主动有氧活动(分钟/周) | | ≥150 |

3. 康复指导

应对患者和家属耐心宣教，提高患者对治疗的依从性，从而在医务人员指导下长期坚持合理治疗并达标，坚持随访，按需要调整治疗方案，如肥胖患者在治疗措施适当的前提下，体重不下降，应进一步减少饮食总热量;体型消瘦的患者,在治疗中体重有所恢复,其饮食方案也应适当调整,避免体重继续增加。

(史翠英)

## 第二节 糖尿病慢性并发症的护理

### 一、低血糖的护理

(一)低血糖的概念

低血糖是指糖尿病药物治疗过程中发生的血糖过低现象,可导致患者不适甚至生命危险,也是血糖控制达标的主要障碍,应该引起特别注意和重视。对非糖尿病的患者来说,低血糖症的诊断标准为血糖水平小于2.8 mmol/L。而接受药物治疗的糖尿病患者只要血糖水平≤3.9 mmol/L就属低血糖范畴。低血糖常发生于老年人、肾功能减退的患者、有微血管和大血管疾病的患者和(或)糖尿病强化治疗的过程中。

一般来说,低血糖可分为以下几类:①严重低血糖:需要旁人帮助,常有意识障碍,低血糖纠正后神经系统症状明显改善或消失。②症状性低血糖:血糖≤3.9 mmol/L且有低血糖症状。③无症状性低血糖:血糖≤3.9 mmol/L,但无低血糖症状。此外,部分患者出现低血糖症状,但没有检测血糖(称可疑症状性低血糖),也应该及时处理。

(二)低血糖的危害

1.自主神经功能障碍

糖尿病患者常伴有自主神经功能障碍,影响机体对低血糖的反馈调节能力,增加了严重低血糖发生的风险。同时,低血糖也可能诱发或加重患者自主神经功能障碍,增加发生心梗、急性心衰、脑卒中、心律失常的风险,形成"恶性循环"。

2.脑功能障碍

脑组织储存的葡萄糖非常有限,仅够维持5~10分钟脑细胞功能,脑组织的能量代谢全部依靠血液中的葡萄糖供能。当发生低血糖时,进入脑组织的葡萄糖减少,脑组织非常容易受伤害,而如果低血糖昏迷持续6小时以上的话,脑细胞将受到严重的不可逆伤害,可导致痴呆,甚至死亡。

3.其他

反复发生的低血糖可能导致眼和肾脏等器官的损害,甚至增加糖尿病患者的死亡率,如1型糖尿病患者死亡原因中有2%~4%都是低血糖。同时低血糖反应带来的不适还可能影响患者正常的日常工作、学习及家庭生活。

(三)低血糖的诱因

低血糖的发生机制是血糖和胰岛素分泌不同步,胰岛素分泌延迟,即当血糖达到高峰时,胰岛素却未达到高峰,血糖逐渐下降时,胰岛素的高峰却来临,就产生了低血糖。常见诱因包括以下几点。

1.胰岛素或胰岛素促分泌剂等药物使用不当或过量

可引起低血糖的降糖药物有胰岛素、磺脲类和非磺脲类胰岛素促泌剂以及GLP-1激动剂,其他种类的降糖药物单独使用时一般不会导致低血糖。但若和上述药物合用也可增加低血糖发生的风险。如果未按患者病情及时调整药物用量或进行强化治疗的患者血糖控制过于严格,血糖下降幅度过大或下降速度过快等,都可能发生低血糖。

2.未按时进食或进食过少

在口服降糖药物或注射胰岛素后没能按时进餐或没能吃够平时的主食量。

3.运动量增加

过量运动(时间过长、强度过大、突然运动等)。

4. 乙醇摄入，尤其是空腹饮酒

乙醇迅速进入肝脏，能抑制肝糖原的分解和异生，直接导致低血糖。

（四）低血糖的临床表现

低血糖的临床表现与血糖水平以及血糖的下降速度有关，可表现为交感神经兴奋和中枢神经症状。其程度和出现临床症状的轻重个体差异很大，与糖尿病的病程、神经病变、年龄，同时服用某些掩盖低血糖症状的药物（如β受体阻滞剂）和患者的感知功能有关。

1. 交感神经兴奋症状

包括软弱无力、出汗、心悸、面色苍白、视物模糊、四肢颤抖、饥饿感、恶心呕吐、烦躁、焦虑等。

2. 中枢神经症状

包括神志改变、认知障碍、头痛、言语障碍、幻觉、痴呆、癫痫发作，甚至昏迷、休克。部分患者在多次低血糖症发作后会出现无警觉性低血糖症，患者无心悸、出汗、视物模糊、饥饿、无力等先兆，直接进入昏迷状态，通常发生在夜间。老年患者因伴有自主神经病变，发生低血糖时常可表现为行为异常或其他非典型症状，加上反复发生，导致老年人记忆力差、智力减退、精神异常，饮食和药物治疗难以进行等。

（五）低血糖的护理

糖尿病患者应常规备用碳水化合物类食品，以便及时食用。患者血糖≤3.9 mmol/L，即需要补充葡萄糖或含糖食物。

（1）严密观察病情：密切观察生命体征及意识变化；观察小便情况，记录出入量；观察治疗前后的病情变化，评估治疗效果并做好记录。

（2）一般护理：昏迷患者按昏迷常规护理，意识恢复后要注意观察是否有再度发生低血糖的情况，以便及时处理；抽搐者除补糖外，可酌情应用适量镇静剂，并注意保护患者，防止外伤；缺氧者给予氧气吸入。

（六）低血糖的预防

（1）定期监测血糖，保持良好的血糖控制状态。

（2）告知糖尿病患者、患者家属及照顾的人员低血糖的相关知识，包括临床症状以及自我处理低血糖的方法等，并进行相关的心理指导。

（3）老年患者血糖不宜控制太严，为防止夜间无症状性低血糖的发生，睡前可适量加餐，并加测夜间3个时间点（0点、3点、6点）血糖。

（4）充分了解患者应用的降糖药，监督患者遵医嘱用药，不误用或过量使用降糖药物。初用各种降糖药时要从小剂量开始，然后根据血糖水平逐步调整药物剂量。

（5）糖尿病患者外出时随身佩戴病情卡，以便发生低血糖昏迷能及时得到他人帮助。

## 二、糖尿病酮症酸中毒的护理

（一）糖尿病酮症酸中毒的概念

糖尿病酮症酸中毒（diabetic ketoacidosis，DKA）是由于胰岛素不足和升糖激素不适当升高引起的糖、脂肪和蛋白质代谢严重紊乱综合征，临床以高血糖、高血酮和代谢性酸中毒为主要表现，是糖尿病患者最常见的急性并发症。严重者出现不同程度的意识障碍直至昏迷，延误诊断或治疗可导致死亡。1型糖尿病有发生DKA的倾向，2型糖尿病在一定诱因下亦可发生。

（二）糖尿病酮症酸中毒的诱因

DKA发病的基本环节是由于胰岛素缺乏和胰岛素拮抗激素增加，导致糖代谢障碍，血糖不能正常利用，结果血糖增高，脂肪的动员和分解加速，脂肪酸在肝脏经β氧化，生成大量乙酰乙酸、β-羟丁酸和丙酮，三者统称为酮体，当酮体生成超过组织利用和排泄的速度时，发展成酮症，同时酮症大量消耗体内储备碱，出现代谢性酸中毒，称为酮症酸中毒。因此，任何可以引起或加重胰岛素分泌绝对或相对不足的因素均可成为DKA诱因。多数患者的发病诱因不是单一的，但也有的患者无明显诱因。常见的诱因有急性感染、胰岛素不适当减量或突然中断治疗、饮食不当、胃肠疾病、脑卒中、心肌梗死、创伤、手术、妊娠、分娩、精神刺激等。

（三）糖尿病酮症酸中毒的临床表现

DKA 分为轻度、中度和重度。轻度仅有酮症而无酸中毒（糖尿病酮症）；中度除酮症外，还有轻至中度酸中毒（糖尿病酮症酸中毒）；重度是指酸中毒伴意识障碍（糖尿病酮症酸中毒昏迷）或虽无意识障碍，但二氧化碳结合力低于 10 mmol/L。

1.临床症状

早期主要表现为多尿、烦渴多饮和乏力症状加重；失代偿阶段出现食欲减退、恶心、呕吐，常伴头痛、烦躁、嗜睡等症状，呼吸深快，呼气中有烂苹果味（丙酮气味）；病情进一步发展，出现严重失水，尿量减少、皮肤黏膜干燥、眼球下陷，脉快而弱，血压下降、四肢厥冷；到晚期，各种反射迟钝甚至消失，终至昏迷。少数患者表现为腹痛等急腹症表现。

2.实验室检查

尿糖、尿酮阳性或强阳性，血酮体增高，多在 4.8 mmol/L 以上；血糖升高，一般在 16.7～33.3 mmol/L；血钾在治疗前高低不定；血尿素氮和肌酐轻中度升高。

（四）糖尿病酮症酸中毒的治疗与护理

1.DKA 的治疗

对单有酮症者，仅需补充液体和胰岛素治疗，持续到酮体消失。对失代偿或昏迷的 DKA 应按以下方法积极治疗。

（1）补液：补液治疗是抢救 DKA 的首要和关键措施，能纠正失水，恢复肾灌注，有助于降低血糖和清除酮体，并保证随后的胰岛素治疗发挥作用。补液速度应先快后慢，并根据血压、心率、每小时尿量及周围循环状况决定输液量和输液速度。一般先立即静脉输入生理盐水，1 小时内滴入 1000 mL，以后 6 小时内每 1～2 小时滴入 500～1000 mL。治疗过程中必须避免血糖下降过快、过低，以免发生脑水肿，当血糖降至 13.9 mmol/L 以下，改用 5%葡萄糖加胰岛素继续输注（按每 2～4 g 葡萄糖加 1 IU 胰岛素计算）。第一个 24 小时输液总量约 4000～5000 mL，严重失水者可达 6000～8000 mL，对老年、心血管疾病患者，输液尤应注意不宜太多、太快，以免发生肺水肿。患者清醒后鼓励饮水补液。

（2）胰岛素：一般采用生理盐水加小剂量胰岛素治疗方案，即以 0.1 IU/(kg·h)胰岛素治疗，以达到血糖快速、稳定下降，而又不易发生低血糖反应的疗效。如在第 1 小时内血糖下降不明显且脱水已基本纠正，胰岛素剂量可加倍。每 1～2 小时测定血糖，根据血糖下降情况调整胰岛素用量。当血糖降至 11.1 mmol/L时，胰岛素剂量减至 0.02～0.05 IU/(kg·h)。

（3）纠正电解质紊乱和酸中毒：酸中毒时细胞内缺钾，治疗前血钾水平不能真实反映体内缺钾程度，在开始胰岛素及补液治疗后，患者的尿量正常，血钾低于 5.2 mmol/L 即可静脉补钾。治疗前已有低钾血症，尿量＞40 mL/h 时，在胰岛素及补液治疗同时必须补钾。严重低钾血症（＜3.3 mmol/L）应立即补钾，当血钾升至 3.5 mmol/L 时，再开始胰岛素治疗，以免发生心律失常、心脏骤停和呼吸肌麻痹。如患者有肾功能不全、血钾过高（≥6.0 mmol/L）或无尿时则暂缓补钾。补钾最好在心电监护下，结合尿量和血钾水平，调整补钾量和速度。

轻症患者经补液及胰岛素治疗后，酸中毒可逐渐得到纠正，不必补碱；重症酸中毒，二氧化碳结合力＜8.92 mmol/L，pH＜6.9 时，应考虑适当补碱，给予适量等渗碳酸氢钠溶液静脉输入，但不宜过多、过快以免诱发或加重脑水肿，补碱后还需监测动脉血气，直到 pH 上升至 7.0 以上。

（4）去除诱因和治疗并发症：如休克、心力衰竭和心律失常、脑水肿和肾衰竭等。

2.DKA 的护理

（1）严密观察病情：①严密观察体温、脉搏、呼吸、血压及意识变化，低血钾患者应作心电图监测，为病情判断和观察治疗效果提供客观依据。②及时采血、留尿，定期测血糖，血、尿酮体，注意电解质和血气变化并做肝肾功能检查，以便及时调整治疗方案。③准确记录 24 小时出入量。

（2）一般护理：立即开放两条静脉通路；昏迷患者按昏迷常规护理；卧床休息，注意保暖，保持呼吸道通畅，给予氧气吸入；加强生活护理，特别注意皮肤、口腔护理。

（五）糖尿病酮症酸中毒的预防

（1）糖尿病患者及相关人员要掌握糖尿病的基本知识，提高对糖尿病酮症酸中毒的认识，一旦怀疑本病应尽早到医院就诊。

（2）1 型糖尿病患者要坚持合理地应用胰岛素，不得随意减量，更不能中断治疗，以保证血糖处于良好的控制状态。2 型糖尿病患者在合并危重疾病、感染、大手术及外伤等应激情况时，要密切监测血糖、尿酮体，血糖明显增高时要使用胰岛素治疗。

（3）严格控制饮食、多饮水，定期监测血糖，按时复诊，加强口腔、皮肤护理，预防感染。

## 三、糖尿病高渗性高血糖状态

（一）高渗性高血糖状态的概念

高渗性高血糖状态（hyperosmolar hyperglycemic state，HHS）是糖尿病的严重急性并发症之一，临床以严重高血糖，血浆渗透压显著升高、失水和意识障碍为特征，无明显酮症酸中毒。HHS 的发生率低于 DKA 且多见于老年 2 型糖尿病患者。HHS 的预后不良，死亡率为 DKA 的 10 倍以上，抢救失败的主要原因是高龄、严重感染、重度心脏衰竭、肾衰竭、急性心肌梗死和脑梗死等。

（二）高渗性高血糖状态的诱因

患者原有不同程度的糖代谢障碍，再加上某种诱因，引起严重的高血糖，但由于患者的胰岛还能分泌一定量的胰岛素，而机体抑制脂肪分解所需的胰岛素远比糖代谢所需的胰岛素量小，HHS 患者自身的胰岛素量虽不能满足应激状态下对糖代谢的需要，却足以抑制脂肪的分解，因而表现出严重的高血糖，而血酮增加不明显。常见的诱因有以下三方面。

1. 引起血糖增高的因素

各种感染合并症和应激因素，如手术、外伤、脑血管意外等；各种能引起血糖增高的药物，如糖皮质激素、苯妥英钠、普萘洛尔等；糖摄入过多，如静脉大量输入葡萄糖，静脉高营养；合并影响糖代谢的内分泌疾病，如甲亢、肢端肥大症、皮质醇增多症等。

2. 引起失水、脱水的因素

使用利尿药、水入量不足（如饥饿、限制饮水或呕吐、腹泻等）、透析治疗（包括血液透析和腹膜透析）、大面积烧伤。

3. 肾功能不全

如急、慢性肾衰竭，糖尿病肾病等，由于肾小球滤过率下降，对血糖的清除亦下降。

（三）高渗性高血糖状态的临床表现

HHS 起病常常比较隐匿。典型的 HHS 主要有严重失水和神经系统两组症状体征。

1. 临床症状

患者来诊时常已存在显著失水甚至休克。起病时患者常先有多尿、多饮，多食不明显，有的伴发热症状；随着失水逐渐加重，出现尿少甚至尿闭，同时出现神经精神症状，表现为嗜睡、幻觉、淡漠、迟钝，最后陷入昏迷。

2. 实验室检查

尿比重较高。尿糖呈强阳性。尿酮阴性或弱阳性，常伴有蛋白尿和管型尿；血糖明显增高，多为 33.3～66.6 mmol/L；血钠多升高，可达 155 mmol/L 以上。血浆渗透压显著增高，一般在 350 mOsm/L 以上。血尿素氮、肌酐和酮体常增高，多为肾前性；血酮正常或略高；血清碳酸氢根≥15 mmol/L 或动脉血 pH＞7.3。

（四）高渗性高血糖状态的治疗与护理

1. HHS 的治疗

治疗方法与 DKA 基本一致，主要包括积极补液，纠正脱水，小剂量胰岛素静脉输注控制血糖，纠正水电解质和酸碱失衡以及去除诱因治疗并发症等。因脱水较重，24 小时补液量可达到 6000～10000 mL，建议配合管喂或口服温开水，每 2 小时 1 次，一次 200 mL，总补液量约占体重 10%～12%。另外，与 DKA 不同的是，当血糖下降到 16.7 mmol/L 时可改为 5%葡萄糖液加胰岛素静脉输入。

2. HHS 的护理

同 DKA 的护理。应注意观察患者的呼吸、脉搏、血压和意识变化，观察尿色和尿量。如发现患者咳嗽、呼吸困难、烦躁不安、脉搏加快，特别是在昏迷好转过程中出现上述表现，提示输液过量的可能，应立即减慢输液速度并及时报告医生。

（五）高渗性高血糖状态的预防

(1)定期监测血糖，保持良好的血糖控制状态。

(2)保证充足的水分摄入，鼓励主动饮水；对有中枢神经系统功能障碍不能主动饮水者要记录每天出入量；保证水、电解质平衡；鼻饲饮食者要计划好每天的水摄入量，每天观察尿量。

(3)糖尿病患者因其他疾病需使用脱水治疗时要监测血糖、血钠和渗透压。发生呕吐、腹泻、烧伤、严重感染等疾病时要保证供给足够的水分。

(4)遵医嘱用药，严格控制饮食，多饮水，按时复诊，加强口腔、皮肤护理，预防感染。

## 四、糖尿病乳酸性酸中毒

（一）乳酸性酸中毒的概念

主要是体内无氧酵解的糖代谢产物乳酸大量堆积，导致高乳酸血症，进一步出现血 pH 降低，即为乳酸性酸中毒。糖尿病合并乳酸性酸中毒的发生率较低，但死亡率很高。大多发生在伴有肝、肾功能不全，慢性心肺功能不全等缺氧性疾病患者，尤其见于服用苯乙双胍者。

（二）乳酸性酸中毒的诱因

主要见于乳酸产生过多、清除减少。乳酸产生过多见于休克和左心功能不全等病理状态造成组织低灌注；呼吸衰竭和严重贫血等导致动脉血氧和降低，组织缺氧；某些与糖代谢有关的酶系（葡萄糖-6-磷酸脱氢酶、丙酮酸羧化酶和丙酮酸脱氢酶等）的先天性缺陷等。乳酸清除减少主要见于肝肾功能不全。

（三）乳酸性酸中毒的临床表现

主要为疲乏无力、恶心、厌食或呕吐，呼吸深大，嗜睡等。大多数有服用双胍类药物史。实验室检查有明显酸中毒，但血、尿酮体不升高，血乳酸水平升高。

（四）乳酸性酸中毒的治疗与护理

1. 乳酸性酸中毒的治疗

除有明显心功能不全和肾功能不全外，应尽快纠正脱水，包括补液、扩容。一般补充生理盐水，血糖无明显升高者可补充葡萄糖液，并可补充新鲜血液，改善循环。补碱应尽早且充分，常用 $NaHCO_3$，每 2 小时监测动脉血 pH，当 pH 达到 7.2 时暂停补碱治疗并观察病情，避免过量引起代谢性碱中毒。注意补钾和纠正其他电解质紊乱。积极对伴发病进行治疗，消除诱因，由药物（二甲双胍、苯乙双胍等）引起者立即停用该药物，改用胰岛素。疗效不明显者可做透析治疗以清除乳酸。

2. 乳酸性酸中毒的护理

严密观察体温、脉搏、呼吸、血压及意识变化，低血钾患者应作心电图监测；定期测血糖，测定血乳酸浓度，注意电解质和血气变化并做肝肾功能检查；准确记录 24 小时出入量及病情变化。

（五）乳酸性酸中毒的预防

严格掌握双胍类药物的适应证，尤其是苯乙双胍，对伴有肝、肾功能不全，慢性缺氧性心肺疾病，食欲不佳，一般情况差的患者忌用双胍类降糖药。二甲双胍引起乳酸性酸中毒的发生率大大低于苯乙双胍，因此建议需用双胍类药物治疗的患者尽可能选用二甲双胍。使用双胍类药物患者在遇到急性危重疾病时，应暂停本药，改用胰岛素治疗。长期使用双胍类药物者要定期检查肝、肾功能，如有不适宜用双胍类药物的情况时应及时停用。

**（史翠英）**

# 第三节　糖尿病急性并发症的护理

## 一、糖尿病慢性并发症概述

糖尿病慢性并发症包括大血管病变、微血管病变、神经病变以及骨关节病变等。由于长期的高血糖、高血压以及糖尿病的脂代谢紊乱，除对心、脑、肾等全身许多重要器官损害外，还对血管、神经及骨与关节造成危害而导致患者下肢溃疡及截肢。糖尿病慢性并发症治愈难、疗效差、病程长、易复发的临床特点给医疗及护理工作带来极大压力，同时也是糖尿病患者致死、致残最主要的因素之一，所以做好糖尿病慢性并发症的防治与护理工作尤其重要。1 型糖尿病患者在确诊后的 4～5 年内，较少有慢性并发症的出现，而大部分 2 型糖尿病患者在确诊之前就已经有糖尿病慢性并发症发生。有些患者因为存在某些并发症才被发现患了糖尿病，甚至糖尿病并发症已处于较晚期阶段。糖尿病治疗及护理的目的就包括预防、减少或延缓糖尿病慢性并发症的发生与发展，使糖尿病患者像正常人一样生活、学习、工作和娱乐，有像正常人一样的寿命和生活质量。要减少糖尿病慢性并发症的发生，糖尿病患者必须长期坚持控制好各种代谢异常指标，如高血糖、高血压、血脂异常、肥胖、胰岛素抵抗、血液黏稠度高以及不良的生活习惯等。

(一)影响糖尿病慢性并发症产生的危险因素

糖尿病患者慢性并发症产生的危险因素是复杂和综合性的，目前仍未完全清楚。主要的诱发因素可分为不可改变因素和可改变因素两个方面。

1. 不可改变的因素

(1)遗传因素：无论糖尿病患者的代谢控制如何，也不管糖尿病的病程长短，在临床上却有部分糖尿病患者并不出现糖尿病的慢性并发症；相反，有部分 2 型糖尿病患者即使病情控制良好，在较短时间内即出现了慢性并发症。因此，遗传因素可能在糖尿病慢性并发症的发生中起到一定的作用。

(2)糖尿病病程：随着糖尿病病程的延长，产生糖尿病慢性并发症的危险性、例数和严重程度的几率都将增加，病程是糖尿病患者发生慢性并发症的重要不可改变的危险因素。

(3)年龄：糖尿病慢性并发症随着年龄增长而增加，尤其是大血管病变，糖尿病患者发生大血管病变比非糖尿病者高 2～5 倍。

(4)性别：在正常成年人，绝经前女性由于雌激素对心血管的保护作用，发生心血管疾病的危险性低于男性，绝经后的女性和男性危险性相同。

2. 可改变因素

所谓可改变的因素，就是在目前充分掌握糖尿病诊疗知识和技能，并充分利用现有医疗设备的条件下，通过不断努力可使这些危险因素发生改变，以避免或阻止其慢性并发症的发生和进展，包括。

(1)高血糖：糖尿病患者发生慢性并发症的关键因素。严格控制高血糖，使其接近正常水平，同时尽量避免低血糖的发生，可预防和延缓糖尿病慢性并发症的发生和进展。

(2)高血压：糖尿病患者慢性并发症尤其是心血管并发症的重要因素。早期检出和控制高血压将有利于阻止糖尿病慢性并发症的发生和发展，并可减少糖尿病尤其是 2 型糖尿病患者的致残率和病死率。

(3)血脂异常：糖尿病患者发生动脉粥样硬化性疾病的重要危险因素。经过长期的血脂干预，可明显降低糖尿病患者大血管并发症的发生和发展。

(4)肥胖：尤其是中心性肥胖可导致体内胰岛素抵抗增强和高胰岛素血症，不仅是 2 型糖尿病的诱发因素，也是糖尿病患者产生动脉粥样硬化性疾病的重要危险因素，需控制体重至理想水平。

(5)血液高凝状态：糖尿病患者血液黏稠度增强而处于高凝状态，易于导致大血管、小血管及神经并发症的发生与发展，可影响糖尿病的治疗。

(6)不良生活习惯：糖尿病患者吸烟不仅可加速和加重动脉粥样硬化性疾病的发生和进展，而且慢性吸烟可使2型糖尿病患者的胰岛素敏感性降低，从而使血糖难以达标；酗酒可使体内的热量增加和造成血脂代谢异常，加重体内胰岛素抵抗等。所以，为预防、减少和延缓糖尿病患者并发症的发生与发展，糖尿病患者需要改变不良的生活习惯。

（二）糖尿病慢性并发症的治疗重点

（1）非药物治疗：无论1型糖尿病患者还是2型糖尿病患者，生活方式调整是基础治疗；根据患者的实际情况，如工作、生活条件等，来决定适合的饮食和运动治疗方案。

（2）血糖达标：患者应尽早的与医生及糖尿病教育专家一起制订个性化的血糖控制目标；对1型糖尿病患者，应该尽早地开始行胰岛素治疗，在加强血糖监测的基础上，控制好全天的血糖，保护残存的胰岛细胞功能。

（3）全面达标：即除了血糖控制满意外，还要求血脂、血压正常或接近正常，体重保持在正常范围，并有良好的精神状态。

（4）加强DE，使患者掌握有关知识。

（5）加强与糖尿病相关专业的协作，开展多学科协作进行糖尿病临床和研究工作，为糖尿病患者提供有科学依据的高质量和便捷的综合服务，减轻患者的经济负担。

## 二、糖尿病与血脂异常

大部分高血脂跟营养过剩、进食脂肪类食物过多有关，但仍有相当一部分高脂血症患者与遗传因素或其他疾病如胰岛素抵抗有关。研究发现，大多数糖尿病患者都有胰岛素分泌相对不足的情况，而胰岛素分泌不足常可引起脂质代谢异常。因为胰岛素具有促进脂蛋白分解的作用，当胰岛素分泌不足或体内产生胰岛素抵抗时，患者血液中的TG、LDL、VLDL都会明显升高，从而出现血脂异常的表现。有关流行病学调查结果显示，普通人群血脂异常的发生率为20%～40%，而糖尿病患者合并血脂异常者约占60%。更可怕的是，这两种疾病一旦联合起来，对人体的危害就会大大增加。糖尿病患者由于血糖、HbA1c增高，会对血管内膜产生刺激，造成血管内膜损伤，而过高的血脂则非常容易通过损伤的血管内膜，进入血管壁并在内膜下沉着，从而导致动脉粥样硬化。糖尿病本身就是心血管疾病的危险因素，再加上过高的血脂“助纣为虐”，对身体的危害可想而知。众多临床观察结果显示，糖尿病患者患冠心病的可能性，要比非糖尿病患者增加3倍以上。倘若糖尿病患者同时伴有血脂异常。那么，他们患心血管疾病的危险性就会更大。所以，对于伴有血脂异常的糖尿病患者，在控制血糖的同时，调脂也就显得更有必要。

（一）血脂异常的筛查

（1）糖尿病患者建议每年筛查血脂一次。

（2）40岁以上男性，绝经期后女性，吸烟者需每年最少筛查一次血脂。

（3）具有以下疾病的人群：已有冠心病、脑血管病或周围血管动脉粥样硬化者；高血压、肥胖、有早发动脉粥样硬化家族史者；有家族性高脂血症者；黄色瘤或黄疣者需每半年筛查一次血脂。

（4）筛查项目包括：LDL-C（LDL中胆固醇的含量）、TG、TC、HDL-C（HDL中胆固醇的含量）、VLDL等。

（二）血脂异常的治疗及预防

（1）非药物治疗：根据血脂检查结果，先开始饮食、运动、戒烟限酒等非药物治疗，可降低体重、TG，升高HDL-C，并有轻度的降低LDL-C的作用。对以代谢综合征为主要表现的肥胖、高TG和HDL-C过低的2型糖尿病患者，主要通过控制体重（控制总热卡和增加运动）和适当控制碳水化合物（碳水化合物占总热卡的50%）。此原则是对饮食调节的总体要求，实际应用要个体化，要根据患者的血脂情况以及对血糖和体重的控制目标采取针对性措施，鼓励患者通过营养师得到具体饮食指导，改变不良的生活方式。3个月后复查血脂水平，达到目标后继续坚持，可每6～12个月复查一次。

（2）药物治疗：通常仅仅通过非药物降脂疗法进行降脂是不够的，在保持健康生活方式的同时，应根据血脂升高的类型服用相应的降脂药物，如降低TC的药物（主要为贝特类，如力平脂），降低TG的药物（主要为他汀类，如立普妥、辛伐他汀等），升高 HDL-C 的药物（主要为烟酸类，即维生素 $B_3$ 类）等。有些人患高血脂后服用阿司匹林、藻酸双脂钠、维生素 E、银杏制剂等，认为它们可以降脂，其实不然，这些药物各有其相应的药理作用，但并不能降低血脂。

依据患者临床状况选择起始剂量，首次随访在用药后 6～8 周，复查肝功、心肌酶和血脂，如果能达到治疗目标，可改为每 4～6 个月复查一次或更长（每年一次）。如开始治疗后未达目标，可能需要增加剂量、联合用药或换药。即使血脂降至正常，也还是应当继续服用降脂药使血脂维持在正常水平，这样才能达到防病治病的目的。如用药过程中肝功超过正常上限 3 倍，应暂停给药；注意有无肌痛、肌压痛、肌无力、乏力和发热等症状，血肌酸激酶高超过正常上限 5 倍应停药；如有其他可能引起肌溶的急性或严重情况，如败血症、创伤、大手术、低血压和抽搐等，应暂停给药。

（3）对于没有并发症的 1 型糖尿病，通过使用胰岛素，严格控制血糖，可以完全纠正血脂异常。对 2 型糖尿病，理想的血糖控制可降低 TG，HDL-C 水平没有变化或轻度升高，LDL-C 水平可有轻度的降低。

## 三、糖尿病伴心血管疾病的护理

心血管疾病是糖尿病患者致残、致死，并造成经济损失的主要原因，其年发病率比年龄及性别相同的非糖尿病患者群高 2～3 倍。2 型糖尿病是冠心病的独立危险因素，明显增加了心血管疾病的发病率、患病率及死亡率。中华医学会糖尿病学分会 2001 年对京、津、沪、渝 4 城市 10 家医院住院糖尿病患者并发症患病率进行调查，结果显示合并各种心血管并发症者高达 93%，其中高血压占 41.8%。冠心病占 25.1%。

### （一）糖尿病冠心病

即糖尿病合并心脏冠状动脉粥样硬化（coronary heart disease，CHD），是糖尿病的主要大血管合并症。其中男性糖尿病患者并发 CHD 的危险是正常人的 2 倍，而女性则高于正常人的 5 倍。另据报道糖尿病并发 CHD 者高达 72.3%，约 50%的 2 型糖尿病患者在诊断时已有 CHD，约 80%的糖尿病患者死于心血管并发症，其中 75%死于冠心病，为非糖尿病的 2～4 倍。而糖尿病本身又加速冠心病的发展，因此从某种意义上讲对糖尿病的防治，自始至终其主要目的就是尽可能地预防和延缓冠心病的发生，从而降低糖尿病冠心病病死率。

1. 病因与发病机制

高血糖损伤血管内膜，内膜上内皮细胞损伤以后，血液当中的血脂等就容易沉积在血管内壁上，导致管腔狭窄，动脉硬化。另外，糖尿病患者血小板凝血功能增强，血小板因子增多，血液黏稠，容易导致血栓，堵塞血管。同时肥胖、脂肪代谢异常、高胰岛素血症、吸烟等几种因素综合起来，会导致心肌缺血缺氧，甚至坏死而引起心脏病。

2. 临床表现

（1）慢性稳定型心绞痛：一种以胸、颈、肩或臂部不适为特征的综合征。常表现为胸部绞痛、紧缩、压迫或沉重感，部位在胸骨后但可以放射到颈、上腹或左肩臂，常持续几分钟，以劳累或情绪激动为诱因，休息或舌下含化硝酸甘油后常在 30 秒至数分钟内缓解。

（2）无痛性心绞痛：可表现为恶心、呕吐、头晕、四肢乏力、心律失常、短暂性的胸闷气紧不适、突发心源性休克、24 小时动态心电图显示 ST 段偏移等，且有发病年龄较早、起病快、预后差。

（3）急性冠状动脉综合征：是一组由急性心肌缺血引起的临床综合征，包括急性心肌梗死及不稳定型心绞痛。不稳定型心绞痛和急性心肌梗死的共同表现特点为心前区痛，但是疼痛表现形式多样，发作诱因可有可无，可以劳力性诱发，也可以自发性疼痛。发作时间一般比稳定性心绞痛长，可达到 30 分钟，疼痛部位和放射部位与稳定性心绞痛类似，服用硝酸甘油后多数能缓解。但是也经常有发作不典型者，表现为胸闷、气短、周身乏力、恶心、呕吐等，尤其是老年女性和糖尿病患者。

3. 治疗及护理

（1）疼痛的护理：①绝对卧床休息，采取舒适卧位。②心理护理，安慰患者，解除紧张不安的情绪，减少心肌耗氧量。③必要时给予氧气吸入。④评估疼痛的部位、性质、程度、持续时间,严密观察血压、心率、心律变化,有无面色改变、大汗、恶心、呕吐等。⑤给予硝酸甘油(心绞痛发作时使用)舌下含服。对于心绞痛频繁发作或含服硝酸甘油无效的,可遵医嘱静脉滴注硝酸甘油,监测血压、心率变化,但应注意输入速度,防止低血压的发生。部分患者用药后可出现面部潮红、头部胀痛、头昏、心动过速、心悸等不适,应告诉患者是由于药物导致血管扩张所致,以解除顾虑。第一次用药时,患者应平卧。青光眼,低血压禁用。⑥患者疼痛缓解后与其讨论发作的诱因,总结预防方法。

(2)活动与休息:评估活动受限的程度,制订活动原则,解释合理活动的意义,指导病员活动及活动中不良反应的监测。

(3)介入治疗及外科治疗:介入治疗包括经皮冠状动脉腔内成形术、冠状动脉斑块旋切术、经皮冠状动脉腔内斑块旋磨术、经皮冠状动脉激光成形术、冠状动脉内支架及激光心肌血运重建术等。外科治疗包括冠脉搭桥术。

(4)急性心肌梗死的护理:绝对卧床休息,保持环境安静,限制探视,减少陪护,间断或持续吸氧,安置心电监护,遵医嘱给予吗啡或哌替啶止痛,烦躁者可给予地西泮,迅速建立静脉通道溶栓治疗并观察有无寒战、发热、过敏等不良反应,补充血容量纠正酸中毒,控制休克,给予患者适当心理安慰及解释工作。

(5)健康指导:①加强冠心病的筛查,心电图是最基本、最常用的方法,对于心电图正常且无心肌缺血症状者,应注意其是否有危险因素存在,建议定期随访监测与筛查心电图,及时捕捉有症状的心电图,对诊断更有价值。②指导患者提高自我监测及自我护理的能力,定期进行心电图、血糖、血压、血脂等检查,讲解心血管并发症基本知识及处理原则。③指导患者生活规律、减肥、戒烟酒;调整日常生活与工作量,适当参加体力劳动和身体锻炼;不宜在过饱或饥饿时洗澡,水温勿过冷过热,时间不宜过长;保持平和乐观的情绪,避免焦虑、急躁等。④摄入低热量、低脂、低胆固醇、低盐、高纤维素饮食,保持大便通畅,限制单糖类食物(如:水果和蜂蜜),鼓励多吃粗粮,少吃多餐。⑤坚持按医嘱服药,自我监测药物不良反应,外出时随身携带硝酸甘油应急。⑥控制高血糖。⑦定期门诊随访。

(二)糖尿病合并高血压

高血压是导致糖尿病大血管和微血管病变的重要危险因素。高血压能使血管进一步收缩变窄,很容易发生阻塞或出血,还能使尿蛋白增多,肾脏功能恶化;它也是导致糖尿病患者心脑血管系统功能紊乱而致死的主要原因,还会加重视网膜病变。1 型糖尿病多在并发肾脏病变后出现高血压,2 型糖尿病往往合并原发性高血压,可以在 2 型糖尿病发病之前、同时或之后出现。对糖尿病合并高血压人群根据心血管危险性评估进行积极的干预和治疗,对预防糖尿病大血管并发症和微血管并发症,预防心血管事件的发生和提高生存质量、延长患者寿命具有十分重要的意义。

1. 病因与发病机制

糖尿病患者血糖升高,机体为了使血糖能保持正常,就代偿性的释放更多的胰岛素。胰岛素是一种促合成的激素,不仅能够促进蛋白质、脂肪等合成,而且能够使水钠潴留和体重增加,促进或加重高血压的发生和发展。同时糖尿病产生的动脉粥样硬化也是加重高血压发生的重要因素。

2. 诊断标准

对于糖尿病患者来说,定期监测血压非常重要,当发现自己的血压升高,就应当采取相应的治疗措施。血压测量必须成为糖尿病日常门诊不可缺少的内容,必要时要进行不同体位的测量,以发现自主神经病变对血压的影响;门诊发现血压异常,应改天进行重复测量,以证实血压是否升高;凡糖尿病患者应当每 3 个月测量一次血压,对血压升高和接受降压治疗者,宜鼓励患者自测血压或增加血压检测频度,至少每周测量一次。

3. 治疗与护理

1)一般护理:①行为治疗:纠正不良生活方式尤为重要,包括加强锻炼、生活规律、戒烟、戒酒等。3 个月合理的行为治疗可以使收缩压下降 10～15 mmHg 左右。男性每天乙醇摄入应≤20～30 g,女性≤10～20 g。②控制体重:体重每减轻 1 kg,可使平均动脉压降低 1 mmHg,对轻、中度高血压有效。超重 10%以上者至少减肥 5 kg。③量化饮食治疗，限制钠盐：每天摄入钠盐不应超过 6 g。多进食低脂、少盐、高纤维饮食。④量化运动治疗：每天快走或游泳 45 分钟，每周坚持 5 天。⑤缓解心理压力，保持乐观心态。

2)药物治疗与护理：在血压≥140/90 mmHg 的患者，直接加用药物治疗，对于已经出现微量清蛋白尿的患者，也应该直接使用药物治疗。遵医嘱合理用药，尽早用药，定期监测病情，尽快稳定控制病情。

(1)药物治疗首先考虑使用血管紧张素转换酶抑制剂(angiotensin converting enzyme inhibitors，ACEI)或血管紧张素受体拮抗剂(angiotensin receptor blockers，ARBs)，二者为治疗糖尿病高血压的一线药物。前者抑制血管紧张素的产生，降低肾小球内压，阻止肾小球肥大，减少尿蛋白，减慢肾小球滤过率，对糖、脂肪及其他代谢方面没有不良作用，主要不良反应是咳嗽，升高血肌酐、血钾、过敏、皮疹、白细胞(white blood cell，WBC)降低等。当使用 ACEI 出现咳嗽不耐受的可以选择 ARBs，但血肌酐＞3 mg/dL 者慎用，因其主要不良反应是高钾血症、肾功能恶化等。当需要联合用药时，也应以其中一种为基础。

(2)利尿剂、β-受体阻滞剂、钙拮抗剂(CCB)作为二级药物或者联合用药。血压达标通常需要 2 个或 2 个以上的药物联合治疗。但利尿药双氢克脲噻可升高血糖，β-受体阻滞剂会掩盖低血糖早期症状，故使用过程中需注意。

(3)辅助药物：阿司匹林或其他抗血小板药物可减少脑卒中和心血管病死亡的危险。

(4)用药后的护理：服药后注意体位变化宜慢，防直立性低血压；也可以穿弹力袜促进下肢血液循环；洗澡水温度不能太高，时间不能超过 15 分钟，禁止洗桑拿；坚持锻炼，但运动时禁止突然转身、下蹲、起立、弯腰等动作，运动后要注意盐和水的补充；保证充足睡眠；坚持长期用药，不随便停药；定期监测血压，定期随访。

## 四、糖尿病眼部病变的护理

糖尿病患者一旦发生眼部并发症，视力就会减退，甚至失明，失明率是正常人的 25 倍。世界范围内导致失明最重要的原因之一就是糖尿病眼部并发症。糖尿病患者眼的各部位均可出现病变，如角膜异常、虹膜新生血管、视神经病变等，其中最常见的是糖尿病性视网膜病变，它是糖尿病致盲的重要原因，对糖尿病患者危害最大，在 2 型糖尿病成年患者中，大约有 20%～40%出现视网膜病变，8%有严重视力丧失，各型糖尿病的视网膜病变患病率随患病时间和年龄的增长而上升，99%的 1 型糖尿病和 60%的 2 型糖尿病，病程在 20 年以上者，几乎都有不同程度的视网膜病变。其次是糖尿病性白内障，为糖尿病破坏视力最常见病因。

### (一)糖尿病性视网膜病变

糖尿病性视网膜病变能导致双眼不可逆性失明，一般来说，糖尿病性视网膜病变发生较早，也较常见。早期病变较轻，表现为微血管瘤、视网膜出血斑、软性或硬性视网膜渗出、视网膜动静脉病变，视力不同程度下降。随着病情进一步发展，出现增殖性病变，如新生血管、纤维性增殖、视网膜脱落，可使视力完全丧失。

1. 发病机制

糖尿病引起视网膜血管循环紊乱失调，血管硬化痉挛形成微血管瘤和小点状或小片状出血，视网膜静脉充盈扩张、轻度迂曲。随着病情的发展，除了微血管瘤和点、片状出血外，同时出现白色或黄白色渗出，病变往往波及黄斑区影响视力。进一步发展到视网膜和视乳头上出现广泛的新生血管，并有结缔组织增殖，视网膜反复出血，棉絮状渗出增多，严重损害视力。晚期或严重病例，可反复发生大量的玻璃体积血，出血如不能完全吸收可产生机化条索，与视网膜粘连，引起增生性玻璃体视网膜病变，增殖条索牵拉视网膜引起视网膜脱离，最后导致失明。

2. 分期及临床表现

我国眼底病学组于 1985 年参考国外分期标准制订了我国的“糖尿病视网膜病变分期标准”，将糖尿病视网膜病变分为单纯型和增殖型两种，共六期。

(1)单纯型：Ⅰ期有微动脉瘤或合并有小出血点；Ⅱ期有黄白色“硬性渗出”或合并有出血斑；Ⅲ期有白

色“软性渗出”或合并有出血斑。

(2)增殖型：Ⅳ期眼底有新生血管或合并有玻璃体积血；Ⅴ期眼底有新生血管和纤维增殖；Ⅵ期眼底有新生血管和纤维增殖，并发视网膜脱离。

3.治疗与护理

1)一般护理。

(1)定期随访检查：糖尿病性视网膜病变在早期患者常无症状，单眼患病时常不易察觉，等患者有明显症状时往往已经有视物模糊、眼底出血等。因此，确诊糖尿病后，患者要进行眼科检查，并进行定期随访。1型糖尿病发病5年后每年检查一次，2型糖尿病发现糖尿病后就要每年检查一次；有眼睛的异常表现，随时进行眼科检查；糖尿病妇女，应在计划怀孕前12个月内到医院检查眼底，怀孕后应于第一孕期内再进行眼底检查，以后每3个月定期复查；有视网膜病变者，应每年复查数次。检查内容包括视力、瞳孔对光反射、眼底检查、测眼压等。

(2)早期诊断和及时治疗糖尿病：若已出现视网膜病变，即使控制糖尿病，疗效也差。

(3)控制血压、血脂：高血压可加重眼底血管病变，增加眼底出血的可能性，高血脂可改善全身血液流变学，故控制血压、血脂对早期病变有一定好处。

(4)养成良好的生活方式：戒烟、限酒、运动(避免剧烈活动及潜水等运动)、减肥、减少压力、保持心情愉快。

(5)发生以下情况需尽快就医：视物模糊、视力减退、夜间视力差、眼前有阴影漂浮(飞蚊症)、视野缩小、不能解释的眼部症状、戴眼镜后视力下降、眼压增高等。

2)药物治疗：使用药物以防止血栓形成和营养视网膜。对于早期单纯性视网膜病变。主要采用抗凝药物治疗，如阿司匹林、肝素、双嘧达莫等，眼底出血时可合用透明质酸酶或普罗碘胺等治疗。药物治疗也可作为眼底激光和手术治疗前后的辅助治疗。

3)激光治疗：用于增殖型视网膜病变。适时采用激光治疗，可以保护患者视力，是目前世界医学界公认的控制糖尿病视网膜病变发展的最好治疗方法，它利用激光凝固出血点，阻止视网膜出血，封闭新生血管，保存现在的视力，并防止视网膜病变进一步发展致眼球内部大出血。

4)玻璃体切割术：对于严重的晚期糖尿病视网膜病变，如玻璃体积血、机化、牵拉性视网膜脱离，可采取玻璃体切割术，适当提高视力。

(二)糖尿病性白内障

白内障主要是由于各种原因导致患者晶状体浑浊，而影响了物体在视网膜上的成像，使患者视物不清。糖尿病是导致白内障的危险因素之一。不论1型糖尿病还是2型糖尿病，发生白内障的危险性均明显增加，其发病率仅次于视网膜病变。

1.发病机制

目前认为糖尿病性白内障是由于醛糖还原酶活性增强，葡萄糖转化为山梨醇，导致晶状体代谢紊乱，使晶状体蛋白发生变性，形成混浊，影响了物体在视网膜上的成像，使患者视物不清。

2.临床表现及分类

一般表现为视力模糊、眼胀、怕光、看物体颜色较暗或呈黄色，甚至复视(双影)及看物体变形等症状，可分为以下两类。

(1)真性(早期)糖尿病性白内障：以年轻患者为多，一般5～25岁，双眼发病，发展迅速，可在数天，甚至两天内成熟，可通过裂隙灯显微镜检查发现。

(2)糖尿病老年性白内障：同非糖尿病老年性白内障相比，临床表现类似，但发病年龄稍早，成熟较快，发生率较高。

3.治疗

不可能用药物治愈白内障，只有手术更换晶状体。

(三)糖尿病性青光眼

糖尿病青光眼是眼部并发症中一种发病迅速、危害性大、随时可能导致失明的常见疑难眼病,预后较差。

1.发病机制

糖尿病可引起前房角小梁网硬化,房水外流不畅,眼压升高而发生原发性青光眼。而糖尿病血液循环障碍可导致眼部血流灌注减少,引起青光眼性视神经损伤,发生正常眼压性青光眼。在高血糖状态下晶状体发生肿胀,导致前房角关闭,眼压升高,引起继发性青光眼。最重的是糖尿病视网膜病变引起视网膜组织缺氧,产生具有活性的血管形成因子,向眼前部扩张,刺激虹膜形成纤维血管膜,跨越前房角,影响房水排出,致眼压升高,最终引起开角性青光眼。当纤维血管膜收缩,前房角粘连,则变成继发性闭角性青光眼。

2.临床表现

青光眼的病因机制非常复杂,因此它的临床表现也是多种多样。如原发性开角性青光眼早期一般无任何症状,当病变发展到一定程度时,可出现轻度眼胀、视力疲劳和头痛,视力一般不受影响,而视野逐渐缩小,出现行动不便和夜盲,有些晚期病例可有视物模糊和虹视。而急性闭角型青光眼,发病急骤,表现为患眼侧头部剧痛、眼球充血、视力骤降的典型症状,疼痛沿三叉神经分布区域的眼眶周围、鼻窦、耳根、牙齿等处放射,眼压迅速升高,眼球坚硬,常引起恶心、呕吐、出汗等,患者看到白炽灯周围出现彩色晕轮或像雨后彩虹即虹视现象。

3.治疗

1)激光治疗:主要有解除瞳孔阻滞的激光虹膜切除术,增加房水排出的激光小梁成形术和减少房水生成的激光睫状体光凝术。

2)药物治疗:使用20%甘露醇静脉滴注,必要时可用1%毛果芸香碱和噻马洛尔滴眼或加用乙酰唑胺口服。

3)预防与护理。

(1)保持愉快的情绪:生气和着急以及精神受刺激,很容易使眼压升高,引起青光眼,所以平时要保持愉快的情绪。

(2)保持良好的睡眠:睡眠不安和失眠,容易引起眼压升高,诱发青光眼,必要时服药,尤其是眼压较高的人。

(3)少在光线暗的环境中工作或娱乐:在暗室工作的人,每1~2小时要走出暗室或适当开灯照明;情绪易激动的人,要少看电影,看电视时也要在电视机旁开小灯照明。

(4)避免过劳:不管是体力劳动还是脑力劳动,身体过度劳累后都易使眼压波动,所以要注意生活规律、劳逸结合、避免过劳。

(5)饮食护理:不要暴饮暴食,暴饮暴食会使眼压升高,诱发青光眼。老年人应饭吃八分饱,不吸烟、不喝酒、不喝咖啡、不喝浓茶、不吃辛辣及有刺激性的食物;不可在短时间内饮大量水分;多吃蜂蜜及西瓜、冬瓜、红豆等利尿的食物,降低眼压。

(6)自我监测:常摸自己的眼球,看灯光。青光眼的特点是眼球发硬,看灯光有虹圈,发现后及早治疗。老年人每年要量一次眼压,尤其是高血压患者。发现白内障、虹膜炎也要及早治疗,以免引起继发性青光眼。

(7)防止便秘:便秘的人大便时,常有眼压增高的现象,要养成定时大便的习惯,并多吃蔬菜、水果。

(8)坚持体育锻炼:体育锻炼能使血流加快,眼底瘀血减少,房水循环畅通,眼压降低。但不宜做倒立,以免使眼压升高。

**(史翠英)**

# 第十八章　血液透析护理

## 第一节　血液透析治疗技术及护理

### 一、对患者评估

（一）透析前评估

血液透析前对患者进行必要的评估，是防止透析中并发症的最重要的要素。透析前评估包括体重、血压和脉搏，对于静脉置管的患者还包括体温。

1.水负荷状况

查看患者前次透析记录，讨论以前透析中出现的问题，评估目前的水负荷状况并作出恰当的判断。需要记录患者的水肿、气短、高血压、体重、中心静脉压、病史、尿量、液体入量等情况。

2.血管通路

应认真评估、检查通路是否有感染和肿胀。

3.感染征象

检查穿刺部位有无感染，局部敷料清洁度等。如有感染征象，应做拭子培养；如有发生，应进行静脉血培养。更换敷料时必须执行无菌操作。

（二）透析后评估

（1）根据透析后体重、透析前体重和干体重来确定预定的超滤量是否实现，并调整干体重。

（2）通过观察患者全身情况和血压记录评估患者对超滤量的耐受情况。

（3）如实际超滤量与预定量不符，最可能原因有体重下降值计算错误、超滤控制错误、患者在透析过程中额外丢失液体、透析过程中静脉补液或进食水、透析前后称体重时的着装不一致及体重秤故障等。

### 二、血液透析技术规范

（一）超滤

1.确定超滤

患者确定超滤必须考虑超滤率和患者的生理状况及心血管并发症。如果透析过程中始终保持过高超滤率、耐受性差、透析期间容量增加较多的患者和血管再充盈差的患者，需个体化的超滤曲线。透析时体液的清除率可以是阶梯式或恒定式。

2.钠曲线

即为调钠血液透析，指透析液钠浓度从血液透析开始至结束呈从高到低或从低到高，或高低反复调整变化，而透析后血钠浓度恢复正常的透析方法。可以帮助达到超滤目标，但应注意钠超负荷的风险。

3.容量监测

通过超声或光电方式通过计算机反映患者血细胞比容和血红蛋白浓度，计算出相对血容量，防止超滤过多、过快引起的有效血容量减少，引起不良反应。协助医务人员为患者设定理想的干体重。

（二）透析液离子浓度的选择

应根据不同患者的个体差异或同一患者的病情变化选择合适的透析液成分。

（三）透析器的选择

(1)对慢性肾衰竭患者，透析器的选择应参考溶质分子清除、超滤率、透析时间、生物相容性、是否血液滤过和患者体重决定。

(2)对急性肾衰竭患者，透析器应根据患者的生化指标和体液平衡情况进行选择。

（四）血液透析机及管路的准备

(1)在治疗前彻底预冲透析器(按照不同透析器厂家说明进行预冲处理)，并必须将所有的空气排出透析器，以避免治疗开始后回路中形成泡沫。

(2)预冲完毕，透析机即进入重复循环模式。

(3)在透析机上设定好目标脱水量、治疗时间、肝素剂量以及任何需修改的治疗内容。

（五）开始透析

有两种方式可供选择。

(1)连接动脉管路和静脉管路，开启血泵至 100 mL/min。

(2)只连接动脉管，开启血泵至 100 mL/min，当血流到静脉端时接通管路。

(3)逐渐增加泵速到预定速度。

(4)患者进入透析治疗阶段后应确保患者：①动脉和静脉管路安全；②患者舒适；③机器处于透析状态；④抗凝已经启动；⑤悬挂 500 mL 生理盐水与血管通路连接以备急需；⑥已经按照程序设定脱水量；⑦完成护理记录；⑧用过的敷料已经丢掉；⑨如果看不到护士，确定患者伸手即可触及呼叫器。

(5)在整个透析过程中，应巡视、观察、记录患者的一般情况、血压、脉搏、静脉压、动脉压、超滤量、超滤率、肝素剂量等，对首次透析和急诊透析的患者应予以监护。

(6)透析时工作人员应时刻注意个人卫生和无菌操作，每次进行操作都应确保洗手、手套和工作服清洁、戴防血液或化学物质的面罩，或对高危患者采取针对性预防措施等。

（六）结束透析

(1)透析结束时，透析机将发出听觉或视觉信号，提醒程序设定的治疗时间已经达到。为避免延迟下机，之前就应准备好下机所需物品，确定至少有 500 mL 的生理盐水可用于回输血液。

(2)血泵速度为 150 mL/min 时，要用 100～300 mL 的生理盐水才能使体外循环的血液回到患者循环中。

(3)测量患者血压，如血压无异常，当静脉管中的颜色呈现亮粉色时，即可以停止回输血液。因为有空气栓塞的风险，不推荐用空气回血。

(4)动静脉内瘘和人工血管瘘患者下机处理：①在患者带瘘上肢下垫一块治疗巾作为无菌区，暂停血泵。②拔除动脉针，封闭动脉管。③无菌操作将动脉管与回水管连接，开启血泵，回输血液。④当血液完全回输到患者体内后，关闭血泵。⑤拔除针头，纱布加压穿刺点止血。⑥当出血停止，用纱布和敷料覆盖过夜。

(5)静脉置管患者下机处理：①在患者的置管上肢下垫一块治疗巾作为无菌区，戴无菌手套，采用非接触技术断开血管通路。②提前消毒导管接头，断开后用至少 10 mL 生理盐水冲洗导管，肝素封管(1000～5000 U/ mL，用量恰好充满而不溢出管腔)，立即接上无菌帽。

（七）抗凝方法

(1)应个体化并且经常回顾性分析。其方法和剂量应参考活化凝血时间值、通路情况及透析后透析器和管路的清洁程度等。

(2)肝素是最常使用的抗凝剂，可以采取初始注射剂量、初始注射剂量＋维持量、仅给维持量、间断给药等方式给药。还可以选择低分子肝素、局部用枸橼酸盐、前列环素或无肝素透析。

(3)急性肾衰竭患者肝素的用法应该参照患者整体状况和每次透析情况而定。

(4)尿毒症的患者可能有血小板功能异常和活动性出血,合并有创操作的患者应使用小剂量肝素或无肝素透析。

(5)在无肝素透析时,应保持较高血流速,每隔 15～30 分钟用盐水冲洗管路和透析器以防止血栓形成。冲洗盐水的量应在超滤量中去除。但目前很少使用无肝素透析,因为血栓形成将会引起整个管路血液损失。

(八)血标本采集方法

1.透析前

进针后立即从瘘管针采血样本,针不要预冲,如瘘管针预冲或通过留置导管透析先抽出 10 mL 血,再收集样本,以免污染。

2.透析后

考虑到电解质的反跳,样本再循环或回血生理盐水污染等,应在透析结束时,超滤量设置为零,减慢血流速至 50～100 mL/min。约 10 秒后,从动脉瘘管处采血留取标本。通常电解质反跳发生在透析结束后 2～30 分钟。

## 三、透析机报警原因及处理

(一)血路部分

1.动脉压(血泵前)

通常动脉压(血泵前)为－200～－80 mmHg(－26.6～－10.6 kPa),超过－250 mmHg(－33.3 kPa)将发生溶血。如果血管通路无法提供足够的血流,动脉负压增大,产生报警,关闭血泵。血泵关闭后,动脉负压缓解,报警消除,血泵恢复运转直到再次产生负压报警,如此反复循环。

(1)负压过大的原因:①动脉针位置不当(针不在血管内或紧贴血管壁);②患者血压降低(累及通路血流);③通路血管痉挛(仅见于动静脉内瘘);④吻合口狭窄(动静脉内瘘吻合口或移植血管动脉吻合口);⑤动脉针或通路凝血;⑥动脉管道打结;⑦抬高手臂后通路塌陷(如怀疑,可让患者坐起,使通路低于心脏水平);⑧穿刺针口径太小,血流量太大;⑨深静脉导管尖端位置不当、活瓣栓子形成或纤维阻塞。

(2)处理:①减少血流量,动脉负压减低,使报警消除;②确认动脉针或通路无凝血,动脉管道无打结;③测定患者血压,如降低,给予补液、减少超滤率;④如压力不降低则松开动脉针胶布,稍做前后移动或转动;⑤提高血流量到原先水平,如动脉压仍低,重复前一步骤;⑥若仍未改善,在低血流量下继续透析,延长透析时间,或另外打开动脉针透析(原针保留,肝素盐水冲洗,透析结束时才拔除)。如血流量需要大于 350 mL/min,一般需用 15G 针;⑦如换针后动脉低负压仍持续存在,则血管通路可能有狭窄。用两手指短暂加压阻断动脉针和静脉针之间的血流,如泵前负压明显加大,说明动脉血流部分来自下游,而上游通道的血流量不足;⑧检查深静脉导管是否扭结;改变颈或臂位置,或稍微移动导管;转换导管口,如无效,注射尿激酶或组织血浆酶原激活剂;放射学检查导管位置。

2.静脉压监测

通常压力为 50～250 mmHg(6.6～33.3 kPa),随针的大小、血流量和血细胞比容变化。

(1)静脉压增高的原因:①移植血管的静脉压可高达 200 mmHg(26.6 kPa),因移植血管的高动脉压会传到静脉血管;②小静脉针(16G),高血流量;③静脉血路上的滤器凝血,这是肝素化不充分的最早表现,也是透析器早期凝血的表现;④血管通路静脉端狭窄(或痉挛);⑤静脉针位置不当或静脉血路扭结;⑥静脉针或血管通路静脉端凝血。

(2)静脉压增高的处理:①用生理盐水冲洗透析器和静脉滤器。如果静脉滤器凝血,而透析器无凝血(冲洗时透析器纤维干净),立即更换凝血的静脉管道,调整肝素剂量后重新开始透析;②静脉针或血管通路静脉端是否阻塞可以采用关闭血泵,迅速夹闭静脉血路,与静脉针断开,用生理盐水注入静脉针,观察阻力大小的方法判定;③用两手指轻轻加压阻断动脉针和静脉针之间的血流,如为下流狭窄引起静脉流出道梗阻,静脉压会因上流受阻而进一步增高。

3.空气探测

最容易发生空气进入血液循环的部位在动脉针和血泵之间，因为这部分为负压。常见于动脉针周围(特别是负压很大时)、管道连接处、泵段血管破裂以及输液管。透析结束时用空气回血操作不当也会引起空气进入体内。许多空气栓塞是在因假报警而关闭空气探测器后发生的，应注意避免。因空气栓塞可能致命。处理方法见本节血液透析治疗常见急性并发症及处理之(五)空气栓塞。

4.血管路扭结和溶血

血泵和透析器之间的血管路扭结会造成严重溶血，这一段的高压通常测不出，因为动脉压监测器通常设在泵前，即使泵后有动脉压力监测器，如果扭结发生在探测器之前，此处的高压也无法被测出。处理方法见本节血液透析治疗常见急性并发症及处理之(六)溶血。

(二)透析液路

1.电导度

电导度增高最常见的原因是净化水进入透析机的管道扭结或低水压造成供水不足；电导度降低最常见的原因是浓缩液桶空；比例泵故障也可导致电导度增高或降低。当电导度异常时，将透析液旁路阀打开，使异常透析液不经过透析器而直接排出。

2.温度

温度异常通常是由加热器故障引起，但旁路阀可以对患者进行保护。

3.漏血

气泡、黄疸患者的胆红素或污物进入透析液均会引起假漏血报警。当透析液可能不出现肉眼可见的颜色改变时，需用测定血红蛋白尿的试纸检测流出透析器的透析液来判断漏血报警的真伪。如果确定漏血，透析液室压力应设置在－50 mmHg(6.6 kPa)以下，以免细菌或细菌产物从透析液侧进入血液。空心纤维型透析器轻微漏血有时会自行封闭，可继续透析，但一般情况下应回血，更换透析器或停止透析。预防：①预冲时进行透析器漏血检测；②透析中避免跨膜压过高，如有凝血、静脉回路管弯曲打折等发生立即处理；③透析中跨膜压不能超过透析器的承受力。

## 四、血液透析治疗常见急性并发症及处理

(一)低血压

为最常见，发生率可达50%～70%。

1.原因

有效血容量减少、血管收缩力降低、心源性及透析膜生物相容性差、严重贫血及感染等。

2.临床表现

典型症状为出冷汗、恶心、呕吐，重者表现为面色苍白、呼吸困难、心率加快、一过性意识丧失，甚至昏迷。

3.处理

取头低足高位，停止超滤，给予吸氧，必要时快速补充生理盐水100～200 mL或葡萄糖溶液20 mL，输血浆和清蛋白，并结合病因，及时处理。

4.预防

①用容量控制的透析机，使用血容量监测器；②教育指导患者限制盐的摄入，控制饮水量；③避免过度超滤；④透析前停用降压药，对症治疗纠正贫血；⑤改变透析方法如采用碳酸氢盐透析、血液透析滤过、钠曲线和超滤曲线、低温透析等；⑥有低血压倾向的患者避免透析期间进食。

(二)失衡综合征

发生率为3.4%～20%。

1.原因

血液透析时血液中的毒素迅速下降，血浆渗透压下降，而由于血脑屏障使脑脊液中的尿素等溶质下降

较慢，以至脑脊液的渗透压大于血液渗透压，水分由血液进入脑脊液形成脑水肿。这也与透析后脑脊液与血液之间的 pH 梯度增大，即脑脊液中的 pH 相对较低有关。

2.临床表现

轻者头痛、恶心、呕吐、困倦、烦躁不安、肌肉痉挛、视力模糊、血压升高；重者表现为癫痫发作、惊厥、木僵甚至昏迷。

3.处理

轻者不必处理；重者可减慢透析血流量，以降低溶质清除率和 pH 改变，但透析有时需终止。可给予 50%葡萄糖溶液或 3%氯化钠 10 mL 静脉推注，或静脉滴注清蛋白，必要时给予镇静剂及其他对症治疗。

4.预防

①开始血液透析时采用诱导透析方法，透析强度不能过大，避免使用大面积高效透析器，逐步增加透析时间，避免过快清除溶质；②长期透析患者则适当提高透析液钠浓度。

(三)肌肉痉挛

发生率为 10%～15%，主要部位为腓肠肌和足部。

1.原因

常与低血压同时发生，可能与透析时超滤过多、过快，低钠透析等有关。

2.临床表现

多发生在透析的中后期，老年人多见。以肌肉痉挛性疼痛为主，一般持续约 10 分钟。

3.处理

减慢超滤速度，静脉输注生理盐水 100～200 mL、高渗糖水或高渗盐水。

4.预防

①避免过度超滤；②改变透析方法，如采用钠曲线和超滤曲线等；③维生素 E 或奎宁睡前口服；④左旋卡尼汀透析后静脉注射。

(四)发热

常发生在透析中或透析后。

1.原因

感染、致热源反应及输血反应等。

2.临床表现

若为致热源反应通常发生在透析后 1 小时，主要症状有寒战、高热、肌痛、恶心、呕吐、痉挛和低血压。

3.处理

静脉注射地塞米松 5 mg，通常症状在几小时内自然消失，24 小时内完全恢复；若有感染存在应及时与医生沟通，应用抗生素。

4.预防

①严格执行无菌操作；②严格消毒水处理设备和管道。

(五)空气栓塞

1.原因

血液透析过程中，各管路连接不紧密、血液管路破裂、透析器膜破损及透析液内空气弥散入血，回血时不慎等。

2.临床表现

少量无反应，如血液内进入空气 5 mL 以上可出现呼吸困难、咳嗽、发绀、胸部紧迫感、烦躁、痉挛、意识丧失甚至死亡。

3.处理

一旦发生空气栓塞应立即夹闭静脉通路，并关闭血泵。患者取头低左侧位，通过面罩或气管吸入 100%氧气，必要时做右心房穿刺抽气，同时注射地塞米松，严重者要立即送高压氧舱治疗。

4. 预防

①透析前严格检查管道有无破损,连接是否紧密;②回血时注意力集中,气体近静脉端时要及时停止血泵转动;③避免在血液回路上输液,尤其泵前负压部分;④定期检修透析机,确保空气探测器工作正常。

(六)溶血

1. 原因

透析液低渗、温度过高;透析用水中的氧化剂和还原剂(氯胺、酮、硝酸盐)含量过高;消毒剂残留;血泵和管道内红细胞的机械损伤及血液透析中异型输血等。

2. 临床表现

急性溶血时,患者有胸部紧迫感、心悸、心绞痛、腹背痛、气急、烦躁,可伴畏寒、血压下降、血红蛋白尿甚至昏迷;大量溶血时患者可出现高钾血症,静脉回路血液呈淡红色。

3. 处理

立即关闭血泵,停止透析,丢弃体外循环血液;给予高流量吸氧,明确溶血原因后应尽快开始透析;贫血严重者应输入新鲜全血。

4. 预防

①透析中防止凝血;②保证透析液质量;③定期检修透析机和水处理设备;④患者输血时,认真执行查对制度,严格遵守操作规程。

## 五、透析器首次使用综合征

在透析时因使用新的透析器发生的临床症候群,称为首次使用综合征。分为A型首次使用综合征和B型首次使用综合征。

1. A型首次使用综合征

又称超敏反应型。多发生于血液透析开始后5～30分钟内。主要表现为呼吸困难、全身发热感、皮肤瘙痒、麻疹、咳嗽、流泪、流涕、打喷嚏、腹部绞痛、腹部痉挛,严重者可心跳骤停甚至死亡。

(1)原因:主要是患者对环氧乙烷、甲醛等消毒液过敏或透析器膜的生物相容性差或对透析器的黏合剂过敏等,使补体系统激活和白细胞介素释放。

(2)处理原则:①立即停止透析,勿将透析器内血液回输体内;②按抗变态反应常规处理,如应用肾上腺素、抗组胺药和激素等。

(3)预防措施:①透析前将透析器充分冲洗(不同的透析器有不同的冲洗要求),使用新透析器前要仔细阅读操作说明书;②认真查看透析器环氧乙烷消毒日期;③部分透析器反应与合并应用ACEI(血管紧张素转换酶抑制剂)有关,应停用;④对使用环氧乙烷消毒透析器过敏者,可改用γ射线或蒸气消毒的透析器。

2. B型首次使用综合征

又称非特异型。多发生于透析开始后数分钟至1小时,主要表现为胸痛,伴有或不伴有背部疼痛。

(1)原因:目前尚不清楚。

(2)处理原则:①加强观察,症状不明显者可继续透析;②症状明显者可予以吸氧和对症治疗。

(3)预防措施:①试用不同的透析器;②充分冲洗透析器。

## 六、血液透析突发事件应急预案

(一)透析中失血

1. 原因

管路开裂、破损,接管松脱和静脉针脱落等。

2. 症状

出血、血压下降,甚至发生休克。

3.应急预案

①停血泵,查找原因,尽快恢复透析通路;②必要时回血,给予输液或输血;③心电监护,对症处理。

4.预防

①透析前将透析器管路、管路针等各个接头连接好,预冲时要检查是否有渗漏;②固定管路时,应给患者留有活动的余地。

(二)电源中断

1.应急预案

①通知工程师检查稳压器和线路,电话通知医院供电部门;②配备后备电源的透析机,停电后还可运行20～30分钟;③若没有后备电源的透析机,停电后应立即将动静脉夹打开,手摇血泵,速度每分钟100 mL左右;④若15～30分钟内恢复供电可不回血。若暂时仍不能恢复供电可回血结束透析,并尽可能记录机器上的各项参数。

2.预防

①保证透析中心为双向供电;②停电后15分钟内可用发电机供电;③给透析机配备后备电源,停电后可运行20～30分钟。

(三)水源中断

1.应急预案

①机器报警并自动改为旁路;②通知工程师检查水处理设备和管路。电话通知医院供水部门;③1～2小时不能解除,终止透析,记录机器上的各项参数。

2.预防

①保证透析中心为专路供水;②在水处理设备前设有水箱,并定期检修水处理设备。

(崔向莉)

## 第二节 小儿血液透析技术及护理

### 一、适应证

1.急性肾衰竭

利尿剂难治的液体超负荷导致高血压或充血性心力衰竭,高分解状态或因为支持循环需要大量肠外补充液体,以上情况合并持续少尿状态时需要透析。

2.慢性肾衰竭

小儿慢性肾衰竭的年发病率约为2～3.5/100万人口,病因与第一次检出肾衰竭时小儿的年龄密切相关,5岁以下的慢性肾衰竭常是先天性泌尿系统解剖异常的结果;5岁以上的慢性肾衰竭以后天性肾小球疾病为主。对慢性肾衰竭来说生化指标的改变比临床症状更重要,当小儿肾小球滤过率将为5 mL/(min·1.73m$^2$)时,就相当于年长儿童血浆肌酐884 mmol/L。慢性肾衰竭小儿透析指征见表18-1。

凡具备以上任何一项都应开始透析,有条件时尽量提前建立动静脉内瘘,早期、充分透析可以预防出现严重并发症,如左心衰竭、致死性高血钾、心包炎等,有助于纠正营养不良及生长发育迟缓。

### 二、小儿血液透析特点

近10年由于血液透析新技术的应用使小儿血透更加安全,如血管通路的建立、专用的小儿透析材料和设备等,但是在不同国家和地区之间,小儿透析的开展还是有很大的差距。

表 18-1 慢性肾衰竭小儿开始透析的指征

| |
|---|
| 1.血肌酐:年长儿童＞884 mmol/L,婴儿＞442 mmol/L |
| 2.血清钾＞6.0 mmol/L |
| 3.$CO_2CP$＜10 mmol/L 或血磷＞3.23 mmol/L |
| 4.药物治疗难以纠正的严重水肿、高血压、左心衰竭 |
| 5.保守治疗伴发严重肾性骨病、严重营养不良及生长发育迟缓者 |

(一)血管通路

良好的血液通路是小儿血液透析的关键。由于小儿透析患者血管细,合作不好,建立有效的血管通路是血透成功的关键。

1.经皮穿刺中心静脉置管

目前小儿临时血透血管通路以采用经皮中心静脉穿刺插管为主,穿刺部位常用股静脉、颈内静脉及锁骨下静脉,婴幼儿多选用穿刺技术简便又安全的股静脉,缺点是限制患儿活动,并易发生感染,导管留置时间不宜超过 1 个月,较大儿童能够合作可选择颈内静脉或锁骨下静脉,不影响患儿活动,导管留置时间较长,可达 3 个月,但穿刺技术要求高,要求患儿能够很好地配合,可考虑应用短效的静脉麻醉剂,并发症为误穿动脉、误穿腹膜等。

2.动静脉内瘘

用于需慢性血透的患儿,最常用的部位是上肢的桡动脉与头静脉。体重 5～10 kg 的小儿可利用大隐静脉远端和股动脉侧壁建立隐静脉袢内瘘,血管条件差者可行移植血管建立动静脉搭桥。由于小儿血管细,常需要应用显微外科技术建立动静脉内瘘,术后内瘘成熟期应足够长(1～6 个月),在成熟期内患儿应在医护人员指导下做一些有助于扩张血管的锻炼。过早使用动静脉内瘘易发生血肿或假性动脉瘤。

(二)透析器及血液管道

选择透析器型号和血液管道容量应依据患儿年龄和体重的不同而有所差异。透析器和血液管道总容量不应超过患者总血容量的 10%,小儿血容量约为 80 mL/kg,即透析器和血液管道总容量不应超过体重的 8%,最好选用小血室容量和低顺应性透析器,如中空纤维型、小平板型,而具有大血室容量和高顺应性的蟠管型就不适合。为防止透析后失衡综合征,首次透析选择透析器为尿素清除率不超过 3 mL/(min·kg),以后的规律透析也选择尿素清除率在 6～8 mL/(min·kg)。一般情况下体重＜20kg 者选 0.2～0.4 $m^2$ 膜面积的透析器,20～30 kg 者选 0.4～0.8 $m^2$ 膜面积的透析器,30～40 kg 者选 0.8～1.0 $m^2$ 膜面积的透析器,体重超过 40 kg 者可选用成人透析器和血液管道。

小儿的血液管道容量为 13～77 mL 不等,用直径 1.5～3 mm 的管道可限制血流量在 30～75 mL/min,如用大流量透析可选用短和直径大的管道,以减少体外循环血容量。

(三)血透方案设计

血透初期遵循频繁短时透析的原则,避免血浆渗透压剧烈改变。低蛋白血症患儿可在透析中输清蛋白 1～2 g/kg。

1.血流量

3～5 mL/(min·kg)。体重超过 40 kg 者可使血流量达 250 mL/min。

2.抗凝剂

常规应用肝素,首次用量 25～50 U/kg,维持量 10～25 U/(kg·h),透析结束前 30 分钟停用。低分子肝素平均剂量为:体重低于 15 kg 者用 1500 U,体重 15～30 kg 者用 2500 U,体重 30～50 kg 者用 5000 U。有出血倾向者应减少肝素用量或无肝素透析。

3.透析液

为避免醋酸盐不宜耐受,主张全部应用碳酸氢盐透析液,钠浓度 140～145 mmol/L,透析液流量 500 mL/L,

婴幼儿血流量小，则透析液流量减少到250 mL/L。

4.透析频率

一般每周2～3次，每次3～4小时，婴幼儿因高代谢率和对饮食适应性较差，有时需每周透析4次或隔日透析，透析充分性指标应高于成人透析患者，建议维持Kt/V在1.2～1.6之间。

## 三、小儿透析组织机构和人员设置

建议专为肾衰竭儿童设置肾病中心，包括小儿透析中心、儿科病房，透析中心除了成人透析中心应该配备的工作人员外，还应配备专门培训过的相应专业人员，如营养师、教师及心理医生等，这才能很好地控制小儿饮食等各方面，有助于教育和纠正患儿的心理障碍。

## 四、血液透析的护理

### (一)一般护理

(1)做好透析患儿的心理护理。医务人员穿着白色服装，每次透析都由护士做血管穿刺等，血液透析的不舒适及透析中没有家长的陪伴，这些往往使患儿感到恐惧、紧张，作为医务人员可以通过与透析患儿交谈，努力成为他们的朋友，用温柔的言语和娴熟的技能缓解患儿的恐惧、紧张的心理。通过做好生活护理，及时发现和满足患儿的需求，拉近与患儿的距离，提高患儿在透析过程中的依从性。另外，要做好患儿家属及年龄较大患儿的宣教工作，告诉他们疾病的相关知识，透析间期血管通路的护理及饮食控制的知识，以及自我护理对疾病预后的重要性。

(2)小儿一般选择容量控制型的透析机，调节血流量和透析液流量，控制超滤量，降低透析失衡综合征和低血压的发生。应根据患儿的情况采用不同的透析处方，包括透析方式、透析液的温度和浓度。了解患儿的一般情况，如体重、年龄、血压、体温、有无出血倾向、有无并发症等，确定使用抗凝剂的种类及剂量，决定选用的透析器型号、超滤量及透析时间。回血时控制生理盐水的入量，以不超过100 mL为宜。

(3)患儿的血管条件较成人差，穿刺技术不佳可以引起血肿，诱发动静脉内瘘闭塞，加重患儿对血液透析的恐惧，不利于治疗。因此要求护士操作技术规范、娴熟，可以由资深的护士进行血管穿刺，做到"一针见血"，提高穿刺的成功率，有利于动静脉内瘘的成熟，并减轻患儿的恐惧心理。

(4)在透析过程中加强观察，包括：①穿刺处有无渗血；管道安置是否妥当，有无扭曲或折叠；②透析机运转是否正常；③管路内血液的颜色是否正常；④血流量是否正常；⑤血液、脉搏和体温情况。应经常询问患者有无抽筋、头痛、头晕和胸闷等不适。患儿年龄小，往往对不良反应敏感度较低，不能做到出现不适时及时告知医护人员，因此应通过对生命体征的密切观察，及早发现一些不良反应的早期征象，及时处理。

(5)对于有低蛋白血症的患儿，可以：①在透析过程中通过使用人血清蛋白或输注血浆提高血浆胶体渗透压；②对于严重低血压或严重贫血的患儿，可以增加预冲液量或使用新鲜血预冲体外循环系统，或在透析中使用升压药；③对于因体重增长过多使心脏前负荷过重或伴有急性肺水肿的患儿，应减少预冲液量；④对急性左心衰竭但不伴有高钾血症的患儿可以先行单纯超滤；⑤对合并高钾血症的患儿可以先用降钾药物，使高钾血症有所缓解，再行透析。

(6)保持呼吸道通畅，防止窒息；指导和督促患儿按时服药，定期注射重组人红细胞生成素，定期检查血液分析等各项检查。

### (二)营养管理

小儿处于生长发育期，其代谢速度较成人快，活动量大，营养要求也高，但因疾病等原因，患儿食欲较差，且由于饮食控制使食物过于单调，加之透析丢失营养物质，因此患儿容易发生营养不良。因此可选择患儿喜爱的食物，经常变换烹饪方法，以保证患儿的营养需求。血液透析的患儿营养需求如下：优质高蛋白饮食，蛋白质摄入量为1.0～1.2 g/(kg·d)，男性患儿热量摄入为251 kJ/(kg·d)[60 kcal/(kg·d)]，女性患儿为201 kJ/(kg·d)[48 kcal/(kg·d)]，要求其中35%来自碳水化合物。

（三）并发症及其护理

许多成人透析的远期并发症，如肾性骨营养不良、贫血、高血压、心包炎、周围神经病变等，也同样发生于慢性透析的小儿患者。因为小儿处于生长发育期，透析中低血压、失衡综合征、“干体重”的监测方面有其特殊性，且并发症中肾性骨营养不良和贫血的治疗尤其重要。此外慢性透析小儿还受生长发育迟缓、性成熟延迟、心理障碍的困扰等。

1.“干体重”的监测

小儿自我管理能力较差，对水、盐不能很好限制，透析间期食欲不佳，常并发营养不良，加之处于生长发育时期，随年龄增加或肌肉增长等“干体重”都会随之变化，每次透析都应精确计算脱水量，防止容量负荷过高，在血透过程中实时监测血细胞比容可防止透析中血液下降，定期根据心胸比等有关指标确定“干体重”，注意防止因脱水过多导致血压降低或脱水不足导致心力衰竭。

2.透析中低血压

小儿对血流动力学改变非常敏感，每次透析应遵循出水少于体重的5%，婴幼儿小于3%或除水速度小于10 mL/(kg・h)的原则。体重不足30 kg的患者，每周血透3次，每次4小时，65%的病例出现循环衰竭、腹痛、恶心、呕吐等因急速除水引起的症状。体重30 kg以上的患者，只有20%的病例出现这些症状。发生这些症状主要与除水有关，其他原因还有选用大血室容量透析器或血液管道，非常仔细地观察透析当中生命体征，透析中最好配备血容量监控装置，回血时生理盐水不能过多(尽量不超过100 mL)。当患儿血容量相对或绝对不足时，如重度贫血、低蛋白血症或较低体重(＜25 kg)，血透时没有相适应的小透析器而只能用较大透析器时，在透析前预冲血液或血制品(如血浆或清蛋白)于透析器和透析管道中可预防低血压的发生。透析中低血压的处理主要是输注生理盐水或清蛋白。

3.失衡综合征

若透析前尿素氮明显升高，超过35.7 mmol/L(100 mg/dL)或使用大面积高效能透析器都易发生失衡综合征，常表现为头痛、恶心、呕吐或癫痫样发作，处理可静脉滴注甘露醇1 g/kg，30%在透析开始1小时内滴入，其余在透析过程中均匀滴入，若频繁或大量使用，应注意对残余肾功能的影响，也可提高透析液葡萄糖浓度。若透析前尿素氮超过71.4 mmol/L就应频繁短时间的透析。

4.心理和精神障碍

透析小儿不仅要接受长期依赖透析生存的现实，还得应付一些透析治疗带来的问题，如穿刺的疼痛、透析过程中的不适、饮食的限制、与同龄儿童的隔阂及死亡的恐惧等，这些常常导致小儿情绪低落，精神抑郁，加重畏食。鼓励这些儿童建立生活信心，需要心理医生、护士、家长及学校教师共同配合。对这类儿童更要强调生活质量，主张回归社会，尽可能参加体育运动，应帮助患儿合理安排透析时间，与同龄儿童一样入学校完成学业。

总之，在小儿透析过程中，早发现、早处理是防治血液透析急性并发症的关键，加强对患儿及家属的宣教工作，做好饮食管理及采用个体化透析，是防治远期并发症、提高透析患儿的存活率和生活质量的前提。医务人员高超的透析技术、穿刺技术在缓解小儿不良心理情绪方面起着至关重要的作用。

从长远观点看，终末期肾衰竭患儿长期血透并非上策，因为它对患儿生活质量影响较大，故在接受一段时间透析后最终行肾移植。北美儿童肾移植协作组资料显示，12岁以前肾移植有利于生长发育，13岁以后肾移植未见预期的青春期加快生长，强调在青春期前进行肾移植有利于生长和性发育，与透析治疗比较，肾移植具有可以获得正常生活、较好职业的优点。

（崔向莉）

## 第三节　老年患者血液透析技术及护理

血液透析疗法已成为治疗终末期肾脏病(ESRD)的有效措施。近年来透析人群中老年人比例显著增加，据欧洲肾脏病学会(ERA-EDTA)的登记报道，1995 年 EARD 进入透析治疗的患者平均年龄 56.8 岁，其中大于 60 岁者占 52%。美国大于 65 岁的透析患者已从 1973 年的 5%，1990 年的 38%上升至目前的 42%。由于这一人群存在着与年龄相关的脏器组织学、功能及代谢的特殊性，老年终末期肾衰竭的治疗问题越来越引起人们的关注。

### 一、疾病特点

老年尿毒症患者并发症多，透析中的急性并发症以低血压、抽搐和心律失常为主，慢性并发症以心血管系统疾病、感染、营养不良、脑血管意外、恶性肿瘤和肾性骨病较常见，死亡原因主要为心血管疾病。

老年尿毒症患者在透析前大多伴有高血压、糖尿病、骨质疏松、心血管系统疾病、呼吸系统及消化系统疾病，因此在透析过程中容易发生低血压、抽搐和心律失常，有部分患者在透析过程中会出现腹痛，要警惕有无小肠坏死或腹腔感染灶。

维持性血液透析患者在透析前往往已存在营养不良，进行血液透析后，营养不良则更为明显，其中老年患者更为突出。患者由于对透析不耐受导致透析不充分，伴有糖尿病、胃肠道等慢性病，或使用某些药物引起不良反应导致患者厌食，蛋白质摄入不足；特别是透析不充分、微炎症状态、透析过程中各种营养物质的丢失及透析的不良反应等，这些都是引起营养不良的主要原因。长期的营养不良会使机体的免疫力降低，引起呼吸系统、泌尿系统的感染率上升。维持性血液透析的老年患者若由于上呼吸道感染诱发肺炎、高热，会使病情加重，使营养不良的状况变得更加严重，导致患者对血液透析不耐受，如此恶性循环，使患者死亡的危险性大为增加。

### 二、透析时机及血管通路的建立

对老年患者透析时机目前尚无一致看法，一般认为 $Ccr<0.17\ mL/(s\cdot 1.73m^2)$[$10\ mL/(min\cdot 1.73m^2)$]，或血肌酐浓度 $>707.2\ \mu mol/L$ 并有明显尿毒症症状(尤其有较明显的水钠潴留，如明显水肿、高血压和充血性心力衰竭迹象)，有较严重的电解质紊乱(如血钾 $>6.5\ mmol/L$)，有较严重的代谢性酸中毒($CO_2CP\leqslant 6.84\ mmol/L$)者，均应开始透析。

慢性肾衰竭老年透析患者，在透析前 4～6 周应安排行动静脉内瘘吻合术，使动静脉内瘘有充分的成熟时间，如需紧急透析而动静脉内瘘未建立，可以通过建立临时血管通路进行透析，如经皮静脉插管或直接进行血管穿刺。

### 三、血液透析的特点

#### (一)透析器

老年患者因疾病的特殊性，在透析中极易引起低血压、抽搐等不适，应尽量安排超滤稳定、有可调钠功能的机型。伴有心功能不全、持续性低血压者，应避免选择大面积、高通量的透析器，一般使用面积为 $1.2\ m^2$ 的透析器。

#### (二)血管通路

建立合适的血管通路是血液透析得以进行的前提，亦是提供充分透析的必要条件。老年血透患者由于动脉粥样硬化、血管中层钙化、营养不良等因素，给自体动静脉内瘘的建立带来困难。常用的动静脉内瘘是在前臂进行桡动脉与头静脉的吻合。老年人由于桡动脉粥样硬化，造成桡动脉一头静脉瘘的失败率高达 56%，老年患者特别是年龄大于 74 岁者内瘘存活时间明显低于年轻者。

近期研究表明，老年人行直接的肘部内瘘(肱动脉合并行静脉吻合)优于任何其他形式的血管通路，早期失败率仅 1.8%，而前臂瘘大于 20%，血管移植建立动静脉瘘为 16.5%。当肘部瘘因流量不足而无法有效进行透析时，在相同血管通路改用移植血管建立动静脉内瘘均获得了成功。

如果不能建立肘部自体动静脉内瘘，用同种移植静脉建立血管通路优于聚四氟乙烯人造血管，主要是并发症少，宿主血管的依从性好，技术容易等。最常见的并发症是血栓形成，常需要血管成形术或搭桥术。

部分老年透析患者无论自体或移植建立动静脉内瘘都有困难，可选用持久性双腔导管作为长期血管通路的有效补充形式。与普通双腔导管不同的是，持久性双腔导管长一些，柔韧性更好，对组织损害小，不易移动。此外，其在出皮肤处与穿刺点的平行距离至少有 2 cm，且皮下有一涤纶扣，被组织生长包绕，有利于导管在皮下的固定，并设置了自然抗感染屏障，延长了导管的使用时间。由于持久性双腔导管作为血管通路可立即使用，无动静脉分流，对心脏的血流动力学影响小，加之不需要忍受每次透析时穿刺的痛苦，使一些慢性肾衰竭患者容易接受，特别是无法建立有效血管通路时。

(三)血流量

不伴有慢性病的老年患者，血流量根据其年龄、性别、体重控制在 200～250 mL/min；伴有心血管系统疾病、肺心病、持续性低血压者，血流量应控制在 150～180 mL/min。流量过快可加重患者的心脏负担，引起心律失常及心动过速等。

(四)透析液浓度

根据患者在透析中存在的不同问题调节钠浓度。对于高血压的患者，可适当调低钠浓度，一般控制在 138～142 mmol/L；对于低血压、在透析中易出现抽筋的患者，可适当调高钠浓度，一般控制在142～148 mmol/L。

(五)透析液温度

透析液温度一般控制在 36 ℃～37 ℃，对于持续性低血压的患者将透析液温度调到 35.5 ℃～36.5 ℃，因低温透析可使患者外周血管收缩，对血压有一定的调控作用。对发热患者也可适当降低透析液温度。对于血压正常或较高，但在透析中易引起抽搐的患者，可将透析液温度适当调高，控制在 37 ℃～37.5 ℃，以减少透析中肌肉抽搐的发生。

(六)超滤量

根据患者体重的增长情况设定超滤量。若患者透析间期体重的增长超过了干体重的 4%，则应根据患者以往的透析资料确定超滤量。一般超滤率控制在 500 mL 以内，并根据患者透析中的情况和透析结束前 1 小时的血压适当增减超滤量。

对个别水肿严重或伴有腹水、胸水的患者，可以通过序贯透析来减缓透析对患者心血管系统造成的影响，促使水分排出。

(七)每周透析的次数和时间

年纪较大的患者，一般不能耐受长达 6 小时的透析，所以大都安排每周透析 3 次，每次 4 小时。

## 四、护理

(一)一般护理

(1)病室环境应保持清洁，地面保持干燥，阳光充足，每天定时开窗通风，保持室内空气清新，保持室内温度在 18 ℃～20 ℃，湿度在 50%～60%为宜。

(2)根据患者的病情及需求让其采取舒适的卧位，保持床单位清洁、干燥，床单位做到一人一用一更换。

(3)做好基础护理，满足患者的合理需求，对生活不能自理的患者，应帮助其进食和饮水。

(4)做好心理护理，仔细耐心地向患者及家属讲解关于血液透析的基础知识，让患者了解血液透析的意义及注意事项，消除患者紧张、恐惧的心理，使患者能配合治疗。生活上给予患者无微不至的关心，用温柔的言语、和蔼的微笑感染患者，对患者每一点微笑的进步都予以鼓励，使老年患者感到医院的温暖，保持健康、乐观的心情，增强战胜疾病的信心和勇气。

(5)体重监测。老年患者的记忆力减退，往往在季节变换时由于衣物增减弄错了自己的体重，护士应陪同患者测量体重，并做好详细记录，对透析间期体重增长过快的患者应提醒其注意控制饮食。

(6)透析前仔细询问患者有无出血倾向，合理选择抗凝剂；了解患者有无感染、发热，如有异常，先通知医生处理后再上机。根据患者体重增长情况及疾病的特点设定超滤模式、超滤量、血流量及透析液浓度等，给予患者个体化透析。

(7)加强永久性血管通路和临时性血管通路的护理。老年患者因某些慢性病，如糖尿病、肿瘤、慢性支气管炎等食欲下降，而分解代谢增加，消耗了体内蛋白质及脂肪的储备，引起营养不良，同时因尿毒症导致体内代谢和激素水平紊乱，故伤口不易愈合。老年患者大都伴有高血脂和肥胖，且疾病因素使患者血管条件较差，血管细、脆、易滑动，穿刺失败时易引起血肿，管壁修复较慢，这些给内瘘穿刺带来一定的难度。因此穿刺时应选择年资较长、技术较熟练的护士进行操作，有计划地选择动静脉内瘘穿刺点。

老年人因精力不足、经济条件的限制、自身照顾不周而不能做好个人清洁卫生，容易引起动静脉内瘘感染。因此护士对其进行动静脉内瘘穿刺前应先做好皮肤清洁，观察有无血肿、内瘘是否通畅、周围皮肤是否完好；穿刺时应严格执行无菌操作技术，认真执行操作规程，防止并发症的发生。

使用临时血管通路前，护士同样要做好皮肤的清洁消毒，观察伤口有无渗血、管道固定处有无缝线脱落、固定是否妥当。此外，还要做好患者动静脉内瘘及临时性血管通路的宣教工作，让其进行自我保护。

(8)给予吸氧：对伴有心肺疾病者，在透析开始时就可给予吸氧。

(9)保持呼吸道通畅：对于透析中出现恶心、呕吐者，应及时清理呼吸道，保持呼吸道通畅。

(10)透析过程中严格执行操作规程，避免发生不必要的医疗差错，造成患者身体上和心理上的痛苦。

(二)密切观察病情变化，做好记录

(1)在透析过程中加强观察：①穿刺处有无渗血；②管道安置是否妥当、有无扭曲或折叠；③透析机运转是否正常；④管路内血液的颜色是否正常；⑤血流量是否正常；⑥患者的血压、脉搏和体温情况。经常询问患者有无抽搐、头痛、头晕、胸闷等不适。有些老人对不良反应的敏感度较低，出现不适时不能及时告知医护人员，因此医护人员应通过对生命体征的密切观察，及早发现不良反应的早期征象，及时处理。

(2)在透析中，患者如需输血、输液，应严格掌握输液速度。为了使血液中的钾离子清除充分，输血应控制在透析结束前 2 小时结束；输液时根据不同的药物调节滴速，避免过快，一般控制在每分钟 30 滴为宜。用药时，密切观察患者有无输血反应、输液反应、药物变态反应等，以及用药后有何不适，如有异常应及时通知医生。

(3)透析结束后，对止血有困难的患者，应该帮助止血；告诉患者起床速度不要太快，避免发生直立性低血压；严密观察生命体征，待患者一切正常后才能护送出血透室。

(三)饮食护理

护士应关心患者透析期间的饮食、起居情况，加强与患者的沟通，讲解有关的营养知识，告诉患者饮食多元化的方法，把握机会和患者家属沟通，告知家庭支持的重要性。

对合并其他慢性病的老年患者，在饮食上要结合患者的不同情况，作出相应的调整。如患者伴有糖尿病，则应避免摄入含糖量过高的食物，主食以米、麦类碳水化合物为宜。

(四)并发症的护理

老年血液透析患者的急性并发症及远期并发症与常规透析患者的并发症基本相同，但由于疾病及年龄的特殊性，他们更易发生透析失衡综合征、心血管系统并发症、感染、营养不良、脑血管意外、肾性骨病及肿瘤等并发症。

1.透析失衡综合征

多见于首次进行血液透析的患者，在透析过程中后透析后 24 小时内发生以神经系统症状为主的一系列综合征，如头痛、失眠、恶心、呕吐和血压升高等，初次血液透析的患者应缩短血液透析时间，以 3～4 小时为宜;血流量不易过快,一般控制在 150～180 mL/min。若患者在透析中出现上诉症状,在无糖尿病的情况下,可以静脉推注高渗糖水。

2.心血管系统并发症

心血管系统并发症是 60 岁以上的老年血液透析患者的常见并发症,也是最常见的致死原因之一。老年患者多患有缺血性心脏病、高血压和心脏传导系统疾病,导致心脏功能储备减弱;体外循环破坏了血流动力学的稳定性,增加了心脏的负担。透析中的低血压、体液及电解质的急剧变化、动静脉内瘘的形成均是构成老年血液透析患者心血管系统并发症的诱因。

(1)低血压:老年患者由于机体耐受力下降,多伴有心血管系统慢性病,在透析过程中极易发生低血压,应根据产生的原理认真分析,采取相应的防治措施。

患者如在透析一开始就出现血压下降,可能与伴有心血管系统疾病或体外循环的建立、血流量过大致患者不能耐受有关。可通过减慢血流量、减慢超滤、增加预冲液量或使用新鲜血液预冲管道等方面减轻患者的不适,使患者顺利完成血液透析。

如在透析过程中或透析结束前突然出现血压下降、打哈欠、恶心、呕吐、出冷汗、胸闷或伴有下肢肌肉痉挛,可能与患者透析间期体重增长过多,以致在透析时超滤量过多、速度过快有关,也可能是透析中进食过多所引起,应立即减慢血流量、减慢或停止超滤水分,补充生理盐水,待症状改善后继续透析。但要注重控制补液量,避免因补液过多造成透析结束后体内仍有过多水分潴留,诱发急性左心力衰竭。对于在透析中经常出现低血压、抽搐的患者,通过适当调高透析液钠浓度能使患者顺利地完成透析治疗。做好饮食宣教工作,让患者知道因饮食控制不佳而导致透析过程中出现各种并发症的危险性,使患者自觉遵守饮食常规,同时宣教患者在透析过程中避免过多进食。

(2)心绞痛:由于体外循环的建立,患者可出现暂时的冠状动脉供血不足,在透析过程中突然出现胸骨后疼痛、胸闷,心电图可见 ST 段压低、T 波平坦或倒置,应立即减慢血流量及超滤量,或停止超滤,吸氧,并通知医生,根据医嘱给予硝酸甘油舌下含服,待情况好转后继续透析。如症状不缓解,应立即停止透析治疗。

(3)心律失常:在透析过程中患者感觉心悸、胸闷,出现心动过速、心律不齐,严重者可以出现室性或房性心律失常,应立即减慢血流量及超滤量,或停止超滤,吸氧,针对病因给予抗心律失常的药物,严重者应停止透析治疗。

(4)高血压:多见于患者饮食控制不佳,摄入过多水钠、患者过于紧张、肾素依赖性高血压、透析液浓度过高、超滤不足、失衡综合征、降压药物被透出,药物因素如重组人红细胞生成素的使用等。

加强宣教工作,使患者了解饮食控制的重要性,严格控制水、钠的摄入;每次透析都应完成透析处方;鼓励患者在透析间期按时服药,使高血压能得到有效控制;或改变透析方式,如进行血液滤过治疗;检查透析液的浓度是否过高;对在透析中有严重高血压的患者可以使用药物加以控制。

(5)心力衰竭:患者突发呼吸困难、不能平卧、心率加快、血压升高,在排除高钾血症的情况下,可以先给患者行单纯超滤,然后改为血液透析,这样可以减轻心脏负担,给予患者半卧位,吸氧或必要时用 50% 乙醇湿化给氧。积极控制贫血,平时注意充分超滤,及时拍胸片以了解心胸比例,特别在发热或换其他疾病后,应警惕因体重减轻引起的水分超滤不足,预防透析后未达到干体重而诱发心力衰竭。

3.感染

老年患者由于疾病及年龄因素,免疫力低下,加上营养不良,易发生感染性疾病,特别是呼吸系统、泌尿系统感染及结核。上呼吸道感染易并发肺炎,老年血液透析患者感染的发生率仅次于心血管并发症。因此,应鼓励患者平时注意饮食的合理均衡,进行适度的锻炼,注意在季节变换时及时增减衣物,防止上呼吸道感染。一旦发生感染应立即去医院就医,按时服药,使感染得到有效控制。同时,在透析过程中,应注意严格执行无菌操作技术,防止医源性感染。

4.营养不良

长期血液透析的老年患者大多合并其他慢性疾病,由于消化吸收能力减弱,对蛋白质的吸收和利用能力降低，更易发生营养不良。很多患者独居，不愿给儿女带来负担，因此缺乏照顾，因疾病因素使其精力有限，不能做到饮食的多元化；因饮食需要控制，故饮食单一乏味；或由于缺乏营养知识，蛋白质及能量摄入减少，这些都会导致营养不良。

5.脑血管意外

老年患者由于高血压、高血脂、脑动脉硬化的发生率较高，反复使用肝素后，在动脉硬化的基础上，更易发生脑出血。患者往往表现为持续头痛、无法解释的痴呆、神志的改变，严重的出现偏瘫、死亡。有些患者因脑动脉硬化、降压幅度过大，诱发脑循环障碍，脑血栓形成，引起脑梗死。

因此，对高血压患者应鼓励其在透析间期严格做好自身防护，定期测量血压，按时按量服药，严格控制水分摄入，注意劳逸结合，避免过度疲劳。同时，对严重高血压的患者，应避免短时间内降压幅度过大。对已出现脑血管意外的患者，应避免搬动，在透析中严格控制血流量及超滤量，严密观察生命体征。因病情需要进行无肝素透析的患者应注意血流量、静脉压、跨膜压的变化，防止体外凝血。

6.肿瘤

老年血液透析患者因其免疫功能低下，恶性肿瘤的发生率是正常人的3～5倍，且预后差。对于患有恶性肿瘤的患者，做好心理护理极为重要。在透析过程中更要给予无微不至的关怀，密切观察病情，尽量减少急性并发症的发生。

7.老年血液透析胃肠道出血

老年人消化道憩室、毛细血管扩张、癌症的发生率高于年轻人，因而胃肠道出血的发生率也增高。出血原因以出血性胃炎占首位，其次为毛细血管扩张，可发生在任何部位，常为多发性，确诊靠内镜检查。结肠憩室穿孔的症状不典型，以低热和模糊的腹痛为初发症状，须提高警惕。

8.精神心理问题

首先，慢性疾病的存在导致了患者对治疗的依赖性，维持性血液透析患者则更多依赖医生、护士，依赖透析机。其次是由于疾病自身及由此产生的依赖性，他们不得不进行调整，改变生活方式，并寻求在新的水平上的平衡，这常常是不舒服的，并由此产生一系列心理问题。国内统计资料表明，老年透析患者常存在着焦虑和抑郁，常有一些模棱两可的感情和行为，特别是那些集体活动受阻而致功能损害，不得不依赖他人者。国内资料显示，老年血透患者抑郁、焦虑自评量表总分，明显高于中青年组，血液透析患者情感障碍严重者，可影响康复及预后，更加严重的可造成血液透析治疗中并发症的发生率增多，使血液透析中不稳定因素增加，治疗的风险性加大。尤其应注意的是老年患者血液透析时高血压的发生率较高，Kennedy发现抑郁症增加冠心病患者心源性猝死的危险性。有研究发现，抑郁症状患者在血液透析中心律失常的发生率明显增加，中青年患者出现抑郁症状时，虽然心律失常增加，但更多则表现为胃肠反应。

临床上绝大多数疾病背景下的抑郁未获得及时诊断和治疗，因此对患者抑郁症状发作的再认识已是临床上不可忽视的问题。老年血透患者抑郁症状的产生使临床医生面临更为复杂的医疗问题。两种疾病的并存和相互影响使得对躯体疾病治疗的难度增加。

患者在透析过程中出现不适时会紧张、焦虑，医护人员若能准确、快速、沉稳的做出处理，缓解患者的不适，既能减轻患者的痛苦，又能增加患者的信任感，提高患者在治疗过程中的依从性，改善患者的透析质量和生活质量。

随着血液透析技术的不断成熟、更新和发展，年龄不再是血液透析考虑的首要因素，但如何提高老年患者的透析质量和生活质量，仍然是我们继续探讨的话题。

（崔向莉）

## 第四节 妊娠期血液透析技术及护理

慢性肾衰竭患者由于月经紊乱和排卵异常，其生育能力降低，如妊娠前血肌酐大于 265.2 μmol/L (3 mg/dL)，尿素氮大于 10.7 mmol/L(3 mg/dL)，成功的妊娠是罕见的。今年随着血液透析治疗及其技术的不断进展，成功的妊娠和正常分娩的报道日益增多，据国际肾脏病协会统计表明，妇女透析患者妊娠发生率美国每年约 0.5%，沙特阿拉伯每年约 1.4%，我国目前尚无该方面的确切资料。由于透析患者妊娠可危及母亲和胎儿的安全，肾脏科、产科及儿科恰当的配合与处理可帮助患者顺利度过妊娠期、围生期，提高胎儿成活率。本节重点阐述妇女妊娠期透析。

妊娠过程中，妇女的血容量负荷增加，心脏处于高排出量状态；前列腺素分泌增加，肾血管阻力下降，肾血流增加，使早期肾小球滤过率增加 30%～50%，导致溶质的排泄率增加，血肌酐和尿素氮水平下降。Sim 等观察到正常非妊娠期妇女血清肌酐为(59.2±12.4)μmol/L、尿素氮为(4.9±4.1)mmol/L，而血压正常妊娠妇女血清肌酐为(40.7±26.5)μmol/L，尿素氮为(3.1±0.5)mmol/L，因此认为妊娠期间血肌酐大于 70.7 μmol/L 时应进行肾功能检查。

### 一、透析患者妊娠及其后果

透析患者生育能力明显下降，据统计透析患者妊娠发生率每年在 0.5%～1.4%之间，比利时一项研究表明发生率仅为每年 0.3%。晚期随着促红细胞生成素的应用，透析患者生育能力有所改善，特别注意的是血液透析患者妊娠率约为腹膜透析的 2～3 倍。透析患者生育能力下降原因尚不明确，早先文献报道仅有 10%的育龄妇女透析期间恢复月经，最近研究报道达 40%。早在 15～20 年前就有证实透析患者存在激素水平异常，在月经周期卵泡雌二醇水平同正常一样，但缺乏黄体生成素和卵泡刺激素高峰，孕激素水平持续下降，约 70%的妇女继发于高泌乳素血症而产生泌乳。以上研究提示慢性肾衰竭患者存在下丘脑—垂体—卵巢轴基础水平异常，缺乏典型的排卵高峰和对月经的周期性调节作用。慢性肾衰竭患者妊娠常发生在透析开始的前几年，但亦有报道妊娠发生在透析 20 年之久。多次妊娠亦较常见，美国国家透析患者妊娠登记(NPDR)资料显示，8 例孕龄妇女妊娠 2 次，8 例妊娠 3 次，1 例妊娠 4 次。透析患者妊娠结局如何报道不一，婴儿生存仅是判断妊娠成功标志，其实大多数婴儿早产或生长发育迟缓，新生儿常合并呼吸窘迫综合征及其他早产并发症，NPRD 报道 116 例成活婴儿中有 11 例发生呼吸窘迫综合征及 1 例死胎存在先天性异常。随诊资料较全的 49 例婴儿中有 11 例需长期医治或存在发育障碍，他们大多数归因于早产而非宫内氮质血症环境。

### 二、妊娠与透析

1. 透析治疗的时机

目前对于妊娠合并慢性肾衰竭的透析时机尚无统一标准，与非妊娠妇女相比，早期和充分透析是有益的。Hou 提出，当血清尿素氮为 30～40 mmol/L(80～100 mg/dL)时，必须开始透析。透析治疗有利于减轻宫腔内胎儿的氮质血症，改善胎盘功能不全，避免死产和自然流产。此外，透析治疗有助于控制孕妇的容量依赖性高血压，增加透析次数可以减少透析中低血压的发生，而且不需限制饮食，改善母婴的营养状况。妊娠末期，由于婴儿每天约产生 540 mg 尿素氮，透析时间必须适宜延长。

2. 透析时间

关于妊娠合并慢性肾衰竭，每周透析总时间和透析的目标，各家报道不一。有研究主张强化透析(每日透析)，尽管强化透析价值尚没有最后确定，但从理论上是可以实施的。Kundaye 等报道妊娠期间透析和残肾功能尚可，孕妇妊娠结局较满意，婴儿成活率达 75%～80%，但尚不能区分是残余肾功能还是充分透析治疗改善了妊娠结局，但起码降低了胎儿暴露于代谢产物环境的几率。另外，每天透析，透析间期体重增加较适宜，降低了低血压危险。透析患者羊水过多较普遍，增加了早产几率，相对于婴儿正常肾功能，血清过高尿毒素可促使渗透性利尿，增加羊水过多的几率。来自 NPDR 资料主张每周至少 20 小时透析才能明显改善妊娠预后。

透析治疗对胎儿有害的证据不足，有些研究认为，透析可诱发早产。这是因为透析能使体内黄体酮下降 10%，而早产与黄体酮减少有关。Sancbez-Casajus 等在透析过程中对胎儿进行监测，结果提示胎儿对透析治疗的耐受力较好。透析中低血压可导致胎儿宫内窘迫，因此，必须防止妊娠过程中低血压的发生。

## 三、透析液处方

有关血液透析的处方建议很多，但能否改善母婴的预后不肯定。Hou 主张透析液钠浓度为 134 mmol/L，使之接近正常妊娠妇女血清钠较低的水平；增加透析液钙浓度至 2 mmol/L，以适应母婴钙的需求量；透析液中含糖量为 200 mg/dL，防止透析中出现低血糖；维持血压稳定的措施与非妊娠透析一致。

对于强化透析易引起电解质紊乱，需进行调整。如果每日饮食中钾的摄入量不能抵消透析丢失量，可导致血清钾水平下降，因而需适当增加透析液钾浓度。如果透析液中钙离子浓度仍为 0.875 mmol/L 可导致高钙血症，因而钙离子浓度为 0.625 mmol/L 较适宜。一般来说，透析液中 $HCO_3^-$ 浓度设计为 35 mmol/L，可缓冲两天间期酸负荷，每日透析可致血清 $HCO_3^-$ 浓度上升，导致代谢性碱中毒，因而需个体化调节 $HCO_3^-$ 浓度。

## 四、抗凝治疗

过去妊娠患者要适当减少肝素用量，对于每日透析患者需用最小剂量肝素，然而因非妊娠患者降低肝素用量可增加体外循环凝血，尽管迄今尚无严格病例对照研究，但妊娠处于高凝状态，可适当增加肝素用量，肝素不能通过胎盘，因而无致畸作用，对于明显出血孕妇主张无肝素透析。华法林能通过胎盘，在妊娠前 3 个月有致畸作用，在妊娠后 3 个月可引起胎儿出血，因而，对于需用华法林预防血管通路高凝状态的孕妇应该用肝素皮下注射预防。随着低分子量肝素普遍使用，及其出血危险性低等优点，目前主张应用低分子肝素。

## 五、妊娠透析患者的营养指导

妊娠期间经各种营养支持满足母婴需要，透析本身会导致严重营养不良，因而妊娠透析期间需合理营养指导，如表 18-2 所示。

## 六、透析患者产科问题

慢性肾衰竭妊娠对母婴均有极大威胁，因需泌尿科、产科、妇科、儿科通力协作，才能保证母婴平安。早产是慢性肾衰竭妊娠婴儿死亡率和发病率增加的关键因素，需加强指导，同预防先兆子痫一样，需补充镁离子，但小心避免镁中毒和孕妇呼吸窘迫，当血清镁离子浓度低于 5 mg/dL 时需给予负荷剂量并在每次透析后给予补充。吲哚美辛可促进胎儿成熟，使分娩延后 72 小时，并可预防羊水过多，但过多应用可加重肾功能损害，引起高钾血症。由于死胎发生率增加，需密切观察胎儿生长发育状况，主张在孕 30 周后经腹壁羊膜腔穿刺抽吸羊水测胎肺成熟度，并注入地塞米松 10 mg 每周两次，促进胎肺成熟。对胎儿宫内发育迟缓的治疗，每日吸氧 3 次，每次 30 分钟，并口服解痉药，如沙丁胺醇或氨茶碱，同时加强营养支持。关于选择分娩时机尚有争论，一些作者主张如果胎儿肺成熟，选择 34～36 周分娩较佳，但现在多数主张孕妇 38 周分娩较好，但对于透析患者，往往由于早产和产科问题留给我们选择的时间不多。对于剖宫产仅适用于产科问题，而绝非肾脏本身，否则主张自然分娩较好。特别注意的是分娩过程避免水负荷增加和感染，因为催产素能增加水潴留的危险。至于新生儿处理尤为必要，透析患者婴儿分娩时血清尿素氮和肌酐水平同母亲一样，可导致出生后渗透性利尿，没有密切监测和适当补充，可导致血容量不足和电解质紊乱。新生儿血清钙离子浓度监测也尤为重要，因为婴儿长期暴露在高钙血症的环境，出生后易发生低钙血症和痉挛等危险。

表 18-2　妊娠透析患者营养指导

| | |
|---|---|
| 热卡 | 35 kcal/(kg·d)＋300 kcal |
| 蛋白质 | 1.2 g/(kg·d)＋10 g |
| 维生素 | |
| 维生素 A | 无需补充 |
| 维生素 B | 无需补充 |
| 维生素 C | ≥170 mg/d |
| 硫胺 | 3.4 mg/d |
| 核黄素 | 3.4 mg/d |
| 烟酸 | ≥20 mg/d |
| 维生素 B6 | ＞5 mg/d |
| 叶酸 | 1.8 mg/d |
| 矿物质 | |
| 钙 | 2000 mg/d |
| 磷 | 1200 mg/d |
| 镁 | 200～300 mg/d |
| 锌 | 15 mg/d |
| 肉毒碱 | 330 mg/d |

妊娠合并慢性肾衰竭对母婴均有危险，孕前肾功能良好者，妊娠可能不会引起肾功能的损害，婴儿生存率高；孕前肾功能中度以上损害者，妊娠可能导致 1/3 的患者肾功能恶化，密切监测和早期终止妊娠，也难以保证肾功能的逆转；积极配合透析治疗，肾功能可能恢复，妊娠高血压疾病也是不可忽视的问题，需警惕高血压的危险。另外，自然流产、早产和死产的发生率高，对胎儿的生存威胁极大。透析治疗可提高母婴的生存率，必须早期和充分透析，掌握透析原则，避免透析并发症。

（崔向莉）

# 第十九章　康复护理

## 第一节　康复护理学概述

### 一、康复护理定义和特点

(一)康复护理学定义

康复护理学是以康复医学和护理学理论为基础的、研究促进伤、病、残者的生理、心理康复的护理理论、知识、技能的一门学科。康复护理学是康复医学的重要组成部分,是在总的康复医疗计划下,为达到全面康复的目标,与其他康复专业人员共同协作,利用康复护理特有的知识和技能对康复对象进行护理,使其减轻残疾对患者的影响,最终使他们重返社会。

(二)康复护理特点

1.对象特点

主要是指残疾人(先天性和后天性)和有功能障碍而影响正常生活、学习、工作的慢性病患者和老年病患者,近年来一些伤、病者急性期及手术前后(包括器官移植)的患者也列入康复对象的范畴。另外,以慢性疲劳为主要症状的亚健康人群也将成为康复护理的对象。

2.目的特点

康复护理主要通过实施各种康复护理技术和护理过程,使康复护理对象残余功能得到维持和强化,替代功能得到开发和训练,帮助康复对象提高和改善生活自理能力,提高生活质量;预防并发症和继发性损害,为康复功能锻炼打下良好的基础;重建患者心身平衡,尽早以与常人平等的资格重返家庭和社会。

3.方法特点

(1)强调自我护理为主:康复护理的服务对象是伤残者或疾病而致生活自理能力缺失者,这些功能障碍有些是暂时的,但更多的是长期的,甚至伴随终生,康复护理更强调患者自我护理。自我护理是指在患者病情允许的情况下,通过护理人员的指导、鼓励、帮助和训练,充分发挥其身体残余功能和潜在功能,以达到功能代偿、功能补偿、功能替代,最终使患者部分或全部照顾自己,为重返社会积极创造条件。当由于患者病情的缘故,不能进行自我护理时,护理人员给予必要的"护理援助"。它和临床护理所采取的"替代护理"截然不同,康复护理在锻炼患者的功能的同时,又充分发挥患者的主观能动性,最大限度地改善患者的功能障碍。

(2)"功能评估"和"功能锻炼"贯穿护理过程的始终:对康复对象的功能障碍和功能残存的程度、身体和心理的一般状况、康复训练的效果及其反应等一系列问题的全面评估和判定,其目的在于了解功能障碍的性质、部位、范围、严重程度、发展趋势、康复疗效等,为制订康复护理计划提供客观的依据。康复护理的"功能评估"分为初期、中期和末期三个阶段进行数次。功能锻炼贯穿护理的全过程,在病程的早期,功能锻炼可以预防残疾的发展和继发性残疾发生;在病程的后期,进行功能锻炼可最大限度地保存和恢复机体的功能。康复护理人员应了解持续功能锻炼的作用,根据功能评估的情况,紧紧围绕总的康复治疗计划,积极争取患者和家属的配合,坚持不懈地对患者进行功能锻炼,最终达到康复的目的。

(3)高度重视心理护理:现代医学模式认为患者是生物—心理—社会的人,心理不健康直接影响到生理的健康,对于残疾人的康复影响更为重大。因为在整个康复护理过程中,患者所起的作用极其重要,相当多的护理要通过患者的主动参与完成,强调患者的自我护理,要充分发挥患者的主观能动性,所以进行心理护理尤为重要,要高度重视心理护理。

(4)注重团队协作和配合:康复治疗强调的团队治疗,它包括学科间团队和学科内团队,它是由临床各个科室的通力合作和康复治疗小组整个团队共同努力完成的。康复护理人员作为康复小组的重要成员,全面负责治疗计划的落实和生活活动的管理,了解各项康复治疗的时间安排,掌握康复对象接受治疗后的反应。康复护士可及时把观察到的有关信息与康复治疗小组的成员进行沟通,及时修订康复计划,共同实施对患者的康复训练和康复指导,使康复更有效、更迅速。

(5)加强健康教育和指导:康复知识渗透到家属,生活指导延续到家庭。通过有关康复知识与康复技术讲解,把康复护理技术传授给康复对象和家属,帮助和指导康复对象和家属,掌握生活自理能力技巧,提高自我健康管理能力,预防并发症及二次残疾的发生,利用和创造各种条件,将功能训练内容应用到日常生活活动中。例如,使他们掌握压疮的预防、身体移动的方法,支具、矫形具的使用方法以及自我导尿的操作技术等等,促进和提高患者生活质量。康复对身体功能障碍者来说,一生都是需要的。康复对象虽然在住院期间已逐步掌握了一些康复护理知识和技术,但在康复对象出院前,还应对他们进行一系列的生活指导和就业培训;对家庭环境进行评估并加以改造,提高康复对象的自我健康管理能力和家庭环境中日常生活适应能力,帮助他们重返家庭和社会。

## 二、康复护理的发展现状和发展前景

### (一)我国康复护理发展现状

康复护理是康复医学不可分割的重要组成部分,随着康复医学的发展而发展。现代康复医学是20世纪的产物,它的确立起源于两次世界大战,大量伤兵进行康复的实践和经验,促进了康复医学的兴起。20世纪60年代以来,随着交通事故和其他意外损伤的增多,老年人口比例上升,社会残疾人口相应增加,客观的需要推动康复医学有了较大的发展。同时,由于现代神经生理学、行为医学、生物医学工程学的进步,用于功能检查和康复的新仪器不断涌现,使康复医学的发展获得了新的动力。

20世纪80年代,我国引进现代康复医学的理论和方法,并与我国传统康复医学结合,促进了我国康复医学事业蓬勃发展。1983年"中国康复医学研究会"成立,同年,卫生部发出文件要求有条件的医学院校要开设康复医学课程。1987年10月,国家科委批准"中国康复医学研究会"更名为"中国康复医学会"。各地相继建设起一批康复中心、康复医院、康复医学门诊,向残疾者、慢性病者和老年病者提供康复医疗服务。

康复护理只有十余年的发展历史,随着康复医学事业的蓬勃兴起,康复护理的地位日益凸显。国内专业人士已逐渐认识到康复护理是康复医学的重要组成部分,是为了适应康复治疗的需要,从基础护理中发展起来的一门专科护理技术。1987年6月11～15日,在北京召开了由中国残疾人福利基金会康复协会举办的"康复护理研究会"成立大会,大会进行了康复护理方面的学术交流。该研究会旨在致力康复护理研究,是全国康复护理工作者的学术团体。1997年中国康复护理学会的成立标志着我国康复护理进入一个新的台阶。随着中国康复医学会及各省康复护理专业委员会的成立,在学会的积极努力下,在康复医学界领导、专家对康复护理学的重视、关怀、支持下,康复护理理论、知识、技能以及康复护理科研方面取得了显著成绩。

### (二)我国康复护理发展前景

任何学科的产生和发展都源于社会需要。随着社会发展、经济繁荣、医疗卫生事业进步,各种传染病得到控制和消灭,平均寿命延长和人口老龄化,慢性病、老年病比例增加,各种意外伤害发生率增高,使康复医学的重要性随之增加;物质文化生活及医疗水平的提高,患者及医务人员都不能仅满足于单纯治疗疾病和抢救生命,而要求功能也得到恢复,这些都是康复护理学迅速发展并日益为社会所重视的基础。

1.满足广大群众对生活质量的追求

康复护理正在不断推广、发展和完善。中国传统观念“好死不如赖活”已经被唾弃,现在的要求是活着就要有生活质量,追求品质生活已经成为广大病伤残者的共同心愿。未来的康复护理服务范围应当扩大到包括精神卫生、心理咨询等方面。至于艾滋病患者的康复、器官移植患者的康复、职业性康复医学、儿科康复等都将是21世纪康复护理的新领域。

2.适应医疗卫生制度改革需要

政府的宏观调控及组织管理、政策及制度在不断完善。中共中央国务院关于深化医疗卫生制度改革意见于2009年4月6号颁布,在文件中明确提出预防、治疗、康复并举的医院功能定位,以及人民群众的基本医疗包括慢性病防治和康复等,将进一步推动康复事业的发展。

3.应对各种突发性灾害

许多疾病不再是细菌、病毒和各种理化因素引起,而源于人为的灾害(战争、交通事故、意外伤害)和自然灾害(地震、海啸等),因此生物－心理－社会医学模式是对健康和伤病的重新定位。医学的基本理论在变,健康观、疾病观、预防观、诊断治疗观都在变,康复护理服务内涵也随之变化。

4.发展社区康复护理和家庭康复护理

根据《国务院关于发展城市社区卫生服务的指导意见》要求,社区卫生服务要以社区、家庭和居民为服务对象,以妇女、儿童、老年人、慢性患者、残疾人、贫困居民等为服务重点,以主动服务、上门服务为主,开展健康教育、预防、保健、康复、计划生育技术服务和一般常见病、多发病诊疗等全方位社会化医疗服务,社区康复医疗工作对象,除了残疾者,更多的还是心血管疾病、脑血管疾病、高血压、糖尿病、慢阻肺、癌症等患者,以及其他老年病患者等。对上述人员实行家庭康复医疗、康复护理、生活指导,健康教育等,这将成为社区康复护理发展的趋势。

5.普及康复护理教育,康复护士朝着专科护士方向发展

康复护理教育现已纳入全日制大专、本科院校护理专业的教育课程,且已在成人继续教育如远程教育中开设康复护理课程。随着伤、残、病患者对康复护理需求增加及社会人口老龄化的凸显,康复护士的要求将越来越高,康复护士培训逐步向专科护士的方向发展。

## 三、护士在康复中的作用

护士在康复医疗中是患者日常生活的服务者和管理者、各种活动的组织者、功能训练的指导者及实施者、病室环境的设计师以及健康和安全的保卫者。

(一)实施者的作用

护士根据康复治疗计划完成大量的预防和治疗措施,许多功能训练的实施也是在护士的帮助、监督和具体指导下完成的。要求护士为患者提供良好的环境、科学的训练和精心的护理,按康复计划的实施来维持患者最佳身体和精神健康,预防并发症和畸形的发生,训练患者的日常生活自理能力。

(二)协调者的作用

整体康复是由康复医师、康复护士和其他康复专业人员共同协作完成的。康复过程中患者需接受理疗、运动、作业、言语、心理治疗及支具装配等多种治疗和训练。作为康复治疗小组的重要成员,护士必须与有关科室人员沟通情况、交流信息、协调工作,使康复过程得到统一完善。

(三)教育者的作用

护士应做好康复教育工作,帮助和指导患者进行清洁卫生、排泄、压疮预防、保持营养等训练,并坚持自理日常生活活动;组织患者及其家属共同制订康复计划,负责监督实施,并提供有关知识咨询和资料。为患者出院做好精神、物质、技术等方面的准备工作,以便使康复目标全面实现。

(四)观察者的作用

在康复医疗体系中,护士与康复对象接触最多,加上护理工作的性质所决定,护士对患者伤残程度、心理状态、功能训练和恢复情况了解最深。护士的观察为康复评定、治疗计划的制订和修改以及实施提供了

可靠的客观依据。

(五)心理护理的先导作用

心理康复是整体康复的先导,大量的心理康复工作是靠护士的语言、态度和行为来完成的。护士应像亲人一样护理患者的身体,在精神上给予鼓励和引导,在社交上给予支持和帮助。护士具有帮助患者克服身体上的障碍、精神上的压抑和社会上的压力的技能,因此在恢复患者心理平衡中,护士起到了关键的作用。

(六)康复病房管理者的作用

周围环境包括生活环境、社会环境,对患者的康复有重要作用,护士不仅要保持病房美好的生活环境,而且要进行大量的组织工作,协调好医患之间、患者之间、患者与家属以及其他人的关系,使患者逐渐适应社会。有时护士是患者利益和要求的表达者和维护者,当他们受到不公正的待遇甚至人格受到凌辱时,护士应能够主持公道。

(鲁志强)

## 第二节　康复护理程序

### 一、康复护理评估

评估是指有目的地、系统地收集资料。此步骤在康复护理程序中很关键,是顺利进行康复护理工作的基础和制定护理计划的重要依据。评估阶段包括收集资料、整理分析资料和资料的记录。

(一)康复护理评定的作用

康复功能评定,是康复治疗的基础,客观地、准确地评定功能障碍的性质、部位、范围、程度、发展趋势和预后,为制定康复治疗原则、计划奠定科学、合理依据。工作中又分初期、中期、末期评定,评定的项目和内容主要包括躯体方面、精神方面、言语方面和社会方面四大方面的功能。

康复评定不同于临床医学的疾病诊断,它不是寻找疾病的病因和论断,而是客观地评定功舒障碍的性质、部位、严重程度、发展趋势、预后和转归。

康复护理评定是一个反馈过程,通过评定可以为提出护理诊断提供依据,了解护理计划、实施护理活动的效果以及患者的康复进展情况。利用康复评定我们可以检验原有康复计划的有效性,为下一个护理计划的制定提供新的起点。

(二)康复护理评定的要求

康复护理评定的方法很多,无论是仪器评定还是非仪器评定都要求有足够的准确性和可靠性,也就是要求评定的方法具有一定的效度、信度、灵敏度和统一性。

1.效度

又称准确性,是指一种评定方法的评定结果与评定目的的符合程度。

2.信度

又称可靠性,是指评定方法的可重复性和稳定性。

3.灵敏度

进行评定时选择的评定方法应该能敏感的反应评定的内容,也就是能够灵敏的反映出评定内容的微小变化。

4.统一性

是指选择的评定内容和方法要有全国甚至全世界统一的标准,这样可以比较治疗的效果,便于经验的交流。

（三）康复护理评定分类

1. 分类

(1)残疾评定。

(2)运动功能评定。

(3)感觉功能评定。

(4)日常生活活动功能评定。

(5)言语评定。

(6)心血管功能评定。

(7)呼吸功能评定。

(8)心理评定。

2. 残疾评定

WHO 1998 年的国际病损、失能、残障分类，已被世界各国康复医学界所普遍采用。此标准根据残疾的性质、程度及日常生活的影响，把残疾分为病损、失能和残障三类。

(1)病损：病损是指由于各种原因造成患者身体的结构、功能以及心理状态的暂时或永久性的异常或丧失，影响个人的正常生活、学习或工作，但仍能生活自理。病损可以理解为器官或系统水平上的功能障碍，即它对患者的某个器官或系统的功能有较大影响，从而影响患者功能活动，生活和工作的速度、效率、质量，而对整个个体的独立影响较小。

(2)失能：失能是指患者身体结构、功能及心理状态的缺损较严重，以至于使按照正常方式进行独立的日常生活活动、工作或学习的能力减弱或丧失。失能应被理解为个体水平的能力障碍。

(3)残障：残障是指患者的功能缺陷及个体能力障碍严重，以致限制或妨碍了患者正常的社会活动、交往及适应能力。残障是社会水平的障碍。

（四）康复护理评定方法

1. 收集资料

1)资料的来源：①资料的主要来源是康复对象。②与康复对象有关人员，如：亲属、朋友、邻居、同事、其他医务人员。③有关文字记录，如：病案、各种检查、检验报告、既往健康检查记录、儿童预防接种记录以及查阅的文献等。

2)资料的种类：①主观资料：指康复对象的主诉和主观感觉。是康复对象对其所经历、感觉、担心以及所听到、看到、触到的内容的诉说。②客观资料：指通过观察、体格检查或借助医疗器械检查而获得的患者的症状、体征，以及通过实验室检查而获得的有关资料。

3)收集资料的方法：有使用仪器和不使用仪器两种方法。

(1)不使用仪器：①与康复对象及其家属或陪护人员交谈。②直接观察康复对象的 ADL 能力、水平以及残存的功能。③直接检查和评定康复对象的 ADL 能力、水平以及残存功能的程度等。

(2)使用仪器：肌电图、诱发电位、等速运动、测定仪，计算机评定认知等。

4)资料的内容：①基本情况：如姓名、性别、出生年月、民族、职业、文化程度、宗教信仰、个人爱好、婚否、工作单位、工作性质、住址等。②既往史：过去健康情况及有无药物过敏史。③生活状况及自理程度：包括饮食、睡眠、排泄、清洁卫生、生活自理情况以及现在有无并发症等。④护理体检：主要项目包括生命体征、身高、体重、意识、瞳孔、皮肤黏膜、四肢活动度以及呼吸、循环、消化等系统的阳性体征；重点是对现有残存功能的检查，如感觉、运动、认知、语言及 ADL 能力水平状况。⑤致残原因：包括致残性质是先天性的，还是后天外伤所致，起始时间和经过等。⑥康复对象的心理状态：如有无精神抑郁、焦虑、恐惧等心理；对残障有无认识、对康复有无信心等。⑦康复愿望：包括了解康复对象和家属对康复的要求，希望达到的健康状态等。⑧家庭环境：包括经济状况、无障碍设施条件如何，康复对象和家属有无康复方面的常识等。

2. 整理分析资料

即将资料进行整理、分类、比较，对含糊不清的资料进一步复查，以便能迅速地发现康复对象出现的健康问题。

将资料进行分类的方法很多，可按Maslow的基本需要层次分类或按上Gordon的11个功能性健康形态分类。目前临床应用较多的是按后者分类法。

3.资料的记录

目前临床上常采用表格形式记录资料，根据各医院、甚至同一医院中各病区的特点先将表格设计好，收集资料时可边询问、检查，边填写记录，这样不仅可以指导应该收集哪些资料，还可以避免遗漏。

记录资料时应注意，主观资料应尽量记录患者的原话，客观资料应使用医学术语，同时尽量避免使用无法衡量的词语，如佳、尚可、增加、减少等。

## 二、康复护理诊断

是根据收集到的资料确定康复对象功能障碍和健康问题的过程，是康复护理程序的第二步。

（一）护理诊断的定义

北美护理诊断协会(NANDA)在1990年第9次会议上提出并通过的定义为：护理诊断是有关个人、家庭、社区对现存的或潜在的健康问题或生命过程的反应的一种临床判断。

（二）护理诊断的陈述

即在分析资料和确定问题后，对问题进行描述。目前常用的陈述方式有三种。

1.三部分陈述

即PSE公式，问题＋症状或体征＋原因。P——问题（护理诊断的名称），S——临床表现（症状或体征），E——原因（相关因素）。常用于现存的护理诊断。当能较熟练使用时可省略掉S部分。

例如：清理呼吸道无效：发绀、肺部有啰音与痰液黏稠有关。入厕自理缺陷：自述下蹲或站起费力，不能自己解开或系上裤带与关节僵直有关。

2.二部分陈述

即PE公式，问题＋原因。常用于"有……危险"的护理诊断，因危险尚未发生，故没有S部分，只有P、E。

例如：有皮肤完整性受损的危险：与长期卧床无力翻身有关。

3.一部分陈述

只有P一部分。常用于健康的护理诊断。

例如：执行治疗方案有效，潜在的精神健康增强。

在陈述护理诊断时需注意以下问题：

(1)问题这部分应尽量使用我国于1998年在NADNA 128项护理诊断的基础上增加修订的148项护理诊断的名称。

(2)原因的陈述，应用"与……有关"来连接。

(3)一项护理诊断只针对一个问题。

(4)以收集的主、客观资料为依据。

(5)护理诊断必须是用护理措施能够解决的问题。

（三）护理诊断的种类

1.自现存的护理诊断

是对康复对象已经存在的健康问题或目前已有的反应的描述。如：进食自理缺陷；沐浴或卫生自理缺陷；功能障碍性缺陷等。

2.有……危险的护理诊断

是对康复对象可能出现的健康问题或反应的描述。虽然目前尚未发生问题，但有发生的危险因素。如：有活动无耐力的危险；有废用综合征的危险；有感染的危险等。

3.健康的护理诊断

是对康复对象具有保持或进一步加强健康水平潜能的描述。1994年才被NANDA认可。如:潜在的婴儿行为调节增强;执行治疗方案有效等。

## 三、康复护理计划

(一)康复护理计划的概念

康复护理计划是针对康复护理诊断制定的具体康复护理措施,是对患者实施康复护理的行动指南。它以康复护理诊断为依据,以使康复对象尽快地恢复功能、重返社会为目标。

康复护理计划应体现个体差异性,一份护理计划只对一个患者的护理活动起指导作用。康复护理计划还应具有动态发展性,随着患者病情的变化、康复护理效果的优劣而补充调整。

(二)康复护理计划的实施

1.排列康复护理诊断顺序

康复护理诊断应按轻、重、缓、急确定先后顺序,以保证护理工作高效、有序的进行。

(1)首优问题:首优问题指威胁患者的生命,需立即解决的问题。

(2)中优问题:中优问题指虽然不直接威胁患者的生命,但给其精神上或躯体上带来极大的痛苦,严重影响健康的问题。

(3)次优问题:次优问题指那些人们在应对发展和生活中变化时所产生的问题。这些问题往往不很急迫或需要较少帮助即可解决。

2.排序原则

(1)优先解决危及生命的问题。

(2)按需要层次理论先解决低层次问题,后解决高层次问题,特殊情况下可作调整。

(3)在无原则冲突的情况下,患者主观上迫切需要解决的问题应优先解决。

(4)潜在的问题应根据性质决定其顺序。

3.确定康复护理目标

康复护理目标是护理活动预期的结果,是针对护理诊断而提出,指患者在接受护理后,期望能够达到的健康状态,即最理想的护理效果,是评价护理效果的标准。

(1)目标分类:康复护理目标可分为短期目标和长期目标两类。短期目标指在相对较短的时间内(一般指一周)可达到的目标。长期目标指需要相对较长时间(一般指数周或数月)才能实现的目标。长期目标需通过若干短期目标才能逐步实现。

例如,运动受损——与右侧偏瘫有关。

短期目标:一周后,患者能独立地从床转移到轮椅。

长期目标:3个月后,患者能独立地在家活动。

(2)目标要求:①目标应是康复护理活动的结果,而非护理活动本身。②目标应具有明确的针对性。③目标必须切实可行,属于康复护理工作范畴。④目标应与康复医疗工作相协调。⑤目标必须具体、可测量。

4.制定康复护理措施

康复护理措施是康复护士协助患者实现护理目标的具体方法与手段,规定了解决康复问题的护理活动方式与步骤,也可称为护嘱。

(1)护理措施的类型:护理措施可分为:依赖性、独立性和协作性护理三类。①依赖性护理措施:是指护士执行医嘱的措施。②独立性护理措施:是指护士根据所收集资料,独立思考、判断后做出的决策。③协作性护理措施:是指康复护士与其他康复医务人员合作完成的护理活动。

(2)护理措施的内容:护理措施内容主要包括病情观察、基础护理、检查及手术前后护理、心理护理、功能锻炼、健康教育、执行医嘱及症状护理等。

(3)制定康复护理措施的要求:①与康复医疗工作协调一致,与其他康复治疗师相互配合。②针对康复护理目标,一个康复护理目标可通过几项护理措施来实现,按主次、承启关系排列。③护理措施必须切实可行。④护理措施应明确、具体、全面,应保证患者安全,使患者乐于接受。⑤护理措施应以科学的理论为依据。

5.构成康复护理计划

康复护理计划是将护理诊断、目标、措施等各种信息按一定规格组合而形成的护理文件。

康复护理计划一般都制成表格形式。各医院的规格不完全相同,大致包括日期、诊断、目标、措施、效果评价等几项内容。

## 四、康复护理措施的实施

(一)康复护理措施实施的概念

康复护理实施是将康复护理计划付诸行动,实现康复护理目标的过程。从理论上讲,实施是在康复护理计划制定之后,但在实际工作中,特别是抢救危重患者时,实施常先于计划之前。

(二)康复护理措施的实施

1.实施的步骤

(1)准备:准备包括进一步审阅计划,分析实施计划所需要的护理知识与技术;预测可能会发生的并发症及如何预防,安排实施计划的人力、物力与时间。

(2)执行:在执行护理计划过程中要充分发挥患者及家属的积极性,并与其他医护人员相互协调配合;熟练准确地运用各项护理技术操作;同时密切观察执行计划后患者的反应,有无新的问题发生;及时收集、分析资料,迅速、正确地处理一些新的健康问题以及病情的变化。

(3)记录:实施各项康复护理措施的同时,要准确进行记录,此记录也称护理病程记录或护理记录。记录内容包括实施护理措施后患者和家属的反映及护士观察到的效果,患者出现的新的功能问题与障碍变化,所采取的临时性治疗、康复护理措施,患者身心需要及其满意情况;各种症状、体征,器官功能的评价,患者的心理状态等。护理记录可采用PIO记录格式:P(问题)I(措施)O(结果)。

例如,P:运动受损:与右侧偏瘫有关。I:①指导患者用健侧的上肢和下肢帮助患侧的上肢和下肢进行身体移动。②连续3天指导患者在早晨将自身移动到床边。O:一周后,患者能独立地从床移动到轮椅。

2.实施的方法

(1)分管护士直接为康复护理对象提供康复护理。

(2)与其他康复医生、康复治疗师合作。

(3)教育护理对象及其家属共同参与康复护理。

在教育时应注意了解患者及其家属的年龄、职业、文化程度和对改变患者目前状况的信心与态度,患者目前的残疾状态和功能障碍,掌握教育的内容与范围,采取适当的方法和通俗的语言,以取得良好的效果。

## 五、康复护理效果的评价

(一)康复护理效果评价的概念

康复护理评价是将实施康复护理计划后所得到的患者康复状况的信息有计划、有系统地与预定的护理目标逐一对照,按评价标准对护士执行护理程序的效果、质量做出评定。

评价还可以帮助再次发现问题,引出其他护理诊断,使护理活动持续进行,康复评价贯穿于患者康复的全过程。

(二)康复护理效果评价步骤

1.收集资料

根据收集各类主,客观资料,列出执行护理措施后患者的反应。

2.对照检查

将患者的反应与预期目标进行比较，来衡量目标实现程度及各项工作达标情况。衡量目标实现程度的标准有三种：目标完全实现、目标部分实现、目标未实现。

3.分析原因

对目标未实现部分及未达标的工作内容进行分析讨论，以发现导致目标未实现的原因。

4.重新修订护理计划

对已经实现的护理目标与解决的问题，停止原有的护理措施。对继续存在的健康问题，修正不适当的诊断、目标或措施。对出现的新问题，在再收集资料的基础上做出新的诊断和制定新的目标与措施，进行新一轮循环的护理活动，直至最终达到护理对象的最佳健康状态。应在不同阶段对患者的情况进行评价。通常采用三次评价（早期、中期、后期）制度，每次评价会同康复医生、康复护士、物理治疗师、作业治疗师、语言治疗师、心理治疗师及社会工作者等专业人员组成。护士在评价会上要通报护理的评价结果，并认真记录其他专业人员的意见和措施，以便全面掌握患者康复的情况，并全面评价康复护理目标的执行情况。患者出院时，护士要根据其康复效果对患者住院期间康复护理目标指定的是否合适，护理措施是否完全落实等情况进行评价，促使不断提高康复护理工作的质量。

（席月东）

## 第三节　小儿脑瘫的康复护理

脑性瘫痪（cerebral palsy，CP）简称脑瘫，是小儿出生前至生后一个月内或婴儿期，因各种高危因素（早产、低体重、窒息、血型不合、胎儿发育不良等）所致的非进行性脑损伤综合征。主要表现为中枢性运动障碍及姿势异常，常伴有不同程度的智力、言语障碍和癫痫，及视觉、听觉、行为、感知等多种障碍。基本病理变化为大脑皮质神经细胞变性、坏死、软化、纤维化、萎缩、脑沟增宽、脑白质丧失，及各种先天畸形导致的大脑功能失调。现有报道外周神经及肌也有不同的病理改变。

脑瘫发生率在发达国家平均约为2‰左右，我国约为1.5‰～5‰左右，是使小儿致残的主要疾患之一，严重地影响小儿的生长发育、生活自理和受教育的能力。

### 一、脑瘫的主要障碍

（一）运动功能障碍及姿势异常

因病因复杂、损伤部位及病情程度不同等原因，临床表现多样，现以不同分型说明。

1.根据运动障碍的性质分型

（1）痉挛型：临床最常见，病变主要在锥体束系统，主要表现为肌张力增高、肢体活动受限、被动运动阻力增高，有折刀样痉挛，腱反射亢进，病理反射阳性。

（2）手足徐动型：也常见，病变主要在脑基底核，主要表现为肌张力变化不定，在过低、过高之间波动，经常表现为运动意愿和运动结果不一致，有不随意运动，病理反射一般呈阴性，侧弯反射常为阳性，常伴有构音障碍。

（3）共济失调型：较少见，病变主要在小脑，表现为平衡功能差，随意运动的协调性差，伴有意向性震颤和眼球震颤，运动中表现为低张力性。

（4）混合型：即具有上述两种或两种以上类型特点者，常见锥体系和锥体外系或小脑均受损者，临床常见。

（5）其他型别：较少见。

2.根据肢体障碍的情况分型

（1）单肢瘫：单肢体受累，较少见。

(2)偏瘫:一侧肢体及躯干受累,上肢损害常较重。

(3)三肢瘫:三个肢体受累。

(4)四肢瘫:四肢及躯干均受累,四肢严重程度相似。

(5)双瘫:四肢均受累,双上肢及躯干较轻,双下肢受累重。

3.根据病情程度分为

(1)轻度:生活完全自理。

(2)中度:生活部分自理。

(3)重度:生活全部不能自理。

(二)合并及继发障碍

常见合并障碍:智力低下(约占75%);语言障碍(约占30%~70%);癫痫发作(约占14%~75%);听力缺陷(约占5%~8%);视力障碍(约占50%~60%);感知觉障碍等。

继发障碍主要有关节挛缩变形,肩、髋、桡骨小头等部位脱位,骨质疏松,骨折,变形性颈椎病,颈椎不稳定,脊柱侧弯等。

(三)脑瘫的早期表现

一般指生后0~6个月或0~9个月间患儿的表现。

(1)易激惹,持续哭闹或过分安静、哭声弱,哺乳吞咽困难,易吐,体重增加不良。

(2)肌张力低下,自发运动减少。

(3)身体发硬,姿势异常,动作不协调。

(4)反应迟钝,不认人,不会哭。

(5)大运动发育落后,如不会翻身、不会爬、拇指内收握拳不会抓握。

(6)经常有痉挛发作。

## 二、脑瘫的功能评定

(一)运动功能评定

1.体格发育及运动发育

首先测量代表小儿发育水平的头围、身长、体重、胸围、腹围、皮下脂肪、肢体周径等,测量标准值采用"正常小儿的体格发育标准",还可采用国际通用的Gesell及Bayley量表等。

粗大运动功能的评定采用粗大运动功能评定表(gross motor function measure,GMFM),该表是专门针对脑瘫的粗大运动评估的标准方法,分5个能区、88个项目,近年来,在此基础上又推出一个66个项目的量表,由于去掉了年龄因素,可以很好地反映脑瘫的治疗效果,并指导制订治疗目标。粗大运动功能分类标准(gross motor function classification standard,GMFCS)是对脑瘫儿目前的粗大运动功能进行分级。分级依赖于年龄,特别是在婴儿期和患儿早期。它强调患儿的功能能力而不是患儿的功能限制作用。精细运动的评估可采用精细运动评估量表(fine motor function measure,FMFM)。评价时应针对性地选择一种或两种同时使用、互为补充。

2.肌张力测定

年龄小的患儿常做以下检查。

(1)硬度:肌张力增高时肌硬度增加,被动活动时有发紧发硬的感觉。肌张力低下时肌松软,被动活动时无抵抗感觉。

(2)摆动度:固定肢体近位端,使远端关节及肢体摆动,观察摆动幅度,肌张力增高时摆动度小,肌张力低下时摆动度大。

(3)关节伸展度:被动伸屈关节时观察伸展、屈曲角度。肌张力升高时关节伸屈受限,肌张力低下时关节伸屈过度。

(4)被动肌张力检查:在姿势变化、自发运动及各种反射中,靠检查者的观察和感觉作出以上判断。年龄大些患儿还可采用修改的 Ashworth 痉挛评定法。

3.肌力评定

因为有肌张力变化、智力低下情况和年龄太小不配合等因素的影响，脑瘫患儿肌力评定一般较困难。能配合的患儿常用徒手肌力检查法。

4.平衡功能评定

注意观察小儿体位，站立、步态、取物、玩耍等情况，以及四肢的共济运动、不随意运动。客观检查方法：①鼻一指一鼻一试验：患儿与检查者对坐，用示指触自己鼻，然后触检查者之指，再触自己鼻，睁眼、闭眼皆试。②指一鼻试验：取任何体位，患儿将臂伸直，再用示指触鼻尖。③对指试验：拇指与其余指依次对指。④轮替动作：快速反复地前臂旋前、旋后交替动作。⑤跟膝胫试验：病儿平卧，抬高一腿，将足跟准确地落在另一膝盖上，然后沿胫骨向下移动。⑥闭目难立征：双臂前伸，指分开，先睁眼后闭眼，有震颤、舞蹈、手足徐动时以上检查均完成不好。

5.原始反射与自动反应评定

(1)原始反射：①紧张性迷路反射(TLR)：使小儿腹卧时头稍前屈，则四肢屈曲，两腿屈曲于腹下；使小儿仰卧时被动屈曲肢体，伸肌占优势，正常 4 个月左右消失，痉挛型脑瘫此反应增强延长。②非对称性紧张性颈反射(ATNR)：仰卧位使小儿头部转向一侧，可见颜面侧上下肢伸直，后头侧上下肢屈曲，正常 2～3 个月消失，过早消失可能有肌张力不全、强反应或持续存在于锥体束或锥体外系的病变，可阻碍小儿翻身动作。③拥抱反射(MORO)；拉手将小儿两肩拉起，使头背屈，但不离床，突然松手，出现拥抱相，两上肢外展，拇示指末节屈曲，各指扇形展开，肩和上肢内收、屈曲，呈现连续的拥抱样动作，下肢亦伸展，足趾展开，小儿多有惊吓状，正常 0～3 个月消失；伸展相：两上肢突然向外伸展，迅速落在床上，正常 3～6 个月消失，肌张力过高、过低或早产儿等经常呈阴性，骨折、神经损伤、偏瘫等反射呈不对称。④握持反射：手握持反射(palmar grasp)，刺激小儿尺侧手掌，引起小儿手屈曲握物，正常 2～3 个月消失，过强反射或持续存在可见于痉挛性瘫或核黄疸，不对称见于偏瘫、脑外伤；足握持反射(plantar grasp)：仰卧位触碰婴儿足趾球部见足趾屈曲，正常 12 个月后消失，该反射缺如提示有脑损伤，或行走之前该反射必须消失。⑤交叉伸展反射(crossed extension)：仰卧位使一侧下肢屈曲、内旋并向床面压迫，可见对侧下肢伸展；使屈曲侧的下肢伸展，可见对侧伸展的下肢屈曲，正常 1～2 个月左右消失，此反应延长表示有脑损伤。⑥躯干侧弯反射(galant)：小儿呈直立位或俯卧位，手划小儿侧腰部，可引起躯干向刺激侧弯曲，正常 3～6 个月后消失，偏瘫时一侧减弱或消失，手足徐动型脑瘫往往亢进或持续存在。

(2)自动反应：①翻正反应：颈翻正反应：仰卧位将头向一侧回旋，可见整个身体也一起回旋为阳性反应，正常 10 个月出现，5 岁消失；躯干翻正反应：仰卧位使下肢和骨盆向一侧回旋，小儿主动将头抬起，翻至侧身位后，由于皮肤的非对称性刺激，身体又主动回到仰卧位，正常 2 岁出现，5 岁后消失。②平衡反应：倾斜反应(tilting reaction)：将小儿仰卧或俯卧于平衡板上左右倾斜，小儿头直立，一侧上下肢屈曲，一侧上下肢伸直，正常 6 个月后开始出现；坐位反应(sitting)：包括前方、侧方、后方平衡反应，让小儿取坐位，向前、侧方、后方推小儿身体，此时小儿上肢主动向前、侧方、后方伸展支撑，正常时前方平衡 6 个月出现，侧方平衡 7 个月出现，后方平衡 10 个月出现；立位反应(hopping)：使立位小儿主动前后迈步，一侧下肢向另一侧伸出，支持身体保持不倒，正常时前方平衡 12 个月出现，侧方平衡 18 个月出现，后方平衡 24 个月出现。③保护性伸展反应(para-chute)：又称降落伞反应，支撑小儿腋下，使头向下由高处接近床面，小儿出现两上肢对床呈支撑反应，正常时 6 个月出现，维持终生，6 个月仍未出现可能为四肢瘫痪或痴呆。

(二)特殊感知障碍评定

1.视觉评定

有无斜视、弱视、屈光不正、散光、视神经萎缩、先天畸形等。

2.听觉评定

利用一般的声音反射动作来观察或客观测听——电反应测听检查。

3.其他

触觉、味觉、位置觉等评定。

(三)智能障碍的评定

先用筛查量表把可疑智力障碍患儿筛出,再行进一步的诊断测试。

1.智商测试

常采用韦氏学前智力量表(WPPST)、韦氏儿童智力量表(WISC)等。

2.适应行为测试

采用"适应行为量表"和"婴儿一初中学生社会生活能力测试表"根据测试结果,结合智力低下和程度的诊断标准,判断患儿的智力水平。

(四)言语功能障碍的评定

脑瘫患儿的言语功能障碍主要为以下两种。

1.言语发育迟缓

采用中国版的S-S(sign-significance)检查法。

2.运动性构音障碍

采用河北省人民医院康复中心修订的Frenchay构音障碍评定法。

(五)综合功能评定

日常生活活动是在独立生活中反复进行的最必要的基本活动。可采用中国康复研究中心儿童康复科设计的"残疾儿综合能力评定法"。

## 三、脑瘫的康复护理措施

(一)康复的目的和原则

1.康复目的

减轻残疾,尽最大努力改善功能,提高运动能力,语言能力和生活自理能力,争取能接受教育(正常教育或特殊教育)和生活自理。

2.康复原则

①早期发现,早期康复治疗以争取最理想效果。②与游戏、教育结合。③与有效药物、必要手术结合。④中西医结合。⑤采用综合手段,达到全面康复。⑥长期坚持康复训练。⑦训练内容个体化。⑧训练患儿与培训家长相结合。

(二)脑瘫儿童康复阶段的划分

1.婴儿初期的训练(超早期训练)

为生后6个月以前,脑瘫的症状还未完全出现时的训练,可期待完全恢复正常。

2.婴儿后期至幼儿期的训练(早期训练)

为6个月至3岁的患儿,脑瘫症状已明显,但尚无挛缩畸形时的训练。此期运动功能可有大幅度改善。

3.学龄前期的训练(功能训练期)

此时脑瘫症状已明确,可能有固定的挛缩畸形。此期在强化功能训练时可借助矫形器等辅助步行。

4.学龄期的训练(能力训练)

年龄在6岁以上的脑瘫儿童,需进行社会适应性训练,接受教育与职业培训,以提高生活质量,争取生活自理或部分自理。

(三)脑瘫康复措施

应将下述的多种技术综合应用到患儿的每日生活常规中去。

1.药物和手术治疗

(1)常用药物:促进脑神经代谢的药物单唾液酸四已糖神经节苷脂、脑活素(Cerebrolysin)、神经再生因子(NGF)、r-氨酪酸(raminobutyric)等;肌松剂巴氯芬(Baclofen)、盐酸乙哌立松片(Eperisone)等;抗震颤麻痹药美多巴;抗胆碱能药安坦(Trihexyphenidyl)等;维生素C及抗癫痫药、中药等。

(2)手术治疗:包括矫形手术、神经手术、骨性手术及肉毒杆菌毒素A阻滞术等。

2.运动疗法

即应用训练改善运动障碍、矫正异常姿势的治疗方法。主要目的是促进患儿本身主动地进行运动。脑瘫常用的方法有Bobath法、Rood法、Vojta法。

Bobath法(英国)——主要观点:尽量应用患侧,不主张用健侧代偿;对痉挛用抑制、对弛缓用促进的原则;主张物理治疗和作业治疗、康复护理相结合。特点是在患儿身上选择一些控制运动的关键点,对痉挛部位采用反射性抑制模式进行抑制,待肌张力下降后,让患儿逐渐进行主动、小范围、不太用力的和不引起痉挛的关节活动;或通过平衡、防护、翻正反应引起运动,然后再负重取得平衡;或被动或主动地将肢体停放在关节活动范围的任一点上,控制住不动,然后左右上下主动活动,反复重复等。用以训练对运动的控制,进行ADL训练,逐渐过渡到正常运动。

Rood法(美国)——突出皮肤刺激的应用,通过皮肤肌梭反射、皮肤内脏反射达到治疗目的。易化刺激的部位常用的为局部、皮肤内脏反射点或区等。易化刺激的方法:按摩、振动、快速或稳定持续地牵张、快速摇摆、叩打等。工具:毛刷、玩具、沙袋和球等。

Voita法(德国)——通过对身体部位的压迫、刺激,诱导产生全身的反射性运动的方法,也称诱导方法。通过正常运动和姿势的诱导,达到抑制和阻止异常运动的发生和发展的目的。通过反射性腹爬和反射性翻身反复规则地出现,逐步促进将移动变为随意运动的综合能力。

3.作业疗法

是为改善患者的功能,以恢复其独立生活的能力,有针对性地从日常生活活动、学习劳动、认知活动中,选择一些作业项目,对患儿进行训练的方法。

(1)进食训练:针对脑瘫儿在进食中经常出现的问题以不同的方法指导训练。如:喂食时要摆正喂食的位置,以放松和减轻痉挛;控制患儿的下颌,加强其咀嚼能力;改造餐具食品以适合患儿。如选择硬塑料餐具,勺面要浅平,盘、碗要带把手和防滑。训练时要耐心,可把进食动作分解成几个连贯的小动作,分开训练,以后再连贯起来。每日三餐都要训练。

(2)穿脱衣训练:由于脑瘫型别、程度、年龄的不同训练方法有所不同。从简单衣裤开始让患儿了解脱穿衣的顺序(脱衣时先脱健侧,后脱患侧;穿衣时先穿患侧,再穿健侧),先给予辅助,后逐渐减少辅助,自己独立穿脱。

(3)二便训练:包括穿脱裤子、站立、坐位平衡训练,蹲起训练,便后处理训练等。可从两岁开始训练,先准备前面或两旁带有把手的便盆,给患儿一个稳定的姿势和位置。养成定时大小便的习惯,学会控制大小便,一日中每次大小便都作为训练机会。

(4)其他生活动作训练:清洁、修饰、社交、使用器具、床上动作、轮椅上动作、站立等训练,根据患儿病程度、性别、年龄等不同制订可行的计划,耐心进行。

4.言语障碍治疗

目的是提供语言刺激,激发患儿对语言运动的兴趣,协助患儿建立、提高交往技能的运用能力,以应付日常生活及学习的需要。

(1)接受言语能力的训练:有智力障碍者先训练智力,包括注意力训练(如在听到自己姓名时能聆听教师指示等);符号理解训练(如对实物、玩具的理解能力等);言语理解训练(如环境理解、理解单字或双字词的意义);与交往技能有关的训练等。

(2)表达言语能力训练:含口语前训练(如动作手势、环境发音、模仿能力训练等);言语表达能力训练(如单词、双词、简单句训练);非言语表达能力训练(如手势训练,沟通图表训练等)。

(3)构音障碍训练:包括基础性训练(如呼吸训练,改善下颌及上唇、舌的控制,控制不随意运动和促进协调运动,改善口腔的知觉);构音训练,克服鼻音化的训练,韵律训练。

5.矫形器、拐杖、轮椅等助行器的应用

目的:帮助患肢负重,保持良好肢位,起到局部稳定作用,预防、纠正肢体挛缩变形,控制不随意运动,改善坐、立和步行能力。矫形器包括对尖足畸形、腕手指畸形矫治等器具的配制。保持站立位装置、保持坐位装置等亦常用。行走困难患儿的辅助移动工具是轮椅,可达到代步目的。必要时可在轮椅上配备适当的托板及靠垫矫正其异常姿势。拐杖、步行器的应用可使患儿身体的支撑面增大、增加身体的稳定性,达到辅助站立和行走的目的。

6.心理治疗及教育康复

(1)脑瘫患儿由于运动功能障碍,动作受限,活动范围小,又往往伴随智力低下,经常导致心理上的异常发展。异常心理往往又导致异常行为,进一步限制了患儿的运动、语言等能力的发展。如患儿常出现的"过度依赖与胆小""情绪极不稳定""自我控制能力低下""易冲动""敏感、自尊心强""注意力分散""记忆差""孤独自卑""对环境适应能力差""性格不安定倾向""自伤或他伤"等异常。因此,要在运动、智力康复的同时注意心理康复,由心理治疗师负责。训练中要加强正面教育,多鼓励,创造正常的心理环境。

(2)脑瘫患儿应该像其他儿童一样享受义务教育,使他们尽可能地接受知识,学习理解事物,交流信息,学习文化,为将来自立作准备。应根据其特殊能力和需要,配备设施,制订特别课程,采用针对性教学方法进行特殊教育。接受教育越早越好,对幼儿尤为重要。教育对象还应包括家属的教育,如在精神、知识的指导,训练方法的指导等。要培训康复人员,提高其水平,以达到教育康复的效果。

7.中医疗法

脑性瘫痪属于中医"五迟""五硬"范畴,可用中药治疗,例如:肝肾不足型的滋补肝肾;脾肾两虚型的健脾益肾;心血不足型的补血养心;寒凝血滞型的温经通络。针刺疗法(如体针、头针)、推拿疗法,可根据不同型别、障碍肢体及合并障碍的不同选用。

8.其他方法

如物理因子疗法:水疗法、低频电疗法、温热疗法和生物反馈疗法等,文体治疗、感觉统合训练以及恢复平衡功能训练也很重要。

9.引导式教育(Conductive Education,CE)

目前在一般康复机构中,脑瘫患儿在康复治疗时要转换环境,需要不断地重新适应各种要求,影响训练效果,也浪费了部分患儿和训练员的时间和精力。引导式教育可避免这些不足,它是一个全面的教育与治疗体系。它强调纵向的持续性,包括从早期预防、早期诊断,过渡到接受教育。还强调横向的连续性,引导员对患儿要有整体的认识,把学习和训练的内容融合在全天的生活中,对患儿的要求也是全天一致的。

引导式教育是将治疗与教育相结合的综合方法,以巴甫洛夫的条件反射学说为根据。鉴于脑瘫患儿智力低下、适应环境能力差及严重的四肢障碍,影响其学习过程,在发育和接受教育方面往往落后于同龄正常儿童。此法用一种统一的形式把众多训练统一起来,对脑瘫患儿进行治疗与教育。患儿在任何时候、任何情况下都被视为一个整体。如要求患儿解释动作、说出名称、并描述哪部分在运动,言语与躯体形象成为一体。患儿从功能角度学习,并了解到所学的任何事物之间都有总体联系。在引导式教育中,患儿经过每日不断的技巧训练,学会坐立、行走、吃饭、说话。多数专家认为是最理想的方法。目前也常用于成人偏瘫患者。

10.感觉统合训练

大部分脑瘫患儿有感觉统合问题,即指脑内特别是影响到感觉系统的部分无法正常而有效地发挥功能,从而不能发出正确的指挥信息。测评可用"中国儿童发展量表(CDCC)"和"儿童发展核对表"。训练内容通过各种游戏和器材,如毛刷、大笼球等的触觉训练;平衡板、滚筒等的本体感觉训练;滑板游戏等调节平衡能力。应根据每个患儿的具体情况采用不同的训练方式。

(席月东)

## 第四节　小儿脊髓灰质炎的康复护理

脊髓灰质炎是由脊髓灰质炎病毒引起的小儿急性传染病，多发生在<5岁小儿，尤其是婴幼儿，故又称小儿麻痹症。自从口服的脊髓灰质炎减毒活疫苗投入使用后，发病率已明显降低，许多国家已消灭本病。

### 一、流行病学

传染源为各型患者及病毒携带者，其中隐性感染者和无瘫痪的患者是最危险的传染源。本病以粪口感染为主要传播方式。鼻咽分泌物在病初数天可以带病毒，因而也可以通过飞沫传播，但为时短暂。人群普遍易感。感染后人体对同型病毒产生持久免疫力。四季均可发病，较集中于夏、秋季。发病年龄以6个月至5岁最高，占90%以上。

### 二、病因与发病机制

脊髓灰质炎病毒属于小RNA病毒科的肠道病毒，按其抗原不同，可分为Ⅰ、Ⅱ、Ⅲ型，各型间很少交叉免疫。该病毒体外存活力很强，在水和粪便中存活甚久，低温环境中能长期保存活力；高温、紫外线照射和漂白粉、双氧水等氧化剂均能杀灭之。病毒从咽部或肠壁进入局部淋巴组织中增殖，同时向外排出病毒，此时机体免疫反应强，病毒可被消除，则形成隐性感染；如果免疫应答未能将局部病毒清除，病毒可经淋巴进入血循环，形成第一次病毒血症，进而扩散到全身淋巴组织中增殖，病毒大量增殖后再次入血，形成第二次病毒血症。如果病毒未侵犯神经系统，机体免疫系统又能清除病毒，则形成顿挫型感染。如果病毒侵入神经系统，轻者不发生瘫痪，称无瘫痪型；重者发生瘫痪，称瘫痪型。在此期间，一些因素如劳累、感染局部刺激、手术及预防接种均可使机体抵抗力降低，使病情加重，并可促进瘫痪的发生。

### 三、病理

病理变化以脊髓前角运动神经元损害为主，尤以颈段和腰段损害多见，其次是脑干及中枢神经系统的其他部位。神经细胞内胞浆溶解，周围组织充血、水肿，血管周围炎性细胞浸润。急性后期，水肿和炎症消退，神经细胞可逐渐恢复功能。病变严重者神经细胞坏死、瘢痕形成，则可造成持久性瘫痪。其他病变为局灶性心肌炎、间质性肺炎、肝及其他脏器充血和血肿、淋巴结增生肿胀等。

### 四、临床表现

#### （一）潜伏期

一般为5～14天。临床表现因轻重程度不等而分为无症状型，占90%以上；顿挫型，占4%～8%。瘫痪型为本病之典型表现，可分为以下各期。

#### （二）前驱期

主要表现为发热、纳差、乏力、多汗、咽痛、咳嗽及流涕等上呼吸道感染症状。尚可见恶心、呕吐、腹泻、腹痛等消化道症状。持续1～4天，多数患者体温下降，症状消失，次称顿挫型。

#### （三）瘫痪前期

可从前驱期直接发展至本期，也可在前驱期热退后1～6天再次发热至本期（双峰热）开始，也可无前驱期而从本期开始。本期特点是：出现高热、缺痛、颈强直、脑膜刺激征阳性等中枢神经系统感染的症状及体征，同时伴有颈、背、四肢肌肉疼痛及感觉过敏。小婴儿拒抱，较大患儿体检可见以下体征。

(1)三角架征：病儿在床上坐起时需两臂向后伸至以支撑身体呈特殊的三角架征。

(2)吻膝试验阳性：小儿坐起后不能自如地弯颈使下颌抵膝。

(3)头下垂征：将手置患者肩下，抬起其躯干时，头与躯干不平行。亦可有多汗、皮肤微红、烦躁不安等自主神经系统症状。此时脑脊液已出现异常，呈现细胞蛋白分离现象。若3～5天后热退，则无瘫痪发生；若病情继续发展，且出现反射改变（最初是浅反射，以后是深腱反射抑制），则可能发生瘫痪。

（四）瘫痪期

瘫痪大都于瘫痪前期的第3～4天出现，无法截然将这两期分开，特别是不出现双峰热时，前驱期直接进入瘫痪期。瘫痪随发热而加重，热退后瘫痪不再进展，无感觉障碍。可分为以下几型。

（1）脊髓型：最常见。瘫痪的特点是两侧不对称的弛缓性瘫痪，多见单侧下肢。近端大肌群常较远端小肌群瘫痪出现早且重。如累及颈背肌、膈肌、肋间肌时，可出现竖头及坐起困难、呼吸运动障碍、矛盾呼吸等表现；腹肌或肠肌瘫痪则可发生顽固性便秘；膀胱肌瘫痪时则出现尿潴留或尿失禁。

（2）延髓型：病毒侵犯延髓呼吸中枢、循环中枢及脑神经核，可见颅神经麻痹及呼吸、循环受损的表现。

（3）脑型：较少见。表现为高热、意识障碍、嗜睡或昏迷、上神经元瘫痪等。

（4）混合型：兼有以上几型的表现，常见脊髓型合并延髓型。

（五）恢复期

瘫痪肢体功能逐渐恢复，一般从肢体远端开始，继之近端大肌群，轻症1～3个月恢复，重症需6～18个月恢复。

（六）后遗症期

如果神经细胞损伤严重，某些肌群的功能不能恢复，就会出现长期瘫痪。继而肌肉萎缩，肢体发生畸形，如脊柱弯曲、足内翻或外翻、足下垂等，从而影响其功能，使其不能站立、行走或出现跛行。多见于延髓型患者，呼吸肌麻痹者易继发吸入性肺炎、肺不张。尿潴留易并发泌尿系感染；长期卧床可致褥疮、肌萎缩、骨质脱钙、尿路结石和肾衰竭等。

## 五、功能评定

（1）一般检查：观察畸形部位、程度、肢体力线情况、肌肉有无萎缩、各种动作的特点及姿势等。

（2）肌力检查。

（3）肢体测量：包括肢体长度和周径的测量。

（4）关节活动范围测量。

（5）步态分析。

（6）日常生活能力评定。

（7）心理测试。

（8）职业能力评价和残疾评定。

## 六、康复治疗与护理

（一）治疗分期

可以分为急性期、恢复期、后遗症期治疗。恢复期和后遗症期的治疗方案基本相同。

（二）康复治疗方案

1.急性期

以卧床休息为主，避免过早活动肢体。瘫痪肢体置于功能位，以防畸形。有肌肉疼痛者可选择适当的物理因子治疗，如热敷、红外线等。

2.恢复期和后遗症期

急性期过后尽早开始被动和主动运动，最大限度减少挛缩和畸形。主动运动应根据肌力情况，制定具有针对性的训练方案，包括等长和等张收缩、向心和离心收缩及强度和耐力训练等，肌力训练应循序渐进，劳逸结合，持之以恒。电刺激可以延缓肌肉萎缩，有利于肌肉的神经再支配。矫形器和辅助具可以保持肌肉和关节的正常力线，防止肌力不平衡发展或出现畸形。传统疗法包括中医中药，按摩和针灸等。

**（席月东）**

# 第五节　小儿颅脑损伤的康复护理

## 一、概述

颅脑损伤(traumatic brain injury,TBI)是指由各种理化因素所致的脑部伤害。由于小儿活动多、自身保护能力差,而且头部与身体其他部分比例较成人大,因而颅脑损伤的比例较高。

许多颅脑损伤患儿都会留有不同程度的功能障碍,主要有以下几个方面:①认知功能障碍:表现为记忆、注意障碍等。②个性和行为问题:如冲动性和注意力减退等。③运动功能障碍:表现为痉挛、强直、震颤、手足徐动、阵挛等。

(一)新生儿颅脑损伤

1.病因

绝大多数是在各种原因难产时头经过骨产道和软产道受挤压所致,还有一部分是由于难产时实施器械助产所致。

2.种类

包括头皮外伤、颅骨骨折及脑损伤。脑损伤常见有颅内出血和脑挫伤。

(二)儿童颅脑损伤

1.病因和特点

发生率仅次于四肢外伤,常见病因:交通事故、失足跌撞、高空坠落、锐器伤、钝器伤和自然灾害等。其特点是闭合性和开放性损伤皆有之。严重的颅脑损伤则会出现不同程度的神经功能障碍,在出现肢体瘫痪的同时也可伴有心理、行为异常和认知功能障碍。

2.种类

一般有头皮损伤、颅骨骨折和脑损伤。头皮损伤主要有头皮挫伤、头皮血肿(皮下血肿、帽状腱膜下血肿和骨膜下血肿)、头皮撕脱伤(不完全撕脱和完全撕脱)。颅骨骨折分为颅盖骨线性骨折、颅盖骨凹陷骨折和颅底骨折(颅前窝骨折、颅中窝骨折和颅后窝骨折)。脑损伤分为原发性脑损伤和继发性脑损伤。原发性脑损伤形成于受伤当时,主要为脑震荡和脑挫裂伤;继发性脑损伤形成于伤后一段时间后,主要为脑水肿和脑血肿。

## 二、功能评定

儿童在脑损伤后,其解剖学、生理学和心理学的改变与成人不同,残疾和功能障碍对儿童发育、生活和学习的影响也不同于成人,故对儿童进行功能评定时要考虑到发育上的特点。除对颅脑损伤严重程度评价外,还要对运动功能、言语功能、认知功能、大脑综合能力等进行评定,只有这样才能对患儿的康复潜能和康复目标的确立作出科学的判定,才能对患儿的预后作出科学的判断。

(一)评定内容

1.精神(心理)功能评价

包括情绪评定、心理状态评定、认知功能评定、智力测定、性格评定等。

2.躯体功能评价

包括肢体功能评定、关节功能评定、步态分析、协调与平衡的评定、原始反射与姿势反射评定、脊柱功能评定、神经电生理评定、痉挛与弛缓的评定、感觉与知觉的评定、使用辅助器具后的评定等。

3.言语功能评价

包括构音评定、失语症评定、言语失用评定、言语错乱评定、听力测定和发音功能的仪器评定等。

（二）评定注意事项

(1)检查时间不要超过患儿能集中注意力的时间。

(2)检查环境要安静，过分杂乱的环境不利于认知功能的检查。

## 三、常用的临床处理

小儿颅脑损伤常迅速出现严重的神经系统体征，所以，迅速对小儿颅脑损伤的严重程度作出科学判定和对原发颅脑损伤进行及时有效的处理是非常必要的。

（一）急救

急救对于提高小儿颅脑损伤后的生存率，减少并发症和后遗症是非常重要的。主要包括：①解除继续损伤的因素，以避免脑损伤进一步加重。②解除呼吸道阻塞，以保持呼吸道通畅。③控制头部出血，以避免失血性休克。④不要轻易搬动颈部，以避免因颈椎骨折错位引起高位脊髓损伤。⑤防止创口继续被污染。⑥如在医院外，需迅速转送到医院。⑦积极应对原发疾病和合并症，预防并发症的出现。

（二）常规治疗

一般包括：①止血。②保持正常循环，保持呼吸道通畅。③降低高颅压。④控制高热、烦躁、癫痫等。⑤预防感染。⑥预防应激性溃疡。⑦营养支持和应用神经营养药物。⑧手术治疗。

## 四、康复治疗与护理

从康复医学角度，主张早期康复治疗。目前对早期康复治疗较为一致的观点是："生命指征平稳，神经系统症状不再发展后48小时即开始康复治疗"。康复治疗计划和组织要照顾到儿童的兴趣、接受力和理解力，在形式和方法上要有特殊考虑。

（一）目的

在拟订脑损伤患儿的康复计划时，应考虑到全面、有步骤的处理。

1.改善身体运动和感知功能

通过训练和游戏促进神经、肌肉感觉运动的功能发育，保持和增大关节运动范围，增强肌肉力量，改善平衡能力和运动的协调性，或建立适当的运动方式，以完成日常活动。

2.日常生活活动技能训练

通过专门训练和特殊游戏，以及借助必要的矫形器、假肢和辅助器具，尽量作到生活自理。

3.培养良好的心理素质

矫正异常情绪和行为等。

4.发展认知能力

改善对生活和学习环境的控制及适应能力，为上学或坚持学业创造生理和心理条件。

5.发展社会性活动能力

组织和参加社会性活动，培养社交技能以利于患儿回归社会。

6.对患儿家长的教育

教育患儿家长改变对待患儿的不正确态度，鼓励他们积极参与患儿的康复治疗。

脑损伤儿童是个特殊的个体，脑损伤后，儿童要比成人恢复得更好。良好的生活环境也有利于功能恢复。

（二）早期康复方法

1.良肢位保持

由于颅脑损伤患儿多需较长时间卧床，有的会因颅脑损伤而产生一些异常姿势，如果不维持合理的卧位姿势或对异常姿势不加以纠正，就会影响以后功能的恢复。良肢位能起到防止或对抗痉挛姿势出现的作用，早期保持卧床的正确体位能防止或减轻痉挛姿势的出现或加重。常用的良肢位保持主要有患侧卧位、健侧卧位，仰卧位易使骶尾部、足跟和外踝等处产生压疮，且容易引起紧张性迷路反射和紧张性颈反射所致的异常反射活动，故临床少用这种肢位。

2.按摩和神经促进技术

病情稳定后，早期可进行床上按摩，略晚可用神经促进技术。按摩可以舒通经络，改善血液循环，缓解疼痛，预防压疮，预防关节僵硬及深静脉血栓形成。神经促进技术可以使软弱无力的肌肉收缩，提高肌张力，增强患侧肢体肌肉功能，防止患侧肢体失用。

3.尽早下床活动

当神志清醒的患儿病情稳定后，尽早由床上活动过渡到坐位练习，再由坐位过渡到下床直立练习。初期最好使用起立床，逐渐增加起立床的倾斜角，使患儿逐渐适应站立体位，并应站立足够长的时间，可起到刺激内脏功能、改善通气、降低颅内压、预防并发症的发生等作用。

（三）康复训练方法

1.认知训练

目的是改善患儿的思维混乱，培养患儿形成能使人接受的和有目的的行为活动，提高患儿处理信息的能力，再建与年龄相应的思维能力。

颅脑损伤后的认知障碍常包括记忆障碍、注意障碍、学习障碍、知觉障碍、交流障碍、觉醒障碍及大脑信息处理功能障碍等。常用的认知障碍康复训练方法有以下几种。

(1)注意力训练：要有合适的训练环境，任何能分散患儿注意力的外界刺激都应该减低到患儿能自己控制的程度，而任何有利于患儿功能训练的刺激都应该能清楚地与环境影响区别开来。根据患儿现有的功能状况制订训练目标，以保证患儿能顺利地完成预定的训练任务。

可选用挑选训练和猜测训练等。如将几个钢珠混在大豆里，让患儿从中将钢珠挑出来；弄一些小把戏让患儿进行猜测等。

(2)记忆力训练：遵循信息内容由简单到复杂，信息量由少到多，反复加强的原则。开始时每次训练时间要短，信息展现时间要长，对于较长的信息内容可采取分解记忆方式，逐渐进行组合训练，在训练时注意适时对患儿进行鼓励，以增强信心。

常用方法有：①PQRST法：P表示预览(preview)要记住的内容，Q表示提问(question)与记忆内容有关的问题，R表示认真阅读(read)需要记忆的资料，S表示叙述(state)所记忆的内容，T表示通过自我检测(test)强化记忆。②头词记忆法：帮助患儿将要记住内容的词头编成容易记忆和联想的“顺口溜”等。③环境辅助记忆法：在周围环境中设立醒目的记忆辅助标示。

2.运动功能训练

应在轻松愉快的心理状态下进行，鼓励患儿主动参与训练以提高训练效果。同时，周围环境最好不能有无关的听觉和视觉刺激，以免分散患儿的注意力。活动应令人愉快、有吸引力和具有鼓励性。

(1)改善肌力训练：肌力0～1级时，主要采取被动运动、辅助按摩和低频电刺激，并指导患儿强化运动意念。肌力2～3级时，除被动运动和按摩外，可增加肌电生物反馈电刺激疗法，刺激肌肉收缩，带动关节活动。肌力4级时，主要依靠自身肌肉主动收缩来增强肌力，包括等张收缩、等长收缩和等速收缩训练。

(2)拮抗肌肉痉挛训练：常用放松训练方法，在舒适、稳定的体位下作肢体延伸下垂、旋转或摆动。注意避免加重痉挛。严重的可采取药物治疗或手术治疗。但药物治疗和手术选择一定要慎重，手术亦应在18个月的自然恢复期后，对于仍存有痉挛和严重痉挛的患儿酌情采用。

(3)平衡功能训练：①坐位平衡训练：可借助于Bobath球和平衡板进行。②立位平衡功能训练：初期可利用起立床，之后从有辅助到无辅助，最后到能自主改变肢位和重心。③坐位起立平衡训练：注意双脚踏实，从有辅助到无辅助，从高凳到低凳，最后达到坐下时没有跌落姿势。④步行平衡训练：方法很多，如平行杠内训练、室内行走训练、活动平板训练以及室外走坡道、上下台阶等训练。

(4)日常生活能力训练：包括吃饭、穿衣、大小便能力的训练，有些患儿需要配合一些辅助器具才能完成。

(5)手的精细活动能力训练：凡是能够改善手的协调、控制和精细活动能力的训练方法都可用，如搭积木、捡豆、推球、写字、画图、打字等。

(6)神经促进技术：比较有代表性的有 Bobath 技术、PNF 技术、Rood 技术及 Brunnstrom 技术。

3. 言语训练

要尽早发现患儿的言语功能障碍，全面进行言语功能评定，了解言语障碍的程度和类型，制定出有针对性的训练方案，早期介入言语训练，以便达到最佳康复效果。

原则上以一对一训练为主，早期可在病床边进行训练，一旦病情允许，应到训练室进行训练，尽量避开视听干扰，确保患儿在言语训练时注意力集中，提高训练效果。一般每天一次，每次 30 分钟。

(1)构音障碍训练：一般包括呼吸训练、发音训练、共鸣训练、发音节奏和语调训练、手势和交流手册的使用训练。

(2)失语症的语言训练：主要有听理解训练、命名训练、复述训练、阅读理解训练、书写训练(由抄写到听写，由简单到复杂)。

(3)失语症的交流促进法(promoting aphasics communication effectiveness，PACE)：适用于各种类型及程度的言语障碍患儿，尤其是对重度失语症患儿。具体方法是将一叠图片正面向下扣于桌上，治疗师和患儿交替摸取，不让对方看见自己手中图片内容，然后双方用各种表达方式(如呼名、迂回语、手势语、画图、指物等)将信息传递给对方，接受方通过重复确认、反复质问和猜测等方式进行适当反馈。

(4)手势和交流手册的使用：对于经过系统言语训练仍收效甚微的严重失语患儿，进行手势语训练和交流手册使用训练是非常必要的。交流手册是将日常生活活动通过文字和图片表示出来，通过训练，让患儿能方便使用。但交流手册的使用只适用于有一定认识图画和文字的患儿。

(席月东)

## 第六节　儿童孤独症的康复护理

儿童孤独症，又称自闭症(autistic disorder)，是 1943 年被哈佛的精神病学家肯纳(Leo Kanner)发现的，在“孤独性情感交往障碍”一文中提出了“早期婴儿孤独症”的概念。他注意到了 11 个婴儿在出生后不久就表现出不能与人们进行沟通，极度地自闭、孤独，语言能力有限，且坚持要把他们周围的东西放在固定的地方。英国精神病学家鲁特(Rutter，1968)将孤独症的主要特征归纳为：①缺乏社会兴趣和反应。②言语障碍，从无言语到言语形式奇特。③异乎寻常的动作行为，游戏形式僵硬、局限，动作刻板、重复、仪式化及强迫性行为。④起病于出生后 30 个月内。

肯纳和鲁特提出的孤独症的特征，为 ICD-10 和 DSM-Ⅵ的诊断标准制定奠定了基础。

### 一、流行病学资料

孤独症并不常见，在每一万婴儿中有 2～5 例。也有资料称该病的患病率为 0.02%～0.13%。该病发病率有明显的性别差异，男女发病比例约为(4～5)∶1，我国报道为(6.5～9)∶1。

1943 年肯纳曾提出孤独症在社会经济条件好的家庭多见，但现有研究表明该病与家庭经济条件和父母教养方式无关。在城乡差异上，研究结论不一致，有的报道称城市与农村患病率无显著差异，但也有研究发现城市儿童的患病率较高。

### 二、病因与发病机制

自 1943 年肯纳提出孤独症后，很多学者对其病因进行了探讨。目前关于孤独症的病因假说有如下三种，即心理病因说、生物病因说和认知缺陷说。

(一)心理病因说

早期人们把孤独症的社会交往、言语发展和行为上的症状归因于婴儿缺乏足够的父母照管而导致的情绪障碍。肯纳在最初报道时，注意到孤独症儿童与父母之间的交往存在缺陷。孤独症模仿语言、刻板行为被看作是儿童对父母的敌对反应，因为这些儿童认为父母没有满足他们的需要。因此在治疗中常帮助父母克服不良教养方式，作为治疗的手段。但目前研究表明，孤独症儿童父母养育方式和家庭互动方式的研究，没有得到严格控制的实验研究的支持。一些研究发现，孤独症儿童的家庭没有特别的异常，很多家长和其他孩子的父母一样爱孩子，并无忽视的行为。相反，亲子交往中的异常现象不是来源于父母，而是来源于儿童。父母在照料这样的婴儿时，难免会紧张焦虑，从而影响交往。目前尽管缺乏足够的证据支持孤独症的心理病因说，但这种观点却给孤独症儿童的家长造成了很大的压力。如果没有这种压力，他们也许能做得更好。

（二）生物病因说

目前有较多的研究结果提示生物学因素在孤独症发病机制中起重要作用。

(1)遗传因素：鲁特 1968 年的研究发现孤独症儿童的同胞患病率为 2%～3%，高于一般人群 5～10 倍。对双生子和家庭的研究表明，基因是导致孤独症的主要因素，基因表达模式非常复杂，可能涉及到多个基因。这些基因缺陷包括 X 染色体异常，皮肤块状硬化及苯丙酮酸尿症等。

(2)出生缺陷和先天神经异常：孤独症儿童通常有身体发育异常及脑电图异常，而且发生癫痫的危险较高。

(3)出生前后的不利因素：有学者报道出生前后的不利因素与脑损伤和孤独症有关。有些孤独症是产科并发症的结果，有些则与产妇年龄过大、用药、早产、晚产和先兆流产有关。

（三）认知缺陷说

认知理论关注孤独症儿童在认知上的缺陷，认为认知缺陷可解释孤独症的部分或全部症状。

Hermelin 和 O'Connor(1970)发现，孤独症儿童在编码、排序和抽象思维上有困难，这些困难主要是由于言语发展滞后所致。Hober(1993)的研究表明，孤独症儿童对他人面部表情的信息加工不同于正常儿童，因此他们会对人作出不恰当的反应。Baron-Cohen(1995)的研究则表明，孤独症儿童缺乏“心理理论”，他们不能对他人的心理状态形成表征，这种能力通常在儿童 2 岁时就已形成。另外，中心协同弱化理论认为，控制信息输入方面的困难导致了孤独症的障碍；执行功能缺陷理论则认为，孤独症儿童缺乏指向中心协同的强大内驱力，他们没有理解所处情境整体特征的愿望。因而他们只对零碎的信息进行加工，而不能整合。当然，更为可能的假设是认知能力的共同缺陷导致了孤独症的临床症状。未来的研究目标是搞清楚这些认知缺陷与孤独症的神经生物学因素之间的关系。

## 三、临床表现

大多数孤独症儿童会表现出三方面的缺陷，人们以著名研究者 Lorna Wing 的名字将这些缺陷命名为温氏三缺陷(Wing's triad)。这三方面的缺陷表现在社会性发展、言语发展和社会行为上。

（一）社会性缺陷

社会行为异常在婴儿期就可出现，表现为不能进行眼对眼的线索跟踪，不能做出对他人的表情动作，不能与他人分享。缺乏依恋行为，不黏人。对亲人和生人的反应没有很大的差别，看见陌生人也不害怕，不认生。对团体游戏活动不感兴趣，很少主动找人玩，随年龄增长，有些会在人际关系上有所进步，但仍表现出对“人”不感兴趣的特征。

（二）言语和沟通障碍

孤独症儿童的言语发展通常是滞后的，50%的孤独症儿童没有沟通性的言语；有言语的孤独症儿童，也常表现出鹦鹉式仿说、代名词反转、答非所问、声调缺乏变化等特征。他们在模仿语言时，儿童会重复他人说过的话，并且用相同的语调。如被动回答，答非所问，重复提问，话题单一。不使用眼神传达信息或感情，眼光常飘忽不定；不会用手势、表情、身体动作与妈妈或其他人交流。

（三）行为障碍

孤独症儿童有刻板的行为模式，对亲人或生人说固定的话，做固定的动作，不懂得应因人、因时、因地不同而有所变化。对待玩具或某些物品有固定的摆放或摆弄方式，对于某些物品有依赖性，经常带在身边。日常生活中有固定的仪式，往往在吃饭前后、睡觉前后、上厕所前后及出门前和刚回家时，会说固定的话，做固定的动作，这些都被称做仪式性的行为。另外，他们还有情感表达、认知和生理方面的异常表现。他们的情绪表达不恰当，可无缘由地哭或笑；孤独症儿童的智商通常低于70，属于轻、中度智力低下；还有部分患儿会出现癫痫发作，遗尿和大便失禁也常见，一小部分患儿有自残行为，如撞头、撕咬。

## 四、诊断标准

孤独症的诊断源于美国，以后的研究也是美国做得较多，其诊断标准比较成熟，现将DSM-Ⅵ的诊断标准介绍如下（见表19-1）。

表19-1　DSM-Ⅵ的孤独症诊断标准

| *在下列标准中至少有6项，并且第一组中至少有2项，第二、第三组中至少分别有1项： |
|---|
| 1.社会交往有质的缺损，至少有下列2项表现： |
| (1)非言语性交流行为的应用有显著缺损，如眼神交流、脸面表情、躯体姿态及社交手势等方面； |
| (2)与同龄伙伴缺乏应有的同伴关系； |
| (3)缺乏自发地寻求与分享乐趣或成绩的机会（如不会显示、携带或指出感兴趣的物品或对象）； |
| (4)缺乏社交或感情的互动。 |
| 2.言语交流有质的缺损，至少有下列1项表现： |
| (1)口语发育延迟或缺如（并不伴有以其他交流方式来代替或补偿的企图，例如手势或姿态）； |
| (2)虽有足够的言语能力，而不能与他人开始或维持一段交谈； |
| (3)刻板地重复一些言语或奇怪的言语； |
| (4)缺乏各种自发的儿童假扮游戏或社交性游戏活动。 |
| 3.重复刻板的有限的行为、兴趣和活动，至少有下列1项表现： |
| (1)沉溺于某一种或几种刻板的有限的兴趣，而其注意集中的程度却异乎寻常； |
| (2)固执于某些特殊的没有实际价值的常规行为或仪式动作； |
| (3)刻板重复的装相行为（如手或手指扭转，或复杂的全身动作）； |
| (4)持久地全神贯注于物体的某个部件 |
| *功能发育异常或延迟，至少有1项，而且出现在3岁之前： |
| 1.社会交往 |
| 2.社交语言的应用 |
| 3.象征性或想象性游戏 |
| *障碍不能用Rett综合征和儿童瓦解性精神障碍来解释 |

## 五、康复治疗与护理

目前还没有根治孤独症的方法，好的治疗方法也只能帮助孤独症儿童掌握一些技能，弥补他们在人际沟通、认知和行为方面的缺陷，帮助家长更好地应对孩子的孤独症问题，尽力使儿童和家长有正常的生活。

（一）药物治疗

根据特定的精神病理学选择药物，其目的在于改善症状，并为照料和训练提供条件。如用氟哌啶醇改善活动过度、激动、攻击和刻板行为，用三环抗抑郁药（如丙咪嗪）对孤独症伴抑郁症者有效，等等。

（二）康复治疗

1.结构化教学

结构化教学是美国北卡罗莱那大学发展的孤独症及相关沟通障碍儿童的课程与教学方案（简称

TEACCH方案),是以高度结构化为教学主要策略的一种教育方案,也是最具影响力的孤独症儿童教育方案之一。

该方法主要针对孤独症儿童在语言、交流、感知觉运动等方面所存在的缺陷进行教育,核心是引导孤独症儿童对环境、教育和训练内容的理解和服从。孤独症儿童拥有良好的视觉加工能力和机械记忆能力,因此该方案运用大量的视觉线索和提示,来帮助孤独症者进行工作或学习。该课程内容包括以下几点。

(1)根据孤独症儿童能力和行为的特点设计个体化的训练内容,训练内容包含儿童模仿、粗细运动、知觉能力、认知、手眼协调、语言理解、语言表达、生活自理、社交以及情绪情感等各个方面。

(2)强调训练场地或家具的特别布置、玩具及其有关物品的特别摆放,即所谓教学环境的结构化。

(3)训练程序的安排和视觉提示,利用每日程序表和每次活动程序卡增加儿童对训练内容的理解。

(4)在教学方法上运用语言、身体姿势、提示标签、图表、文字等各种方法增进儿童对训练内容的理解和掌握。

(5)运用行为矫正技术增加儿童的服从和良好行为,减少异常行为。在进行 TEACCH 教学时,一般安排两个临床工作者处理同一个案例。一个是儿童治疗师,另一个是家长顾问。每一次治疗时,儿童治疗师直接接触儿童,并编制下一周的教学计划;家长顾问则与家长一起回顾并计划下一步的儿童治疗策略。家长要根据儿童治疗师编制的教学计划,每天用 20 分钟时间在家中与儿童一起进行教学。

2.行为治疗

行为治疗方案能有效地帮助孤独症儿童获得技能,减少攻击性行为。例如训练自控行为,并对自控行为加以强化,以克服攻击行为。

3.对家长的教育

家长在得知孩子患有孤独症后,就会出现焦虑、恐慌、绝望等不良情绪,这将妨碍对患儿的治疗。首先,要向家长讲明孤独症是什么样的病,说明孤独症的病因不明,与家庭环境和教育无关,消除家长的内疚情绪。其次,要在早期坚持有计划的教育和医疗方案,可取得较好的效果,鼓励家长积极参与治疗。若家长能深入参与结构化教学计划,或行为训练计划,那么家庭治疗会取得最佳效果。

(席月东)

## 第七节　智力低下的康复护理

智力低下(mental retardation,MR)也称智力落后或精神发育迟滞,是指在发育时期内智力功能明显低于同龄正常水平,同时伴有适应行为的缺陷,是儿童时期严重的疾病和残疾之一。

### 一、概述

(一)流行病学

世界卫生组织报道,世界各国和各民族的发病率不低于 1%~2%。我国的 0~14 岁儿童患病率为 1.2%,男性略多于女性。

(二)病因

智力低下是多种原因引起的发育时期脑功能异常的一种症状,一般认为重度智力低下多能找到病因,轻度智力低下常常找不到原因。除原因不明智力低下以外,智力低下的病因非常复杂,分类的种类也很多,一般分为两大类:一类为生物医学因素,约占 90%;一类为社会心理文化因素,约占 10%。

而临床上在作病因诊断时,常按先天性因素或后天性因素来分类,即按病因的作用时间进行分类,可以分为出生前、围生期和出生后三大类。出生前因素占 43.7%,包括遗传性疾病、胎儿宫内发育迟缓、早产儿、多发畸形、宫内窒息、妊娠高血压综合征、各种中毒、宫内感染等;围生期因素占 14.1%,包括窒息、颅内出血、产伤，其中主要为窒息和颅内出血；出生后因素占42.2%，包括脑炎、脑膜炎、脑病、社会文化落后、心理损伤、特殊感官缺陷、脑变性病、脑血管病、营养不良、颅脑外伤、胆红素脑病、各种中毒等。

## 二、诊断

智力低下的诊断标准应具备以下三条：智力明显低于平均水平，即智商(IQ)低于人群均值2个标准差，一般来说，IQ在70以下；社会适应行为缺陷，低于社会所要求的标准，主要是指个人生活和履行社会职责有明显的缺陷；表现在发育年龄，一般指18岁以下。根据病史、体格检查、神经心理测试、实验室检查、神经电生理检查、神经影像学检查等内容可进行诊断。

## 三、功能评定

神经心理测试主要包括智能发育、智商及社会适应能力评价、精神行为评价等。

### (一)智能发育评定

国际上广泛应用，国内标准化的智能发育测验方法有Gesell发育量表(4周至3岁)、Bayley婴儿发育量表(2～30个月)、丹佛发育筛查测验(DDST，0～6岁)。

### (二)智商测定

智商测定包括绘人试验、中国比奈智力量表、韦克斯勒儿童智力量表(6～16岁)、韦克斯勒学龄前和学龄初期智力量表(4～6.5岁)。

### (三)社会适应行为能力评估

社会适应行为能力评估主要遵循两个标准：个人独立程度，满足个人和社会义务和要求的程度。常用的适应行为评估方法有儿童适应行为评定量表(3～12岁)、婴儿至初中学生社会生活能力量表(6个月至15岁)，用于评定儿童社会生活能力，简便易行，协助智力低下诊断，适用于大面积流行病学调查。

### (四)精神、行为评价

除生长发育、智商、社会适应行为评价外，还应根据不同情况选择评价方法和工具，如注意力评估和测试、Conners父母问卷及老师量表、Achenbach儿童行为量表等。

## 四、常用临床处理方法

婴幼儿期采用病因治疗和早期干预治疗的效果较好。常用方法有以下几种。

### (一)早期干预

高度警惕有高危因素的小儿发育情况和给予定期的体格和精神心理评估，是发现智力低下的有效方法。早期干预治疗和教育的效果是明显的，目的是最大限度地提高或发挥智力低下儿的潜能。

1.内容

依据发育顺序，针对发育迟滞的功能区进行早期训练，主要在以下五个功能区实施干预：①粗大运动。②精细动作。③适应性行为。④言语。⑤个人－社会行为。

2.方法

按实施的环境分：①家庭方式，由训练人员到家中指导家长，再由家长对患儿进行训练。②康复中心方式，即患儿到康复中心接受训练。③家庭与中心结合方式，兼有上述两种方式的优点，较实用易行。

### (二)病因治疗

针对一些遗传和内分泌疾病所致的智力低下，可采用替代方法或饮食控制疗法，以减轻症状和阻止病情进一步恶化，早期防止或减轻症状，常用于以下疾病：苯丙酮尿症、肝豆状核变性、半乳糖血症、同型胱氨酸尿症、地方性呆小病、颅缝早期闭合、阻塞性脑积水等。

### (三)药物治疗和对症治疗

到目前为止，尚未发现能够提高智力的特效药物。近年来研究发现，脑蛋白水解物、神经生长因子、药物穴位注射加针灸治疗能够促进脑细胞功能发育，对增强智力可能有一定疗效。对伴有精神症状和行为异常的患儿,可应用适当的药物进行对症处理,这只是短时间的相应治疗,不可长期应用。应注意药物的不良反应。

(四)基因治疗

对于单基因遗传病,国外已开展基因治疗的研究,应用基因治疗单基因遗传病具有广阔的前景。随着基因工程和人类基因组计划的不断深入研究,基因治疗将成为可能。

### 五、康复治疗与护理

WHO提出对智力低下的康复应采用医学、社会、教育和职业训练相结合的综合措施,使患儿的潜力和技能得到发展,残而不废,帮助他们重返家庭和主流社会。

(一)康复治疗原则

智力低下的康复强调早期发现、早期干预的重要性;根据智力残疾的程度、年龄及社区、家庭的条件安排训练、教育的目标、长期和近期计划,有计划、有步骤地进行康复。

(二)康复治疗方法

康复治疗方法有多种,应个体化,需要家长参加。

1.物理治疗

相对智力而言,智力低下儿的运动系统发育良好,但其矫正反应、保护性伸展反应及平衡反应发育却常落后于正常儿。立位保持训练可强化平衡反应,此外,坐位平衡训练也有效。

2.作业治疗

针对精细动作,特别是手的功能训练,对改善患儿的日常生活活动能力(如进食、穿衣、洗漱、画画、劳动等)有很大帮助。

3.感觉统合训练

训练中着重前庭平衡功能、本体感觉、触觉、视觉等刺激,有利于改善患儿的适应性行为。

4.言语治疗

有利于言语理解、言语表达及交流能力的提高。既可采用一对一的个别训练,又可采用寓教于乐的集体训练。在早期治疗中,应重视日常生活中的口腔锻炼,如强化摄食功能、加强呼吸发音的锻炼及进行活动口腔的游戏等均可视为说话前练习。言语学习阶段要增加感觉输入,通过视觉、触觉、嗅觉、味觉等所有感觉器官的充分体验而进行学习。

5.教育康复

教育是智力低下患儿的主要康复方法之一,应强调早期进行。若早期进行,可能取得较理想的康复治疗效果。教育应有学校教师、家长、临床心理治疗师相互配合进行。根据患儿的病情轻重不同,按照小儿正常的发育进程进行有目的、有计划、有步骤的教育,使患儿能够掌握与其智力水平相当的文化知识、日常生活和社会适应技能。

(席月东)

## 第八节　脊柱裂的康复护理

### 一、概述

脊柱裂(spina bifida)是指身体后正中线上骨(脊椎骨)和神经(脊髓)由于发育障碍所致愈合不全的状态。它是一种骨骼、神经系统的先天性发育畸形。

脊柱裂主要分为脊柱潜在畸形而无症状的隐性脊柱裂及临床有明显症状的囊性脊柱裂。此病隐陛患者较多，故发病率难以统计。囊性脊柱裂(spina bifida cystica)在临床上最常见，发病率与人种有关，白种人较多发。以欧洲北部为例，发病率在4‰，日本则为0.3‰，国人约为0.2‰～1‰。囊性脊柱裂患儿自然病死率很高，残存患儿也多遗留严重的后遗症，如脑积水性痴呆、下身瘫痪和大小便失禁等，常常不能生活自理，成为家庭、社会负担。

## 二、诊断要点

根据临床表现、脊柱X线摄片，诊断即可确立。

(一)临床表现

1.囊性脊柱裂

出生后在背部中线有一囊性肿物，随年龄增大而增大，体积小者呈圆形，较大者可不规则，有的基底宽阔，有的有一细颈样蒂。表面皮肤可正常，或非薄易破，或有深浅不一的皮肤凹陷，啼哭或按压囟门时，囊肿的张力可能增高；若囊壁较薄，囊腔较大，透光试验可为阳性。脊髓、脊膜膨出者均有不同程度的神经系统症状和体征，可表现为程度不等的下肢弛缓性瘫痪和膀胱、肛门括约肌功能障碍。

2.隐性脊柱裂

在背部虽没有包块，但病变区皮肤常有片状多毛区或细软毫毛，或有片状血管痣等。大多数无任何症状，少数可有腰痛、遗尿、下肢无力等。某些患者在成长过程中，排尿障碍日趋明显，直到学龄期仍有尿失禁，这是终丝在骨裂处形成粘连紧拉脊髓产生的脊髓拴系综合征。

(二)辅助检查

1.脊柱X线摄片

可见棘突、椎板缺损，穿刺囊腔抽到脑脊液。

2.MRI检查

可见到膨出物内的脊髓、神经，并可见到脊髓空洞症等畸形。

## 三、功能评定

(一)运动障碍

脊柱裂造成的主要障碍是运动功能障碍，这种障碍与截瘫平面密切相关，所以对截瘫平面的判定是对脊柱裂患儿评价的基本点，可作为预后预测、分析肢体畸形、决定康复治疗措施的依据。

截瘫的运动障碍与支配肌肉的脊神经有一定的相互关系，是评价的重要内容。

此外，脊柱裂患儿发生下肢畸形和关节挛缩也较多见，畸形发生与瘫痪平面具有对应关系，应进行评价。第3腰髓平面，髋关节可以发生麻痹伴髋关节脱位；第4腰髓平面，髋关节可发生麻痹性髋关节半脱位及足内翻畸形；第5腰髓平面，产生以足内翻为多发的足各种畸形；第1骶髓平面，产生平足畸形；第2骶髓平面，产生爪状趾畸形。

(二)步行障碍

脊柱裂患儿由于脊髓及神经的损害，造成截瘫平面以下的运动功能障碍。截瘫平面不同步行的障碍程度也不同，可根据Hoffer步行能力分级分为4级。

1.无行走能力

无实际行走可能。在应用长下肢矫形器(附带骨盆带)及拐杖的前提下可作步行动作，但仅有治疗意义(如防止骨质疏松、压疮等并发症)，是一种治疗性步行。平时只能借助轮椅移动。截瘫平面相当于第2胸髓至第1腰髓。

2.非功能性步行

训练时可借助下肢矫形器、拐杖等进行训练性步行。此种步行是康复治疗及防止并发症所必要的，而且行走不能长时间、长距离地进行，在日常生活中，移动时仍需使用轮椅。截瘫平面相当于第1、2腰髓。

3.家庭性步行

于室内借助矫形器可以行走，室外活动则需使用轮椅。截瘫平面为第3、4腰髓。

4.社会性步行

借助下肢矫形器可以在室内、户外进行行走活动，是功能性步行，有实用价值，其行走能力及耐力均达到较高程度，可步行参与某些社会交往活动。相应节段为第4腰髓至第3骶髓。

（三）脑功能障碍

患儿可患有脑积水或小头畸形，因脑发育不全或脑萎缩而出现脑功能障碍的征象（脑征）。主要表现为智力落后；严重脑积水患儿头围可超过正常小儿一倍以上，由于压迫脑组织而影响智力的一定的脑功能。个别严重患儿合并痉挛性脑性瘫痪，小头畸形患儿脑功能障碍常比脑积水患儿更严重。

评价时除对头颅畸形情况进行临床检查判定外，应作小儿智商测定及言语能力等的测定。

## 四、常用临床处理

（一）终止妊娠

妊娠16～18周抽取羊水检测甲胎蛋白，如呈阳性反应，即表明胎儿有严重脊柱裂畸形而应予以流产。

（二）囊肿切除

对囊性脊柱裂肿物上皮肤完整无神经症状、短时间内无破裂危险的，可在半岁左右手术切除。当肿物中心外皮很薄，随时有破溃危险或发现刚刚溢液而立刻就诊者，则应尽早手术。对局部已破溃感染或成为肉芽面者，必须积极用抗菌药物湿敷，争取早日形成瘢痕愈合，然后手术切除。

（三）脑积水的处理

行侧脑室－腹腔引流术，手术将脑室置一软性导管经皮下引入腹腔，使脑脊液通过导管流入腹腔，从而减轻脑组织受压及损害。

（四）脊髓拴系综合征的治疗

对出现进行性运动、感觉及排尿、排便功能障碍的患儿要考虑到脊髓拴系综合征（tethered cord syndrome，TCS）的可能。。可通过磁共振成像检查确诊。

目前治疗方法是对确诊者行手术切断紧张的脊髓马尾终丝，松解粘连的脊髓和脊神经，可望解除症状并防止病情进展。

## 五、康复治疗与护理

（一）康复治疗目标

康复治疗和训练的主要目标：首先训练患儿自己控制大小便，以利正常生活和学习；其次训练提高自我保护能力，防止压疮等并发症的发生；最后是采取综合康复措施补偿小儿功能缺陷，充分发挥肢体残余功能的代偿作用，使其重建运动功能，达到自己移动和行走，实现自我料理，独立生活，重返家庭和社会，参加学习、工作，享受正常人所具有的生存权利目标。

（二）康复治疗原则

(1)预防躯干、髋关节、膝关节和足部的变形与挛缩。

(2)增强未受损肌肉的肌力，借助矫形器保持发育。至2～3岁后头围多可自然停止增大，保留立位。

(3)为了生活自理和重返社会，应借助拐杖和矫形器行走，借助轮椅进行移动。

(4)对于膀胱障碍者，应指导其应用压迫法排尿、间歇导尿和自己间歇导尿，养成不同年龄段定期排尿的生活习惯。

(5)定期泌尿外科门诊随访，定期尿常规和膀胱功能检查。

（三）不同年龄期的康复治疗方法

1.新生儿期

(1)闭锁术后，立即进行物理治疗。

(2)双下肢弛缓性瘫痪,髋关节应取屈曲、外展、外旋位,保持双下肢良肢位并进行关节活动度训练。

(3)膀胱障碍者应用压迫法排尿。

2.婴儿期

(1)鼓励患儿俯卧位,目的是为了获得上肢与躯干的支撑。

(2)翻身、双手支撑、坐位、四爬位等发育阶段,应保持相应的姿势。

(3)四爬位时,应保持髋关节的稳定。

(4)膀胱障碍时,应接受泌尿外科医生的指导。

3.幼儿期

(1)重点是借助拐杖和矫形器进行站立与步行训练。

(2)对于膀胱障碍者,培养其良好的生活习惯,根据膀胱功能状态进行间歇性导尿,入学前应能自己间歇导尿。

(四)其他方法

(1)可采用神经发育学疗法及诱导疗法等运动疗法进行功能训练。

(2)矫形器的应用:①保持立位训练稳定的矫形器。②腰髓水平损伤,借助脊柱长下肢矫形器、骨盆带长下肢矫形器。第3腰髓水平以下损伤,借助短下肢矫形器,第4腰髓水平以下损伤借助矫形鞋。③躯干不能支撑或体弱的患儿,借助坐位保持器具和躯干矫形器,预防和改善脊柱后凸和侧弯。

(席月东)

## 第九节 排尿功能障碍的康复护理

排尿功能障碍是康复护理学中常见的问题,这里主要介绍神经源性膀胱功能失调的康复护理。神经源性膀胱是指控制膀胱的中枢或周围神经双侧损伤而导致的排尿功能障碍,有潴留型障碍和失禁型障碍。

### 一、功能评定

通过询问、观察患者的排尿情况,结合一些检查来评定排尿功能。主要有以下内容。

1.排尿次数和量

次数和量有无异常,能否自主支配,有无排尿困难、疼痛等。

2.辅助排尿情况

有无间歇导尿、留置导尿等辅助措施。

3.排尿习惯

如患者排尿体位姿势,入厕能否自理等。

4.残余尿量的测定

残余尿量的测定是对膀胱功能的判断。一般在采取膀胱功能训练方法诱导自行排尿后,立即进行导尿,并记录尿量。残余尿量大于150 mL的说明膀胱功能差;残余尿量小于80 mL的视为膀胱功能满意;残余尿量在80～150 mL之间的为膀胱功能中等。

5.其他检查

常规尿液分析、尿培养。必要时做膀胱内压力容积测定、膀胱造影、测定尿流率、尿道压力分布、括约肌肌电图、尿流动力学、B超或X线联合检查等。

### 二、康复治疗与护理

排尿障碍的康复目标主要为控制或消除感染,保持或改善上尿路功能,使膀胱贮尿期保持低压并适当排空，尽量不使用导尿管和造瘘，同时能更好地适应社会生活和职业需要。

（一）潴留型障碍

此类排尿障碍主要表现为膀胱内潴留尿液而不能自主排出。康复护理目标是促进膀胱排空功能。

1.增加膀胱内压与促进膀胱收缩

1）增加膀胱内压训练。

（1）手法增压（Crede 法）：患者取坐位，先用指腹对膀胱进行深部按摩，再手握拳置于脐下 3 cm 处用力向骶尾部方向滚动加压，同时患者身体前倾，直至尿流出为止。加压时须缓慢轻柔，避免使用暴力和在耻骨上直接加压，以免损伤膀胱和尿液返流到肾。

（2）屏气增压（Valsalva 法）：患者取坐位，身体前倾腹部放松，快速呼吸 3～4 次后深吸气，再屏住呼吸 10～12 s，用力向下做排尿动作，将腹压传到膀胱、直肠和骨盆底部，同时使大腿屈曲贴近腹部，防止腹部膨出，增加腹部压力，促使尿液排出。增加膀胱内压训练只可用于逼尿肌活动功能下降伴有括约肌活动功能降低或括约肌机制功能不全者，括约肌反射亢进和逼尿肌——括约肌协调失调时禁忌做膀胱按压。

2）排尿反射训练。

（1）发现或诱发"触发点"叩击下腹部的膀胱区，找到一个敏感的刺激点。训练到可以够成原始放射，周期性排尿。一般在导尿前 20 min 叩击 10～20 min。扣击频率 50～100 次/min，扣击次数 100～500 次。叩击时宜轻而快，避免重叩，以免引起膀胱尿道功能失调。

（2）其他方法：摩擦大腿内侧，牵拉阴毛，挤压阴茎龟头（或阴唇），以手指扩张肛门等，听流水声、热饮、洗温水浴等均有辅助性效果。

3）使用药物：逼尿肌松弛者用胆碱能制剂，膀胱痉挛者用抗胆碱能药物，括约肌松弛者还可考虑采用 α 肾上腺素能药物和 β 受体激动剂。

4）电刺激：直接作用于膀胱及骶神经运动支。用于逼尿肌活动减弱者。

2.减低膀胱出口处阻力

通过手术解除尿道梗阻、降低尿道内括约肌张力、切开尿道外括约肌等以减低膀胱出口处阻力。

3.间歇性清洁导尿

是指可由非医务人员（患者、亲属或陪护者）进行的不留置导尿管的导尿方法。这种方法能使膀胱有周期性的扩张与排空，促使膀胱功能的恢复。还可以降低感染率，减少患者对医务人员的依赖性，提高患者的生活独立性。

1）适应证：不能自主排尿或自主排尿不充分（残余尿超过 80～100 mL）的脊髓损伤或其他神经瘫痪，神志清楚并主动配合患者。

2）禁忌证：尿道严重损伤或感染，以及尿道内压疮；患者神志不清或不配合；接受大量输液；全身感染或免疫力极度低下；有显著出血倾向；前列腺显著肥大或肿瘤。

3）用物：10 号导尿管（浸泡在 0.1% 苯扎溴铵溶液中）、香皂或沐浴露、石蜡油或开塞露、生理盐水、便盆。

4）具体方法：①便盆置于会阴下，用香皂或沐浴露清洗会阴部。操作者清洗双手。②用生理盐水溶液冲洗导尿管。③用石蜡油或开塞露润滑导尿管前端，手持导尿管轻缓插入尿道，直到尿液流出。男性患者插管时注意尿道口朝腹部方向以避免尿道峡部的损伤。④导出尿液 350～400 mL 后将导尿管拔出，用清水清洗后放入无黏膜刺激的医用消毒液或生理盐水溶液内保存。

5）注意事项。

（1）准确记录每次导尿的时间和尿量。

（2）每次导尿前，应先让患者试行排尿。一旦开始自主排尿，则需测定残余尿量。两次导尿之间如能自动排尿 100 mL 以上，残余尿量 300 mL 以下时，则每 6 h 导尿一次，3～4 次/日；如两次导尿之间能自动排尿 200 mL 以上，残余尿量 200 mL 以下时，则每 8 h 导尿一次，1～2 次/日；如残余尿量少于 80～100 mL或为膀胱容量 20% 以下时，则应停止清洁导尿。

(3)患者建立定时、定量饮水和定时排尿的制度,以便合理选择导尿时机。每日摄入液体量应严格限制在2 000 mL以内,保持尿量800～1 000 mL/d。每次饮水量以400～450 mL为宜,饮水和排尿的时间间隔一般在1～2 h。

(4)也可以使用一次性导尿管。反复使用的导尿管虽不强调严格消毒,但仍要充分地清洗和合理保存。

(5)插入动作轻柔,不可有暴力,以避免尿道损伤。

4.留置导尿

对于无法进行间歇性清洁导尿的患者,需行留置导尿。要注意保持导尿管的正确方向,加强对留置导尿管的护理以防感染。

5.尿流改道

手术耻骨上造瘘或回肠代膀胱。

6.心理护理

向患者进行耐心细致的心理工作,对于患者的问题给予鼓励性的回答,帮助患者建立信心,积极参加康复训练。

(二)失禁型障碍

此类排尿障碍主要表现为排尿失去控制,尿液不自主地流出。康复护理目标是促进膀胱贮尿功能。

1.抑制膀胱收缩、减少压力刺激感觉传入与增加膀胱容量

(1)使用药物:应用抗胆碱能制剂减少膀胱收缩力。

(2)手术:通过手术阻断神经传导或选择性骶神经根切断。

(3)尿意习惯训练:每天规定患者排尿时间,以建立规律性排尿的习惯。一般白天每3 h排尿一次,夜间二次,也可视具体情况恰当调整。对于功能障碍或年老体弱无法人厕者,应尽量提供便器,定向力差者应给予帮助。

2.增加膀胱出口阻力

(1)使用药物:使用仅肾上腺素能药物和β受体激动剂增加尿道压力。

(2)手术治疗:植入人工括约肌。

(3)膀胱括约肌控制力训练:常用盆底肌练习法。指导患者收缩耻骨、尾骨周围的肌肉(会阴及肛门括约肌),但不收缩下肢、腹部及臀部肌肉。每次持续10 s,重复10次,每日5～10次,这种训练方法可减少漏尿的发生。

3.设法接尿

可以使用外部集尿器装置。男性可用长颈尿壶接尿或用一个阴茎套套在阴茎上,另一端剪开个小口,用胶管连接,通过胶管将尿液排出。注意每日清洗阴茎及更换阴茎套,以防引起局部感染;女性可用固定于阴唇周围的乳胶制品或尿垫,也可以用女式尿壶紧贴外阴接取尿液。

4.留置导尿

采用定时开放导尿管,让膀胱适当地充盈和排空的方法,促进膀胱肌张力的恢复。日间视饮水量的多少,每4～6 h开放导尿管一次,入睡后持续开放。待病情有一定恢复后,可嘱患者在开放导尿管时做排尿动作,每天训练几次,直至拔管后患者可自行排尿。注意加强对留置导尿管的护理以防感染。

5.皮肤护理

协助患者保持皮肤清洁干燥,及时用温水清洗会阴部,衣物应该勤洗勤换,避免尿液刺激皮肤,除去不良异味,预防感染和压疮的发生。

6.心理护理

失禁型障碍患者因为尿液刺激和尿液异味等问题,常常感到自卑和忧郁,心理压力大。因此护理人员应尊重、理解、关心患者,随时提供必要的帮助。

(鲁志强)

# 第十节　直肠控制障碍的康复护理

## 一、概述

康复医学涉及较为广泛的排便障碍是神经源性直肠，是指控制直肠功能的中枢神经系统或周围神经受到损害而引起的直肠功能障碍，主要表现为便秘，大便失禁少见。

排便障碍的康复护理目的是帮助患者建立一个定期排便的模式，解除或减轻患者排便的痛苦，减少或消除大便失禁给患者造成的难堪，预防并发症的发生，从而提高患者的生存质量。

## 二、分类

（一）反射性直肠

$S_{2\sim4}$以上的脊髓损伤，其排便反射存在，可通过反射自动排便，但不能控制，大便失禁较少。

（二）无反射性直肠或迟缓性直肠

$S_{2\sim4}$（含$S_2$、$S_4$）以下的脊髓损伤、马尾损伤，无排便反射，常出现大便失禁。

髓损伤、马尾损伤，无排便反射，常出现大便失禁。

## 三、康复护理评定

1.排便规律评定

每次大便时间是否基本固定，两次排便间隔是否有大便失禁。

2.排便耗时及粪便情况评定

大便次数、量和形状，每次消耗时间的多少。正常情况每次大便应该在半小时内完成，且量及稠度适中。

3.排便刺激评定

用局部刺激，如指间刺激、肛门栓剂能否排除大便。

4.排便习惯评定

如排便的体位和姿式，患者是否能自理等。

5.物理检查评定

进行肛门指诊，决定肛门括约肌的张力是正常、痉挛还是松弛。通过肛门和会阴区感觉帮助确定神经损伤平面和程度。通过球－肛门反射检查帮助判断脊髓休克情况。

## 四、康复治疗

1.肛门括约肌和盆底肌肌力训练

使用直肠电刺激或者主动肛门收缩进行训练，从而增加括约肌的控制能力。

2.肛门牵张训练

将中指戴上指套，表面涂液状石蜡，缓慢插入肛门，将直肠壁向肛门一侧缓慢持续地牵拉扩张，或者采用环形牵拉的方式，以缓解肛门内外括约肌的痉挛；同时扩大直肠，诱发直肠肛门抑制性反射。

3.药物治疗

口服各种缓泻剂，常用的如麻仁丸、果导、通便灵等有利于抑制肠道水分吸收，从而改善粪团硬度。肛门外用润滑剂（例如石蜡油）有利于降低排便阻力，治疗便秘。使用解痉药物有助于缓解痉挛，协助排便。

4.神经阻滞技术

近年来采用肉毒毒素肛门括约肌内注射射,有较好的效果。

5.物理治疗和传统康复治疗

运动疗法耐力训练可加强肠道蠕动动力,对于长期卧床者尤为重要。可使用各种理疗因子治疗。可利用推拿按摩、针灸、中药等改善排便障碍。

6.外科治疗

顽固性便秘或者失禁的患者,经过一般的康复治疗无效,可以选择外科治疗。常用的方法有:功能性神经、肌肉移位或移植;选择性骶神经后根切断;肠造瘘等。

## 五、护理

1.定时排便

应该养成定时排便的习惯,可以根据个人的生活习惯选择早餐后或者晚餐后进行排便,因为在餐后胃肠反射最强。必须注意尽量保持在每天的同一时间排便,以便通过训练逐步建立排便反射。拟排便前15分钟喝热水一杯引起胃肠反射,同时按摩腹部诱导便意。

2.排便的体位

蹲或坐位时可以使肛门直肠角变大、伸直形成有利的排便角度,还可以借助重力作用使大便容易通过。蹲或者坐位时还可以方便地用手增加腹压。

3.排便的方法

餐后约半小时进行腹部按摩,或者用栓剂或手指按摩肛周或肛管,刺激排便反射的产生。手指刺激的方法是:将指套涂以润滑剂,手指伸入直肠,轻柔地扩张外括约肌同时紧贴肠壁做环形运动,每次持续1～2分钟,每10分钟1次,直至排气、排便,或者出现内括约肌收缩。

4.定时地刺激

收缩肛门括约肌可以促进低级排便中枢反射的形成。但是手指的刺激切记避免暴力。

5.饮食管理

多纤维的食物可以增加和软化大便。还需要保证每天摄入适量的液体,每日的饮水量以2 000 mL左右为宜。某些水果汁如橘子汁、柠檬汁等可以刺激肠道蠕动,从而促进排便。

6.灌肠

可以较快地出现肠蠕动而引起排便,但是长期的灌肠可增加痔的发生率.并可产生灌肠依赖、电解质紊乱等。一般只用于其他措施失败以后。

## 六、知识拓展

便秘预防:

因为粪便主要是由食物消化后构成的,所以通过饮食调节来防治大便秘结是简单易行的方法。首先要注意饮食的量,只有足够的量,才足以刺激肠蠕动,使粪便正常通行和排出体外。特别是早饭要吃饱。其次要注意饮食的质,主食不要太精过细,要注意吃些粗粮和杂粮,因为粗粮、杂粮消化后残渣多,可以增加对肠管的刺激,利于大便运行。副食要注意多食含纤维素多的蔬菜,因为正常人每千克体重需要90～100mg纤维素来维持正常排便。可多食青菜、韭菜、芹菜、蕃芋等。因为纤维素不易被消化吸收,残渣量多,可增加肠管内的容积,提高肠管内压力,增加肠蠕动,有利于排便。还有就是要多喝水,特别是重体力劳动者,因出汗多,呼吸量大,水分消耗多,肠管内水分必然被大量吸收,所以要预防大便干燥就得多喝水。早饭前或起床后喝一杯水有轻度通便作用。足量饮水,使肠道得到充足的水分可利于肠内容物的通过。另外可有意多食含脂肪多的食品,如核桃仁、花生米、芝麻、菜籽油、花生油等,它们都有良好的通便作用。

中医药有效验方摘录如下。

方1:黄芪建中汤。

功效:益气温阳,养血通便。

黄芪、女贞子各20 g,桔梗9 g,甘草、桂枝各6 g,白芍、当归各15 g,大枣12枚,生姜3片。饴糖适量。每日一剂,水煎服,连服10天为一疗程,一般服药1~2疗程。

方2:通便四物汤。

功效:滋阴润燥,增液生津。

生白术40 g、肉苁蓉20 g、生地黄20 g、炒枳壳10 g。水煎取液,早晚分服,每日一剂。5剂为一疗程,大便正常后再服1疗程以巩固疗效。

方3:滋脾更衣汤。

功效:滋养脾阴,润肠通便。

炙甘草20 g、淮小麦60 g、白术30 g、黄精20 g、大枣15 g。水煎服,每日早晚各服150 mL。服药期间停用其他中西药。1个月为一疗程。

方4:枳实导滞丸。

功效:清热祛湿,导滞通便。

大黄9 g、炒枳实9 g、炒神曲9 g,茯苓、黄芩、黄连、白术各6 g,泽泻6 g。上药研为细末,汤浸蒸饼为丸,每日1~2次,每次3~6 g。

(鲁志强)

## 第十一节　关节挛缩的康复护理

### 一、概述

关节挛缩是各种原因导致的关节周围软组织、韧带和关节囊的病理变化,使关节活动受限的常见病症。导致挛缩的原因多由关节创伤、关节炎、关节制动、关节周围软组织的病变有关,积极防治关节挛缩将有利于患者的功能恢复。

### 二、关节挛缩的临床分类

形成关节挛缩的原因很多,常可分为以下几种。

1.皮肤性挛缩

由于皮肤的烫伤、创伤、炎症等导致皮肤瘢疤而形成,影响关节运动而产生的挛缩。

2.结缔组织性挛缩

由于皮下组织、肌腱、韧带等的短缩而引起的挛缩。

3.肌源性挛缩

由于各种原因如:创伤、关节固定、肌肉疾患等造成的肌肉短缩、萎缩及瘢痕导致的挛缩。

4.神经性挛缩

神经系统疾患导致的反射性挛缩、痉挛性挛缩以及迟缓性挛缩。

### 三、关节挛缩的康复护理

关节挛缩的产生可能在很短的时间内引起,并作为一种既发损害而进一步影响患者的功能恢复。因此,在康复护理工作中,积极地防治关节挛缩,十分重要。防治关节挛缩的康复护理措施主要有以下几种。

(一)保持体位

在某些情况下或疾病的某些阶段，挛缩可能是难以避免的，如严重的烧伤、关节面的骨折。在这种情况下，为了减轻挛缩和挛缩带来的后果，应将挛缩累及的关节保持在“功能位”。

1.保持各关节的功能位

肩关节保持外展、外旋，内收、内旋。肘关节尽量保持伸展位，前臂中立位。腕关节为背伸30°，桡偏。下肢关节以便于行走为目的，髋关节为前屈。膝关节维持轻度屈膝位。踝关节：保持背屈位置。

2.保持功能位的方法

功能位的保持必须在24 h以上。对维持特定体位有困难的患者，可以用被子、浴巾卷、软枕等予以辅助。不能在床上变换体位的患者，要由护士将患者抬起协助变换体位，以防止硬行牵拉而造成皮肤擦伤。有明显挛缩倾向的可用石膏或夹板矫形器固定。

(二)被动运动

被动运动是防治关节挛缩的最基本和最有效的手段，对于瘫痪患者来说，则显得更为重要。被动运动包括使用专业设备的持续被动运动(CPM)和由护理人员徒手进行的间歇被动运动。作为预防措施，在患者病情允许的清况下，被动运动越早越好，同时，被动运动的力量，也要以患者情况而定。如果是预防挛缩，每个关节每次只需活动5 min，每天活动2次，关节活动度通常可达到无明显疼痛的最大位置(具体视病情而定)。挛缩较轻时，每次应在活动受限方向反复运动10次，并在每次运动时达的极限位置(无明显疼痛)停留8～10 s。挛缩较重时，每次被动运动的时间应延长至20～30 min。另外，使用关节夹板和牵引也是常用的被动运动的方法。

(三)主动运动

主动运动和被动运动一样，是防治关节挛缩的重要措施。对于病情允许同时又有主动运动能力的患者，要鼓励其用主动运动防治关节挛缩。主动运动包括徒手练习和阻力练习，具体选择哪种训练方法，可根据患者的病情。患者进行主动运动时，注意控制运动量，防止过劳、损伤、肌肉疼痛和运动中的代偿。对有心血管病史的患者和老年人，要注意阻力练习可能带来的不良反应，如果患者有炎症和肿胀，相应关节不宜进行阻力练习。

(鲁志强)

## 第十二节　疼痛的康复护理

### 一、概述

疼痛是个体的身心同时经历的主观感受，是个体的防御功能被破坏所致。北美护理诊断协会1978年的定义为：“个体经受或叙述有严重不适或不舒服的感觉”。1979年国际疼痛研究协会对疼痛所下的定义是：“疼痛是一种令人不快的感觉和情绪上的感受，伴随着现有的或潜在的组织损伤。疼痛是主观的，人是通过损伤的经历学会了表达疼痛的确切的词汇，这是身体局部或整体的感觉，而且也是令人不快的一种情绪上的感受。”因此，就疼痛而言包含两重意思：痛觉和痛反应。痛觉是人的主观反应，是一种意识现象，属于人的主观知觉体验，很难加以确切形容。与其他体表感觉如触、压、冷、温等感觉相比，痛觉的特点在于它含有丰富的情感成分；痛反应是机体对疼痛刺激所产生的一系列的生理病理变化，即由伤害性刺激导致的具有保护性的反射活动。

## 二、疼痛的评定

（一）评定内容

1. 病程

急性痛：有一明确的开始时间，持续时间较短，疼痛通常可以得到控制；慢性痛：指持续 6 个月以上的疼痛。由于产生的原因很多，病情较复杂，疼痛通常较难控制。

2. 程度

微痛：似痛非痛；常与其他感觉复合出现，如酸麻、沉重、不适感等；轻痛：疼痛局限、轻微；甚痛：疼痛较重，痛反应出现；剧痛：疼痛较重，痛反应强烈。

3. 性质

钝痛：酸痛、胀痛、闷痛、隐痛；锐痛：刺痛、切割痛、灼痛、绞痛、撕裂样痛、爆裂样疼、钻顶样痛；其他描述：跳痛、压榨样痛、牵拉样痛等。

4. 部位

广义讲可分为躯体痛、内脏痛和心因痛三大类，其中按躯体解剖定位又可分为：头痛、颌面痛、颈项痛、肩背痛、胸痛、上肢痛、腹痛、腰骶痛、髂髋痛、下肢痛。

5. 按疼痛的器官分类

系统分类：神经系统疼痛、心血管系统疼痛、血液系统疼痛、呼吸系统疼痛、消化系统疼痛、内分泌系统疼痛、泌尿系统疼痛、免疫系统疼痛等。

（二）评定方法

目前临床对疼痛的评定主要还是以患者自身的主观评定为主。痛感测定常用的有目测类比法和问卷法。

1. 目测类比法

是在白纸上画一条 10 cm 长的无刻度的竖直或横线条，一端为无痛，另一端为最剧烈疼痛。令受试者在直线上某一点做一记号，标明出现自己感受的疼痛的程度，测量起点到记号处的距离作为疼痛的评分值。

2. McGill 疼痛问卷法

McGill 疼痛问卷是最全面的临床疼痛研究问卷。从感觉、情感、评价和其他相关类四个方面因素以及现时疼痛强度进行较全面的评价。

3. 行为测定法

通过观察并记录患者的面部表情、躯体姿势、行为和肌紧张度等，为正确评价疼痛提供依据。

## 三、疼痛的康复护理

首先应了解疼痛的性质、程度、部位、找出疼痛原因，寻找疼痛的规律，才能正确选择药物或非药物止痛方法，采取相应的措施，减轻或消除疼痛。

（一）非药物性止痛方法

1. 松弛疗法松弛疗法主要是分散患者的注意力达到解除疼痛和焦虑的目的。适用于慢性持续性疼痛的患者。常采用的方法有以下几种。

（1）组织活动：针对患者感兴趣的话题轻松愉快地交谈、听音乐、看电视、做游戏、下棋、进行体育活动等，有效地转移患者对疼痛的注意力。

（2）有节律按摩：嘱患者双眼凝视一个定点，引导患者想象物体的大小、形状、颜色等。同时在患者疼痛部位或其他部位的皮肤上做环形按摩。

（3）做深呼吸：指导患者有节奏的深呼吸，用鼻深吸气，然后再慢慢地呼出气体，周而复始。如短暂疼痛时可采用叹气、打呵欠的方法；持续疼痛可采用腹式呼吸，并嘱患者屈膝，放松全身肌肉，闭目缓慢地呼气。

(4)指导想象:引导一个人对特定事物的想象而达到特定的正向效果,从而达到松弛减轻疼痛的效果。如回忆某一次有趣的活动、一次难忘的聚会、一次愉快的旅行等。

(5)松弛术:是通过锻炼达到放松肌肉,缓解血管痉挛,消除焦虑紧张的情绪。松弛术的机理与瑜珈、气功相似,只是方法更简单。治疗时首先让患者保持一种舒适自然的坐位或卧位,然后令其听从治疗者的指令从头到脚依次放松全身肌肉,有时也可以用录音带播放指导语进行引导,继之闭目凝神,驱除杂念,平静呼吸。

2.心理护理

疼痛是一种主观感觉,受心理社会因素的影响较大,很多研究证实,心理因素对疼痛性质、程度和反应以及镇痛效果都会产生影响,因此疼痛的心理护理具有特有的重要地位。

1)建立信赖关系:与患者进行良好的情感沟通,关心、爱抚患者,使他们对护士产生信赖,并借助情感支持协助其克服疼痛。

2)尊重患者对疼痛的反应:护士应认真倾听患者反应的主诉,并给予理解,鼓励他们表达其对疼痛的感受及对疼痛所做的努力,并帮助他们及家属接受疼痛的行为反应,使之达成对疼痛反应的共识。

3)介绍有关疼痛的知识:指导患者学习有关疼痛的知识,减轻患者对疼痛的焦虑和其他影响因素,增加安全感。根据患者的情况,选择指导的内容。包括:疼痛的机制、疼痛的原因、如何面对疼痛、减轻疼痛的各种措施等。

4)减轻心理压力:忧伤、紧张、焦虑、恐惧的情绪,均可加重疼痛的程度,疼痛的加剧反过来又影响情绪,形成恶性循环。因此,要关心并经常安慰患者,殷切的关心、体贴及温柔的语言可给患者带来信心和宽慰,可以消除患者的焦虑和恐惧心理,增强对疼痛的耐受性。

5)分散注意力:分散患者的注意力可以减少其对疼痛的感觉强度,通常采用的方法有以下几种。

(1)参加活动:组织患者参加有兴趣的活动,如唱歌、游戏、看电视、画画、下棋等。对患儿来说,护士的爱抚、微笑、有趣的故事、玩具、糖果都能有效地转移注意力。

(2)音乐:优美的旋律对降低心率、减轻焦虑和抑郁、缓慢疼痛、降低血压等有很好的效果。根据患者性格和喜好的不同,选择不同类型的音乐。

(3)有节律按摩:引导患者双眼凝视一个定点,瞩患者想象物体的大小、形状、颜色等。同时在患者疼痛的部位或身体某一部分皮肤上做环形按摩。

(4)放松一呼吸法:指导患者以一种放松的方式,进行缓慢呼吸。如:用膈式呼吸,每次呼吸时,要让患者注意感觉上部扩展,然后胸部下降,在缓慢呼气之前,先屏气几秒钟后再吐气。膈式呼吸练习应每小时1~2次。

(5)自我催眠法:自我催眠法可以结合放松练习一起进行。在一温暖安静的房间里,指导患者取仰卧位,两手放于腹部,开始深呼吸,并注意自己两手的上抬和下降。也可应用想象增加感觉,想象或使用一指导录音带保持放松,感觉放松是从胸部开始向下至躯干,从手臂到下肢,并注意缓慢深呼吸的节奏,放松思想。

(6)想象:治疗性的想象是利用一个人对某种特定事物的想象,从而达到特定正向效果。想象的焦点不仅只在对过去愉快事情经历的叙述,而且更需要尽可能把各种知觉与这种经验结合起来,主动去想,使个体感受到目前的行为反应就像这件愉快事情再现一样。

3.提高舒适度

给患者提供一个宁静优美舒适的居住环境。如:定时通风、良好的采光、调试合适的温度、清洁的床单位。适当的身体活动、变换姿势、改变体位等都可以有效的缓解疲劳、提高舒适度、减轻疼痛。

4.物理止痛

物理止痛是应用自然界中及人工的各种物理因子作用于人体,用于治疗和预防疼痛的一系列物理方法。临床上常使用的方法有冷疗和湿热疗法、电疗法、光疗法、超声波疗法、磁疗法、医疗体育疗法等,以缓解痉挛、促进局部血液循环、加速致病物质的排除，解除患者的疼痛。如损伤(不严重的)初期(48 h内)使用冷疗，能减轻疼痛，预防和减少出血与肿胀；手术后，尤其是骨科手术后应用冷疗有助于止痛。

5.中医止痛

中医止痛是通过针灸、推拿、刮痧等传统的中医疗法、刺激人体的经络和腧穴从而起到疏通经络、调和气血、扶正祛邪的作用，达到预防病痛的目的。如偏头痛时可针刺太阳穴、外关穴，达到止痛效果。

6.联合或交替使用各种止痛方法

如暗示、针刺、艾灸、局部轻揉、冷敷、磁疗、穴位注射、各种理疗等，尽快减轻患者的痛苦，取得患者的信任，使他们能自觉地积极配合治疗与护理。

(二)药物性止痛方法

1.麻醉性镇痛药

包括吗啡、可待因、哌替啶、芬太尼、盐酸羟考酮控释片、镇痛新、纳洛酮等。此类药物能提高患者的痛阈从而达到减轻或消除疼痛，主要用于疼痛的急性发作和晚期癌症的患者。但该类药具有成瘾性。护士要了解患者以前的用药情况，适当限制药物的摄入量，防止药物依赖性的产生。

2.非麻醉性镇痛药

包括阿司匹林、醋氨酚、保泰松、吲哚美辛、布洛芬、酮咯酸、曲马朵等具有解热、镇痛、消炎的功效，临床上多用于解除中等程度的疼痛，如肌肉痛、神经痛、关节痛、痛经等。此类药物一般在疼痛发作时应用，护士要注意定时定量给药，并注意观察用药后的反应。

3.镇静催眠药

包括苯巴比妥、水合氯醛、地西泮(安定)等。这些药物易产生药物依赖和成瘾，护士应掌握用药的时间和药量，观察患者有无成瘾性。

(鲁志强)

## 第十三节　痉挛的康复护理

### 一、概述

痉挛是中枢神经系统损害后出现的肌肉张力异常增高的综合征，是牵张反射亢进的一种临床表现，是一种以速度依赖的紧张性牵张反射亢进为特征的运动功能障碍。痉挛的速度依赖是指伴随肌肉牵伸速度的增加，肌肉痉挛的程度也增高。痉挛可以影响患者的日常生活活动和康复训练，严重痉挛是患者功能恢复的主要障碍，给患者的身心带来很大的痛苦，不利于其身心健康的恢复。

痉挛是一种病理生理状态，由于肌肉的张力增高，从而使随意运动失去了良好的活动背景，运动变得笨拙、吃力、肌肉容易疲劳。并且由于痉挛使肢体长期处于某种体位而导致软组织挛缩，形成畸形。对患者的影响包括：①增加运动的阻力，使随意运动难以完成；②由于阻力增加，运动迟缓，难以控制，难以完成精巧的动作；③由于反应迟钝，动作协调困难，容易摔倒；④强直痉挛，不便护理，容易发生压疮等并发症；⑤影响步态和日常生活活动。

### 二、分类

痉挛的发生为脑损伤后上运动神经控制系统对下位神经元的抑制作用下降或中断，使得周围的β、γ神经元兴奋性升高，从而增加了肌梭对刺激的敏感性，降低反射的阈值，从而出现牵张反射亢进，肌肉痉挛。

1.脑源性痉挛

一般在发病后3～4周出现。脑干、基底节、皮质及其下行运动径路受损，皆可表现出瘫痪肢体的肌张力持续性增高、痉挛，肢体的协调性下降，精细活动困难，呈现典型的“画圈”行走步态。脑瘫儿双下肢痉挛呈现剪刀步态。

2.脊髓源性痉挛

一般在发病后4～6个月出现，晚于脑源性痉挛出现的时间。颈、胸、腰段的高位脊髓完全损伤临床表现为痉挛，骶段的脊髓完全性损伤临床表现为迟缓性瘫痪。

3.混合性痉挛

多发性硬化损伤脑白质和脊髓的轴突而出现痉挛。

## 三、康复护理评定

1.病因评估

确定是脑源性痉挛、脊髓性痉挛还是混合性痉挛。评估内容包括：体检、痉挛的质和量评价、痉挛的功能评价等。

2.痉挛程度评定

改良Ashworth分级法是临床上评定痉挛的主要方法。手法检查是检查者根据受试者关节被动运动时所感受的阻力来进行分级评定。生物力学评定方法包括钟摆试验和等速装置评定方法。

3.对痉挛产生的影响进行评估

(1)有无肌肉的挛缩、异常的姿势及关节畸形。

(2)有无功能的下降和活动困难。

(3)有无运动速度下降、协调性运动困难和活动容易疲劳。

(4)有无日常生活活动和社会功能下降。

## 四、康复治疗

痉挛的表现个体差异较大，制定治疗方案时应因人而异，首先针对每个患者分析其问题特殊所在。单以痉挛不能决定是否治疗，治疗痉挛与否以及如何积极实施应以患者的功能状态为指导，加强康复小组协作共同进行。综合多种方法治疗痉挛才能收到较好成效。常用的治疗方案为七步阶梯治疗方案。

1.解除诱因

痉挛与各种外界刺激有关，因此在治疗前应积极预防诱发肌痉挛的因素，如发热、结石、尿路感染、压疮、疼痛、便秘和加重肌痉挛的药物等。通常诱因解除后，肌痉挛会有明显减轻。

2.姿势和体位

某些姿势和体位可以减轻肌痉挛。患者应该从急性期开始采取抗痉挛的良好体位，可使异常增高的肌张力得到抑制，如脑血管意外、颅脑外伤的急性期采取卧位抗痉挛模式体位，可减轻肌痉挛；脊髓损伤患者利用斜板床站立，也可减轻下肢肌痉挛。脑瘫患儿的正确抱姿等。

3.物理治疗

(1)电疗：将波宽和频率相同，但出现的时间有先有后的两组方波，分别刺激痉挛肌及其拮抗肌，使两者交替收缩，利用交互抑制和高尔基腱器兴奋引起的抑制以对抗痉挛。经皮神经电刺激疗法是一种使用广泛的低频电疗方法。在痉挛患者的治疗中，主要是通过刺激痉挛肌的拮抗肌收缩，通过交互抑制的原理，降低痉挛肌的张力。

(2)冷疗：用冰敷或冰水浸泡痉挛肢体5～10秒，可使肌痉挛产生一过性放松。因为突然的冷刺激常常引起肌肉的紧张和张力的升高，但是持续的冷疗则可以降低神经肌肉的兴奋性，从而降低肌肉张力。

(3)水疗：水压对肌肉持久的压迫与按摩有利于肌痉挛的缓解。室温保持在25 ℃，水温宜在30 ℃左右。

(4)热疗：温热疗法也可以降低神经张力，降低肌肉的张力。如各种传导热(如蜡、砂、泥等)、辐射热(红外线)及内生热(超短波)等等。

(5)肌电生物反馈:可减少静止时肌痉挛及其相关反应,也可抑制被动牵伸时痉挛肌的不自主活动。利用肌电生物反馈再训练痉挛肌的拮抗肌,也能起到交替抑制的作用。

4.运动疗法

包括主动运动、被动运动和按摩等治疗手法。如肱二头肌痉挛可练习肱三头肌的主动和抗阻收缩;被动屈曲足趾可降低肌张力;深而持久的肌肉按摩,或温和地被动牵张痉挛肌可降低肌张力。

5.康复工程技术

主要是运用矫形器材预防和治疗痉挛带来的肌肉和关节的挛缩、关节活动度下降及被动牵拉痉挛肌肉以降低张力。如用于内收肌痉挛的外展矫形器,用于屈肘肌痉挛的充气压力矫形器,用于足下垂内外翻的踝足矫形器等。

6.药物治疗

如单曲林、巴氯芬、A 型肉毒素、神经溶解阻滞技术等。

7.手术治疗

手术治疗痉挛,不仅可通过对神经进行手术,切断某些神经通路而降低神经的兴奋性,例如脊神经后根切断术、脊髓切开术等,目前已经较少采用;还可通过手术矫正痉挛导致的肢体畸形,从而提高患者的功能和生活质量。

### 五、护理

(1)积极进行康复教育,预防伤害性刺激,减轻或消除增强和加重痉挛的因素,如压疮、骨折、感染、焦虑或精神过度紧张、不良体位、便秘等。

(2)告知患者控制痉挛有利于预防畸形及挛缩,便于护理,增加耐受力和肢体运动能力。鼓励患者参加静止站立、踏车、散步等活动,以助于减轻肌肉强直。

(3)由于运动阻力增加,患者运动迟缓,难以控制,难以完成精巧的动作,护士应注意协助患者完成;由于躯干的伸肌群收缩会破坏坐位和站立平衡,要防止患者突然摔倒。

(4)不是所有的痉挛都需要治疗。部分患者的轻度痉挛对其功能使用有重要帮助,如下肢的伸肌一定程度的痉挛对下肢伸展的关节的扣锁有一定的辅助作用,但严重痉挛则影响患者活动,应考虑治疗。需向患者解释清楚。

(5)被动运动及按摩时,嘱患者做痉挛肌等长收缩.然后主动放松,再做被动牵张时,能显著减少牵张阻力。视患者情况可行 1 天多次进行被动运动及按摩。

(6)严密观察药物的疗效及不良反应。如单曲林不良反应有无力、头晕、胃肠道反应、肝脏损害;巴氯芬不良反应有头昏、乏力、恶心和感觉异常。告知患者留陪护,防跌倒。

**(鲁志强)**

## 第十四节 压疮的康复护理

压疮也是康复医学中常见的并发症之一,各种导致运动和感觉障碍的疾患均可引起压疮,如脑卒中、脊髓损伤等。一旦发生压疮,不仅给患者增加痛苦,加重病情,延长康复的时间,严重时可因继发感染引起脓毒败血症而危及生命。因此,必须加强护理,减少压疮的发生。

### 一、概述

压力性溃疡或压疮是由于身体局部组织长期受压,血液循环障碍,组织营养缺乏,致使皮肤失去正常功能,而引起的组织破坏和坏死。压疮不仅可发生于卧床患者,也可发生于坐位(如坐轮椅)或使用整形外科装置的患者。

压疮发生的原因很多,病理过程复杂,常见的有:①长期保持一种体位的患者身体局部组织受压过久;②皮肤经常受摩擦、潮湿(如排泄物)等物理性刺激;③石膏绷带和夹板使用不当使局部血液循环不良;④全身营养缺乏;⑤继发感染等。

(一)好发人群

各种伤病(如骨折、脊髓损伤、慢性神经系统疾病等)导致患者运动能力下降或丧失而长期卧床、各种消耗性疾病及老年患者,若有低白蛋白血症、大小便失禁、营养不良、维生素缺乏等则更易发生。

(二)好发部位

压疮多发生于受压和缺乏脂肪组织保护,无肌肉包裹或肌层较薄的骨隆突及受压部位,95%发生于下半身。根据体位不同,受压点不同,好发部位亦不同(图 19-1)。

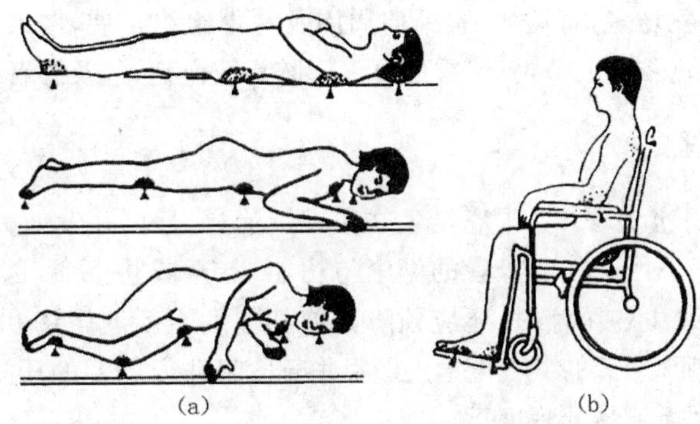


图 19-1　压疮的好发部位

(1)仰卧位好发于枕骨粗隆、肩胛部、肘部、棘突、骶尾部、足跟。

(2)侧卧位好发于耳郭、肩峰、肘部、髂嵴及髂结节部、股骨大转子、膝关节的内外侧、外踝。

(3)俯卧位好发于颧弓及面颊部、肩部、乳房、肋弓、男性生殖器、耻骨、髂嵴、膝部、足趾。

(4)坐位好发于肩胛部、坐骨结节、足跟。长期使用轮椅者以坐骨结节部位发生比例较高。

不良搬运或转移,床或椅垫选择不当,衣物穿着不当等,都可对运动障碍的患者造成因保护不当而直接使患者暴露在致伤外力的作用下,如帮助患者转移过程中不当拖拽,不定期翻身导致皮肤长期受压,不及时清理大小便使皮肤潮湿均可导致压疮。

## 二、压疮的评估

(一)危险因素的评估

通过评分的方法,对患者发生压疮的危险性进行评估(表 19-2)。当评分≤16 分时,易发生压疮;分数越低,则发生压疮的危险性越高。

表 19-2　压疮危险因素评估表

| 项目 | 4分 | 3分 | 2分 | 1分 |
|---|---|---|---|---|
| 精神状态 | 清醒 | 淡漠 | 模糊 | 昏迷 |
| 营养状况 | 良好 | 一般 | 差 | 极差 |
| 运动能力 | 运动自如 | 轻度受限 | 重度受限 | 运动障碍 |
| 活动能力 | 活动自如 | 扶助行走 | 依赖轮椅 | 卧床不起 |
| 排泄控制 | 能控制 | 尿失禁 | 大便失禁 | 二便失禁 |
| 血液循环 | 毛细血管再灌注迅速 | 毛细血管再灌注减慢 | 轻度水肿 | 中度至重度水肿 |
| 体温 | 36.6℃～37.2 ℃ | 37.3℃～37.7 ℃ | 37.8℃～38.3 ℃ | >38.3 ℃ |
| 用药情况 | 未使用镇静剂或类固醇 | 使用镇静剂 | 使用类固醇 | 使用镇静剂和类固醇 |

(二)压疮的分期

根据病变发展的严重程度和侵害深度,压疮可分为以下 4 期。

1. 淤血红润期(Ⅰ期)

为压疮初期。受压部位出现暂时性血液循环障碍,局部皮肤红、肿、浸润,伴有麻木触痛感。此期病理损害仅累及皮肤的表皮层,临床表现为不能消退的皮肤红斑,但皮肤仍保持完整。

2. 炎性浸润期(Ⅱ期)

如红肿部位继续受压,血液循环得不到改善,静脉回流受阻,局部静脉淤血,将导致受压部位局部红肿向外浸润、扩大和变硬,皮肤成紫红色边缘,向外扩展,疼痛加剧并有水疱形成。

3. 浅度溃疡期(Ⅲ期)

表皮水泡破溃,可显露出潮湿红润的疮面,有黄色渗出液流出;如发生感染,则疮面有脓液覆盖,致使浅层组织坏死,溃疡形成,疼痛加剧。局部感染组织坏死形成浅层溃疡。

4. 坏死溃疡期(Ⅳ期)

坏死组织发黑,脓性分泌物增多,有臭味;感染向周围及深部组织扩展,侵入真皮下层和肌肉层,还可累及骨或关节,可并发骨髓炎及化脓性关节炎;严重的可引起脓毒败血症,危及患者生命。

## 三、压疮的防治及护理

在压疮的防治中预防胜于治疗,一旦压疮发生往往难以治愈,且可并发如骨髓炎、瘘管、窦道或脓肿形成、异位骨化脓毒性关节炎等。严重影响患者的健康与功能,甚至威胁生命,因此防止压疮的意义十分重要。应特别强调在处理已经发生的压疮时,还应预防其他部位发生新的压疮和已经愈合的压疮复发。预防需要康复医师、护士、治疗师、患者的共同配合,虽然对于长期卧床患者的压疮预防并不容易,但精心科学的护理,可以将压疮的发生降到最低程度。

(一)压疮的预防

预防压疮的关键在于消除与压疮发生有关的各种危险因素。

1. 减少对局部皮肤组织的压力

(1)经常更换体位:可防止患者同一部位受到长时间的持续压力,是有效预防压疮的关键。卧床患者一般交替地利用仰卧位、侧卧位、俯卧位;使用轮椅者,应指导其养成经常变换位置的习惯,并且要常作引体向上运动。体位更换一般每 2 小时更换 1 次,必要时每 30 分钟更换 1 次;要制订体位变换时间表并在床头建立体位变换记录卡,严格按时间表进行,不得随意更改。卡中应列有翻身时间,体位、值班护士签名等项目。体位更换前后要对压疮多发部位的皮肤认真观察并记录观察结果。翻身后使体位安置妥当,并注意保护骨隆突部皮肤。翻身前后要对压疮好发部位的皮肤进行仔细检查,并记录结果。

(2)保护骨隆突处皮肤:减少骨突出部位的压迫,进行支撑训练。对截瘫患者等需长期依靠轮椅生活的患者,应指导他们练习双手支撑床面,或椅子扶手等将臀部抬高的动作。利用软枕或其他软垫等放置于骨隆突下,使其不直接接触床面,以减轻局部压力;利用床上护架架空盖被,减轻盖被对患者脚部和其他部位的压力;使用特制的床垫如海绵垫、充气垫、充水垫等,以减轻身体对局部的压力。

(3)注意正确固定:对使用石膏、绷带、夹板、牵引器等固定的患者,随时观察局部状况及指(趾)甲的颜色、温度变化,仔细听取患者反映,适当调节松紧;衬垫应平整、柔软;如发现石膏绷带过紧或凹凸不平,立即通知医生,及时调整。

2. 保护皮肤

减少皮肤的不良刺激,增强血液循环。保持床铺单位的整洁、干燥、平整,尤其对大小便失禁者更应注意保持床褥和皮肤的干燥,对被排泄物污染的床单要及时更换处理。

(1)增强皮肤血液循环:对长期卧床的患者,每日应进行全范围关节运动,维持关节的活动性和肌肉张力;经常用温水清洗皮肤,还可用少许 50% 乙醇对经常受压部位的皮肤及全背皮肤进行按摩,以促进肢体的血液循环。

(2)避免潮湿刺激:患者出汗时,应及时将皮肤擦干,更换干净的衣服;大小便失禁者,可用尿布或接尿器保持会阴部干燥;床铺应保持平整、干燥、干净。

3.避免对皮肤的摩擦力

(1)患者取半卧位时,注意防止身体下滑,使用海绵垫要加套。

(2)为患者更换卧位时,应抬起患者的身体,避免推、拉的动作;使用便盆时可在便盆上垫软纸或布垫,以防擦伤皮肤。

(3)不能用破损的便器,床上使用时严禁硬塞,应抬起臀部送取便器。

(4)翻身时如有导管要注意保持通畅,切勿扭曲,翻身后再仔细检查。

4.改善患者的全身营养状况

在病情允许情况下,应给以高蛋白、高维生素饮食,增加矿物质锌的摄入,以增强机体抵抗力和组织修复能力,纠正贫血或低蛋白血症。

5.为患者及其家属提供健康指导

使患者及家属获得预防压疮的知识和技能,积极配合并参与护理活动,预防压疮的发生。指导内容包括:正常的皮肤结构及其功能;引起压疮的主要原因;身体易受压的部位;如何自我或由他人协助检查皮肤状况;预防压疮的方法;如何处理已发生的压疮。

(二)压疮治疗及护理

发生压疮后,应积极采取局部治疗为主,全身治疗为辅的综合护理措施。治疗应从整体进行处理,包括一般治疗(消除危险因素)、病因治疗(消除局部压力作用)、压疮疮面治疗。对于Ⅰ、Ⅱ期压疮原则上采用保守疗法,主要有解除压迫、疮面处理和全身管理。Ⅲ、Ⅳ期压疮如保守无效时采取手术治疗。对于疮面,除常规无菌清疮换药外,应利用物理疗法如紫外线,红外线照射等以促进创面愈合。

1.全身治疗

主要是积极治疗原发病,增加营养和全身抗感染治疗等。良好的营养是疮面愈合的重要条件,故应增加患者蛋白质、维生素和微量元素的摄入;遵医嘱抗感染治疗以预防败血症;加强心理护理。

2.清创和局部换药

溃疡形成后可根据伤口情况按外科换药法进行处理,如先用无菌生理盐水清洗伤口,然后用无菌凡士林纱布及无菌纱布覆盖。表浅创面可用新鲜鸡蛋内膜覆盖,有保护创面、促进上皮生长的作用。溃疡深、分泌物多时,可用3%过氧化氢清洗伤口。

3.物理疗法

压疮发生的整个过程中局部可用理疗进行处理。紫外线照射有消炎、止痛、促进上皮生长和组织再生的作用,对Ⅰ、Ⅱ期压疮的治疗效果明显。红外线照射有促进血液循环、增强细胞功能、使疮面干燥、促进肉芽组织生长等功能,能用于创面较深的压疮,也可应用微波、激光等治疗。

4.外科手术治疗

溃疡较深且面积较大、坏死组织较多、用一般方法很难使疮面愈合者,可采用手术疗法,包括切除坏死组织、直接闭合、皮肤移植、皮瓣、肌皮瓣和游离瓣转移等。

(鲁志强)

## 第十五节　冠心病的康复护理

### 一、康复医学与护理的关系

康复医学与护理有着密不可分的关系,在相互需要的前提下互动、互补,使得康复治疗作业愈发健全。

(一)以人为服务中心

康复医学着重于预防、治疗和健康,而康复的三大目的即:预防性康复、矫正或治疗、教育和再训练,是从最大可能范围内预防疾病的发生和残疾的形成；当残疾无法避免时，则尽量减少或减轻残疾的量或质；当残疾障碍无法恢复时(暂时性成为永久性)，就要教育和训练身体残疾患者学习日常生活活动自理训练，尽量朝着独立自我照顾的目标而努力，并且予以职能、体能、潜能、智能等各方面的评估和鉴定，给予职业前训练，并辅导就业和追踪，使身体残疾者残而不废，得以谋生，并维护其人性的尊严和使其有存在的价值感。

至于护理，首先护理人员的基本职责有四：促进健康，预防疾病，维持健康，减轻痛苦。这是在1953年由国际护士协会制订的。护理的固有天职是尊重人的生命、尊严和权利。护理对个人、家庭、社区提供服务；依据患者的个体差异和健康需要拟定护理计划；视人为一整体，强调整体护理，所有护理措施是从生理、心理、社会的不同侧面协助伤残者康复至极，并维护其人性的尊严和生存的价值与意义。

综观康复的三大目的和护理的四大职责，可见宗旨皆以“人”为服务中心，以“健康”为服务之最终目的。所以说，康复医学与护理有着密不可分的关系。

(二)护理人员是康复协作组中的重要一员

康复治疗是一成组作业，而护理人员是其中的成员之一，且是居于相当重要地位的成员，不可或缺。①在康复治疗过程中，与患者接触最频繁、最密切的是护理人员，发现情况，提供服务，推进康复医学目标的实现。②在康复协作组中，其他各专业人员均站在各自的工作岗位上为患者提供专业服务，惟独护理人员以整体观念来执行，能将各个单独的专业服务连贯起来，扮演一个协调、联络的角色，解决伤残患者精神、生理、心理、社会、职业、经济等各方面的问题和困难。③在康复治疗过程中，护理人员又好似活化剂，有时表现为专业护理技术的实行者，有时是专业知识的教育者，伤残人员、家属的咨询顾问，有时又是处理病患问题的协调者。以上，不难看出护理在康复医学中的重要地位。

(三)护理24小时继续性服务，使康复工作得以连续

所有专业医疗人员都以白班或值班为工作班别，唯有护理是采用24小时三班不间断连续性服务的工作班别制。伤残者的康复治疗经专业人员指导、训练、教育的时间是有限的、短暂的，长或许两小时，短可以几十分钟，其他时间皆依赖护理人员督促其继续。护理人员接触伤残者的时间长，对其需求敏感，也易了解医疗目标和发现问题。康复的工作程序从促进健康到预防疾病和康复指导，每一步都少不了护理人员的参与与催化。今天的护理工作者更应掌握康复的专业知识和技术，并运用到实践中开展工作，提高康复护理水平，使病患者早日康复或独立。

## 二、护理人员在康复协作组中的角色和职责

(一)角色

护理人员在康复成组作业中的角色“扮演”是多方面的，主要有：照顾者；卫生宣教者；督促康复治疗的继续执行者；协调联络者；患者与家属的咨询者。

(二)职责

护理人员在康复成组作业中的职责是与充当的角色对应的，也是不可替代的。

1.为患者提供舒适的治疗环境

安全清洁舒适的环境、个人清洁卫生的维护、饮食起居，常是伤残患者迫切需要的。而适当的生活气氛也是患者所渴望的，如何使患者在改变的生活中做好身心调适，凡此种种，护理人员都有责任为之提供协助。

2.防范进一步的残障形成

护理人员有责任为伤残者执行各种康复护理，预防肌肉萎缩、关节变形、僵硬等。如以枕头来防范垂足的发生，帮助、指导运动关节，以维持正常关节的运动范围等。

3.协助患者接受身体残障的事实

残障常是在患者没有心理准备的情况下发生的，伤残患者基本上会历经五个时期：①休克期。②认知期。③防卫性退怯期或否认期。④承受期。⑤适应期。护理人员首先须接受患者的残障并了解患者对残

障的反应，以真诚关心的态度来面对他，以同情心来倾听他，以温柔来鼓励他，使之感受出他是全然被接受的个体，协助其顺利渡过五个心理期，进入到积极康复的工作中。

4.维持工作人员间的良好关系

护理人员在成组中扮演了联络者的角色，帮助把整个康复程序串联起来，参加康复计划的拟定和讨论，反映患者的问题和需要，安排和联系各个参与患者作业的单位和工作人员，完全以患者为中心进行服务，护理人员应该起到好的润滑剂作用。

5.配合康复治疗计划实施各种复健活动

日常生活活动训练系由职能治疗开始，护理人员则继续执行督促，指导患者日常生活中的活动，以利康复工作的连贯性。正在接受语言治疗的患者，需护理人员利用语言和非语言方式和他沟通；物理治疗师指导患者的行走训练，而病房里的练习则有赖于护理人员来督导、协助之；对自己无法活动的残障患者施行被动运动，使其关节能保持正常的运动范围，避免萎缩、僵硬的发生，而经常性的翻身可防止褥疮形成。各种复健活动应由护理人员实施，以使康复治疗计划更臻完善。

6.协助患者重返家庭和社会

患者接受各种治疗和身体残障的矫治与训练后，身体、心理、精神、社会和职能方面皆茁壮，准备回到家庭过正常的生活，回到社会就学或就业。在职能治疗师、职业鉴定师等的评估、评定、训练和安插下，重返过去的生活圈子。这方方面面诸多环节，都少不了护理人员的协助。

### 三、康复护理的目标

对伤残患者来说，康复护理的目标是在制订康复护理计划中就已明确的。开展、实施护理计划的过程就是实现目标的过程。

（一）维护患者健侧部分的身体功能

鼓励患者使用健侧处理日常生活活动，避免肌肉萎缩、关节运动范围减小或有继发性残障形成，防范复健侧也受伤的可能性。

（二）协助患者复健其伤残部分

配合康复治疗的实施，帮助患者实施伤残部分功能的复健训练。如注意患者的姿势、位置、身体各关节运动范围的维持、翻身、清洁及安全环境，甚而大小便训练等等。

（三）使家属了解患者的需要

护理人员应给予患者家属卫生宣教，使之了解患者住院期间的种种治疗，以及出院后应继续的项目，而不至于回家后所有的治疗随之停止。尤其是皮肤清洁的必要性和饮食适当的重要性，同时正确地使用辅助器具装备，避免过分保护或疏忽。同时，心理支持也很重要。

（四）协助患者完成独立自我照顾训练

训练患者如何学习自我照顾日常生活，包括在床边或在病房里，而后回到家里，护理人员均需予以指导、训练，增加患者的自信心，去除自卑感。

（鲁志强）

## 第十六节　帕金森病的康复护理

帕金森病（parkinson’s disease，PD）也称震颤麻痹（paralysis agitans，shaking palsy），是中老年人常见的神经系统变性疾病，主要病变是黑质、蓝斑及迷走神经背核等处色素细胞变性坏死，多巴胺递质生成障碍，导致多巴胺能与胆碱能系统不平衡。临床呈缓慢进展性，以静止性震颤、运动迟缓、肌强直及姿势步态异常为主要特征。65岁以上人群患病率为1000/10万，随年龄增高，男性略多于女性。帕金森病由于病理生理的因素而导致产生一系列功能障碍，并进行性发展，最终丧失日常生活能力。为维持帕金森病患者的日常生活能力及生活质量，必须在药物治疗的同时，配合康复治疗，这对预防帕金森病的继发性功能障碍，维持一定的生活能力，提高生活质量是有效的。

## 一、帕金森病的功能障碍

帕金森病的功能障碍分为原发性功能障碍及继发性功能障碍。

（一）帕金森病的原发性功能障碍

主要表现为运动功能障碍、高级脑功能障碍和自主神经失调。

1.运动功能障碍

帕金森病的随意运动障碍主要表现为：静止性震颤、运动迟缓、肌强直及姿势步态异常。肌强直与运动迟缓可导致继发性关节挛缩及变形，影响躯干功能，表现为特有前倾、前屈姿势。对行走的影响表现为帕金森病特有的小碎步步态，即下肢的髋关节、膝关节、踝关节的动作幅度均减小；这三个关节的伸展不充分，躯干及骨盆大动作也减少，使步行幅度降低；上肢缺乏摆动，头和躯干前倾使重心向前移位，导致步行有前冲倾向。肌强直及运动迟缓影响帕金森患者的移动能力，表现为床上翻身、坐起、起立困难、行走始动困难，严重时则是“冻结足”。震颤早期可较轻，中、晚期震颤较为严重，影响日常生活。姿势反应障碍主要表现平衡功能障碍，影响患者的直立、行走、转身的稳定性，当平衡功能障碍严重时，由于不能调整姿势及恢复动态平衡，患者很容易跌倒，因此帕金森病的骨折发生率相对较高。

肌强直表现在颜面部为表情缺乏、呈现特有的“面具脸”。约有5%的帕金森病出现吞咽功能障碍，影响进食及营养。

肌强直及运动迟缓也影响到言语，帕金森病本身言语功能保留，但是由于影响到构音器官的功能导致构音障碍。

帕金森病的运动障碍一大特点是易产生疲劳，表现为难以持久性活动，活动时间稍长容易出现全身无力、精神差；如反复活动，开始运动很有力，多次以后力量逐渐降低；同样，讲话开始清晰有力，讲话时间一长、一快，就变得无力、音小。易疲劳，对康复治疗是一个不利因素，使患者难以接受一定强度的训练，这种疲劳经过休息或睡眠可以得到恢复。帕金森病的运动功能障碍主要表现在组合的、复杂运动困难，而单纯的运动不受影响，这一运动障碍的特性是影响康复治疗效果的因素之一。

2.高级脑功能障碍

主要表现在认知功能障碍，集中力及注意力缺乏，信息处理过程能力低下。记忆障碍主要是顺序关系的短期记忆障碍；精神上多表现为抑郁，到后期帕金森病常表现为痴呆、孤独、不愿与他人接触。高级脑功能障碍是影响康复治疗效果的重要的不利因素。

3.自主神经障碍

影响日常生活能力及质量的自主神经障碍主要是位置性低血压、心动过速及便秘、失禁等，严重的位置性低血压导致终身卧床不起。

（二）继发性功能障碍

主要是由于运动迟缓及肌强直继发引起的功能障碍，主要有以下几方面对帕金森患者的日常生活能力及康复治疗有一定影响。

1.肌肉萎缩无力

肌肉萎缩无力是长期运动迟缓的结果。

2.缺乏柔软性及挛缩

缺乏柔软性及挛缩是由于肌强直、运动迟缓所致。一般这种改变首先发生在近端，然后是远端，先是单侧，后是双侧。挛缩常发生在髋、膝屈曲，髋外展，肘屈曲，及足趾屈曲，颈屈曲，肩外展及内旋，前臂旋前，腕及手指屈曲等。由于这些部位的相应肌肉运动受阻，导致功能进行性受限。

3. 畸形驼背

畸形驼背是最常见的姿势畸形，有些患者可发生侧弯畸形，甚至有的在走路及坐位时呈一个C字形曲线。

4. 骨质疏松

这是长期不活动、进食困难、营养差加上年龄老龄化因素所造成的。平衡功能差及骨质疏松可导致易跌倒及骨折，骨折愈合延迟。

5. 心肺功能改变

心肺功能改变是由于运动迟缓及长期不活动的生活方式的结果。心输出量减少及心动过速。由于肋间肌强直及驼背畸形使胸腔扩张受限，导致肺活量明显降低，运动时呼吸急促。这样的患者有呼吸合并症的危险，如肺炎，这是致死因素之一。

6. 周围循环障碍

周围循环障碍是由于长期静止不动，使下肢静脉回流不畅，循环障碍。可表现为轻、中度的足及踝部水肿，睡眠及休息后可消退。

7. 营养状态不良

在帕金森病的晚期，常伴随进食差、咀嚼、吞咽困难，以及影响营养的保证供给、营养状态不良常表现为无力、易疲劳、抵抗力下降、易感染等。

8. 褥疮

褥疮是长期不动、卧床的结果，一旦发生不易愈合，长期感染可致命。

9. 位置性低血压

帕金森病本身具自主神经失调导致的位置性低血压，到后期患者卧床长期不动，更加重了位置性低血压程度，限制日常生活能力。

## 二、帕金森病的康复评定

在对帕金森病患者进行康复治疗前，必须对患者的全身状况作一综合的全面评估，其目的是确定患者的身体各种功能状况，明确能力障碍的原因，制订客观的康复治疗目标及确定康复治疗计划。

（一）评定的范围

包括以下几个方面：身体功能，日常生活活动能力，认知心理状况及其他状况等。

1. 身体功能

包括：①关节活动范围。②肌力。③协调性。④上肢、手指功能。⑤平衡能力。⑥呼吸能力。⑦构音功能。⑧吞咽功能。⑨步行能力。⑩强直程度等。

2. 日常生活能力

包括：①基本起居移动动作。②身边动作，如进食、更衣、整容、洗澡、排泄。③应用动作，如家务、购物、写书、乘车、业余活动。④交流能力。⑤本职工作能力。⑥在家庭、单位中的作用。⑦自身心身控制能力。⑧社交能力等。

3. 认知、心理状况

包括：①认知功能。②精神状态。③对疾病接受能力。④焦虑及抑郁状态等。

4. 其他状况

包括：①病史。②体征。③治疗状况：如药物种类、疗效、不良反应。④趣味、爱好。⑤家属组成。⑥居住及社会条件。在进行评估时，必须对每一项进行分析，确定其原因是原发性功能障碍产生的还是继发性功能障碍产生的；因为原因不同康复治疗措施的制订也不同，例如步行能力障碍可能是严重肌强直原发性功能障碍产生的，也可能是关节活动范围缩小及肌肉无力或萎缩等继发性功能障碍所致。

（二）评定方法

上述不同内容评定方法也不同。

(1)肌力评定一般都用 MMT 法评估。

(2)张力评定一般用 Ashworth 评估。

(3)关节活动范围评定可用关节量角尺进测量。

(4)运动执行能力评定可让患者从坐到站用跑表计算所需时间。

(5)日常生活能力评定一般用 Barthel 指数估法,近来也可用 FIM 评估法评估。

(6)认知、心理评定。

(三)综合评定

在对患者单项评定的基础上,根据主要项目对帕金森病患者作综合评定。

1.统一帕金森病分级指数

内容包括帕金森病体征、症状和药物相关波动状况。分成 3 部分,即精神状态、日常生活能力、运动指数,每部分分为 4 级指数,从 0～4 级。0 是正常,4 是最严重。这统一分级指数常用作评估病情的进展程度及对药物反应、康复治疗等。

2. Yahr 分级评定法

Yahr 分级评定法是目前国际上较通用的帕金森病病情程度分级评定法,它把功能障碍水平和能力障碍水平综合评定,如表 19-3 所示。Yahr 分级评定法共分三期、Ⅴ级,按日常生活能力分为三期,即把 Yahr Ⅰ、Ⅱ级为日常生活能力一期:日常生活无需帮助;Yahrm、Ⅳ级为日常生活能力二期:日常生活需部分帮助;Yahr Ⅴ级为日常生活能力三期:日常生活需全面帮助。

**表 19-3　Yahr 分级评定法**

| 分期 | 日常生活能力 | 分级 | 临床表现 |
|---|---|---|---|
| 一期 | 日常生活可自理 | Ⅰ级 | 单侧肢体轻度障碍 |
| | | Ⅱ级 | 双侧肢体障碍但是平衡较好 |
| 二期 | 日常生活需部分辅助 | Ⅲ级 | 平衡不好,方向转换困难。站立时动态平衡差 |
| | | Ⅳ级 | 能勉强站立、行走 |
| 三期 | 日常生活需全辅助 | Ⅴ级 | 卧床状态 |

(鲁志强)

## 第十七节　周围神经损伤的康复护理

### 一、概述

周围神经是由脑和脊髓以外的神经节、神经丛、神经干及神经末梢组成,是传递中枢神经和躯体各组织间信号的装置。周围躯体神经多为混合性神经,含有运动神经纤维、感觉神经纤维和自主神经纤维。

周围神经病损是指周围神经运动、感觉功能和结构异常,可分为神经痛和神经疾患两大类。神经痛是指受累的感觉神经分布区出现剧痛,而神经传导功能正常,神经主质无明显变化,如三叉神经痛。神经疾患是指周围神经的某些部位由于炎症、中毒、缺血、营养缺乏、代谢障碍、外伤等引起的一组疾病和损伤,属炎症性质者习惯上称为神经炎,而周围神经丛、神经干或其分支受外力作用而发生的损伤(如挤压伤、牵拉伤、挫伤、撕裂伤、锐器伤、火器伤、注射伤等)称为周围神经损伤。

周围神经炎症与损伤的主要临床表现为:①运动障碍:弛缓性瘫痪、肌张力降低、肌肉萎缩;②感觉障碍:局部麻木、灼痛、刺痛、感觉过敏、实体感缺失等;③反射障碍:腱反射减退或消失;④自主神经功能障碍:局部皮肤光润、发红或发绀、无汗、少汗或多汗、指(趾)甲粗糙脆裂等。

周围神经损伤后,常出现浮肿、挛缩等并发症,应注意预防。常见的周围神经病损有:三叉神经痛、肋间神经痛、特发性面神经炎(Bell 麻痹)、多发性神经炎(末梢神经炎)、急性感染性多发性神经根神经炎、臂丛神经损伤、尺神经损伤、桡神经损伤、正中神经损伤、腕管综合征、胫神经损伤、腓总神经损伤、股外侧皮神经炎、坐骨神经损伤等。康复治疗的目的是消除或减轻疼痛,预防与解除肌肉肌腱挛缩、关节僵硬,防止肌肉萎缩,增强肌力,恢复运动与感觉功能,最终恢复患者的生活和工作能力。

## 二、康复评定

周围神经病损后,除了仔细而全面地采集病史、进行全身体格检查外,尚应进行功能检查与评定,以了解周围神经病损的程度,做出预后判断,确定康复目标,制订康复计划及评定康复效果等,通常采用下列检查、评定方法。

(一)肌力测定

可用徒手肌力检查法(按 0～5 级的肌力检查记录)和器械检查(包括捏力计、握力计、张力计、背腿胸测力计等)。

(二)腱反射检查

包括肱二头肌、肱三头肌、桡骨膜反射、膝腱反射、跟腱反射等。

(三)患肢周径的测量

应与相对应健侧肢体周径对比。

(四)关节活动度测量

常用量角器测定法,测量患肢各关节各轴位运动的范围。

(五)感觉检查

检查内容包括浅感觉(触觉、温觉和痛觉)和深感觉(位置觉、两点分辨觉及形体觉)。

(六)自主神经检查

检查方法常采用出汗试验。

(七)电生理学检查

电生理学检查对于判断神经病损的程度、范围、预后有很大的帮助,是临床工作中的首选评定方法。它可以帮助我们获得客观可靠的周围神经损伤的指标。目前常用以下方法。

(1)直流感应电测定:应用间断直流电和感应电刺激神经、肌肉,根据阈值的改变和肌肉收缩反应的状况,来判断神经、肌肉的功能状态。阈值低,肌肉出现强直收缩为正常反映;阈值提高,肌肉强直收缩减弱或出现不完全强直收缩为部分变性反应;阈值大,收缩极迟缓,呈蠕动式为完全变性反应;引不出任何肌肉收缩者为绝对变性反应。应用直流感应电诊断,可鉴别上下运动神经元病变、器质性与功能性病变,并帮助我们对神经病损的预后进行估计,但不能精确定量。

(2)强度一时间曲线检查:用若干个宽度逐渐减小的电脉冲刺激某神经所支配的肌肉,把最小可见收缩的点连成曲线,称为强度一时间曲线。有神经支配的正常肌肉,强度一时间曲线位于左下象限,呈抛物线型(Ⅲ);完全失神经肌肉,则位于右上象限(Ⅰ);部分失神经肌肉则介于两者之间,曲线出现弯折(Ⅱ);若神经支配不恢复,出现纤维化,可因无兴奋而测不出曲线;若神经支配逐渐恢复,则曲线首先出现弯折,随之出现曲线斜度下降和曲线左移(图 19-2)。

直流感应电测定和强度曲线可以为周围神经损伤提供很好的预后估计。凡直流感应电诊断和强度一时间检查呈正常反应和正常曲线者,病损一般为神经失用症,多可在 3 个月内恢复。若为部分变性反应,呈部分失神经曲线,多为轴索断裂,一般需要 3～6 月或更长时间方可恢复。若检查结果为完全变性反映、完全失神经曲线,则一般为严重的轴索断裂或神经断裂,恢复时间多需 6 个月以上或不能恢复。

(3)神经肌肉电图检查:此检查对周围神经病损具有十分重要的评定价值,如通过针极肌电图检查,了解瘫痪肌中自发、失神经电位的数量与种类,了解有无插入电位延长,随意运动时有无动作电位、电位数量,从而可得出神经失用症或轴突断离或神经断离的判断,通过纤颤电位、正锋波数量减少,出现多相新生电位,可判断神经再生。

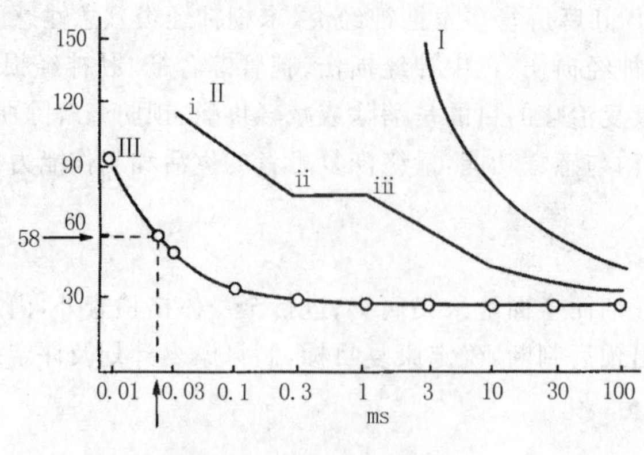

图 19-2 强度一时间曲线

(4)神经传导检查:神经传导检查是对于周围神经病损最为有用的检查方法之一,可以测定传导速度、动作电位的幅度和末端潜伏期。它既可用于运动神经评定,也可用于感觉神经评定。髓鞘变薄或节间退化变性可使传导速度减慢,严重脱髓鞘甚至导致传导阻滞,但激发电位的幅度无明显减小。轴索变性则传导速度通常正常或轻度减慢,但激发电位幅度明显降低。若髓鞘与轴索均受损,速度减慢和幅度下降可同时出现。

(八)家庭、职业等社会环境的调查

通常采取物理治疗时和作业治疗时随患者去家里和生活的社区进行调查访问,在患者生活的环境中评定其功能水平,内容包括住所外部的环境和住所内部的环境。评定的方式是让患者模拟全天的日常活动,包括穿衣、化妆、洗澡和饮食的准备,患者试图完成所有的转移、行走、自理和其他所能做的活动等。

## 三、康复治疗

(一)康复治疗的步骤与方法

康复治疗的目的是防治并发症,促进受损神经再生,保持肌肉质量,迎接神经再支配,以促进运动功能与感觉功能的恢复,最终提高患者的生活质量和工作能力。康复治疗应早期介入,介入越早,效果越好。治疗时,应根据不同时期、不同病情进行有针对性的处理。

1.预防与治疗并发症

(1)防治局部水肿:产生水肿的原因主要是病损后局部循环障碍、组织液渗出过多。局部水肿也是挛缩的原因之一,可采用抬高患肢,弹力绷带压迫,患肢做轻柔的向心按摩与被动运动,热敷、温水浴、蜡浴、红外线、电光浴以及超短波、短波或微波等方法来改善局部血液循环,促进组织水肿或积液的吸收。

(2)防止肢体挛缩与变形:周围神经损伤后,由于水肿、疼痛、肢体位置不当及受累肌与其拮抗肌之间失去平衡等因素的影响,常易出现肌肉、肌腱挛缩。挛缩一旦发生,不但难以治疗,而且影响运动并助长畸形的发展,因此,预防极为重要。除采用预防浮肿的方法外,还应将受累肢体及关节保持在功能位置上,可使用三角巾、夹板、石膏托或其他支具进行固定或支托。如已出现挛缩,则应进行挛缩肌肉、肌腱的被动牵伸,受累肢体的按摩,各种温热疗法、水疗及水中运动等。应用支具时,应根据病损神经的不同而选用不同类型的支具。支具的重量宜轻、尺寸要合适,并应注意避免对感觉丧失部位的压迫。进行被动牵伸时。动作应缓慢,范围逐渐增大,切忌粗暴,以免引起新的损伤。

(3)预防继发性外伤:由于神经的损伤,使病损神经所分布的皮肤、关节的感觉丧失,缺乏对外界伤害的防御能力,故易遭受外伤。一旦外伤发生,由于伤口常有营养障碍,治疗较难,因此,对丧失感觉的部位应注意加强保护并注意保持清洁。对丧失感觉的指尖部、足底部等要经常保持清洁,并应用手套、袜子等保护。在试用热疗时要特别慎重,不然可能会造成感觉丧失部位的烫伤。对创口可采用超短波、微波、紫外线、激光等方法进行治疗,以促进创口愈合。

2.促进神经再生

(1)物理疗法:对保守治疗与神经修补术后患者早期应用超短波、微波、紫外线、超声波、磁疗等可促进水肿消退、炎症吸收,改善组织营养状况,有利于受损神经的再生过程。

(2)药物:维生素 $B_1$、维生素 $B_{12}$、烟酸、辅酶 A、ATP 等药物具有营养神经的作用,早期应用可以促进神经再生。近年来神经生长因子(NEF)制剂肌内注射或静脉点滴对刺激神经细胞的再生也取得了很好的效果。

3.保持肌肉质量,迎接神经再支配

(1)周围神经病损后,在受累肌肉完全瘫痪、肌电图检查尚无任何动作电位或只有极少的动作电位时,可采用电针、电刺激疗法以及按摩、被动运动等方法,以防止、延缓、减轻失神经肌肉萎缩,保持肌肉质量,迎接神经再支配。

(2)当肌肉有极弱收缩时,可采用肌电生物反馈疗法以帮助恢复肌力。

4.增强肌力,恢复运动功能

一旦受累肌的肌电图检查出现较多的动作电位时,就应开始增强肌力训练,以促进运动功能的恢复。训练中应根据病损神经所支配肌肉的肌力而采用不同的训练方法与运动量。

(1)受累神经支配肌肉主动运动困难(肌力为Ⅰ级)时,使用助力运动。

(2)瘫痪肌肉的功能已有部分恢复,但力量仍弱(肌力为Ⅱ~Ⅲ级)时,可使用较大范围的辅助运动、主动运动及器械性运动,但应注意运动量不宜过大,以免肌肉疲劳。随着肌力的增强,应逐渐减小助力的力量。

(3)当受累肌肉的肌力增至Ⅲ~Ⅳ级时,可进行抗阻练习,以争取肌力的最大恢复,同时进行速度、耐力、灵敏度、协调性与平衡性的专门训练。

(4)在进行肌力训练时,应注意结合功能性活动和日常生活活动性训练。上肢如洗脸、梳头、穿衣、伸手取物等,下肢如训练踏自行车、踢球等动作。治疗中应不断增加训练的难度和时间,以增强身体的灵活性和耐力。

(5)作业治疗:根据功能障碍的部位与程度、肌力与肌耐力的检测结果,进行有关的作业治疗。上肢周围神经病损者可进行编织、泥塑、打字、修配仪器等操作,下肢周围神经受累者可进行踏自行车、缝纫机、落地式织布机等练习。治疗中不断增加训练的难度与时间,以增强灵巧性与耐力,但应注意防止由于感觉障碍导致机械损伤。

5.促进感觉功能的恢复

(1)周围神经病损后,对有麻木等异常感觉者,可采用直流电离子导入疗法、槽浴、低频电疗法、电按摩及针灸等治疗。

(2)对实体感缺失者,当指尖感觉有所恢复时,可在布袋中放入日常可见的物体(如手表、钥匙等)或用各种材料(如纸、绒布、皮革等)卷成的不同圆柱体,用患手进行探拿,以训练实体感觉。

(3)此外,可用轻拍、轻擦、叩击、冲洗患部,让患者用患手触摸各种图案、擦黑板上的粉笔字及推挤装入袋中的小球等方法来进行感觉训练。

6.心理疗法

周围神经病损患者,往往伴有心理问题,担心病损后的经济负担,担心不能恢复,以及由此而发生的家庭与社会生活问题。可采用医学宣教、心理咨询、集体治疗、患者示范等方式来消除或减轻患者的心理障碍,使其发挥主观能动性,积极地进行康复治疗。亦可通过作业治疗来改善患者的心理状态,如采用治疗性游戏(各类棋类游戏、掷包、套圈、投篮球、扔简易保龄球等)来训练上肢、下肢、躯干,而且可在心理上收到较好效果。

对保守治疗无效而又适合或需要手术治疗的周围神经损伤患者,应及时进行手术治疗。对受累肢体功能不能完全恢复或完全不能恢复者,应视具体情况分别给其设计、配制辅助器具,进行代偿功能训练。

(二)常见周围神经病损及其康复

1.面神经炎

(1)病因和临床表现:面神经炎是指一侧面神经周围性损害引起的该侧面肌瘫痪,病因尚不清楚,常为非化脓性炎症,风寒为本病常见的诱因。临床主要表现为患侧额纹消失、眼裂扩大、鼻唇沟变浅、嘴角下垂、面部偏向对侧等表现,有的患者可伴有舌前2/3味觉减退或消失、听觉过敏或耳部疱疹。多数患者发病后2个月内可有不同程度的恢复,少数患者可推迟至一年后才恢复。

(2)康复治疗:可采取以下措施:①注意眼、面卫生保健:注意眼部卫生,可以使用保护性眼罩和抗生素眼药水,以防止暴露性角膜炎。鼓励患者轻柔地按摩患侧面部及用患侧咀嚼,以有效地帮助表情肌的恢复,防止面部肌肉萎缩;②药物治疗:可使用泼尼松10~20 mg,每日1次,加兰他敏2.5 mg肌内注射,每日1~2次,以及使用维生素$B_1$、$B_{12}$及血管扩张药等;③物理治疗:急性期,可用无热量的超短波消炎,及短时间、低热量的红外线局部照射,以促进血液循环和消肿,但禁用强烈刺激治疗;恢复期可选用直流电药物离子导入法;一般先用红外线照射面部后,导入0.05%新斯的明、0.25%加兰他敏)、低频脉冲电疗法;④增强肌力训练:肌力0~Ⅰ级可用手指进行被动运动和按摩;肌力Ⅱ~Ⅲ时,应做主动训练,逐渐使运动幅度达到正常;肌力Ⅳ~Ⅴ级时,可进行抗阻运动,注意在训练时应在限制健侧面肌牵拉的情况下进行;⑤自我模仿训练:治疗师先说出或者演示患者模仿的表情,如高兴、伤感、受惊、吃惊、愤怒、好奇、害羞等,然后让患者面对镜子表演;⑥按摩:按摩应沿各孔口向周围进行,并可同时让患者做开口、闭眼、撅嘴;或让患者站在镜子前,用手指轻轻地在脸上画圆圈,按肌纤维的方向由下向上、从口轮匝肌到眼轮匝肌或从下向上按摩。

2.腕管综合征

(1)病因病理:多为特发性,或由外伤、遗传性、解剖异常、代谢障碍所引起,或继发于类风湿关节炎,主要病变为正中神经在腕横韧带下受压。孕妇中15%可出现本病,但产后即可消失。

(2)临床表现和诊断:患者多为年轻或中年人,夜间手有异常感觉,优势手常感疼痛麻木,大鱼际肌无力,叩击腕横韧带区常引起感觉异常(Tinel征)。电诊断测定经腕点的运动和感觉功能,可显示远端潜伏期明显延长而上段正中神经传导速度正常。

(3)康复治疗:①一般疗法:腕部支托、口服非固醇类抗炎类药物、皮质激素局部注射,有时服用利尿药也可使症状短时消失。②肌无力的代偿:拇对掌、外展肌无力影响抓握功能,有时会使所持物品下落。严重的无力需配用对掌支具,将拇指置于外展位,以便使拇指掌面能与其他各指接触。③感觉丧失与疼痛的治疗:使用TENS表面电极于疼痛区域,可使神经永久性部分损伤继发的疼痛缓解。如患者已产生反射性交感神经营养不良,可用上肢TENS与手部按摩、冷热水交替浴及腕、指关节助力与主动关节活动范围练习。④手术:多数需进行手术松解,其成功率高、并发症少。

3.臂丛神经损伤

本病较为常见,其损伤的原因很多,如上肢过度牵拉或过度伸展、锁骨骨折、第一肋骨骨折、肩关节脱位、锁骨上窝的外伤、产伤及颈部手术等,皆可引起臂丛神经的损伤。根据受伤部位的高低,可分为以下三类。

(1)上臂型(臂丛上部瘫痪):为$C_5$~$C_6$神经受伤。称Erb-Duchenne麻痹,主要表现为上肢近端瘫痪,臂及前臂外侧面有感觉障碍。肱二头肌反射及桡骨骨膜反射减弱或消失。此类患者一般预后良好。康复采用外展支架保护患肢,手部带外展支具,同时可按摩患肢各肌群,被动活动患肢各关节,并可选用温热疗法、电疗法。在受累肌肉出现主动收缩时,应根据肌力选用助力运动、主动运动及抗阻运动。

(2)前臂型(臂丛下部瘫痪):较少见,为$C_8$~$T_1$神经受损,称Klumpke麻痹,可引起尺神经、臂及前臂内侧皮神经功能障碍以及正中神经部分功能障碍。其主要特点是上肢远端瘫痪,臂及前臂内侧皮神经感觉障碍。颈交感神经纤维受侵则出现霍纳(Homer)综合征。康复治疗采用支具使腕关节保持在功能位,患侧腕关节及掌指、指间关节的被动运动,同时视病情选用其他康复治疗方法。

(3)全臂型(混合型):比较少见,但严重,臂丛神经束从$C_5$~$T_1$都有不同程度的损伤,不局限于任何一个神经束。引起整个上肢下运动单位性瘫痪及感觉障碍、腱反射消失、肌肉萎缩、自主神经功能障碍及霍纳征。康复方法为患肢各关节的被动运动及配合其他康复治疗。如患肢功能不能恢复，应训练健肢的代偿功能。

4.桡神经损伤

(1)病因：常见原因为肱骨上部骨折、腋杖压迫、上肢置于外展位的手术、肱骨干中下1/3骨折或髁上骨折、用臂当枕头或臂垂挂椅边睡觉、桡骨颈骨折以及陈旧性骨折大量骨痂生成等，或外伤直接损伤该神经。

(2)临床表现：受损部位不同，产生不同临床表现的桡神经麻痹。①高位损伤：即在腋下区桡神经发出分支至肱三头肌以上部位受损时，产生完全的桡神经麻痹，上肢各伸肌皆瘫痪。②肱三头肌以下损伤时，伸肘力量尚保存，肱桡肌、桡侧腕长伸肌、肘后肌及前臂部伸肌瘫痪。③肱桡肌以下损伤时，部分旋后能力保留。④前臂区损伤时，各伸指肌瘫痪。⑤腕骨区损伤时，只出现手背区感觉障碍。

(3)康复治疗：桡神经损伤后，因伸腕、伸指肌瘫痪而出现“垂腕”畸形、指关节屈曲及拇指不能外展，应使用支具使腕背伸30°、指关节伸展、拇外展，以避免肌腱挛缩，并进行受累关节的被动运动，以避免关节强直。

5.正中神经损伤

(1)病因：肱骨髁上骨折、肘关节脱位、肩关节脱位、腕部锐器切割、腕部骨质增生等可致正中神经损伤。

(2)临床表现：①正中神经上臂受损时：前臂旋前肌、屈腕(桡侧)肌、屈拇肌、屈中指及食指深肌功能丧失，大鱼际肌萎缩，出现“猿手”畸形，拇指不能对掌，桡侧三个半指感觉障碍。②损伤平面位于腕关节时：出现拇指对掌功能丧失、大鱼际肌萎缩及桡侧三个半指感觉障碍。

(3)康复治疗：康复治疗时，除视病情不同而选用被动运动、主动运动及其他理疗方法外，为矫正“猿手”畸形、防治肌腱挛缩，还需运用支具使受累关节处于功能位。

6.尺神经损伤

(1)病因：尺神经损伤的原因可为颈肋、肱骨髁上骨折、肱骨内上髁骨折、肘关节脱位、腕部切割伤及枪弹伤等。

(2)临床表现：①尺神经在上臂区损伤时：尺侧腕屈肌，指深屈肌(环、小指)，小鱼际肌，骨间肌，第3、4蚓状肌功能丧失。②在腕部损伤时：小指及环指尺侧半感觉消失，小鱼际肌、骨间肌萎缩，各指不能做内收、外展动作，小指、环指掌指关节过伸、指间关节屈曲而呈“爪形”畸形。

(3)康复治疗：为防止小指、环指掌指关节过伸畸形，可使用关节折曲板，使掌指关节屈曲至45°，亦可佩戴弹簧手夹板，使蚓状肌处于良好位置，屈曲的手指处于伸展状态。

7.坐骨神经损伤

(1)病因：坐骨神经的总干和终支延伸于整个下肢，在相当高的位置(大腿上部)就分为终支(腓神经和胫神经)，因此，总干的损伤远比其终支的损伤为少见。腰椎间盘后外侧突出、脊椎骨折脱位、脊椎关节病、脊椎结核等可压迫、损伤坐骨神经根；臀部肌内注射部位不当或注射刺激性药物、髋关节脱位、骨盆内肿瘤、骶骨或髂骨骨折等均可损伤坐骨神经。

(2)临床表现：①在臀部平面以上损伤时：有膝关节屈曲障碍、踝关节与足趾运动丧失、足下垂、小腿外侧和后侧及足感觉障碍。②在股部平面以下损伤时：出现腓神经与胫神经支配肌瘫痪。

(3)康复治疗：配用支具(如足托)或矫形鞋，以防治膝、踝关节挛缩及足内、外翻畸形等。

8.腓神经损伤

(1)病因：腓神经损伤在下肢神经损伤中最多见。膝关节外侧脱位、膝外侧副韧带撕裂伤、腓骨头骨折、小腿石膏固定太紧、手术时绑膝带过紧、臀部肌内注射等可引起腓神经损伤。

(2)临床表现：损伤后，胫骨前肌、趾长伸肌、趾短伸肌、腓骨长肌与腓骨短肌瘫痪，出现“马蹄内翻足”，即足不能背伸、外展，足下垂并转向内侧，足趾下垂，不能背伸，行走时呈“跨越步态”，小腿前外侧及足背感觉障碍。

(3)康复治疗:治疗时,可用足托或穿矫形鞋使踝保持 90°位。如为神经断裂,应尽早手术缝合。对未能恢复者,可行足三关节融合术及肌腱移植术。

(鲁志强)

# 参考文献


[1] 李海燕.妇产科护理学实训指导及习题集[M].长沙:中南大学出版社,2016.
[2] 史云菊,王琰.护理学导论[M].郑州:郑州大学出版社,2015.
[3] 徐燕,周兰姝.现代护理学[M].北京:人民军医出版社,2015.
[4] 刘建晓,高辉.肿瘤护理学[M].济南:山东大学出版社,2014.
[5] 薛凤霞,顾炜.妇产科护理学[M].北京:清华大学出版社,2014.
[6] 隋海英.临床及护理学[M].济南:山东大学出版社,2014.
[7] 宋江美,周兰英,林素兰.传染病护理学[M].北京:科学技术文献出版社,2014.
[8] 董荣芹,陈梅.儿科护理学[M].南京:江苏科学技术出版社,2014.
[9] 陈双春.护理学基础[M].西安:第四军医大学出版社,2015.
[10] 白厚军.儿科护理学[M].济南:山东科学技术出版社,2015.
[11] 彭南海,黄迎春.肠外与肠内营养护理学[M].南京:东南大学出版社,2016.
[12] 谭工.康复护理学[M].北京:中国医药科技出版社,2015.
[13] 姜桂春.肿瘤护理学[M].上海:上海科学技术出版社,2015.
[14] 袁丽,张建欣.内科护理学[M].北京:清华大学出版社,2015.
[15] 张群.社区护理学[M].成都:四川大学出版社,2016.
[16] 丁淑贞,姜秋红.心内科护理学[M].北京:中国协和医科大学出版社,2015.
[17] 姜安丽.护理学导论[M].上海:复旦大学出版社,2015.
[18] 涂自良,袁静,李文娟.护理学导论[M].武汉:华中科技大学出版社,2015.
[19] 庞冬,朱宁宁.外科护理学[M].北京:北京大学医学出版社,2015.
[20] 马常兰,许红.妇产科护理学实训指导[M].武汉:华中科技大学出版社,2016.
[21] 邱建华.耳鼻咽喉头颈外科临床护理学[M].西安:第四军医大学出版社,2014.
[22] 陈玲.内科护理学[M].南京:江苏科学技术出版社,2014.
[23] 刘德芬.妇产科护理学[M].济南:山东科学技术出版社,2015.
[24] 陈洪进.外科护理学[M].济南:山东科学技术出版社,2015.
[25] 郭丽.基础护理学[M].济南:山东科学技术出版社,2015.
[26] 刘晓英,齐玉梅.社区护理学[M].武汉:华中科技大学出版社,2016.
[27] 肖洪玲.儿科护理学[M].郑州:郑州大学出版社,2015.
[28] 刘允建.内科护理学[M].济南:山东科学技术出版社,2015.
[29] 王红红.护理学导论[M].长沙:中南大学出版社,2014.
[30] 孙玉凤.儿科护理学[M].郑州:郑州大学出版社,2014.
[31] 高晓梅.急救护理学[M].郑州:郑州大学出版社,2013.
[32] 贾翠梅.现代血液净化护理学[M].石家庄:河北科学技术出版社,2013.
[33] 康惠蓉.护理学[M].昆明:云南科技出版社,2013.
[34] 高国丽.精神科护理学[M].西安:第四军医大学出版社,2014.
[35] 阚瑞云,韩永惠.实用精神科护理学[M].郑州:郑州大学出版社,2014.

[36] 曹心芳.护理学导论综合训练教程[M].郑州:郑州大学出版社,2014.
[37] 方宜珊,黄国石,蒋立琦.图解基本护理学[M].五南图书出版股份有限公司,2015.
[38] 绳宇.护理学基础[M].北京:中国协和医科大学出版社,2015.
[39] 冯怡.精神障碍护理学[M].杭州:浙江大学出版社,2013.
[40] 吴之明,余剑珍.护理学基础[M].上海:同济大学出版社,2013.
[41] 辛长海.外科护理学[M].郑州:郑州大学出版社,2013.
[42] 高小莲,胡慧.内科护理学[M].武汉:武汉大学出版社,2013.
[43] 梁爽,林素兰.儿科护理学[M].北京:北京大学医学出版社,2015.
[44] 黄芳.浅析基层医院内科护理存在的安全隐患与对策研究[J].人人健康,2016,0(2):160-161.
[45] 潘晨.人性化护理在内科护理中的实施与效果观察[J].当代临床医刊,2017,30(2):3013-3013.
[46] 严晓春.循证护理在儿科护理实践中的应用[J].现代养生,2016,0(14):264-264.
[47] 王小景.柔性管理在妇产科护理中的实践初探[J].中国计划生育学杂志,2016,0(4):263-265.